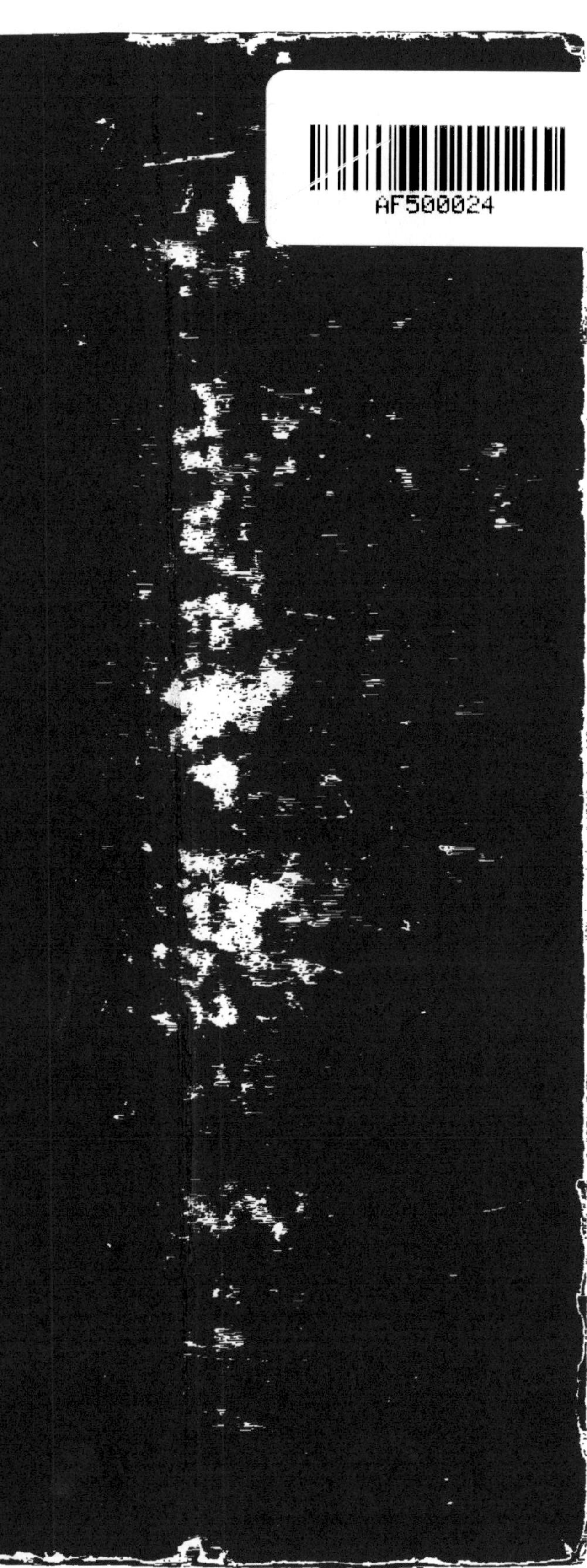

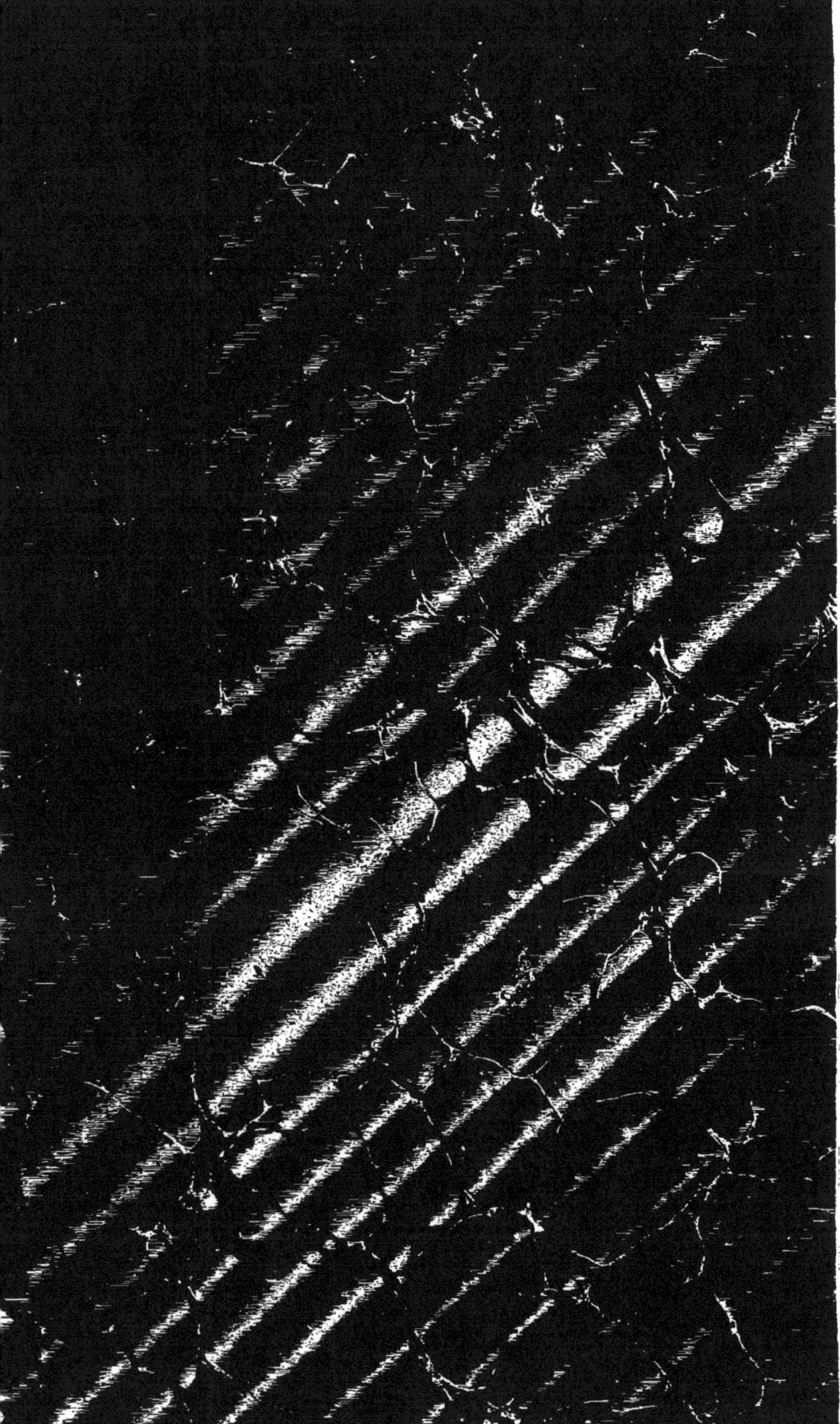

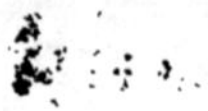

ENCYCLOPÉDIE
D'HYGIÈNE

ET DE

MÉDECINE PUBLIQUE

Directeur : Dr JULES ROCHARD

COLLABORATEURS : MM. ARNOULD, BERGERON, BERTILLON, BROUARDEL, Léon COLIN
DROUINEAU, Léon FAUCHER, GARIEL, Armand GAUTIER
GRANCHER, LAYET, LE ROY DE MÉRICOURT, A.-J. MARTIN, Henri MONOD
NAPIAS, NOCARD, POUCHET, PROUST
DE QUATREFAGES, RICHARD, RICHE, Eugène ROCHARD, STRAUS, VALLIN VIRY

TOME TROISIÈME

Avec figures intercalées dans le texte

16e FASCICULE

PARIS
LECROSNIER ET BABÉ, LIBRAIRES-ÉDITEURS
PLACE DE L'ÉCOLE-DE-MÉDECINE
1891

ENCYCLOPÉDIE

D'HYGIÈNE

ET DE

MÉDECINE PUBLIQUE

III

9593-91. — CORBEIL. Imprimerie CRÉTÉ.

ENCYCLOPÉDIE
D'HYGIÈNE
ET DE
MÉDECINE PUBLIQUE

Directeur : Dr JULES ROCHARD

COLLABORATEURS : MM. ARNOULD, BERGERON, BERTILLON, BROUARDEL, LÉON COLIN
DROUINEAU, LÉON FAUCHER, GARIEL, ARMAND GAUTIER
GRANCHER, LAYET, LE ROY DE MÉRICOURT, A.-J. MARTIN, HENRI MONOD
NAPIAS, NOCARD, POUCHET, PROUST
DE QUATREFAGES, RICHARD, RICHE, EUGÈNE ROCHARD, STRAUS, VALLIN VIRY

TOME TROISIÈME

Avec figures intercalées dans le texte

LIVRE III

Hygiène urbaine. — Chap. I. *Villes en général*, par M. ARNOULD. — Chap. II. *Voie publique*, par M. ARNOULD. — Chap. III. *La Ville souterraine*, par M. JULES ROCHARD. — Chap. IV. *Habitations*, par MM. LÉON FOUCHER et RICHARD. — Chap. V. *Établissements publics*, par MM. JULES ROCHARD et VALLIN.

PARIS
LECROSNIER ET BABÉ, LIBRAIRES-ÉDITEURS
PLACE DE L'ÉCOLE-DE-MÉDECINE

1891

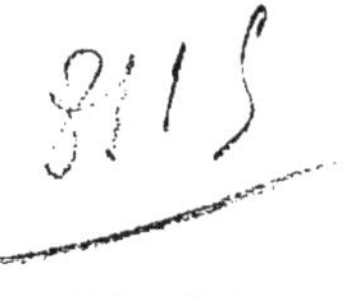

ENCYCLOPÉDIE
D'HYGIÈNE ET DE MÉDECINE PUBLIQUE

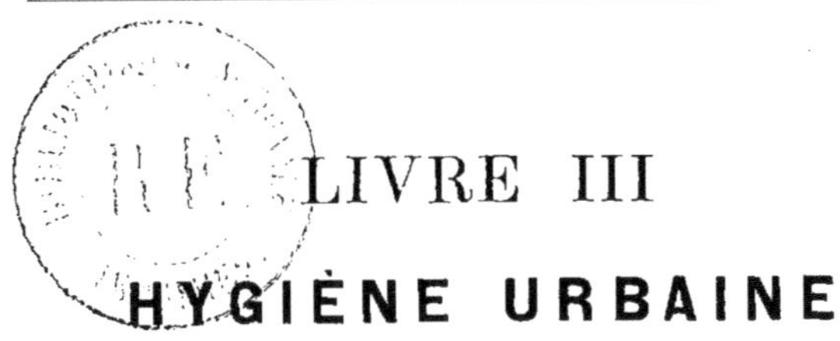

LIVRE III
HYGIÈNE URBAINE

CHAPITRE PREMIER
LES VILLES EN GÉNÉRAL

Par M. Jules Arnould.

L'espèce humaine, essentiellement sociable, vit en groupe, de temps immémorial ; les tribus les plus arriérées n'échappent pas à cette loi. On se rapproche et l'on se réunit, d'instinct et par raisonnement, en raison de sympathies naturelles et de besoins communs, pour se protéger réciproquement, s'entr'aider, se rendre mutuellement la vie plus agréable et plus facile. Chacun espère, du moins, tirer parti du voisin, bien que quelques-uns soient disposés à ne rien rendre.

Que le groupe ainsi constitué s'arrête un moment sous des abris, et voilà que ces individus qui n'étaient qu'une troupe, une foule, deviennent les habitants d'un *village* ou d'une *ville*, selon l'importance numérique du groupe ; en quoi les limites sont, d'ailleurs, toutes de convention et assurément variables.

Rigoureusement, en effet, l'assemblage de huttes en bois, en branchages, en torchis, en peaux d'animaux, sous lesquelles vivent les nègres, a des droits au titre de *ville*, et il n'est pas démontré que l'on doive le refuser au groupement sous tentes d'une tribu nomade qui, demain, se transportera ailleurs, avec ses troupeaux et ses abris. Là, on s'est réuni pour mettre en commun les charges et les agréments de l'existence, partager certains droits et certains devoirs, qu'ils soient ou non écrits et codifiés.

Cependant, l'idée de ville, dans notre langage de gens civilisés, et surtout dans le langage de l'hygiène, emporte celle d'abris fixes, avec des monuments qui expriment la situation politique, militaire, artistique et religieuse du groupe humain, établi dans ces murs, avec des créations matérielles et des institutions sociales, réalisées et entretenues à frais communs, mais assurant, en revanche, la santé, le bien-être, la satisfaction des intérêts et même le plaisir de tous.

Quant à la taille, Bertillon concédait le titre de ville à l'agglomération qui dépasse 2000 personnes, tandis que Fonssagrives exigeait au moins 5000 âmes. Nous croyons qu'il vaut mieux adopter la limite la plus basse, non seulement pour ne pas froisser l'amour-propre de certaines localités, qui ont un sous-préfet et un évêque, avec quelque 3000 habitants, mais encore et surtout parce que l'hygiène a intérêt à imposer ses règles au plus grand nombre possible de collectivités et que la revendication de la qualité de ville par des agglomérations modestes est justement une occasion. Et puis, il y a des parages où des groupes très restreints vivent sous la protection de hautes autorités civiles et religieuses, mais dans un pays qui n'attirera jamais la population. Faut-il refuser le titre de ville à Reykiawick, capitale de l'Islande et évêché, parce qu'elle n'a qu'un millier d'habitants?

L'existence des villes n'est point un fait artificiel ni contre nature, puisqu'il ressort des besoins légitimes de l'espèce humaine; mais il entraîne, évidemment, des façons spéciales de se servir des milieux et, de même que les situations simples ont leur écueil dans leur simplicité même, celle-ci peut avoir des dangers dans sa complication. En d'autres termes, les villes ont une hygiène et une pathologie, nuancées de nombreux traits caractéristiques, et auxquelles on est autorisé à opposer tout d'abord l'hygiène et la pathologie *rurales*, c'est-à-dire celles des groupes chez lesquels la faiblesse de l'agglomération, le mode des abris, le genre de travail, ne modifient presque pas les rapports naturels de l'homme avec les agents cosmiques.

L'hygiène des villes se caractérise, au contraire, par ceci : que le groupe urbain impose à tous les milieux naturels des modifications en quelque sorte violentes et dont le degré s'élève avec la force de l'agglomération. La ville est un être collectif gigantesque, qu'il faut abreuver d'un fleuve d'eau pure; pour l'alimentation duquel il faut toute une organisation d'approvisionnements, et dont les excrétions doivent être éloignées sans cesse par quelque mécanisme puissant et simple, sous peine d'infection de l'air, du sol et de l'eau.

Et, puisqu'il s'agit d'une hygiène spéciale, il est nécessaire de remarquer les attributs intrinsèques du groupe, le *sujet* de l'hygiène; de ne jamais perdre de vue les dispositions physiologiques des citadins, leur existence agitée et plus intellectuelle que physique, leurs passions, la nature et la multiplicité de leurs relations entre eux, qui dispersent les contages; la condensation du groupe, qui prépare la formation des foyers infectieux.

ARTICLE Ier. — HISTORIQUE.

§ 1er. — Les villes d'autrefois. Transformations successives.

Il n'est pas facile de reconstruire l'hygiène urbaine antique. Il faut la chercher dans les historiens ou dans les ruines. Or les historiens de ces temps mentaient avec une étrange facilité, et le langage des pierres n'est pas compris du premier venu. Ce qui a été écrit, d'ailleurs, est plutôt l'hygiène des peuples, dans les grands traits, que l'hygiène des villes. Il est vrai que les républiques anciennes étaient tout entières dans la ville et que les populations du dehors ne comptaient guère dans l'existence politique ou sociale. Nos contemporains s'efforcent de faire sortir de terre les cités disparues d'Asie et d'Égypte; ils y réussissent dans des limites modestes, quoique très remarquables, si l'on songe aux difficultés d'une pareille recherche. Malheureusement, ce n'est pas la ville de tout le monde qui reparaît : ce sont surtout les morceaux de la demeure des dieux et des rois que rapportent Layard, Mariette, Schliemann, Dieulafoy. On la construisait assez haute et assez vaste pour qu'il en restât longtemps quelque chose. Mais comment se logeaient et vivaient les simples mortels ?

Les premiers groupes humains qui se sont formés ont été préoccupés d'abord de la défense commune. Les anciens Celtes, quand il se trouvaient au voisinage d'un lac, établissaient leurs cabanes sur pilotis au milieu des eaux (*palafittes*, *cités lacustres*), et cet usage se conserva longtemps. Ailleurs, ils s'installaient au confluent de deux rivières qui leur faisaient un fossé d'enceinte naturel sur la plus grande partie du pourtour de la ville, dans une île (Lutèce), sur une presqu'île, où il n'y avait qu'une langue de terre à défendre contre l'ennemi. Le voisinage de l'eau est, du reste, séduisant à tous égards. C'est une route, tout d'abord. Quand il s'agit d'un cours d'eau, ce peut être un moyen d'approvisionner la ville; fleuve, rivière ou mer, c'est toujours un agent naturel d'éloignement des immondices. Il y a, d'autre part, sur le cours d'un fleuve, des points où le passage est plus facile et où sont régulièrement amenées les invasions; c'est là que le premier occupant élève volontiers une ville, pour la défense encore et pour barrer le passage aux nouveaux venus.

Quand les Gaulois, nos pères, surent creuser des puits, ils s'établirent en des lieux élevés et forts, postes de refuge (*oppida*) où chaque demeure était entourée de haies, faites avec des arbres abattus ; en réunissant par une enceinte du même genre plusieurs de ces enclos, on avait un village ou une ville. Alésia, Gergovie, Besançon, Namur, Laon (*Bibrax*), étaient des *oppida* de cette origine.

Babylone avait adopté l'Euphrate, et Ninive le Tigre, autant pour les agréments du voisinage que dans une pensée de défense. Memphis, Thèbes, ne pouvaient être que sur le Nil, sans lequel l'Égypte n'existerait pas.

Quand on est installé au bord de la mer, on devient navigateur et marchand; cela est arrivé, probablement, à des villes de l'Asie Mineure, de la Grèce ou des îles méditerranéennes. Mais, une fois développé l'instinct d'aventures et de commerce, Carthage, fille de Tyr, Marseille, fille de Phocée, recherchèrent naturellement le littoral maritime et un point de la côte de facile abord, sûr pour les navires.

Nul pays ne présente autant de défenses naturelles que la Grèce, où se sont élevées celles des villes antiques qui ont jeté le plus grand éclat dans l'histoire. Cela n'empêcha pas Athènes de s'établir d'abord sur l'*Acropole* pour descendre ensuite vers le Pirée et Phalère. Sparte « la Creuse » se protégeait de même par une acropole dominant l'*Agora* de cent mètres.

Rome consista primitivement en deux bourgades posées, l'une sur le Palatin, l'autre sur le Capitole. C'était sur le premier que se retirait le peuple, quand le joug des nobles lui devenait par trop dur, et sur le Capitole que se réfugiaient les derniers défenseurs de Rome, lors des invasions gauloises. L'emplacement, du reste, était médiocre et ne pouvait faire espérer la grande ville que le monde y a vue. Le Tibre, dont les eaux jaunes ne sont même pas bonnes à arroser les rues, ne pouvait, non plus, à cause de ses inondations répétées, être un égout supportable. Le sol des collines volcaniques était sec et sain; mais le terrain d'alentour n'était maintenu salubre que par une culture assidue et au moyen des ingénieux travaux étrusques, les tunnels ou drains (*cuniculi*), qui empêchaient les eaux découlant du tuf volcanique de former à leur pied des marais dangereux, comme la suite l'a prouvé. D'ailleurs, Rome n'est pas un passage et c'est à peine un centre. La présence de deux rois, à l'époque actuelle, parvient mal à en faire une grande ville.

Tout en s'étendant sur la mer, Carthage avait son refuge élevé, Byrsa, où les soldats de Scipion durent aller chercher ses derniers défenseurs.

Pourtant, quelques villes s'établissaient déjà en terrain franchement marécageux et souffraient d'une haute insalubrité, dès que les habitants négligeaient d'écouler les eaux, comme Pœstum; ou disparaissaient, comme la Pometia qui a donné son nom aux marais Pontins ou « Pomptins ».

La *population* des métropoles antiques a été l'objet d'évaluations très variables. Ce sont des résultats du calcul — et d'un calcul rétrospectif. Les archéologues attribuent un million d'habitants à Babylone et autant à Ninive, dont l'enceinte avait plus de 80 kilomètres de circuit. Memphis aurait eu 700 000 habitants; Carthage un pareil nombre, à moins qu'il ne faille le réduire à 250 000, comme le pense Dureau de la Malle. Athènes, avec 27 kilomètres de tour, selon Dion Chrysostome, comptait 21 000 citoyens, 10 000 étrangers et 40 000 esclaves. Sparte renfermait 32 000 citoyens qui tenaient sous leur joug 340 000 esclaves. Ces grandes sociétés, qui ont rempli le monde ancien de l'éclat de leur nom, étaient des villes de moyenne importance. Syracuse aurait eu, selon les uns 500,000 habitants, selon d'autres jusqu'à 1 200 000.

Le cens de l'an 159, à Rome, donna 338 314 citoyens. César en trouvait 450 000 dont 320 000 vivaient aux dépens du Trésor public, c'est-à-dire mendiaient. Mais, autour de la grande ville, il y en avait une autre (*suburbana*), descendant vers Ostie ou courant le long des voies Appienne et Latine, qui gagnait vers Tusculum ou Tibur et passait le fleuve pour monter au Janicule et au Vatican. Combien y était-on? Les uns disent quatre, six et même huit millions; d'autres seulement 562 000. Il faut probablement tripler ce chiffre (1). Mais le pays des Samnites, la Sabine, l'Étrurie, étaient désertes.

Construction des villes anciennes. — La plupart des cités d'autrefois étaient entourées d'un mur d'enceinte plus ou moins haut et épais. Les murs de Babylone, hauts de 80 mètres et larges de 21, sont restés légendaires. C'était une défense et une occasion de percer des portes monumentales (Thèbes, *Hécatompyle*); mais ce n'est pas toujours une condition de salubrité, pour peu que la population de la ville primitive augmente.

La rue était peu soignée dans beaucoup de villes antiques, comme on le voit encore dans les villes d'Orient, aujourd'hui. Les maisons se rapprochaient assez au hasard, entourant les temples, les lieux de réunion pour les affaires publiques, les échanges commerciaux, et laissant libres les chemins nécessaires pour y parvenir. La rue, après tout, est d'abord un chemin. Les rues d'Athènes n'étaient point pavées; je ne sais s'il faut en faire un reproche à ses habitants, qui ont été les maîtres du goût. Le pavé est laid et une occasion de bruit qui martèle le cerveau. On ne connaissait pas, en ce temps-là, le pavé de bois, ni l'asphalte, qui eût peut-être fondu au soleil de l'Attique. Il ne pleut ni beaucoup ni souvent à Athènes; ce n'était pas une ville industrielle et la circulation des chars y était insignifiante. On n'avait que faire du

(1) Victor Duruy, *Histoire des Romains*, t. IV. Paris, 1882.

pavé. Cela ne veut pas dire que la rue était abandonnée; il y avait des ruisseaux pour les eaux ménagères et un inspecteur de la voie publique (ὁδοστατης). Pourtant, la route qui conduisait au temple de Delphes était si mauvaise qu'elle se réduisait à un sentier bordé de quelques masures où purent se cacher les assassins du roi Eumène.

A la prise de Carthage par Scipion, lorsque les soldats romains eurent occupé la ville, il leur fallut, pour atteindre à la citadelle Byrsa, placée au centre, traverser de longues rues étroites où les habitants, retranchés dans leurs maisons, purent faire encore une résistance acharnée. C'est donc que ces quartiers ne possédaient pas les larges percées dont s'enorgueillissent les villes modernes.

En Égypte, où il était prescrit (Hérodote) de faire ses besoins à la maison et de manger dehors, les rues jouissaient peut-être d'une propreté relative.

A Rome, il y eut certainement un encombrement peu flatteur de bâtisses très primitives, dont beaucoup en bois et couvertes de chaume, jusqu'à l'ère impériale. La ville se bondait d'habitants, les étages se superposaient, les maisons atteignaient des hauteurs exagérées sans que la rue s'élargît d'un pouce. L'incendie de Néron (64), que le monstrueux histrion était capable d'allumer, fut plutôt un de ces accidents d'assainissement spontané et irrésistible, comme il s'en produit à Constantinople, qui donnent l'occasion de rebâtir plus convenablement. César avait déjà désencombré le Forum en reléguant les comices au Champ de Mars et les plaideurs au Forum Julien, qu'il leur fit bâtir. Les tyrans aiment élargir les rues et à voir clair dans les endroits fréquentés. L'hygiène en bénéficie par contre-coup et ne dédaigne point ce service. Athènes et Rome, en effet, ont été coutumières de la peste, et il est difficile de ne pas croire que l'encombrement populaire ait puissamment favorisé la dispersion et la sévérité du fléau.

Les rues de Rome, en tant qu'elles étaient l'origine des voies militaires, étaient pavées, contrairement à celles d'Athènes, et solidement pavées. Cela ne gênait pas ces conquérants, dont la fibre cérébrale n'avait rien de très délicat. C'était un sacrifice facilement fait aux chariots de guerre et aux chars des triomphateurs, qui, en définitive, ne passaient pas plusieurs fois par jour. La lave des volcans albains se prêtait merveilleusement à la construction des routes pavées, inventées, d'ailleurs, par les Carthaginois, à ce que l'on suppose (V. Duruy). Les Romains faisaient (A. Rich), au milieu, une chaussée (*agger*) pavée de gros blocs polygonaux de lave, assujettis sur un lit formé de trois couches différentes, au-dessus l'une de l'autre; l'inférieure, composée de petites pierres ou gravier; la moyenne, de pierres cassées empâtées dans de la chaux; la supérieure, épaisse de 15 à 16 centimètres, formée de fragments de briques et de poteries, mêlés de ciment. C'est ce qu'on appelle aujourd'hui la *fondation*. De chaque côté était un trottoir élevé (*crepido*), flanqué dans toute sa longueur de pierres de bordure. La queue des pavés était fortement conique; leur surface de tête donnait à la coupe transversale de la chaussée l'aspect d'une ligne courbe, c'est-à-dire que la chaussée était convexe, comme les nôtres. Ainsi était construite la *Via sacra*, qui menait au temple de *Jupiter latialis* (1).

Nous ne sommes pas très éclairés sur la *largeur* des rues de Rome, non plus que sur le rapport de cette largeur avec la *hauteur* des maisons. A la reconstruction de la ville, après l'incendie de l'an 64, un édit de Néron interdit d'élever des maisons de plus de 70 pieds romains de hauteur. Un peu plus tard, Trajan abaissa encore la limite à 60 pieds (le pied romain valait, dit-on, $0^m,295$). Mais nous ne voyons pas que ces empereurs aient distingué entre les rues de 6 mètres et celles de 20 mètres de largeur. Il est probable que, dans les métropoles méridionales, la largeur des rues a toujours été restreinte.

Parfois, et sans doute ailleurs qu'à Rome, dont les maisons avaient un quatrième étage (*cœnaculum*) habité par les pauvres, les rues pouvaient être étroites sans être très profondes, parce que les maisons n'avaient pas d'étage au-dessus du rez-de-chaussée ou n'en avaient qu'un, comme la maison égyptienne, et comme cette maison retrouvée entière à Herculanum, dans laquelle le logement des esclaves paraît avoir été au premier étage. En outre, ces demeures avaient le toit en terrasse, ou à double pente, mais à peine en saillie; ce qui limitait encore la hauteur des maisons. A Babylone, le toit était tantôt une terrasse, tantôt une coupole.

Le plan de la maison de Pompéi, dite *maison de Pansa*, fait supposer que les villes de l'époque avaient beaucoup de ruelles et de rues courtes. Indépendamment de sa grande entrée et de ses boutiques, ouvertes sur la rue principale, cette maison a des entrées secondaires sur les deux flancs, par lesquelles elle communique avec des rues latérales, évidemment moins fréquentées que celle de la devanture. Cette maison est plutôt un massif d'habitations (*insula*) qu'un hôtel occupé par une seule famille. Si cette disposition se répète beaucoup dans une ville, il est inévitable que la surface en soit découpée en damier.

Les cités historiques de l'antiquité s'élevaient toutes dans des régions de soleil. De là l'existence de *portiques*, qui bordaient les villas ou les palais, ou même étaient des constructions publiques, destinées à la promenade de la foule. On y était à l'abri des averses aussi bien que du soleil. Au Champ de Mars de Rome, on pouvait ainsi faire 3 kilomètres sous des portiques, en passant de l'un à l'autre. Ces Romains étaient de grands bâtisseurs, en même temps que les premiers terrassiers du monde.

A la fin de la république, Rome n'avait encore, dit V. Duruy, qu'un

(1) Rich (A.), *Dictionnaire des antiquités romaines et grecques*. Trad. de l'anglais. Paris, 1873.

petit nombre de grandes constructions, le mur de Servius, la *Cloaca maxima*, des aqueducs, des voies militaires, le temple de Jupiter Capitolin, le Théâtre, le Portique, la curie de Pompée, l'étrange tombeau de Cecilia Metella. César commença la Rome monumentale par son Forum. Puis, le Romain élève des *basiliques*, avec nef et bas côtés pour les juges, les avocats, les plaideurs et les marchands; des *portiques*, des *bibliothèques*, des *musées*, des *palais*, de délicieuses *villas*, des *cirques*, des *théâtres*, des *amphithéâtres* surtout, des *portes* monumentales, d'épaisses *murailles* pour défendre la ville, des *égouts* qui l'assainissent; des *aqueducs*, même des *tunnels* pour aller capter les sources au cœur des montagnes; des *voies militaires*, des *ponts*, des *arcs de triomphe*, des *colonnes votives*; des *casernes*, des *diribitoria* pour les distributions à ce peuple de mendiants; des *thermes* enfin, où sont réunis tous les raffinements de l'oisiveté et de la mollesse méridionales.

Il y a, au premier abord, dans cette énumération, une foule de réalisations d'hygiène. Il importe, cependant, d'y regarder d'un peu près et de s'assurer à quel point les démonstrations fastueuses de ces patriciens féroces peuvent rentrer dans une science et une pratique qui ont justement en vue le bien-être général et non les agréments particuliers, qui proclament le droit des petits et des faibles et regardent l'aumône comme une humiliation.

L'*entretien des rues*, à Rome, a été une branche de l'administration publique. La circulation n'y avait rien de comparable à ce qu'elle est dans nos villes commerçantes ou industrielles; les voitures de luxe ne devaient pas s'y presser davantage, puisqu'il fallait un décret du Sénat pour permettre à un héros infirme de se rendre à l'Assemblée en voiture. Les *biges* et les *quadriges* ne pouvaient pas user la chaussée couverte en lave comme nos camions et nos omnibus usent le macadam. Cependant, il y avait là, comme partout, les souillures incessantes que le passage des animaux apporte, que les marchands ambulants disséminent et que les humains eux-mêmes abandonnent furtivement. Cela devait avoir quelque importance dans ces villes antiques, où la maison, sans jour sur la rue, comme dans les pays musulmans aujourd'hui, était un séjour peu gai, et où la vie publique se passait dans la rue et sur les places.

Caton l'Ancien, censeur en l'an 184 avec Valérius Flaccus, s'est fait une réputation comme édile, en même temps que par ses idées sur l'esclavage. Il obligea tous ceux qui avaient des maisons en saillie sur la voie publique à les démolir dans l'espace de trente jours.

Dans les deux tables de bronze, dites *tables d'Héraclée*, qui furent découvertes en 1732 dans le lit du Cavone, en Lucanie, et datent de l'an 45, les premiers chapitres de ceux qui nous restent prescrivent les soins à prendre pour l'entretien des rues, des chaussées et des trottoirs, pour la circulation des chars, l'enlèvement des boues et les vidanges, pour les bains publics, etc. C'est, en un mot, un règlement d'édilité pour Rome et les villes d'Italie (V. Duruy).

Le *plan d'ensemble* des villes anciennes ne comporte généralement rien de préconçu; il a été imposé par la configuration du terrain, au fur et à mesure du développement de la cité. Les villes bâties en amphithéâtre au flanc d'une colline ont naturellement disposé leurs rues principales dans le sens de la pente, en éventail, du sommet à la base, réunies par les rues secondaires transversales. Celles qui occupaient un plateau avaient une configuration circulaire ou ovalaire plus ou moins allongée, la grande rue allant d'une extrémité à l'autre, coupée perpendiculairement par les rues secondaires. Tel était le plan de Tusculum.

A l'intérieur, les rues étaient interrompues par des places publiques, des jardins. La Rome des Césars entrecoupa les bâtisses de véritables parcs. Les maisons particulières riches avaient des jardins tout autour d'elles et même au dedans; la verdure et les fleurs escaladaient les balcons et les toits chez ces heureux, en attendant que César les invitât à s'ouvrir les veines. Des avenues de lauriers et de platanes traversaient le Champ de Mars.

Les villes issues des colonies romaines imitaient de leur mieux la reine du monde. En somme, il y avait là de l'hygiène urbaine, au moins pour quelques-uns.

Créations d'hygiène publique. — Les historiens parlent peu des distributions d'eau de Babylone, de Ninive, des villes de l'antique Égypte. Dans celle-ci, l'on savait merveilleusement emmagasiner l'eau dans de vastes réservoirs (lac Mœris), irriguer à l'aide de machines élévatoires; il est donc rationnel de *supposer* que l'on connaissait la manière de la distribuer dans les villes; mais il n'y a rien de certain au delà, et les puits contemporains des pyramides, le fameux *puits de Joseph*, qui descend à 90 mètres de profondeur, ne prouvent pas beaucoup à cet égard.

On n'en sait pas davantage des distributions d'eau des villes assyriennes. Il y a aussi, dans les ruines de Ninive, le *puits d'Assur*; on cite le lac artificiel créé par la reine Nitocris, et il n'est pas douteux qu'il n'ait existé quelque ingénieux et puissant procédé d'hydraulique pour arroser les jardins suspendus de Babylone. Mais il n'est pas impossible que Sémiramis ait laissé le peuple s'arranger pour son eau de boisson. Les Perses respectaient les fleuves, et les lois défendaient d'y projeter des excréments humains. C'est peut-être que le public s'y abreuvait couramment.

Les Hébreux connaissaient l'importance de l'eau, comme des gens qui ont habité le désert; la gracieuse légende d'Éliézer et de Rébecca se reproduit tous les jours dans les plaines arides fréquentées par les tribus arabes, nous l'avons revue personnellement. La Bible indique très bien les puits placés sur le passage des caravanes et, d'ailleurs, est pleine de prescriptions relatives aux ablutions. Mais elle parle peu des ouvrages d'eau des villes. Il n'y avait que deux puits à Jérusalem et une source à l'emplacement du Temple; en revanche, l'eau de pluie était recueillie dans un grand nombre de citernes, d'étangs, de réservoirs à ciel ouvert ou creusés dans le roc. « On retrouve encore entre Bethléem et Hébron les traces des étangs de Salomon, vastes réservoirs d'où partait la conduite en pierre de $0^m,25$ de diamètre qui amenait l'eau dans le Temple, sur la montagne de Sion » (Bechmann). Au témoignage d'Eusèbe, l'eau coulait à flots à Jérusalem et celle qui n'était pas utilisée dans la ville servait à l'arrosage des jardins. Il est certain que le Temple ne manquait pas d'eau et que des conduites écoulaient les eaux de lavage de cette sorte d'abattoir, chargées du sang des sacrifices; mais l'on ne voit, encore une fois, pas que les particuliers aient participé à cette distribution, dont les destinataires d'origine étaient assurément Jéhovah et ses prêtres.

Chez les Grecs, qui mettaient une divinité à chaque fontaine, l'eau était l'objet d'une attention vraiment religieuse. Hérodote, Hippocrate, Pindare (Αριστον μεν ὕδωρ) enseignaient éloquemment ses vertus à ces peuples intelligents. Homère, déjà, en fait un des objets que l'on offrait d'abord aux hôtes les mieux accueillis. Nausicaa est la Rébecca grecque. Il faut présumer que son aiguière d'or renfermait de l'eau pure. Schliemann a retrouvé, à Mycènes, les ruines d'une conduite d'eau. Au temps d'Hérodote, les Samiens en possédaient une, construite par Eupalinos, de Mégare, en souterrain, sur une longueur de 1295 mètres. Le père de l'histoire donne le fait comme si remarquable qu'on craint qu'il n'ait été rare. Aristote, dans sa *Politique*, professe que la santé des habitants est liée à l'usage d'une bonne eau, et que, s'il n'y a pas de nombreuses sources dans la ville, il faut construire des citernes; au besoin, selon ce philosophe et selon la doctrine contestable des distributions doubles, l'on réservera pour la boisson l'eau la meilleure et l'on usera d'une autre pour les lavages. Platon insiste de la même façon sur la nécessité d'un approvisionnement d'eau. Thémistocle, à Athènes, fut inspecteur des eaux, ὑδατων ἐπιστατης (Plutarque). En fait, il y avait beaucoup de puits, publics ou non, dans ces villes, car les Grecs employaient les pompes dès le temps d'Hérodote, et Vitruve attribue à un Grec, Ctésibius, élève de Héron, l'invention de la pompe foulante 150 av. J.-C.). « Ils savaient pourtant, dit Bechmann, distribuer l'eau par le moyen de conduites en bois, en poterie, en plomb, munies de robinets en bois ou en métal. » Mais l'on se demande si ces conduites et ces robinets avaient pour but la distribution d'eau de boisson et s'ils n'étaient pas plutôt en rapport avec le service des bains, savamment organisés dans toutes ces villes, même à Sparte, dont les guerriers se bornaient à se plonger dans l'Eurotas.

Les aqueducs élevés par les Romains sont partout et légendaires. On y a mis une ostentation décidée. Les Étrusques avaient enseigné aux Italiens l'usage du siphon; mais les siphons ne se voient pas; les personnages qui tenaient à donner leur nom à une amenée d'eau la faisaient en arc de triomphe. C'est ainsi que la campagne romaine est sillonnée d'arcades monumentales et que le passage des légions à travers l'ancien monde se lit encore, en caractères gigantesques, sur les ruines des aqueducs de Catane, Spolète, Ponti-Rossi, Smyrne, Mételin, Séville, Mérida, Ségovie, Nîmes, le pont du Gard, Antibes, Lyon, Sens, Metz, etc. On doit même ajouter à la liste l'aqueduc d'Hadrien, à Carthage réédifiée.

On attribue au roi Ancus Martius la création de l'aqueduc dit *Aqua Marcia*. Celui que Frontin nomme le premier est néanmoins l'*Aqua Appia*, construit par le censeur Appius, de la famille des Claudius, le même qui donna son nom à la voie Appienne (*viarum regina*). Il avait sept milles de long (10,370 mètres). Les aqueducs dits de l'*Anio vetus*, de l'*Aqua Marcia* et l'*Aqua Appia* elle-même étaient en grande partie souterrains; ce qui permettait aux particuliers d'y prendre clandestinement une dérivation, au passage, et d'appauvrir ainsi les fontaines publiques. Caton l'Ancien et Valérius Flaccus (184) firent rechercher et supprimer ces prises d'eau irrégulières. Agrippa, édile en 33, releva les aqueducs anciens et amena pour sa part l'*Aqua Virgo*. Il ouvrit au public 105 fontaines jaillissantes, 130 réservoirs, 700 abreuvoirs. Un aqueduc amenant d'une distance de 40 milles l'eau de plusieurs sources fut encore dressé à travers la campagne romaine par l'empereur Claude; il desservait les quartiers les plus élevés. Trois aqueducs superposés formaient le couronnement de la *Porta Nevia* (porta Maggiore) : l'*Aqua Julia*, l'*Aqua Tepula* et l'*Aqua Marcia*. Selon Frontin (*De aquaeductibus urbis Romae*), les aqueducs de Rome, à la fin du premier siècle, avaient 428 kilomètres de longueur, dont 49 sur arcades.

La quantité d'eau apportée par ces ouvrages est estimée à 1 200 000 m. cubes par vingt-quatre heures; un luxe inutile, pour une population de 500 000 habitants, s'il ne s'était perdu beaucoup de cette eau par les fissures des aqueducs ou les fuites de la canalisation, comme le soupçonne Bechmann (1). Quant à la qualité, elle était probablement médiocre; les eaux des aqueducs manquaient surtout de fraîcheur; ce qui fait que Pline l'Ancien, après avoir fait ressortir la splendeur des travaux hydrauliques de Rome, finit par déclarer que l'eau de puits est la meilleure pour la boisson et d'un usage général. Au moins, elle était fraîche et les Romains n'étaient pas moins accessibles à cette séduction que le vulgaire de nos cités modernes. Au fond, il est douteux que le réseau de distribution allât jusqu'aux maisons particulières, sauf celles

(1) *Salubrité urbaine. Distributions d'eau.* Paris, 1888, p. 36.

des grands seigneurs. Là, il y avait de l'eau à profusion; des rivières artificielles sillonnaient les jardins, et des étangs conservaient les lamproies nourries de chair humaine. De même, les yeux du public pouvaient contempler 247 *castella* (châteaux d'eau), établis pour recevoir le tribut des aqueducs, des fontaines monumentales, avec des jets d'eau de grande puissance et des bassins de marbre, répandant la fraîcheur autour d'elles. Les rues étaient généreusement arrosées et les égouts lavés par des flots d'eau. Mais le menu peuple n'en avait pas dans ses demeures, et c'est un vaste mensonge que de dire que Rome donnait 2 à 3 mètres cubes d'eau par jour « par habitant ». Il y avait, il est vrai, les bains publics, qui eussent pu être de l'hygiène, mais n'étaient que des mauvais lieux.

On reconnaît aisément, à Pompéi, les colonnes et les réservoirs auxquels aboutissaient les branches du réseau municipal des eaux et desquels partaient les nombreux tuyaux de plomb qui alimentaient les distributions domestiques.

A Carthage, on voit encore les ruines de l'aqueduc romain et quelques citernes à demi comblées. L'aqueduc traversait l'isthme. A son extrémité, de profondes citernes s'enfoncent parallèlement sous le sol; elles paraissent avoir 140 pieds de long, 50 de large et 30 de haut; leurs murs ont 5 pieds d'épaisseur. Elles ont servi à la Carthage d'Annibal, mais elles se trouvèrent insuffisantes pour la Carthage romaine et Hadrien fit chercher jusqu'à 110 kilomètres les sources de Zaghouan et Djoughar.

Les villes des provinces romaines, comme on l'a déjà dit, copiaient les méthodes de la métropole, ses aqueducs et ses conduites. On employait des tuyaux de poterie de $0^m,09$ à $0^m,15$ de diamètre, concurremment avec les galeries maçonnées ou cimentées. Lutèce, absolument romaine, eut alors au moins deux aqueducs contemporains des Césars. Les restes de l'un, le plus ancien, furent découverts par Buache, en 1734, au bas de Chaillot. Il amenait les eaux des sources d'Auteuil à un point situé dans le jardin actuel du Palais-Royal, où l'on a découvert deux bassins d'origine romaine, dépendant probablement d'un établissement thermal. Il passait par-dessus le ruisseau de Chaillot sur des arcades dont quelques vestiges existaient encore aux Champs-Élysées, du temps de Buache, qui les a dessinés. C'était, d'ailleurs, une conduite forcée, composée de tuyaux de poterie de $0^m,75$ de longueur et de $0^m,15$ de diamètre intérieur, réunis entre eux par emboîtement (Belgrand). L'autre est l'aqueduc dont les arcades, franchissant la vallée de la Bièvre, ont donné leur nom au fief et au village des *Arcs* ou d'Arcueil. Celui-ci était l'aboutissant de diverses rigoles amenant les eaux des plateaux de Rungis, Long-Boyau et Chilly. Lui-même n'était qu'une rigole plus large, à ciel ouvert, construite en béton. L'ombre des forêts la protégeait probablement contre les impuretés et contre le soleil, mais assez mal. Comme les eaux de Rome, celle-ci n'était point faite pour désaltérer le peuple : elle alimentait le palais des Thermes et surtout les Thermes eux-mêmes. Le palais, selon Belgrand, était antérieur à Julien, aussi bien que l'aqueduc; l'un et l'autre seraient dus à quelques empereurs qui fixèrent leur demeure dans les Gaules, comme Posthume et Tétricus. Il ne reste plus aujourd'hui qu'un pan de mur de la haute substruction qui supportait la rigole romaine, sur une longueur de 330 mètres, au-dessus de la vallée de la Bièvre. L'aqueduc de Marie de Médicis passe à quelques mètres de ces ruines et l'aqueduc de la Vanne lui-même s'élève à 18 mètres au-dessus de celui de Marie de Médicis, sur lequel il s'appuie (1).

Les *Bains publics* faisaient partie intégrante de la ville ancienne. Les Grecs avaient élevé cette pratique d'hygiène à la hauteur d'un art. Rome eut ses *thermes*, qui, à l'époque de Constantin, atteignirent au nombre de quinze. Les *thermes d'Agrippa*, derrière le Panthéon, occupaient une surface de 36 000 mètres carrés ; ceux de Caracalla une surface six fois plus vaste, avec 1600 baignoires de marbre. Dioclétien fit plus grand encore; ses thermes continrent 3000 baignoires. Ces établissements, imitant la disposition du gymnase grec, renfermaient des promenades plantées d'arbres et ornées de statues, des galeries, des espaces pour les jeux et les exercices du corps. La fréquentation en était gratuite. Les Romains, qui gâtaient tout, en firent des lieux de débauche.

Le *drainage* des villes a été pratiqué dès la plus haute antiquité. Babylone avait d'immenses égouts, dit Fonssagrives. L'archéologue anglais Layard a reconnu que ces égouts communiquaient avec les maisons par des tuyaux particuliers. Ninive était dans le même cas et, s'il est vrai, comme le pense Bechmann, que l'emploi de l'eau pour l'entraînement des matières fécales soit originaire d'Asie, le *tout à l'égout* est aussi ancien que la civilisation. Ce qui nous étonnerait moins que la persistance de la vidange au tonneau dans les grandes villes modernes. Les égouts *phéaques*, qui prirent leur nom de l'architecte Phéax, furent construits par ordre de Gélon, roi de Syracuse, à l'aide des prisonniers que celui-ci avait fait sur Amilcar, lorsqu'il le battit en Sicile (309 av. J.-C.). Les Égyptiens avaient doté leurs grandes villes de travaux du même genre et employaient les criminels à les nettoyer. Ils étaient passés maîtres dans l'art de construire des canaux, des écluses, des fossés d'irrigation ou de desséchement; ils pratiquaient largement, sur les plaines désertes, l'irrigation agricole avec les eaux du Nil, chargées des excrétions des cités. Chez les Juifs, Moïse fut l'inventeur du closet à la terre pour l'usage des camps. A Jérusalem, « le sang des sacrifices était conduit avec les eaux impures du Temple, et probablement aussi

(1) Belgrand, *Les travaux souterrains de Paris. Les anciennes eaux.* Paris, 1877.

celles provenant de la ville, dans deux bassins successifs placés à des niveaux différents et reliés par un conduit souterrain; dans le premier, se déposaient les matières solides qui étaient vendues comme engrais aux jardiniers de la vallée de Cédron; dans le second, s'écoulaient les liquides qui servaient à l'irrigation des jardins royaux. » (Bechmann.)

Athènes n'avait pas d'égouts; ce que Strabon lui reproche justement. Les ruisseaux de rue devaient suffire à tout, avec un certain nombre de lieux d'aisance publics dont le mode de vidange nous est inconnu.

Rome, au contraire, posséda de bonne heure des égouts qui déversaient dans le Tibre les immondices de la ville. L'Étrusque Tarquin l'Ancien lui fit construire la *Cloaca maxima*, qui prouve que l'art de faire des voûtes était familier à ces peuples. Sous le censorat de Caton, fut rendu l'édit *Ad urbis nostrae salubritatem*, qui affectait une somme de mille talents (1 million de francs) à la désobstruction du réseau des égouts. Au temps d'Agrippa (33 ans av. J.-C.), les égouts étant de nouveau engorgés, cet édile fameux visita dans une barque l'artère principale du réseau, fit élargir et approfondir le lit du Tibre, qui était une cause incessante d'inondations et créa la commission des *Curatores alvei et riparum Tiberis et cloacarum urbis*. C'est probablenent à cette occasion que fut dépensée d'un seul coup, pour le nettoyage et l'amélioration des canaux souterrains, une somme équivalant à 4 millions et demi de notre monnaie. A la reconstruction de Rome, après l'incendie de Néron, les égouts furent encore une fois rectifiés et de nouveaux furent construits. On se bornait souvent, d'ailleurs, à couvrir d'une voûte un ruisseau servant d'égout à ciel ouvert; la *Cloaca maxima* n'est point un canal fermé. Pline le Jeune proposa à Trajan l'application de ce procédé à la ville d'Amastria. Les frais de construction et d'entretien des canaux reliant les maisons à l'égout public étaient à la charge des particuliers. On pratiquait à la fois l'évacuation des immondices par flottaison et la vidange vulgaire; à une certaine époque, les ordures ménagères et autres déjections étaient recueillies, à la chinoise, dans des vases que l'on vidait chaque matin dans les rues, où elles étaient régulièrement enlevées. Juvénal assure que l'on n'attendait pas toujours le matin pour débarrasser la maison. Dès avant l'empire, les maisons romaines ont été pourvues de latrines, généralement placées à côté des cuisines. Lorsqu'elles n'étaient point rattachées à l'égout, elles étaient vidangées, aux frais des habitants, par une entreprise particulière qui payait un droit au fisc et vendait l'engrais aux jardiniers; il était interdit aux voitures de cette entreprise de circuler pendant le jour. Il a semblé à de certains détails de l'aménagement des maisons de Pompéi, que le lavage des cabinets d'aisance n'était pas inconnu aux anciens et que, peut-être, ils ont eu de véritables closets à eau. Dans cette ville de Pompéi, un égout passant sous le rempart allait déverser à la mer les eaux urbaines.

Les villes de cette époque avaient des lieux d'aisance publics, mais non toujours gratuits, puisque des particuliers et même l'empereur Vespasien tiraient un revenu de ces édicules.

Comme complément de ces mesures d'hygiène, il faut noter, à Rome, la surveillance et la répression des incendies, organisées par Agrippa et qu'assuraient sept cohortes de *vigiles* ou pompiers, réparties dans divers quartiers pour ce service. Trois autres cohortes *urbaines* faisaient la police des rues. Il y avait, assurément, des intentions de salubrité, et Auguste avait soin de le faire remarquer en élevant simultanément trois statues : la SANTÉ, la CONCORDE et la PAIX.

La distribution des *secours publics*, ou même le soin de *l'alimentation publique*, à Rome, était une vaste institution, très particulière à ce peuple, chez qui la conquête même avait multiplié la misère et la mendicité. L'*Annone* était l'administration chargée d'acheter, de conserver et de vendre les grains, au nom de l'État, et d'en donner aux pauvres une quantité qui fut fixée par César, puis par Auguste. Cette quantité était de 42 litres de blé par mois et par famille et n'avait point pour but de permettre au titulaire de vivre sans rien faire. En effet, avec les mauvais procédés de mouture de l'époque, 42 litres de blé ne fournissaient guère que 42 kilogrammes de pain, ce qui est peu pour une famille, même petite. Cette administration avait à sa tête deux *Ediles cereales*. Auguste y ajouta un *Præfectus Annonae*. Elle a dû favoriser la mendicité et la paresse chez ces Italiens. Mais il fallait faire vivre la descendance de ceux qui avaient donné à Rome l'empire du monde.

Il est juste aussi de mentionner les établissements publics, consacrés par les villes grecques ou romaines aux exercices du corps et aux divertissements populaires : les *gymnases* et les *stades* grecs, qui sont restés l'idéal de l'exercice hygiénique ; les *théâtres*, qui tenaient une si grande place dans l'existence de ce peuple. Rome les emprunta à Athènes ; mais la comédie de Térence eut infiniment moins de succès que les jeux du *Cirque* et les scènes de l'*Amphithéâtre*, où les fils de ces virtuoses du massacre continuaient à goûter le suprême plaisir de voir couler le sang humain.

Enfin, il faut signaler les efforts faits par toutes les villes d'autrefois pour résoudre ce problème si grave d'hygiène urbaine, qui est le dépôt et la destruction des restes humains. Les Égyptiens usaient de l'embaumement et de la momification ; mais cette sépulture distinguée n'était à la portée que des personnages riches ; la plèbe était mise en terre sans tant de façons. Une pratique caractéristique fut celle des nécropoles creusées dans le roc, comme à Thèbes, à Persépolis, comme aussi à Myra et en Galatie, dans l'Asie Mineure, où cette coutume fut probablement apportée par les premières colonies grecques. A Babylone, on plongeait les morts dans le miel. Les Perses, suivant Hérodote, commençaient par laisser les chiens et les oiseaux dévorer les chairs du cadavre et n'ensevelissaient que le squelette, enduit de cire.

Les Grecs eurent les deux modes de sépulture, l'inhumation et la crémation. Il semble qu'on ait usé de ce dernier mode vis-à-vis des pauvres, qui n'avaient pas le moyen de faire les frais d'un monument considérable, et des guerriers, tués loin de la patrie et dont on ne pouvait rapporter les restes plus aisément qu'à l'état de cendres. Aussi le cadavre des héros d'Homère était-il brûlé. Mais, ailleurs, on pratiquait l'inhumation. L'on put reconnaître dans leur tombeau les ossements d'Oreste et de Thésée, à leur taille gigantesque, et Solon revendiqua pour Athènes la possession de Salamine, contestée par Mégare, en faisant ouvrir les tombeaux et en montrant que les insulaires se faisaient enterrer à la manière des Athéniens, la face tournée vers l'ouest. L'inhumation était le seul mode usité à Sparte et chez les Doriens.

Tous les peuples, y compris les Juifs, enterraient hors des murs.

A Rome, l'inhumation et la crémation en ville étaient également interdites par la loi des douze tables ; ce qui prouve, d'ailleurs, que l'une et l'autre étaient dans les mœurs. « Rome, dit Fonssagrives, avait, *extra muros*, ses voies sépulcrales, que les archéologues ont étudiées. Les plus célèbres étaient la voie Appienne, où Pomponius Atticus Sévère et le médecin Thessalus furent enterrés; la voie *Aurelia*, où s'élevait le tombeau de Galba ; la voie *Flaminia*, où se trouvait celui de Glaucias, affranchi et bouffon de Néron; la voie *Ostiensis*, qui réunissait dans un mélange choquant les restes de saint Paul et ceux de Licinius, le barbier d'Auguste (Licinius n'avait peut-être pas eu la tête coupée); la voie *Tiburtina*, cimetière principal de l'ancienne Rome et où fourmillent les sépultures ; le *Campus Martius*, dans lequel on ne pouvait être enterré qu'en vertu d'un sénatus-consulte, etc. » Le culte des morts, avec l'inhumation, a cet inconvénient qu'il est fait d'incessants efforts par les particuliers pour violer la loi de salubrité publique du cimetière extérieur. L'article de la loi des douze tables, dont il est ici question, dut bien des fois être rappelé par les empereurs et il ne fallait pas moins que l'invasion de la peste pour que l'on obéit. Enfin, les chrétiens l'emportèrent, sous Constantin, et, comme on mourait « en odeur de sainteté, » il n'y avait pas de raison de ne pas admettre les corps pieux autour des églises ou même dans les églises. Ce qui fut fait.

La route de Pompéi à Herculanum, sur une étendue de 250 mètres, n'était qu'une longue avenue de cimetière (*via sepulchrorum*). La célèbre « maison de Diomède » était sur cette voie. (Fonssagrives.)

Telles étaient les réalisations matérielles de l'hygiène publique dans les villes de l'antique civilisation. Quant à la vie intérieure, dans les villes, et aux relations de leurs habitants avec le dehors, qui peuvent aussi caractériser leur hygiène et seraient bien curieuses à connaître, nous avons quelque peine à les retrouver dans l'histoire et nous aurions tort de nous les figurer semblables à celles que nous avons l'habitude de voir évoluer dans les cités modernes. « Celles-ci, dit V. Duruy, n'ont plus autour d'elles qu'une étroite banlieue ; autrefois, elles avaient une province. Aujourd'hui, la classe aisée et une partie considérable de la classe ouvrière vivent et meurent dans la cité. La vie entière s'y écoule, parce que là se trouvent le commerce, l'industrie, l'activité intellectuelle, toutes les ressources et tous les plaisirs de la civilisation (cela n'est, cependant, pas vrai pour toute la population de Londres et ce n'est vrai, à Paris, que pendant une saison). Chez les anciens, on vivait aux champs, dans les rudes labeurs de l'agriculture, les seuls que l'on connût, dans l'isolement aussi que cette existence impose. Cependant, il fallait un lieu où se réfugier en cas d'invasion, où se réunir pour discuter les affaires communes, une capitale et une forteresse, le Capitole et le Forum, l'Acropole et l'Agora. C'était la ville, ordinairement placée sur une hauteur de défense facile. Cette enceinte fortifiée (*urbs*) formait, avec tout le territoire qui en dépendait, une cité (*civitas*). » Ces cités étaient de petits États, d'une administration compliquée, renfermant des villes secondaires. Nîmes avait dans sa dépendance vingt-quatre bourgs. Il n'y avait qu'une çité dans l'Attique, une dans la Laconie, bien qu'il y eût dans ces deux provinces plusieurs autres villes. « Chacun était de sa tribu, de son canton ou de sa ville. Comme Sparte, Athènes et Carthage, comme toutes les républiques conquérantes de l'antiquité, Rome ne voulait pas que la souveraineté fût transférée hors de son forum et de sa curie. Ces villes n'étaient point des capitales, mais l'État tout entier. Il n'y avait de citoyens que dans leurs murs ou sur l'étroit territoire qui les entourait ; au delà, c'étaient des terres conquises et des sujets. Aussi, Sparte, Athènes et Carthage, qui ne renoncèrent jamais à cet orgueil municipal, ne furent jamais que des villes et périrent. Rome, qui l'oublia souvent, devint un grand peuple et vécut douze siècles. » En d'autres termes les sociétés grandissent et prospèrent par le partage des droits ; elles meurent du particularisme et des castes fermées.

Dans ces conditions, les relations d'échange, les visites de curiosité ou d'intérêt artistique, ne pouvaient avoir entre les villes l'activité qu'elles ont aujourd'hui. L'afflux des gens de la campagne et des étrangers était restreint. Par suite, les lieux ouverts aux gens qui n'habitent point d'ordinaire la ville, les hôtels, les restaurants, étaient rares dans les cités antiques. Tout porte à croire que la circulation des voitures n'approchait pas de ce qu'elle est à Londres, Paris ou Berlin. Il y avait, cependant, à Rome, des cabarets (*tabernae*) où l'on vendait du vin au détail et où séjournaient des buveurs, des hôtelleries (*hospitia*), où s'abritaient les voyageurs qui n'avaient en ville ni parents ni amis.

Les villes au moyen âge. — L'histoire de l'hygiène urbaine, pendant les premiers siècles qui suivirent la dislocation de l'empire romain, est fort simple. Les barbares, qui accomplissaient une œuvre d'assainissement moral, ne songèrent pas qu'il pouvait y avoir des organismes à conserver, dans cette civilisation dévoyée qu'ils balayaient. Le christianisme aida de son mieux à la destruction, si même elle ne lui appartient tout entière. C'est lui qui prit au cirque de Caligula les matériaux de la première église de Saint-Pierre (Élisée Reclus) et brisa les statues pour en faire des pierres à chaux. Les aqueducs, les égouts, les thermes ne furent pour lui que des matériaux de bâtisse, réunis par les païens. La recherche du bien-être n'était-elle point un crime et la malpropreté une vertu? Les épidémies sont envoyées par Dieu ou par le diable; c'est donc par des processions ou des exorcismes qu'on s'en débarrasse. L'argent des populations et le talent des architectes étaient bien mieux employés à édifier des cloîtres et des cathédrales qu'à construire des égouts, des amenées d'eau, des bains, ou à entretenir les rues. Les hôpitaux même, que l'on ouvrit en ce temps, semblent avoir eu pour but moins le soulagement de la misère et le traitement des malades que l'occasion fournie aux autres de se mortifier au contact des haillons et des plaies sordides.

Les villes se resserraient, à l'ombre du château féodal ou du monastère. Il ne faisait pas bon s'éloigner des murs; les grands chemins appartenaient aux barons. Quand on se rapproche si fort, il ne reste plus de place pour donner aux rues l'air, l'eau et le drainage. « Les villes tenaient dans un espace étroit (1), bondées d'habitants, entourées de murailles qui augmentaient le confinement. Leurs rues, étroites et tortueuses, n'étaient point pavées (Francfort-sur-le-Mein eut la première rue pavée en 1399) et supportaient intégralement les excrétions des hommes et des animaux. L'eau était empruntée à des puits publics en petit nombre, à tirage; on voyait à l'intérieur de la cité des fossés fangeux, des cimetières, des industries puantes, telles que les tanneries. Les maisons étaient couvertes en chaume, partagées en pièces petites et basses de plafond. Sur leurs flancs, des ruelles infectes recevaient les débris culinaires et servaient de lieux d'aisance publics. » On a eu bien raison de le dire, la vie claustrale était partout, avec son confinement et sa malpropreté opiniâtre.

On cite une ordonnance du roi Dagobert, en 630, qui punissait d'une amende de 6 sols quiconque troublait l'eau d'un puits ou la souillait. Le nettoyage se faisait au compte du délinquant. On a retrouvé à Paris les vestiges de deux aqueducs, dits du Pré-Saint-Gervais et de Belleville, amenant en ville les eaux des petites sources du plateau compris entre Pantin, Noisy-le-Sec, Nogent-sur-Marne, Montreuil, Bagnolet et Charonne, et qui ont été la principale ressource des habitants jusqu'à

(1) H. Baas, *Zur Geschichte der öffentlichen Hygiene* (*D. Vierteljahrsschrift f. öff. Gesundheitspflege*, XI, p. 325, 1879).

la reconstruction de l'aqueduc d'Arcueil, en 1624. Ces travaux n'ont rien de romain ; on y reconnaît à la fois la bâtisse solide du moyen âge, dans les regards, et l'inexpérience des ingénieurs dans l'ensemble, spécialement dans le captage de l'eau. Les pierrées du premier de ces aqueducs réunissaient les eaux dans une cuvette en plomb, à la fontaine du Pré-Saint-Gervais, d'où elles repartaient par une conduite forcée, également en plomb, de $0^{m},11$ de diamètre. On avait perdu la recette des tuyaux de poterie. Le captage a été fait, à une date inconnue, par les prieurs de Saint-Lazare. « Philippe-Auguste, en achetant en 1182 la foire Saint-Laurent qui, alors, appartenait au prieuré de Saint-Lazare, se réserva une partie des eaux du Pré-Saint-Gervais. » (Belgrand.) « Saint Louis permit, en 1265, aux religieuses des Filles-Dieu, qui demeuraient hors de l'enceinte de Philippe-Auguste, de faire venir dans leur monastère l'eau dont elles avaient besoin. La fontaine des Innocents subsistait aussi en 1274, comme il paraît par un accord fait entre le roi Philippe le Hardi et le chapitre de Saint-Merry, où il est dit qu'elle était située vis-à-vis la rue Aubry ou Aubert-le-Boucher. » Les deux fontaines publiques des Halles et des Innocents étaient alimentées par l'eau du Pré-Saint-Gervais. (Bonamy.) L'aqueduc de Belleville est peut-être moins ancien. Une inscription, qui existe à l'un de ses regards et remonte au règne de Charles VII, apprend qu'en 1457 le prévôt et les échevins de Paris reconstruisirent cet ouvrage sur 96 toises de longueur. On est certain que l'une de ses ramifications, qui prend l'eau de la fontaine de Savies, a été construite à frais communs par les religieux de Saint-Martin et par les templiers. Cet aqueduc alimentait autrefois les fontaines publiques situées à l'est de la rue Saint-Denis. La plus ancienne est la fontaine Maubuée, à quelques mètres du carrefour des rues Saint-Martin et Maubuée, dont le nom caractérise la nature de ces eaux séléniteuses, impropres à la lessive.

Dans le laisser aller de l'époque, on oublia si bien les égouts creusés çà et là par les Gallo-Romains, qu'ils s'obstruèrent et que la notion de leur tracé fut perdue. Plus tard, quand on voulut en faire dans les villes modernes, on tomba souvent, comme à Clermont-Ferrand, sur des canaux ignorés et dont personne ne connaissait l'origine ni le débouché. Pourtant, en 1412, à Paris, on restaura, dans le quartier de l'Université, l'un des égouts datant de l'administration proconsulaire. D'ordinaire, les villes prenaient pour égouts les rivières ou ruisseaux qui les traversaient, les fossés de leurs remparts et même de simples rigoles, creusées à travers les terrains en culture qui séparaient les groupes de maisons. Le *ruisseau de Ménilmontant* et *Fleet-Sewer* ont été les premiers égouts de Paris et de Londres modernes. C'est en 1374 que Hugues Aubriot, prévôt des marchands, fit voûter la rigole découverte qui conduisait les eaux du quartier Montmartre vers le ruisseau de Ménilmontant ; ce fut presque un égout.

La peste de 1348 et celles qui la suivirent à des intervalles plus ou moins courts, dans presque toute l'Europe, obligèrent les administrations urbaines à quelques réflexions. Ce fut le signal vraiment d'un réveil de l'hygiène générale, mais tout d'abord de l'hygiène des villes, réveil pénible et lent, mais qui ne pouvait guère, après cette phase larvaire de l'humanité, passer d'emblée à la période active à laquelle nous assistons aujourd'hui, qui n'existerait pas elle-même sans les acquisitions merveilleuses de la science contemporaine et, peut-être, sans l'avertissement sévère que le choléra donna à l'Europe à la fin du premier tiers de ce siècle.

Les fléaux contagieux passaient pour se propager par l'intermédiaire des personnes et des objets infectés; on soupçonnait les aliments et les boissons de favoriser l'éclosion des maladies pestilentielles, parfois même de les provoquer. Ainsi s'explique que les premières mesures d'hygiène urbaine de l'âge nouveau aient été des institutions quarantenaires, les *provedittori di sanita* de Venise (1348), la mise en quarantaine de Milan (1350), de Reggio, de Majorque (1374); puis l'édit de Maximilien Ier (1495), l'arrêté du parlement de Paris (1496), l'ordonnance du roi Jacques IV, contre la propagation de la syphilis, qui venait d'entrer avec fracas sur la scène pathologique. Quant aux denrées alimentaires, le commerce en fut surveillé avec quelque sévérité, soit par les corporations elles-mêmes de marchands de comestibles, soit par les administrations, ainsi que le prouvent les prescriptions parues à Paris en 1517, à Nuremberg en 1518, à Venise en 1599.

Il fut ordonné à Paris, en 1533, sous peine de prison et d'amende, d'installer des cabinets d'aisance dans toutes les maisons. Toutefois, cet ordre dut être répété tout au long du XVIIe siècle. A Francfort-sur-le-Mein, en 1677, sous l'inspiration des médecins, parurent des ordonnances de police prescrivant : le nettoyage des rues deux fois par semaine et après les marchés, l'installation de latrines dans toutes les maisons, le nettoyage des puits et des conduites d'eau, le curage des fossés de la ville et des étangs, au printemps et en automne, la surveillance des denrées alimentaires et boissons, l'inspection des hôpitaux. Elles interdisaient de répandre l'urine sur la chaussée et imposaient aux industries à matières animales la propreté constante et, au besoin, le déplacement.

Dans un mémoire d'architecte datant de 1547, C. Ehrle (1) retrouve un passage intéressant, relatif à la pratique et au nettoyage des latrines collectives. On ménageait, à l'usage d'un quartier, des sortes de passages voûtés, hauts de 7 à 8 pieds, de façon qu'un homme pût aisément s'y tenir debout et opérer le curage. La largeur était la moitié de la hauteur. De l'eau y coulait constamment et l'on y pratiquait, d'une

(1) *Das Patrizierhaus der Renaissancezeit in gesundheitlicher Beziehung* (*D. Vierteljahrsschrift f. öff. Gesundheitspflege*, XII, 1880, p. 590).

façon intermittente, des chasses à l'aide des eaux de pluie. La galerie se terminait par un débouché sur un cours d'eau important. Lorsque les conditions locales ne se prêtent pas à cette installation ou que l'on n'a pas les moyens d'en faire les frais, on est obligé de collectionner les excréments dans de mauvaises fosses, dont on enlève ensuite le contenu sur des voitures qui empuantissent la ville sur leur passage, après avoir empesté la maison. L'auteur préfère infiniment le premier système au second, encore qu'il puisse être plus coûteux.

Néanmoins le château de Versailles, au temps de Louis XIV, assure Viollet-le Duc, « ne renfermait qu'un nombre tellement restreint de privés que tous les personnages de la cour devaient avoir des chaises percées dans leur garde-robe ».

Paris n'atteignait qu'à 3 kilomètres d'égouts et, même après leur reconstruction par Turgot, en 1755, n'en comptait pas plus de 26 kilomètres, avec un réservoir de chasse, rue des Filles-du-Calvaire. « Les vidanges étaient centralisées à Montfaucon, et les bassins étagés des buttes Chaumont, toujours prêts à déborder, infectaient l'air des quartiers du Nord et y gâtaient la nappe des puits (1). » La voirie de Montfaucon fut transférée à Bondy en 1817. Mais, pour le reste, on se bornait à quelques prescriptions assez platoniques relativement à l'étanchéité des fosses. L'étude d'un système d'égouts ne devait être abordée que plus tard.

§ 2. — Les villes modernes.

Les Allemands font dater de J.-P. Frank (1778) l'origine de l'hygiène publique. Nous prétendons, en France, que les principes de cette forme nouvelle de l'administration découlent de notre révolution de 1789. On a raison, de part et d'autre, théoriquement. Il est certain, cependant, que les réalisations sanitaires chez les groupes qui marchent à la tête des autres, c'est-à-dire les groupes urbains, sont de date plus récente et que c'est l'Angleterre qui est entrée le plus délibérément d'abord dans l'application des principes. Encore a-t-il fallu, pour entraîner les peuples modernes, le rude aiguillon d'une nouvelle peste, le choléra.

On fit à Paris, à l'occasion du choléra de 1832, de « cruelles découvertes » et des dénuements sans nom apparurent dans de misérables taudis. Parmi les constatations dues à la commission qui fonctionna pour la circonstance, Littré relève que, dans la partie basse du quartier de la Sorbonne, où les rues étaient étroites, la population indigente et entassée, il y eut un décès sur trente-deux habitants. Et pourtant, des années s'écoulèrent encore avant que de sérieux efforts fussent tentés pour donner à Paris de l'air, de l'eau, de la propreté et, de même qu'à

(1) Mille, *Assainissement des villes par l'eau, les égouts, les irrigations*. Paris, 1886, p. 102.

Rome autrefois, il était dit que le règne d'un César ouvrirait l'ère du désencombrement, des travaux d'amenée d'eau, de canalisation souterraine. Il arrive que les régimes de cette sorte ont l'intelligence de profiter des études faites avant eux et d'appliquer des principes salutaires qu'ils n'ont point inventés. Malheureusement, le faste de mauvais goût et la réclame trahissent la pensée des gouvernants, et l'on bâtit des hôpitaux à 40 000 francs le lit.

Le régime actuel, en France, n'a qu'à étendre à l'hygiène publique les principes mêmes dont il est issu. C'est une obligation, et non un moyen d'appâter le vulgaire. On ne contestera pas que, à Paris et dans la plupart des grandes villes, il ne soit satisfait à ce devoir progressivement, d'une façon scientifique et sincère, en évitant ce qui peut troubler trop brusquement les habitudes prises ou léser des intérêts légitimes.

En Angleterre, le ministre de l'intérieur, lord John Russell, en 1838, prescrivit une enquête par l'administration des pauvres, sur l'état sanitaire de la population ouvrière. Le rapport d'Edwin Chadwick (*Report on the Sanitary condition of the labouring population of Great Britain*), de même que les documents parlementaires publiés de 1840 à 1843, fit connaître de tristes vérités. Sur 50 villes soigneusement explorées, le drainage de maison et la canalisation des rues étaient à peu près satisfaisants dans une, passable dans 7, détestable dans 42, — dans les quartiers habités par les ouvriers. Les maisons et les cours, non seulement n'avaient pas de canaux d'évacuation, mais quelquefois même n'avaient pas de latrines. Le contenu des rigoles et des égouts mal construits n'avaient souvent pas d'écoulement. Des monceaux d'ordures de toute provenance et d'immondices de toute sorte s'entassaient dans les cours et les caves. On les enlevait aussi peu que la boue des rues, alors mal ou point pavées. La malpropreté était turgide dans les maisons encombrées.

Aucune ordonnance de police locale ne s'occupait de ces quartiers; il n'y avait de prévisions que pour les rues principales. On se figure aisément de ce qu'était la santé des habitants de ces immeubles.

La commission anglaise concluait : que la mortalité urbaine est proportionnelle à la densité de la population, mais que, *ceteris paribus*, le chiffre de la mortalité dépend de l'aération des locaux et des moyens d'éloigner la malpropreté. Il s'agissait donc, heureusement, de « *Nuisances* » évitables.

Ce ne fut pas sans résistance que l'entreprise d'assainissement commença. On n'est pas étonné de l'opposition des propriétaires, ni même de celle du clergé, gardien des traditions, qui prescrivait encore, en 1835, des jeûnes contre le choléra. La justice, naturellement, soutenait les propriétaires et condamnait de son mieux les hygiénistes. Ce qui serait incroyable, si l'on ne savait la puissance de la routine, c'est que les pauvres eux-mêmes, directement intéressés, aient résisté bien souvent, tant ils avaient vécu dans l'habitude de fienter sur la rue ou sur le fumier. Il n'y a pas très longtemps que l'on dut encore enseigner à des habitants de Glasgow la manière de faire ses besoins dans un cabinet d'aisances.

Le gouvernement anglais ne se laissa pas arrêter par la force d'inertie des administrés, non plus que par les revendications d'autonomie locale, chères à la nation. Les lois portant le titre de *Towns improvement clauses Act*, de *Commisionners clauses Act*, de 1847, et le *Public Health Act* de 1848 créèrent, d'un côté, l'administration sanitaire centrale et, d'un autre, rendirent obligatoire l'application des lois sanitaires à toute localité où un dixième des contribuables le demanderait, ou bien dans laquelle la moyenne de la mortalité des sept dernières années dépasserait 23 p. 1000, à la seule condition que l'autorité sanitaire centrale le jugeât nécessaire.

On procéda par tâtonnement et les villes furent d'abord autorisées (1848) à déverser leurs eaux vannes à la mer, dans un collecteur public, ou même dans une fosse couverte ou tout autre réservoir pourvu qu'il ne soit pas situé sous une maison ou plus rapproché que l'autorité sanitaire ne l'aura permis. C'est à cette époque que, par arrêt du parlement, la vidange à l'égout dans Londres fut rendue obligatoire. Ailleurs, la fosse fixe et les puisards étaient officiellement supprimés; mais, si les constructions neuves ne pouvaient plus les admettre, il en restait, en pratique, des modalités regrettables, spécialement ces fosses-tunnels de Liverpool, s'étendant sous plusieurs maisons, les *middens* signalés par de Freycinet dans diverses villes, les fosses étanches recevant les matières, mais écoulant par des drains les liquides à l'égout comme à Preston, Leeds, Birmingham.

En 1854, Londres avait supprimé 30 000 fosses fixes. Mais ses égouts, d'ailleurs assez défectueux, aboutissaient perpendiculairement à la Tamise, de telle sorte que, selon que la marée montait ou descendait, les matières s'étalaient sur les berges ou, au contraire, refluaient dans les canaux. Par la sécheresse, les déversoirs d'égout étaient tous hors de l'eau et le séjour des excréments sur les bords du fleuve devenait l'état normal; les Chambres en étaient obligées de suspendre leurs séances. Alors (1860) furent décidés et entrepris les travaux d'*interception* des égouts, les collecteurs de chaque rive, les réservoirs de Barking et de Crossness, c'est-à-dire le système qui fonctionne aujourd'hui, plus colossal que satisfaisant. La conception de Bazalgette, en effet, est allée au plus pressé ; mais le déversement à la mer était une erreur de principe.

En somme, la seconde moitié de ce siècle a été signalée par un remaniement énergique des villes et de leur sous-sol, en vue de l'hygiène. Elles y ont peut-être perdu en pittoresque, mais elles y ont gagné, comme il est juste et comme c'est inévitable, en beauté réelle, si tant est que la beauté implique d'abord la propreté. Nos édiles ont attaqué délibérément ces massifs de hautes bâtisses, entrecoupés de rues étroites et tortueuses par lesquelles l'air ni la lumière ne pouvaient plus pénétrer. Les murs visqueux, les corridors obscurs, les rez-de-chaussée crasseux, ont été jetés aux décombres. A leur place s'allongent de larges rues ensoleillées, des boulevards plantés d'arbres, bordés de maisons que l'on fait encore trop profondes et trop hautes, mais dans l'aménagement desquelles, au moins, le respect du droit des habitants à l'usage des milieux naturels éclate de toutes parts, même quand il y est mal satisfait. Cela se voit à Paris, à Londres, à Berlin, et dans les villes de province qui se piquent d'avoir une individualité scientifique, artistique, commerciale, ou autre.

Ces remaniements ne sauraient se faire sans de sérieuses modifications à la surface du sol. Les ingénieurs rasent volontiers les collines pour combler des ravins. On peut encore, aujourd'hui, reconnaître combien les nouvelles rues de Paris altèrent l'ancien relief et les pentes de la « Montagne Sainte-Geneviève » et de Montmartre. Mais il est classique que le sol des villes soit un terrain de remblai et que sa surface s'exhausse incessamment, de siècle en siècle. Schliemann a dû fouiller à 16 mètres de profondeur, sur le plateau d'Hissarlik, pour retrouver le sol primitif de la Troade et a rencontré six villes superposées sur l'emplacement de Pergame. La ville actuelle de Constantine s'élève sur une ville arabe, sous laquelle repose une cité romaine, assise elle-même sur la Cirta numide. Paris même, relativement jeune, a déjà recouvert la Lutèce des empereurs, dont les percées de rues nouvelles remettent au jour, de notre temps, quelques débris.

Comme il était juste, ce sont les travaux de canalisation souterraine et d'amenée d'eau qui ont d'abord été repris par les villes. Londres donna l'exemple du système des égouts intercepteurs (*intercepting-sewers*) ou collecteurs, qui fut immédiatement appliqué à Paris. « En quelques années, l'immense superficie de Londres a été sillonnée de conduits souterrains établis d'après un plan d'ensemble et aboutissant à de grands collecteurs étagés qui, à l'aide de puissantes usines de relèvement, ont été jeter à distance, dans la Tamise, toutes les déjections de la métropole britannique. C'est l'application la plus considérable du système qui a reçu le nom significatif de *tout à l'égout.* » A Paris, Belgrand traçait les lignes maîtreses de l'assainissement, établissait le grand émissaire qui est le collecteur d'Asnières, fixait les types et le mode de construction des galeries d'égout, partout accessibles, destinées à la fois à l'écoulement des eaux pluviales et ménagères, à la pose des conduites d'eau, au passage des fils télégraphiques. (Bechmann.) Il y a, aujourd'hui, dans Paris, quelque 800 kilomètres d'égouts et il en reste 300 à construire. Le *tout à l'égout* est décidé ainsi que l'*épuration des eaux d'égout par le sol.* C'est seulement d'hier que le parlement a donné raison à la démonstration faite depuis vingt ans par nos ingénieurs et hygiénistes.

Berlin, de son côté, a imaginé le *système radial*, qui permet de partager les travaux par quartiers et se prête bien à l'extension des villes. Bruxelles refit (1867) son réseau d'égouts, couvrit la Senne et en borda les deux rives d'un collecteur. Dantzig, Breslau, Hambourg, Francfort-sur-le-Mein, de 1869 à 1880, ont accompli, en vue de l'évacuation des immondices, les travaux que l'on cite aujourd'hui partout et qui ont si rapidement élevé la salubrité de ces villes. C'est aussi dans cette période que se développa l'idée de la canalisation double (*Separate-System*), réalisée sur divers points par Liernur, H. White, G. Waring, méthode des cas urgents, compatible avec des conditions locales particulières et qui, débarrassée des mécanismes dont quelques-uns l'ont compliquée, peut rendre des services et ne point coûter très cher; surtout si l'on ne construit que la plus petite moitié de la double canalisation, comme c'est l'habitude. Après Memphis (Tennessee), un certain nombre de villes américaines paraissent avoir adopté les égouts de petite section pour l'évacuation des matières excrémentitielles, c'est-à-dire le principe du *Separate-System*.

Les travaux de distribution d'eau de Londres ont un caractère grandiose, quoique ne rappelant pas ceux des Romains. C'est l'art substitué à la nature et la corrigeant, sans grand succès. Les machines élévatoires qui prennent l'eau à la Tamise ont fait leur apparition avec Pierre Maurice, en 1582. A la fin du XVIIe siècle fut pratiquée la dérivation de la Lea, dite *New-River*. Au XVIIIe siècle sont fondées les grandes compagnies de Chelsea (1724), Lambeth (1785), Grand-Junction (1798). C'est seulement depuis une trentaine d'années que la compagnie Kent fournit de l'eau puisée dans la craie, à Deptford, à l'aide de puits profonds. L'immense ville, sauf cela, ne boit que de l'eau de rivière, — de rivière anglaise, — et ne s'en porte que mieux. On a beau dire que la Tamise est limpide, qu'elle n'a point les troubles du Tibre ou de l'Arno; il a fallu que la métropole britannique ouvrît de vastes bassins, installât des filtres puissants et se donnât toute une organisation d'expertise, pour maintenir tolérable son eau, qui reste médiocre néanmoins et prouve que le rôle étiologique de cette boisson n'a pas l'importance capitale que certains lui attribuent de notre temps.

Paris, au commencement de ce siècle, recevait l'eau de Rungis, amenée par le nouvel aqueduc d'Arcueil, de Marie de Médicis, et l'eau de la Seine, fournie par les pompes de la Samaritaine, de Henri IV, puis par les pompes à vapeur de Chaillot et du Gros-Caillou; environ 10 000 mètres cubes par jour pour 600 000 habitants. Le canal de l'Ourcq, ouvert sous la direction de Girard, de 1802 à 1814, ne fut terminé qu'en 1837. En ce temps-là, il était acquis que toutes les eaux de Paris et des environs immédiats sont séléniteuses, et la ville regardait comme un bienfait l'installation d'une distribution d'eau de rivière. Les choses ont bien changé et c'est l'eau de rivière, aujourd'hui, qui est à l'index. Depuis 1864, sous la savante et vigoureuse impulsion de Belgrand, Paris a successivement dérivé la Dhuis (20 000 m³), la Vanne (110 000 m³) et poursuit des projets en vue de compléter son approvisionnement au moyen de la dérivation de la Vigne, de l'Avre, de la Voulzie, du Durteint.

En France, Lyon s'est donné la médiocre installation de galeries filtrantes, au bord du Rhône, exécutée par l'ingénieur A. Dumont (1861); Marseille, la dérivation de la Durance, parfaitement trouble d'ailleurs, qui a donné lieu à la construction du splendide aqueduc de Roquefavour, par Montricher; Lille, l'amenée des eaux d'Emmerin, plus remarquable pour les ingénieurs que pour les hygiénistes. Saint-Étienne, depuis 1870, s'est fait un réservoir d'eau en barrant la vallée du Furens. Rennes, Grenoble, le Havre, Bordeaux, etc., se sont approvisionnées d'eau de source. Nancy a fait des galeries filtrantes sur la Moselle (1880). Roubaix-Tourcoing vont répéter, avec les perfectionnements que l'expérience et l'étude ont indiqués, les puits et l'usine de Deptford, de la compagnie Kent; les puits profonds seront forés le long de la Scarpe, non loin de Marchiennes.

A l'étranger, Berlin applique à la Sprée et au lac de Tegel les procédés usités, à Londres, à l'égard de la Tamise; le fonctionnement est seulement un peu plus méthodique et rigoureux. La cité prussienne a aussi, dans les puits profonds de Charlottenbourg, dont l'eau abreuve le quartier du *Thiergarten*, le pendant de l'usine de Deptford. Vienne a abandonné les galeries filtrantes du Danube pour aller chercher, en 1873, au pied des Alpes Noriques, les sources de Kaiserbrunnen et de Stixenstein, excellentes, mais de débit assez variable pour qu'on doive y mêler, dans le même aqueduc, l'eau de la nappe souterraine de Pottschach.

Les villes américaines, du moins celles du versant Atlantique, les plus grandes et les plus nombreuses, se sont fait de bonne heure des distributions d'eau, remarquables et généralement de puissant apport, comme si l'on eût prévu dès le premier jour la rapide extension du groupe. Il ne semble pas que, dans ces immenses plaines d'alluvion, les sources aient pu fournir la quantité d'eau nécessaire; on y aurait trouvé difficilement, peut-être, l'avantage des amenées *par gravité*. Aussi a-t-on eu recours plus volontiers à l'eau des lacs et des fleuves. Washington emprunte l'eau du Potomac, New-York a barré le Croton et s'est fait un lac artificiel comme réserve d'eau, Chicago puise au lac Michigan, Boston au lac Cochituate, Philadelphie utilise le Tohickon, affluent du Delaware; Memphis, la rivière Wolff. Il y a, néanmoins, encore des puits et beaucoup de citernes. Atlantic City (New-Jersey) est bâtie dans une île sableuse où la nappe souterraine est infectée par les fosses d'aisance; l'usage des citernes s'y impose (1). L'eau n'y est pas filtrée; cependant Bechmann vante, comme familier aux Américains, un procédé qui consiste à adjoindre à la citerne un petit appareil filtrant, avec lequel est en rapport le tuyau de puisage.

La canalisation souterraine des eaux sales et l'éloignement des immondices ont été moins soignés dès le début et paraissent en souffrance dans beaucoup de cités du nouveau monde. Les égouts se déversent régulièrement aux fleuves, mais n'y portent que les eaux pluviales et ménagères, sauf dans les villes qui réalisent depuis quelques années le *Separate System*; les fleuves américains sont puissants et le sol de là-bas n'a pas encore besoin d'engrais. D'ailleurs, les égouts sont mal faits et mal raccordés aux rues et aux maisons. Le réseau en est insuffisant. L'usage des puits perdus et des fosses fixes est très répandu, au grand détriment du sol. Heureusement, les principes modernes du drainage domestique et urbain sont admis et très en honneur dans les deux Amériques; les *Boards of health* des États en poursuivent l'application et les ingénieurs transatlantiques ont pris rang en tête des techniciens qui comprennent le mieux l'assainissement des habitations (2). Il convient de signaler la juste importance qu'a prise, dans ces villes, l'art du plombier et la faveur qu'ont rencontrés les systèmes d'incinération des ordures ménagères.

Les cités américaines et australiennes doivent à leur naissance en pleine époque moderne d'être bâties avec une régularité et une ampleur de rues, que les villes d'origine ancienne sont obligées de reconquérir péniblement. Cependant, les matériaux de bâtisse ne sont pas toujours bons; on y a prodigué la brique et le bois et, souvent, il est manifeste que l'on a construit en hâte.

Il en va de même, dans l'ancien monde, des villes autrefois petites qui ont grandi tout à coup à la faveur d'une industrie, ou même sont nées en un jour, autour d'un puits de mine ou d'un haut fourneau. Elles ont l'air de villages extrêmement étendus et il faut, après coup, les traverser de rues, de boulevards, y faire des constructions urbaines; surtout, y amener de l'eau, en éloigner les immondices, épurer les eaux-vannes. Roubaix-Tourcoing et d'autres villes du Nord sont dans ce cas. Essen en est un autre exemple.

Aujourd'hui, quand un nouveau territoire est ouvert aux colons américains, une compagnie se forme pour bâtir une ville sur un point convenable, suivant un plan déterminé d'avance. Une église, une école, un hôpital, entourés de maisons ouvrières, s'y dressent tout d'abord. Les habitations sont, d'ordinaire, salubres. L'approvisionnement d'eau

(1) Bowditch (D. W.), *The Atlantic coast resorts*. (*The Sanitarian*, New-York, 22 mars 1883.)

(2) Voy. Arnould (J.), Égouts (*Dictionn. encycloped. des sciences médic.*, 1re série, t. XXXII, 1884).

et l'éloignement des immondices sont moins assurés. Cependant, Cacheux a fait connaître à la Société de médecine publique (1) que M. Pullmann, fabricant de wagons de chemins de fer, qui a fondé sur les bords du lac Calumet, il y a une quinzaine d'années, une ville de 10 000 âmes, *Pullmann City*, a commencé par dépenser cinq millions à un drainage de surface et à la construction d'égouts. Les travaux de canalisation d'eau potable furent exécutés en même temps que l'établissement des rues, et des dispositions sont prises pour que les eaux d'égout subissent l'épuration par le sol avant d'être versées au lac.

Il existe en France et dans les centres miniers de Westphalie des tentatives du même genre, plus ou moins heureuses.

ARTICLE II. — TOPOGRAPHIE URBAINE.

§ 1er. — Situation des villes.

Latitude. — Il y a des villes, à peu près partout où la terre est habitable, partout où il y a des hommes civilisés ou même demi-civilisés. La zone géographique qu'elles occupent est comprise entre 70 degrés de latitude nord et 46 degrés de latitude sud environ. Cette notion n'est pas une vaine curiosité. La ville étant l'expression d'une des formes les plus caractéristiques de l'expansivité humaine, il est intéressant de savoir dans quelles limites cette manifestation est renfermée. Cela n'indique pas les limites de la malléabilité de l'espèce, puisqu'il y en a encore des représentants, au sud et au nord, au delà des parallèles de 70 et de 46 degrés; mais l'on peut y reconnaître l'extraordinaire étendue terrestre sur laquelle la grande famille européenne est capable de vivre et de se perpétuer. C'est cette famille, en effet, formée d'éléments voisins les uns des autres, sinon très homogènes, qui constitue essentiellement, dans les deux hémisphères à la fois, aux limites extrêmes, les agglomérations qui méritent le nom de villes.

A vrai dire, au point de vue des aptitudes anthropologiques, la zone moyenne de ce vaste espace, la *zone intertropicale*, n'est pas moins intéressante que les points extrêmes, qui se ressemblent à beaucoup d'égards, tandis qu'ils présentent justement les conditions opposées à celles de la zone intertropicale.

Aux latitudes extrêmes, nord et sud, l'existence des villes matérialise le problème de l'adaptation de l'homme aux basses températures et en donne une solution favorable dans des limites surprenantes. En voici quelques expressions. Reykjawik (Islande), 3 000 habitants, 64°,08 de lat. nord; Arkhangelsk, 20 000 habitants, à 64°,32; Tromsö, Vardö,

(1) *Sur une cité sanitaire modèle* (*Revue d'hygiène*, X, p. 485, 1888).

Hammerfest, de 69°,6 à 70°,7, les « postes avancés de l'Europe dans la direction du pôle », dit Elisée Reclus. Ces dernières villes sont petites, mais fort gaies, paraît-il, et entourées de maisons de campagne sur les terrasses et les collines d'alentour, comme Gênes et Marseille. On y dîne, on y danse et l'on va au théâtre ; les nuits d'hiver sont si longues ! Il y a peut-être moins de gaieté à l'hémisphère opposé, dans les villes du Cap (33°,56 lat.), Sidney (33°,51), Auckland (36°,50), Melbourne (37°,50), Valdivia (39°,53), Hobart-Town (42°,53), Dunedin (45°,55) ; mais l'on y est fort actif et, dans ces villes appartenant pour la plupart au monde océanien, les hommes d'Europe sont en train de faire disparaître les Maoris et les Papouas.

Nous dirons tout à l'heure comment les villes des latitudes extrêmes modifient leurs conditions thermiques par la situation insulaire ou côtière, et comment les cités de la zone intertropicale modifient les leurs par cette même situation littorale ou, plus sûrement, par l'occupation des hauts plateaux et des grandes altitudes. Il nous suffit de noter ici que les villes importantes sont assez rares aux approches de l'équateur et plus nombreuses entre cette ligne et le tropique du Cancer que dans la zone correspondante de l'hémisphère sud. On trouve, dans la demi-zone intertropicale nord, Saint-Louis du Sénégal, Bombay, Madras, Pondichéry, Calcutta, Rangoon, Saïgon, Hong-Kong, Vera-Cruz, Mexico ; dans la demi-zone sud, Quito, Cuszco, la Paz, Potosi, Rio-de-Janeiro, Batavia. La température moyenne annuelle dépasse un peu 25°, à la Vera-Cruz, Batavia, Calcutta. Elle atteint 27°, à Bombay, Madras, et seulement 23°, 7 à Saint-Louis, selon Borius.

Comme l'a noté Fonssagrives (1), la température des villes, au moins dans nos pays, est toujours un peu supérieure à celle de la campagne environnante. Il se peut que, dans les régions torrides, l'obstacle que les habitations offrent à l'arrivée des rayons solaires compense la chaleur produite par les humains et par les divers foyers de combustion. Ces derniers, d'ailleurs, sont plus rares toutes choses égales, dans les villes équatoriales qu'à Paris, Londres ou Berlin.

Situation continentale ou littorale. — Les villes situées dans l'intérieur des terres, continents ou grandes îles, tirent de cette position les avantages ou les inconvénients propres au sol ou dépendant de l'altitude spéciale du lieu. Un fait général et commun, c'est qu'elles ont le *climat continental*, c'est-à-dire sujet à des variations plus ou moins rapides et à des oscillations thermiques journalières, mensuelles, annuelles, de grande étendue, modifiées d'ailleurs par la situation en montagnes ou en plaine. Dans les deux hémisphères, la position continentale crée des chances d'une moyenne thermique moins élevée, à latitude égale. Toutefois, cette règle est modifiée par cette autre, que, dans l'hémisphère nord qui

(1) *Hygiène et assainissement des villes*. Paris, 1874.

possède le plus de villes, les lignes isothermes s'inclinent en général vers le sud, à mesure qu'on avance vers l'est, dans le continent. Naples et Pékin, sous la même latitude, ont pour moyenne, la première 16°,4, la seconde 12°,7; la Rochelle 11°,6, et Odessa, sur le même parallèle 9°,1; New-Arkangelsk et Nani, en Amérique, la première à l'ouest, la seconde à l'est, sous la même latitude, ont 6°,9 et 3°,8; Copenhague et Moscou, par 55°,15 de lat. N., respectivement 7°,69 et 4°,75.

D'ailleurs, la configuration des continents et les conditions thermiques qui en résultent décident essentiellement du climat des villes et même de leur existence. Les géographes font remarquer que le nord de l'Europe est attiédi par le courant du Gulf-Stream; qu'en Asie, l'amas de glaces de la Sibérie n'a presque point d'action sur le reste du continent, car de hautes montagnes ferment au vent polaire la route du midi indou et de l'orient chinois, tandis qu'en Amérique, du 50e degré boréal au pôle, le nouveau continent n'offre que mers gelées, lacs emprisonnés de glace, plaines sans fin où font séjour des frimas éternels. « Les Laurentides ne se dressent pas assez haut pour garantir le bassin du Saint-Laurent des souffles de cette immense bouche de froid; à plus forte raison, les vents du nord peuvent-ils s'épandre amplement dans le bassin central de l'Amérique septentrionale, que nulle arête ne sépare des frimas circumpolaires; ils font rage à Saint-Louis de Missouri et jusqu'à la Nouvelle-Orléans. La cité du Croissant, voisine de la mer du Mexique et située sous la même latitude que le Caire, grelotte quand le vent vient de Chicago. » (O. Reclus.)

Ainsi s'explique que Montréal (Canada), par 45°,31 de latitude nord, n'ait que la moyenne thermique de 7 degrés alors qu'Orléans, à 47°,54, a la moyenne de 11°,3; et que l'on constate les moyennes de 9 degrés à Albany (New-York), par 42°,31; 12°,11 à Cincinnati (Ohio) par 39°,6; 13°,39 à Washington par 38°,53. Québec, sous la latitude de Paris, a des étés insupportables après des hivers pareils à ceux de la Russie; Chicago, sous la latitude de Rome, New-York sous celle de Naples, après des mois d'Afrique, éprouvent des froids semblables à ceux de la Suède méridionale. Il n'y a plus de villes américaines au nord du 50e degré de latitude boréale. Toutefois, on les voit reparaître plus tôt sur le versant ouest, abrité du septentrion par les montagnes Rocheuses, c'est-à-dire la Colombie, l'Orégon, la Californie. San-Francisco, 37°,49 latitude nord, n'a pourtant encore que la moyenne 13°,28 alors que Lisbonne, 38°,45 latitude nord, a 16°,34.

Dans l'Amérique intertropicale et les Antilles, l'influence des masses océaniques ou celle de l'élévation donnent au climat des caractères atténués qui le rendent supportable. On peut même dire qu'il est tempéré à Mexico, 15°,78 par la latitude de 19°,26, et à Quito, 15°,62, par 0°,14 de latitude sud. L'Amérique du Sud, bien moins allongée que l'autre vers le pôle, est susceptible de recevoir partout l'habitation humaine;

la moyenne thermique de la baie Orange (Terre-de-Feu), à 55°,31 de latitude sud, est entre 5 degrés et 6 degrés, plus qu'à Saint-Pétersbourg et autant qu'à Stockholm et Christiania (59 à 60 degrés latitude nord). Cependant, ce continent n'a guère de villes dans sa partie méridionale. La ville la plus avancée au sud est Valdivia du Chili, sur le 40e parallèle; puis, viennent Buénos-Ayres, à 34°,36, dont la température moyenne annuelle approche de 17 degrés (P. Arata); Santiago du Chili, par 33°,26 latitude sud, avec une moyenne thermique de 13 degrés; Valparaiso, 33 degrés latitude sud.

La *position littorale* a été naturellement choisie par celles des colonies humaines qui se sont déplacées par mer. Ces navigateurs appartenaient régulièrement à un peuple de marchands et la ville nouvelle est restée ouverte aux relations commerciales, vivant de ces échanges et y puisant la prospérité. L'argent étant l'un des moyens de l'hygiène, il n'y qu'à se féliciter de cette situation, pourvu que les citoyens de la ville maritime prennent aussi le temps d'en assurer la salubrité et ne pratiquent point, à cet égard, le dédain auquel sont trop portés les esprits aventureux. Mais la fréquentation même du port, tout ce grand mouvement d'hommes et de marchandises de toute provenance, constitue un danger dont les villes maritimes sont appelées à subir les premières les conséquences. Les contages s'échangent, comme le reste, sans qu'on le veuille toutefois. Et c'est ainsi que l'Égypte envoyait, autrefois, la peste à Marseille; que les ports d'Angleterre et d'Irlande expédient le typhus à New-York; Bombay, Alexandrie, le choléra à tous les ports de la Méditerranée; et que, tout le long des côtes de l'Atlantique, à l'est et à l'ouest, Vera-Cruz, la Nouvelle-Orléans, Rio-de-Janeiro, Saint-Louis du Sénégal, Cadix, Lisbonne, Barcelone, et même Bordeaux, Saint-Nazaire et Southampton échangent la fièvre jaune. Ce n'est peut-être pas une raison pour entourer les ports de mer du cercle illusoire et ruineux de la quarantaine; mais ce pourrait en être une d'introduire une hygiène attentive et agissante sur les navires et, surtout, de faire en sorte que les villes maritimes aient en elles-mêmes leur protection contre tous les fléaux, sous forme d'une extrême pureté de tous les milieux, sol, air et eau. On en connaît qui se laissent trop délibérément devenir un vaste champ de culture de tous les microbes malfaisants, coupables envers elles-mêmes et coupables vis-à-vis des villes de l'intérieur, que les relations fatales avec la ville maritime ne tardent pas à mettre en rapport avec les mêmes contages.

Nous ne croyons pas pour cela que les villes maritimes fassent sagement d'user de la mer pour se débarrasser de leurs immondices, comme le pratiquent nombre de villes anglaises, Londres, Portsmouth, Douvres, Liverpool, Brighton, Margate. Souvent, c'est dans la rue même que s'ouvre le débouché des égouts; ainsi, à Marseille, Toulon, le Havre, Naples, Rio-de-Janeiro. Nous n'estimons pas que ce soit un progrès suffisant que d'éloigner ce débouché de quelques kilomètres de la ville même, en prolongeant l'émissaire dans l'eau, comme on a le projet d'en disposer à Toulon (Brouardel et Bruniquel), à Naples (Canovetti), à Nice (Balestre), à Cannes (Gruzu).

En dehors des qualités thermiques que lui impose le voisinage d'une vaste collection d'eau, l'air des villes maritimes pourrait souvent bénéficier de la pureté extrême des colonnes atmosphériques que les vents du large poussent vers le rivage. Cela dépend un peu des vents dominants et de l'orientation de la baie au fond de laquelle, d'ordinaire, s'abrite la ville. Les recherches de Miquel, de Planty Mauzion, de Fischer, ont montré que l'Océan est le tombeau des microbes et que l'air du large est *aseptique*. Mais combien il est rare que les cités littorales se mettent en mesure de recevoir à même cet air si pur! Combien il est plus commun que les ruelles étroites et tortueuses, que les maisons énormes et entassées, barrent l'accès à ces courants d'une radicale salubrité! Et d'ailleurs un grand nombre de ces cités réalisent de leur mieux l'infection du sol, qui compense le plus sûrement la pureté de l'air et y attente énergiquement. Le vent de l'océan a beau souffler la santé sur ces grands amoncellements d'humains : les habitants eux-mêmes résistent, s'enferment, se confinent et trouvent le moyen de vivre dans un air animalisé, pénétré de microbes, humide et sans soleil, alors qu'il n'y aurait qu'à se prêter à la puissance assainissante de la nature. Aussi a-t-on la fièvre typhoïde au Havre, et les villes maritimes d'Italie ou d'ailleurs abondent-elles en scrofuleux et en rachitiques, pour lesquels, néanmoins, on a recours, avec le plus grand succès, à l'influence curative du séjour au bord de la mer. Autre chose est une plage libre, un hospice maritime dressé sur la dune; et autre chose une ville au bord de la mer, qui a tout fait pour annuler les influences de sa situation et ressemble à une ville continentale mal soignée. Avec cette aggravation que la ville pélagienne souille la mer elle-même par la projection de ses immondices. Ce qui faisait dire à Fonssagrives, à tort d'ailleurs, que « la mer peut ajouter ses conditions d'infection à celles du sol » et que les villes riveraines des mers à reflux sont plus malsaines que celles qui bordent une mer sans marée. — La mer n'est point malpropre et il ne faut pas l'accuser quand elle ne fait que rendre à l'homme ce que l'homme lui a donné.

Fonssagrives s'est évertué à nier les effets atténuants de la situation littorale vis-à vis des extrêmes de température, en invoquant précisément certaines conditions topographiques qui font que les influences terrestres l'emportent sur l'influence marine. « Les villes du littoral sont souvent placées dans le voisinage de collines, si ce n'est de montagnes, dont les pentes, en s'abaissant, vont constituer le fond de la mer, et c'est moins à l'air marin lui-même qu'à la variabilité extrême du climat des montagnes, qu'elles doivent les qualités vives, excitantes, mais un peu agressives, de leur atmosphère. » En d'autres termes, quand le mistral souffle à Marseille, on ne s'aperçoit plus qu'elle soit une ville maritime, et Cannes, défendue au nord par l'Estérel, bénéficie encore plus de la Méditerranée que Nice, qui se laisse visiter par le mistral à la faveur d'un défaut dans le massif des Maures.

Pour ce qui est des ressources du climat des villes du littoral dans le traitement de la phthisie pulmonaire tuberculeuse, la question s'est un peu élargie depuis les travaux de J. Rochard, Le Roy de Méricourt, et depuis Fonssagrives lui-même. La douceur et la constance du climat ont commencé à ne paraître que des conditions de bien-être très général, d'action moins directe que l'insolation et que l'asepticité de l'air; aussi Saint-Moritz et Davos ont-ils acquis autant de réputation que Nice et Cannes. L'air marin de première main pourrait être un préservatif et même un moyen curatif de la tuberculose; mais il conviendrait de ne pas le respirer dans une ville populeuse, qui l'a bien modifié, dans une chambre d'hôtel où les phthisiques de l'année précédente ont peut-être laissé sur les murs plus de bacilles tuberculeux que le patient n'en porte avec lui (1).

Les villes maritimes sont plus ou moins salubres, plus ou moins exposées aux vents froids ou dangereux, selon le quartier que l'on envisage. Beaucoup d'entre elles, comme Marseille, Gênes, Naples, Constantinople, Alger, à la faveur du relèvement brusque de la côte, sont bâties en amphithéâtre, de telle sorte que la partie basse est seule la ville pélagienne et que les quartiers hauts traduisent beaucoup plus l'influence continentale que toute autre. Par contre, Venise, Amsterdam, Charlestown, sont entièrement à fleur d'eau; leurs maisons émergent du sable, que les fleuves ont rejeté le long de la côte, ou de la tourbe d'une rive marécageuse. A Amsterdam, qui repose sur des pieux, ou à Venise, les rues sont des canaux; la première est peu salubre, un peu plus aujourd'hui qu'autrefois, à la suite du dessèchement du lac de Harlem; la seconde l'est à un haut degré, à la condition que l'on maintienne l'accès des lagunes ouvert au libre flot des marées de l'Adriatique. Quant à Charlestown, elle se débat avec la fièvre.

Villes flueviatiles. — Elles sont très nombreuses, si l'on étend, comme c'est de raison, le sens du mot à toute cité située sur un cours d'eau de quelque importance, rivière ou fleuve. Autrefois, les humains recherchaient le voisinage des cours d'eau dans une pensée de défense, qui s'accommodait bien, d'ailleurs, avec la recherche de l'agréable; aujourd'hui, l'on est guidé par les besoins industriels et commerciaux; de tout temps, les fleuves ont été « des chemins qui marchent », des moyens d'approvisionnement d'eau et, jusqu'à notre époque, ont passé sans grande contestation pour des égouts donnés par la nature.

(1) Voy. Cornet (Georg). *Die Verbreitung der Tuberkelbacillen ausserhalb des Körpers* (*Zeitschrift für Hygiene*), V, p. 191, 1888).

Les villes fluviatiles sont situées soit à l'embouchure du cours d'eau dans la mer, soit en amont, sur la rive droite ou sur la rive gauche ou sur l'une et l'autre à la fois; quelques-unes ont pu se placer au confluent de deux rivières, bénéficiant de la triple protection, au point de vue de l'hygiène et des relations commerciales, aussi bien qu'au point de vue de la défense. Fonssagrives a remarqué que les villes fluviatiles sont plus généralement sur la *rive droite* des fleuves que sur la *rive gauche.* Il n'en fallait pas plus à un esprit de cette tournure pour retrouver, dans cet emplacement de prédilection, une pensée religieuse de la part des fondateurs des villes. On ne s'installait pas à gauche, parce que le côté gauche (*sinister*) est de mauvais augure. Et l'ingénieux auteur expliquait que les villes françaises situées sur la rive gauche du Rhône sont tout de même à droite, quand on remonte le fleuve! Il y a là quelque enfantillage. Les anciens étaient certainement superstitieux, comme les modernes ; mais les uns et les autres ont vraisemblablement choisi, d'abord, le côté du fleuve opposé à l'ennemi, le plus avantageux au commerce, à l'extension urbaine, quitte à s'arranger ensuite de façon à obtenir les présages favorables, ce que les gens intelligents ne négligeaient point. Que dire, d'ailleurs, des villes doubles, comme Bude et Pest ou Tarascon et Beaucaire, qui s'installent en face l'une de l'autre, celle-ci à droite, celle-là à gauche du même fleuve ? Ou de celles qui sont nées dans une île, comme Paris, ou dans une presqu'île, comme Lyon, entre le Rhône et la Saône, et qui ont ensuite franchi la barrière fluviale à droite ou à gauche, parfois des deux côtés ? Les cités modernes oublient, en effet, leur origine quand les dangers qui l'entouraient ont disparu et que d'autres besoins se font sentir. Elles se développent dans tous les sens. Des raisons souvent difficiles à reconnaître font que l'une ou l'autre des deux rives est plus favorisée ; la droite à Paris, la gauche à Londres.

Situées à l'embouchure d'un fleuve, quelques villes bénéficient à la fois de la mer et du courant d'eau douce ; ce sont des villes maritimes traversées par un fleuve. Ainsi Londres, le Havre, New-York, New-Orléans, auxquelles on peut bien joindre Hambourg, Bordeaux, Calcutta, Philadelphie. Pourtant, cette situation n'est pas sans quelque danger. C'est à leur embouchure que les fleuves déposent les alluvions dont ils se sont chargés dans leur cours : d'où la formation de barres, de flèches, de plaques de vase, en d'autres termes de marécages dangereux. La Nouvelle-Orléans est bâtie sur un sol de boue et absolument plat ; le Missisipi l'envahirait à chaque instant, si on ne l'avait maintenu par des digues. Calcutta, dans le delta du Gange, n'est pas habitable pour les Européens pendant les mois chauds de l'année. Cependant New-York, qui reproduisait Amsterdam aux yeux de ses fondateurs hollandais, ne serait point insalubre, si l'hygiène intérieure y était plus rigoureuse.

Les villes traversées ou bordées par un cours d'eau ne doivent pas s'en servir de façon à compromettre la salubrité des localités en aval, ni, d'ailleurs, de manière à s'embarrasser elles-mêmes ou à ruiner les agréments que pouvait présenter leur banlieue, du fait même de la présence de l'eau, pour la promenade, le canotage, la pêche, le bain froid et autres exercices salutaires. C'est là un principe, absolu en théorie, qui a légitimé l'interdiction, par l'Académie de médecine de Paris (28 octobre 1884), sur la proposition de Brouardel, de toute projection fécale dans les eaux de rivière ou de fleuve, — parce que l'Académie songeait à Paris et à la Seine. — De même, nous avons personnellement proposé, au Congrès international d'hygiène de Paris (1889), d'interdire « en principe » la projection de résidus industriels, gênants ou dangereux, parce que nous songions à la Deûle, à l'Espierre, à l'Helpe. Mais, sans parler des procédés d'épuration des eaux vannes des villes et des eaux industrielles, après l'application desquels il est permis, partout, de rendre aux rivières ces eaux, ne fussent-elles que dans l'état de purification *pour l'œil* qui résulte des procédés mécaniques et chimiques, il y a des conditions locales à la faveur desquelles certains hygiénistes soutiennent l'innocuité de la projection aux fleuves et réclament pour les cités le droit d'en user. Ces conditions se résument en ceci : que la puissance du débit de la rivière et la rapidité de son cours dépassent notablement l'importance numérique du groupe urbain et assurent d'une façon non douteuse la dilution infinitésimale et la prompte oxydation des matériaux de déchet qui y sont déversés. Cette formule, que beaucoup de villes d'Allemagne ont toujours soutenue *pro domo*, vient encore d'être représentée par F. Hueppe, de Wiesbaden (1). Peut-être n'est-ce point l'idéal. Mais il est probable que, pendant quelque temps encore, Cologne et Munich se permettront, vis-à-vis du Rhin et de l'Isar, des familiarités que la Tamise ou la Seine ne sauraient tolérer de la part de Londres et de Paris.

La situation fluviatile est, pour les villes, une cause de *brouillards*. Paris, Londres, Bordeaux, en sont des exemples bien connus. La vapeur d'eau nécessaire à la formation des brouillards est encore mieux fournie à l'atmosphère quand le fleuve se divise en bras ou canaux à travers la ville, comme il arrive des cités élevées en terrain marécageux. Amiens et Lille doivent leurs brouillards à cette circonstance. Il convient, d'ailleurs, de ne pas négliger les oscillations thermiques du climat ni le rôle des poussières dans la formation du brouillard, démontré par Aitken (d'Édimbourg). Quelqu'une des villes que nous venons de nommer doit l'intensité de ses brouillards à la fumée des usines qui la pénètrent ou l'entourent, et voit augmenter la fréquence de ce phénomène dans la mesure du développement de son industrie.

On a dit que les fleuves assainissent l'atmosphère parce que les couches d'air reposant sur la surface de l'eau y prennent une certaine

(1) *Einige Gesichtspunkte für die hygienische Beurtheilung von Klaranlagen* (*Archiv für Hygiene*, IX, p. 271, 1889).

adhérence et sont entraînées par elle dans le sens du courant. Le fait physique ici exprimé est réel ; mais il ne s'exerce guère que sur les couches inférieures de l'atmosphère. En raison du manque de cohésion des molécules d'air entre elles, il ne se communique pas notablement en hauteur ni latéralement. Le courant d'air reste faible et ne compte guère dans la ventilation de la ville. — En revanche, les canaux sans pente qui sillonnaient Lille en infectaient l'air de leurs gaz putrides, jusqu'au moment où cette cité renonça à être la Venise du Nord.

Vis-à-vis du sol, les cours d'eau sont des drains naturels et à ciel ouvert, et dans tous les cas, des collecteurs du drainage, si l'on veut s'en servir. Il faut donc favoriser l'épanchement, qui est normal, de la nappe souterraine dans la rivière.

On dirige aussi vers la rivière les eaux de surface, spécialement les eaux de pluie, dans les villes qui n'ont pas d'égouts ou qui, ayant adopté le *Separate-System*, ne possèdent, comme c'est l'habitude, que la moitié du procédé, c'est-à-dire la canalisation des immondices de maisons. Cela n'a guère d'inconvénient à Memphis (Tennessee), qui a le Missisipi à sa porte. Presque partout, même avec les égouts *unitaires*, on a ménagé, pour les jours de grosse averse, des *déversoirs de nécessité*, qui versent directement à la rivière le flot dont l'effort ferait éclater les galeries. La grande dilution des matières d'égout et le trouble déjà existant dans la rivière, par le fait même de l'averse, atténuent le côté fâcheux de cet expédient.

Les fleuves et rivières, par une compensation naturelle et malheureuse à tant d'agréments qu'ils assurent à l'existence des citadins, ont l'inconvénient de subir des crues et de déborder parfois. Les crues suspendent la décharge de la nappe souterraine et font pénétrer dans le terrain des bords du fleuve, à une distance variable selon l'accentuation des pentes, l'eau qui remplit actuellement leur lit et que le sol ne saurait suffisamment filtrer. Les caves des maisons bordant les quais se remplissent d'eau et les puits ne donnent plus qu'un liquide trouble. C'est bien plus grave, si le flot franchit ses bords et se répand sur les quais, dans les rues, s'élevant jusqu'au premier étage des maisons voisines, comme il est arrivé à la Loire, à la Garonne, au Rhône, à des époques dont on n'a pas encore perdu le souvenir. Les inondations du Nil, en Égypte, sont prévues, désirées et fertilisantes. Chez nous, le débordement des fleuves est une calamité publique.

Mais nous ne saurions insister, parce que cet objet nous conduirait rapidement sur le terrain de la sylviculture et dans le domaine des travaux publics, un peu à côté de ce qui est proprement l'hygiène urbaine.

Altitudes. — Les limites entre lesquelles, à ce point de vue, on trouve des villes sont très étendues et prouvent tout d'abord une certaine malléabilité de l'espèce. Il y a des villes au niveau de la mer ou même un peu au-dessous, comme Ostende et les villes du littoral des Pays-Bas ;

d'autres, sur la croupe des Andes, dans les zones d'atmosphère fréquentées par le condor, comme Puno (3920 mètres d'altitude), Potosi (4165 mètres), Portugalete (4290 mètres). Entre ces extrêmes, on trouve tous les intermédiaires possibles. A cet égard, Fonssagrives répartissait les villes dans les classes suivantes, qui méritent d'être conservées : villes de *hauts plateaux*, villes *alpestres*, villes *de montagne*, villes *de colline*, villes *de plaine*. Ce dernier terme équivaut, d'ailleurs, à *plaine basse* et serait avantageusement remplacé, dans le sens que lui donne l'auteur, par *bas niveaux*.

Les villes de hauts plateaux sont celles dont la physiologie a exercé l'activité des savants au point de vue des propriétés de ce qu'on a appelé le *climat d'altitudes*. Cette classe est représentée par Mexico (250000 habitants), à 2290 mètres au-dessus du niveau de la mer; Bogota (60000 habitants), à 2660 mètres; Quito (60000 habitants) à 2910 mètres, Cuzco, à 3470 mètres, Micuipampa, à 3620 mètres, la Paz à 3720 mètres, et quelques autres moins importantes auxquelles il faut ajouter Puno, Potosi, Portugalete, dont il a déjà été question. La présence permanente de groupes humains, à ces hauteurs, prouve que notre espèce peut vivre sous des pressions atmosphériques bien inférieures à 76 centimètres de mercure, c'est-à-dire respirer un oxygène d'une *tension* fort au-dessous de ce que l'on peut regarder comme la normale. Les mémorables expériences de Paul Bert ont montré que cette diminution de tension équivaut à une raréfaction (1).

On sait que le passage rapide de l'atmosphère normale à une atmosphère moins dense entraîne chez l'homme, et chez les animaux dans l'occasion, des troubles d'autant plus graves que la raréfaction de l'air est plus prononcée et qui, tous, tendent à l'asphyxie. Jourdanet a raconté avec détails (2) les émotions et les dangers qui ont signalé des ascensions célèbres : celles de Bouguer et La Condamine sur le Pichincha ; de Humboldt et de Boussingault sur le Chimborazo; de Saussure, au mont Blanc; de mistress Hervey sur les montagnes du Thibet. Le *mal de montagnes*, le mal de *puna*, le *soroche*, le *bootie*, c'est toujours l'ensemble des symptômes précurseurs de l'asphyxie due à la dépression atmosphérique. Ces symptômes se précipitent quand l'ascension se fait en ballon; il arrive même que la succession en est foudroyante, comme la catastrophe du *Zénith* (15 avril 1875) en est restée un douloureux exemple.

Ce n'est pas le lieu d'exposer la physiologie de ces accidents. Les grandes hauteurs repoussent l'homme, voilà le fait. Et, cependant, des nations entières vivent à ces mêmes altitudes, auxquelles le mal de montagne commence à se faire sentir chez les ascensionnistes, dans la zone des dépressions du baromètre à 56 centimètres, comme à Mexico,

(1) Bert (P.), *La pression atmosphérique*. Paris, 1878.
(2) Jourdanet, *Influence de la pression de l'air sur la vie de l'homme*. Paris, 1875.

à 52 centimètres, comme à Quito, et même à 45 et 44 comme à Potosi et à Portugalete. C'est donc que l'homme est d'une grande malléabilité biologique et que les races peuvent se plier progressivement à des conditions qui avaient d'abord compromis les individus. On s'acclimate aux grandes dépressions, ainsi qu'à tant d'autres circonstances surprenantes. Le sang des habitants des Cordillères, P. Bert lui-même l'a reconnu, s'habitue à absorber plus d'oxygène, et il résulte des observations de Coindet et de Jourdanet que leur respiration se prête à consommer moins de carbone. Cette fonction n'a donc pas besoin d'augmenter d'activité dans les proportions que l'on aurait cru, pour compenser l'infériorité du mélange comburant; les organes respiratoires ne sont pas forcés de s'amplifier pour recevoir une quantité d'air d'autant plus grande que sa richesse est moindre. On vit et l'on agit, aux altitudes, comme dans la plaine; les femmes dansent à Quito et les généraux des républiques américaines livrent des batailles à Ayacucho et sur le Pichincha, à 4500 mètres au-dessus du niveau de la mer; des terrassiers ont fait les chemins de fer d'Aréquipa à Puno et du Callao à la Oroya, au flanc des Andes, à des hauteurs non moindres, et des ouvriers exploitent les mines de Chouta, Huancavelica, Villacota, entre 4500 et 5000 mètres.

Nous ne serions pas étonné, toutefois, que cette adaptation à une atmosphère raréfiée se fît au détriment de la vigueur physique et même morale des races, ainsi que Jourdanet l'a signalé expressément. On persiste, mais l'on est amoindri. Les chevaux et les mulets des hauts plateaux du Mexique ont moins de force et moins de fond que leurs ancêtres espagnols. Les peuples des hauteurs sont apathiques, ne font rien de grand ni de stable et sont, incessamment, victimes de la turbulence et de la force de leurs voisins d'en bas. Ainsi s'explique que les Tibétains soient asservis par les Chinois, les Abyssins par les Gallas, que les Indo-Latins du haut Mexique soient à la remorque des Anglo-Saxons de la prairie américaine et que, parmi les États hispano-portugais du Sud, les républiques des Andes se laissent devancer par le Brésil, la république Argentine, le Chili.

On a remarqué, très justement, que les villes importantes des altitudes sont dans la zone intertropicale ou peu s'en faut. Elles y gagnent un climat tempéré et vraiment agréable. Sous nos latitudes, à des hauteurs pareilles, elles seraient dans les neiges éternelles.

En raison de leur moyenne thermique peu élevée, les terres hautes du Mexique peuvent recevoir la *fièvre jaune*, endémique sur le littoral; mais les cas importés y restent stériles. Les villes qui s'élèvent sur ces terres bénéficient de cette immunité, comme on l'a vérifié maintes fois, à Mexico, pendant l'expédition française de 1863. Elles sont moins heureuses à l'égard de l'immunité tuberculeuse, réelle aux grandes hauteurs et que Jourdanet attribuait à la raréfaction de l'air, à l'*anoxyhémie*, presque nécessaire, des habitants. La tuberculose est une maladie infectieuse, dans la propagation de laquelle les circonstances physiques ou le mode général de la nutrition ne peuvent avoir qu'un rôle secondaire, tandis que les relations entre humains ont une action directe et décisive. D'où il résulte que la phthisie reparaît dans les grandes villes des hauts plateaux, dont l'atmosphère n'est, d'ailleurs, plus *aseptique*.

Les villes *alpestres*, que Fonssagrives place entre 1000 et 2000 mètres d'altitude, se rencontrent dans les zones tempérées aussi bien qu'aux approches de l'équateur. Pour nos climats, elles peuvent avoir quelques charmes par le pittoresque du site et des alentours (Briançon, 1320 mètres; Chambéry, 1270 mètres), pendant une partie de l'année assez courte. Mais c'est, en somme, un séjour morose, dans un air dur plutôt que vif, avec des hivers aussi rigoureux qu'interminables et des communications difficiles avec le reste du monde. Notons pourtant que la phthisie y est rare, comme il résulte des observations d'Albert, à Briançon, de Corval, dans le duché de Bade et, d'ailleurs, de celles sur lesquelles repose la thérapeutique par le séjour à Davos et Saint-Moritz, en Suisse, à Denvers (Colorado), à quelque 1500 ou 1800 mètres d'altitude.

Quelques villes ne se rattachent à la classe des *alpestres* ou des *villes de montagnes* que parce qu'elles sont bâties sur un plateau d'une certaine élévation, mais large et uniforme, ne rappelant en rien par la configuration du sol les accidents de surface, les saillies et les vallées, que l'on a l'habitude d'entendre sous le nom de montagnes. Comme la dépression atmosphérique qui accompagne un millier de mètres d'altitude n'a plus guère d'influence, il devient, au contraire, assez important de préciser à quel genre de montagne on a affaire. Le plateau élevé, comme ce que l'on a appelé les *Hauts plateaux* d'Algérie, à 1000 ou 1200 mètres, gagne à son altitude l'abaissement inévitable de la moyenne thermique; il est même sujet à de grands refroidissements, puisque les vents lui arrivent sans obstacle; mais il est favorable à l'activité humaine, se prête à la culture, au pâturage, quand il a de l'eau, à la création de centres populeux. La vraie montagne n'est pas dans le même cas. Elle est pauvre, austère, et n'attire point la fixation des groupes; les villes y restent petites. Salubres, mais d'accès difficile, quand elles sont vers le sommet de la montagne, ces villes risquent de se ressentir des influences du sol, si elles occupent la fond de la vallée et pour peu que celle-ci soit encaissée. On y est à l'abri de quelque vent froid, mais l'air y est stagnant. D'ailleurs, la résistance physique des montagnards est peut-être une formule à revoir; elle est faite, pour une bonne part, de sobriété... forcée. Les bataillons alpins renferment des hommes de la plaine aussi bien que des montagnards. Or, au témoignage du médecin-major Lèques, les premiers, après quelques jours d'entraînement, marchent et gravissent tout aussi bien que les seconds et résistent davantage (1).

Pour les villes qui confient aux forces naturelles, bientôt débordées, le soin de leur assainissement, il est admissible que la situation au flanc d'une montagne ou sur une colline constitue une condition de salubrité. Au moins, les eaux pluviales lavent les rues et entraînent les immondices jusqu'au bas des pentes, comme le faisait remarquer Fonssagrives. Nous ne faisons aucune difficulté de croire que les *collines*, sur lesquelles se sont élevées les constructions du début, ont contribué à la splendeur de Rome; que Montmartre, la montagne Sainte-Geneviève et d'autres buttes, ont eu quelque heureuse influence sur le développement de Paris; à la rigueur, après la Tamise, les collines de la rive gauche de ce fleuve ont pu favoriser l'énorme groupement populaire qui est Londres. Mais, une fois faite la part de l'instinct, il serait aussi imprudent de décerner un brevet de salubrité aux villes de colline, comme telles, que de déclarer insalubres *à priori* les villes de bas niveau et de pays plat. Les villes de colline ont dû bientôt reconnaître qu'il fallait renoncer à la séduction des pentes naturelles, qui semblent les inviter à conduire les égouts au fleuve longeant le thalweg. Et les villes de plat pays ont appris les moyens d'abaisser le niveau de la nappe souterraine et de donner aux tuyaux du drainage urbain une pente suffisante. Quand on songe que les grands égouts, ceux qui atteignent à la longueur la plus considérable, n'ont pas besoin de plus de 50 centimètres de pente par kilomètre, on ne saurait plus accepter l'excuse de l'insuffisance de pente de la part des villes qui n'ont pas d'égouts ou n'en ont que de mauvais. Berlin a même prouvé que ce peut être une supériorité, en se passant de diriger ses canaux souterrains vers la Sprée et en adoptant une inclinaison qui donne à ses immondices une direction excentrique (*système radial*). En revanche, les pentes de Constantinople vers le Bosphore et la Corne-d'Or sont loin de suffire à donner à la métropole turque la propreté et la salubrité.

Les hygiénistes savent que la nature des couches superficielles du sol a beaucoup plus d'importance que son relief. Sans doute, le pays plat et déprimé a des chances d'être un sol d'alluvion, riche d'humus et de débris organiques, pénétré d'eau; ce qui ouvre des chances d'insalubrité. Mais ce corollaire n'est point fatal; le sol plat peut être sec, léger, perméable sur une grande épaisseur et naturellement favorable. Justement parce qu'il est formé d'alluvions, il sera traversé d'une rivière ou d'un fleuve, et ne remplira point cette condition très inattendue, que Fonssagrives attribuait aux villes de plaine, d'être « à une distance assez considérable de cours d'eau importants. Il convient, à notre avis, de ranger dans cette classe la « vallée » de la Loire, qui n'a

(1) Lèques, *Étude sur l'hygiène des bataillons alpins* (*Archives de médecine militaire*, t. XI, p. 415, 1888).

certes rien des attributs des vallées en pays montagneux, suspectes à l'hygiène à cause du *goitre* et du *crétinisme*. Ces villes sont fort belles, et même salubres, quand les principes de l'assainissement urbain y sont appliqués. Lille, dont l'auteur cité plus haut parle à propos des « villes lacustres », n'a qu'une rivière modeste, la Deûle; mais elle nous paraît être le type des cités en pays plat, sur alluvions, qui pourraient atteindre à une rare salubrité, si la voirie y était comprise, la propreté des rues rigoureusement observée et le drainage des immondices pratiqué avec une volonté continue. Elle n'est même point trop malsaine sans cela.

Ce que nous regrettons dans les véritables villes *de plaine*, c'est la monotonie, ou plutôt l'absence des horizons. L'esthétique seule semble être, ici, en jeu. Mais nous avons dit, maintes fois, que l'hygiène est faite, pour une part, d'esthétique. Le grand panorama urbain a besoin d'un fond de tableau, d'un cadre. Rouen est fort beau, indépendamment de ses cathédrales, par le fait des pentes boisées qui se relèvent à sa périphérie et des collines de la Seine, sur lesquelles l'œil se repose. Lille, qui n'a pas d'arrière-plan, dont les rues ont l'air de finir dans la brume, où l'on n'aperçoit rien à l'horizon que le ciel rarement bleu, est maussade. C'est le pays où l'on gagne de l'argent et où l'on n'est pas privé de la contemplation de la « belle nature », puisqu'on l'ignore.

Par ailleurs, le terme de *villes palustres* nous semble être l'accouplement de deux mots qui se contredisent l'un l'autre. Le marais repousse la ville ou la ville supprime le marais, en supposant qu'un centre urbain se soit fourvoyé sur un pareil support, comme il arrive. Rome s'est élevée et s'est étendue sans obstacles sur l'*Agro*, assaini par les travaux de drainage des Étrusques. Puis elle s'est repliée sur elle-même et rétrécie devant la fièvre, lorsque les Italiens et les papes eurent laissé s'effondrer les *cuniculi* qui éloignaient l'eau du tuf volcanique des collines. Mais l'on soupçonne à peine l'influence palustre dans le centre de la ville et dans les quartiers populeux, ainsi que l'a constaté Léon Colin (1), en remarquant, d'ailleurs, que le même fait se produit à Ajaccio, à la Rochelle, dans les grandes villes des États-Unis (Wood) et du Mexique (Jourdanet). L'imprégnation humaine et, je pense, aussi les travaux de voirie qui s'imposent aux administrations les plus indifférentes changent les propriétés du sol. Au besoin, il nourrira le typhus ; mais il cesse d'entretenir les germes du paludisme et, si la ville les reçoit encore, c'est de la campagne environnante et par ses faubourgs. L'extension de la ville est donc une façon de tenir à distance les effluves palustres et d'élargir le cercle à l'intérieur duquel le sol cesse d'être fébrigène. En installant une gare de chemin de fer au voisinage de la *Via Pia*, et en y provoquant de ce fait une augmen-

(1) *Traité des fièvres intermittentes*. Paris, 1870, p. 77.

tation de population, on a diminué l'insalubrité de l'un des quartiers les plus mal famés de Rome (Léon Colin). Il n'y a rien d'étonnant à ce que les communes de Vic, Capestang, Villeneuve-lez-Maguelonne, Vias, Mireval, sur le littoral méditerranéen du département de l'Hérault, aient fourni à Régy et Dellon (1868) une statistique démographique lamentable. Ce sont des petites villes. Or, les petites villes sont *tout faubourg* et subissent intégralement les influences néfastes du sol palustre. Il en était de même des communes de la Dombe, étudiées par J. Rollet; de celles de la Sologne, où Burdel (1872) signalait la dégénérescence de la race.

A coup sûr, il vaudrait mieux assainir le sol palustre avant d'y fonder une ville. Mais, précisément parce que l'on entreprend cette œuvre considérable, dont la mise en culture est encore le mode le plus efficace, il faut bien qu'un centre de population se crée dans la plaine marécageuse ou à ses abords immédiats. Changer « le miasme palustre en blé » est excellent ; mais il y a un point où cette heureuse transmutation ne peut pas se faire : c'est justement celui sur lequel s'élèvent les abris des colons qui ont entrepris de donner la fécondité à la terre vierge. C'est une lutte redoutable qui s'ouvre. Les premiers assaillants succombent parfois, et il n'y a d'autre alternative que vaincre ou disparaître. Bouffarick, en Algérie, a dévoré deux générations de colons, mais est devenue une ville prospère. Brouage, dans la Charente-Inférieure, après avoir été un port important, s'est laissé refouler et n'est plus qu'un hameau.

Il ne semble pas que l'hygiène puisse simplement poser le principe de l'abstention vis-à-vis de la fondation de villes en pays palustre; l'audace et l'ingéniosité humaines n'en tiendraient pas compte ; d'ailleurs, elle formule les règles à observer dans les travaux de drainage ou de mise en culture des sols dangereux, ne s'agît-il que de creuser le canal de Tancarville au Havre. Quand un centre de population se fixera sur un point qui attire naturellement le commerce, qui assure la prospérité à quelque industrie de vaste envergure, ou qui soit simplement une défense importante du territoire national, l'emplacement a beau être palustre. Il pourrait être, en outre, le lieu d'élection de la fièvre jaune, du choléra. Le noyau originel n'en deviendra pas moins une ville, pour peu que les nouveaux citoyens qui s'y fixent appartiennent à une race entreprenante, douée d'un vouloir opiniâtre et ne regardant pas à sa peine. Est-ce que les marais et la boue des deltas du Nil, du Gange, du Mississipi, ont empêché Alexandrie, Calcutta, la Nouvelle-Orléans, de persister et d'englober des centaines de mille âmes ?

§ 2. — Construction et plan des villes.

Il ressort de ce qui vient d'être dit que les villes s'élèvent à peu près sur toutes sortes d'emplacements et qu'il n'est guère aucun de ceux-ci qui soit absolument antipathique à leur existence. Au fond, les créateurs de métropoles ne se soucient guère d'hygiène. Ils se sont installés sur les routes naturelles des migrations armées des peuples; Aix-la-Chapelle, Cologne, Strasbourg, Lyon, Orléans, Tours; ou sur les routes de mer : Alexandrie, Port-Saïd, Ismaïlia, Suez, Bombay, Singapoure, Hong-Kong, Yokohama. A moins qu'un hasard inattendu n'ait fait surgir La Haye au bord d'une forêt royale, Carlsruhe sous les fenêtres du château d'un margrave, Versailles dans un pli de dune aride, qui avait fixé les regards de Louis XIV. Il ne reste à l'hygiène qu'à juger après coup des avantages sanitaires — ou des dangers — que la situation choisie, de nécessité ou de caprice, a créés au groupe urbain.

Cependant, il se fonde encore des villes, de notre temps. Tout au moins, l'on agrandit et parfois, dans l'intérêt du commerce, de l'industrie, ou même de l'hygiène, comme on va le faire à Naples, s'il ne s'agit pas ici d'un de ces engagements italiens, légers à tenir, l'on reconstruit des cités vieilles, qui ne suffisent plus à la civilisation moderne. L'hygiène a son mot à dire, cette fois, et elle est appelée en consultation, avec les techniciens divers, puisqu'il existe des administrations et que l'on a le temps et les moyens de s'éclairer. Fonssagrives l'entendait bien ainsi, lorsqu'il déclarait ne point prétendre à l'édification d'une *Salente* hygiénique. Je ne sais si W. Richardson avait des aspirations plus précises, en exposant (1875) les plans de son *Hygieia*, qu'une compagnie anglaise songea cependant à réaliser sous forme d'une ville de 8000 habitants, aux bords de la mer, d'après les journaux de Londres de janvier 1877. Mais ce fait isolé ne saurait détruire la règle.

On doit, dans tout ce qui se rapporte à la construction ou à l'agrandissement des villes, viser avant tout à assurer la *salubrité*. Richardson exigeait, avec raison, que l'on recherchât aussi la *facilité d'accès* et les *agréments physiques*. Ces deux qualités favorisent étonnamment l'hygiène, si elles n'en font point partie. Il ne faudrait pas être surpris qu'elles eussent été souvent la raison d'être d'une ville sur un point plutôt qu'en tel autre ; c'est aussi un peu pour cela qu'il y a tant de villes au bord des cours d'eau, sur les pentes des vallées, sur les côtes maritimes qu'une pointe de terre protège. Le *noyau*, tout au moins, c'est-à-dire la ville primitive, a choisi ce que l'on peut appeler le plus justement l'*orientation*. Les premières maisons se tournent vers le point cardinal le plus avantageux, selon la latitude, recherchent le soleil dans nos climats, l'ombre dans les zones méridionales, et s'adossent au talus du relief qui les abrite des vents froids ou malsains. Plus tard, si la population devient considérable, il est impossible que l'orientation reste avantageuse pour tout le monde ; les habitations couvrent l'un et l'autre flanc de la colline et même son sommet, si on ne la rase point,

— et jusqu'à plusieurs collines. — Il y a donc des maisons généreusement ensoleillées et d'autres qui ne reçoivent l'insolation directe que tardivement ou pendant des instants trop courts. C'est à l'hygiène qu'il appartient d'indiquer, sinon des suppléances, au moins des compensations.

Choix du sol. Sa préparation. — Les fondateurs de villes ne choisissent à peu près jamais le sol, au moins d'après des considérations qui porteraient sur sa nature et ses influences sanitaires. Ici encore, nous n'avons à formuler que des appréciations après coup. Pour ce qui concerne les remaniements et l'agrandissement des villes existantes, le sol est presque toujours imposé. Nous avons déjà dit que le séjour antérieur de l'homme avait entièrement modifié la surface de ce sol, c'est-à-dire la couche qui a le plus de rapport avec la santé des habitants; ce n'est plus le terrain primitif, mais un sol de déblais et de remblais, pénétré des ruines des demeures anciennes, des débris de ce qui a appartenu aux habitants d'autrefois, des choses dont ils ont vécu et de leurs restes à eux-mêmes. C'est là-dessus qu'il faut réédifier, dans les vestiges du passé qu'il faut creuser les fondations de la maison moderne. Veut-on agrandir la ville? On abat des fortifications et l'on comble des fossés, qui constituent encore une fois ce sol artificiel, si ordinaire aux villes; on réunit à la cité des localités suburbaines où la terre est non moins modifiée par le séjour de l'homme. D'ailleurs, si quelque rue ou quelque boulevard de la ville agrandie s'élance à travers champs pour être l'amorce d'un nouveau quartier, il est encore assez rare que la nature du sol ait compté sérieusement dans les raisons qui ont dirigé de ce côté l'extension urbaine. La surface l'emporte sur le fond. On bâtit du côté où c'est le plus facile, où le site est le plus agréable, où les relations de la ville avec le dehors ont le plus d'activité. Quelquefois même, il est difficile de savoir pourquoi la ville s'étend dans une direction plutôt que dans telle autre; c'est le hasard qui a décidé l'installation de la première maison; d'autres la suivent parce qu'il y en a une. Fonssagrives fait remarquer, d'après Junod, que les villes s'étendent plutôt vers l'ouest; l'explication qu'en donnent ces auteurs est un peu subtile; nous sommes disposé à croire, s'il y a de ce fait une raison et si c'est un fait, que l'on préfère l'ouest à l'est parce que le vent y est moins froid.

Le *sol léger* dans lequel la nappe souterraine est à une profondeur moyenne de 5 à 6 mètres, est le plus favorable à l'installation d'un groupe urbain. Le sol compact, que Flügge tolère en pays palustre, a l'inconvénient de la stérilité et, d'ailleurs, n'est pas une protection indéfinie, parce que la surface du roc s'use, s'effrite, et que ses débris finissent par constituer une couche meuble, capable de retenir l'eau, les déchets organiques et les germes infectieux. Comment, après tout, faire courir dans un sous-sol de granite les égouts, les conduites d'eau, les tuyaux du gaz d'éclairage, qui sont désormais inséparables de la ville moderne? On peut y arriver; mais il est inutile de se compliquer la besogne, quand on peut faire mieux.

Il ne faut pas que les oscillations de la nappe souterraine amènent son niveau à moins de 2 mètres de la surface du sol, sans quoi les caves des maisons seraient inondées. On remarquera que l'eau souterraine du sol des villes a l'inconvénient de renfermer en solution les impuretés organiques que la pluie entraîne par infiltration de la surface, des substances azotées spécialement; c'est de l'eau sale. Ce n'est donc pas simplement de l'*humidité* qu'il faut redouter, par suite de l'ascension de l'eau, mais le retour de bas en haut des restes de matières usées, dont l'un des effets ordinaires est le *salpêtrage* des murs.

Il y a, pour lutter contre l'eau du sol, des moyens qui s'appliquent au sol lui-même, d'autres qui font partie de la construction des habitations. Nous n'avons à nous occuper ici que des premiers. Ils consistent à débarrasser la surface du sol de ce qui pourrait l'empêcher d'évaporer son eau, comme fait la végétation spontanée, la broussaille; à y substituer, dans les endroits non bâtis, du gazon et des végétaux à croissance rapide (le riz sauvage, le tournesol, l'*Eucalyptus*); et surtout à établir dans le sous-sol un drainage méthodique. Ce drainage peut s'exécuter au moyen de tuyaux identiques aux drains agricoles, distincts ou associés aux tuyaux d'égout; mais l'on a rarement recours à cette méthode, parce que les égouts eux-mêmes arrivent à un drainage réel et suffisant de l'eau souterraine, en même temps que des eaux de surface. Il n'est pas besoin pour obtenir cet effet de construire les égouts à demi perméables, c'est-à-dire perméables dans la moitié supérieure de leur calibre, comme sont, paraît-il, les égouts de Saint-Étienne (Fonssagrives). Il n'est même pas utile de compter sur la propriété de souricière (*Mausfalleigenschaft*), que possèdent la plupart des galeries d'égout en maçonnerie, encore que certains hygiénistes y aient trouvé matière à épigrammes. Les égouts peuvent être radicalement étanches (c'est, du reste, ce qu'ils ont de mieux à faire) et n'en contribuer pas moins au drainage du sol qu'ils traversent. En effet, le sol a été remué pour l'établissement de la tranchée au fond de laquelle on place les galeries et les tuyaux; il est devenu très perméable et laisse aisément s'écouler, dans le sens de la pente des canaux, l'eau souterraine à laquelle la paroi externe de l'égout sert elle-même de conducteur. Il est convenable, à cet égard, de diriger les égouts principaux dans le sens même de l'écoulement normal de la nappe souterraine. Cependant, lors même que les canaux souterrains couperaient perpendiculairement la direction du mouvement de cette nappe, comme il arrive des nouveaux égouts du Havre (Gibert), il ne nous paraît pas démontré que l'office de drainage soit supprimé pour cela ou sensiblement diminué; l'eau du sol prend simplement une direction angulaire. Le sous-sol a été reconnu parfaitement drainé par les égouts à Hambourg, Francfort-sur-le-Mein (Varrentrapp), Stralsund (Haselberg). A Berlin, seulement, où le système radial est en sens contraire du mouvement de la nappe souterraine, l'effet du drainage par les tuyaux d'égout est nul.

Rappelons que l'on a conseillé l'usage de puits creusés dans les caves, avec un déversoir de trop-plein conduisant au tuyau d'égout le plus proche. Ce procédé peut avoir l'inconvénient que, dans un moment de grande réplétion, ce soit l'égout qui fasse refluer son contenu vers le puits dans la cave.

Nous ne parlons pas du *blindage* du sol sous les habitations, à la surface des chaussées et des places, qui interdit à la fois l'ascension de l'eau et la dispersion de *l'air du sol* dans les rues, où ses inconvénients sont atténués par la dilution rapide dans la masse atmosphérique, et surtout dans nos demeures où ses dangers sont positifs et en raison de la limitation de l'espace.

D'ailleurs, cette nécessité d'épargner aux habitations urbaines le retour d'une eau souillée et d'un air impur n'entraîne vraiment pas de mesures qui sortent du cadre de celles que réclame la protection générale du sol des villes. Il s'agit toujours d'empêcher les matières putrescibles de pénétrer dans le sol, de leur soustraire l'eau et l'air qui participeraient à leur fermentation, de dériver les produits liquides ou gazeux de cette fermentation, si malgré tout elle s'est accomplie. Cette protection se traduit par l'enlèvement des immondices de rue, la canalisation des eaux fluviales et ménagères, la suppression des fosses fixes et des puits perdus, l'éloignement immédiat des matériaux usés, l'interdiction des cimetières intra-urbains.

Il est donc indispensable, lorsqu'une ville s'agrandit et que des espaces libres vont être appropriés à l'édification de nouveaux quartiers, que les ingénieurs des travaux municipaux aient reconnu préalablement la nature des premières couches de terrain, la profondeur, l'importance et l'amplitude des oscillations du niveau de la nappe souterraine, le sens de son mouvement (qui est d'ordinaire vers le cours d'eau local). Il faut établir entre ces conditions, telles qu'elles existent naturellement, et les modifications que leur imprimeront les nivellements inévitables, l'installation d'égouts à une profondeur qui les rende indifférents à la gelée et à la trépidation des voitures, le rapport le plus avantageux possible à la salubrité de la ville. La direction des artères principales du quartier sera souvent la résultante de ces divers facteurs.

Quand on est tout à fait bien avisé, l'on tient compte non seulement de l'agrandissement actuel, mais encore de celui qui pourrait se réaliser plus tard, à une date que rien ne fait prévoir encore.

Plan des villes. — Les agglomérations urbaines ont consisté primitivement en des rangées de maisons, alignées plus ou moins régulièrement le long d'une route, d'un cours d'eau, d'un rivage maritime. La nécessité des communications avec l'extérieur entraînant d'autres routes, branchées angulairement sur la première, ces routes se sont à leur tour bordées de maisons; des rues se sont trouvées ouvertes. Comme il a fallu, un jour, à cause de leur longueur, les faire communiquer entre elles sans retourner au point de croisement des routes, des rues secondaires ont été pratiquées qui, bientôt, ont circonscrit entre elles et les rues principales des *îlots* ou *massifs* de bâtisses, plus ou moins associés à des *places*, à des *jardins* publics ou privés. Il est aisé de comprendre que des dispositions prises ainsi, au gré des circonstances du moment, de la topographie ou simplement du hasard, n'aboutissaient point à un ensemble régulier. Beaucoup de rues étaient infléchies en divers sens; on recherchait même la ligne courbe dans les villes fortes, pour éviter que les rues ne fussent enfilées par les boulets de l'ennemi. Ces villes fortes, enfermées dans une enceinte dont le tracé se rapprochait d'un cercle ou d'une ellipse, avaient l'avantage d'une certaine pondération dans l'importance relative des quartiers; on y arrivait forcément à la multiplication des rues transversales, reliant entre elles les grandes artères. Il n'en était pas de même des villes ouvertes. En dehors du noyau urbain primitif, où la condensation populaire imposait les découpures dans la masse bâtie, de longs faubourgs d'importance variable s'élançaient vers la campagne, toujours rattachés au centre, mais ayant à peine des communications entre eux. Cela se voit encore à Orléans.

A mesure qu'elles grandissaient, les villes ont dû modifier leur plan, sous l'empire de nécessités imprévues. Bien des cités qui ont une histoire n'ont à peu près plus rien aujourd'hui de la configuration de la ville du passé. On éprouve le besoin de circuler avec rapidité, par conséquent en ligne droite, le plus possible; *time is money*. Aussi les villes recherchent-elles les formes géométriques, les rues sans flexuosités et les intersections à angle droit.

On cite la ville de Vienne (Autriche), qui est comme formée de polygones concentriques reliés par des rayons partis d'un espace central; Bologne, en hexagone; Paris, avec ses longues artères perpendiculaires ou parallèles à la Seine, qui ressemblent à des diamètres entre-croisés, reliés entre eux par les quais, les boulevards, les rues secondaires transversales. Des villes plus modernes se sont faites régulières d'emblée; comme Carlsruhe, dont les rues partent en éventail du château grand-ducal; Mannheim, découpée en carrés, uniforme jusqu'à la monotonie; les quartiers neufs de Berlin, de Lille, de Bruxelles, et surtout de Turin, divisés en rectangles. Cette disposition si simple est, d'ailleurs, celle de la plupart des jeunes cités du nouveau monde, qui se sont faites grandes villes du premier coup et où l'on a pu d'avance tracer un plan déterminé : Philadelphie, New-York, Chicago, Buenos-Ayres, Sydney.

Les rues principales, — les plus longues au moins, — se dirigent d'ordinaire vers une localité qui a des relations avec la ville et qui est souvent une ville elle-même ; c'est, au fond, le prolongement d'une route. Ou bien, elles aboutissent à des promenades périphériques, attrayantes et fréquentées, comme l'avenue des Champs-Élysées conduit au bois de Boulogne, l'avenue *Unter den Linden* (Berlin) au Thiergarten, Piccadilly à Hyde-Park. Nous verrons que cette direction des rues n'est point chose indifférente ; mais il est assez rare que l'hygiène en ait fixé le choix.

Les ingénieurs devront, naturellement, pour les quartiers neufs, avoir prévu les places, les squares et jardins intérieurs, qui donneront de l'air à la masse bâtie.

L'étendue de ces quartiers ou, à la rigueur, de la ville nouvelle dépendra du système que comportent les habitudes domestiques des habitants. A Londres et dans beaucoup de villes anglaises, en différentes villes d'Allemagne, à Lille, bon nombre de maisons ne sont habitées que par une famille. Il suffit à ces maisons d'un étage ou deux au-dessus du rez-de-chaussée. La ville est donc en surface et non en hauteur ; elle a nécessairement une étendue assez grande relativement au nombre de ses habitants. Elle en aura une plus grande encore si, comme c'est assez l'habitude avec ce système, la maison est précédée d'un espace planté d'arbustes et de fleurs, entre le trottoir et la façade, et qu'elle possède un jardinet sur sa façade postérieure, ou même qu'elle soit entièrement entourée de terrains non bâtis ne touchant point à ses voisines par ses murs latéraux. La surface bâtie reste, au contraire, relativement restreinte dans les villes où chaque maison admet de nombreux locataires ; les étages se superposent et l'on arrive à en mettre cinq ou six par-dessus le rez-de-chaussée. Cette économie de surface ne laisse pas que d'être dangereuse ; elle se limite naturellement par la nécessité de proportionner la hauteur des immeubles à la largeur de la rue et, surtout, de ne point réaliser l'encombrement humain.

L'affectation spéciale de chaque quartier, l'emplacement des divers édifices publics, pourraient être prévus et le sont en partie dans les groupes urbains qui se créent de nos jours. Là où il n'y a pas eu de prévisions, la force des choses finit par établir peu à peu les démarcations nécessaires. Ainsi, le centre des villes est occupé par le quartier des affaires, des arts et du plaisir ; on y trouve la bourse, le théâtre, l'hôtel de ville le tribunal, les restaurants à la mode, le commerce de luxe. La zone qui entoure ce groupe, où le mouvement urbain atteint toute son intensité, renferme le commerce de détail, la petite industrie, les logements des avocats, des notaires, des médecins. Les habitations confortables, les hôtels de particuliers riches, les demeures des écrivains et des penseurs, s'écartent instinctivement de cette zone agitée et inélégante. Il est bon que les établissements d'instruction publique, les écoles de tout degré, les bibliothèques, les laboratoires, fassent de même et recherchent un silence propice à leurs travaux, en même temps qu'un milieu moins en butte que le centre aux souillures diverses. Les églises le font, d'ordinaire, et aussi les couvents, les hôpitaux. Pour ces derniers, nous croyons que « l'ombre de Notre-Dame » ne leur est point utile et qu'il vaut mieux les mettre à la périphérie de la ville, où ils pourront s'entourer d'un espace libre de quelque importance. Aujourd'hui qu'il est entendu qu'on établira dans les villes des *postes de secours* et des *ambulances urbaines*, la raison autrefois invoquée, qu'il faut rapprocher l'hôpital de ceux qui en ont besoin, a perdu toute sa valeur.

Les casernes aussi doivent être excentriques, encore que les officiers fassent remarquer avec raison que les logements qu'on leur loue, la pension où ils mangent, les bibliothèques où ils s'instruisent, sont généralement dans l'intérieur de la ville. Mais la santé des centaines de soldats qu'abrite la caserne doit passer avant la commodité d'un petit nombre d'officiers. Ceux-ci l'ont parfaitement compris, du reste, et acceptent sans regret les allées et venues que la situation leur impose.

Il convient d'obliger à être plus excentrique encore, si elles n'y vont d'elles-mêmes, les grandes usines qui font du bruit, de la fumée, de la poussière, des vapeurs malodorantes. On évitera, naturellement, ce qui n'arrive pas toujours, de les entremêler aux casernes ou aux hôpitaux.

Le mieux serait de leur assigner un des points cardinaux : on mettrait à l'opposé les habitations des soldats et des malades. Le côté à choisir pour les industries gênantes serait l'est de préférence, comme l'a proposé Flügge (1), parce que les vents dominants de nos contrées sont les vents d'ouest, appropriés à écarter de la ville les fumées et les odeurs des usines, pourvu que celles-ci soient placées comme il vient d'être dit. Cette disparition des usines du centre des villes est un réel soulagement pour la reste de la population. Cependant, les habitations ouvrières suivent l'usine ; puis, bientôt, les maisons des fournisseurs des ouvriers. De sorte qu'un nouveau quartier s'élève, sans qu'on y pense, autour de la fabrique. Un jour, il y aura là un groupe considérable que la ville s'annexera et, peut-être, reprochera-t-on à l'usine d'être au milieu de l'agglomération dont elle a été d'abord la raison d'être.

Il y a toujours, à l'un des points cardinaux de la ville, une région plus agréable que le reste et vers laquelle se portent les personnes qui, ayant leurs affaires dans la cité, sont assez riches pour avoir leur famille dans une maison luxueuse de la banlieue, encore aisément rattachée à la ville, mais déjà presque à la campagne. Des immeubles destinés à être loués ne tardent pas à s'élever dans cette zone et abritent les familles des professeurs de collèges, des petits employés, qui, occupés tout le jour en ville, ne sont pas fâchés de marcher un peu pour rejoindre, le soir, leur femme et leurs enfants, d'ailleurs agréablement logés

(1) *Anlage von Ortschaften* (*Handbuch der Hygiene und Gewerbekrankheiten* von Pettenkofer und Ziemssen. Leipzig, 1882).

et moins cher qu'au centre. Issy, Clamart, Meudon, Saint-Cloud, Suresnes, sont dans ces conditions pour Paris ; Saint-Maurice les offre aux Lillois, Boudonville aux Nancéens. Les riches juifs de Berlin commencent à entourer le *Thiergarten* de maisons bâties à la grecque, que recherchent aussi les fonctionnaires locaux.

Les villes très étendues se divisent parfois, spontanément, en plusieurs vastes sections dont chacune est presque une ville à part, ayant son centre, son quartier des affaires, son quartier industriel, ses rues aristocratiques. Il est bon, dans l'agrandissement des cités, de respecter ces tendances. Ce n'est pas tout d'ouvrir à grands frais des rues nouvelles, des avenues, d'élever des immeubles magnifiques. Si le monde des rentiers, des hauts fonctionnaires, des princes de la finance ou des arts ne s'y porte naturellement et n'avait pour ainsi dire indiqué d'avance le besoin du quartier neuf. Ces maisons seigneuriales n'auront pas d'habitants ou devront, pendant de longues années, n'abriter que des prolétaires des couches les plus inférieures.

Il est non moins important d'assurer les débouchés et les communications de ces rues nouvelles, d'y avoir prévu la canalisation des immondices, de l'eau et du gaz d'éclairage. Nous ne voyons pas pourquoi les canaux de rue ne seraient pas établis aussitôt après que le tracé a été déterminé et avant qu'aucune maison soit bâtie. C'est le moyen que les habitations neuves se raccordent tout de suite à l'égout et à la distribution municipale, au lieu de devoir recourir aux puits, à la fosse fixe et au ruisseau de rue pour les eaux ménagères. Il est, d'ailleurs, fort désagréable aux habitants de ces maisons d'avoir à assister aux travaux de voirie, au creusement des tranchées, à la pose des tuyaux d'eau et de gaz. Ce serait une raison suffisante aux propriétaires, et même aux spéculateurs disposés à entreprendre la construction d'un quartier aristocratique, d'abandonner au prolétariat les terrains nouvellement assignés à l'extension de la ville.

Il est vrai que les ouvriers ne se portent pas davantage de ce côté, en des cas pareils. L'élargissement urbain marche donc d'un pas très lent et la cherté des loyers, dans les sections centrales, ne diminue pas.

Les *gares de chemin de fer* se placent d'ordinaire à la périphérie des villes. Nous connaissons quelques municipalités qui, comme conclusion de raisonnements un peu rétrogrades, ont obligé leur gare à se tenir à un kilomètre ou deux de l'enceinte. Personne n'y gagne positivement. Aujourd'hui toute ville mouvementée, et qui veut rester telle, a besoin de rapprocher de ses habitants cet organisme vital, la gare, et même de se l'incorporer. Londres et Berlin ont, dans leur intérieur, plusieurs gares, desquelles il est possible de rejoindre n'importe quelle ligne; elles ont leur *chemin de fer métropolitain*, avec des stations intra-urbaines, et Paris devrait être dans le même cas. Déjà, l'on voit une gare sur la place de la Bastille et, ces jours-ci il s'en élèvera une au carrefour

Médicis, entre le Luxembourg et le Panthéon. Sans doute, c'est là de l'agitation, de la fumée, du bruit. Mais c'est au moins localisé. Et puis, il n'est pas impossible de percer les voûtes, sous lesquelles fument les locomotives, de cheminées qui envoient à toute hauteur leur vapeur et leur poussière de charbon. De même qu'il doit être facile de supprimer, dans l'intérieur des halls de gare, les coups de sifflet assourdissants, que s'offre toute machine qui change de place, — pour l'agrément du chauffeur, sans doute, car il n'y a là aucun danger que le sifflet puisse éviter, non plus qu'ailleurs apparemment.

A l'extrémité de quelqu'un des rayons de l'enceinte, — et le mieux serait que ce fût à plusieurs extrémités pareilles, — on doit trouver une promenade publique d'une certaine ampleur, avec des allées multiples, des pelouses, des massifs de fleurs, de l'eau, des bouquets d'arbres et de l'ombre, un parc ou même une forêt en miniature; le tout, sans préjudice des jardins, squares ou parcs intérieurs. C'est ainsi que les métropoles européennes se sont ménagé, Londres les parcs de Richmond, de Kiew, de Greenwich; Paris, le bois de Boulogne, le parc Monceau, les buttes Chaumont, Vincennes, Montsouris ; Berlin, le *Thiergarten*, *Friedrichshain* et *Humboldtshain*. Francfort offre à ses habitants et aux visiteurs le *Zoologischer Garten*; Cologne, le jardin *Flora*; Lyon, la *Tête-d'Or*; Marseille, le *Prado* et le chemin de la *Corniche*; Montpellier, son *Jardin botanique*; Nancy, la *Pépinière*; Lunéville, les *Bosquets*; Lille, le *bois de Boulogne* et le *bois de la Deûle*. Les citadins ont besoin d'échapper souvent à la réclusion dans des murailles, de faire de la promenade à pied sans trop perdre de temps, d'éparpiller leurs enfants sur l'herbe ou sur le sable des allées, au grand air, en face et sous la protection de la végétation.

Si nous avions, par impossible, à donner un conseil sur le plan d'une ville, nous demanderions que les voies les plus grandes et les plus larges, à moins de contre-indications formelles imposées par les exigences de l'orientation, fussent précisément dirigées vers ces promenades, qui ne sont plus un foyer de commerce ni d'industrie. Ce serait le moyen de détourner de ces belles rues la circulation disgracieuse et horriblement bruyante des camions, des tombereaux, des chars rustiques. Les immeubles élevés sur cette voie paisible et d'entretien facile n'en seraient que plus élégants et mieux habités. Les commerçants, qui gênent la circulation par leurs ballots et leurs futailles, s'en iraient naturellement vers les quartiers sillonnés sans cesse des véhicules qui servent de trait d'union entre le comptoir et le débarcadère. Les gens tranquilles sauraient où s'abriter. Il y aurait un moyen de rester habitant d'une grande ville sans avoir le cerveau martelé par le bruit et la fibre nerveuse en perpétuelle vibration.

CHAPITRE II

LA VOIE PUBLIQUE

Par M. Jules Arnould.

Les rues sont d'abord des chemins, ainsi que l'indiquent les diverses appellations qu'on donne à cet organe des villes : *via rupta*, route non pavée, rue ; *via strata*, chaussée, en allemand *Strasse*, en anglais *street* ; *Gasse* (allem., de *gehen*, aller). Leur premier rôle, en effet, est de permettre aux habitants de communiquer entre eux et de communiquer avec le dehors. Pour peu qu'on les envisage avec les yeux de l'hygiène, les rues apparaissent bientôt comme autre chose encore que des chaussées. Ce sont *des chemins bordés de maisons*, c'est-à-dire de véritables couloirs, à hautes parois, sauf qu'ils n'ont généralement pas de toiture. Les grandes voies des villes se nomment aussi *artères*, sans doute parce qu'elles apportent la vie, mais peut-être encore parce que ce sont des canaux aériens, fermés ou peu s'en faut. En d'autres termes, il y a là, tout à la fois : un moyen de circulation qu'il faut maintenir commode et sûr ; un sol non bâti, étalé devant les habitations, dont il faut empêcher la souillure superficielle et la putridité profonde ; un espace aérien, naturellement adapté à la respiration et à l'éclairage des immeubles, qu'il faut protéger contre les poussières, les microorganismes suspects, les mauvaises odeurs, et dans l'intérêt duquel il est indiqué d'abord d'élargir le couloir que nous avons dit, d'en abaisser les parois latérales et d'en rompre la continuité.

Il est aisé de comprendre que, pour l'hygiène, la plus grande part des espaces non bâtis, dans les villes, les places, les quais, les jardins, les marchés, en plein air et même les surfaces occupées par de l'eau, équivalent aux rues, remplissent le même rôle sanitaire et réclament la même protection.

Il va de soi, aussi, que l'importance du rapport de la surface libre avec la surface bâtie variera selon la hauteur des maisons. En général, on demande que l'espace réservé aux cours, jardins, places, soit égal au tiers de la surface bâtie. Flügge l'exigerait même plus grand, lorsqu'il s'agit d'îlots de maisons considérables. Au calcul de Baumeister, les rues, places, cours, jardins, devraient prendre la moitié de la surface totale de la ville. Nous n'y faisons pas d'objections; mais nous pensons que la nécessité des espaces libres est plus impérieuse avec le système qui consiste à bâtir en hauteur, comme on le pratique à Paris. Ces espaces, après tout, renferment l'air que respireront les habitants et doivent être proportionnés au nombre de ceux-ci.

ARTICLE Ier. — LA RUE.

§ 1er. — Dimensions et orientation.

Les dimensions de la rue règlent ses aptitudes à la circulation et, surtout, à être un réservoir d'air et de lumière. Son orientation est en rapport avec la luminosité et avec l'insolation des habitations.

Largeur des rues. — C'est la plus importante des dimensions ; la *profondeur* n'en est presque qu'un corollaire.

Cette largeur ne saurait être représentée par rien d'absolu: mais les circonstances qui en imposent les chiffres sont tellement considérables qu'il en résulte des formules auxquelles on ne peut échapper.

Au point de vue de la circulation, les rues peu fréquentées n'ont besoin que d'une largeur de chaussée égale à 2 voitures (l'unité *voiture* représentant une largeur de 2m,50 ou 2 mètres). Les rues moyennement fréquentées exigent 4 voitures (10 mètres); très fréquentées 6 voitures (15 mètres). En admettant que la chaussée ait droit aux 3/5 de la largeur totale de la rue et chaque trottoir à 1/5, les rues établies sur les principes précédents auraient, respectivement, les largeurs de 8m,30, 17 mètres, 25 mètres.

Mais cette considération, qui peut avoir une valeur administrative, disparaît devant celles qui ressortent des exigences sanitaires.

Une ordonnance du 10 avril 1783 fixait à 30 pieds la largeur minimum des rues. Cette formule absolue pouvait être bonne, mais était d'abord discutable comme le seront toutes celles qui ne reposeront pas sur des principes sérieusement étudiés de ce que l'on peut appeler la *physiologie urbaine*.

La nécessité de l'*aération* des immeubles par les espaces libres nous a fait demander, tout à l'heure, que la surface non bâtie égalât à peu près la surface bâtie. C'est encore un précepte vague et, d'ailleurs, qui n'indique pas de dimensions précises pour la rue, non plus que pour les cours, places et jardins publics ou privés. On a cru pouvoir arriver à des lois plus nettes en évaluant les exigences de l'*ensoleillement* et celles de l'*éclairage* naturel des habitations.

L'ensoleillement, ou encore l'*insolation*, fait pénétrer dans les maisons, tout au moins arriver jusqu'à la façade, la *lumière directe* et la *chaleur solaire*. C'est surtout au point de vue de celle-ci que l'on cherche à procurer aux habitations les rayons du soleil; la lumière solaire directe, dans l'intérieur des lieux habités est plutôt gênante ; tandis que les parois ont besoin de recevoir du soleil un certain nombre de calories, pour l'assèchement des matériaux de bâtisse et pour aider, en temps utile, à l'œuvre du chauffage par les habitants.

A. Les conditions, dans lesquelles peut se réaliser au mieux cette insolation nécessaire des parois, ont été soumises, dans ces derniers temps, à des calculs très exacts par Ad. Vogt (de Berne), C. Flügge (de Berlin), E. Clément (de Lyon).

Les rues étant composées de maisons contiguës par leurs faces latérales (sauf les exceptions que nous avons indiquées, page 48), l'insolation ne peut avoir lieu que par l'une des deux façades, antérieure ou postérieure. Celle-ci ne devrait pas être simplement sacrifiée; mais, en fait, elle est négligée d'ordinaire ou n'existe à peu près pas. Il convient de ne s'occuper que de la façade antérieure.

Or, « l'insolation d'un côté de la rue est interceptée par les maisons opposées et ne pourra avoir lieu que si la longueur d'ombre projetée par celles-ci est moindre que la largeur de la rue. La longueur d'ombre dépend de la hauteur du soleil au-dessus de l'horizon, ou de sa distance zénithale et de la hauteur de la maison qui arrête ses rayons » (Clément) (1).

Les rues sont, d'ailleurs, *méridiennes* (l'expression *méridionale* a été, justement, abandonnée), c'est-à-dire courant du nord au sud et parallèles au méridien, ou *équatoriales*, c'est-à-dire parallèles à l'équateur, ou font un angle inférieur à l'angle droit avec le méridien. L'observation et le calcul ont également démontré que les rues équatoriales sont les moins avantageuses de toutes et que les rues méridiennes sont les plus favorisées, au point de vue de l'insolation. Il est assez clair que, dans une rue dirigée de l'est à l'ouest, les façades du côté qui regarde le nord ne peuvent avoir un peu de soleil que le matin et le soir, et que les façades exposées au midi ne profiteront pas de cette situation pour s'échauffer; en effet, les rayons du soleil, à midi, tombant sous une ligne rapprochée de la verticale, glissent le long des façades et ne les rencontrent pas sous un angle suffisant pour y incorporer du calorique.

D'autre part, il est convenu parmi les hygiénistes que l'insolation des façades, jusques et y compris le rez-de-chaussée, doit pouvoir se réaliser, même dans le jour le plus court de l'année, le 21 décembre, et durer un temps, sur les limites duquel on peut varier, mais que Vogt

(1) *Des moyens propres à pourvoir les bâtiments de lumière et de chaleur solaires* (VIe Congrès internat. d'hygiène. Vienne, 1887).

estime devoir être 4 heures, de 10 heures du matin à 2 heures du soir.

Le tableau ci-dessous, emprunté à E. Clément, indique la largeur que devraient avoir les rues méridiennes avec une hauteur de maison (H) égale à 20 mètres, sous les diverses latitudes et pour des durées d'insolation, au 21 décembre, variant de 10 minutes à 4 heures.

Largeur des rues méridiennes (H = 20 mètres).

DURÉE DE L'INSOLATION au 21 décembre.	ÉQUATEUR 0°.	5°.	10°.	20°.	30°.	40°.	45°.	LYON H = 20m,5.	VIENNE lat. 48°,12'.	50°.	60°.
	m.	m.	m.	m.	m.	m.	m.	m.	m.	m.	m.
10 minutes.	0.19	0.23	0.30	0.41	0.587	0 87	1 10	1.17	1.31	1.45	3.79
1 heure.	1.18	1.46	1.77	2.52	3.57	5 29	6.70	7.17	8.00	8 77	23.56
2 heures.	2.70	3.23	3.81	5.30	7.46	11.05	14.00	15.05	16.92	18.80	52.30
3 heures.	4.75	5.54	6.42	8.67	12.05	17.80	22.75	24.38	27.70	30.90	96.30
4 heures.	7.63	8.61	9.80	12.95	17.78	26.43	33.34	36.54	43.40	47.43	188 00

On sait que la ville de Lyon est par 45°45′45″ de latitude nord. Avec la tolérance de 20m,50 admise pour la hauteur des maisons dans cette ville, les rues les plus favorisées, c'est-à-dire les rues *méridiennes*, ne devraient pas avoir moins de 36m, 54 de largeur, si l'on veut qu'elles remplissent la condition d'insolation minima de 4 heures, exigée par Vogt. On soupçonne que les rues inclinées sur le méridien, moins accessibles à l'insolation, ne pourront, dans les villes de nos régions tempérées, remplir les conditions susdites qu'au prix d'une largeur plus grande encore. Les calculs ont été faits à ce sujet par Clément, à qui nous empruntons, dans le tableau ci-après, les chiffres qu'il faudrait adopter pour la largeur des rues, dans les localités situées entre le 40e et le 50e degré de latitude, avec des rues faisant sur le méridien un angle $y = 5°, 10°, 15°, 20°$, et en pratiquant des hauteurs de maisons de 20 mètres.

Rues inclinées sur le méridien.

DURÉE de L'INSOLATION au 21 déc.	40° DE LATITUDE y =				45° DE LATITUDE y =				LYON (45°45′45″) H = 20m,50 y =				50° DE LATITUDE y =			
	5°	10°	15°	20°	5°	10°	15°	20°	5°	10°	15°	20°	5°	10°	15°	20°
	m.	m.	m.	m.	m.	m.	m.	m.	m.	m.	m.	m.	m.	m.	m.	m.
10 minut.	4.35	7.8	11.2	14.6	5.51	9.8	14.1	18.5	5.67	10.5	15.3	19.8	7.26	13.0	18 0	24.0
1 heure	8.8	12.2	15.5	18.8	11.16	15.5	19.8	23.0	11.89	16.4	21.0	25.0	14.6	20.0	25.0	31.0
2 heures	14.6	18.1	21.4	24.9	18.6	22.9	27.2	31.0	19.85	24.5	29.0	33.0	24.0	30.0	36.0	41.0
3 heures	21.5	25.1	28.1	31.5	27.5	32.0	35.9	40.0	29.4	34.2	38.0	43.0	37.0	43.0	48.0	54.0
4 heures	30.4	34.1	37.0	40.0	39.3	44.0	48.0	52.0	41.9	46.0	51.0	61.0	54.0	61.0	67.0	72.0

Ainsi, les rues de Lyon qui, avec la hauteur limite de $21^{m},50$, voudraient s'assurer l'insolation de 4 heures à l'époque des jours les plus courts, devraient atteindre à 42 mètres de largeur pour peu qu'elles fussent inclinées de 5 degrés sur le méridien ; à 47 mètres, si elles font avec celui-ci un angle de 10 degrés. Il faudrait même 43 mètres de largeur à ces dernières pour une insolation de 3 heures, 30 mètres pour une de 2 heures. En d'autres termes, la *largeur* des rues en dépasserait notablement la *profondeur*.

On imagine aisément que les mesures de largeur devraient s'élever bien davantage sous le 55ᵉ, le 60ᵉ degré de latitude. Finalement, pour les rues dirigées de l'est à l'ouest, qui ne peuvent recevoir le soleil que d'un côté, l'insolation de cette face, même réduite à une durée de deux heures, exigerait 45 mètres de largeur, au 40ᵉ degré de latitude ; 59 mètres à 45° ; 66 mètres à 50 degrés et 329 mètres à 60 degrés.

Sur ces bases, à Vienne et Paris, pour assurer *l'ensoleillement* du rez-de-chaussée en hiver, il faudrait (Ém. Trélat) donner aux rues équatoriales une largeur égale à plus de *quatre fois* la hauteur des maisons, tandis que *deux fois et un tiers* suffiraient dans les rues méridiennes. Et, pour donner satisfaction à la règle de Vogt, « les grandes villes devraient être composées de longs îlots de maisons bordant des rues méridiennes nombreuses et coupées par des traverses équatoriales rares. Toutes ces voies seraient pourvues d'une largeur suffisant aux radiations solaires, les méridiennes relativement étroites, les équatoriales relativement larges. » Ém. Trélat, qui formule cette conclusion, ne dit pas que sa réalisation doive être désormais le plan idéal des villes. Le croquis d'une semblable réalisation, joint à son mémoire, n'est pas séduisant et il est à craindre que le principe ne devienne pas d'une généralisation vulgaire.

D'autant plus que les exigences vis-à-vis de la largeur des rues non méridiennes sont autrement inquiétantes lorsqu'il s'agit de localités situées au delà de 48 degrés de latitude. Les rues de 66 mètres de largeur, et surtout de 329 mètres, seront toujours, sans doute, impraticables. — A moins que l'on ne se décide à réduire notablement la hauteur des maisons ; ce à quoi nous applaudirions sans arrière-pensée.

On a dit que la formule de Vogt, établie pour les villes du Nord, s'applique mieux aux villes du Midi, en ce sens qu'elle permet « d'y réaliser des rues méridiennes beaucoup plus étroites que profondes » (E. Clément). Par exemple, les rues méridiennes des villes situées au-dessous du 30ᵉ degré de latitude pourront encore avoir quatre heures d'insolation, le 21 décembre, avec une largeur réduite à 13 mètres, la hauteur restant 20 mètres. Nous croyons, pour notre part, qu'une rue ainsi construite est détestable, même dans le Midi. Nous ne sommes pas très sensible à l'argument : que cette profondeur dominant la largeur diminue la durée de l'insolation en été, par conséquent atténue la haute température du lieu. Il y a des moyens plus salubres d'arriver à cette atténuation; tels que les plantations d'arbres dans les rues larges, comme l'ont recommandé nos camarades de l'armée pour les oasis de l'Algérie (1), les maisons n'ayant d'ailleurs qu'un rez-de-chaussée et un étage. Fonssagrives admettait, dans le Midi, des rues de 8 mètres de large: c'était, apparemment, une erreur, ou une tolérance pour des cas exceptionnels: mais il est invraisemblable que l'éminent auteur ait prévu la hauteur de 20 mètres aux maisons de ses rues larges de 8 mètres.

Nous apprécions infiniment l'insolation directe et nul, plus que nous, n'est disposé à reconnaitre la supériorité des pays aimés du soleil sur les régions des brumes, de l'ombre et des longs hivers. Mais, justement dans ces contrées tempérées pour lesquelles on à tant et de si légitimes soucis, le soleil est un pur souvenir (et une simple espérance), au 21 décembre et dans la plupart des jours qui le précèdent ou le suivent. L'aptitude à une insolation de quatre heures me laissera quelque peu indifférent, si je reste pendant de longues semaines d'hiver sans voir de soleil du tout. Il y a plus; c'est que la rue la plus favorisée, la rue méridienne — ou *méridionale*, — comme on disait, s'allongeant du sud au nord et s'ouvrant d'elle-même aux regards du soleil, s'il voulait bien se montrer, est ouverte aussi au vent du nord, trop commun dans la saison, glacial et horrible, ne permettant de rien remarquer des avantages de cette rue, sinon qu'elle est déplorablement *septentrionale*.

Pour un peu, nous avouerions la pensée que nos savants confrères, qui ont eu l'heureuse fortune de réunir en leur personne les mathématiques et l'hygiène, ont trop facilement cédé à la séduction des chiffres. Leurs calculs sont d'une justesse péremptoire. Seulement, ils n'ont peut-être pas fait intervenir tous les éléments du problème.

Nous avons fait remarquer, personnellement, en une autre occasion, qu'en dehors de l'accès direct des rayons du soleil, sur lesquels il ne faut guère compter dans nos hivers, les rues des villes se protègent les unes les autres contre les vents froids, et que les divers et nombreux foyers de combustion qui fonctionnent dans les grands centres, sans parler de la respiration des hommes et des animaux, y entretiennent une température supérieure à celle de la campagne. La question de la déperdition de calorique — ou de la restitution de chaleur par les rayons du soleil — perd, de ce fait, une partie de son importance.

B. L'étude des conditions d'éclairage naturel des habitations semblerait devoir fournir des renseignements non moins sérieux que les considérations précédentes. On n'a pas manqué d'explorer ce terrain.

(1) Voy. Galand et Lahache. *Quelques considérations sur l'hygiène des habitations dans le sud de l'Algérie* (*Archives de médecine militaire*, XII, p. 421, 1888).

Malheureusement, il se pourrait que les conditions qui satisfont aux besoins d'insolation calorifiante nuisissent à celles de l'éclairage. E. Clément ne dissocie pas ces conditions; pour lui, la visite des rayons du soleil *dans l'intérieur* des locaux habités est aussi indispensable que l'attaque extérieure et superficielle des parois par les mêmes rayons. « Là où le soleil n'entre pas, le médecin entre. » Et nous partageons entièrement cet avis, à la condition que nous ayons les moyens de nous garer de ces rayons directs, s'ils viennent nous envelopper pendant que nous sommes occupés, à l'intérieur, à un travail qui exige la fixité. Alors cette règle est bonne, d'après laquelle « la hauteur des maisons et la largeur des rues doivent être calculées de manière à permettre l'accès *des rayons directs de la lumière* jusqu'au fond du rez-de-chaussée ». Ou encore « dans toute l'étendue de son logement, l'homme même debout doit être baigné par la lumière directe ».

A première vue, cela n'est pas réalisable, à moins que les maisons n'aient qu'une pièce de profondeur, c'est-à-dire soient tout en façade, ce qui est rare. Cependant, même dans ce cas très exceptionnel, les calculs indiquent, pour nos pays tempérés, la nécessité d'une largeur de rues supérieure à la hauteur des maisons, 27 mètres au moins pour les rues profondes de 20 mètres. — Avec cette particularité que la différence entre les deux chiffres s'atténue, si la hauteur des maisons diminue: et même que le rapport inverse peut être suffisant, si l'abaissement des maisons est notable. Avec des maisons de 12 mètres de haut, une rue large de 10 mètres leur assure autant de lumière directe qu'une rue de 20 mètres de large en donnerait à des maisons hautes de 20 mètres (L = H).

Mais Ém. Trélat, au point de vue de l'éclairage des locaux, ne demande pas que les rayons solaires attaquent directement les personnes ou les objets. C'est le contraire. « La presque totalité des des ondulations éthérées causées par le soleil ne peut être rompue à la rencontre des corps; elle rebondit et arrive à l'œil à l'état de lumière intégrale, qui surmène et blesse la rétine, et, par là, abolit la vision. C'est la calotte céleste, c'est-à-dire l'ensemble du ciel, éclairé lui-même directement par la sphère solaire, qui doit être prise pour source de lumière éclairante. » Il faut s'abriter contre les attaques lumineuses du côté du soleil; par conséquent tourner les fenêtres vers le ciel, mais en les opposant à la région céleste où l'on a le moins de chances de rencontrer le foyer lumineux. Ém. Trélat rappelle, d'ailleurs, que la partie septentrionale du ciel est le lieu où la lumière est la plus constante.

Posant en principe que les espaces célestes les plus avantageux pour l'éclairement sont compris entre le 30e et le 75e degrés (angles sur l'horizon), l'auteur conclut que c'est sur ces espaces qu'il faut braquer nos baies d'éclairage. Or, quand il s'agit de maisons situées dans une rue de ville il est clair que chaque façade pourra toujours recevoir du haut en bas la lumière directe de l'espace le plus avantageux (entre 30° et 75°), pourvu que la ligne menée du pied d'une façade au faîte de la maison qui lui fait face de l'autre côté de la rue ne fasse pas avec l'horizon un angle de plus de 30 degrés, — ou encore, que « la hauteur des constructions ne dépasse pas la ligne d'inclinaison 30°. »

« Cela correspond sensiblement à *une largeur de rue égale à une fois et demie la hauteur des constructions en bordure.* » (Ém. Trélat.)

Nous voilà loin des rues de 60 ou 100 mètres de large, puisque, au maximum de hauteur de maisons adopté à peu près partout, 20 mètres, correspondrait également le maximum de largeur, 30 mètres. Et plus loin encore des rues plus profondes que larges, fût-ce dans le Midi, auxquelles se ralliait tout à l'heure E. Clément, après des calculs irréprochables.

C. Il est assez remarquable que ce soit encore au nom des nécessités de l'éclairage que la Société des hygiénistes allemands, dans leur réunion à Munich en 1875 (1), ait demandé que la largeur des rues égalât au moins la hauteur des maisons, comme l'avaient formulé, en 1861, Pilat et Tancrez (de Lille), et comme Fonssagrives l'acceptait. Dans ces conditions, la lumière peut tomber jusque sous l'inclinaison minimum de 45°, de la base au faîte. Il y a donc 15 degrés supprimés de l'espace avantageux (entre 30 et 75 degrés), fixé par Ém. Trélat. Dans la pensée de ces hygiénistes, la hauteur des maisons n'était mesurée que du sol au bord du toit; de telle sorte que si celui-ci était en pente très raide et un peu élevé, l'inclinaison de 45 degrés du rayon lumineux pouvait être relevée, à 48, 50 degrés et plus.

Mais, en Allemagne, tout le monde n'est pas convaincu de la nécessité de la lumière solaire. Flügge voudrait qu'il fût prouvé par des statistiques étendues que l'on se porte mieux dans les logements visités par la lumière du jour que dans d'autres. On ne saurait blâmer cette exigence. Cependant, la démonstration de l'influence de la lumière sur la végétation et d'autres phénomènes biologiques donnée par Morren, Béclard, W. Edwards, la connaissance de son action parasiticide sur les bactéries, due aux recherches de Downe, de Blunt, de Duclaux et surtout d'Arloing, ainsi que le rappelle E. Clément, pourraient dispenser de faire des expériences sur les humains et même engager à faire cesser celles qui s'accomplissent encore, spontanément, sur un trop grand nombre de points. Ad. Vogt, à Berne, déclare avoir constaté une différence de 13 p. 100, dans la mortalité des villes, au préjudice du côté non ensoleillé des rues. Et puis, ce qui nous rend froid à l'égard des mathématiques appliqués à l'hygiène et des chiffres bruts des statistiques obituaires, il y a une façon de *mal vivre*, de faire des populations bla-

(1) *Ueber die hygienischen Anforderungen an Neubauten, zunächst in neuen Quartieren grosser Städte* (*D. Vierteljahrsschrift f. œff. Gesundheitspflege*, VIII, p. 97, 1876).

fardes, des enfants rares et cachectiques dès le berceau, qui n'est pas *mourir* et ne charge pas les colonnes funéraires de la démographie, mais qui n'en est pas moins un grand malheur et le stigmate de la dégénérescence des groupes urbains. Cette façon s'obtient, entre autres procédés, par l'habitation dans les caves ou dans toutes autres pièces qui ne voient jamais le soleil, ni même un point bleu du ciel, et où la lumière n'arrive qu'après s'être amoindrie par une succession de zigzags sur les façades opposées de rues *étroites* et *profondes*.

On est étonné qu'un esprit aussi délié que Fonssagrives ait formulé la règle suivante : « Les rues des villes du Nord doivent avoir un *minimum* de 12 mètres de largeur, et celles du Midi, un *maximum* de 12 mètres. » D'ailleurs, dans le même Midi, toutes les rues devraient être ramenées aux types de 8, 10, 12 mètres. — Sans doute, c'est un progrès sur les ruelles de $1^{m},75$ à $2^{m},40$ qui existaient à Montpellier à cette époque; et il ne faut pas oublier que le professeur prenait pour base de ses fixations le *climat*. Néanmoins, nous croyons qu'il a eu tort, d'abord d'articuler des chiffres de *largeur*, sans parler de la *profondeur* et sans établir le rapport nécessaire; puis de sacrifier l'*aération* des rues dans les villes du Midi au besoin d'*ombre*. Celle-ci ne saurait suppléer à celle-là; c'est plutôt le contraire: la circulation de l'air aide à supporter le rayonnement solaire, tandis que l'on étouffe dans l'ombre close. D'ailleurs, Fonssagrives songeait lui-même aux *portiques* et arcades des villes méridionales, de Turin, d'Alger, etc. Les *portici* de la *Via pi Po* permettent à cette rue de Turin d'avoir $17^{m},80$ de largeur de chaussée, sans compter les $6^{m},20$ des trottoirs sous arcades. Nous avons dit comment on peut arriver au même résultat sans construire ces portiques, qui flattent la vanité italienne mais s'échauffent au soleil. Il suffit de border d'arbres les rues larges. Il nous a semblé, du reste, qu'on le fait, en effet, à Montpellier même.

Nous n'avons pas qualité ici pour prendre position dans le débat. Par conséquent, nous ne pouvons exprimer le chiffre de largeur de rue qui nous paraîtrait préférable et n'avons, du reste, aucune tendance à le faire. Au fond, notre chiffre serait un rapport, se rapprochant à la fois de celui des Allemands ($L = H$) et de celui d'Émile Trélat $\left(L = H + \frac{H}{2}\right)$, sans que nous soyons disposé à nous plaindre si l'on incline plus vers le second que vers le premier. Cela dépendrait de l'orientation. Pourtant, nous prononcerions volontiers une mesure absolue, celle du *minimum* de largeur, qui serait de 5 mètres; parce qu'au-dessous de ce chiffre, l'espace vide ne sert à peu près plus à rien pour l'aération ni pour l'éclairage des demeures humaines, mais en revanche se prête très bien à dissimuler les immondices.

Profondeur des rues. — Cette dimension, résultant de la hauteur des maisons, a nécessairement été déjà envisagée dans les lignes qui précèdent, puisque la largeur des rues a presque toujours été rapportée à la hauteur des édifices qui les bordent. En fait, la largeur de la rue règle aussi l'importance de la profondeur, au point de vue de l'hygiène. Une rue profonde de 20 mètres peut être tolérable si sa largeur est de 20 à 30 mètres; ce sera un couloir sombre et humide, si elle n'a que 10 mètres de large.

La formule des hygiénistes, relativement à la profondeur des rues, est donc la même que celle de la largeur, en la renversant. La profondeur serait égale à la largeur pour les Allemands; les deux tiers de celle-ci pour Ém. Trélat, etc. Officiellement, les règlements municipaux des diverses villes ne permettent guère aux maisons de dépasser la hauteur de 20 mètres: c'est aussi la limite de la profondeur. Ces mêmes règlements ont paru mettre aussi la hauteur des maisons en rapport avec la largeur des rues; mais quelques-uns des chiffres ont une physionomie si étrange qu'il est impossible d'y retrouver la pensée qui a fixé ce rapport. C'est ce qui résulte du tableau ci-dessous, emprunté à l'article VILLES du *Dictionnaire encycloped. des sciences médicales*.

Largeur des rues et profondeur (hauteur des maisons).

LOCALITÉS.	LARGEUR DE LA RUE.	HAUTEUR MAXIMA DES MAISONS.
PARIS. (Règlement du 23 juillet 1884.)	Au-dessous de $7^m,80$	12 mètres.
	De $7^m,80$ à $9^m,74$	15 —
	De $9^m,75$ à 20 mètres	18 —
	Au-dessus de 20 mètres	20 —
LYON. (Règlement de voirie, 1874).	Au-dessous de 8 mètres	18 mètres.
	De 8 à 10 mètres	19 —
	Au-dessus de 10 mètres	$20^m,50$.
	Quais et places de 50 mètres.	22 mètres.
LILLE. (Pilat et Tancrez)	9 mètres	Égale à la largeur de la rue.
	11 mètres	
	15 à 16 mètres	
LILLE. (Règlement de 1873. — Les rues *nouvelles* destinées à la circulation ne doivent pas avoir moins de 10 mètres de largeur; les *passages* pas moins de 6 mètres.)	Au-dessous de $1^m,50$	3 mètres.
	— 4 mètres	5 —
	— 5 —	6 —
	— 6 —	7 —
	— 8 —	11 —
	— 10 —	15 —
	— 12 —	$16^m,50$.
	Au-dessus de 12 —	18 mètres
Hygiénistes allemands à Munich (1875)	Au-dessus de 12 mètres	Ne doit pas dépasser la largeur de la rue.
	20 mètres	
	30 —	
BUCHAREST	Au-dessous de 8 mètres	6 mètres.
	De 8 à 11 mètres	10 —
	De 11 à 20 —	14 —
	Au-dessus de 20 mètres	17 —

Toutes les considérations développées au sujet de la largeur nous font répudier formellement toutes les rues *plus profondes que larges*, comme sont celles de Lyon avec 8 mètres de largeur et une hauteur de maisons qui peut aller jusqu'à 18 mètres. Quelles que soient la latitude du pays et leur propre orientation, de telles rues manquent de soleil et de lumière, et les immeubles qui les bordent finissent par être humides, même en pays très sec. Ajoutons que l'étroitesse absolue de la rue amoindrit la provision d'air qui doit entourer l'habitation. Sans doute la rue étroite est accessible néanmoins aux courants d'air et peut être ventilée par le fait des mouvements atmosphériques naturels. Mais, ici encore, sa situation est inférieure en ce sens que l'étranglement qu'elle impose au courant d'air en double la vitesse et le rend désagréable par sa violence. Fonssagrives a noté que, dans un grand nombre de vieilles villes, certaines maisons riches possèdent, en arrière de la porte d'entrée, de vastes cours découvertes, « de sorte que, pénétrant par des rues étroites, on est étonné quand on a franchi le seuil de ces maisons, de les trouver aussi largement aérées ». En d'autres termes, on se donne, sur sa propriété, l'air et le soleil nécessaires et l'on ne se sert pas de la rue à cet effet. Mais, à côté de l'immeuble riche, comme le fait remarquer Fonssagrives lui-même, il y a des logements pauvres qui n'ont que la rue pour respirer et s'assécher ; on la leur doit accessible aux rayons du soleil et capable de contenir une bonne provision d'air.

Il semble que les villes gagnent beaucoup à s'étendre *horizontalement* plutôt que *verticalement*. C'est le cas de Londres (Barabant), dont l'excellent état sanitaire, pour une métropole de cette masse, fait l'étonnement et l'admiration des hygiénistes. Lille se rapproche de Londres, à cet égard, surtout dans ses quartiers neufs ; les maisons n'y ont que deux étages au-dessus du rez-de-chaussée ; cela prend beaucoup de surface, d'autant plus que les nouvelles rues sont larges ; mais la mortalité de Lille n'est guère que de 26 p. 1000, chiffre élevé en soi et que l'on pourrait, cependant, craindre plus grave dans une ville qui a conservé les fosses fixes, qui a peu d'égouts, peu d'eau, beaucoup de négligence de la rue et une énorme population ouvrière.

Il n'est point bon aux humains de se superposer par couches dans leurs demeures. La multiplicité des étages dans les casernes est certainement l'un des côtés faibles de ces habitations collectives.

Si les maisons sont peu élevées, les rues n'auront qu'une *faible profondeur*. Nous pensons que c'est ainsi que les choses doivent être.

Cette absence de profondeur n'impose pas la largeur des rues. Mais les deux peuvent être associées. Ém. Trélat indique le moyen de les réunir en pratiquant, dans le remaniement actuel des villes, un double mode d'expropriation. Aujourd'hui, l'expropriation ne se fait que par *tranche verticale*, dans l'intérêt de la largeur des voies. On conservera ce mode pour les *artères de circulation générale*; ces rues, très larges et rares (elles pourraient être équatoriales), admettraient des constructions latérales proportionnées en hauteur. Mais, dans les quartiers à simple *circulation locale*, on ne toucherait pas à la rue; on exproprierait les étages supérieurs, de manière à réduire la hauteur des maisons à la proportion qui convient au vide existant.

Ce procédé nous paraît très acceptable dans les remaniements urbains. Pour ce qui est des quartiers entièrement neufs, nous conseillons des rues larges partout et des maisons hautes nulle part. En d'autres termes, le moins possible de profondeur de rue.

Orientation et direction des rues. — Les calculs dont nous avons donné précédemment un aperçu, supposent apparemment des rues rectilignes et ne changeant pas sur leur parcours l'orientation qu'on a pu leur reconnaître sur un point donné. Les villes nouvelles et les quartiers neufs des villes en agrandissement pratiquent, en effet, les rues rectilignes d'une façon assez invariable. C'est conforme à l'esprit utilitaire du siècle, qui cherche les chemins les plus courts. Encore un peu, ce serait le type du beau. Il y a, cependant, des exceptions de fait et quelques-unes, même, sont obligatoires, comme on le verra.

Mais raisonnons sur la rue rectiligne. Les calculs basés sur les nécessités de l'insolation des immeubles ont établi que la meilleure orientation est celle des rues *méridiennes*, c'est-à-dire allant du Nord au Sud. Il faudrait assurer cette orientation aux rues principales des villes. On tolérerait l'orientation *équatoriale* — ou l'intermédiaire, — aux rues de peu d'importance, à la condition qu'elles soient larges.

Cependant, à la réunion des hygiénistes allemands à Fribourg-en-Brisgau (1885), Stübben (de Cologne), qui connaissait assurément les théories de Vogt et de Flügge, proposa à l'assemblée et fit adopter en principe l'orientation nord-est sud-ouest ou sud-est nord-est, à l'exclusion de l'orientation méridionale aussi bien que de l'équatoriale. C'était, d'ailleurs, la reproduction d'une formule déjà proclamée à Munich, dix ans auparavant, et je crois bien, de la formule aussi de Pilat et Tancrez, à Lille, sinon de l'opinion vulgairement répandue.

Les hygiénistes qui n'ont consulté que l'observation journalière ont-ils eu complètement tort, et faut-il les immoler à trigonométrie? Cela ne nous paraît pas certain et c'est heureux, parce que beaucoup de villes ont des rues dans ces orientations intermédiaires, qu'il serait difficile de faire disparaître, — ou bien, ont projeté d'en tracer de pareilles pour leur agrandissement, en un terrain qui impose la direction des voies principales par le fait de sa configuration, et qu'on ne saurait modifier à moins de travaux pénibles et coûteux. Il y a, en effet, des compensations à l'orientation est-ouest.

Sans doute, si l'on remplit exactement de bâtisses le lot de terrain affecté aux maisons; ou si, comme les règlements (23 juillet 1884) permettent de la faire à Paris, l'îlot de maisons n'est que *crevassé* de cours de 5 mètres de largeur (quelle que soit la hauteur des constructions!) et de *courettes* de $1^m,80$, il est difficile que l'installation de la façade postérieure d'une maison dont la façade de rue regarderait le nord — ou à peu près — puisse jamais apporter une compensation sérieuse au manque de soleil qui afflige celle-ci. Les règles de Vogt, Clément, Ém. Trélat, relativement à l'orientation, pourraient donc servir, sinon à faire changer la direction des rues de Paris et de Lyon, du moins à apprécier leur salubrité, au point de vue de la direction qu'elles affectent.

Il en va tout autrement, selon nous, des villes dans lesquelles, comme à New-York (1), « la distance entre les bâtiments construits en façade et les autres bâtiments élevés en arrière doit être d'au moins $3^m,05$ pour des constructions à un étage; de $4^m,55$ pour deux étages; de $6^m,10$ pour trois étages et de $7^m,60$ au delà. » La situation est plus différente encore pour les localités qui ont un espace libre, planté d'arbustes et de fleurs, autour de la maison ou seulement en arrière, telles que Londres, Lille, les quartiers neufs de Nancy, de Berlin et de diverses villes d'Allemagne. Dans de telles conditions, supposons une rue équatoriale ou presque équatoriale. La façade des maisons du côté sud de cette rue, regardant le nord, ne recevra le soleil que très peu, le matin ou le soir, aux grands jours de l'année. Mais l'arrière de ces maisons sera ensoleillé longuement et en tout temps; pour peu que les bâtisses ne soient pas trop profondes, l'action d'assèchement n'est point nulle et il peut y avoir quelque emmagasinement de calorique sur les parois de la façade postérieure. Qu'est-ce qui empêche d'y mettre les chambres à coucher, le cabinet de travail, en un mot les pièces où l'on passe la vie, et de reporter sur la rue, au nord, mais du côté qui est pour le public, le salon, c'est-à-dire la pièce où l'on ne séjourne que quelques heures, un jour de la semaine? Inversement, les maisons dont le front regarde le midi collectionneront du soleil sur leur façade d'honneur au profit des pièces en arrière. Si les rayons de cet astre tombent perpendiculairement, en été, et glissent sur la façade sans l'échauffer, il n'y a vraiment pas grand mal, puisqu'il y a assez de chaleur partout, en cette saison. Pour ce qui est de l'hiver, quand on a le bonheur, à cette époque, de voir un peu de soleil dans nos villes juxtaboréales, l'astre n'est plus assez haut pour que ses rayons arrivent verticalement dans les rues parallèles à l'équateur; ils sont d'une forte obliquité, échauffent les façades qu'ils rencontrent et sont bien accueillis des individus présents dans les pièces où ils pénètrent.

Nous habitons, à Lille, une maison (mal faite d'ailleurs, puisqu'elle a été bâtie pour des locataires) située dans la rue Solférino, qui court du

(1) Martin (A.-J.) et Masson (L.), *La réglementation sanitaire des habitations à New-York* (*Revue d'hygiène*, VIII, p. 322, 1886).

sud-est au nord-ouest, avec une largeur de 20 mètres et bordée de constructions d'une douzaine de mètres de hauteur, n'ayant que deux étages au-dessus du rez-de-chaussée. Cette maison fait partie de la rangée qui regarde le sud; mais elle a, sur l'arrière, un jardinet de 16 mètres de profondeur, contigu lui-même, sauf les murs de clôture, à d'autres jardinets appartenant aux maisons d'une rue parallèle à la rue Solférino. Si nous ne nous y trouvons pas bien, ce n'est assurément pas à cause de l'orientation. Au contraire. Les pièces sur la rue sont très agréables et point trop froides en hiver ou dans les saisons de transition. En été on y abat les persiennes et l'on se réfugie dans les pièces de la façade postérieure ensoleillées le matin, mais où l'on n'a plus, à partir de dix heures, que l'éclairage par le bleu de la calotte céleste.

Comme conclusion, *l'orientation est presque indifférente*, lorsque les rues sont *larges*, *sans profondeur*, et que, dans les îlots de bâtisses, les maisons ne se touchent point par leurs façades postérieures, mais laissent entre elles des espaces libres, plus larges que les constructions ne sont hautes.

Il en résulte aussi que la rectitude des alignements n'est point indispensable, si son absence est compensée. Autrefois, on faisait volontiers des rues courbes, ou à plusieurs inflexions, avec des maisons dont les unes étaient en saillie, d'autres en retrait sur la ligne générale de bordure. On avait même des étages qui débordaient le plafond du rez-de-chaussée, s'avançant, au-dessus de la rue, à la rencontre de l'étage homologue de la maison d'en face, qui en faisait autant. Il existe encore de ces rues dans quelques villes anciennes, qui ne sont point entièrement modernisées, à Tours, à Rouen, à Lisieux. C'est extrêmement joli et au fond, absurde, comme les cathédrales gothiques. Mais il n'est pas dit que les maisons de ces rues soient insalubres pour cela. Il suffit que la rue ait des dimensions en rapport avec ces caprices de l'alignement, comme le « *quadrant* » de Regent-Street, à Londres; ou que les espaces vides intérieurs compensent le défaut d'aération et d'insolation des façades tournées vers la rue, ce qui était souvent le cas dans les habitations de nos vieilles villes. On avait de la peine à reconnaître les demeures des particuliers et à en trouver la porte ; mais, une fois le seuil franchi, des cours seigneuriales et des jardins délicieux s'ouvraient au visiteur.

Dans les habitudes modernes, les rues suivent une ligne droite inflexible et les maisons y sont alignées comme des soldats à la parade. Ce n'est pas absolument beau et les architectes ont besoin de varier et de mouvementer un peu les façades pour lutter contre cette monotonie. Mais nous y gagnons la suppression des angles morts, la libre circulation de l'air dans la rue, la disparition des surfaces qu'encrasseraient les poussières de l'industrie contemporaine.

Pourtant, on n'en est pas encore arrivé à blâmer les rues qui, étant larges et plantées d'arbres, se permettent d'avoir des flexuosités et même d'affecter la direction demi-circulaire, circulaire ou polygonale, comme les boulevards de Paris, le *Mail* d'Orléans, le *Ring* de Vienne.

Longueur des rues. — Les principes posés par l'hygiène scientifique de notre époque, que nous avons acceptés, mais en y introduisant quelques réserves, autorisent ou même commandent les rues longues, très longues, avec cette aggravation qu'elles ne dévieront pas un instant de la direction rectiligne. Quand une rue possède la bonne orientation que veulent les mathématiques, on ne voit pas pourquoi elle en changerait.

En fait, il est certaines rues, d'ailleurs remarquables, qui semblent suivre ce précepte à la lettre, telles que Wilhelmstrasse et Friedrichstrasse (méridiennes), à Berlin. Dans la même ville, l'avenue *Unter den Linden* se continue en droite ligne jusqu'à Charlottenbourg à 5 kilomètres plus loin, par la Berlinerstrasse (équatoriale). Wilhemstrasse, en changeant un peu de direction, change aussi de nom et devient Luisenstrasse ; mais, sauf ce détail, c'est la même rue. Le cas se répète de la part de Müllerstrasse, par rapport à Friedrichstrasse. Oxford Street, à Londres, n'a que 2 kilomètres de longueur, mais, continuée par d'autres rues, elle arrive (Fonssagrives) à une longueur de près de 17 kilomètres et coupe à la manière d'un diamètre l'immense métropole. La Canebière, à Marseille, avec les allées de Meilhan qui la prolongent en ligne droite, atteint à 2 kilomètres. Fonssagrives comptait, à Paris, huit rues de plus de 2 kilomètres de longueur : rues de l'Université (2701 m.), de Rivoli (2575 m.), de Grenelle-Saint-Germain (2251 m.), Saint-Maur-Popincourt (2221 m.), du faubourg Saint-Honoré (2077 m.), le boulevard Malesherbes (2700 m.), le boulevard Magenta (2000 m.), l'avenue de Vincennes (2200 m.). Quelques-unes de ces voies n'ont, à la vérité, point la direction en ligne droite inflexible. Si la ligne par laquelle le boulevard Saint-Michel continue le boulevard de Sébastopol n'éprouvait une faible brisure, à l'approche de la Seine, on aurait une voie en ligne droite d'environ 5 kilomètres. A Lille, le boulevard de la Liberté a 1750 mètres, la rue Solférino 2700 mètres, le boulevard Vauban avec son prolongement par la rue d'Isly, à peu près autant.

Il faut bien que ces rues si longues soient mises en communication entre elles par des rues transversales. Celles-ci ont, d'ordinaire, un parcours moindre. Nous ne les croyons pas dispensées pour cela d'être larges et modérément profondes. Lorsque les grandes artères partent d'un espace central pour diverger en éventail, les rues transversales qui réunissent les extrémités des branches de l'éventail sont forcées d'être longues elles-mêmes. C'est alors que des rues *tertiaires*, si l'on peut dire, interviennent pour réunir encore les rues *secondaires*. On peut donc distinguer les voies urbaines, à ce point de vue, en rues *longues*, *moyennes* ou *courtes*. Fonssagrives admettait dans sa classification les « petites rues, les ruelles et les impasses ». Ce sont des modes qui existent, mais desquels l'hygiène n'a rien à dire, sinon qu'ils doivent disparaître.

Les rues longues, pourvu qu'elles soient rationnellement construites, sont favorables à l'aération des immeubles et à l'assèchement du sol. Les grandes colonnes d'air, qui se déplacent dans ce vaste couloir, refoulent devant elles et aspirent en arrière; la ventilation des petites rues secondaires est assurée du même coup, lors même qu'elles seraient perpendiculaires à la direction du vent. L'inconvénient, à cet égard, est que les courants forts, lorsqu'ils enfilent les longues rues, y acquièrent encore plus de violence par leur étranglement relatif et deviennent désagréables. A Marseille, les rues longues ouvertes au mistral sont condamnées d'avance.

Il est certain que la circulation est plus rapide, plus commode et moins dangereuse par les rues longues et droites. Il saute aux yeux que ce sont les plus fréquentées des villes. On les prend volontiers, lors même qu'elles ne se dirigeraient pas exactement sur le point où l'on veut se rendre, parce qu'en définitive leur rectitude est encore un moyen d'économiser le temps que prendraient des zigzags imposés par d'autres voies. Elles vous dispensent de l'attention que nécessiterait la route par des rues multiples, se rejoignant sous des angles divers, et de celle qu'il faut pour ne pas se faire écraser aux intersections et aux tournants.

En revanche, la rue très longue et très droite est monotone. A notre avis, il est indispensable d'interrompre, de distance en distance, la continuité de rues pareilles à l'aide de places sur lesquelles des monuments, des statues, des fontaines, un jardin, attireront les yeux du passant et lui feront oublier la longueur de la route. Ce conseil n'a rien de contraire à l'esthétique et l'on en peut trouver l'application en diverses villes. La rue Solférino, de Lille, a sur son trajet le square et le palais Rameau et trois places, dont une, la place Philippe-Lebon, possède sur l'un de ses côtés une église, sur l'autre la Faculté de médecine; un bassin avec jet d'eau est au centre même, dans l'axe de la rue; nous regrettons que le jet d'eau ne soit pas une fontaine monumentale et que le bassin ne soit pas entouré d'une bordure d'arbustes et de fleurs, empiétant sur l'immensité désolée de la surface de grès mal équarris, qui constitue aujourd'hui cette place.

La pente des rues. — Cet objet va nous amener à nous occuper du sol des rues, alors que nous n'avions envisagé jusqu'à présent que l'espace aérien et lumineux compris entre la double rangée des maisons. Ce sera une transition entre ce paragraphe et le suivant, où nous étudierons la protection du sol des villes. Les quelques lignes consacrées ici à la *pente des rues* intéressent à la fois l'un et l'autre aspect de la question, puisque, si la pente a son importance dans l'application des mesures de protection du sol des villes, elle a aussi sa part dans les caractères que leurs dimensions donnent à la physionomie des rues. — Il ne s'agit, d'ailleurs, pour le moment, que de la pente *longitudinale*.

Il a déjà été dit (p. 40) que les villes n'ont pas à chercher pour leur installation, un sol à pentes accentuées; ce serait plutôt le contraire. Les fortes pentes sont singulièrement gênantes pour la circulation. Elles obligent à des routes en lacet pour les voitures, à des escaliers pour les piétons, comme à Gênes, Lausanne, Alger, etc. Aussi les villes affligées de différences de niveau considérables dans le sol qui les supporte sont-elles condamnées à rester petites villes, à moins qu'elles ne trouvent, dans une certaine direction, un terrain égal et peu incliné, sur lequel elles peuvent s'étendre; — ou bien qu'elles ne rasent une colline pour en combler un ravin, comme Constantine a jeté une partie du Coudiat-Aty en avant de la porte Vallée. Paris même, en s'étendant vers les Batignolles et Montmartre, a dû transporter sur les quartiers des rives de la Bièvre la terre des collines décapitées. Encore y a-t-il autour de la place de l'Europe des rues passant les unes par-dessus les autres et, dans la rue du Rocher, des maisons dont le rez-de-chaussée est le deuxième étage de la rue de Madrid.

Les villes dans lesquelles les rues ont le désagrément de devoir communiquer entre elles au moyen de rampes et de « volées d'escaliers » n'ont rien de mieux à faire que de construire ces voies en cascades de la façon qui peut être la moins pénible pour les passants et la moins dangereuse. Fonssagrives a détaillé les précautions à prendre et émis l'avis que ces escaliers pourraient, un jour, être remplacés par un *ascenseur*. Nous ne croyons pas que ce vœu, dont la conception est discutable, soit sur le point de se réaliser.

Quant aux pentes douces, la mesure de 5 p. 1000, indiquée comme le minimum à exiger par le même hygiéniste, est probablement exagérée. L'eau des pluies et celle que la distribution municipale fait passer dans les ruisseaux de rue coulent déjà avec une certaine force, sous la pente de 2 p. 1000, à la condition que le revêtement de la chaussée et du ruisseau n'y mettent point d'obstacle.

Il est incontestable que la pente naturelle des rues en favorise les lavages, spontanés ou voulus, et que les différences de niveau donnent plus de physionomie à la ville. En général, aussi, la pente de la surface correspond à une inclinaison prononcée de la nappe souterraine et, par conséquent, peut faire supposer que le sol se draine facilement dans sa profondeur. Mais les villes plates ne sont pas condamnées pour cela à la malpropreté, de même que les villes en pente ne peuvent compter qu'à la faveur de cette circonstance le nettoyage de leurs rues se fera tout seul. Le défaut de pente est un prétexte dont abuse quelquefois l'inertie municipale. Dans la ville la plus plate du monde, il est toujours possible de donner aux égouts de rue la pente de 0,5 p. 1000, qui est suffisante. Il n'est pas moins facile de construire la chaussée convexe, de multiplier les bouches d'égout, pour assurer l'écoulement rapide des eaux pluviales. La pente longitudinale de la chaussée et, par suite, des ruisseaux latéraux peut être obtenue à volonté, du moment qu'elle n'est pas obligée de dépasser de faibles limites. Sans doute, la surface du caniveau devra être unie, lisse même, et composée d'éléments parfaitement joints. Mais ce sont là des conditions qu'elle doit remplir dans tous les cas, à moins qu'on ne supprime le ruisseau et que les eaux pluviales ou de lavage n'aient pour couler que l'angle formé par la rencontre de la chaussée, à revêtement étanche, avec le trottoir. Ce qui est pour le mieux, parce que cela est suffisant et que cela interdit autant que possible la hideuse bavure au ruisseau des gargouilles d'eaux ménagères, la principale raison, au fond, pour laquelle on est obligé de faire passer de l'eau dans les ruisseaux.

En supposant même que la pente longitudinale de la chaussée soit nulle ou qu'étant très faible, elle soit uniforme, les ingénieurs savent donner au caniveau des *points hauts* et des *points bas*, tels que les ouvriers chargés d'assurer le lavage des rues puissent pratiquer des barrages improvisés, faire des chasses et diriger le courant à volonté dans un sens ou dans l'autre.

En résumé, les pentes accentuées ne sont point nécessaires ni même utiles à la propreté des rues, et les villes plates n'ont aucun prétexte pour rester négligées.

§ 2. — **Revêtement de la chaussée.**

La pensée première du revêtement des chaussées est due, sans conteste, au besoin de favoriser la circulation. C'est encore elle qui l'emporte aujourd'hui dans les déterminations des municipalités. On recouvre le sol de la rue dans les villes pour la même raison que l'on a pavé ou empierré les routes à l'extérieur.

L'hygiène ne saurait dédaigner ce côté de la situation, puisque la facilité de la circulation est un élément de bien-être. Mais elle aperçoit bientôt, dans le revêtement du sol des rues, une circonstance qui relève directement de ses études, à savoir : que ce revêtement peut devenir une protection contre la souillure superficielle ou profonde du sol et, par contre-coup, un obstacle au retour dans l'atmosphère libre des gaz que les décompositions organiques ont pu produire dans l'épaisseur du sol.

Au fond, les obligations administratives se rencontrent en ceci avec l'hygiène et le mieux est que celle-ci et celles-là marchent d'accord.

L'administration municipale, en effet, a pour devoir d'enlever ces immondices de rue, que l'hygiène redoute, et il se trouve d'ordinaire que cet enlèvement est d'autant plus facile que le blindage du sol est plus parfait et plus exact.

Nous ne reviendrons pas sur ce qui a été dit, au début de cet article (Historique, p. 6), sur la confection des chaussées dans l'antiquité, principalement par les Romains, ces infatigables constructeurs, pour qui les routes étaient d'abord des voies de transport et de ravitaillement des troupes, des moyens de domination. Les routes stratégiques convergeaient en un point, au milieu d'une ville, chef-lieu de la province, comme on voit encore aujourd'hui huit « chaussées de Brunehaut » converger à Bavai (Nord), l'antique *Bagacum*, capitale des Nerviens. Ce qui était chaussée à l'extérieur était le revêtement de la rue, une fois en ville.

Autour de Versailles, on dit même « le *pavé* », en parlant des routes qui partent de cette ville et sont, en effet, recouvertes de grès, comme les rues de l'endroit.

On s'est servi, au témoignage de Blasius (de Brunswick), dans les pays marécageux de l'Allemagne du Nord, d'un revêtement qui consistait en rondins de bois placés à côté les uns des autres, perpendiculairement à la direction du chemin. Les *pontes longi* des Romains devaient être quelque chose de ce genre.

Ce n'est qu'au XIIIe siècle que l'on fit, en Allemagne et en Suède, de véritables routes.

Du Mesnil (1) rapporte, d'après Lachaise, que ce fut aux conseils de Rigord, médecin de Philippe-Auguste, que Paris dut la première application du pavage des rues. « La puanteur intolérable qui s'élevait des boues et immondices de la ville était si grande qu'elle pénétrait jusque dans le palais de nos rois et le rendait presque inhabitable. Le roi prit la résolution de remédier à un mal si dangereux (qui le gênait tout le premier) et... donna ordre au prévôt de Paris, l'an 1184, de faire paver toutes les rues et places publiques, pour en faciliter le nettoiement, ce qui rendit la ville beaucoup plus commode. Un nommé Gérard de Poissy, riche financier, voulant participer à la gloire de cette entreprise, y contribua d'une somme considérable. »

L'*empierrement* fut inventé en France, par Trésaguet (1775). Les routes ainsi garnies furent dites *chaussées*. John Mac Adam, surintendant des routes d'Écosse, a réinventé le procédé en 1820, et nous nous figurons qu'il vient d'Angleterre.

Les conditions générales que doit remplir le revêtement des chaussées urbaines, déjà définies par Du Mesnil, sont comprises dans la formule suivante, de Heuser et Blasius, adoptée par les hygiénistes alle-

(1) *La viabilité de Paris étudiée au point de vue de l'hygiène* (*Ann. d'hyg.*, XVII, p. 247, 1887).

mands, au Congrès de Francfort-sur-le-Mein, en 1888 (1), et à laquelle nous pensons que l'on peut se ranger dans tous les pays :

« La surface de la chaussée doit être autant que possible unie, présentant une courbure régulière, impénétrable à l'eau et ferme, afin que l'eau puisse s'en écouler le plus rapidement possible, que le sous-sol soit à l'abri des souillures, que le nettoyage de la rue puisse s'exécuter aisément et complètement et qu'il se forme le moins possible de boue et de poussière. En outre, la circulation doit y être rendue aussi peu bruyante que possible. »

La première partie de cette formule exclut les surfaces de chaussée à ligne compliquée, telles que celles qui sont formées d'une zone plate médiane, entre deux zones courbes latérales.

Les divers systèmes de revêtement de la chaussée urbaine sont : le *pavage* — en pierre ou en bois, — l'*empierrement*, l'*asphaltage*, le *cimentage*, le *dallage* et quelques autres modes peu répandus dont le fer ou le caoutchouc font les frais.

I. **Pavage en pierres.** — C'est celui des Romains et de Louis XIV, avec quelques variantes. On y emploie les pierres dures, grès, porphyre, granite, quartzite, arkose, syénite. On voyait, dans le pavillon de la ville de Paris, à l'Exposition universelle de 1889, des échantillons des nombreuses pierres qui servent à garnir les chaussées et les trottoirs de la capitale : *porphyres* de Voutré (Mayenne), de la Loire (Roanne), de Saint-Raphaël (Var), de Quenast (Belgique), du Palatinat (Bavière); *basaltes*, *laves*; *granit* normand, breton, des Vosges, d'Auvergne; *grès* des Vosges, de Jeumont, de Tournai; arkose, quartz, quartzite; pierre d'Einville; briques céramiques. La carrière de grès des *Maréchaux*, près de Cernay-la-Ville (Seine-et-Oise), y était représentée avec un certain luxe.

Les grès d'Yvoir (Belgique) et d'Yvette sont renommés. A Lille, on emploie les grès d'Artois, concurremment avec les pavés bleus de Quenast. Les porphyres belges, qui ont le défaut de se polir et de devenir glissants, y sont réservés aux trottoirs, à leur bordure et aux ruisseaux. On en use de même à Paris, à leur égard.

A Londres, au témoignage de Barabant (2), le granit de Guernesey et surtout celui d'Aberdeen sont les plus usités. On utilise aussi les granits de Mount-Sorrel (Leicestershire) et de Newmarkfield (pays de Galles). Bruxelles utilise les porphyres de Quenast et de Lessines et les grès de la Meuse, de l'Ourthe, d'Attres et de Mévergnies.

En somme, les pierres employées dans le pavage doivent être dures et résistantes, mais ne point se polir à l'usage. L'usure rapide des pavés n'est pas seulement une lourde charge pour la caisse mu-

(1) *Strassenbefestigung und Strassenreinigung* (*D. Vierteljahrsschrift f. œff. Gesundheitspflege*, XXI, p. 204, 1889).

(2) *Note sur les questions de viabilité*. Paris, 1883.

nicipale, c'est aussi une source de poussière incommode et même agressive.

Coefficient d'usure de quelques matériaux de pavage.

Très bon grès d'Yvette	1.00
Porphyre de Quenast	0.90
Quartzite de l'ouest	0.80
Arkose d'Autun	1.10
Granit de Mount-Sorrel	1.56
— de Guernesey	1.60
— d'Aberdeen	1.77
Grès d'Yvoir	1.80

On a, dans un temps, pratiqué le pavage en juxtaposant des cailloux roulés ou des morceaux de grès grossièrement équarris, que rien ne réunissait entre eux et à l'ensemble desquels on donnait une surface à peu près plane. Ce travail « de cyclopes », dit Blasius, n'empêchait pas l'eau de pénétrer dans le sous-sol avec les impuretés qui s'accumulaient dans les interstices. D'ailleurs, les cailloux, pointus ou *étêtés*, étaient horribles à la marche pour le piéton et produisaient, sans le passage des voitures, un vacarme assourdissant. Ce mode barbare, que l'on voyait naguère encore appliqué à des rues de Strasbourg, Metz, Nancy et de quelques villes du Midi, est désormais condamné.

Le revêtement en pavés de grès varie beaucoup de valeur et de convenance selon le volume et la forme des pavés et, surtout, selon les moyens d'union qu'on leur donne. On emploie en diverses villes des pavés cubiques et énormes, dans la pensée que l'étendue des surfaces pleines diminue les joints et les fissures. Mais les pavés s'usent sur leurs angles et la tête de ces gros pavés s'arrondit de manière à présenter une succession de surfaces bombées. En outre, plus une surface est étendue, plus le basculement en est sensible. Rien n'est plus inégal que la chaussée de gros pavés, quand elle est un peu fatiguée. Beaucoup de villes d'Allemagne conservent les pavés larges; Lille ne les a pas notablement réduits. Mais, dans l'Allemagne de l'ouest et du sud-ouest on a limité la largeur des pavés à 10 ou 12 centimètres; en France et en Belgique à 10 centimètres et même, en Angleterre, à 7 ou 8 centimètres.

Du reste, on a généralement abandonné la forme cubique. La surface de la *tête* représente un parallélipipède rectangle, d'une longueur supérieure à la largeur, et la *queue* ou hauteur du pavé atteint habituellement à la plus grande dimension de la surface. La masse du pavé va en s'amoindrissant de la tête à la queue, de façon que la surface du *pied* puisse être réduite aux deux tiers de celle de la tête, mais pas au delà. Le *Manuel de construction* allemand distingue : 1° des pavés de 15 à 20 centimètres de long sur 10 à 15 de large, et 18 à 20 de hauteur; 2° des pierres de 15 à 20 centimètres de long sur 8 à 15 de large et 15 à 20 de hauteur; 3° enfin des pavés dont la surface de tête est de 13 à 18 centimètres sur 8 à 14, et la hauteur 12 à 17 (1). Le pavé moyen (*pitching*) de Londres, dit Barabant, a 75 millimètres de largeur sur 15 centimètres de longueur; mais on voit aussi très fréquemment des pavés en forme de boutisses, ayant la petite largeur de 75 millimètres et une longueur de 25 à 30 centimètres; la hauteur est de 15 à 20 centimètres, selon l'importance de la circulation. Pour Paris, l'ingénieur distingué qui vient d'être cité parle d'échantillons de 12 centimètres sur 18 et d'autres de 14 centimètres sur 20, avec des hauteurs de 18 et 20 centimètres, qu'il serait utile, au point de vue des frais, de réduire à 16 centimètres.

Nous inclinons, dans le sens moderne, pour les pavés de surface restreinte, moins bruyants, moins disposés à basculer, moins odieux que les grands.

Les pavés doivent être posés de façon à donner à la coupe perpendiculaire de la chaussée une courbure prononcée. Ou bien, les deux moitiés de la chaussée se rencontrent en dos d'âne sur la ligne médiane longitudinale, avec une inclinaison que le Manuel allemand fixe à 50 p. 1000.

D'ailleurs, on ne pose pas les grès à même le sol. Il importe au contraire, de leur faire un lit, une *fondation*, disent les Anglais, et la solidité du pavé dépend essentiellement des qualités de ce lit. Le mode le plus primitif est un lit de sable, plus ou moins tassé, quelquefois humecté d'eau; c'est celui de Lille, et nous constatons tous les jours qu'il est mauvais. Le lit fait d'un mélange de sable, de gravier, de fragments pierreux, de cailloux de petite dimension (celle d'une noix à peu près) est déjà très supérieur. On fait passer le cylindre sur cette *forme* ou sur le pavé lui-même (Barabant). Mais le progrès radical en cette matière est le procédé anglais d'établir les pavages « sur des fondations en béton de chaux ou même quelquefois de ciment de 15 à 20 centimètres d'épaisseur. » Le béton de chaux se fait, à Londres, avec une partie de chaux hydraulique (*Blue lias lime*) et sept parties de ballast, que les dragages de la Tamise fournissent dans des proportions très avantageuses de sable et de cailloux. On régularise la surface du béton à l'aide d'un enduit de mortier, on y répand une couche de sable de 5 centimètres d'épaisseur et les pavés sont posés à plein bain de mortier hydraulique. La couche de sable a pour but d'assourdir la résonance qu'aurait le pavé sur béton sans intermédiaire. Les pavés anglais, étant de granit, forment avec le mortier une forte prise; à Londres, on coule encore du mortier, parfois mélangé de goudron, dans les interstices, ou même on y verse sur du gravier un mélange de poix et de créosote (méthode de Dunscombe, de Liverpool). A Berlin, les joints sont garnis de mortier ou de goudron (P. Börner).

Ce jointage exact et surtout la fondation de béton, que nous retrou-

(1) Flügge (C.), *Anlage von Ortschaften* (*Handbuch der Hygiene und der Gewerbekrankheiten von* Pettenkofer *und* Ziemssen, II, 1882.

verons avec le pavage en bois, rendent pénible et coûteux le travail de déranger ultérieurement ces pavés si bien agglutinés lorsqu'il faut y ouvrir une tranchée pour réparer quelque conduite souterraine, celles du gaz d'éclairage, notamment. Mais ce sera une raison pour que les ingénieurs exécutent d'emblée les canalisations diverses assez bien pour rendre les réparations inutiles ou très rares. Ce qui est même absolument indispensable aujourd'hui pour les conduites de gaz, comme le fait remarquer Du Mesnil (1), puisque l'étanchéité de la fondation et du pavage supprime la dispersion, dans l'atmosphère, du gaz des fuites, diffusé dans le sol, et prépare, si les fuites continuent à se produire, les accidents de maisons (explosions ou asphyxies).

Au fond, l'élévation des dépenses est compensée par la possession d'un pavé très salubre en même temps que solide. A Lille, on se borne à remplir les interstices avec du sable. Les premières pluies qui tombent sur un pavage neuf entraînent ce sable dans la profondeur; plus tard, par l'enfoncement des pavés, il revient avec de la boue, de bas en haut; c'est une source de malpropreté et de poussière.

Il est, cependant, impossible de ne pas avoir d'interstices entre les pavés, parce que la façon grossière dont ils sont taillés, les différences légères qui existent dans leurs dimensions d'un pavé à l'autre, empêchent de les juxtaposer exactement. On laisse donc, intentionnellement, un intervalle de 2 centimètres à 2 centimètres 1/2 entre deux pavés successifs et entre deux rangées voisines. Habituellement, on cherche à donner une régularité assez parfaite aux rangées de pavés dans le sens perpendiculaire à l'axe de la rue; de telle sorte que la ligne des interstices d'une rangée à l'autre soit une ligne droite. Les pavés dont la tête est plus longue que large sont placés de façon que la plus grande dimension soit aussi dans le sens transversal. Quelle que soit la nature du remplissage des interstices, cette ligne où la pierre manque sert de point d'appui au pied des chevaux et favorise la circulation. Il n'est donc pas rationnel de lui donner une direction oblique en disposant les rangées de pavé, comme on le fait souvent en Autriche, paraît-il, sous un angle de 45 degrés avec l'axe de la chaussée.

Avec les précautions qui viennent d'être indiquées au sujet de la fondation sous le pavage et du remplissage des interstices, on arrive assez bien à obtenir un pavé étanche, c'est-à-dire protégeant le sous-sol contre les infiltrations et l'air contre le retour des gaz du sol. Mais on ne réussit pas à rendre silencieuse la circulation sur un pareil revêtement ni à supprimer la trépidation du sol que produisent les ressauts des voitures et qui se communique aux maisons voisines. Les gros pavés joints au sable atteignent à la plus complète réalisation de ce double inconvénient, singulièrement antipathique et plus dangereux qu'on ne

(1) *Le service de l'éclairage à Paris* (*Ann. d'hyg.*, XVIII, p. 458, 1887).

croît (O. Wight) aux gens nerveux, comme sont presque tous les citadins, douloureux aux fracturés, aux femmes en couches, ou atteintes d'affections utérines (Vallin), aux malades de toute espèce. La résonance du pavé est plus intense par les temps secs ; elle est à son maximum par la gelée sans neige.

A l'Exposition universelle de 1889, dans le pavillon de la Ville de Paris, on voyait la coupe en réduction de deux rues pavées ; l'une en grès presque cubiques, sur sable ; l'autre en grès cubiques sur une couche de béton recouverte d'une mince couche de sable. Dans les deux cas, les interstices étaient remplis avec du sable. Bien que la surface de tête de ces grès soit de faibles dimensions, ni l'un ni l'autre de ces types n'est à louer entièrement. Le moins mauvais est, d'ailleurs, celui du pavage sur béton.

II. **Pavage en bois.** — Les hygiénistes, gardant ce principe qu'il ne faut pas introduire dans le revêtement de la chaussée de matière organique, par suite putrescible, ont longtemps hésité devant le pavage en bois. Nous le repoussions encore, personnellement, il y a une dizaine d'années. O. Wight, *Health Officer* de Détroit (États-Unis) et Lacazette (de Bordeaux) lui sont défavorables. Barabant, pour des raisons d'économie municipale surtout, pense que l'on ne devra se prononcer définitivement qu'après une expérience de quelque durée. Le fait est que les essais de ce système, pratiqués à Paris (place Saint-Michel, rues Saint-Georges, Croix-des-Petits-Champs, Richelieu), vers 1872, n'étaient pas encourageants. Mais nos ouvriers ne savaient pas s'y prendre et il a fallu que des paveurs anglais de l'*Improved Wood Pavement C°* vinssent travailler sous nos yeux pour nous mettre au courant. Le pavage en bois, qui réussissait, à beaucoup d'égards du moins, sur la solide fondation qu'on lui donne à Londres et à Berlin, est revenu en France depuis quelques années (1881) et s'étend de jour en jour sur les plus belles avenues (Champs-Elysées) et sur les boulevards de Paris. Ce que nous en avions vu à Berlin et à Londres nous avait déjà fait modifier notre premier jugement. Les services qu'il rend à Paris, où une surface de 300 000 mètres carrés était ainsi recouverte, dès 1885, nous semblent achever la démonstration de la supériorité du système sur le pavage en grès et sur le macadam, encore qu'il ne soit pas entièrement inaccessible aux objections.

Le pavé de bois se pose sur une fondation en béton de ciment, de 15 à 23 centimètres d'épaisseur, très soignée, à surface exactement lissée, recouverte ou non d'une couche de sable de 2 à 4 centimètres d'épaisseur, ou d'un mélange de poix et de goudron. La préparation de cette fondation précède de trois ou quatre jours la pose des pavés. Ceux-ci sont des rectangles de bois de 22 centimètres de long sur 7 à 8 de large et 22 de hauteur. Il est indispensable que la hauteur soit rigoureusement la même pour tous les blocs. On les établit en rangées très régulières perpendiculairement à l'axe de la chaussée, en supprimant le plus possible les joints *parallèles* à cet axe, et en laissant aux joints *transversaux* un intervalle d'environ 1 centimètre, que l'on remplit jusqu'à 3 ou 4 centimètres de hauteur du mélange hydrofuge de goudron et de créosote, pour achever ensuite le remplissage avec un coulis de sable fin et de ciment de Portland. Cet intervalle suffit au gonflement de l'ensemble lorsque le bois vient à être mouillé ; pour donner du champ à la dilatation dans le sens transversal, la compagnie de l'*Improved Wood Pavement* pose, le long des bordures de trottoir, deux ou trois rangées de pavés parallèles au trottoir, en laissant entre celui-ci et la première rangée un espace de 3 à 4 centimètres qu'on garnit seulement de sable après que le bois mouillé s'est dilaté et a produit son effet de gonflement. On finit, d'ailleurs, par remplir également cet intervalle de mortier de ciment très fluide, ou d'un mélange de bitume et de goudron, comme les autres joints.

Les pavés sont posés debout, c'est-à-dire présentant en haut et en bas la tranche perpendiculaire aux fibres du bois. Lorsque le revêtement de la chaussée est terminé, on brosse les bavures du mortier et l'on répand, à la surface, du gravier dont les grains ont environ 1 centimètre de diamètre. Au bout de quatre à cinq jours, la voie étant livrée à la circulation, les roues des voitures font pénétrer ce gravier entre les fibres du bois. Comme cet épandage de gravier se répète à intervalles, ultérieurement, alors que la chaussée est en pleine pratique, il se fait à sa surface, comme le remarque Ferron (de Bordeaux), une incrustation pierreuse très serrée, qui nous a paru devoir être pour beaucoup dans la résistance à l'usure que possède ce mode de pavage. Il est clair qu'elle restreint aussi la perméabilité du revêtement. Cette perméabilité n'existe pas pour la fondation ni pour les joints au ciment ; mais celle qui persiste de la part du bois expose, naturellement, les pavés à avoir le pied dans l'eau et, malgré les mélanges hydrofuges, à se pourrir. A vrai dire, on a aussi *trempé* les blocs pendant cinq minutes dans une composition chaude conservatrice, faite, en Angleterre, de coaltar, de créosote et d'une craie argileuse dite *green chalk* ; mais ce mélange pénètre peu et l'effet en est assez incertain pour que les ingénieurs du district de Chelsea croient pouvoir s'en passer.

Les bois de pin et de sapin sont ceux qui fournissent le plus habituellement les pavés : sapin rouge de Suède, bois d'Amérique, *pitch-pin* de Pensacola, pin des Landes à Paris et à Bordeaux. Ces essences ont l'avantage du bas prix, de l'élasticité, de l'aptitude à se laisser incruster par le gravier. En Allemagne, on a essayé le chêne et le hêtre ; il a fallu renoncer au premier, mais le hêtre est d'un usage assez répandu (Heuser).

On donne au revêtement de bois une courbure telle que le bombement de la surface soit égal à 1/60e de la largeur de la chaussée.

Au point de vue de la circulation, le pavé en bois a une élasticité et une égalité de surface extrêmement favorables. C'est, avec l'asphalte, le moins bruyant des revêtements. Le pied des chevaux y est assuré et leur sabot ne s'y perd point comme sur le grès. Pour l'hygiène, la fondation en garantit l'étanchéité. Mais le bois lui-même est sujet à caution et l'on craint qu'il ne se laisse parfois pénétrer par l'eau de la chaussée, entraînant avec elle quelque matière impure. Il nous a semblé que le pavé de bois de Londres exhalait une odeur de crottin. Les cochers de de Paris, en revanche, assurent qu'ils ne remarquent rien de ce genre.

Ceux des pavés qui se sont laissés envahir par l'eau sale ne tardent pas à se décomposer eux-mêmes; ils cèdent, par suite, rapidement sous le passage des voitures et s'usent. Il faut les remplacer, pour éviter les dépressions et les inégalités du pavage. Le plus tôt est même le mieux, parce que la putréfaction du bloc malade gagne les voisins, en même temps que la circulation a prise sur ceux qui ne sont plus soutenus de toutes parts.

Selon le professeur Brewer, tous les bois renferment une matière albuminoïde disposée à nourrir des végétations parasitaires et à subir une décomposition indéfinie dès que l'humidité vient à son contact. Il paraît qu'il est possible de tenir à distance à la fois l'eau et les germes de la putréfaction, puisque Heuser cite le cas de pavés de bois qui étaient restés en place pendant 25 ans sans être atteints par la putridité.

On a encore reproché au pavé de bois de mettre dans l'air, par l'attaque du pied des chevaux et des roues de voiture, des poussières ligneuses, qui seraient plus offensives que celles de silex. Peut-être est-il possible d'atténuer cet inconvénient par de fréquents arrosages, comme cela se pratique à Paris; ce qui opère, d'ailleurs, un lavage très utile.

En raison de ce que les fibres du bois se replient, se tassent et se pénètrent de gravier sous le poids des chevaux et des roues de voitures, Heuser estime que le pavé de bois n'a qu'à gagner à une circulation assez active, puisque c'est ainsi que sa surface acquiert le feutrage protecteur.

Cependant, le pavé de bois s'use, d'environ 1 millimètre par mois (Barabant), dans les voies à grande circulation. Il peut être usé de 5 à 6 centimètres avant d'exiger la réfection, pourvu que l'usure soit uniforme et qu'il ne se produise pas de flaches dans sa surface. Il va sans dire que le milieu de la chaussée cède plus tôt que les parties latérales; mais cela n'empêche pas le pavé d'être praticable, s'il n'en résulte qu'un aplatissement d'ensemble de la convexité du revêtement.

La caisse municipale a droit à l'intérêt de l'hygiène. Il est donc convenable de comparer ici les prix du pavage en bois et du pavage en pierre. Nous empruntons à Barabant les éléments de cette comparaison.

Le pavage en pierres, à Paris, coûte, sur sable, 17 à 18 francs le mètre carré; sur béton, 22 à 33 francs. Son entretien revient à 1 fr. 84 par an, à Paris; à 3 francs à Londres, mais la chaussée est meilleure. Le pavé doit être entièrement rétabli au bout de 35 ans.

Le pavage en bois coûte, à Londres, 15 à 20 francs le mètre carré et 1 fr. 50 à 2 francs par an d'entretien. A Paris, la ville doit payer à l'entrepreneur 5 fr. 37 par mètre carré par an, pendant 18 ans, soit une somme de 96 fr. 65 au bout de ce laps de temps. Comme le pavage en bois, à Londres, est renouvelé en entier tous les 6 ou 7 ans, la dépense à cet égard y est à peu près la même qu'à Paris(supposons une première pose et deux renouvellements complets à 20 francs l'un; nous avons une dépense de 60 francs. Ajoutons-y 2 francs d'entretien par an pendant 18 ans; le total est de 96 francs). Or, le pavé en pierres, même à 23 francs le mètre carré et à raison de 3 francs d'entretien par an, n'aurait coûté, après 18 ans, que 23 + 54 = 77 francs. Si l'on ajoute à cette somme la moitié des 23 francs qu'il faudra dépenser, au bout de 35 ans, pour refaire le pavé en entier, l'on n'arrive encore qu'à 88 fr. 50. *Le pavage en bois coûte donc un peu plus cher que le pavage en pierres.*

Si l'on considère que la différence en plus est surtout imposée par la nécessité que le pavage en bois soit bien fait, assis sur une fondation étanche, l'hygiène ne peut guère hésiter à proclamer que l'excès de dépense se traduit ici par une augmentation de salubrité et de confortable et qu'en somme c'est une économie.

Il va sans dire que ce revêtement, comme tous les autres, a besoin de nettoyages exacts. Il ne faut pas confondre le glissement occasionné par la boue avec celui dont le pavé est responsable. On peut affirmer que le bois, surtout parsemé de gravier, est bien moins glissant que le grès poli, que le granit, ou l'asphalte.

Pour terminer, on a fait un crime au pavé de bois de ce qui est l'une de ses supériorités les moins contestables, la *circulation silencieuse.* Nous n'avons garde d'accepter ce reproche, parce qu'il ne faut pas que la police des villes s'en rapporte aux oreilles des piétons pour prévenir les écrasements de personnes. Des *refuges* convenablement établis, des sergents de ville aux carrefours, obligeant les voitures à prendre le côté réglementaire de la chaussée, à modérer ou à suspendre leur allure s'il en est besoin, sont les vrais préservatifs de ces sortes d'accidents, ainsi que le prouve l'exemple de Londres, de Berlin et même de Paris. Dans l'effroyable vacarme que produisent des centaines de voitures sur le pavé de grès, je ne sais si le piéton, à la traversée d'un boulevard, distingue vraiment le bruit de celle qui lui arrive dessus. Il y a pu avoir un moment de surprise, aux débuts du pavage en bois. Il est certain aussi que les chaussées à deux pavages, dans lesquelles le pavé de bois ou l'asphalte succède brusquement, sur un point donné, au pavé de pierres, sont assez dangereuses sur ce point précis, où le bruit des voitures cesse.

Mais c'est une habitude à prendre de la part de la population et ceux-là sont le moins exposés qui savent d'avance la nature du danger à courir. En fait, c'est à peine si la statistique relevée par Jacques Bertillon a prouvé une légère augmentation des accidents de piétons et des accrocs de voitures, à la jonction du boulevard et de la rue Montmartre (carrefour des écrasés), au moment de la mise en fonctionnement du nouveau système.

III. **Pavage en pierres artificielles.** — Dans le nord de l'Allemagne, en Hollande et dans une partie de la Belgique, où les pierres sont rares, on fait du pavage en briques d'argile ou de scories de hauts fourneaux, ou même en carreau (*Klinker*). Ces pierres artificielles se placent de façon que leur grande dimension soit normale à la chaussée et que leur largeur représente l'épaisseur du pavé (Blasius). Elles doivent aussi reposer sur une fondation solide. On adoucit le plus possible la courbure des chaussées ainsi construites, afin d'éviter le glissement des chevaux, et on les recouvre de 2 centimètres de sable. Ce revêtement se fendille et s'effrite rapidement; sa faible courbure favorise la stagnation de l'eau; il est de peu de durée. Celui que l'on pratique à Bruxelles (d'après Blasius, et dont ne parle pas le *Catalogue spécial* de la ville de Bruxelles à l'Exposition d'Anvers), avec des briques de scories fondues, est résistant et durable. A Pesth, au témoignage de Csatary, on fait du pavage en céramique, plus résistant que le granit, ne donnant pas de poussières, réfractaire à l'humidité et à la chaleur. Seulement, Blasius, qui a habité une rue garnie de ce pavage, a remarqué que le bruit de la circulation y est assourdissant.

IV. **Dallage.** — Nous rapprochons des divers modes de pavage le *dallage*, que l'on rencontre en quelques villes d'Italie, mais qui est à peu près inconnu dans le reste de l'Europe. Darcy le repoussait, à Paris, en 1850; Blasius ne le mentionne même pas dans son énumération des divers systèmes de revêtement des rues, au Congrès allemand d'hygiène de Francfort-sur-le-Mein. Le dallage se pratique en pierres calcaires, en marbre, en lave. Il est *incomplet* à Turin, à Milan; *complet* dans beaucoup de rues de Florence, Venise, Messine. Le dallage incomplet ménage seulement, dans la largeur de la chaussée, deux ou quatre bandes dallées (*trams*), sur lesquelles doivent porter les roues des voitures; dans l'intervalle il y a du pavé en grès ou en cailloux roulés. Rien qu'à cette disposition, il est aisé de reconnaître que le dallage a été fait pour des rues où la circulation des voitures est faible. En effet, si des voitures se rencontraient souvent, surtout dans les rues à deux bandes dallées, leurs roues seraient aussi souvent à côté des dalles que dessus. Et, d'ailleurs, une circulation un peu active aurait vite fait basculer les dalles, fendu les moins résistantes ou rendu les autres tellement polies que les chevaux n'y tiendraient plus debout.

V. **Empierrement.** — Nous avons dit ses origines. Très en vogue à Paris, sous le second empire, peut-être parce qu'il permettait de supprimer les pavés, propices aux barricades, il est aujourd'hui justement abandonné ou très restreint, dans toutes les voies où la circulation est active. Aucun autre système ne fournit autant de poussière par la sécheresse, de boue en temps de pluie, et n'est d'un entretien plus dispendieux.

On exécute l'empierrement avec ou sans fondation. Dans le premier mode, il est pratiqué une couche inférieure de pierres posées à la main, par-dessus laquelle se constitue une autre couche de pierres en fragments. Dans le second, qui est le véritable *macadam*, les deux ou trois couches successives sont établies à la pelle, en plaçant toutefois les plus gros fragments (6 à 8 centimètres) en bas et en réservant ceux de 4 à 5 centimètres pour la couche superficielle. La couche inférieure se compose, à Londres, de débris de poteries, de fragments de pavés; à Lille, de briques de démolitions ou de rebuts de briqueteries, grossièrement concassés. On y fait passer le cylindre avant d'établir les couches suivantes. L'épaisseur totale atteint de 20 à 35 centimètres. Chaque couche successive est cylindrée pour son compte. L'empierrement proprement dit consiste en fragments de granit, de porphyre, de cailloux, de pierre meulière et une matière d'agrégation à grains fins, formée de sable neuf, de sable lavé ou du produit de repiquage de chaussées plus anciennes. Cette matière ne doit pas dépasser (à Londres) 7 p. 100 de la masse de la couche supérieure, dont l'épaisseur est, d'ailleurs de 16 centimètres, réduits par le cylindrage à 10 ou 12 centimètres.

Les fragments de cette couche, granit, porphyre, silex, doivent, à Paris, pouvoir passer dans un anneau de 6 centimètres de diamètre et ne pas avoir moins de 2 centimètres. A Londres, il n'y a pas de limite inférieure officielle, mais l'on refuse les fournitures qui renferment trop de fin. Dans le Midi et dans quelques petites villes de l'Est, le revêtement superficiel est formé de pierres calcaires concassées. Cette matière friable donne lieu, par la pluie, à une boue blanche, fluide, dont les éclaboussures couvrent voitures et piétons; par la sécheresse, à une poussière intolérable, qui peut bien avoir, vis-à-vis des affections des yeux et des voies respiratoires, la part de responsabilité que lui a attribuée Fonssagrives.

Quand on peut recouvrir les fragments pierreux, quelle qu'en soit la nature, avec du sable de rivière pénétré de petits cailloux siliceux, les inconvénients de la boue et de la poussière sont très atténués. Et ce n'est peut-être que là où l'on dispose de cet élément d'agglutination que le macadam est supportable. Quiconque a pu faire, à cet égard, des comparaisons d'un pays à l'autre est certainement disposé à accepter la présente formule.

Le cylindrage des couches d'empierrement s'opère au moyen d'un rouleau de fer, traîné par des chevaux ou remorqué par une locomobile à vapeur. Le second moyen, permettant d'avoir des rouleaux plus lourds, est, naturellement préférable. On peut obtenir une pression double et même davantage. Or, le rouleau lui-même produit sur son passage de menus fragments pierreux qui font à merveille l'office de matière de liaison entre les fragments plus gros, que le cylindrage rapproche.

La circulation complète l'œuvre du cylindrage, lorsque la voie est ouverte au public. Le pied des chevaux et les roues des voitures continuent à détacher des parcelles pierreuses que la pluie entraîne dans la profondeur et qui comblent les dernières lacunes, restées entre les éléments des couches superficielles ou même des couches profondes. Finalement, la couche de revêtement devient une masse homogène, compacte, dure, tenace, semblable à du béton, dont la surface, quand la sécheresse a un peu duré, est impénétrable aux premières pluies. Malheureusement, si les pluies persistent, la masse se ramollit, donne accès à l'eau et s'use rapidement sous le passage des voitures; d'où des flaches et de la boue. Que la sécheresse revienne, la boue se transforme en poussière. Il est aisé de soupçonner que cette poussière n'est pas uniquement pierreuse, mais renferme une part des ordures organiques qui ont pu être projetées à la surface de la chaussée. Il en est de même de l'eau qui pénètre dans la profondeur, à la faveur des flaches et du ramollissement de la couverture.

L'empierrement exige donc un balayage et un râclage soigneux de la chaussée, une grande attention à remplir les creux qui se forment, un renouvellement fréquent de la couche superficielle, de nouveaux cylindrages partiels ou généraux. Notons que la boue râclée de la surface est encore un embarras. Il faut la mettre en tas pour l'enlever après qu'elle a perdu une partie de son eau; ou bien, comme on le faisait à Paris, la précipiter dans les égouts, qu'elle obstrue et où elle entraîne des travaux de chasse et de curage, extraordinairement coûteux.

D'ailleurs, il est certain que le meilleur moyen de ruiner à fond une chaussée macadamisée, c'est d'y laisser séjourner une couche de boue liquide; et que celui de provoquer des trous à côté de ceux que l'on bouche, c'est de ne pas cylindrer les rechargements partiels de pierres que l'on étend sur les endroits les plus fatigués, en s'en remettant au passage des voitures pour les tasser et les agglutiner.

Malgré ses inconvénients, le macadam a des séductions positives. Il ne coûte pas cher de première mise; la circulation y est peu bruyante et il épargne le sabot des chevaux. On peut donc le conserver sur les voies où la circulation est rare, plutôt de luxe que de trafic, dit Heuser, surtout si les maisons en bordure ont, devant leur façade, des arbres qui retiennent la poussière. Ajoutons que ces rues ne doivent pas être en pente accentuée, si l'on ne veut que les averses entraînent à chaque instant le revêtement au bas de la pente.

VI. **Chaussées mixtes**. — On a adopté, en beaucoup de villes, un procédé, plus satisfaisant pour la circulation et pour l'économie financière que pour l'hygiène, qui a la prétention de compenser les inconvénients du macadam par les avantages du pavé et réciproquement. Il réunit, en fait, les désagréments de l'un et de l'autre. Ce procédé consiste à diviser les larges voies en zones dont les unes sont empierrées, les autres pavées, selon les indications locales. A Paris, c'est la zone médiane qui est empierrée, les deux bandes latérales étant pavées, parce que les voitures prennent réglementairement la droite et la gauche de la chaussée. A Lille, le pavé occupe, au contraire, le milieu de la voie, avec les rails de la ligne de tramways ; tandis que le macadam persiste à droite et à gauche, naturellement recherché par les équipages de luxe et les cavaliers.

Joignons, à cette adaptation de zones distinctes des chaussées à un genre particulier de circulation, les voies *cavalières*, que l'on ménage, dans les grandes avenues, sur un des côtés de la chaussée, et qui, à Paris, à Berlin, se prolongent à la périphérie de la ville jusqu'à un parc ou bois, qui soit le rendez-vous du monde élégant. Ces voies sont recouvertes d'une couche épaisse de sable siliceux qui, néanmoins, est capable de faire beaucoup de poussière en temps sec. Andreas Meyer, de Hambourg, nous enseigne que, dans cette ville, à l'exemple de Vienne, on revêt les voies cavalières d'un mélange de sable, de tannée, de sciure de bois, à parties égales. Cette association, paraît-il, retient la poussière que donnerait le sable seul. N'est-elle pas trop de nature organique, surtout quand le crottin s'y est ajouté? Il convient, sans doute, de renouveler quelquefois ce revêtement en entier.

VII. **Asphaltage.** — L'asphaltage naturel est un calcaire bitumeux renfermant de 7 à 16 ou 17 p. 100 de bitume. Les asphaltes les plus renommés pour le revêtement des chaussées et trottoirs sont ceux de la Trinité, qui renferment 5 p. 100 d'argile, de Seyssel, de Val-Travers en Suisse, de Saint-Jean de Marvéjols (Gard), de Limmer (Hanovre), de Ragusa (Sicile), d'Auvergne. La roche asphaltique naturelle est broyée, épurée s'il en est besoin, et sa poudre additionnée de sable, de bitume, selon le but à atteindre. On prépare, sous le nom de *mastic*, un mélange de 14 parties d'asphalte avec 1 partie de bitume épuré.

L'asphaltage des chaussées s'exécute par *coulage* ou par *compression*.

Dans le premier mode, on établit une couche, homogène et bien unie à la surface, de béton au mortier de ciment, sur laquelle on étend, sur une épaisseur de 2 à 3 centimètres, une couche ou même deux couches d'asphalte chaud et à l'état fluide. On lisse exactement. Après refroidissement, ce revêtement, s'il est bien fait, offre une surface étanche et résistante, de fréquentation agréable, au moins pour les piétons, comme le prouve l'expérience des trottoirs d'asphalte, d'usage si généralement répandu.

Mais, sur une chaussée, la résistance de ce revêtement est moins certaine.

La présence dans la rue des chaudières de fonte, dans lesquelles on ramollit l'asphalte sur un foyer allumé, est un désagrément de ce procédé, par suite de la fumée odorante que répand l'opération. On peut, à la rigueur, fondre la matière à l'usine et l'amener dans des caisses fermées jusqu'au point à revêtir. Mais le second mode d'asphaltage est préférable.

Il consiste à répandre, sur la fondation de béton préparée d'avance, l'asphalte naturel, très calcaire, réduit en poudre fine et chauffé entre 138 et 180 degrés, assez pour évaporer son eau et pas assez pour le brûler. On en fait une couche de 7 à 8 centimètres d'épaisseur, qui sera réduite à 5 centimètres par la compression. Celle-ci s'exerce au moyen de pilons de fer chauds ou même de cylindres, pourvu qu'ils soient légers (500 à 600 kilos.). La surface est lissée de même, avec des fers chauds. Après refroidissement, on a une surface unie, ferme et d'une dureté de pierre.

Il existe aussi un procédé récent d'asphaltage à froid suivant lequel on juxtapose simplement sur le béton des plaques préparées à l'usine avec la poudre bitumino-calcaire, à l'aide de moules et d'une presse. Le fait même de la circulation sur ces plaques, qui ont conservé un certain degré de mollesse, suffit à les faire joindre exactement. Ce procédé a l'avantage de pouvoir être appliqué par tous les temps; les autres modes sont, au contraire, impraticables par la pluie et surtout par la gelée, sous peine d'obtenir un revêtement tout à fait défectueux.

Au point de vue de la résistance, il vaut mieux avoir des asphaltes plus calcaires, plus pénétrés de silice et moins riches en bitume. Waring a fait connaître qu'à Washington l'on est satisfait d'un asphalte dit de Smedt, renfermant :

	pour 100.
Sable siliceux finement pulvérisé	70 à 65
Calcaire en poudre	15 à 17
Mélange de bitume de la Trinité (100) et d'huile de pétrole (20)	15 à 18

Encore est-il préférable de n'y introduire que 5 p. 100 de bitume.

Le revêtement des chaussées en *asphalte comprimé*, dit Heuser, est incontestablement le meilleur et le plus parfait pour ce qui est des exigences de l'hygiène publique. La surface en est ferme, unie et extraordinairement réfractaire à l'usure. Elle ne produit par elle-même ni boue ni poussière et, si elle en a, c'est qu'il lui en est apporté d'autres points, par exemple des bouts de rue non asphaltés, aboutissant à la voie ainsi recouverte, ou encore parce que les excrétions des animaux y tombent inévitablement. Elle est absolument impénétrable à l'eau, très facile à nettoyer et, comparativement au pavé de pierre, presque silencieuse à la circulation, puisque le bruit des roues y est à peu près nul et que, seul, le claquement sourd du sabot des chevaux y est perceptible.

Le frottement des roues de voitures y est réduit à un degré extrême, diminuant d'autant la dépense de force à demander aux bêtes de trait, l'usure des roues et celle des ressorts des voitures.

On estime beaucoup l'asphalte, à Londres, et il est très répandu dans la Cité (Haywood). O. Wight (de Détroit) le préfère aussi à tout autre revêtement et même au bois. Il est à peine plus glissant que ce dernier.

Malheureusement, il a aussi des inconvénients, dont quelques-uns peuvent être décisifs dans des circonstances spéciales. Lorsque sa surface est sale et humide, par exemple en temps de brouillard ou de pluie très fine, elle devient comme recouverte d'un enduit visqueux, très glissante; les chevaux s'y abattent fréquemment. On peut obvier à cet inconvénient par l'enlèvement de toute immondice aussitôt qu'elle se produit, et notamment des excrétions des chevaux; par l'épandage de sable, qui, toutefois, est défavorable à l'asphalte; par les lavages à grande eau et le grattage à l'aide de râcloirs encadrés de caoutchouc. Mais il n'en reste pas moins que l'asphalte exige d'excellentes bêtes et une grande habileté de la part des cochers toutes les fois qu'il faut éviter une voiture, tourner, s'arrêter brusquement, sans que les chevaux s'abattent. Les cochers s'y habituent, à la rigueur, lorsque la ville a beaucoup de rues asphaltées. Néanmoins, l'expérience a prouvé que ce revêtement est incompatible avec une pente de rue supérieure à 1 p. 60 (Heuser). Il ne convient que dans les rues longues et est gênant dans les rues courtes qui obligent à tourner souvent. Avantageux à Berlin et dans celles des rues de Londres ou de Paris qui vont dans le sens de la Seine ou de la Tamise, il est à peu près interdit aux villes de colline.

Il est aussi noté que, si l'asphalte fait moins de boue et de poussière que d'autres revêtements, la poussière qui peut se trouver à sa surface, à un moment donné, adhère peu et est plus aisément soulevée par les coups de vent.

Enfin, on reproche à l'asphalte sa sensibilité aux variations thermométriques, à la chaleur surtout, sous l'influence de laquelle il se boursouffle, ondule (*vagues*) ou même s'exfolie. A la vérité, l'asphalte bien composé et mis en place avec grand soin résiste davantage à l'échauffement. Barabant donne le conseil de l'arroser en temps chaud; quoique, en Angleterre, on évite de laisser séjourner l'eau à sa surface.

Pour les réparations, à Londres, on coupe à la hachette une pièce à limites rectilignes comprenant la partie détériorée; on enlève cette pièce et on la remplace par une couche un peu plus élevée que le revêtement environnant, établie comme il a été dit.

Les frais de premier établissement sont de 18 à 20 francs le mètre carré. Pour être économique, l'asphalte ne doit pas coûter plus de 2 francs d'entretien par an et par mètre carré.

VIII. **Autres revêtements.** — Il n'est guère utile de mentionner le pavage en *caoutchouc*, encore à l'état d'essai (Hanovre, Berlin, Hambourg).

Le revêtement en *ciment* a la plupart des qualités de l'asphalte, mais est moins résistant et, d'ailleurs, infiniment moins répandu.

Le *pavage en fer*, très coûteux de première mise, a été essayé à Varsovie, à Pétersbourg, à Londres, et même à Berlin, sur une faible étendue de l'avenue *Unter den Linden*, près de la porte de Brandebourg (Blasius). Des blocs de fonte longs de 1 mètre, larges de $0^m,60$ et hauts de $0^m,08$, découpés en cellules et munis de dentelures, sont posés sur une chaussée de gravier bien cylindrée, les dentelures de chaque pavé s'engrenant dans celles du voisin. On remplit de gravier les espaces cellulaires et le pavé lui-même est recouvert d'une couche de cette matière, en vue d'atténuer la rudesse du revêtement. Il ne semble pas moins être bruyant à l'excès, encore que les résultats des divers essais n'aient pas été réunis. Chose curieuse, il n'a même pas la *durabilité* ni, d'ailleurs, l'imperméabilité, en raison de la couche poreuse qui sert de tampon entre les roues des voitures et le fer du pavé. En été, il s'en échappe de mauvaises odeurs. Blasius a vu de ce pavé, à Pétersbourg, sur le quai du Palais, auprès de la demeure du grand-duc Constantin Nicolaïewitch, et sur la Millionaja. Les cochers s'éloignaient avec soin du côté de la rue ainsi recouvert et passaient au côté opposé, pavé en bois.

ARTICLE II. — VARIANTES ET ACCESSOIRES DE LA VOIE PUBLIQUE.

Bon nombre des préceptes qui viennent d'être formulés s'appliquent, avec des modifications diverses selon la destination des choses, à des formes spéciales des espaces urbains non bâtis. D'autre part, l'ouverture des voies publiques nécessite des créations annexes, en attire d'autres qui seraient moins indispensables. L'article actuel complétera l'exposé dont les précédents ont présenté l'objet capital.

§ 1er. — Les variantes de la voie publique.

Il y a des diminutifs de rue que l'on nomme *ruelles*, *impasses*, *passages*, et des formes luxueuses qui sont les *boulevards*, les *avenues*, le *mail* dans le centre de la France, le *cours* dans le Midi. On peut y joindre les *places* et les *jardins publics*, qui complètent naturellement les espaces dans lesquels les citadins accomplissent les actes de leur vie extérieure, traitent de leurs affaires et se rencontrent avec les étrangers, tout en usant de l'air libre, eux ou leur famille.

Nous avons dit ce que nous pensons des ruelles et réclamé leur condamnation. Les impasses, justement traitées par Fonssagrives d'anachronismes de l'hygiène, se font rares et disparaîtront bientôt sans laisser de regrets. Les passages, qui traversent l'épaisseur d'îlots de bâtisses et sont recouverts d'une vitre continue, ont parfois leur raison d'être. Spacieux et décorés, ne fût-ce que par d'habiles étalages, ils servent, au moins, de refuges momentanés, dans les averses soudaines. Mais les plus courts sont les meilleurs. En général, ce sont des réservoirs d'air stagnant et affadi, des étouffoirs en été. Le sort des individus vivants dans les boutiques qui bordent ces passages est des moins enviables.

Les *boulevards*, les *avenues*, et tout ce qui s'en rapproche, sont les voies les plus larges des villes, toujours agrémentées d'arbres, de fleurs assez souvent, faisant communiquer entre elles les rues, qui rayonnent du centre, attirant le commerce de luxe et représentant la promenade à la mode. Parfois, la chaussée y est divisée en trois bandes, séparées par des zones cultivées en jardinets; une des bandes est livrée aux voitures; une seconde, couverte de fin gravier, est réservée aux piétons; la troisième, constituée spécialement pour cet office, est affecté aux cavaliers. A un certain point de l'avenue, on ménage un kiosque à musique et de l'espace pour des auditeurs: plus loin, une place pour des jeux qui développent la vigueur physique et l'adresse. Boulevard vient de *boule*. Il n'est pas besoin de dire bien haut que l'hygiène voit avec faveur ces modes de la voie publique, réserves d'air salubre en pleine ville, qui offrent, en outre, à la population urbaine un lieu de promenades agréables et d'exercices salutaires.

Les arbres dont sont plantés les boulevards et avenues opèrent sur le sol un effet utile de drainage par leurs racines. Leur végétation y emprunte de l'eau que leurs feuilles, en été, rendent à l'atmosphère. En général, dans cette saison au moins, l'asséchement du sol et l'humectation de l'air sont deux circonstances heureuses. De plus, les arbres donnent de l'ombre et arrêtent la poussière; le macadam serait intolérable, sans eux, dans les villes du Midi et même dans d'autres. Pour les villes des régions tempérées, bien que les arbres n'aient ni feuilles ni ombre en hiver, il convient de ne point les rapprocher trop des façades des maisons, de les tailler et de les élaguer de façon qu'ils n'interceptent point trop la lumière ni la chaleur. Alphand a établi, pour Paris, que l'on ménagerait une distance de 5 mètres entre les maisons et la ligne d'arbres la plus rapprochée, et encore 5 mètres entre deux rangées d'arbres, si elles existent. Les rues de 20 à 30 mètres peuvent avoir une rangée d'arbres de chaque côté, à $1^{m},50$ de la bordure du trottoir; au delà de 36 mètres, on peut leur donner de chaque côté une double rangée. Ces mesures semblent pouvoir être réduites dans le Midi.

Il y avait dans Paris, en 1883, près de cent dix mille arbres, revenant à 184 francs l'un. Les essences qui ont généralement la préférence sont le marronnier, le platane, le vernis, l'orme, l'érable. Nous avons vu, à Angers, en 1873, une belle avenue de tulipiers. Dans le Midi, on peut se permettre de ces arbres, tulipiers, gommiers, qu'un hiver du Nord convertirait en bois sec.

Les *quais* sont des rues qui n'ont de maisons que d'un côté. A l'autre bord de la chaussée coule une rivière, un fleuve; ou bien encore, c'est la mer qui vient battre la maçonnerie dont on protège la lisière terrestre. Larges et plantés d'arbres, munis de *parapets* pour prévenir les accidents, les quais peuvent atteindre aux avantages des boulevards, en y ajoutant le spectacle de l'eau et du mouvement de la navigation.

En raison de la grande fréquentation dont elles ont le privilège, toutes ces belles voies réclament un entretien particulièrement actif et des soins incessants de propreté.

A plus forte raison doit-il en être ainsi des *places*, qui sont le point de convergence naturel de la population, où les voitures stationnent et où s'installent les bureaux d'omnibus, les kiosques à journaux, les marchands en plein vent. A vrai dire, les places pourraient aisément être débarrassées, si la municipalité le voulait, d'un certain nombre d'industriels et de bateleurs qui y retiennent une partie des passants et assourdissent les autres des appels du tambour et de leurs boniments insensés. Tout cela est malpropre et grotesque; on ne peut que gagner à le supprimer net. Naguère, la foire de Lille réunissait pendant un mois, sur la plus belle place de la cité, les cirques, les ménageries, les spectacles à 10 centimes, qui constituent ces sortes de réjouissances publiques. L'administration municipale a fini par reconnaître l'inconvenance et les dangers de cette pratique et a relégué les forains vers les remparts. Elle eût fait mieux de les mettre absolument dehors ; mais c'est un commencement.

Il est inévitable que, dans les petites villes, certaines places servent de marché découvert, une fois ou deux par semaine. C'est là que les gens de la campagne apportent leur laitage, leur volaille et leurs fruits. Les citadins y viennent les acheter. A la fin du jour, des détritus divers sont nécessairement répandus sur la place. Il est aisé, au fond, d'organiser un service régulier de nettoyage qui permette de n'en pas trouver traces le lendemain. Dans les grandes villes, il se peut que quelqu'une des places soit affectée à semblable destination. On la choisira, au moins, dans un quartier excentrique et dont la physionomie et les habitudes n'aient rien à perdre à ce voisinage.

Il est très rationnel que les places centrales soient consacrées à donner satisfaction au besoin que les groupes humains éprouvent de mettre en évidence les réalisations du goût artistique. C'est une façon de faire l'éducation du peuple. La place Stanislas, de Nancy, entourée des palais de Héré, des fontaines de Guibal et des grilles de Lamour, est l'objet d'une sorte de culte de la part des Nancéens, malgré la présence, en son milieu, de la lourde statue de Stanislas, de Jacquot. Les Nancéens ont raison; cette merveilleuse place rend leur ville attrayante, et la propreté qui y règne est d'un bon exemple pour la population.

Quand la ville de Lille pourra économiser un peu d'eau sur la consommation des chaudières de ses industriels, nous sommes persuadé qu'elle ornera aussi de fontaines monumentales la place de la République, pour rafraîchir la façade de la Préfecture et celle du palais des Beaux-Arts. Elle a déjà sillonné de trottoirs en asphalte le sol de cette place, que l'on assimilait autrefois aux Wateringues, et garni d'une fine grève les intervalles restés libres entre ces allées.

Les *jardins publics* et les squares intérieurs sont de l'élégance d'un autre genre et de l'hygiène toujours. C'est d'abord de l'espace non bâti, condition précieuse dans la masse urbaine de moellons, comme le remarquait Fonssagrives, avec tant de bon sens. Puis, c'est de la verdure, des arbres, des fleurs, une vue réduite de la grande nature, telle qu'on la peut fournir aux citadins chez eux. « L'homme ne vit pas seulement d'oxygène. » Il n'est pas certain que les végétaux verts et les arbres aient un grand effet de réduction sur l'acide carbonique de l'air des villes, qui, d'ailleurs, n'est pas proportionnellement abondant ni gênant. Peut-être que l'action ozonisante des végétaux croissant à la lumière (Pabst) n'est pas, ici, beaucoup plus importante. Mais les jardins sont, quand même, les poumons des villes et des endroits très agréables à voir et à fréquenter. Il faut les multiplier et défendre ceux qui existent contre l'envahissement par les architectes.

L'étendue et la beauté des parcs intérieurs de Londres sont légendaires. Fonssagrives, qui le rappelait, en rapprochait les squares et jardins des autres villes anglaises et les vingt-trois parcs de New-York, occupant une surface de 403 hectares. Les jardins du Luxembourg et des Tuileries, le Jardin des Plantes, ne méritent pas le nom de parcs; mais ils sont bien élégants et contribuent sérieusement à la salubrité des quartiers qu'ils occupent. Quoique de dimensions restreintes, les jardinets que l'on nomme des *squares* à Paris, à Lyon, à Lille, et qui existent à Berlin, à Vienne, un peu partout, sous divers noms, répondent au même but, avec l'avantage de pouvoir être assez nombreux et disséminés dans toute la ville.

Il importe, comme l'a demandé Fonssagrives, de disposer dans les jardins publics des bancs en bois et à dossier, d'une forme commode. Il est indispensable d'y laisser quelques espaces recouverts de grève ou de sable où les enfants puissent jouer à l'aise, se rouler au besoin. Ces places de jeu autoriseront d'autant mieux la défense de pénétrer dans les massifs et de toucher aux fleurs ou aux arbustes. D'habitude, il est aussi interdit de marcher sur les pelouses. Quand le jardin est grand, nous voudrions qu'on abandonnât aux enfants, au moins en été, un coin de gazon.

L'idée de l'hygiéniste si souvent cité de placer dans les jardins publics des instruments d'astronomie et de météorologie paraît bonne, mais est rarement suivie. Au fond, cet enseignement-là ne parle guère à l'imagination. Peut-être aurait-on plus de succès en enseignant au public des promeneurs l'histoire, au moyen des statues des grands hommes, avec des inscriptions courtes et très lisibles sur le socle. A Berlin, les statues de généraux sont multipliées jusqu'à en fatiguer les visiteurs. Mais il semble que ce peuple mette singulièrement à profit l'enseignement que répètent ces bouches de bronze. Puisque le courant humain est à la canonnade, nous ferons bien jusqu'à nouvel ordre d'écrire dans ce sens, sur nos places publiques, notre histoire nationale. Lille, qui n'a autant dire pas de statues, va commencer par celle de Faidherbe et a cent fois raison.

Les *promenades publiques* extérieures, dont il a été question plus haut (p. 51), complètent la liste des voies d'agrément qui font l'objet de ce paragraphe.

VOIES PRIVÉES. — Nous devons une mention aux *voies privées*, qui font partie de la viabilité urbaine et ne sont pas autant qu'on pourrait le croire le contraire de la voie publique.

Elles comprennent des rues, des ruelles, des passages, des impasses, des cités, des cours, appartenant à des particuliers. L'accès en est quelquefois *fermé* par une grille ou une clôture; d'autres fois, ce sont des voies *ouvertes*. Deligny en comptait 1155 à Paris, en 1885, la plupart non classées, à cause de leur peu de largeur, qui varie de 1 mètre à $3^{m},50$. D'où il résulte que la Ville ne s'en occupe pas et que le soin de leur revêtement, de leur entretien, de leur canalisation incombe aux habitants des maisons en bordure. On peut soupçonner que l'hygiène de la rue, par suite celle de la maison, n'y gagne rien. En fait, la chaussée est rarement en état; les trottoirs sont l'exception. L'eau manque dans les ruisseaux et à la maison. Les détritus et les eaux ménagères restent sur la voie et s'y putréfient. L'administration cherche à y obtenir l'assainissement par persuasion.

Il reste encore, à Lille, beaucoup de ruelles sans pavé, sans égout, sans eau, des courettes fangeuses et meurtrières, que l'on ne parvient pas à supprimer, parce qu'elles font partie d'un ensemble d'immeubles appartenant à un particulier. Bien plus, dans les quartiers neufs, on refait des ruelles, des courettes, des cours, enfermées dans une ceinture de maisons destinées à être louées à des ouvriers et où l'hygiène du sol et de l'air continuera à échapper à l'action municipale. Nous poussons loin, vraiment, le respect de la propriété! Il va sans dire que les voies privées, à Paris, sont fréquentées de préférence par le choléra, à Lille par la fièvre typhoïde.

§ 2. — Trottoirs et ruisseaux.

1. **Trottoirs.** — Si peu qu'une rue soit pratiquée par des voitures, il est indispensable de séparer la chaussée proprement dite du passage des piétons et de ménager aux habitants des maisons en bordure un chemin par où ils puissent regagner leur gîte sans danger. Ce double but est rempli par le trottoir. Dans quelques villes anciennes, on rencontre encore des marches d'escalier qui font saillie en avant des maisons et empiètent sur le trottoir, plutôt étroit que large ; les propriétaires de ces maisons ont ainsi la garantie que les voitures, ni les piétons portant quelque fardeau, n'endommageront leur porte. En revanche, c'est fort dangereux pour les simples passants et nous croyons que la police municipale devrait obliger ces propriétaires à mettre leurs escaliers en dedans du corridor ou du vestibule d'entrée. On a, au moins et heureusement, perdu l'habitude de ces escaliers en saillie dans les constructions neuves.

Il paraît (Blasius) qu'on a établi récemment, à Brunswick, des ponts sur lesquels le trottoir est plus bas que le passage des voitures. La règle est, néanmoins, que ce soit le contraire. Il convient que cette voie de protection des personnes domine celle où passent les animaux et que l'eau de lavage de la première aille vers la seconde, plutôt que l'inverse. On donne, d'ailleurs, à la surface du trottoir une inclinaison légère vers la chaussée. Le bord supérieur de cette surface joint le pied de la maison, — à moins qu'il n'y ait un jardinet d'entrée ; — l'autre, au bord libre, est élevé de 15 à 20 centimètres au-dessus de la surface de la chaussée, qui, sur la ligne où elle rencontre le trottoir, est au point le plus déclive de la courbe qu'elle affecte.

On assure une saillie analogue au bord des *refuges*, que l'on pratique d'ordinaire à l'intersection des voies très fréquentées.

Pour que ce bord, qui n'est point soutenu du côté de la chaussée et supporte néanmoins des chocs divers, soit suffisamment résistant, on le construit en pierres dures, granit, porphyre, grès, de 50 centimètres à 2 mètres de long (Flügge) sur 25 à 35 centimètres de largeur et 15 à 35 de hauteur. Ces pierres sont d'ordinaire taillées à angles droits, et c'est ce qu'il y a de mieux, au point de vue de la solidité. Tailler le bord libre du trottoir obliquement, de façon à pratiquer à son pied une sorte de voûte qui dissimule l'eau du ruisseau, c'est affaiblir volontairement sa résitance, là où elle est le plus nécessaire. Cette méthode est abandonnée, sauf que l'on ménage encore un *encorbellement* de la dalle au-dessus des bouches d'égout, à moins qu'en ce point la pierre ne soit simplement remplacée par une plaque de fonte.

Le revêtement des trottoirs et celui des *refuges* se font des mêmes matériaux que celui de la chaussée. On n'y applique point, toutefois, que nous sachions, l'empierrement, et un trottoir ainsi fait serait intolérable dans la mauvaise saison. La *fondation* sous le trottoir est nécessaire comme sous la chaussée; il a besoin, aussi, de rester étanche et d'être durable. L'asphalte (coulé ou, mieux, comprimé) est le véritable revêtement du trottoir. Il est suffisamment solide, s'imprègne peu d'ordure, se lave aisément; il est agréable au pied et jamais assez glissant, sauf les jours de dégel ou de verglas qui rendent dangereux tous les revêtements possibles, pour obliger les piétons à des précautions particulières contre les chutes. On ne voit plus de trottoirs en autre chose qu'en asphalte que dans quelques bicoques de province ou dans les rues les plus vieilles, celles où le progrès a renoncé à pénétrer, de certaines grandes villes.

De ce nombre sont, naturellement, les rues des villes dont les règlements de voirie ont conservé l'habitude surannée et déplorable d'imposer aux particuliers la confection et l'entretien du trottoir correspondant à leur habitation. Le premier résultat de cette coutume est tout d'abord que, dans les quartiers neufs, devant l'emplacement des maisons qui sont encore à bâtir, le trottoir est en terre ou grossièrement recouvert de pavés inégaux et disjoints. Pour le reste, le revêtement présente une infinie variété, qui n'ajoute pas à ses agréments. Ce qui domine, c'est le pavé sous toutes ses formes, y compris les cailloux. On y voit aussi des dalles, agréables par le beau temps; mais singulièrement dangereuses par la pluie, la neige, le dégel. Puis, des briques, du ciment et même de l'asphalte. L'alternance répétée des matériaux, le passage de l'asphalte au pavé, du pavé au carreau, etc., ne laissent pas que d'être fatigants pour les piétons.

Le règlement de voirie de Lille, de 1873, impose aux riverains les frais de construction des trottoirs et les prescrit en pierres dures. Il admet, toutefois, que les particuliers useront, dans certains cas, des mêmes matériaux que la ville emploie dans ses propres travaux. Or, il arrive à la ville de faire des trottoirs en asphalte. Les habitants recourent peu, néanmoins, à celui-ci. Dans les nouvelles rues, on rencontre des bouts plus ou moins longs de trottoir en carreaux de ciment comprimé (dits carreaux *céramiques*), qui paraissent être d'un bon usage et ne manquent point d'élégance. De ces carreaux, les uns sont lisses, et nous paraissent préférables; d'autres sont rayés de cannelures qui retiennent la boue et compliquent le lavage. Bien que les cannelures aient pour but d'éviter les glissements et y réussissent peut-être, nous préférons qu'on les supprime; parce qu'en somme les jours favorables au glissement sont les plus rares et qu'à cette époque, on glisse sur n'importe quels matériaux, si de certaines précautions ne sont prises.

Il est admis que le pavé soit le revêtement habituel du trottoir en regard des portes cochères des maisons qui ont des voitures. Nous ne croyons pas que la substitution du pavé à l'asphalte soit pourtant bien indispensable en cas pareil, à moins que la porte cochère ne soit celle d'un entrepreneur de camionnage ou de transport par tombereaux. Et encore. Il suffit qu'au niveau de la porte cochère le trottoir se déprime assez pour se raccorder à la chaussée par son bord, sans à-coup, en même temps qu'un *adouci* fusionne, à droite et à gauche, la surface déprimée avec le reste du revêtement.

Il y a un trottoir devant chaque rangée de maisons; par conséquent, au moins deux trottoirs dans une rue. Quand la chaussée est très large ou qu'il s'agit d'une avenue partagée en plusieurs bandes, il arrive que l'on établit entre deux de ces dernières un trottoir qui ne se rattache pas aux constructions. On traverse aussi les places de semblables trottoirs, qui existent par eux-mêmes.

Le trottoir est plus ou moins large, selon l'importance de la rue. Sur les boulevards, ils sont percés, vers leur bord libre, par le tronc des arbres, avec un cercle de terre végétale à l'entour et une grille de fer. Ils reçoivent, sur le même bord, les candélabres de l'éclairage au gaz, dont on rencontre un tous les 25 à 28 mètres dans les rues du centre de Paris, tous les 40 ou 45 mètres dans la zone annexée. C'est là que se placent encore les bornes postales, les bornes-fontaines, les bouches d'incendie, les kiosques à journaux, les colonnes à affiches, les trink-halls, les fontaines Wallace, les urinoirs publics, les chalets de nécessité. Il ne faut pas que ces divers édicules ou appareils soient gênants pour les passants ou risquent d'être atteints par les voitures qui parcourent la chaussée. A Londres, dit Barabant, les candélabres à gaz sont si voisins du bord du trottoir qu'ils seraient renversés à chaque instant, si les cochers, d'ailleurs très adroits, n'évitaient soigneusement de raser ce bord. Par suite, les trottoirs ont besoin d'être larges et de mettre tout le monde à l'aise; ce qui est singulièrement conforme au vœu instinctif et inéluctable de l'hygiène, de faire de grandes voies d'aération à travers les agglomérations urbaines.

C'est bien aussi dans les tendances du moment, qui ne manquent pas de justesse et qui visent à supprimer tous les ennuis ridicules et non nécessaires de la vie quotidienne. Y a-t-il quelque chose de plus sot que de voir les gens occupés et avares de leurs moments, arrêtés sur un trottoir par deux flâneurs qui ont choisi cet endroit pour causer de leurs petites affaires; par deux amis qui se rencontrent là, après s'être perdus de vue depuis longtemps; par deux bonnes qui se mettent réciproquement au courant des bavardages du quartier? Et, en revanche, est-il rien d'insupportable comme d'être bousculé par des passants affairés, lorsqu'on serre la main, sur le trottoir, à quelque personne sympathique, que l'on ne voit pas tous les jours?

Les municipalités qui imposent aux habitants la construction et l'entretien du trottoir perpétuent des illusions et créent des traditions malheureuses. Le propriétaire, ou même le locataire, de chaque maison, se figurent très vite, par une pente naturelle, que le trottoir leur appartient et que les passants pourraient bien n'être que des intrus, tolérés par une vieille habitude.

Nous aurons l'occasion de revenir sur ces abus, dans l'article qui sera consacré aux *obstructions de la voie publique*.

II. **Ruisseaux**. — Autrefois, les rues des villes qui avaient la chance de se trouver sur la rivière traversant la cité, ou sur quelqu'un de ses bras ou de ses affluents, ne manquaient pas d'en profiter pour déverser à ce courant leurs eaux sales et pour faire transporter par eau, plus ou moins rapidement, les immondices de la maison. Il semble que les ruisseaux de rue aient été inventés pour donner aux immeubles, auxquels leur situation refusait ce privilège, le même moyen commode mais malpropre de se débarrasser de leurs résidus. Lille était très favorisée, dans le temps, à cet égard; l'Arbonnoise (la vraie Deûle) s'y ramifiait en canaux innombrables, qui représentaient des rues, et la ville avait un faux air de Venise. On a, depuis, couvert les canaux et le premier besoin des habitants a été d'avoir des ruisseaux de rue pour les remplacer. Il restera tel jusqu'à ce qu'il y ait, à Lille, une canalisation suffisante des eaux sales et que les maisons soient partout construites pour diriger celles-ci directement à l'égout. Nous avons vu, à Berne, des rues assez belles traversées dans leur longueur, sur la ligne médiane de la chaussée, par des canaux de quelque largeur, en maçonnerie et à ciel ouvert, remplis d'une eau si limpide qu'elle nous a paru devoir sortir directement de l'Aar. On a dû emprunter à cette rivière ces ruisseaux de rue. Ce sont à peu près des égouts, au point de vue de ce que les habitants y projettent; cependant, comme il y a beaucoup d'eau et qu'elle coule avec vigueur, l'œil, ni, surtout, l'odorat n'en sont point trop influencés.

Ce ruisseau médian entraîne les *chaussées fendues*, suivant le type préconisé par Franklin et qui, heureusement, n'a point prévalu. Le plus ordinairement, on fait deux ruisseaux, un à chaque bord de la chaussée, La forme et le revêtement en sont très variables.

Les *Rinnsteine* de Berlin sont des sortes d'auges très longues, de 25 à 30 centimètres de profondeur, à ouverture un peu évasée, construites en dalles ou en pierres d'assez grandes dimensions. On ne les voit plus que dans les quartiers qui ne sont pas encore reliés au *Radial System* et ils disparaîtront tous dans un prochain avenir. C'était un dispositif médiocre pour une ville sans pente et qui n'a guère d'eau. C'est, en outre, très gênant pour la circulation. A Londres, dit Barabant, la chaussée est souvent limitée par un caniveau situé à 50 centimètres de la bordure du trottoir; c'est la principale raison pour laquelle les cochers n'accrochent pas les candélabres à gaz, toujours placés très près du bord libre de ce trottoir.

Le *fil d'eau*, à Lille, est un petit canal à ciel ouvert, entre le trottoir et la chaussée, formé le plus ordinairement de la façon suivante : une succession de pavés, de même nature que ceux de la chaussée et de 12 à 15 centimètres de largeur, est établie le long de chaque bord du revêtement de la rue, mais à un niveau plus bas de 4 à 5 centimètres que le dernier pavé; de sorte que l'on a une rigole à fond horizontal dont les deux parois latérales sont verticales, l'une constituée par la pierre d'angle du trottoir et haute de 12 ou 15 centimètres, l'autre due à la saillie du pavé et beaucoup moins élevée. Cette ligne de pavés qui devient le fond de la rigole n'est pas mieux assise ni rejointoyée que le reste; de sorte qu'il s'y forme rapidement des alternances de dépressions et de boursouflures, fort graves pour un canal dont la pente générale est presque insensible. C'est très insuffisant pour écouler l'eau des averses ou de la fonte des neiges; mais c'est assez pour collectionner la vase. On n'y voit guère passer l'eau de la ville, et le nettoyage en est confié aux habitants riverains!

Dans quelques autres points de la ville, le pavé de la chaussée rejoint simplement le pied de la pierre d'angle du trottoir, sans interrompre la courbe de sa surface. Sur le boulevard dont les accotements sont empierrés, on a même fait, en dedans du bord du trottoir, et inclinée vers lui, une bande pavée de 40 à 50 centimètres de large, dont la rencontre en angle rentrant avec la bordure du trottoir tient lieu de ruisseau. Cette disposition, plus accessible aux coups de balai, nous paraît préférable à la précédente.

Si l'on tient à avoir pour ruisseau une dépression spéciale, nous voudrions qu'on la fît régulièrement concave, en supprimant soigneusement tous les angles où l'ordure est difficile à atteindre et que cette concavité fût taillée dans des dalles un peu longues, très dures, bien assises et jointes exactement; ce qui n'est point très simple à réaliser, parce que les eaux sales attaquent le ciment et que le balai l'achève. Nous avons vu, en plusieurs villes de province, ces dalles taillées en creux, dont l'aspect n'est point désagréable, quand il y passe une belle eau.

Mais nous pensons qu'il ne faut point que les eaux ménagères soient déversées sur une partie quelconque de la rue. C'est toujours un liquide plus ou moins riche de matières organiques, destinées à se décomposer. Quoi que l'on fasse, à moins de ruisseaux rigoureusement étanches et de flots d'eau coulant constamment, cette décomposition est inévitable. Or, le cas le plus habituel est que les pavés du ruisseau soient disjoints et qu'il n'y passe de l'eau que par intermittences, souvent longues. Les infiltrations putrides dans le sol se produisent tout d'abord. Plus tard, spécialement en été, les eaux sales se dessèchent sur les pavés; les concrétions qui en résultent sont pulvérisées par la trépidation du sol et les chocs divers. Il est impossible de se dire sans inquiétude que les eaux ainsi répandues sur la voie publique avaient peut-être lavé des chemises de typhoïsants, des mouchoirs de tuberculeux... Les médecins du Havre ont pensé que de telles eaux, mêlées parfois de déjections intestinales, projetées dans les rues de la ville, suivant une habitude locale encore très répandue, ont pu contribuer par les poussières de leur résidu à disséminer la fièvre typhoïde chez les habitants au moins autant que l'eau de boisson, accusée par les hygiénistes de Paris et qui, dans le cas particulier, n'est pas absolument suspecte.

Sans aller jusqu'aux poussières infectieuses, la putréfaction des résidus domestiques dans le ruisseau est une cause d'émanations fétides. Ce n'est point des gaz, même malodorants, que proviennent la fièvre typhoïde, le choléra, etc. Cependant, la pénétration de l'atmosphère urbaine par des puanteurs est une des choses qui contribuent le moins à rendre l'existence agréable et à vivifier le sang. Il est telle rue de Lille, voire des plus aristocratiques, dont les maisons doivent fermer hermétiquement, en été, les fenêtres donnant sur la rue pour ne pas être trop envahies par les odeurs du *fil-d'eau*, dans lequel tout arrive, excepté de l'eau.

S'il n'y a plus d'eaux ménagères à déverser aux ruisseaux et qu'elles soient conduites directement à l'égout, avec les eaux de pluie que des tuyaux spéciaux amènent des toits, le rôle du ruisseau de rue devient extrêmement simple. Il ne sert plus qu'à donner passage aux eaux pluviales tombées sur la chaussée, lesquelles par le bombement du revêtement, se collectionnent naturellement sur les côtés de la voie, et aux eaux d'arrosage et de lavage municipal. Ce n'est pas absolument de l'eau pure, mais c'est moins suspect que les eaux du lavage domestique. On peut diminuer beaucoup la malpropreté de ces eaux par le nettoiement quotidien, exact, de la chaussée et l'enlèvement des excrétions des animaux, des boues et de toute impureté solide. Alors, la construction du ruisseau peut se simplifier aussi. La rigole pavée contre la bordure du trottoir avec ses angles qui retiennent la vase, et dont la nécessité ne nous a jamais paru bien démontrée, peut évidemment disparaître. Il n'y a qu'à continuer, sous son inclinaison normale, le revêtement étanche de la chaussée bombée jusqu'à la pierre de bordure du trottoir. Il en résultera, en ce point, un angle largement ouvert, où les eaux se réuniront. Pas n'est besoin d'autre ruisseau; celui-là, du moins, est accessible aux coups de balai.

III. **Gargouilles de trottoir.** — Le ruisseau de rue n'est pas la seule conséquence de la pratique du déversement des eaux ménagères sur la chaussée. Une autre dépendance du système et non moins fétide, c'est la gargouille qui, du pied du tuyau de chute des éviers, des cabinets de toilette, jusqu'au ruisseau lui-même, traverse le trottoir, au bord duquel s'ouvre sa gueule, toujours baveuse et ignoble. Une autre gargouille part du tuyau de chute des eaux pluviales, beaucoup moins sordide que la précédente, mais non irréprochable toutefois.

Ces gargouilles sont un canal en pierre, ou plus souvent en fonte, de 10 à 12 centimètres de diamètre. Il est complètement fermé, sauf que sa paroi supérieure, plane et confondant sa surface avec celle du trottoir, est fendue dans la plus grande partie de sa longueur, par une rainure destinée au passage d'une tringle de fer pour les nettoyages. A vrai dire, cette rainure ne sert que dans les cas d'obstruction et lorsqu'il y a quelque corps étranger volumineux à déplacer. On comprend bien qu'il est impossible de faire passer par cette fente un instrument sérieux; un véritable nettoyage ne pourrait se faire que par le jeu d'une brosse très rude, introduite par la gueule de la gargouille à la façon d'un écouvillon. Encore serait-il indispensable que ce brossage fût combiné avec le passage d'une chasse d'eau pure. En fait, les gargouilles ne sont jamais nettoyées; la fente en question ne sert qu'à laisser entrer un peu d'ordure dans le canal, sous les semelles des passants, et, de concert avec la gueule et le ruisseau, à répandre dans l'air les émanations les plus odieuses.

Doit-on en conclure qu'il faut remplacer les canaux de fonte fermés, dont sont faites aujourd'hui les gargouilles de rue, par des rigoles à ciel ouvert, qui existent d'ailleurs encore en certaines villes? Ce serait rendre la fréquentation du trottoir pénible et même dangereuse; sans cela, et par horreur de toute hypocrisie, en hygiène comme ailleurs, nous inclinerions pour l'affirmative. La malpropreté que l'on voit et que l'on peut atteindre aisément est moins dangereuse que celle qui se dissimule. Après tout, si l'on trouve que des canaux, montrant en travers du trottoir l'enduit visqueux des eaux grasses ou savonneuses, sont laids et intolérables, les municipalités ne se décideront que plus vite à faire des égouts auxquels se rattacheront les maisons, au moins pour l'évacuation des eaux. Il serait à souhaiter qu'un semblable spectacle, au lieu des ruisseaux couverts dont parle Fonssagrives, eût forcé depuis longtemps la ville de Toulon à s'assainir et celle de Lille à terminer son réseau d'égouts.

§ 3. — **Latrines et urinoirs publics.**

Les latrines publiques et les urinoirs sont une des protections les plus indispensables du sol urbain, en même temps qu'une création due au bien-être des citadins et surtout des étrangers, parmi lesquels un certain nombre n'ont rien à faire dans les maisons de la ville et sont fort aises de pouvoir satisfaire, sans déranger personne, des besoins qu'ils éprouvent en ville, comme ils les éprouveraient chez eux. Quand la municipalité n'a pas fait d'urinoirs, ou pas assez, toute la ville devient urinoir. On ne conçoit pas que des précautions un peu larges, sinon luxueuses, ne soient pas prises à cet égard dans les villes du Nord, où l'on boit beaucoup de bière, liquide diurétique, et de l'eau-de-vie pour « faire couler la bière ». Les urinoirs devraient s'y offrir d'eux-mêmes aux clients des cabarets. A Lille, il faut, au contraire, les chercher. On soupçonne que la nombreuse population ouvrière de la ville, à ses jours de fête assez fréquents, au sortir des estaminets et de divers établissements publics, ne fasse pas grand effort pour trouver les rares édicules municipaux. Les hommes s'alignent le long des murailles, ou contre les clôtures qui enferment des terrains à bâtir; les femmes urinent vilainement dans le ruisseau. Soit qu'il y ait par trop de délinquants, soit pour toute autre raison, les sergents de ville sont manifestement décidés à ne pas s'en apercevoir. Le lendemain, les trottoirs sont comme huileux et exhalent une odeur jumenteuse que la municipalité complète par l'épandage de chlorure de chaux. Il y a, heureusement, une Providence qui fait souvent pleuvoir sur le tout. On en est quitte pour accentuer l'infection du sol.

Pour des raisons analogues, il faut des latrines dans lesquelles puisse avoir lieu l'exonération complète. Les femmes ont droit à un abri, à elles réservé, pour satisfaire au besoin de la miction. Dans les deux sexes, on a droit à un asile pour accomplir l'acte de la défécation, quand on est étranger ou que, la ville étant grande, on est surpris loin de chez soi par un besoin intestinal. Si rien n'est prévu, il y aura certainement des latrines irrégulières, improvisées, et des matières fécales déposées dans les renfoncements de rue, dans les angles des portes cochères et ailleurs.

La multiplication des latrines et des urinoirs publics dans une mesure suffisante autorise la sévérité de la police contre la dispersion clandestine des excrétions. Il y a là, d'ailleurs, une excellente occasion de soigner un côté important de l'éducation du peuple. La bégueulerie qui croit sauvegarder les lois de la décence, dussent celles de la propreté avoir tort, en condamnant ou en cachant le mieux possible les urinoirs, réussit justement à implanter les habitudes inconvenantes et, peut-être, à protéger l'immoralité.

A Londres, les urinoirs publics sont soigneusement dissimulés en des sentiers détournés, derrière des massifs d'arbustes. On les trouve, néanmoins, avec un peu d'habitude. Et l'on se demande si cette relégation ne fait pas oublier quelquefois leur nettoyage. Nous n'avons rien à dire de l'inscription placée dans ces urinoirs, et qui invite le visiteur à refermer son vêtement avant de sortir. Les gens bien élevés n'en ont pas besoin; mais ce n'est peut-être pas le plus grand nombre, à Londres ni ailleurs.

Les urinoirs publics sont un peu rares à Berlin; mais les brasseries sont très nombreuses et possèdent les accessoires nécessaires.

Pour être visibles, les urinoirs n'ont pas besoin de mettre en évidence l'opération qui s'y pratique. Les urinoirs d'*encoignure* commencent à passer de mode. Au moins, les entoure-t-on d'un écran en tôle, qui ne laisse voir que les pieds et la tête des clients. Cet écran est de rigueur pour les urinoirs appliqués contre une des façades d'un monument public, au bord supérieur du trottoir. Ceux de cette variété, généralement larges et faits pour admettre plusieurs visiteurs à la fois, doivent être divisés en cellules individuelles par des cloisons d'une largeur et d'une hauteur suffisantes pour sauvegarder la décence.

Les urinoirs qui s'élèvent en ce moment à Paris, sur les boulevards et diverses places, nous semblent ne rien laisser à désirer à l'égard des convenances morales. Les cellules rayonnent autour d'un axe central. On y accède par le bord du trottoir contigu à la chaussée; c'est-à-dire que les passants n'aperçoivent ni l'entrée de l'édicule, ni le va-et-vient des clients. Ceux-ci, d'autre part, sont entourés d'un écran en tôle qui s'élève assez haut, mais ne descend pas jusqu'au sol. Cet écran, naturellement courbe, les sépare des passants et les soustrait à la vue des habitants des maisons voisines. L'ensemble de l'édicule ne manque pas d'élégance et il ne dépare pas le trottoir plus que les kiosques à journaux, les colonnes à affiches des spectacles, les candélabres du gaz.

La *propreté des urinoirs* publics est, pour l'hygiène, un souci bien supérieur au précédent. Elle est assurée : par la construction de ces refuges; par l'évacuation de l'urine; par le lavage et le nettoyage des surfaces atteintes.

Dans la construction des urinoirs publics, il faut, plus encore que dans les appareils particuliers, éviter l'emploi des matériaux perméables, de ciment attaquable par les acides de l'urine, aussi bien que par l'ammoniaque qu'elle peut fournir. Il faut renoncer aux dispositions compliquées, aux saillies inutiles et aux angles rentrants, aux *augets* élevés d'une certaine hauteur, en avant desquels tombe toujours l'urine du commencement et de la fin de la miction. Les marbres durs, la fonte émaillée, l'ardoise, le verre, la lave, sont les matériaux dont il faudrait revêtir toutes celles des surfaces de l'appareil contre lesquelles l'urine arrive directement ou par éclaboussure. Ces surfaces verticales et absolument lisses doivent se terminer en bas à une rigole demi-cylindrique ou à concavité un peu évasée, aisément accessible au nettoyage dans tous ses points. Nous croyons tout à fait inutile de relever cette rigole sur un seuil qui oblige le visiteur à gravir une marche devant laquelle il s'arrêtera peut-être. Mieux vaut que tout le sol du refuge soit uni, étanche, avec une légère inclinaison vers la rigole. Tout au plus, et s'il y a lieu de craindre que les liquides ne s'étalent sur une partie de cette surface, convient-il de munir d'une grille de fer le point où porteront les pieds du client. Cette grille doit pouvoir s'enlever pour les nettoyages à main d'homme.

Les liquides des urinoirs publics ne peuvent guère s'écouler qu'à l'égout, et c'est ainsi qu'il en va, en effet, dans presque toutes les villes. Ce qui ne laisse pas que de donner une physionomie singulière aux prétentions de quelques-unes, de ne pas admettre à l'égout les excrétions humaines.

Ces liquides sont constitués par les urines et par l'eau des lavages, continus ou intermittents. Ils s'engagent dans l'égout par l'intermédiaire d'un canal qui termine naturellement la rigole et qu'il faut faire de petit calibre, aussi court et en pente aussi raide que possible.

L'orifice d'entrée de ce canal, sur la rigole, doit être protégé par une grille qui prévienne l'introduction de corps volumineux et les obstructions consécutives. Il est tout à fait rationnel de placer à cet orifice un obturateur hydraulique bien construit, un siphon ventilé en couronne, comme la construction en est aujourd'hui vulgaire.

En raison de l'adhérence rapide et tenace du sédiment urinaire sur les surfaces même étanches et polies, nous avons une prédilection pour le *lavage continu* des urinoirs, au moyen d'une lame d'eau passant incessamment du haut en bas des plaques qui revêtent le fond des cellules et leurs parois latérales. Cependant, des chasses automatiques, se produisant à de courts intervalles, sont aussi un procédé louable, quoique un peu compliqué et entraînant des dispositions particulières. On a tout intérêt à n'employer à cet usage que de l'eau pure, de la même provenance que celle que la ville distribue à ses habitants pour les besoins domestiques. Nous nous sommes, du reste, déjà déclaré ailleurs partisan de la distribution unitaire et non double (1).

Quel que soit le mode adopté, il importe que l'eau n'éclabousse point les personnes qui se présentent à l'urinoir ni ne baigne leurs semelles. Il n'en faut pas davantage pour faire déserter les urinoirs réguliers. Le lavage continu s'obtient d'ordinaire au moyen de tuyaux de cuivre, percés de trous, placés horizontalement le long et au-dessus des tablettes en ardoise. La pression y est quelquefois trop forte ou quelques trous sont trop gros ou mal percés.

Tous les systèmes gênants pour le visiteur sont condamnés d'avance. Ainsi, il a fallu renoncer aux urinoirs à lourdes portes de fonte, établies de façon à retomber de tout leur poids sur le dos du visiteur, une fois entré dans la cellule. A vrai dire, au bout d'un certain temps, la porte ne se refermait ni pendant ni après, et les clients n'y aidaient point.

Nous ne ferons que mentionner l'*urinoir à huile* d'Émile Ritter (1883), où l'irrigation se fait au moyen d'huile au lieu d'eau, pendant l'acte de la miction seulement, sous l'action d'un mécanisme qui joue par le poids du visiteur. Nous n'en connaissons pas d'applications, probablement parce que l'ingéniosité de l'appareil a inquiété les directeurs de travaux municipaux.

Tout en condamnant absolument les urinoirs sans eau, nous sommes obligé de nous souvenir qu'il en existe et qu'il est difficile qu'il en soit

(1) Voy. art. EAU, *Dictionn. encyclop. des scienc. médic.*

autrement, dans un grand nombre de nos casernes, par exemple, où il n'est alloué que 17 litres d'eau par homme, quantité déclarée suffisante par une certaine et bien étonnante Commission. Quelques rares villes, comme Lille, donnent l'eau gratuitement et à discrétion aux soldats. Et le ministre de la guerre vient de décider que la quantité d'eau par homme et par jour serait portée à 30 litres, partout où ce serait possible. Il faut pourtant prévenir aussi l'encrassement de ces urinoirs par le sédiment urinaire et les puanteurs qui trahissent la putréfaction des matières organiques de l'urine. Ce n'est pas une petite besogne et il est rare qu'on ait assez de persévérance et d'exactitude pour y réussir. Il est certain, cependant, qu'avec une quantité faible d'eau et un balai dur, on peut, à l'aide d'un nettoyage répété tous les jours, entretenir passablement un urinoir privé d'irrigation continue. On détache, par le jeu de la brosse ou du balai, sous l'action de très petites portions d'eau, le sédiment qui tapisse les plaques et la rigole. Après cette opération, qui est le point capital, la projection d'un seau d'eau ou deux, qui serait de nul effet si l'on commençait par là, suffit à entraîner la crasse urinaire, c'est-à-dire la substance à putréfaction. Il va sans dire que ce procédé exige des revêtements très durs, aussi bien sinon plus que le lavage continu.

Les villes ont des *cabinets d'aisance* publics, *gratuits* ou *payants*. Les uns et les autres sont rares dans les villes qui n'ouvrent point l'égout au tuyau de chute de ces latrines. Dans les mêmes villes, les premiers sont régulièrement ignobles, fétides ; on les relègue sous les ponts, sous quelque voûte des quais. Cela rappelle les tunnels stercoraux d'autrefois. Les seconds sont loin d'être inodores, malgré la prétention de l'étiquette. Encore, s'ils sont tolérables, est-ce parce que l'on applique maladroitement à une fosse fixe le système du water-closet, à grand renfort de nettoyages directs.

Depuis que Paris a adopté (partiellement en ce temps-là) la chute directe à l'égout, on voit sur les boulevards et sur certaines places des *chalets de nécessité* à plusieurs cellules individuelles, où se trouvent appliqués, quelquefois très exactement, les principes actuels d'obturation hydraulique, de chasses d'eau, d'évacuation immédiate des matériaux usés. Les sièges sont, d'ordinaire, en chêne ciré, visiblement faits pour s'y asseoir ; les parois des cellules en carreau vernissé. Les clients peuvent y disposer, suivant leur désir et moyennant une légère élévation du tarif, d'un lavabo avec savon et essuie-mains. Ces installations sont irréprochables et, d'ordinaire, bien tenues. Ce que le système rend, d'ailleurs, facile. Jusque dans les chalets gratuits, comme celui qui a été établi sur la place de la République, à Paris, sous la direction de Durand-Claye lui-même, la propreté est constante. Il est facile de reconnaitre, à l'affluence des visiteurs, que ces créations sont une nécessité des grandes villes. Il se passe même ce fait, que la plupart des clients des chalets gratuits donnent spontanément un sou, en sortant, à la gardienne. On n'en est pas très étonné, pour peu que l'on connaisse les immondes latrines de certains logements de Paris. Berlin possède, sur ses grandes voies, des installations assez semblables à celles qui viennent d'être décrites. Ce sont, d'ordinaire, des cabinets payants.

Les villes de province ne semblent pas encore être disposées à imiter, sous ce rapport, les capitales. Les rues et les promenades publiques ne s'en trouvent pas mieux.

§ 4. — Fontaines publiques.

Il y a des fontaines de luxe et d'autres de nécessité. Autrefois, les administrations faisaient des sacrifices pour les premières, qui sont décoratives. Il en existe encore beaucoup, dans Paris, de très intéressantes, quelques-unes extrêmement jolies. Certaines d'entre elles ont dû quitter leur emplacement primitif; d'autres ont été rafraîchies avec soin et généralement avec intelligence. Le bel atlas joint à l'ouvrage de Belgrand (1) renferme les héliogravures très réussies de vingt-deux de ces anciennes fontaines, parmi lesquelles la *fontaine des Innocents*, qui date probablement de 1265 et a été reconstruite par Jean Goujon ; la *fontaine de Médicis*, déplacée en 1864 ; la *fontaine de l'Arbre-Sec* ou *de la Croix du Trahoir;* la *fontaine Maubuée;* la *fontaine de Grenelle* (rue de Grenelle, 59); la *fontaine du Châtelet*, transportée en 1858, d'une seule pièce par soixante hommes, en dix-huit minutes, à $12^{m},40$ de son ancien siège ; la *fontaine Gaillon*, la *fontaine Molière*, la *fontaine Cuvier*. Leur accolement à d'énormes maisons nuit à leur réelle beauté, comme le dit Belgrand. Le public passe à côté des fontaines Molière, Gaillon, qui sont ravissantes, sans les voir ; il s'arrête devant la fontaine Louvois, qui n'est pas plus belle, mais est isolée au milieu d'un square. Les merveilleuses fontaines de Guibal, sur la place Stanislas, à Nancy, sont remarquées parce que tout le cadre de cette place est un décor intentionnel, dont le spectateur ne saurait négliger aucun détail.

A vrai dire, les anciennes fontaines étaient plus riches d'architecture que d'eau. Le filet qui s'en échappait pour le public n'était presque qu'un symbole. Ce grand décor cachait le *château d'eau*, d'où partaient les conduites des concessionnaires. Aujourd'hui que l'on dispose de masses d'eau et de pressions considérables, c'est avec l'eau elle-même qu'on arrive surtout à des résultats artistiques.

Quelques-unes des anciennes fontaines décoratives de Paris servent encore au *puisage*, pour les habitants du quartier voisin. L'écoulement, d'abondance modérée, en est d'ordinaire continu. Il le faut, pour animer le monument.

(1) *Les anciennes eaux*, etc.

Fontaines de puisage. — Comme les villes ne devraient avoir qu'une espèce d'eau et qui fût excellente, les fontaines publiques devraient toutes pouvoir verser une eau propre à la boisson. A Paris, la plupart d'entre elles ne débitaient que de l'eau « d'usage courant ». Presque toutes, aujourd'hui, fournissent de l'eau de source, quand il y en a assez.

L'espèce la plus commune des fontaines modernes est la *borne-fontaine*, en fonte, isolée au bord d'un trottoir ou accolée à un mur, assez haute pour que l'orifice soit au niveau convenable pour remplir un seau placé sur le trottoir, c'est-à-dire à 60 ou 70 centimètres du sol. « Une petite cuvette, recouverte ou non d'une grille, est placée au pied de l'appareil pour recueillir l'eau déversée sur le sol, qui gagne ensuite le caniveau par l'intermédiaire d'une gargouille ou s'écoule à l'égout par un tuyau spécial. Un robinet d'arrêt ou de barrage permet d'isoler l'appareil en cas de gelée.... » (Bechmann.)

Il est essentiel que les bornes-fontaines soient assez multipliées, mais inutile qu'elles aient l'écoulement continu, qui deviendrait par là même très dispendieux. Ou bien on ne les ouvre qu'à de certaines heures, ou bien elles sont construites à soupape ; un bouton à repoussoir, une manette ou un levier sert à manœuvrer cette soupape, qui est maintenue ouverte pendant le puisage et se referme ensuite, sous l'action d'un ressort ou d'un contre-poids. Ce procédé entraîne le *coup-de-bélier*, à chaque fermeture brusque de la soupape. Pour éviter ce choc et la détérioration de l'appareil qui finit par en résulter, on cherche aujourd'hui à répandre les *bornes-fontaines à vis* et les *robinets Chameroy* (1).

Lorsqu'une ville a une distribution double, si quelques-unes seulement de ses bornes-fontaines sont alimentées en eau de source, mention doit être faite de la nature de l'eau sur les appareils mêmes par une inscription bien visible.

Un certain nombre de fontaines, d'ailleurs, doivent être disposées de distance en distance, précisément pour que les passants puissent s'y désaltérer. On peut leur laisser l'écoulement continu, sous forme d'un simple filet d'eau, suffisant à remplir en peu d'instants un gobelet. Les gracieuses fontaines en fonte que sir Richard Wallace fit construire de ses deniers à Paris, il y a quelque vingt ans, sont un modèle du genre. Il en existe plusieurs types, un pour le bord du trottoir, un second destiné à être adossé à un mur, et un troisième plus simple, pour les promenades publiques. Des gobelets en métal nickelé y sont appendus par des chaînettes. L'écoulement y est continu et le débit atteint quatre mètres cubes par jour (Bechmann).

Ces appareils ont été très loués et méritent de l'être. Les hygiénistes ne sauraient trop encourager les mesures prises pour mettre les gens à même de boire de l'eau et une eau irréprochable. Cependant, les

(1) Bechmann (G.), *Salubrité urbaine. Distributions d'eau*. Paris, 1888.

moyens dont disposent les clients des fontaines Wallace pour rincer le gobelet ne sont peut-être pas sans prêter à quelque arrière-pensée. Il est certaine maladie, à localisations buccales ou labiales fréquentes, qui se transmet aisément au moyen des ustensiles passant d'une bouche à l'autre, si ces ustensiles n'ont pas été sérieusement désinfectés. Nous connaissons une caserne où le médecin-major crut devoir, pour une raison de cette nature, demander la suppression de gobelets attachés à des fontaines de la cour de la caserne, à la façon des fontaines Wallace et dans un but identique.

A ces appareils, il faut joindre ceux d'usage spécial, que mentionne Bechmann, tels que ceux qui sont employés, à Paris, dans les marchés permanents ou périodiques, aux bureaux de stationnement de voitures, robinets de divers types servant au puisage de l'eau pour le lavage des viandes ou des légumes, ou pour rafraîchir les chevaux. Enfin, le *col de cygne*, que l'on visse temporairement sur un raccord des appareils de lavage ou d'arrosage publics, lorsqu'on a besoin d'eau sur un point particulier pour des travaux de voirie, des fêtes foraines, etc.

Fontaines décoratives. — On évite aujourd'hui d'adosser les fontaines monumentales aux bâtisses, que le voisinage de l'eau compromet d'ailleurs. La fontaine Saint Michel n'a échappé à la règle que parce qu'elle continue une tradition. C'est vers le milieu des places que l'on fait déboucher les jets ou les gerbes d'eau, par masse et sous la pression élevée de la distribution municipale. Mais alors, puisque c'est l'eau elle-même qui est la capitale beauté de l'œuvre, on a vite compris qu'il était inutile de lui adjoindre des sculptures qu'elle verdit et dégrade irrésistiblement. Il suffit de lui ouvrir de larges bassins et de lui donner les supports qui mettent le mieux en relief l'abondance et la vigueur de son flot. L'air, qui s'y est dissous à la faveur de la pression, et redevient libre hors des tuyaux, ôte à l'eau, finement divisée par les orifices de sortie, sa transparence. Les jets divers, en se rencontrant et en retombant sur eux-mêmes, renforcent, d'ailleurs, l'effet de pulvérisation de l'eau. C'est ce qui fait le charme des fontaines de la place de la Concorde et de l'Observatoire, de la grande gerbe du Trocadéro, à Paris; de la fontaine de la place de l'Académie à Nancy. Lille a deux jets d'eau, peu compliqués, mais très appréciés néammoins, l'un au square Daubenton, l'autre sur la place Philippe-Lebon qui, sans lui, serait un désert pavé.

Indépendamment de l'effet décoratif et de l'agrément des yeux, auxquels l'hygiène n'a garde d'être indifférente, les fontaines à gerbes d'eau rafraichissent l'atmosphère environnante et abattent la poussière. Aussi ne devrait-on pas se borner à les faire jouer les dimanches et les jours de fêtes, comme on s'en contente en quelques villes de province; c'est tout au long des jours d'été, secs et chauds, qu'il faut recourir à ce moyen d'humectation, d'une réelle efficacité quand on donne au mouvement de l'eau quelque ampleur et qu'on le multiplie, ainsi que le prouve la fraîcheur obtenue dans les promenades de Paris par les lacs artificiels, les cascades de Longchamps, de Saint-Cloud, du Trocadéro.

Appareils de lavage et d'arrosage. — Bien que ces appareils ne fassent pas toujours une saillie visible sur le revêtement des rues, ce sont toujours des fontaines, au moins virtuelles, et en tout cas des dépendances de la voie publique.

Les bornes-fontaines peuvent, évidemment, fournir l'eau de lavage des rues sur lesquelles il ne convient pas de répandre une eau suspecte de contamination, plus qu'il n'est recommandable d'en boire. Elles l'ont fournie, en effet, autrefois, à Paris, et le font encore souvent en province. Mais depuis qu'elles sont alimentées en eau de source, à Paris, on a réservé à l'eau de rivière des *bouches de lavage*, dites aussi *bouches sous trottoir*.

Ce sont des boîtes en métal, enfoncées dans le sol, avec un couvercle très solide, exactement au niveau du trottoir, entre deux pierres de la bordure. La circulation ne doit pas les faire remarquer. Leur fonctionnement est déterminé à volonté par le jeu d'une clef, remise aux employés municipaux. Cette clef ouvre une soupape par laquelle l'eau débouche d'abord dans une petite cloche, qui brise le jet et détruit l'effet de la pression ; sans quoi, les passants seraient forcés de s'écarter. Puis, l'eau se déverse, à droite et à gauche habituellement, dans le ruisseau de rue.

Ces mêmes appareils, dit Bechmann, sont à peu près seuls répandus dans toutes les villes françaises qui ont organisé un service public. En Angleterre, aux États-Unis, en Allemagne, le même rôle est attribué à des *hydrants* (*Hydranten*), dont la forme est généralement assez différente et comporte des dispositifs faisant saillie sur le trottoir ou sur la chaussée.

Pour puiser l'eau d'arrosage des rues, on avait aussi, autrefois, en France, des poteaux (on en voit encore quelques-uns), portant un orifice à la hauteur convenable pour que le boyau de raccord vint aboutir presque horizontalement à la bonde du tonneau d'arrosement, très employé en ce temps-là. On supprime peu à peu ces poteaux et on les remplace par des *bouches de remplissage* de forme analogue à celle des *bouches d'arrosage*, sauf que le diamètre du coffre est assez grand pour débiter en 2 à 3 minutes l'eau nécessaire au remplissage d'un tonneau. Quant aux bouches d'arrosage, elles sont identiques aux bouches de lavage, mais n'ont point, naturellement, de débouché vers le caniveau. Sous le couvercle, on découvre un raccord fileté sur lequel vient se fixer le tuyau qui se termine par la *lance*.

Nous nous demandions s'il ne serait pas possible d'adapter aussi ce raccord aux bouches ordinaires de lavage, en prenant des dispositions pour pouvoir ne permettre qu'à volonté le déversement au caniveau

Cette pensée vient aisément à l'esprit, quand on connaît ce qui se passe relativement aux bouches d'incendie, dont il va être question. En effet, ce raccord existe.

Bouches d'incendie. — Tous les appareils du service public des eaux, sans exception, peuvent être des bouches d'incendie, dans les moments de besoin. Dans la boîte en fonte des bornes-fontaines elles-mêmes, il y a un *raccord d'incendie.* Le raccord d'arrosage des bouches de ce nom admet le boyau d'incendie à la place même de l'appareil d'arrosage. Enfin, dans les bouches de lavage, il suffit de relever le couvercle du coffre pour découvrir un raccord analogue (Bechmann), à Paris, du moins. Seulement, les pompiers doivent être munis de clefs destinées à fermer au quart ou au tiers le robinet de barrage, pour éviter de fournir aux pompes à bras plus d'eau qu'elles ne peuvent en dépenser.

Il n'en est pas de même des *bouches d'incendie pour pompes à vapeur.* Les raccords ordinaires d'incendie ne suffisent plus et il a fallu poser des bouches spéciales, avec un orifice de $0^{m},10$ de diamètre, alimentées par l'eau du service privé, qui a toujours la même pression. Il en existe à Paris, 3500 environ, à 100 mètres l'une de l'autre, et le service des pompiers a calculé qu'il en faut 2960, ou une bouche par hectare et demi. On a, le plus possible, simplifié le mécanisme de mise en jeu de ces bouches. Et, comme elles sont noyées dans le trottoir, on les indique par une plaque très visible, fixée au socle du bâtiment le plus voisin. A New-York et à Berlin, les bouches d'incendie sont des hydrants en forme de colonne saillante, s'élevant d'un mètre au-dessus du sol. La plaque indicatrice est, dès lors, superflue.

ARTICLE III. — ENTRETIEN DE LA VOIE PUBLIQUE.

Nous laissons de côté les réparations qu'il faut pratiquer de temps à autre au revêtement de la chaussée et dont l'exécution ressemble beaucoup à celle du recouvrement primitif. L'entretien de la voie publique, pour l'hygiène, c'est la *propreté de la rue.*

§ 1er. — Nature et forme des immondices de rue.

Les immondices dont l'éloignement incombe au service de la voirie sont tout d'abord celles qui se produisent sur la rue ; puis, les déchets incessants de la vie des humains, habitant les maisons en bordure, et que l'administration municipale est obligée d'admettre sur la rue pour un temps plus ou moins court. Ces déchets, dits *ordures ménagères*, n'excluent guère que les matières excrémentitielles et les résidus d'industrie.

1. Les ordures qui appartiennent à la rue sont dues à l'usure du revêtement, aux feuilles qui tombent des arbres des avenues, aux impu-

retés qu'y apportent les pieds des hommes et des animaux, les roues des voitures, aux excrétions des chevaux, à celles que des humains y projettent ou y abandonnent clandestinement. Il faut y joindre, à titre d'obstacle mécanique à la circulation, la *neige*, à de certains jours. Selon l'époque et le temps qu'il fait, l'ensemble s'appelle de la *boue* ou de la *poussière*. Dans les deux cas, c'est une masse malpropre, dont les passants recueillent sur leurs vêtements et rapportent à la maison une part, en temps humide; dont ils respirent ou déglutissent une autre, quand la sécheresse lui a donné l'état pulvérulent.

Le genre de revêtement des chaussées influe naturellement sur la quantité de l'ordure de rue. Selon Heuser, on a reconnu que le pavé de bois en fournit cinq fois et demie plus que l'asphalte; le pavé de pierres cinq fois et le macadam environ douze fois plus. Il s'en produit trois ou quatre fois plus par le mauvais temps que dans les beaux jours. Il est clair que l'activité de la circulation, la densité de la population du quartier, la nature de ses habitudes et de ses occupations, la largeur de la rue, ont une influence considérable. On calcule que pour une longueur de rues de 50 kilomètres, il y a chaque jour à enlever 35 à 45 tonnes (de 1000 kilog.) d'ordure en temps sec, 100 à 180 tonnes par le mauvais temps.

Cette masse renferme nécessairement beaucoup de débris organiques, dans les rues où les municipalités permettent le stationnement, fût-il provisoire, des marchands de légumes ou de poissons, qui abandonnent les épluchures des uns et les entrailles des autres sur le pavé. Elle recèle constamment des matières fécales humaines dans quelques cours des villes industrielles, peuplées d'ouvriers, dans quelque *cité des Kroumirs* (1) des capitales. Il serait impossible qu'il n'en fût pas de même dans certaines villes maritimes où le *tout-à-la-rue* est encore en vogue. D'où la possibilité que la boue et la poussière des rues véhiculent de réels germes pathogènes; chances redoutables encore augmentées du fait que les tuberculeux crachent sur les trottoirs et les chaussées, que les femmes de chambre secouent par les fenêtres ou sur le seuil des portes les tapis d'appartement (2) et que, d'ailleurs, on ouvre les fenêtres au produit de l'époussetage.

La boue de Bruxelles renferme, d'après Pétermann :

Eau	41.96	Oxyde de fer et alumine	23.20
Matière organique	228.78	Acide phosphorique	6.02
Chaux	31.70	— sulfurique	8.15
Magnésie	7.44	— carbonique	4.90
Potasse	3.09	Chlore	0.53
Soude	3.34	Sable, argile, silice	640.80
			1000

(1) Du Mesnil (O.), *La cité des Kroumirs* (*Annal. d'hyg.*, VII, 1882).

(2) Voy. Verneuil, *Discussion sur la prophylaxie de la tuberculose* (*Bull. Acad. méd.*, 1890, nº 3, p. 95).

La boue et la poussière de rue sont justiciables du *balayage* et de l'*arrosage*, auxquels nous consacrerons, plus loin, un paragraphe.

2. Les *ordures ménagères* comprennent les balayures de maison, des débris culinaires et alimentaires de toute sorte, des aliments avariés, des fragments de vaisselle, des os, des cendres, de la suie, du papier, des chiffons, les restes de menues réparations à l'immeuble, les déchets de la culture d'un jardin minuscule. — Le tombereau municipal n'accepte pas les réels plâtras ou gravois, la terre, les branchages. — Du Mesnil (1) a remarqué que la masse d'ordures domestiques est plus grande, en été surtout, dans la zone située entre la fortification de Paris et les forts que dans Paris même. Cela tient à l'abondante consommation de légumes verts qui se fait dans cette zone. Du reste, pour Paris, la ville d'Europe qui mange proportionnellement le plus de légumes verts, le cube d'ordure ménagère est d'environ un litre ou 800 grammes par jour et par tête, alors que Heuser évalue la moyenne à 250 ou 350 grammes. Il est vrai qu'en 1883, elle fut de 800 grammes à Manchester.

Les 2760 mètres cubes d'ordures ménagères produits dans Paris, par chaque jour d'été, correspondent à 2208 tonnes, c'est-à-dire au chargement complet à 10 tonnes de 221 wagons, soit *sept trains* complets de *trente wagons* (Du Mesnil).

Nous dirons tout à l'heure comment sont collectionnées les ordures ménagères et les divers modes suivant lesquels elles parviennent à la voie publique. Toujours est-il qu'elles finissent généralement par rejoindre, quelque part, les ordures de rues et en partagent le sort. Ce qui justifie leur réunion dans ces lignes.

§ 2. — Balayage et arrosage des rues.

Les deux opérations sont fréquemment associées. Nous dirons d'abord les règles qui sont communes à l'une et à l'autre; puis, nous indiquerons les détails spéciaux à chacune d'elles.

1. **Qui doit faire le nettoiement de la voie publique?** — Cette question n'est pas résolue pour tout le monde. A Paris, l'administration municipale se charge de nettoyer la chaussée, le trottoir, les ruisseaux, de toute souillure et en tout temps, moyennant une taxe qui varie de 10 à 70 centimes par mètre carré, selon l'importance des immeubles (il en a été constitué, à cet égard, sept catégories). Elle assure également le transport des ordures de rue et ménagères, pour lequel elle a trois adjudicataires. Cela coûte, avec l'arrosage, 7 millions à la caisse municipale (la taxe ne rembourse pas la moitié des frais); mais les rues de Paris sont les mieux soignées du monde entier. Elles le sont, en tout cas, mieux que celles de Londres.

(1) *La viabilité de Paris* (*Ann. d'hyg.*, XVII, 1887).

Nous pensons qu'il n'y a pas d'autre système possible. C'est celui qui a été adopté (Blasius) à Brême, Mayence, Hambourg, Berlin, sauf que ces deux dernières villes laissent encore aux particuliers le soin de déblayer le trottoir en temps de neige et d'y épandre de la cendre par le verglas. Il est en vigueur à Glasgow (531 000 hab.), qui y emploie 633 ouvriers et dépense 1 075 000 francs.

Mais Francfort et Hanovre ne balayent que la chaussée; le trottoir incombe aux habitants riverains. La distance à laquelle ceux-ci doivent balayer s'étend même jusqu'à 4 mètres au delà du ruisseau à Strasbourg, 5 mètres à Munich, 8 mètres à Nuremberg, et elle ne finit qu'au milieu de la chaussée, à Breslau, Dresde, Leipzig, Stuttgart, Magdebourg, Cologne, Carlsruhe, Wurzbourg, etc. Des prescriptions analogues existent à Bruxelles; mais il semble que les particuliers obligent souvent la voirie municipale à les remplacer. Il en existe de pareilles à Lille. Elles procurent aux bonnes le divertissement d'envoyer, tous les samedis matins, quelques seaux d'eau dans les jambes des passants, de gaspiller l'eau municipale déjà si rare, et de faire reluire pendant cinq minutes les pierres du trottoir, que la boue charbonneuse recouvrira le reste de la semaine. C'est une opération fort gênante pour le public et d'un mince résultat. La ville dépense encore 95 000 francs pour le balayage!

A Londres, le nettoyage de la voie publique s'opère d'une façon assez variable selon les quartiers, grâce à la bizarre organisation, en paroisses (*Vestries*) multiples, de la vaste métropole. Jamais il n'est très satisfaisant. On y emploie les mêmes instruments qu'à Paris, mais la toilette des rues n'est pas faite à fond. On manque d'ouvriers et de moyens d'enlèvement. En temps de pluie, cet enlèvement est lent et difficile; les ouvriers se bornent à collectionner d'abord la boue le long des chaussées, dans le ruisseau, pour dégager le milieu. De sorte que la traversée des rues deviendrait impossible aux piétons, si des chemins n'étaient balayés et tenus propres par des enfants, des vieillards, des volontaires quelconques, qui se payent de leur peine en tendant la main aux passants (Barabant). Sur d'autres points et spécialement dans les grandes rues pavées en bois, on a soin de faire enlever, au fur et à mesure qu'il se produit, le crottin qui a le désagrément d'imprégner le bois de son odeur. Des enfants en casaque rouge, armés d'une brosse et d'une pelle à main, vont sous les pieds des chevaux relever ces excrétions et les rapportent en courant au pied d'un réverbère, où il y a d'ordinaire une colonne creuse en fonte pour les recevoir en dépôt (Vallin). C'est toujours supérieur à l'éparpillement des ordures par les pigeons ou les poules, que l'on voit encore dans les rues de quelques villes de province.

II. **Moment du nettoyage des rues.** — Il est évident que l'on ne saurait pratiquer le balayage des rues de grande circulation au moment même où cette circulation est dans son plein, c'est-à-dire dans le jour.

Les balayeurs gêneraient les voitures ; celles-ci rendraient le travail impossible et feraient courir aux ouvriers les plus grands dangers. C'est pendant la nuit que cette besogne doit s'accomplir; ce qui est encore une raison pour n'en point charger les habitants. Dans la Cité de Londres, au moins théoriquement, elle commence à dix heures du soir et finit le lendemain à neuf heures du matin. « A Paris, à partir de dix heures, la toilette de la ville est complètement faite. » (Du Mesnil.) Le balayage est, d'ailleurs, terminé à sept heures du matin, en toute saison. Il doit aussi être assigné une heure limite à la présence des voitures d'enlèvement des immondices, et il ne faut pas que l'on rencontre, à toute heure du jour, dans les rues, comme cela se voit encore en province et à l'étranger, de ces véhicules au chargement disgracieux et fétide.

III. **Procédés de nettoyage.** — Comme tout autre travail, celui-ci peut se faire à main d'homme ou à l'aide de machines qui remplacent largement l'intervention des ouvriers. Les procédés mécaniques sont toujours les plus économiques et il faut s'en servir partout où c'est possible. Cependant, il est des détails auxquels il n'est pourvu efficacement que par des mains intelligentes et exercées.

Les instruments employés sont le traditionnel balai de bouleau, de genêt, de palmier (le piassaba, *Attalea funifera*), la râclette, la pelle; la balayeuse mécanique, brosse cylindrique de grande taille, adaptée obliquement à l'arrière d'une charrette attelée d'un cheval et que la progression de celle-ci fait tourner sur son axe; la direction oblique de la brosse repousse la boue sur un des côtés du chemin parcouru. C'est la balayeuse Tailberg. On en voyait à l'exposition d'hygiène de Berlin, en 1883, une modification imaginée par Eckert, qui avait pour but un rendement en travail plus considérable. On doit à Chardot un appareil dans lequel le rouleau balayeur du précédent est remplacé par une série de râclettes de $0^m,075$ de large, placées à côté les unes des autres comme les touches de clavier, et que des ressorts appuient sur la surface de la chaussée.

A Paris, chaque matin, 3290 balayeurs, dont un tiers ne font qu'une demi-journée, procèdent, sous la direction de 180 chefs d'ateliers, au nettoiement des chaussées, trottoirs, etc. A ce service sont jointes 345 machines balayeuses. Le balayage commence, hiver comme été, à quatre heures du matin et doit être terminé à sept. Les 4584 bouches d'arrosage à la lance et les 6521 bouches de lavage pour les caniveaux, qui répandent chaque jour 61 332 mètres cubes d'eau sur la voie publique, donnent à ce vaste mécanisme le moyen de parfaire son œuvre (Du Mesnil). Les appareils de lavage sont ouverts ou fermés, chaque jour, à des heures déterminées, par des agents du service qui ont une clé spéciale. Il doit leur être recommandé, dit Bechmann, de ne pas laisser perdre l'eau fournie par les appareils, par exemple de ne pas l'envoyer dans un caniveau sans qu'un ouvrier en profite pour le nettoyer au balai et de ne pas employer un gros volume d'eau pour produire un effet insignifiant, comme il arrive quand, pour arroser une portion de chaussée, on puise à l'écope dans un caniveau où l'on fait ruisseler l'eau tout exprès.

L'exposition de la Ville de Paris, à l'Exposition universelle de 1889, renfermait une très jolie collection des instruments et appareils usités dans le service si remarquable de la voirie de cette capitale.

Une des infériorités de ce service est, cependant, l'habitude adoptée de longue date de faire passer la boue liquide des rues par les égouts, qui s'envasent d'autant et réclament, par suite, d'extraordinaires travaux de curage et de désobstruction. En attendant que l'on institue un autre procédé d'enlèvement, la substitution progressive du pavé en bois au macadam allège sensiblement la masse du tribut des boues que les égouts étaient chargés d'emporter.

Enlèvement de la neige. — Par un calcul, d'ailleurs facile à faire, on a établi qu'il faudrait environ 11 000 voitures pour enlever la neige qui serait tombée sur 50 kilomètres de rue, sur une épaisseur de 15 centimètres. Dans certaines villes septentrionales, il n'est pas rare qu'une semblable couche de neige soit fournie en une seule nuit. Il est, évidemment, impossible de la faire disparaître en quelques heures. On se borne à déblayer d'abord la partie moyenne de la chaussée et à faire sur les trottoirs un sentier praticable aux piétons, en attendant un déblai plus radical. En général, les habitants balayent eux-mêmes la neige de leur trottoir vers la chaussée. A Londres et à Liverpool, c'est l'administration municipale qui se charge de tout. A Paris, dans le gros hiver de 1879-1880, on fit passer une bonne part de la neige par les égouts, où elle trouvait assez de chaleur pour se convertir rapidement en eau. A Lille, elle est mise en tas allongés, au bord des ruisseaux de rue, un peu par les rares ouvriers municipaux, beaucoup grâce aux soins particuliers. La fonte en dure longtemps, comme on pense. Il importe de tenir libres les ruisseaux de rue, pour recevoir l'eau qui résulte de cette fonte.

Comme, en définitive, la neige en tas reste un sérieux obstacle à la circulation, on est obligé d'en enlever quelques voitures des rues les plus fréquentées, surtout si la largeur de ces rues est déjà restreinte.

On a essayé à Paris, à Londres, à Liverpool, etc., l'emploi du *sel marin* pour hâter la fonte de la neige. Le sel doit être répandu, à raison de 50 grammes par mètre carré de surface et par centimètre de hauteur de neige, sur la neige fraîchement tombée, afin que le mélange puisse se faire. Il suffirait même de 10 grammes, si l'on ne voulait que réduire l'épaisseur de neige suffisamment pour que la chaussée redevienne praticable. Au bout de quelques heures, la neige est passée à l'état de bouillie fluide, qu'il est aisé de faire cheminer dans les caniveaux et de faire passer par les bouches d'égout. Les dépenses d'enlèvement de la neige, à Paris, se trouvent par ce moyen, réduites d'un tiers, et l'opération est assez rapide. Il n'est pas applicable, toutefois, aux chaussées empierrées, qu'il endommage à l'excès. Il est probable que les grandes dimensions des égouts de Paris en favorisent remarquablement l'application. Aussi n'a-t-il point réussi dans les villes d'Allemagne, où les reproches apparents qu'on lui fait sont les suivants. Le mélange de sel et de neige est, comme on sait, un *mélange réfrigérant;* couvrir les rues de ce mélange, c'est mettre le pied des gens et le sabot des chevaux dans un milieu glacial, qui pénètre le cuir et y introduit l'humidité pour longtemps, à cause du sel lui-même, entré avec l'eau. Il en est de même des vêtements qui ont été éclaboussés par le mélange; quand on les a fait convenablement sécher, ils reprennent encore de l'humidité par l'affinité du sel pour l'eau. On dit que l'intensité du refroidissement des pieds par ce mélange a causé des maladies graves chez des personnes et chez des chevaux de luxe.

Le remède serait, évidemment, que ni les hommes ni les chevaux n'eussent l'occasion de marcher dans la neige traitée par le sel. En d'autres termes, que la neige fondue disparût rapidement et qu'on fît passer ensuite, sur la chaussée, un lavage à l'eau pure. Le mieux serait que l'opération s'accomplît la nuit, entre onze heures du soir et six heures du matin, ainsi que cela se pratique à Liverpool.

Pendant le *blizzard* ou tempête de neige qui, au mois de mars 1888, causa tant de désastres à New-York, certaines personnes proposèrent d'utiliser un procédé, déjà essayé à Londres, et qui consiste à faire fondre sur des plaques de fonte, sous lesquelles on brûle du gaz d'éclairage, la neige jetée par les bouches d'égout. Le résultat fut déplorable; ce que l'on conçoit sans peine, après ce calcul de Philbrick, que pour fondre la neige couvrant, à $1^{m},50$ d'épaisseur, comme le réalisa le *blizzard*, 1 kilomètre d'une rue de 18 mètres de large, il faudrait dépenser au moins 30 000 mètres cubes de gaz, soit 100 000 kilogrammes ou 100 tonnes de houille (1).

L'architecte Heuser vante l'organisation qui existe à Milan et à Turin, en vue de l'enlèvement des neiges, qui n'y sont pas rares. A Milan, dans l'hiver de 1874-1875, il tomba jusqu'à 104 centimètres de neige. Dans cette ville, où les rues et les places représentent une surface d'environ 151 hectares, on parvient à faire disparaître en 8 à 10 heures la neige tombée, avec une dépense de moins de 15 francs par hectare et par centimètre d'épaisseur de neige. Pour cela, la ville est divisée en 112 petits quartiers d'exploitation, d'inégale étendue, dont chacun est confié à un entrepreneur pour un prix convenu, au centimètre cube. On mesure devant lui la hauteur de neige tombée, au moyen de

(1) *The Sanitary Engineer*. New-York, 31 mars 1888 et *Revue d'hygiène*, X, p. 538.

plaques verticales en pierre, disposées contre des montants, en un endroit que n'abrite aucun édifice. L'administration municipale lui fournit les pelles, les balais, les râcloirs, les brouettes, tenus en réserve en deux points opposés de la ville, et fait surveiller les travaux par huit ingénieurs. Les ouvriers se trouvent aisément; ce sont des maçons, des paveurs, des casseurs de pierres, pour le moment sans travail. On en emploie 2000 à 3000, sans compter 300 ou 400 pour conduire les voitures.

A Turin, le système est le même. Pour éviter de trop longs transports, on enfouit la neige dans des puits de 5 mètres de diamètre et de 13 mètres de profondeur, creusés dans le gravier, non loin de la ville. Un puits suffit pour 110 ares de surface. L'eau s'infiltre dans le sol.

IV. **Arrosage des rues.** — C'est une opération presque toujours indispensable, à des intervalles variables. Elle s'impose impérieusement, en été, dans les villes des pays chauds et secs, et partout où l'on a établi des chaussées empierrées. Pratiquée pendant le jour, elle rend possible le balayage matinal des rues, qui aveuglerait les ouvriers de poussière et ferait pénétrer une portion de celle-ci dans les immeubles, par les joints des portes et des fenêtres.

La poussière des villes, en majeure partie minérale ou charbonneuse, renferme les menaces ordinaires vis-à-vis des voies respiratoires (*Chalicosis*, *anthracosis*), des yeux et même des cheveux, dont, au dire de Fonssagrives, elle hâte la chute. En outre, elle contient une forte proportion de particules organiques banales, des bactéries plus nombreuses que dans l'air de la campagne (Miquel, Uffelmann) et, peut-être bien, des germes pathogènes positifs. Nous avons dit comment les eaux ménagères, versées au ruisseau après avoir lavé des excrétions morbides, peuvent se dessécher sur la chaussée et donner ensuite de dangereuses poussières. Il convient aussi d'apporter quelque attention à l'habitude fâcheuse que l'on a, dans les habitations, de balayer et d'épousseter au lieu d'essuyer doucement; de sorte que, si des germes morbides se sont déposés sur les meubles et sur les parois des pièces, le plumeau les rend à la flottaison aérienne. Or, il est de tradition aussi d'ouvrir les fenêtres toutes grandes à cet air et à ces poussières, dont on se débarrasse sur la rue.

L'arrosage se fait *au tonneau* ou *à la lance*.

Les tonneaux d'arrosage, en bois ou en métal, sont montés sur roues et traînés soit par un homme, soit par un cheval. On les remplit à une bouche d'arrosage, au moyen d'un tuyau spécial branché sur la distribution; puis, ils sont conduits sur la voie à arroser où ils répandent l'eau, soit en pluie fine par les trous percés en grand nombre dans un tube de cuivre recourbé, placé à l'arrière de la voiture, soit en une nappe extrêmement mince et développée en éventail, qui s'obtient par la projection de l'eau sur un disque plan faisant office de soupape (Bechmann).

Les tonneaux à un cheval sont habituellement de la contenance de 1000 litres. Il arrive souvent, en temps sec, que le premier effet de la chute de la pluie d'eau d'arrosage sur la chaussée est le soulèvement d'un nuage de poussière. Blasius conseille, pour éviter cet inconvénient, de descendre aussi près que possible du sol le tuyau criblé faisant office d'arrosoir, ou même de disposer au-dessus de lui horizontalement une toile, qui empêche l'ascension de la poussière.

L'arrosage au tonneau, comme on le comprend aisément, est très dispendieux, à cause du matériel qu'il nécessite et à cause de l'entretien des chevaux. A Berlin, où l'on n'arrose guère qu'au tonneau, d'après P. Bœrner, on a dépensé, du 1er avril au 31 octobre 1881, une somme de 340 000 marcs (425 000 francs), pour arroser une surface de 3 870 000 mètres carrés avec 558 516 mètres cubes d'eau. On remplace le plus possible cette méthode par l'arrosage à la lance, qui s'applique sans difficulté aux voies canalisées et suffisamment larges.

Des bouches d'eau spéciales sont disposées dans le trottoir, telles qu'en levant le couvercle du coffre en fonte on découvre un raccord fileté sur lequel il n'y a qu'à fixer un tuyau flexible, armé à son extrémité de la *lance* de projection, tube conique en cuivre, muni d'un petit robinet. Un homme tient la lance à la main et en dirige aisément le jet avec le doigt. Pour diminuer l'usure du tube flexible, très rapide quand il est en cuir, toile ou caoutchouc, et qu'on le laisse traîner à terre, on le compose à Paris (Bechmann) d'une série de bouts de tuyaux en métal, raccordés entre eux par des tuyaux en cuir de faible longueur et portés par de petits chariots à roulettes. L'arrosage se fait ainsi avec intelligence, exactitude, et sans éclaboussures pour les passants, qui ne savent pas toujours bien se garer du tonneau. Seulement, comme on ne peut donner au tuyau plus de 15 à 20 mètres de longueur, il faut des bouches d'arrosage tous les 30 ou 40 mètres. A Vienne (Autriche), on a augmenté l'écartement, grâce à l'emploi de *dévidoirs*, sur lesquels s'enroule le tuyau flexible. Ce système n'est pas commode dans les voies très fréquentées et coûte plus cher que les procédés employés à Paris.

L'arrosage à la lance s'applique merveilleusement aux places, aux promenades publiques, au gazon des pelouses et aux plantations d'agrément en pleine ville. On peut supprimer les roulettes aux tuyaux que l'on fait courir dans les allées en gravier fin et surtout sur les pelouses. « Parfois, on substitue à la lance, pour l'arrosage des pelouses, des appareils automatiques à réaction, qui pulvérisent l'eau pour ainsi dire et la font tomber en pluie fine sur une vaste étendue de gazon sans l'intervention d'aucun ouvrier. Un effet analogue peut être obtenu au moyen de tuyaux pliants, où les bouts métalliques ont été percés de petits trous, d'où l'eau s'échappe en nombreux et minces filets. » (Bechmann.)

L'arrosage des rues doit être pratiqué tous les jours et même plusieurs fois par jour, quand l'importance de la circulation le comporte, en été et sur les voies plus susceptibles d'être poussiéreuses, comme les chaussées macadamisées. Paris est bien arrosé, mieux que Londres. Ce détail de la voirie ne coûte, à Londres, que 10 centimes par an et par mètre carré (Barabant), tandis qu'il revient à 18 centimes, à Paris, La surface totale arrosée, dans notre capitale, était, en 1884, de 2 500 000 mètres carrés à la lance, et de 5 800 000 mètres carrés au tonneau. La dépense était de 1 494 000 francs.

On a eu l'idée d'arroser les rues avec une solution de *sels déliquescents* comme le chlorure de calcium (à 33 degrés Baumé), ou simplement à l'eau de mer, dans les villes littorales, en vue de retenir plus longtemps l'humidité à la surface de la chaussée. Telle fut l'idée de W. Cooper (1868), à Londres, de Houzeau à Rouen, de Fonssagrives, Vallin, Boulnois et Cockerell. L'expérience ne semble pas avoir justifié cette conception et Blasius déclare qu'on a renoncé à cette pratique, qui rendait les rues particulièrement sales.

§ 3. — **Ordures ménagères. Leur réunion à la voirie.**

Les ordures ménagères se produisent presque incessamment pendant toute la durée du jour et le commencement de la nuit. De leur nature, ce sont des substances qui n'ont pas les caractères extérieurs odieux des matières d'excrétion et ne sont pas d'emblée putrides. Il est donc admissible qu'elles ne quittent pas la maison rigoureusement au fur et à mesure de leur production, ainsi que cela doit se passer pour les excréments; qu'elles ne soient pas projetées immédiatement dans la fosse d'aisance ou à l'égout, qui ne tarderait pas d'ailleurs à en être obstrué; qu'enfin elles puissent apparaître un moment sur la rue et prendre, avec de certaines précautions, la voie publique pour gagner le lieu de leur destination finale, extérieur à la ville. Le rôle de l'administration municipale est de se charger du collectionnement, du transport et de l'emploi (ou de la destruction) de ces déchets, en assurant aux habitants le moyen de ne pas les garder à la maison pendant un temps suffisant à les rendre dangereux.

I. **Collectionnement des ordures ménagères.** — Il n'est tout d'abord pas tolérable que les habitants d'une ville puissent venir à un moment quelconque déposer leurs ordures ménagères sur la voie publique, quelle que soit la forme de ce dépôt. Partout, on a fixé un moment d'une durée limitée, auquel ce dépôt peut avoir lieu sans entraver notablement la circulation et sans être une cause de désagréments ou d'insalubrité. L'heure la plus convenable est évidemment une des premières heures de la matinée, qu'il est facile de faire coïncider avec la terminaison du balayage des rues et le passage des voitures qui en emportent les produits. Les tombereaux chargés du transport des ordures ménagères se mêlent naturellement à ces voitures, dont ils ne diffèrent pas sensiblement.

Le dépôt matinal exclusif était prescrit par la police de Paris dès avant 1870; mais les habitants ne faisaient pas moins, à toute heure de la nuit, sur le bord des chaussées, les *tas* légendaires, qu'éparpillaient les chiffonniers. Les ordonnances de police, dans les villes de province, sont de même sens; mais il y a beaucoup de laisser aller dans l'exécution.

En attendant qu'elles puissent être admises sur la rue, comment sont collectionnées les ordures ménagères?

Ce collectionnement est assez simple dans les petits ménages et surtout s'il ne doit pas dépasser vingt-quatre heures, c'est-à-dire si l'on ne conserve que les déchets de la journée même, comme c'est absolument désirable. On recueille les ordures dans un seau en métal ou même en bois dur et peint, pour les livrer, à la première heure, au tombereau municipal.

Mais, quand il y a plusieurs locataires dans la même maison, le va-et-vient des seaux particuliers, au moment fixé, peut être encombrant. On s'en est aperçu bien vite, à Paris, quand on a essayé d'appliquer l'arrêté du gouvernement de la Défense nationale, du 11 septembre 1870, prescrivant que les ordures devaient être, « au premier son de cloche annonçant le passage des tombereaux destinés à l'enlèvement, versées directement par les habitants dans lesdites voitures ou déposées par eux dans des récipients placés à la porte des maisons ». Les habitants ne versaient presque jamais eux-mêmes leurs ordures dans le tombereau. Ils abandonnaient ce soin aux employés de la voirie, qui brisaient de leur mieux le récipient. D'autres fois, tout le monde du ménage étant parti à l'heure du passage du tombereau, le récipient était vidé, mais restait tout le jour sur le trottoir.

Il est clair qu'il faut un *récipient commun* et que la police doit l'imposer *au propriétaire*, qui, sans cela, aurait soin de ne s'en aviser jamais. L'arrêté du préfet du Rhône, en date du 6 avril 1878, qui régit encore la ville de Lyon, est à cet égard une cote mal taillée. Il oblige seulement le propriétaire à mettre à la disposition des locataires des seaux en aussi grand nombre que cela sera nécessaire; mais les locataires restent chargés d'apporter leur seau sur le bord du trottoir ou à l'entrée des allées, au moment du passage des tombereaux (à partir de 7 heures du matin en été, de 8 heures en hiver).

Nous n'hésitons pas à trouver très supérieures, à ce point de vue, les prévisions de l'arrêté préfectoral du 24 novembre 1883, mis en vigueur à Paris à partir du 16 janvier 1884 : « Art. II. — A partir du 14 janvier 1884, le propriétaire de tout immeuble habité sera tenu de faire déposer, chaque matin, soit extérieusement sur le trottoir, le long de la façade, soit intérieurement près de la porte d'entrée, en un point parfaitement visible et accessible, *un ou plusieurs récipients communs* de capacité suffisante pour contenir les résidus de ménage de tous les locataires ou habitants. »

Dans plusieurs grandes villes d'Allemagne, et spécialement à Berlin, les maisons possèdent encore, en un coin de la cour intérieure, une fosse à ordures (*Müllgrube*), où sont collectionnés les résidus domestiques. Ce collectionnement était, autrefois, d'une parfaite insalubrité, parce que la fosse n'était vidée qu'après des semaines ou des mois, lorsqu'elle débordait et qu'un cultivateur était disposé à venir y prendre pour rien l'engrais que ces substances représentent. Si la cour n'était pas accessible par une porte cochère, il fallait transporter à bras, dans des corbeilles, de la fosse à la voiture restée dans la rue, ces immondices qui répandaient sur tout le trajet leur odeur et leurs poussières. Cette situation s'est modifiée. La vidange de la fosse a lieu plusieurs fois par semaine. On arrive même à y substituer un récipient qui s'enlève tous les jours et que les ouvriers de l'entrepreneur vont vider dans leur voiture. Le récipient a des anses disposées pour ce but. Un couvercle suspendu à la muraille s'y adapte et le tient fermé dès qu'il a reçu le tribut de chaque ménage particulier. Si le nombre des ménages de la maison doit entraîner un récipient trop grand et trop lourd pour pouvoir être manié facilement, on a recours à plusieurs récipients de dimensions restreintes.

Blasius se loue d'une disposition qu'il a trouvée en vigueur dans la maison qu'il habite, à Brunswick. Les ordures ménagères sont rassemblées dans trois grandes caisses en bois, debout sur la plate-forme d'une sorte de petit camion et recouvertes d'un couvercle commun. Au moment de l'enlèvement, on conduit ce petit véhicule jusqu'à la rue. Bien qu'en bois, ces récipients paraissent d'un bon service. L'emploi du couvercle est particulièrement louable. L'auteur ne dit pas à quel endroit de la maison est remisé cet appareil.

Les immondices de maison, à Londres, recueillies dans des paniers mobiles, sont déposées dans des coffres à poussières ou soutes aux ordures, habituellement placées sous le trottoir, dans lesquels les agents du service viennent les prendre.

Dans beaucoup de villes de France et à Bruxelles, les arrêtés municipaux prescrivent l'emploi de récipients qui seront déposés au bord du trottoir, le matin, avant l'heure du passage du tombereau à ordures. On ne dit rien de la forme, de la nature de ces récipients (sauf à Lyon, où ils doivent être en métal ou en bois, peints en vert, de 50 litres au plus de capacité, et portant le nom de la rue et le numéro de la maison). Généralement, ce n'est pas le propriétaire qui doit les fournir. Cette latitude a de grands inconvénients. Les récipients employés sont trop grands, incommodes à manier, fragiles. A Lille, l'obligation du récipient a existé ;

nous avons encore vu personnellement, il y a quelques années, ces boîtes de formes infiniment variées, séjournant au bord du trottoir. Mais les habitants ne les vidaient pas eux-mêmes, à la voiture d'immondices. Les balayeurs, de leur côté, les trouvaient trop lourdes ou d'un maniement incommode et les renversaient sur le pavé, pour reprendre ensuite les ordures à la pelle. Autant valait revenir « à l'antique système des tas d'ordures » (Du Mesnil). C'est ce qui est arrivé. Il semble même que, dans beaucoup de maisons, il n'y ait de récipient d'aucune sorte, si provisoire qu'il puisse être. A chaque instant de la journée, quelqu'un qui longe le trottoir voit passer devant sa figure une pelletée d'immondices, projetée avec vigueur à travers la rue par une ménagère sans scrupules.

Les ménagères lilloises, comme on voit, tiennent pour le principe qu'il vaut mieux salir la rue que la maison. Nous voudrions la propreté de l'une et de l'autre, ce qui ne paraît pas inconciliable.

Tout d'abord, au long du jour, chaque ménage particulier peut, sans inconvénient pour personne, recueillir ses ordures dans un récipient métallique à fermeture exacte et facile, qui séjournera dans un angle de la cuisine, par exemple. Les ordures récentes ne fermentent, d'ailleurs, pas immédiatement.

Mais il ne faudrait pas leur laisser passer la nuit dans le logement. Aux termes de l'article 4 de l'arrêté du 24 novembre 1883, les habitants ne devront effectuer le déversement de leurs ordures dans le récipient commun « que le matin, avant le passage du tombereau d'enlèvement. » Cette prescription n'est, évidemment, pas en faveur des logements particuliers. Il faudrait pouvoir, à la fin de la journée, rassembler toutes les ordures dans le récipient commun. Mais il n'est pas admissible qu'on place celui-ci dans la loge du concierge ou contre elle, réunissant sur ce ménage qui a droit à quelque intérêt tous les inconvénients dont on débarrasserait les autres. Il y a donc lieu de prévoir, dans chaque maison, un emplacement spécial dans lequel le réservoir serait accessible à tous les habitants et à toute heure, sans compromettre le concierge ni d'autres. Vallin incline pour établir, dans la cour quand elle existe, « une grande caisse métallique, montée sur roues, hermétiquement fermée à l'aide d'un couvercle, où chaque habitant de la maison viendrait, le soir, verser ses rebuts. Il serait facile de laver cette caisse, tous les matins, après le passage des tombereaux, soit à grande eau, soit à l'aide de désinfectants, d'antiseptiques ou d'absorbants ».

Ce procédé, de même que la soute aux ordures de Londres où le récipient dans la fosse aux balayures de Berlin, nous paraît avoir l'avantage de rompre absolument tout rapport entre le logement et les déchets collectionnés. Il nous paraît bien préférable à « l'installation d'une gaine étanche, composée de tubes vernis ou en porcelaine, laquelle aboutit en bas à la boite aux ordures », prévue par la commission des logements à bon marché (Alphand). Une gaine semblable, avec une trémie en tête, existe à Lille, dans les logements de la *cité Napoléon*, et a reçu l'approbation de Du Mesnil. Nous croyons que la gaine, même lisse à l'intérieur, est très capable de retenir le long de ses parois quelque chose des malpropretés qui y passent, et, dans tous les cas, de se prêter au reflux des odeurs de la caisse, à la faveur de la continuité du canal. Comme plusieurs trémies aboutissent à un collecteur unique, il est possible, même, que les logements voisins échangent malgré eux des mauvaises odeurs.

On peut prévenir les émanations des récipients en recouvrant leur contenu de quelques pelletées de cendres. Il est plus sûr d'y adapter un couvercle hermétique et tout le monde le demande pour le récipient réglementaire de Paris. (*Commission d'assainissement*, 1883.)

Le tombereau parisien est muni, à l'arrière, d'un *monte-charges*. Environ 163 ouvriers, hommes et femmes, payés par l'administration, avec 542 voitures et 1000 chevaux, assurent le service du déversement des boîtes à ordures. Souvent, un chiffonnier vient trier, dans les récipients, les chiffons qui peuvent y être récoltés et, pour reconnaître les bénéfices qu'on lui permet, aide au chargement.

II. **Enlèvement des ordures.** — L'enlèvement des ordures ménagères se fait, à une heure qui doit suivre de près la fin du balayage et ne pas trop s'avancer dans la matinée, à l'aide de voitures qui sont généralement des tombereaux à caisse profonde, mais non toujours étanche. Les ouvriers ne mettent pas beaucoup de façons à leur remplissage; ils cherchent à obtenir mesure comble et ne se préoccupent pas du trop-plein qui retombe épars sur la chaussée. Ces voitures n'ont jamais de couvercle. L'adoption de cet accessoire serait très désirable, puisqu'il empêcherait d'abord la surcharge des tombereaux et la chute des ordures en excès. Il aurait, en outre, en été surtout, le mérite de supprimer les émanations qui se dégagent sur le passage des tombereaux et de soustraire à la vue des choses qui n'ont rien d'agréable.

Le tombereau municipal est muni d'une sonnette et dirigé par des conducteurs en possession d'une voix et de cris spéciaux, qui sont également des moyens d'avertir les locataires dont le panier à ordures serait en retard. Nous croyons que ces bruits ridicules et monotones sont tout à fait superflus, du moment que l'heure d'enlèvement est fixée et connue.

Habituellement, les villes fournissent les tombereaux et les instruments d'enlèvement des ordures. Mais l'opération est confiée à des entrepreneurs. Paris est divisé, à cet égard, en dix-huit sections qui comprennent aussi l'enlèvement des résidus du balayage des rues, des halles, marchés, casernes, etc. Le volume de la *gadoue* parisienne est d'environ 900 000 tonnes par an. Son enlèvement qui, autrefois, rapportait des bénéfices à l'administration, lui coûte aujourd'hui 2 millions de francs.

Berlin ne dépense à cette opération qu'un demi-million, avec trois soumissionnaires. Amsterdam y consacre 200 000 francs. Bruxelles, qui impose une partie du balayage aux habitants, faisait autrefois enlever ses immondices de rue par des entrepreneurs qui payaient. La redevance baissait de jour en jour et la ville n'en était que plus mal tenue. Aujourd'hui, elle y met environ 120 000 francs. A Rome, la municipalité ne dépense rien; les habitants traitent directement avec le fermier du balayage, qui les débarrasse des ordures ménagères moyennant un abonnement qui varie de 30 centimes à 1 franc par mois. L'opération, d'après Du Mesnil, se fait de neuf heures du matin à cinq heures du soir.

En France, Lyon, Marseille, Bordeaux, Lille, le Havre, font également enlever les immondices de rue, produits du balayage et ordures ménagères par des adjudicataires à qui il est versé des sommes plus ou moins importantes, en raison inverse de la facilité du placement de ces déchets comme engrais.

III. **Destination finale des boues et ordures.** — La masse de résidus dont il est ici question n'est pas désormais sans valeur. Elle renferme des chiffons, des os, des fragments métalliques, qu'il serait fâcheux de perdre absolument. On y trouve du charbon, du coke, des escarbilles, des morceaux de bois, etc., qui peuvent être repris comme combustible. Enfin, la boue calcaire, les cendres, les débris animaux et végétaux, représentent des matières minérales et de la matière organique, capables d'être employées comme engrais, ainsi qu'il ressort de l'analyse des boues de Bruxelles, reproduite plus haut (p. 107), et d'ailleurs des analyses faites à Paris par Müntz et à Lille par Ladureau. Disons tout de suite que, malheureusement, leur valeur à ce titre est rarement considérable. La question est de savoir si l'on prendra les mesures convenables pour tirer parti de ces détritus ou si, au contraire, on les sacrifiera en tout ou partiellement.

Londres, Sunderland, Liverpool, Dublin, — jettent les boues et ordures urbaines à la mer. A Londres, quand on n'en trouve pas meilleur emploi, les boues sont portées par une conduite en fer jusqu'à des bateaux construits pour cet usage, qui vont déverser leur contenu à distance en mer. Liverpool déverse de la même manière 89 000 tonnes d'ordures par an à 18 kilomètres au delà de l'embouchure de la Mersey (Heuser).

Le faubourg d'Ealing, à l'ouest de Londres, a donné le premier, paraît-il, l'exemple de l'*incinération* des immondices de rue, conjointement avec la vase obtenue des procédés d'épuration chimique des eaux vannes. On sait que cette vase, renfermant 90 à 95 p. 100 d'eau, que l'on peut réduire par l'évaporation à 75 ou 70 et même, au moyen des filtres-presses (mode coûteux) à 50 ou 55 p. 100, est extraordinairement encombrante et n'est point recherchée comme engrais. C'est l'écueil de la méthode. A Ealing, on a mélangé à cette vase les produits du balayage, qui ont d'abord absorbé une partie de l'eau de la boue. Puis on a porté ce qui n'était point demandé par les agriculteurs dans un fourneau de Fryer. Les gaz de la combustion servent à chauffer les chaudières des machines à vapeur qui travaillent à l'épuration des eaux et d'autres qui fonctionnent pour la fabrication d'un mortier dans lequel les cendres mêmes de la vase entrent en association avec la chaux. A Burnley, on obtient de ces cendres un ciment qui ne le cède pas en valeur à celui de Portland. Heuser estime qu'il y aurait peut-être là une ressource pour quelques villes d'Allemagne, comme Halle-sur-Saale, Francfort-sur-le-Mein, qui usent des procédés mécanico-chimiques d'épuration des eaux urbaines. Ce qui nous porte nous-même à nous demander s'il ne s'ouvrirait pas, d'une façon analogue, une perspective à la disparition des quantités effroyables de boue que va produire l'usine d'épuration de l'Espierre (Roubaix).

Il est clair que, quand même les boues et ordures des villes renfermeraient une proportion positive et notable d'engrais, leur valeur à cet égard reste nulle si l'engrais est noyé dans l'eau ou dans une gangue minérale encombrante. Les frais de transport dépassent la valeur réelle de la denrée. L'incinération de celle-ci ne doit donc inspirer aucun regret. Pourvu, d'ailleurs, que l'opération se fasse sans exposer un quartier à des odeurs ou à des fumées incommodes, l'hygiène n'a pas d'objection à élever.

Il n'en est pas de même de la *submersion* des immondices. A supposer nulle la valeur de l'engrais, la projection des boues et ordures à la mer nous paraît passible des mêmes reproches, à peu près, que le déversement à la mer des eaux d'égout. On ne porte jamais les immondices assez loin pour que la marée ou le simple mouvement du flot n'en renvoie quelque chose le long de la côte. C'est un moyen de dépeupler de poissons l'embouchure des fleuves et de faire fuir les clients des stations balnéaires maritimes. Le procédé, pour être sommaire, est donc des plus médiocres et nous ne le recommandons pas.

Les villes de Nottingham, Leeds, Manchester, Bolton, Glasgow, New-York, emploient un moyen terme. Les ordures sont l'objet d'un triage qui permet d'en retirer d'abord les parties qui ont de la valeur; le reste passe par un fourneau (*Destructor*) qui en fait des cendres ou des scories, utilisables à leur tour de quelque façon.

Heuser, architecte municipal d'Aix-la-Chapelle, a décrit longuement l'installation curieuse que la ville de Glasgow a établie, en 1881, dans Crawford-Street. Un grand bâtiment à trois étages, avec machine à vapeur, rails pour des wagons, reçoit à son rez-de-chaussée les voitures amenant les immondices. On en sépare immédiatement ce qui est fumier. Le reste est monté à l'étage supérieur où il passe par des cribles qui en font trois parts. La plus grossière est mise de côté. Une autre consistant surtout en fragments de charbon et de coke, est destinée à servir de combustible et à chauffer la chaudière de l'établissement. Une troisième, renfermant des cendres et des matières finement divisées, d'une certaine valeur comme engrais, est envoyée à des *mélangeurs*, où arrive en même temps, par portions automatiquement mesurées, le contenu des fosses mobiles encore en usage à Glasgow. Les cendres et la poussière du balayage absorbent l'eau des matières des tinettes et les désodorisent. D'ailleurs, des récipients en fer sont disposés pour recevoir ces matières dans l'acide sulfurique ou le sulfate de fer et fixer l'ammoniaque.

L'engrais obtenu par le mélange des excrétions avec les cendres et les balayures de rue redescend au rez-de-chaussée dans des wagons qui l'emportent à la campagne, où il en est fait des dépôts auxquels viennent s'approvisionner les cultivateurs.

Le produit du balayage des chaussées empierrées, qui renferme trop de sable, est exclu de ces opérations. On le laisse égoutter pour son compte et il sert à colmater un terrain marécageux dans un domaine loué par l'administration municipale.

Quant à la partie grossière qui n'a point pu passer par les mailles des tamis, elle est reprise sur des plaques de fer, tournant avec une vitesse de 15 centimètres par seconde. Des femmes, debout autour de ces plaques, trient dans la masse étalée, chacune suivant sa spécialité, les substances qui peuvent avoir quelque valeur; celle-ci la paille, les épluchures de légumes, etc.; celle-là, le vieux fer, les boîtes de fer-blanc; une autre les chiffons, le papier, les vieux cuirs. Chacune d'elles précipite les objets qu'elle a retirés dans une ouverture par où ils tombent dans des wagons qui attendent au rez-de-chaussée. Le reste est envoyé au four à ordures, d'où l'on retire une masse pierreuse, propre à la construction des chaussées, ou une cendre dont on comble des dépressions de terrain, à moins qu'on ne les introduise dans la préparation du mortier.

Ce fonctionnement, déduction faite du produit de la vente de l'engrais et de tout ce qui peut être vendu, coûte environ 2 fr. 50 la tonne d'ordures (de 1000 kil.), sans compter les frais mêmes du nettoiement. Cela fait à peu près 1 franc par habitant.

Heuser insiste sur les dispositions vraiment larges, qui ont été prises pour assurer l'aération de cette usine, sur les bains, les lavoirs, les réfectoires, ménagés aux ouvriers, et tout ce qui peut préserver le voisinage de toute incommodité. Nous ne demandons qu'à croire à la réussite parfaite et à l'innocuité d'une usine qui semblait, au premier abord, bien faite pour inspirer de sérieuses inquiétudes.

La nature du sol en Écosse et les habitudes agricoles font bien accueillir, paraît-il, le compost qui sort de l'établissement. Manchester, qui possède un système analogue à celui qui vient d'être décrit, se débarrasse parfois difficilement de sa poudrette, très riche cependant, à cause du grand nombre des tinettes restées en usage dans la ville. Ici, les débris de viandes, de poissons, les issues d'abattoirs sont traités pour en extraire la graisse, qui sert à la fabrication du savon et des bougies (1).

A Nottingham, on fait des matières végétales et des débris animaux un compost, qui se vend et est enlevé tous les jours. On sépare les chiffons et les métaux. Les débris de faïence et de porcelaine sont utilisés pour la fondation des chaussées. Le reste est mis dans un four (*Destructor*) à tirage énergique, où il est converti en une masse pierreuse qui sert à revêtir les routes (2).

A New-York, les ordures apportées au dépôt passent par un appareil tamiseur qui retient les chiffons et le papier et laisse passer les cendres et la poussière, comme à Glasgow. On met le reste dans l'eau; les substances les plus légères, qui surnagent, paille, cuirs, débris végétaux, sont reprises et brûlées au four, tandis que le charbon, le fer, la pierre, le verre, qui vont au fond, sont recueillis et portés à un appareil dit *Rubber*, où la pierre, le fer, le verre, les os, sont encore triés et mis à part. Le charbon se vend comme combustible. Les chiffons sont achetés à 20 dollars la tonne; le vieux fer vaut 4 centimes le quintal; le verre 30 centimes (3).

Les villes de Derby, Ealing, Hull, Leeds, Blackburn, Bradford, Warrington, Salford, et quelques autres, mettent intégralement tous les produits du balayage et les résidus domestiques au four. Cela supprime la question de savoir si l'utilisation de l'engrais et des autres objets de quelque valeur compensera les frais du triage, de préparation du compost, etc. En outre, toute arrière-pensée cesse en ce qui pourrait concerner la nocuité des émanations, des poussières, des germes, capables de procéder de la masse des ordures. L'expérience acquise par les localités qui viennent d'être nommées prouve que les ordures urbaines brûlent avec une grande facilité et qu'il n'est pas besoin d'y ajouter du combustible usuel. Des fours ont été inventés pour ce but spécial, qui portent les noms de Fryer, de Healey et Thwaites, etc. En général, ils se composent d'une double rangée de quatre ou six cellules, avec une grille pour chacune, une cheminée pour l'ensemble et des ouvertures de chargement où la voiture qui amène les immondices peut se déverser sans intermédiaire.

Le volume des ordures, après combustion, est réduit des trois quarts; leur poids, des deux tiers. Les gaz de la combustion trouvent leur emploi dans le chauffage des chaudières à vapeur de machines servant à

(1) *Report of the Health Committee of Manchester*, 1884.
(2) *Gesundheits-Ingenieur*, n° 3, p. 74, 1884.
(3) *Sanitary Record*, 15 juillet 1884.

préparer du mortier, avec de la chaux ajoutée aux cendres mêmes de l'opération.

Les *destructors* se prêtent merveilleusement à l'incinération d'objets de literie contaminés ou de cadavres d'animaux suspects. Ainsi, à Leeds, on brûla en un an, dans un four de Fryer, 14000 tonnes d'ordures, 59 lits, 131 matelas, 264 porcs morts de maladie, 1 vache, 10 moutons, 28 quartiers de viande impropre à la consommation, 650 kilogrammes de viandes avariées. Pour 320000 habitants l'usine a coûté, non compris l'achat du terrain, 146000 francs. L'exploitation en revient à un peu plus d'un franc la tonne d'ordures (1).

La crémation des immondices semble assez répandue aussi en Amérique et l'on peut voir, dans les annonces des journaux de médecine du pays, l'offre de *destructors* de divers modèles, pour l'usage des particuliers. Ce qui simplifie assurément ce détail de l'assainissement urbain, si l'on parvient à terminer cette opération chez soi sans incommoder le voisinage. Chicago a, d'ailleurs, un crématoire municipal d'immondices, qui a coûté 10000 dollars, à l'ouest de la ville, et se propose d'en construire d'autres. Depuis 1888, Milwaukee procède de la même façon et prétend même avoir été la première à adopter ce système. En cinq mois, on y a consumé 40215 livres d'ordures qui ont donné 5000 livres de cendres.

Barabant a fait connaître la manière dont sont traitées les immondices de rue dans l'une des paroisses de Londres, celle de Sainte-Mary-Newington. Les ordures sont versées dans une fosse au pied des arcades du chemin de fer, en un point où celui-ci traverse un terrain appartenant à la paroisse. C'est là que s'opère le triage des débris de charbon et de coke d'abord, très abondants en ce pays où il se fait une si grande consommation de charbon de terre ; puis, des papiers, cartons, os, poussières, destinés à fournir du combustible encore; enfin, des fragments de vaisselle, poterie, boîtes métalliques, qui serviront à la fondation des empierrements autour de Londres. Des résidus de légumes et des boues amenées de la voie publique, on forme un compost transportable, qui se vend 4 francs la tonne. Cet engrais est placé dans des wagons que l'on monte, au moyen d'ascenseurs, jusque sur la voie du chemin de fer, d'où on l'expédie à la campagne. Le point intéressant est que la Compagnie du chemin de fer se prête de son mieux aux nécessités de ce service et lui fait un tarif de transport réduit. La méthode ne soulève aucune plainte de la part du voisinage.

En France, on utilise généralement encore la gadoue urbaine pour l'agriculture. Cependant, en 1885, un entrepreneur de voirie de Paris, Alasseur, étudiait un procédé d'incinération analogue aux *destructors* étrangers, qui laissait des cendres et des résidus utilisables. Les ingé-

(1) Heuser, *Strassenbefestigung und Strassenreinigung* (*D. Vierteljahrsschrift f. œff. Gesundheitspflege*, XXI, p. 204, 1889).

nieurs André et Journet ont reconnu qu'il faudrait, à Paris, 200 fours à 30000 francs l'un et une dépense annuelle de fonctionnement de 3500000 francs.

L'*utilisation immédiate par l'agriculture*, d'après les renseignements recueillis par Du Mesnil, est en vigueur à Bruxelles, où dix-sept bateaux transportent les détritus, 80 millions de kilogrammes environ, soit chez les cultivateurs riverains qui les ont achetés comme engrais, soit au dépôt des immondices de la ville, situé à Neder-over-Hembeeck, le long du canal de Willebroek, à 7 kilomètres de Bruxelles. Pétermann, directeur de la station agronomique de Gembloux, a même calculé que la valeur des boues de ville serait de 10 à 11 francs les 1000 kil., c'est-à-dire bien supérieure à ce qu'on les vend ordinairement, — quand on ne paye pas pour en être débarrassé. Berlin, Munich, ont aussi des dépôts à quelque distance, d'où la gadoue est reprise par les cultivateurs.

Cependant, pour ce qui concerne Bruxelles, la place commence à manquer au dépôt municipal et il faudrait songer, dit le *Mouvement hygiénique* d'avril 1888, à acquérir de nouveaux terrains à une distance plus grande, ce qui augmenterait encore les frais de transport. La situation est, d'ailleurs, difficile en hiver, lorsque le canal est gelé. En conséquence, une commission spéciale avait été nommée par la ville de Bruxelles à l'effet d'étudier le moyen le plus rationnel de se débarrasser des immondices de voirie. La commission a estimé que la façon la plus rationnelle de résoudre le problème, au point de vue de la salubrité publique, est la destruction par le feu de tous les détritus invendables, selon le procédé pratiqué en beaucoup de villes d'Angleterre.

Parmi les villes françaises, Lille a deux grands dépôts sous les fortifications. Leur présence rend impraticable la promenade des glacis de ces côtés. L'un d'eux s'est élevé longtemps au sud et en regard de la Charité, auquel il envoyait ses effluves en tout temps et, en été, des essaims de mouches. D'ailleurs, jusqu'à une heure avancée de la matinée, les routes avoisinant les dépôts sont encombrées des voitures qui amènent les ordures et de celles qui les transportent aux champs, avec leurs conducteurs trop fidèles aux stations dans les cabarets de la banlieue. Il est urgent d'éloigner ces monceaux putrides et ce mouvement pestilentiel.

Il n'y a (Du Mesnil) aucun dépôt autour de Lyon; les immondices, emportées hors la ville, sont utilisées immédiatement. A Bordeaux, « les produits du nettoiement, dont le cube est d'environ 40000 mètres, sont adjugés moyennant 60000 francs par an à un industriel qui se charge d'en opérer le transport hors ville. Ce transport est fait à l'aide d'une batellerie importante et les voiries trouvent acquéreurs dans les contrées situées sur les bords de la Dordogne et de l'Isle au-dessus de

Libourne ». Du Mesnil trouve avec infiniment de raison que cet éloignement des immondices de la périphérie de Bordeaux est une mesure excellente, quoique onéreuse. La question d'argent étant absolument secondaire en hygiène, et les canaux étant ce qui manque le moins à Lille, nous pensons que les dépôts de gadoue des glacis devraient également disparaître des abords de cette dernière cité.

Du reste, c'est là une question générale, dont la solution tourmente spécialement la ville de Paris et sur laquelle nous allons nous arrêter un moment.

IV. **Dépôts de voirie**. — Les dépôts de voirie sont des établissements insalubres de première classe, quand ils sont considérables. Ils doivent, par conséquent, être toujours éloignés des habitations. La distance arrêtée par la préfecture de police de Paris, le 24 décembre 1881, a été d'au moins 100 mètres des routes et chemins et 200 mètres de toute habitation, même quand leur importance est médiocre. Mais le cahier des charges de la ville de Paris de 1882 impose aux dépôts de voirie une distance d'au moins 2000 mètres *des fortifications*.

Ce chiffre, qui serait trop modeste pour une ville de province, est absolument illusoire en ce qui concerne Paris. En effet, cette zone de 2 kilomètres autour de la ville, autrefois occupée par des cultures maraîchères qui consommaient les ordures, est remplie aujourd'hui d'habitations qui en produisent, plus même que les quartiers du centre. On ne voit plus bien comment il serait possible de maintenir, au milieu d'un groupe considérable, ces dépôts parisiens qui renferment aussi les viandes, le poisson, les moules (parfois jusqu'à 30 000 kilogrammes par jour), avariés et saisis aux halles. On reviendrait à ces tas infects, dans lesquels, par une fermentation de quatre à six mois de durée, aux bords des routes des communes suburbaines, la *gadoue verte* se transformait en *gadoue faite*, ménageant aux alentours des bourrasques d'émanations fétides, au moment de l'enlèvement. Il en existait de tels, dit Du Mesnil, à Montreuil, à quelques mètres des fortifications; à Jouy, à 80 mètres de la porte de Choisy, occupant plusieurs milliers de mètres de superficie, très rapprochés des routes, en un terrain fangeux dont les abords sont des fondrières. Un très analogue fonctionne à Bagnolet.

Déjà, au Congrès de Blois (1884), Du Mesnil faisait la proposition suivante : « Dans les villes où les voiries ne peuvent être immédiatement étendues dans les champs à proximité de l'enceinte, elles seront transportées au loin chez les cultivateurs, soit par voie de terre, soit par eau, au fur et à mesure de l'enlevage, ainsi que cela se pratique à Bordeaux, à Bruxelles et quelque peu à Paris. » La *Commission d'assainissement* de 1885 reprit cette question. Un service de bateaux fonctionnait, à cette époque, pour le transport des voiries à destination de Corbeil en amont et de Pontoise en aval. Mais les canaux chôment en été et sont parfois gelés en hiver. Tout en profitant de cette ressource quand elle se présente, un certain nombre de membres de la Commission ont pensé qu'il y avait lieu d'organiser le transport par chemin de fer, particulièrement dans la direction des plaines de la Beauce, de la Sologne et de la Champagne.

Il faut, pour en arriver à ce résultat : 1° que les Compagnies de chemins de fer s'y prêtent; 2° qu'on assure la parfaite innocuité des opérations d'embarquement, de transport, de déchargement, etc.

Ce qu'il faut obtenir des Compagnies, c'est la modération de leurs tarifs. Elles peuvent faire cette concession qui leur sera compensée par l'augmentation des transports de denrées, récoltées à la faveur de l'engraissement des terres.

Pour le transport même, il faut une gare isolée, un quai d'embarquement large et solidement recouvert, avec des abords et des voies d'accès revêtus d'un pavage étanche, le tout d'un lavage facile. Barabant demande des rampes pour amener les tombereaux à se vider à même le wagon qui doit transporter leur contenu et des tombereaux pouvant basculer. Alglave veut des wagons et l'interdiction du stationnement prolongé de ces wagons dans les gares.

La Compagnie de l'Est, sur la demande de Du Mesnil, a fait étudier l'établissement d'un quai d'embarquement à la gare de Pantin, près de la porte de Flandre. Ce quai pourrait servir à toute la région nord-est de Paris.

La section II du Congrès d'hygiène de Paris (1889), sur le rapport de Du Mesnil et Journet, a adopté le principe du *séchage* des matières suivi du paquetage et de la *compression*. Ces préparations préviennent la putréfaction des matières et en rendent le transport plus facile (1).

Un arrêté ministériel du 14 janvier 1884 a déterminé les conditions d'embarquement, de transport et de déchargement des immondices. Le Comité consultatif d'hygiène y a proposé quelques modifications. Cependant plusieurs municipalités des départements voisins de la Seine ont fait entendre des plaintes et ont pris des décisions qui pourraient faire croire que ce règlement n'est pas suffisamment respecté. A moins que ces municipalités ne soient vraiment par trop exigeantes et ne créent à plaisir des embarras à ce grand service. Nous comprenons qu'on s'oppose au passage des immondices à travers les rues d'une localité, surtout s'il y a d'autres chemins; mais moins qu'on refuse d'une manière absolue leur dépôt sur le territoire de la commune. Le Conseil d'hygiène du département du Nord, en 1881, a refusé à l'entrepreneur de la voirie d'Avesnes l'installation de son dépôt au bord d'une route et au voisinage des habitations d'un quartier en train de se créer; mais il n'a

(1) Du Mesnil et Journet, *Enlèvement et utilisation des détritus solides* (*fumiers, boues, gadoues*, etc.) *dans les villes et les campagnes* (*Revue d'hygiène*, XI, p. 698, 1889).

eu garde de condamner simplement cette industrie, qui rend de précieux services ; il l'a, au contraire, favorisée, dès qu'elle a eu choisi un emplacement inoffensif.

Comme protection relative, rappelons que le mieux est de placer les dépôts de voirie en plein soleil, avec un entourage de végétation et surtout d'arbres faisant écran pour les poussières du côté des habitations. La lumière (Pabst) est une cause productrice de l'ozone, qui brûle les matières organiques, et la végétation consomme les produits de cette combustion (1).

ARTICLE IV. — CIRCULATION URBAINE. POLICE DES RUES.

Après avoir indiqué les moyens à prendre pour que l'existence de la rue ne soit point une cause de contamination du sol ou de l'air, nous avons cru utile d'examiner les conditions dans lesquelles l'usage de la rue pour le mouvement urbain lui-même peut se faire au mieux de la sécurité publique et du bien-être général.

§ 1er. — Circulation des voitures.

Le nombre et la nature des voitures qui passent sur une chaussée règlent tout d'abord la rapidité de l'usure du revêtement. Les mêmes conditions déterminent le degré de sécurité que trouveront les passants à la traversée d'une rue. Toutefois, l'usure est tout d'abord en raison inverse et la sécurité en raison directe de la largeur des voies.

Au point de vue du nombre des voitures, c'est-à-dire de l'activité de la circulation, nous avons, dans notre article Ville du *Dictionnaire encyclopédique des sciences médicales*, emprunté à Barabant un aperçu comparatif du *nombre de colliers* qui passent en vingt-quatre heures sur un point donné de Paris et de Londres. Nous le reproduisons ci-dessous.

Circulation des voitures à Londres.

Rues.	Date de l'observation.	Colliers par 24 heures.
King-William Street (près du pont de Londres)	21 novembre 1881.	26,793
Grace-Church Street	id.	15,885
Queen Victoria	11 octobre 1882.	16,531
Cheapside	6 novembre 1879.	15,206
Oldgate	15 novembre 1881.	14,200
Holborn Viaduct	31 octobre 1879.	12,158
Newgate	6 novembre 1879.	13,128
Morgate	11 octobre 1879.	11,398

(1) *Les dépôts de voirie de Paris.* Discussion à la Soc. de méd. publique (*Revue d'hyg.*, IV, p. 56, 1882).

Circulation des voitures à Paris (1881-1882).

Rues.	Colliers en 24 heures.
Rivoli (angle de la rue du Louvre)	42,035
Opéra (Avenue de l')	36,185
Pont-Neuf (Belle-Jardinière)	24,637
Croix des Petits-Champs (Saint-Honoré)	20,480
Madeleine (boulevard de la)	21,236
Carrefour du boulevard et de la rue Montmartre	31,487
Boulevard des Italiens (rue Richelieu)	23,684
Boulevard Bonne-Nouvelle (Gymnase)	15,720
Boulevard Saint-Denis	17,699
Boulevard Montmartre	10,791
Rue de la Paix	9,196
Rue Saint-Antoine	9,516
Pont d'Austerlitz	10,150
Boulevard Saint-Michel	11,684
Boulevard Saint-Germain (rue du Bac)	7,604
Boulevard Haussmann (rue Tronchet)	14,096
Avenue des Champs-Élysées	14,082
Rue Lafayette	14,456
Place de la Bastille	37,266
Place de l'Étoile	24,169
Cours de Vincennes	4,138

Il semble donc que l'activité de la circulation, à Paris, dépasse celle de Londres. Ce qui n'a rien d'étonnant, si l'on songe que Paris est plus concentré, que la population y est superposée, tandis que Londres est en surface. P. Bœrner assure qu'il existe, à Berlin, des chaussées sur lesquelles il passe de 27 000 à 30 000 chevaux par jour. C'est une estimation approximative. Ce que nous en avons vu nous fait supposer qu'elle n'est pas exagérée pour ce qui regarde les grandes voies, *Unter den Linden*, *Friedrichstrasse*, *Wilhelmstrasse*, et quelques autres.

Mais, à Berlin ni à Londres, les belles voies ne sont pas sillonnées, comme à Paris, de véhicules massifs et formidables, aussi compromettants pour le revêtement de la chaussée que disgracieux au point de vue esthétique général. « L'usage de tombereaux ou de chariots à deux roues pour très lourds chargements, dit Barabant, est inconnu à Londres ; on n'y voit rien qui ressemble aux longs attelages des fardiers de pierres de taille ou des voitures des grandes raffineries qui circulent à Paris, chargées de 12 tonnes et traînées par six chevaux. Et surtout, il n'y a rien à Londres d'analogue à nos omnibus à trois chevaux qui, chargés de quarante-deux personnes, marchent à grande vitesse, et qui, ajoutant les effets de cette vitesse à ceux de leur poids, détruisent si rapidement les empierrements, les pavages et les voies de tramways. »

Il arrivera un jour, il faut l'espérer, où la reconstruction de Paris, au moins dans le centre, sera terminée. Les « fardiers » n'auront plus alors de raison d'être que dans les quartiers périphériques et il faudra leur interdire la traversée directe de la ville. Quand le « Métropolitain » sera contsruit, on pourra imposer aux omnibus un volume et une capacité raisonnables. Les carrioles ignobles, les charrettes de maraîchers, et d'autres du même genre, ne fréquenteront que certaines zones autour des marchés, et il ne paraît pas impossible de leur assigner des points de stationnement, des heures au delà desquelles on ne devra plus en rencontrer nulle part.

Les villes consomment de tout, denrées alimentaires, boissons, sucre, épiceries, linge, vêtement. Mais il ne faut pas se figurer que les consommateurs, c'est-à-dire la majorité des habitants, ont été créés précisément pour faire la fortune et la joie des producteurs, des industriels et des marchands, qui, dès lors, auraient le droit d'être insupportables et de faire passer partout et sur tout leur marchandise, en la vendant le plus cher possible. Il y a des règles et des formes qu'il est permis de leur imposer, en vue de laisser aux consommateurs, si peu intéressants qu'ils soient, le repos nécessaire, certains agréments de l'existence et quelque liberté. Nous croyons que l'on n'arrivera pas à ce résultat, si les municipalités ne fixent des modes, des voies spéciales, des heures, à tout ce trafic sans vergogne, qui traite les villes en pays conquis.

Et puis, il y a la physionomie extérieure, la tenue, à garder. Lille, à notre avis, aura toujours l'air d'un village, énorme mais très vulgaire, ou d'un vaste coron, tant que toutes ses rues indistinctement, y compris les plus belles, seront sillonnées, le matin par les chariots rustiques qui emmènent aux champs l'*engrais flamand*, et à toute heure du jour par ceux qui emportent la drèche dans les fermes, arrosant derrière elle la chaussée d'un liquide fétide; par les files interminables des tombereaux à charbon, les camions à ferrailles retentissantes, les longs haquets des brasseurs et des distillateurs, et ces voitures à caisse monumentale dans lesquelles s'abritent les matières premières ou les produits fabriqués des filatures. C'est la vie de l'industrie et du commerce, nous ne le contestons point; mais c'est la laideur d'une ville et le tourment des citoyens nombreux qui n'ont qu'une part très indirecte à ce mouvement de denrées et d'écus. Il y aurait probablement un équilibre à trouver et des pratiques de conciliation à introduire entre les aspirations diverses.

L'usure des chaussées pourrait être, sinon diminuée, au moins localisée dans les quartiers assignés aux véhicules lourds et agressifs pour le revêtement. C'est beaucoup; parce que l'on pourrait réserver à ceux-ci le pavé de grès et que l'on offrirait aux autres l'asphalte, le pavé de bois, plus élégants, plus agréables, et qui ne seraient plus très coûteux, du moment qu'ils dureraient.

Pour la sécurité des piétons et des voituriers eux-mêmes ou des personnes transportées en voiture, il importe d'établir des règles qui soient sévèrement maintenues. Il faut que les voitures prennent invariablement un des côtés de la chaussée. A Paris, c'est la droite; à Londres, la gauche. A Lille, on pourrait croire que ce n'est ni l'une ni l'autre.

Quand la voie est très fréquentée, à de certains jours et à de certaines heures, il est nécessaire que des agents de la police locale interviennent et obligent les cochers à s'aligner, à ralentir leur allure ou même à s'arrêter selon le besoin. On sait avec quel soin et quelle facilité les policemen de Londres, debout aux endroits les plus critiques, règlent ces mouvements d'un geste et sans une parole. Dans les carrefours très fréquentés de Berlin, un sergent de ville à cheval et en casque obtient les mêmes résultats, sans bruit et sans résistance. A Paris, l'intervention des agents ne se produit jamais guère sans que les cochers ou même les voyageurs fassent des observations, aussi inutiles que sottes. On devrait bien se faire à cet égard une éducation. Le plus simple bon sens avertit que le réel moyen de ne pas perdre de temps et de ne courir aucun risque, c'est précisément l'ordre que la police établit dans la circulation.

Une répression énergique doit être exercée à l'égard des cochers et voituriers qui passent à toute vitesse dans les rues étroites et les endroits dangereux, tournant brusquement les angles des rues, et spécialement à l'égard des laitiers, garçons bouchers, dont les traditions bien connues sont de faire filer comme des flèches leurs terribles charrettes, pour le plus grand danger des passants, des autres voitures et d'eux-mêmes.

On ménage, d'ailleurs, aux carrefours de grand mouvement, des *refuges* ou trottoirs centraux, qui permettent aux piétons, à mi-traversée, de se garer des voitures et de choisir leur moment pour achever le trajet d'un côté à l'autre de la voie.

Les voitures-*omnibus*, surtout depuis qu'elles ont acquis les dimensions énormes qu'on leur voit aujourd'hui à Paris, constituent un des modes de la circulation qui réclament le plus de surveillance. Elles ont, heureusement, des cochers très sûrs et des chevaux de tempérament calme. Les stations semées sur leur trajet et l'échange, à chacune d'elles, des voyageurs qui descendent avec ceux qui montent, n'en sont pas moins l'occasion de rassemblements présentant quelque danger et de bousculades entre clients, que Félix Brémond pense pouvoir être évitées par une meilleure façon de distribuer les tickets. Un peu d'éducation chez ces mêmes clients n'y nuirait point.

Les voitures de *tramways* exigent des dispositions spéciales dans le revêtement des chaussées. D'après ses observations, à Paris, à Londres et à Lille, Barabant estime qu'il faut « adopter des voies lourdes, à rails d'acier fortement éclissés et, autant que possible, à appuis continus. Les voies doivent être posées sur béton de ciment de Portland, ainsi que le pavage continu. Le béton de chaux ne suffit pas, il faut absolument que ni le pavage ni le rail ne puissent tasser. » Les pavés touchant au rail doivent être durs, bien taillés, affleurant le niveau du rail. Si le pavage de la chaussée est en asphalte ou en bois, on placera néanmoins des pavés de granit le long du rail. En effet, l'habitude prise par les voitures ordinaires de mettre une de leurs roues sur l'un des rails fait que l'autre roue crée et entretient une ornière le long des rails de l'autre côté. C'est une occasion de réparations fréquentes.

La marche des *cars* de tramways est relativement silencieuse; mais les conducteurs n'en sont que plus rigoureusement obligés d'avertir les passants à son de trompe ou de sifflet. On sait qu'à Paris, ce gémissement du tramway n'ajoute rien d'agréable au bruit des rues. Le passage de ces lourdes voitures augmente, en revanche, les dangers de la circulation. A Londres, on ne les admet pas dans les quartiers du centre, où ne circulent que les omnibus ordinaires, les voitures de place, les *hansom-cabs*, avec le chemin de fer *métropolitain* en sous-sol. Les tramways de Berlin sont également affectés aux quartiers périphériques, en dehors du *Stadtbahn* sur son viaduc. Le système nous paraît fort rationnel pour des métropoles, à circulation énorme. On peut, au contraire, dans des villes d'importance moindre, Lille, Nancy, faire bénéficier de la ligne de tramways tous les quartiers, y compris le centre.

On a renoncé au tramway à vapeur dans Paris. Lille, Valenciennes, Milan, ont un service de ce genre, avec tête de ligne en ville. C'est un système d'un incontestable danger. Il y a eu des écrasements sur la ligne de Lille à Roubaix et la route qui réunit ces deux villes est à peu près désertée par les équipages de luxe, depuis que le tramway à vapeur a pris l'un de ses accotements. Ce n'est pas en ville, où le train va lentement, que les accidents se produisent, mais au dehors et malgré le grillage ou *chasse-corps* dont on masque les roues des voitures et de la machine.

Toutes les voitures sont astreintes à des règles de construction qui assurent la sécurité et la commodité des voyageurs. Les omnibus doivent avoir des rampes aisément praticables, une galerie, une tente. Les voitures de place doivent pouvoir être chauffées, en hiver, sans asphyxier ni empoisonner les voyageurs par l'oxyde de carbone des chaufferettes au *charbon de Paris* (Galippe), ou par les vapeurs des briquettes plombifères (Tanret).

Il appartient aux municipalités d'avoir un service de *transports de contagieux*, afin d'éviter que les petites voitures soient prises par ces sortes de malades pour se rendre à l'hôpital et servent ainsi de moyen de dissémination de la variole, de la scarlatine, etc. Nous ne pouvons entrer ici formellement dans l'*hygiène de la vectation* ou des voyageurs, qui, par notre temps de déplacements rapides et multipliés, réclame un chapitre à part; mais, pour ce qui concerne ce point particulier du transport des contagieux dans les grandes villes, nous devons noter que la ville de Paris (délibérations des 17 juin 1887, 18 avril 1888 et 19 juin 1889) a établi deux stations de voitures destinées à cet usage, rue Crozatier, derrière l'hôpital Saint-Antoine, et rue Stael, dans le voisinage de l'hôpital des Enfants. Chacune de ces stations doit renfermer douze voitures : 2 pour la variole, 2 pour la diphthérie, 2 pour la rougeole, 2 pour la scarlatine, 2 pour la fièvre typhoïde, 2 pour les autres affections (1). Londres a trois dépôts de ce genre, 60 voitures, 3 bateaux à vapeur. Les chevaux attendent tout harnachés. Des infirmières sont prêtes à monter dans chaque voiture.

Le service d'hygiène de la ville de Bruxelles possède une organisation analogue et son directeur, notre éminent ami Janssens, a bien voulu nous envoyer la reproduction de la voiture en usage chez nos voisins.

Indépendamment d'une bonne suspension et d'un certain confortable, ces voitures doivent naturellement être construites en matériaux réfractaires à l'infection et faites de pièces faciles à démonter, à laver et à désinfecter.

Nous n'insistons pas, pour ne pas empiéter sur le Livre de l'ASSISTANCE PUBLIQUE. Il sera question tout à l'heure des *accidents de rue*.

§ 2. — Circulation des piétons. Obstructions de la voie publique.

Les piétons ont le droit absolu et régulier à l'usage du trottoir. Pour l'usage de la chaussée, on ne saurait écarter la concurrence des voitures; mais il y a des garanties de sécurité qu'il faut prendre.

En pratique, cependant, en France du moins et en province comme à Paris, le droit au trottoir pour les gens à pied, le grand nombre après tout, et qui paye cher quelquefois l'agrément d'habiter une ville, n'est pas suffisamment respecté. Que de particuliers agissent comme si cette portion de la rue était à eux ! Le moindre épicier plante sans façon, dans le revêtement du trottoir, des anneaux qui retiennent les cordes de son auvent et font trébucher les piétons. Ses tonnes de harengs, ses queues de morue, prennent une bonne part du passage et l'empuantissent. Les marchands d'oiseaux, de petits chats et de chiens rares, y placent les cages de leurs pensionnaires malodorants, qu'entourent bien vite les badauds; les gens raisonnables passent où ils peuvent. A Lille, les négociants en alcools, lorsqu'ils ont un chargement à rentrer, amènent l'arrière du chariot perpendiculairement contre le bord du trottoir et le réunissent à leur magasin par un pont volant qui barre tout net le passage aux piétons. On reconnaît parmi ceux-ci les étrangers, à ce qu'ils s'en étonnent et, pour un peu, s'en plaindraient. Récemment, un grand seigneur de l'industrie, mariant sa fille, avait jugé utile de couper le trottoir du boulevard devant sa porte par un corridor en planches, qui n'appartenait naturellement qu'au cortège nuptial. Sur l'une des plus belles places de la ville, un tapissier fait des matelas en plein trottoir; de sa porte ouverte s'échappent les in-

(1) *Semaine médicale* du 9 octobre 1889.

quiétantes poussières du battage des laines, exécuté dans la boutique.

Il va sans dire qu'en province, comme à Paris, les cabarets ont l'autorisation, — moyennant une redevance à la caisse municipale, dit-on, — d'installer des tables et des sièges sur une bonne moitié du trottoir devant leur établissement.

Il faut bien que le commerce se fasse; cela n'est pas contestable. Mais le public, c'est non moins incontestable, a droit au passage dans les rues et il convient de ne pas lui compliquer le trajet. On finira, peut-être, en France, par comprendre que l'intérêt particulier doit céder devant le bien-être général. Au fond, si la police municipale tourmentait un peu ces industriels qui, dans les plus beaux quartiers des villes, salissent ou accaparent les trottoirs, on verrait peu à peu les marchands à denrées encombrantes se grouper en des rues que l'on saurait leur appartenir et que l'on éviterait naturellement, à moins d'avoir besoin des services spéciaux de tel ou tel fournisseur.

Une habitude des moins tolérables, pensons-nous, en vigueur à Lille et qu'il faudrait supprimer dans tous les cas, est celle qui consiste à renverser sur le trottoir le tombereau de charbon qui amène leur approvisionnement aux particuliers. Le combustible est de là projeté à la pelle dans le larmier du sous-sol, ouvert au pied du mur de la maison. C'est une poussière noire imposée aux passants, de la boue charbonneuse sur le trottoir, si le temps est pluvieux, et tout d'abord un barrage qu'on ne s'empresse pas de lever et qui oblige les piétons à un détour à travers la chaussée, généralement peu séduisante elle-même. Nous brûlons aussi du charbon, et le faisons rentrer en sacs. Il semble que chacun puisse en faire autant, sauf les usines. Mais il serait bon que les usines s'en allassent à la périphérie de la ville, et les gens qui aiment la propreté peuvent toujours s'abstenir d'habiter les maisons qui les entourent. C'est le remède naturel.

Les Français sont un peuple patient. Ailleurs, il n'est pas admis que des particuliers, ni même l'administration municipale, accaparent à leur profit le chemin de tout le monde. « Nous n'avons pas assez, dit Barabant, l'habitude de respecter ce qui est du domaine commun. Les Anglais comprennent mieux que nous que chacun est intéressé à se conformer à la règle commune. Ainsi, quand on refait un passage, au lieu de décharger en un monceau les pavés neufs qui forment au milieu de la chaussée une barricade supprimant toute communication entre les deux côtés de la rue, on pose les pavés à la main en rangées provisoires mais régulières, ce qui facilite l'exécution du pavage définitif et permet surtout aux piétons de passer librement d'un côté à l'autre. » Au besoin, on remplace la chaussée par un véritable pont en charpente, de toute la longueur et de toute la largeur de la rue; les ouvriers municipaux travaillent en souterrain et à la lumière du gaz sous le tablier en bois, pendant que la circulation continue par-dessus.

Les travaux publics dans la rue devraient, chez nous, porter l'empreinte de cette préoccupation vraiment conforme aux sentiments égalitaires qui prévalent en théorie. Quand, par exemple, on répare les conduites d'eau ou de gaz dans une rue, il ne semble pas nécessaire de commencer par découvrir d'abord la conduite tout le long de la rue, en rejetant à droite et à gauche de la tranchée des collines de terre et de pavés, qui pendant une semaine entière, rendront la circulation impossible ou dangereuse et gêneront les habitants d'une centaine de maisons à la fois. Il suffirait d'une combinaison assez simple des opérations pour arriver à ne découvrir les tuyaux que par portions successives, à les remplacer de même au fur et à mesure et à rétablir dans son état normal la longueur de chaussée correspondante. On ne gênerait ainsi qu'un petit nombre de maisons à la fois et pour un temps assez court.

Il y a là, évidemment, matière à réflexions sérieuses pour les municipalités. Un de leurs premiers devoirs est d'assurer la propreté, l'élégance de la voie publique, la liberté de circulation pour tous ; en d'autres termes, de chercher à ce qu'il fasse bon vivre dans la ville pour tous les citoyens, dont chacun travaille, paye des impôts et contribue à la vitalité du groupe.

Les industriels du trottoir. — Pour des raisons identiques, nous estimons qu'il y a lieu de rompre avec la tolérance accordée jusqu'ici aux *vendeurs au panier* et à de petits marchands d'étoffes, de mercerie, qui s'alignent à de certains jours au bord du trottoir et de la chaussée avec l'autorisation de la police. Ils obstruent matériellement la voie, dont ils prennent la moitié, quelquefois le tout, l'empuantissent souvent, grâce à des marchandises odorantes, comme les fromages et le poisson peu frais, et la salissent toujours. L'habitude parisienne des petites baraques sur les boulevards, vers le temps de la Noël, nous a toujours paru une des choses les plus laides qu'on puisse voir et les plus antipathiques à la bonne tenue ordinaire de notre métropole. Que cela gêne la circulation et rende la promenade désagréable, par suite des cris et des appels des marchands, pas n'est besoin de le faire remarquer.

D'autres points, heureusement excentriques, sont envahis par les *foires*, l'idéal du bruit, du grotesque et de la malpropreté, sans parler des épidémies que les saltimbanques propagent à toute occasion, ainsi que Granjux (1), Féréol (2), Reumaux (3) en ont rapporté des exemples. Cela rappelle les pèlerinages meurtriers de l'Inde et de l'Arabie. Nous pensons, avec Frédéric Passy, que les administrations municipales doivent décourager de leur mieux ces rassemblements de bêtes et de gens,

(1) *Épidémie de variole importée par des saltimbanques forains* (*Revue d'hygiène*, III, p. 738, 1881).
(2) *Rapport à l'Académie de méd. sur les épidémies qui ont régné en France en* 1883.
(3) Voy. Ch. Pilat, *Rapport sur les épidémies du département du Nord en* 1887.

qui ne sont ni un enseignement, ni de l'art, ni surtout de la santé. Un certain nombre de badauds prennent plaisir, sans doute, à ces ébats sauvages; les cabarets y font fortune. Mais les habitants qui ont des occupations sérieuses les maudissent et les fuient (1).

En province, les fêtes foraines ou paroissiales sont encore très respectées. A Lille, chaque quartier a sa *ducasse*, de semaine en semaine d'été.

Pendant une huitaine de jours, des baraques établies en travers du trottoir en interdisent l'usage au public, cependant que les effroyables orchestres des manèges à chevaux de bois écorchent les oreilles des voisins et des passants.

Dans Paris et partout, certains angles de rue, les ponts, les passages très fréquentés, sont adoptés par des camelots qui offrent aux passants, avec l'accompagnement monotone du boniment nasillard et éraillé que l'on connaît, le jouet d'enfant nouvellement inventé, la grammaire volapuke, la biographie d'un prétendant, la chanson d'actualité, fût-elle injurieuse pour des citoyens respectables. Ils offrent aussi, furtivement, mais par des appels plus discrets, des livres ou des images obscènes. Devant les magasins qui cherchent à s'achalander, d'autres individus tendent aux passants des papiers-réclames, qui vont joncher le trottoir aux alentours et préparer aux balayeurs une besogne qui eût pu être économisée sans inconvénient.

Ailleurs, sur les places, autour des stations d'omnibus, sur le trottoir des gares de chemins de fer, à l'entrée des promenades publiques, à tous les endroits où la foule afflue, les crieurs de journaux frôlent les voyageurs, augmentent l'encombrement, étourdissent les gens de titres d'articles à sensation, de noms d'écrivains à scandale et produisent, en somme, un effet d'ordures des plus réussis.

Au nom de la liberté et de l'égalité, aussi bien que dans l'intérêt de la salubrité urbaine, nous réclamons le déblaiement de la voie publique et qu'on épargne les yeux, les oreilles et l'odorat du plus grand nombre des citoyens, victimes de cette poursuite effrontée. Le petit commerce et la presse de toute couleur ont bien assez de boutiques ouvertes, connues, où chacun peut aller se faire servir selon son goût.

Nous comprenons, dans ce déblaiement nécessaire, les mendiants.

(1) « Les habitants du boulevard de Clichy voient encore une fois avec terreur s'installer les saltimbanques. Ils vont se trouver de nouveau à la merci des émanations des ménageries, des cris d'animaux, en même temps que des maladies engendrées par une agglomération semblable. Jusqu'à une heure du matin, ils vont redevenir les victimes des orgues à vapeur, des tirs, etc., etc., et, ce qui est pis, des aimables filous qui profitent des bruits de la rue pour pénétrer dans les maisons et dérober tout ce qui est à leur portée... Pour comble de bonheur, l'agent de la ville de Paris qui préside à l'installation n'a même pas pris le soin de réserver des passages pour les piétons au coin de la rue des Martyrs et du boulevard de Clichy, si bien que, les forains prenant une forte partie de la chaussée, les malheureux habitants ne peuvent traverser sans être exposés à être écrasés. » (Le *Mot d'ordre* du 10 novembre 1889.)

Parmi ceux-ci, il est de réels infirmes qu'il est honteux pour la société de laisser sur la voie publique. On leur doit un abri et des secours, et c'est justement parce que les municipalités acceptent cette obligation que « la mendicité est interdite dans toute l'étendue » de chaque commune. Qu'est-ce que les autres? Des paresseux, des ivrognes, et surtout des enfants exploités par des spéculateurs ignobles, dressés au mensonge et roués de coups lorsqu'ils ne rapportent pas la somme espérée. Il y a des mendiants de cette sorte dans beaucoup de rues de Lille; ils accompagnent, des centaines de mètres, lui barrant le passage au besoin, toute personne paraissant occuper dans la hiérarchie sociale un rang qui ne lui permette pas de se mettre au-dessus de la situation lamentable qu'on lui dépeint — et qu'on improvise. La police ne semble pas regarder d'assez près dans les affaires de ces industriels. Il y a là beaucoup de loups de la fable à qui il suffirait d'offrir un gîte, même accompagné de souper, pour les dégoûter à jamais d'un métier peut-être lucratif, mais à coup sûr peu fatigant.

Circulation des animaux. — Il n'y a rien à dire des chevaux qui traînent les voitures ou sont montés en selle; ils sont astreints aux règles communes, tracées précédemment. Mais il convient de mentionner ici, pour la condamner absolument, la coutume conservée dans quelques grandes villes de laisser traverser les quartiers, mêmes centraux et très fréquentés, par les troupeaux de bœufs et de moutons qui se rendent au marché aux bestiaux et à l'abattoir. C'est laid, fort sale et fort dangereux. Il n'est pas besoin de le démontrer longuement. Nous pensons que le marché aux bestiaux et l'abattoir doivent être desservis par un petit embranchement de chemin de fer qui, de la gare des marchandises, conduira les animaux à destination. Si quelques-uns doivent encore être admis à entrer à pied, qu'on leur assigne un parcours excentrique et qu'on en débarrasse à tout jamais les belles rues, où l'on a eu l'intention d'attirer les habitations luxueuses et monumentales, les boulevards que l'on a voulu ouvrir aux équipages de millionnaires et aux cavaliers de la haute vie.

§ 3. — **Bruit et cris des rues.**

Le fond du bruit des rues est constitué par la double résonance du revêtement de la chaussée, sous le passage des chevaux et des voitures, et de ces voitures elles-mêmes, qui sont des caisses sonores, composées de pièces s'entre-choquant et, parfois, chargées d'objets disposés à vibrer d'une façon retentissante, à la moindre occasion. Il s'y ajoute un certain nombre de sons plus ou moins musicaux et des cris de diverse nature.

La résonance de la chaussée s'augmente de la part que prennent les édifices eux-mêmes aux vibrations du revêtement, lesquelles se traduisent dans les pièces habitées par une trépidation toujours désagréable et, dans des cas particuliers, singulièrement pénible, comme il a été dit précédemment (page 76).

Ces cas particuliers, c'est-à-dire ceux de malades, de blessés, de femmes en couches, dans les maisons ébranlées par le sursautement des tombereaux et des camions et emplies du bruissement formidable qui accompagne le passage de ces véhicules, ne peuvent être rares au sein de groupes aussi nombreux que sont les villes. La situation des patients est telle que, sur la chaussée pavée, en face de leur demeure, personne ne trouve mauvais qu'on étende une couche de paille ou de fumier, destinée à amortir le vacarme, au risque d'obliger les passants à fouler une masse putride pendant plusieurs jours et d'assurer une imprégnation malodorante à l'air qu'on laissera entrer par les fenêtres du malade lui-même.

Mais, en dehors des exceptions, le bruit des rues est une fatigue considérable, une occasion de surmènement cérébral, pour un grand nombre de citadins, manquant d'habitude, ou de nerfs susceptibles, comme c'est l'ordinaire dans cette vie en serre chaude, toujours excitante et faite pour exaspérer la sensibilité générale. Il faut absolument que l'on s'en préoccupe.

Il va sans dire que l'intensité et les désagréments du bruit des rues varient beaucoup selon la nature du revêtement des chaussées, la largeur des rues, la hauteur des bâtisses, l'activité de la circulation. Ils sont à leur maximum avec le pavé et dans les rues étroites bordées de hautes maisons, dont les façades en regard répercutent les sons.

Le bruit continu et uniforme est moins pénible que le fracas intermittent. On s'habitue au bourdonnement du boulevard parisien; on est assourdi par un défilé de tombereaux ou de chariots de paysans, succédant à un calme relatif. Le passage des voitures d'un bout de chaussée en bois ou en asphalte, où il était presque silencieux, à un espace revêtu de pavés où le vacarme renaît tout à coup, est particulièrement intolérable.

Ce serait une naïveté d'ajouter que les voitures légères et bien suspendues font moins de bruit que les charrettes, les tombereaux, les omnibus énormes, et surtout que les véhicules massifs et mal bâtis des gens de la campagne, qui amènent leurs produits en ville ou ont quelque chose à y prendre.

L'extrême atténuation du bruit, qui résulte de l'emploi du macadam et surtout de l'asphalte et du pavage en bois pour le revêtement des chaussées, est pour une grande part dans la faveur avec laquelle ces procédés ont été accueillis du public. Nous nous rangeons entièrement, ici, du côté du vulgaire et oublions volontiers la cherté ou les quelques inconvénients qui restent attachés aux procédés modernes, pour ne nous souvenir que de cet immense bienfait; ils permettent aux gens obligés de rester beaucoup à la maison de ne point trembler à tout coup sur leur plancher, de s'entendre parler et de pouvoir réfléchir sans se tenir les mains sur les oreilles. Est-ce que les penseurs, les savants ne fuient point les quartiers à vacarme? Est-ce que les laboratoires ne recherchent point les quartiers excentriques, un peu perdus, dont les véhicules enragés des gens d'affaires ou de commerce ignorent le chemin? Encore a-t-on soin que les abords immédiats des nouveaux *Instituts* soient des jardinets ou tout au moins des espaces recouverts d'une fine grève, élastique et aphone.

Dans ce sombre roulement des voitures éclatent d'autres bruits qui l'aggravent; les musiques militaires, celles des sociétés d'orphéons, les instruments divers que l'on tolère aux aveugles ou autres mendiants, ceux qui servent à de petits industriels à annoncer leur marchandise ou à offrir leurs services, le claquement des fouets, les jurons des charretiers, la trompe ou le sifflet des tramways, les cris des marchands des quatre saisons ou de marée, le boniment des camelots, l'annonce des journaux, les airs sifflés par les marmitons en course ou par de simples polissons flânant le long des trottoirs, les volées ou le glas funèbre des cloches, etc., etc.

Les trois quarts, au moins, de ces bruits sont aussi inutiles que gênants et pourraient être supprimés.

Conservons la musique militaire, le clairon et même le tambour; le soldat qui passe rappelle à tous un devoir viril et réveille un sentiment que l'heure n'est pas venue d'amoindrir. Faisons même aux sociétés philharmoniques la concession d'une fanfare à travers la ville, quelque dimanche, pour faire marcher en mesure les musiciens. Ces sociétés ne sont pas toutes des prétextes à stations dans les cabarets.

Mais qu'on nous délivre des instruments qui accompagnent et ont l'air de légitimer diverses formes de la mendicité, comme on nous a délivrés des orgues de Barbarie! Que l'on interdise toutes les variantes de trompettes par lesquelles les fontainiers, les charbonniers, les marchands de journaux et d'autres annoncent leur marchandise, sans préjudice, d'ailleurs, de l'annonce criée ou hurlée! A Lille, tous les matins, on se croirait au bord d'une forêt dans laquelle des chasseurs auraient perdu leurs chiens. Ce sont les charbonniers ambulants qui jouent de la corne de cuivre pour avertir la clientèle, à qui ils vendent volontiers à faux poids, si l'on en croit les fréquents avis des journaux de la localité (pas très intéressants, ces charbonniers, malgré leurs sonneries cynégétiques). D'énormes crécelles de bois, amplifiant beaucoup l'harmonie imitative, servent à signaler le passage du marchand de moules. Les passants en sont assourdis, les chevaux s'effrayent et, jusque dans l'intérieur des maisons, on en a le tympan rompu.

Tous ces instruments sont à supprimer, hors le temps de carnaval, puisqu'il faut que l'humanité soit bête une ou deux fois l'an.

Les claquements de fouet sont un grand bonheur pour la plupart des voituriers venus des champs. Cela résonne à merveille entre les hautes murailles, et les citadins ne peuvent qu'être frappés d'admiration pour le talent de l'artiste. Il le croit, du moins. En attendant, les chevaux fins des équipages de luxe ou des cavaliers, qui n'ont pas l'habitude de cette musique, s'emportent et font des accidents. Quant aux personnes qui croisent le voiturier rustique, elles se garent comme elles peuvent de la mèche du fouet qui, dans la chaleur du jeu, pourrait leur cingler la figure. Rien ne serait plus facile que de couper court à ces dangereuses fantaisies.

Il l'est moins d'empêcher les cris bizarres et les refrains monotones des marchands ambulants, parce qu'on ne saurait toucher à ce commerce lui-même. Beaucoup d'individus en vivent et il est commode pour les familles modestes, ne disposant pas du temps nécessaire pour se transporter chez les fournisseurs, ni d'assez d'argent pour ne point se contenter de denrées de seconde main. Toutefois, il se restreint par la force des choses, comme aussi l'acuité des cris de ses représentants. Les sons se perdent dans le vaste espace des larges rues modernes et l'activité de la circulation en éloigne les charrettes à bras, qui auraient trop à faire pour n'être pas bousculées. Il serait inutile, croyons-nous, de faire remarquer aux marchands des quatre saisons qu'en criant à tue-tête ils s'éraillent la voix, se préparent eux-mêmes des laryngites, des bronchites, la phthisie. Ces pauvres gens s'en doutent peut-être et peuvent juger par l'exemple de leurs devanciers de ce qui les attend. Mais ils ne sont pas là pour leur plaisir. Empêchons-les seulement de sonner du cor, en attendant qu'ils aient trouvé un moyen d'annoncer leur marchandise qui économise leurs efforts de poumons et le jeu de leurs cordes vocales. Je suis entièrement convaincu, pour mon compte, après avoir un peu observé et réfléchi, qu'ils crient deux ou trois plus fort et, surtout, dix fois plus souvent qu'il n'est utile.

L'affinement de l'éducation populaire diminuera probablement, un jour, le nombre des gens qui vocifèrent dans la rue, le plus souvent sans motif, et celui des gamins qui se récréent en poussant des cris d'animaux ou en sifflant les airs à la mode, insupportables parce qu'ils sifflent et parce que le fameux air est passé à l'état d'obsession. Quand j'ai derrière moi, dans la rue, un de ces jeunes mélomanes, je m'arrête court et le prie poliment de vouloir bien passer devant. Cela réussit presque toujours à le faire douter de son effet et, par suite, à mettre une sourdine à son instrument. Du reste, les sergents de ville pourraient aider au développement du sentiment des convenances chez cette jeunesse, en commençant par imposer le calme aux clients qui, au sortir des estaminets au milieu de la nuit, croient devoir signaler leur joie d'être au grand air par des éclats de voix et une gaieté bruyante, mais point communicative, au moins pour les habitants qui ont besoin de dormir.

Nous ne demandons pas la suppression des cloches. Ceux qui en étourdissent sans vergogne le public crieraient à la persécution. Mais les « gongs sacrés » pourraient être moins prodigues de leurs accents. Il suffit d'un coup de cloche de deux minutes, le dimanche, pour prévenir les fidèles de l'heure de la grand'messe et pas n'est besoin de deux ou trois volées d'un quart d'heure chacune. Quant aux sonneries funèbres, conservées dans les villes de province, c'est une pure démonstration de vanité particulière, qui pourrait être interdite. Les « gros morts, » comme on dit à Lille, ont tant d'autres moyens de s'en aller au cimetière d'une façon coûteuse!

§ 4. — Accidents de rue. Organisation du secours.

On peut comprendre sous la rubrique commune : *Accidents de rue*, tous ceux qui réclament une même organisation de secours, prévus par les municipalités, avec un personnel et un matériel appropriés : *chutes* des piétons, *contusions*, *écrasements* d'individus, *précipitations* de cavaliers ou voituriers, *traumatismes* éprouvés par des ouvriers des travaux publics ou même par des ouvriers accomplissant une besogne d'intérêt privé, mais sur la voie publique; *chutes d'échafaudages*, *accidents de natation*, de *canotage*, *noyades* accidentelles ou volontaires; à la rigueur, *malaises subits*, *attaques d'épilepsie*, d'*apoplexie*, survenant chez des passants; traumatismes résultant de *rixes*, d'*attentats*, ou simplement de l'*ivresse*.

Statistique des accidents. — Elle n'est pas assez connue et, ce qui est regrettable, ne peut être exacte, parce que beaucoup des victimes passent inaperçues et ne réclament ni secours ni indemnités. Je ne sache pas qu'on s'occupe, en province, de recueillir à cet égard des chiffres qui seraient, cependant, très instructifs au point de l'efficacité des arrêtés municipaux — et du respect dont ils sont l'objet.

A Paris, on note les accidents de la voie publique sur les registres de la Préfecture de police. Beaucoup échappent à ce relevé. En 1882, on en comptait 2928, dont 482 avaient été mortels. En 1883 (Bertillon), 3109 accidents, dont 400 mortels, étaient enregistrés, savoir : 1474 accidents par voitures, 111 par machines, 222 par chutes, 176 accidents de rivière, 1116 *divers*. Pendant l'année 1887, 1268 personnes avaient été *secourues*; 313 dans les pavillons de secours aux noyés établis sur la Seine et sur les canaux parisiens; 921 dans les différents postes de Paris ; 34 dans les postes de la banlieue. Des 313 noyés, 175 s'étaient jetés à l'eau volontairement; 141 y étaient tombés involontairement, dont 50 du fait de l'ivresse; 298 de ces noyés ont pu être rappelés à la vie; 4 devaient être morts avant d'être apportés aux pavillons de secours.

Les soins organisés n'ont donc été complètement infructueux que pour 11 personnes.

On ne dit rien des nombreux blessés portés chez les pharmaciens, qui s'empressent d'avoir l'air de leur rendre service et de faire de la médecine.

A Bruxelles, en 1887, Janssens relève 38 chutes d'un lieu élevé, 16 brûlures, 6 submersions, 3 accidents de chemin de fer, 2 par voitures, chevaux, 2 par ébranlements, 2 par chute d'un corps dur; par arme à feu, instrument tranchant, empoisonnement, asphyxie et machine industrielle *ex æquo*, 1.

Organisation du secours en cas d'accidents. — Il existe, dans la plupart des grandes villes, une organisation en vue de porter secours aux accidents que provoque le mouvement urbain et qui se confond d'ordinaire, très rationnellement, avec celle des moyens de soigner les cas de maladie, se produisant *la nuit* ou dans toute autre condition qui rendrait difficile la recherche du médecin et des remèdes.

Dès la fin de 1877 (1), le nombre des *caisses de secours* déposées par l'administration dans le département de la Seine, s'élevait à 151, savoir : à Paris, 31 pour noyés et asphyxiés et 84 pour blessés ou malades; dans la banlieue 36 pour noyés. De plus, une *boîte* de secours aux noyés existe en chacun des lavoirs et établissements de bains sur l'eau et dans chaque bateau à vapeur. Dans cette même année 1877, le préfet de police Voisin fit échelonner le long des berges de le Seine seize *postes de secours* aux noyés, pavillons en bois munis de tous les appareils reconnus efficaces; devant chacun des pavillons où sont établis ces postes est amarré un solide bateau, muni de tous les agrès nécessaires. Il n'y manque, suivant un autre Voisin, docteur en médecine et membre du Conseil d'hygiène de la Seine, qu'un cabinet, dans chaque poste ou à son voisinage, où le médecin appelé pourrait soigner le malade ou le blessé, à l'abri du regard des agents. Sans doute aussi, à l'abri de la collaboration du vulgaire et d'un essaim de « mouches du coche » qui, en pareil cas, avec le zèle le moins douteux, viennent entraver de leur mieux l'œuvre des hommes dont c'est le métier de rappeler à la vie les morts apparents. On dirait que les administrations et même les *Sociétés de secours* n'ont en vue que la satisfaction morale du public par l'étalage d'un appareil qui se voit et pourrait être efficace, mais que personne n'est chargé d'employer, sauf ceux qui ne savent pas s'en servir.

La *Société française de secours aux blessés* a, très méritoirement, déposé le long des bords de la Deûle des gaffes et des lignes humaines et, en divers points de la ville, marqués d'une croix rouge, des boîtes de secours. Mais je ne sache pas qu'aucun personnel ait été

(1) Colin (Léon), *Paris. Sa topographie, son hygiène, ses maladies.* Paris, 1885.

dressé à s'en servir et se tienne, de près ou de loin, à la disposition des blessés (1).

Les gardiens de la paix qui séjournent dans les pavillons de la ville de Paris sont, toutefois, aujourd'hui dressés à soigner les cas de mort apparente. En 1885, 205 individus retirés de l'eau furent apportés dans ces pavillons; 191 en sortirent vivants. De ces 205 submersions, 140 étaient des accidents, 60 des suicides; 35 s'étaient produites dans l'ivresse. Les postes sont reliés par le télégraphe avec le bureau de police de l'arrondissement.

En Allemagne, Esmarch a fondé, à Kiel, en 1881, la *Société des Samaritains* (*Samariter Verein*), dont le nom rappelle un des plus jolis récits de l'Évangile. Il existe aujourd'hui 73 comités affiliés à la Société centrale, en divers points de l'empire. Le but capital de chaque comité est l'enseignement des premiers secours. On donne aux élèves des écoles de Samaritains des notions d'anatomie et de petite chirurgie; on leur apprend la façon d'arrêter une hémorrhagie, de placer un blessé, de le relever, d'immobiliser une fracture. On attire de préférence à ces cours les agents de police, les gendarmes, les pompiers, les mineurs, les contremaîtres des usines, les mécaniciens, les mariniers, c'est-à-dire les gens que leur profession met le plus communément en face des accidents (2). Mais on admet finalement tout le monde, et il est, en effet, désirable que chacun soit en état d'administrer les premiers secours en cas d'accidents ou, tout au moins, de savoir ce qu'il faut faire et ce qu'il ne faut pas faire. Nous avons vivement conseillé autrefois au comité lillois de l'*Union des femmes de France* d'instituer une école de Samaritains. Il ne semble pas que cette idée ait été largement exploitée.

L'institution des brancardiers militaires, c'est-à-dire l'éducation donnée aux musiciens et ouvriers des corps de troupe en vue d'assurer aux blessés du champ de bataille les premiers soins, remettra de jour en jour dans la population civile un certain nombre de Samaritains tout trouvés. Ils connaissent, comme ceux d'Allemagne, la manœuvre du brancard et la façon de transporter un blessé à bras, qui restera longtemps encore le procédé des petites villes et même des villes moyennes.

(1) Un jour que je me promenais sur l'avenue qui sépare la Deûle du bois de Boulogne lillois, je vis tomber à l'eau et disparaître un canoteur légèrement aviné, aussi maladroit qu'imprudent. Une barque se détacha de la rive opposée. L'homme qui la montait explora le fond avec une longue gaffe, « humaine » apparemment, et y accrocha le noyé, qu'il vint déposer sur la berge où je me trouvais — et la foule aussi. — Je déclinai ma qualité de médecin et l'on me permit d'approcher. Mais quelle lutte vis-à-vis de tous les gens qui voulaient faire quelque chose à la victime, celui-ci lui chatouiller la plante des pieds, celui-là lui taper dans la paume des mains, un autre la suspendre par les pieds ! Grâce à un curé énergique et intelligent qui me *protégea* et m'aida, je pus appliquer au noyé le procédé Sylvester et, après un temps qui me parut long, le faire revenir à la vie. Mais quel heureux hasard !

(2) Wolffberg (S.). *Ueber Samariter-Schulen* (*Centr. blatt für allgemeine Gesundheitspflege*, p. 313, 1883).

Il existait à Berlin, en 1883 (1), six corps de garde de santé (*Sanitätswachen*), ouverts de 10 heures du soir à 6 heures du matin et renfermant, en outre des instruments, appareils et médicaments, quatre médecins et trois aides. En 1881, ils ont soigné 676 cas chirurgicaux, 913 cas de médecine et pratiqué 55 accouchements. Mais ces établissements ne sont point municipaux et leur fonctionnement n'est alimenté que par des dons volontaires. Chacun d'eux coûte environ 5000 marcs (6250 fr.) Ils remédient, sans doute, aux accidents de rue pour lesquels on vient solliciter leur secours; mais à la condition que ces accidents se produisent la nuit. C'est, comme on le voit, sous la forme d'une institution charitable privée, l'équivalent des *médecins de nuit*, créés à Paris sur l'initiative du docteur Passant et que l'on a répétés à Saint-Pétersbourg, à Bruxelles, à Marseille, à Lille, plus ou moins heureusement. Dans cette dernière ville, la méthode aboutissait à d'étranges abus.

Par ailleurs, Berlin a aussi des *caisses de secours*, qui ont bien l'air de ne servir jamais. P. Bœrner exprimait le vœu que des voitures fussent construites pour le transport dans les hôpitaux des victimes d'accidents. Il ne parle pas de voitures de contagieux. Selon la remarque de Wasserfuhr (2), il n'est pas de ville qui se prête plus que Berlin aux accidents de submersion, puisque 2,85 p. 100 de la surface de cette métropole sont occupés par la Sprée et par des canaux. Aussi, d'après les communications officielles, est-il tombé à l'eau, dans ces divers courants, en 1885 et 1886, 474 personnes dont 250 seulement ont été sauvées et 224 retirées à l'état de cadavres (107 suicides, 118 chutes accidentelles, 70 canotiers). Cependant, l'organisation des secours est restée à peu près nulle jusqu'à présent, parce qu'elle incombe à la fois à la commune et à la police de l'État (*Polizei-Præsidium*) qui se reposent l'une sur l'autre ou se paralysent réciproquement. Enfin, dans ces derniers temps, la police royale a provoqué de la part du « Magistrat » de Berlin, la création de *stations de sauvetage*, et l'administration municipale a décidé de demander aux représentants de la ville l'argent nécessaire pour faire des dépôts de barques, de gaffes, de lignes, de ceintures de natation, de cordes, etc., qui seront installés, sous une surveillance convenable, dans les points que l'expérience a fait connaître comme le lieu d'élection des accidents. Wasserfuhr pense, avec infiniment de raison, que cet approvisionnement d'engins n'est qu'une partie de la solution, et la plus stérile, si les appareils, surtout ceux qui sont destinés à rappeler à la vie les morts apparents, sont laissés à la disposition des victimes elles-mêmes, qui ne peuvent s'en servir, ou des secoureurs de hasard qui ne savent pas, ou même des sauveteurs volontaires de la policlinique, tels que ceux des corps de garde de santé. Il importe, au plus haut point,

(1) Bœrner (P.). *Hygienischer Führer durch Berlin*. Berlin, 1882.

(2) Waserfuhr (H.). *Die Errichtung von Rettungs-Stationen für Ertrinkende in Berlin* (*D. Vierteljahrschrift f. œff. Gesundheitspflege*, XX, p. 320, 1888).

que l'administration se préoccupe d'avoir à sa disposition un *personnel* instruit, comme cela existe à Paris, à Vienne, à Lubeck. Ce personnel, selon cet hygiéniste distingué, ne peut être mieux choisi que dans celui de la police même, dont une section serait dressée à cet effet; de même, d'ailleurs, que les *locaux* où seront déposés les engins de secours et où, surtout, ils seront employés, ne peuvent être meilleurs que les postes de police, où l'on reçoit tant d'autres individus moins intéressants que les submergés. Il va sans dire que ces procédés résoudraient la question des secours aux blessés de rue de toute nature, aux maladies subites de la voie publique, tout autant que celle de l'assistance aux noyés.

Le service des *secours en cas d'accident et de maladie subite* est organisé, depuis 1874, à Bruxelles, de la manière suivante, sous la direction du bureau d'hygiène (1). Le service comprend huit postes de secours complets, répartis sur le territoire de la ville. Chacun d'eux possède un cabinet médical dans lequel se trouvent un lit garni, pouvant servir de civière au besoin, un brancard-hamac extrêmement léger, un train à ressort à deux roues pour soutenir ce hamac, et une boîte de secours. D'autres postes, au nombre de quatre, sont pourvus seulement d'une boîte de secours et d'un hamac roulant. Tous les agents de police et les fontainiers, avant d'entrer en fonctions, reçoivent un exemplaire du *Manuel des premiers secours*, rédigé par le directeur L. Buys, inspecteur-adjoint du service d'hygiène.

Les villes de Hambourg, Lubeck, Francfort-sur-le-Mein, Gothenbourg, Amsterdam, Londres, Calais, ont des organisations variables de secours aux blessés de rue, mais surtout aux noyés, intéressantes à divers titres. Le plus souvent, il s'agit de sociétés d'initiative privée, qui font les frais des agrès, des engins de sauvetage, et entretiennent des nageurs et des barques, comme la « Société humaine » de Calais, la « Société patriotique pour le développement des arts et des industries utiles » de Hambourg.

A Vienne, où l'autorité municipale a la charge du service sanitaire local, sauf que la police de sûreté dépendant de l'État doit lui venir en aide, le conseil communal a décidé, en 1870, que le service de secours pour les victimes d'accidents serait organisé sur les bases suivantes : 1° création des *locaux* appropriés à recevoir les patients; 2° création d'un personnel instruit dans l'art d'administrer les premiers secours; 3° moyens de s'assurer le plus vite possible la présence d'un médecin; 4° transport des blessés dans leur domicile ou dans un hôpital. Ce sont les *postes de police*, au nombre de 78, qui sont devenus les postes sanitaires de sauvetage; ils se reconnaissent, de jour, à des inscriptions rouges et blanches, et la nuit, à des lanternes de couleur. Ils sont reliés télégraphiquement entre eux et avec le bureau de police central. On

(1) *Exposition universelle d'Anvers. Catalogue spécial de la ville de Bruxelles*, p. 75. Bruxelles, 1885.

y trouve un brancard et une caisse avec des médicaments et des objets de pansement. De ces 78 postes de sauvetage, 14 sont plus immédiatement en rapport avec les ponts du Danube, et disposent d'une barque, d'agrès de sauvetage nautique et des appareils nécessaires à réchauffer les noyés. Tout le personnel de la police a suivi les cours de l'école des Samaritains et les agents des postes du Danube ont été exercés à l'usage de la rame. L'organisation n'est pas encore terminée en ce qui concerne l'assistance des médecins et le transport des blessés ou malades. On a l'intention de réunir tout le matériel de transport dans deux ou trois dépôts, rattachés télégraphiquement aux stations centrales de police et dans chacun desquels un médecin se trouverait en permanence. Au premier signal, les secours médicaux, les brancards, les voitures de transport de blessés, pourront être dirigés sur le point où un accident soudain s'est produit, s'agit-il d'une noyade. Il n'est pas douteux que cette organisation absolument municipale ne soit complétée par les deux dépôts, semblables aux précédents, qu'entretient déjà, avec brancards, voitures, médicaments et appareils, la « Société volontaire de sauvetage viennoise », assez riche pour pouvoir offrir des subsides à l'administration dans son œuvre propre, au lieu de lui en demander, comme font les sociétés analogues de Berlin (*Wasserfuhr*) et de Paris.

Ambulances urbaines. — Beaucoup des systèmes dont il vient d'être question, celui de Vienne à coup sûr, sont vraiment des *ambulances urbaines.* Cependant, ce titre est resté réservé jusqu'aujourd'hui au fonctionnement que New-York et plusieurs villes d'Amérique ont adopté, à l'instigation du docteur Henri Nachtel, et dont il vient d'être fait un essai à Paris. Ces ambulances ont pour but à la fois de porter secours à tout individu tombé sur la voie publique, par suite d'un accident ou d'une atteinte morbide quelconque, et de conduire le malade à l'hôpital ou à son domicile. A New-York, elles sont rattachées aux hôpitaux. Dans l'hôpital auquel est annexée l'ambulance, deux médecins sont chargés de répondre à tous les appels et partent aussitôt avec une voiture de transport de blessés dont l'attelage est toujours prêt, contenant des médicaments et des objets de pansement. Une sonnerie, au bruit de laquelle toutes les autres voitures doivent se ranger, annonce le passage de celle de l'ambulance. Les accidents sont signalés à l'hôpital-dépôt télégraphiquement, à l'aide d'un mécanisme très simple, que tout citoyen peut faire jouer en cas d'urgence et qui est renfermé dans une boîte adaptée à un poteau télégraphique de couleur rouge. Des poteaux de ce genre s'élèvent de distance en distance le long des trottoirs.

L'Académie de médecine, le conseil municipal de Paris, le conseil d'hygiène de la Seine, ont été saisis successivement par M. Nachtel du projet d'appliquer à Paris ce système d'ambulances. Les avis ont été favorables au fond, mais divers quant au mode d'exécution. Au conseil d'hygiène, quelques personnes songeaient à installer les centres d'ambulances dans chacune des vingt mairies, où seraient aménagées deux chambres de malades (hommes et femmes), avec cabinet médical permanent, le service étant assuré jour et nuit par un des médecins désignés en chaque arrondissement. D'autres, parmi lesquels Léon Colin, jugèrent plus opportun d'établir les centre sde secours en quelques hôpitaux, convenablement choisis dans la métropole et dans lesquels on trouve déjà naturellement de jeunes médecins particulièrement aptes à ce service, les internes, ainsi que l'abri et le lit qui doivent recevoir un certain nombre des blessés. On indiquait Saint-Antoine, la Charité, Necker, Beaujon, Lariboisière.

Finalement, les caisses administratives ne s'ouvrant guère, Henri Nachtel fonda l'*Œuvre des ambulances urbaines* et réunit assez d'argent pour qu'au commencement de 1888 l'autorisation fût donnée, par l'Assistance publique, de relier par des lignes téléphoniques spéciales l'hôpital Saint-Louis avec vingt-sept postes avertisseurs, placés dans les divers quartiers de Paris dans un périmètre de 8 kilomètres, chez les pharmaciens et dans les bureaux de police. Il fut convenu qu'en cas d'accident sur la voie publique, on préviendrait l'hôpital Saint-Louis où se tiennent en permanence les internes. La voiture spéciale, toujours attelée, devait partir au premier signal et le malade ou le blessé recevoir des secours médicaux dans un laps de temps de trois à dix minutes au plus, selon la distance (1).

On espérait alors que les fonds recueillis par Nachtel permettraient un essai d'une année et que les Parisiens voudraient, dans la suite, subventionner cette œuvre si elle donnait les utiles résultats qui avaient été promis. Un an après, au commencement de 1889, le comité de l'Œuvre des ambulances urbaines, ne pouvant avec ses propres ressources développer suffisamment le service de ses voitures, s'adressait au conseil municipal de Paris à l'effet d'en obtenir une subvention de 75 000 francs pour établir à l'hôpital Beaujon un service de voitures analogue à celui qui fonctionne à l'hôpital Saint-Louis. Cette demande a été rejetée en se fondant sur ce fait qu'avec cette somme de 75 000 francs il serait loisible au conseil d'installer à l'hôpital Beaujon des *ambulances municipales* sans le secours de l'œuvre. Cependant, une somme de 5000 francs lui fut accordée comme marque de sympathie et en reconnaissance des services rendus.

La raison du conseil nous paraît sans réplique. Au fond, on ne voit guère de blessés ni de malades abandonnés sur le trottoir, dans Paris. La population est secourable, les sergents de ville sont nombreux et il y a un hôpital dans chaque quartier. Peut-être qu'avec une certaine rigueur dans la police des rues on arriverait à diminuer extraordinairement les réels accidents de la voie publique. Nous avons vu qu'à Bruxelles il y a deux accidents annuels « par voitures, chevaux ». Faut-

(1) *Semaine médicale* du 7 mars 1888.

il que les administrations et les sociétés secourables s'ingénient à soustraire à la responsabilité qui leur incombe les bouchers, les laitiers, aux allures vertigineuses, les cochers en maraude et un certain nombre d'autres occupants de la voie publique qui font des accidents parce qu'ils le veulent bien et ne prennent souci d'aucune des mesures de sécurité prescrites? Ces écrasements, qu'on admet et que l'on fait disparaître à l'aide d'une organisation spéciale, sont peut-être de mise dans l'utilitaire Amérique. En France, on tient davantage à ce que chacun respecte la vie et les membres du voisin et que personne ne prenne l'habitude de marcher sur les autres, sous prétexte que son commerce est pressé ou que son industrie pourrait attendre.

Au demeurant, nous avons conseillé d'instruire, dans nos villes françaises, des *Samaritains* et de les multiplier. Nous y insistons volontiers. Les voitures d'ambulance coûtent cher de première mise et d'entretien; les chevaux mangent, ont besoin d'une écurie et de palefreniers. Nous avons idée qu'on pourrait faire, à cet égard, dans toutes les grandes villes, même à Paris, de notables économies si l'on régularisait des leçons de brancardiers, ce qui n'est ni long ni compliqué, pour les gardiens de la paix, les pompiers, les ouvriers municipaux et d'autres qui viendraient spontanément. Quelques brancards, disséminés dans les postes de police et divers établissements publics, avec un approvisionnement modeste d'objets de pansements et un très petit nombre de substances médicamenteuses, répondraient économiquement à presque tous les besoins. L'expérience indiquerait elle-même les modifications ou les perfectionnements à apporter à ce mécanisme. A Lille, où les petites charrettes à bras, traînées par des hommes, sont d'un usage extrêmement répandu, on pourrait avoir quelques brancards à roues, ou encore des voitures couvertes, à deux roues, destinées à circuler suivant le même mode, du type que M. Warin avait fait réaliser en 1884, au moment où le choléra menaçait.

Les gens sur le pavé. Asiles de nuit. — Toutes les grandes villes sont le rendez-vous des ouvriers sans travail, des ambitions irréfléchies, des efforts déçus, des vaincus honteux de la lutte pour l'existence et de gens malintentionnés qui ne réussissent pas tout d'abord à faire un coup heureux et lucratif. De là, une quantité singulière d'individus qui n'ont pas de gîte, quand vient le soir, ou ne veulent pas en trouver, et qui s'abritent sous les ponts, dans les carrières, dans les maisons inhabitées ou en construction, dans les encoignures des portes cochères, ou s'endorment en été sur les bancs des boulevards et des promenades publiques. C'est une des misères liées à l'existence des rues et à laquelle il y a lieu de porter remède par une organisation de municipalité urbaine, puisque l'administration de l'assistance publique, pour des raisons d'ailleurs légitimes, tient absolument à s'en désintéresser, comme l'a fait connaître le docteur Peyron en 1887.

Au témoignage de Du Mesnil (1), la ville de Marseille fut la première en 1872, à créer un *refuge de nuit*. Plus tard, il en a été installé à Lyon. Rouen, Clermont-Ferrand. « On en signale à l'étranger, à Genève, à Milan, à Moscou, à Berlin. »

Nous avons fait la connaissance personnelle de quelques-uns des asiles de nuit, auxquels se rendent spontanément une part des individus sans gîte régulier de Berlin et où la police locale en amène un plus grand nombre, ramassés sur les avenues, dans les rues ou ailleurs. L'un de ces refuges est municipal; les autres sont entretenus par des sociétés charitables. Le premier est organisé très sommairement. C'est un vieux baraquement dans lequel les recueillis s'allongent sur des bancs de bois et se lavent à un bassin commun. Les autres présentent un certain confortable. L'*asile* pour les familles sans gîte (*Asyl für obdachlose Familien*) contient huit grandes chambres à coucher pour soixante femmes et enfants et quinze places pour hommes. La société berlinoise des refuges (*Berliner Asyl-Verein*) a établi deux asiles de nuit qui ont reçu les éloges de Skrzczka et ont hébergé, en 1880, 109 994 hommes, 10 582 femmes, 7358 jeunes filles, 795 enfants et 340 nourrissons. Voilà donc une institution de haute utilité.

Les deux asiles de nuit de Milan sont dus à la libéralité d'Édouard Sonzogno.

Les premiers asiles de nuit de Paris ont été créés en 1878, pour les hommes, par l'*Œuvre de l'hospitalité de nuit*, et en 1879, pour les femmes par la *Société philanthropique*. L'hospitalité de nuit, du 4 juin 1878 au 31 décembre 1881, avait fourni l'abri nocturne à 146 238 vagabonds, parmi lesquels, dit Vincent Du Claux (2), on n'est pas peu surpris de voir figurer des professeurs, instituteurs, clercs de notaire, interprètes, journalistes, artistes dramatiques ou lyriques, peintres, musiciens, et même d'anciens secrétaires généraux de préfecture. — Peut-être est-ce à tort que l'on éprouve cette surprise. — La Société philantropique, en 1884, a couché 5843 infortunées et 1491 petits enfants.

C'est le 13 février 1886 que fut ouvert, rue de la Bûcherie, dans les bâtiments annexes de l'ancien Hôtel-Dieu, le premier asile de nuit municipal de Paris, comme suite aux propositions formulées en 1885 par les conseillers Cattiaux et A. Després, après d'assez longues études dont Du Mesnil (3) a fait l'historique. Depuis lors, il s'en est élevé un second, quai de Valmy, bâti tout exprès par l'architecte Bouvard, dans des conditions remarquables de salubrité et d'économie (200 lits pour 39 280 francs). Il possède un vestibule d'attente, une salle de douches et lavabos, une soufrière pour la désinfection. Les dortoirs, disposés pour une surveillance facile, sont ventilés par des fenêtres opposées

(1) *Les Refuges de nuit municipaux à Paris* (*Annales d'hygiène*, XVII, p. 151, 1887).
(2) Du Claux (Vincent), *les Asiles de nuit à Paris* (*Annales d'hygiène*, XV, p. 193, 1886).
(3) *Loc. cit.*

et des ouvertures dans le toit et dans le plancher; ils sont éclairés au gaz et chauffés à l'air chaud. Les lits sont garnis de matelas et de draps. L'établissement renferme des cabinets d'aisance à effet d'eau et des urinoirs irrigués. On se propose d'y annexer une étuve Geneste-Herscher qui fonctionnerait pour l'asile et aussi pour le public.

Au témoignage de G. Crémieux (*L'Action* du 11 janvier 1887), le refuge de la rue de la Bûcherie avait donné asile, onze mois après sa création, à 16 445 malheureux dont 737 étrangers et 13 154 provinciaux.

Le règlement est à peu près toujours le même dans ces sortes d'établissements : celui de l'asile de la rue de la Bûcherie porte que l'abri est gratuit et temporaire. L'asile s'ouvre tous les soirs à 7 heures en hiver et à 8 heures en été. Les entrants sont libres d'inscrire leur nom sur un registre, qui a, du reste, pour but de faire connaître ceux qui demandent du travail. Les personnes admises ne peuvent passer plus de trois nuits consécutives à l'établissement ni s'y représenter avant le délai d'un mois. Le coucher est à 9 heures et demie et le lever à 5 ou 6 heures, selon l'époque de l'année. On distribue une soupe à 9 heures du soir et une autre un peu après le lever (des ouvriers ayant fait remarquer que l'attente de la soupe les faisait arriver trop tard pour être embauchés, on a remplacé la soupe du matin par un morceau de pain). Le silence est de rigueur dans les dortoirs. Personne ne peut sortir pendant la nuit. Tous doivent se soumettre aux soins de propreté, aux prescriptions du règlement, faire leur lit avant de partir, aider au nettoyage du local.

Cette précieuse institution ne se borne pas à assurer le coucher de ses pensionnaires momentanés. Elle cherche à placer les ouvriers sans travail et à rapatrier les étrangers et les provinciaux; elle les met en rapport avec les diverses sociétés de bienfaisance et, finalement, les fait recevoir à l'hôpital quand la misère et les privations les ont amenés à un état morbide, comme c'est souvent le cas. Dans la période de onze mois dont il a été parlé plus haut, l'asile de la rue de la Bûcherie a rapatrié 1648 indigents avec secours de route et en a envoyé 1518 dans les hôpitaux.

CHAPITRE III

LA VILLE SOUTERRAINE

Par M. Jules Rochard.

Les deux premières conditions que l'hygiène impose à toute agglomération humaine, quelle qu'elle soit, consistent à se procurer de l'eau de bonne qualité, en abondance, et à se débarrasser promptement de ses immondices. Dans les villes de quelqu'importance, ces conditions sont remplies à l'aide d'une double canalisation placée dans le sous-sol, qui forme pour ainsi dire une seconde ville placée sous la première et tout aussi intéressante pour la santé publique. On peut, dit Fonssagrives, établir comme un aphorisme, en hygiène publique, qu'une ville vaut, comme salubrité, « ce que vaut son système de canalisation souterraine comme construction et comme entretien ». Il importe donc d'étudier, à ce point de vue, le sous-sol, les conduites d'eau et les égouts qui le traversent.

ARTICLE Ier. — LE SOUS-SOL.

Tout ce qui a trait au choix du terrain sur lequel doivent s'élever les villes et à la préparation qu'il doit subir, a été indiqué dans le chapitre Ier de ce livre (1); il ne reste plus qu'à l'étudier dans ses rapports avec les eaux et les égouts.

§ 1er. — **Nature du terrain.**

La plupart des villes sont situées sur le bord des fleuves, des rivières ou près de leur embouchure. Le terrain qui les supporte est par consé-

(1) Chapitre Ier, art. II, § 2, p. 44.

quent formé le plus souvent de terrains d'alluvion plus ou moins perméables et sujets aux infiltrations provenant des cours d'eau, des ruisseaux, des sources souterraines qui viennent s'y rendre. A l'époque des crues, les terrains situés sur la rive et les caves des maisons sont souvent inondés. L'humidité qui en résulte est une cause sérieuse d'insalubrité par elle-même, mais elle n'aurait pas de conséquences trop sérieuses, si les eaux d'infiltration n'étaient pas souillées, comme elles le sont, par tout ce qu'y verse l'industrie humaine. Elles reçoivent en effet les pluies qui, après avoir lavé les toitures, les cours des maisons et les rues, entraînent toutes les matières en décomposition qui fermentent à leur surface, passent dans les interstices des pavés et à travers les couches de macadam, les eaux ménagères qui sortent des maisons et enfin les liquides des puisards et des fosses d'aisances. Ces dernières ne sont jamais complètement étanches, même dans les villes les plus soucieuses de leur hygiène, et elles laissent tout passer dans les autres.

Dans certains quartiers, les eaux résiduaires provenant des usines et de tous les établissement insalubres fonctionnant au sein des villes, viennent s'ajouter aux précédentes et augmenter encore la contamination du sous-sol. Enfin, il faut y joindre les fuites de gaz qui lui donnent cette couleur d'un noir métallique et cette odeur spéciale qui infecte l'atmosphère, lorsqu'on répare une des conduites couchées sous le pavé des rues.

Ces différent produits convertissent le sous-sol des villes en une sorte de fumier dans lequel vivent, se développent et se multiplient les germes des maladies infectieuses.

A la campagne, lorsque des eaux impures sont versées sur de larges surfaces, elles filtrent à travers la terre, et lui abandonnent les germes malfaisants qu'elles renferment. Ils y sont promptement détruits par l'oxygène de l'air ambiant et sans cesse renouvelé ; mais, en ville, elles sont emprisonnées et stagnantes sous les maisons, ainsi que sous le revêtement des chaussées et des trottoirs. Elles sont ainsi dans l'impossibilité de répandre leurs émanations dans l'atmosphère ; mais elles se conservent sous cet abri protecteur. Aussi, lorsqu'on détruit de vieux quartiers, en faisant passer au travers de larges voies destinées à les assainir, ces tranchées mettent à nu des couches du sol imprégnées de ferments séculaires et les maladies infectieuses suivent à la trace la pioche des démolisseurs. C'est ce qu'on a constaté, lors des grands travaux d'embellissement de Paris et notamment lorsqu'on a percé l'avenue de l'Opéra.

Ce résultat, qu'on peut considérer comme constant, prouve la vitalité persistante des germes de ces maladies et les progrès récents de la bactériologie en ont donné tout à la fois la preuve et l'explication.

Parmi les questions soumises à l'examen du Congrès d'hygiène de 1889, par son comité d'organisation, l'une des plus intéressantes avait pour titre : *Action du sol sur les microbes pathogènes.* MM. Grancher et Richard, chargés des fonctions de rapporteurs, ne se sont pas bornés à exposer l'état de la science sur ce sujet; ils se sont efforcés de l'élucider à l'aide d'observations multipliées qui ont mis en lumière les faits suivants.

Les germes pathogènes sont abondamment répandus dans le sol, où leur présence peut être expérimentalement démontrée. Ils sont surtout cantonnés dans les couches superficielles. Ils se multiplient difficilement dans la terre, mais ils peuvent s'y conserver longtemps à l'état de spores. Ceux qui sont enfouis, sont détruits par la concurrence des *saprophytes* et ceux de la surface par l'action de la lumière solaire qui est un puissant agent d'assainissement. La culture intensive, qui ramène successivement à la surface les germes de la profondeur, est le meilleur moyen de détruire les microbes pathogènes contenus dans le sol. Les bouleversements de terrain les mettent au contraire en circulation et favorisent leur action nuisible (1). Dans des expériences antérieures, faites en collaboration avec M. Deschamps, M. Grancher avait reconnu que des bacilles typhiques, ensevelis dans une couche de terre de 40 centimètres, peuvent conserver leur vitalité pendant de longs mois. Dans une de leurs expériences, les auteurs ont vu de la terre, prise à 20 centimètres de profondeur dans un cylindre dont la surface avait été ensemencée cinq mois et demi auparavant avec une culture typhique, fertiliser parfaitement les plaques de gélatine; ils en concluent que ces bacilles se conservent mieux dans le sol que dans une culture sur gélatine-peptone laissée à l'air libre (2).

Lorsque les microbes pathogènes sont amenés à l'air libre par les mouvements de terrain dont je parlais tout à l'heure, ils sont entraînés avec les poussières, pénètrent dans l'organisme par les voies respiratoires et y font éclore les maladies dont ils sont le germe. Telle est du moins l'explication qu'on accepte généralement aujourd'hui; mais lorsqu'ils restent ensevelis sous les habitations et sous le revêtement de la voie publique, ils ne peuvent pas être emportés par le vent. Ce n'est plus l'air, c'est l'eau qui en devient le véhicule.

§ 2. — **La nappe souterraine.**

Les pluies qui tombent sur une ville lavent l'atmosphère, les toits, les cours, la voie publique et les nettoient, mais elles entraînent les impuretés qui s'y trouvent. Ainsi contanimées, elles traversent librement

(1) Congrès d'hygiène et de démographie : Section III, Bactériologie appliquée à l'hygiène. Épidémiologie. Action du sol sur les germes pathogènes, par MM. les docteurs Grancher et Richard (*Revue d'hygiène*, 1889, t. XI, p. 710).

(2) Recherches sur le bacille typhique dans le sol, par MM. J. Grancher et E. Deschamps (*Archives de médecine expérimentale et d'anatomie pathologique*, n° 1, 1er janvier 1889, p. 33).

le sol dans les parties cultivées, telles que les jardins, les squares, les parcs, les promenades, s'infiltrent à travers le revêtement des cours, des rues et des places et descendent jusqu'à ce qu'elles soient arrrêtées par la couche imperméable qu'elles rencontrent à une profondeur variable. La rapidité avec laquelle ce trajet s'effectue dépend des degrés de porosité de la couche superficielle et de son épaisseur. Le sable siliceux, le sable calcaire, le gypse, sont les éléments qui se laissent traverser le plus facilement; l'argile et l'humus sont ceux qui offrent le plus de résistance. Toutefois, il n'y a pas de terrain absolument imperméable. En pratique, on considère comme tels ceux qui ne laissent pas passer plus de 5 à 10 p. 100 de l'eau qu'ils reçoivent. Le granit, les schistes argileux, le grès dur, le calcaire compacte, la dolomie, l'argile, sont dans ce cas. Un douzième d'argile dans le sable diminue sa perméabilité d'une manière très sensible.

L'épaisseur de la couche perméable varie d'un point à un autre, dans des proportions qui dépendent de la profondeur et de la configuration de la couche compacte. Celle-ci est tantôt plane, et plus ou moins inclinée ; elle laisse alors glisser les eaux d'infiltration; tantôt elle est accidentée comme la surface du sol lui-même et présente des dépressions de dimensions variables dans lesquelles les eaux s'accumulent. L'épaisseur et l'étendue de la nappe souterraine dépendent de cette configuration.

Lorsque l'eau tombe sur un sol desséché, elle commence par en chasser l'air qu'il renferme. Elle l'expulse en partie d'abord et alors la terre n'est qu'humide, puis elle s'imbibe en totalité, s'accumule dans les parties profondes, remplit les dépressions et forme ainsi ce qu'on appelle la *nappe souterraine*, tantôt immobile, tantôt animée d'un certain mouvement, quelquefois traversée par de véritables courants.

La profondeur à laquelle on rencontre cette nappe ne peut, on le comprend, être prévue à l'avance. Le relief extérieur du sol ne peut donner aucune indication à cet égard. Il faut, pour la connaître, multiplier les sondages dans différentes directions. — A Paris, elle est formée de quatre nappes secondaires correspondant à la Seine, à la Bièvre, au ruisseau de Ménilmontant, au canal Saint-Martin et convergeant vers le centre de la ville, à 27 ou 28 mètres au-dessus du niveau de la mer, c'est-à-dire à 6 ou 7 mètres de profondeur, puisque l'altitude à la surface, en ce point, est de 34 mètres en moyenne. En général, sa profondeur varie suivant l'altitude du point où l'on creuse. Ainsi, tandis qu'à Belleville, on ne la rencontre qu'à 50 mètres de profondeur, on la trouve à 2 mètres rue Taitbout. On sait combien son rapprochement du sol a causé de difficultés et entraîné de dépenses, lorsqu'il s'est agi de creuser les dessous du Grand-Opéra. M. Vallin a déterminé ces rapports, pour un certain nombre de points de Paris dans le tableau suivant (1) :

(1) C. Vallin, *la Fièvre typhoïde et la nappe d'eau souterraine de Paris*, in *Gazette hebdomadaire de médecine et de chirurgie*, 1876, n° 50.

	NIVEAU DU SOL.	NIVEAU DE L'EAU souterraine.	PROFONDEUR.
	Mètres.	Mètres.	Mètres.
Hôpital Lariboisière	58	35	23
Barrière Montparnasse	55	29	26
Observatoire	61	30	31
Panthéon	58	27	31
Barrière de l'Étoile	58	28	30
Barrière de Clichy	58	33	25
Barrière Blanche	61	32	29
Belleville	90 à 116	40	50 à 76

La nappe souterraine, dans les villes situées sur le bord des fleuves, n'est pas alimentée par ceux-ci. Elle en est souvent indépendante; dans d'autres cas, elle y épanche ses eaux et alors le fleuve, lors de ses crues, la refoule jusqu'à une distance qui ne s'étend jamais très loin. C'est ainsi que, lors des inondations de la Seine, l'eau monte dans les caves des maisons des quais et, en 1879, nous l'avons vue sourdre au milieu des pelouses du jardin public situé derrière le palais de l'Industrie.

La nappe souterraine ne reçoit pas seulement les eaux pluviales avec les impuretés qu'elles entrainent, elle est directement souillée, comme je l'ai dit, par les infiltrations qui s'échappent des fosses d'aisance, des tuyaux de conduite des usines et des égouts eux-mêmes lorsqu'ils ne sont pas parfaitement étanches, ainsi que cela s'observe le plus souvent. Dans les petites villes, où ces fosses sont de véritables puisards, tout leur contenu passe dans la nappe souterraine; aussi n'a-t-on jamais besoin de les vider. Dans ces mêmes localités, chaque maison a son puits, qui plonge dans la même nappe, et il se produit des échanges constants entre l'un et l'autre. C'est, on le sait, un des modes les plus communs de propagation de la fièvre typhoïde.

Le niveau de la nappe souterraine varie sans cesse comme celui des cours d'eau et des étangs, et sous l'influence des mêmes causes. Leurs oscillations ne coïncident pas entre elles. La nappe souterraine est toujours en retard, parce qu'il faut un certain temps pour que les eaux météoriques lui parviennent. Ce temps est d'autant plus court que les pluies sont plus abondantes, que la couche superficielle du sol est plus mince et plus perméable. Le débit des fontaines et le niveau des puits, ce dernier surtout, permettent de suivre assez exactement ces oscillations auxquelles on a accordé, dans ces dernières années, une très grande importance. La théorie de Pettenkofer a été exposée dans le livre précédent, à l'occasion des eaux potables, et je n'ai pas à y revenir (1).

(1) Livre II, chap. II, art. 3, § 2. — T. II, p. 399.

C'est l'expression d'un fait très général et l'application à la nappe souterraine des observations faites à la surface du sol. Dans les deux cas, la fermentation organique exige le concours de l'air et de l'eau. Il faut que le sol soit à l'état humide. S'il est tout à fait sec ou complètement noyé, tout s'arrête. Le danger est à son comble, lorsqu'après une inondation, les eaux abandonnent le sous-sol et y sont remplacées par l'air atmosphérique.

Dans les pays de marais situés entre les tropiques, les fièvres paludéennes sévissent au commencement de la saison des pluies et à la fin. Dans le premier cas, les eaux, en tombant dans le lit desséché des fleuves et sur l'immense surface des marécages, y rencontrent un sol grillé par le soleil où la sécheresse a suspendu toute fermentation organique. Elles y apportent le mouvement et la vie. Tout un monde d'organismes inférieurs s'éveille et remplit l'atmosphère. Bientôt les eaux recouvrent tout le pays et cette expansion s'arrête pour recommencer, avec un redoublement d'intensité, lorsque les pluies cessent, que les fleuves se tarissent et que les surfaces palustres encore mouillées sont de nouveau mises en contact avec l'air.

Sous le sol des villes, lorsque l'eau monte, elle imbibe des terrains desséchés et y provoque des mouvements organiques ; lorsqu'elle se retire, elle abandonne au contact de l'air des surfaces humides qui se mettent à fermenter de nouveau. Les oscillations de la nappe souterraine doivent donc exercer une certaine influence sur l'expansion des maladies infectieuses. De là à y voir la cause unique ou même prépondérante des épidémies il y a loin. L'expérience, du reste, a donné plus d'un démenti à la formule trop absolue de Pettenkofer. Elle est l'expression d'un fait réel, mais elle ne saurait être acceptée comme unique et d'une application universelle. Elle gagnerait de l'importance en perdant de sa rigueur, dit M. Arnould, qui a donné à cette question de grands développements dans ses *Nouveaux éléments d'Hygiène*, et je suis de son avis.

§ 3. — Drainage du sous-sol.

Malgré les réserves que je viens de faire, il est certain que la puissance de la nappe souterraine, et surtout sa profondeur, ont une influence considérable sur l'état hygiénique des villes. Lorsqu'elle est trop près du sol, les fondations des édifices y plongent ; ses moindres oscillations se font sentir dans les maisons dont les caves sont souvent noyées et les rez-de chaussée toujours humides. Une ville, un quartier, dont la nappe d'eau est à 3 mètres de la surface, n'est déjà plus dans de bonnes conditions hygiéniques; lorsqu'elle est à moins de 2 mètres, le drainage devient nécessaire. Il abaisse la nappe souterraine; il en fixe le niveau et a surtout pour avantage d'assainir les terrains dans lesquels il n'y a pas, à proprement parler, de couche liquide distincte, mais où l'eau et les éléments du sol sont mélangés de façon à constituer une vase demi-fluide.

Le drainage, qui a réalisé de si grands progrès en agriculture, n'est guère utilisé en France, pour ce qui concerne le sol des villes. En Angleterre, au contraire, il est en usage depuis plus d'un demi-siècle, et il y a produit d'admirables résultats. La commission parlementaire de 1845 le constatait déjà, et insistait avec force sur la nécessité d'encourager cette utile pratique (1).

Dans un grand nombre de villes qui l'ont adoptée, la mortalité a baissé d'une manière sensible. Le docteur Buchanan en a cité vingt-cinq, qui ont vu diminuer notablement le chiffre de leurs décès par fièvre typhoïde. Simon et Corfield ont affirmé qu'à Salisbury, Ely, Rugby, Bambury, etc., le nombre des phthisiques avait diminué du tiers ou de la moitié, depuis que le sol a été asséché par le drainage. A Leicester, le chiffre général de la mortalité par phthisie s'est abaissé de 41 p. 100 pour tous les âges et de 32 p. 100 pour les femmes d'âge moyen. Au contraire, dans les localités où les travaux d'assèchement ont été nuls ou incomplets, comme à Penzance, à Brynmawr, Stafford, Ashby, Alnwick, etc., le chiffre des morts par phthisie a subi une progression sensible (2).

Ces attestations sont vraisemblablement empreintes d'un peu d'exagération, mais il est certain que le drainage assainit les villes et les quartiers humides. On a remarqué, dans plusieurs localités d'Angleterre, qu'il avait diminué, dans une très forte proportion, l'intensité et la fréquence des brouillards si communs dans ce pays ; M. Ch. de Freycinet a insisté avec raison sur ce fait qu'il ne suffit pas pour assainir les villes de les débarrasser de leurs eaux impures, qu'il faut encore les affranchir, par le drainage, de l'humidité dont leur sol est imprégné (3).

A Paris, la *commission des logements insalubres* n'a pas cessé de réclamer l'application du drainage aux quartiers humides dont les maisons ont souvent leurs caves inondées.

Fonssagrives est, parmi les hygiénistes de notre époque, celui qui a traité avec le plus de talent et de conviction cette question du drainage des villes et je lui ai fait de nombreux emprunts ; on ne saurait, en effet, trop encourager cette pratique ; il faut reconnaitre toutefois qu'elle rencontre souvent de sérieuses difficultés dans l'application. Si les villes se construisaient de toutes pièces, on commencerait par choisir un terrain exempt de toutes causes d'insalubrité ; mais si d'aventure

(1) *Health of Towns, second Report of the commissioners for inquiring in to the State of large towns populous districts.* London, 1845.

(2) W.-H. Corfield, *A Digests of facts relative to the treatment and utilisation of sewage*, 2e édition. London, 1871, p. 168.

(3) Ch. de Freycinet, *Rapport sur l'assainissement industriel et municipal en France* Paris, 1866, p. 197.

on était obligé de s'installer sur un sol humide, on y remédierait par un système de drainage complet, et appliqué à toute l'étendue destinée aux constructions. On peut agir ainsi, dans ces grandes villes qui s'élèvent comme par enchantement aux États-Unis et dont toutes les parties ont le même âge; mais, dans la vieille Europe, les villes ont un passé; elles remontent à une époque où on n'avait guère souci de l'hygiène et on ne peut pas les raser, pour drainer le terrain qui les supporte. La seule chose qui soit possible, c'est d'appliquer le drainage aux surfaces libres dans les quartiers humides, et d'y recourir lorsqu'on y construit de nouvelles maisons.

Pour ce qui a trait à la voie publique, on peut établir, de chaque côté de la chaussée, une rangée de drains placés au-dessous du niveau des caves. Fonssagrives conseille de les aboucher dans les égouts, lorsqu'il n'est pas possible de les diriger vers un canal ou une rivière et de les faire arriver au niveau du radier (1). Dans quelques localités, on a cru pouvoir opérer le drainage à l'aide des égouts, en construisant leur partie supérieure en matériaux perméables; mais il arrive dans ce cas le contraire de ce qu'on se propose, ce ne sont pas les eaux du sol qui passent dans l'égout, ce sont les eaux d'égout qui filtrent dans le le sol. Aujourd'hui, on s'accorde à ne vouloir que des égouts complètement étanches. Cette règle a été établie, en Angleterre, par Bailly-Denton et en France par Durand-Claye. C'est la condition *sine quâ non* du tout à l'égoût. On comprend en effet qu'avec un système de drains, s'abouchant au niveau du radier, les eaux chargées de matières excrémentitielles reflueraient par les drains dans le sous-sol et l'auraient bientôt empoisonné.

Le système des drains et le réseau d'égouts doivent donc être indépendants; mais ils peuvent être juxtaposés. C'est ce qui se fait assez habituellement dans les villes où les égouts sont remplacés par des canaux en poterie.

Il y a cependant un cas où le déversement dans les égouts du trop-plein de la nappe souterraine peut avoir son utilité; c'est à la suite des inondations où l'envahissement de la voie publique par les eaux devient un danger sérieux. Belgrand avait imaginé, pour ce cas spécial, un système d'assainissement des plus ingénieux. « Il se composait, dit M. Bechmann, d'une série de pompes rotatives aspirant l'eau de la nappe et la rejetant dans les égouts. Une installation type, établie sur la place du Palais-Bourbon, à la suite de l'inondation de 1876, a montré que ce système peut donner d'excellents résultats. Le moteur employé était une petite turbine horizontale montée sur l'arbre même de la pompe et mise en mouvement par l'eau de la distribution (2). »

(1) J.-B. Fonssagrives, *l'Hygiène et l'assainissement des villes*, 2e édition, p. 221.

(2) G. Bechmann, *Salubrité urbaine, distribution d'eau, assainissement* (*Encyclopédie des travaux publics*, Paris, 1888, p. 15).

ARTICLE II. — LES EAUX.

Les considérations développées dans le paragraphe précédent, ont fait voir à quel point la nappe souterraine est suspecte, et combien il est dangereux d'y puiser l'eau destinée à la boisson et aux usages culinaires.

Cette notion est de date récente et s'est rapidement répandue. Tout le monde en comprend aujourd'hui l'importance, et les villes s'imposent les plus grands sacrifices pour aller chercher au loin et amener dans leur enceinte, des eaux abondantes et d'une pureté parfaite. Ce n'est pas seulement au point de vue alimentaire que cette nécessité s'impose ; elle est la conséquence des habitudes de propreté dont l'hygiène a démontré la nécessité et qui font des progrès lents, mais incontestables, dans toutes les classes de la société.

J'aurai donc à m'occuper, dans ce chapitre, des besoins multiples auxquels les eaux doivent donner satisfaction, de la quantité nécessaire pour y obvier, des moyens de se les procurer, de les amener en ville et d'en opérer la distribution.

§ 1er. — Usages des eaux et quantités nécessaires.

La nature et l'étendue des besoins auxquelles les eaux doivent faire face, varient suivant l'importance des localités. Plus les villes sont grandes, et plus l'eau demande à être prodiguée. C'est le premier élément de salubrité pour les agglomérations urbaines et sa nécessité devient de plus en plus impérieuse, à mesure que le chiffre de la population s'élève. On peut admettre, sans être taxé d'exagération, que l'insalubrité des villes croît comme le carré de leur population; on se demande comment celle-ci peut atteindre au chiffre de plusieurs millions comme à Paris et à Londres, sans les transformer en d'immenses foyers d'infection, ainsi que cela arrivait au moyen âge, dans les grandes villes de France et d'Italie, que les épidémies ravageaient d'une manière presque continuelle. C'est le triomphe de la civilisation et de l'hygiène. Il leur reste encore beaucoup à faire sans doute; mais ce n'est qu'à force de vigilance qu'on peut maintenir le résultat acquis et l'eau abondante, prodiguée, j'allais dire gaspillée, en est la condition essentielle.

Dans les petites villes, les exigences de la salubrité sont moindres. Il en est où l'on trouve, presqu'à chaque pas, des cloaques, des égouts à ciel ouvert, des ruisseaux dans lesquels tout stagne et se putréfie au soleil, des cours qui servent à tous les usages et des rues dont le revêtement est rudimentaire. L'eau y est dispensée avec une parcimonie sans égale, et fait parfois défaut à l'époque des chaleurs. Ainsi, la petite ville de Saint-Galmier, si connue par ses eaux minérales et par leur exploitation, n'avait pas encore, en 1887, assez d'eau ordinaire pour alimenter sa population de 2000 habitants. En été, le débit de ses sources tombait à 5 mètres cubes par jour, soit 2 litres 1/2 par tête. La municipalité, pour réglementer la distribution, l'avait concentrée à la borne-fontaine de la place principale, où elle s'effectuait en présence du garde communal, par les soins du cantonnier, et à raison d'un à deux seaux par ménage (1). En dépit de cette pénurie et de cette malpropreté, la santé générale n'est pas mauvaise dans les petites villes et la mortalité est en général moindre que dans les grandes. Cela tient au peu de densité de la population, à la grande surface sur laquelle elle est répartie, au grand air pur qui vient de la campagne voisine, au peu d'élévation des maisons qui permet aux rayons du soleil de descendre jusque dans la rue; cela tient aussi peut-être à ce que la vie y est moins intense et moins fiévreuse que dans les grands centres.

Quoi qu'il en soit, les petites villes peuvent supporter un degré d'incurie que serait fatal aux grandes et elles ont besoin de moins d'eau, toute proportion gardée, bien entendu. Il faut donc, dans l'énumération des usages auxquels l'alimentation doit faire face, prendre pour type les grands centres de population.

I. **Emplois divers de l'eau.** — L'emploi de l'eau dans les villes, comprend la distribution dans la maison, dans la rue et dans les usines. C'est ce qu'on nomme, en langage technique, le *service privé*, le *service public* et le *service industriel*.

A. Le *service privé* comprend : 1° l'alimentation et les usages culinaires; 2° la propreté individuelle, le lavage des ustensiles, des vêtements, des appartements et des cours, le service des salles de bains et des water-closet; 3° l'entretien des jardins, l'alimentation des jets d'eau, des fontaines d'ornement et le jeu des ascenceurs dans lesquels l'eau agit comme force motrice.

B. Le *service public* comprend : 1° le lavage des ruisseaux et des égouts; 2° l'arrosage des chaussées, trottoirs, contre-allées et l'entretien des plantations des pelouses, des squares, des jardins publics; 3° l'alimentation des fontaines de puisage et d'ornement, des lavoirs, des water-closets et des urinoirs publics, des établissements de bain, des piscines de natation et des bouches d'incendie.

C. Le *service industriel* emploie l'eau suivant la nature de la fabrication : 1° comme dissolvant ou comme véhicule des matières qu'il utilise; c'est ce qui arrive dans les sucreries, les tanneries, les teintureries, etc. 2° comme matière première dans les brasseries, les fabriques d'eaux minérales, artificielles, etc.; 3° comme simple moyen de lavage dans la plupart des usines; 4° enfin comme force motrice, qu'elle alimente les machines à vapeur, ou qu'elle soit employée en pression.

(1) Rapport sur un projet d'amenée d'eau pour la ville de Saint-Galmier, par M. Jacquot, inspecteur général des mines (*Recueil des travaux du Comité consultatif d'hygiène publique de France*, t. XVII, p. 400).

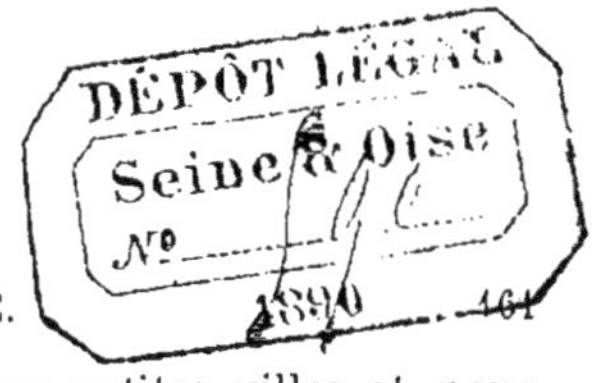

La plupart de ces usages sont inconnus aux petites villes et, pour ceux qui sont indispensables eux-mêmes, la population s'y montre infiniment moins exigeante. Elles ont donc besoin d'une quantité d'eau proportionnellement moindre. Leurs ressources pour s'en procurer sont beaucoup moindres aussi : car, si les besoins augmentent avec la population, les budgets municipaux s'accroissent de même.

II. **Quantité nécessaire**. — La quantité d'eau nécessaire à une ville ne dépend pas seulement du nombre de ses habitants ; elle tient également au climat, aux habitudes et aux conditions locales. Il est donc impossible d'établir une échelle de proportion basée uniquement sur le premier de ces éléments. On ne peut que fixer un minimum au-dessous duquel il n'est pas permis de descendre, sans manquer aux lois de l'hygiène et compromettre la santé publique. Encore, lorsqu'on songe à pourvoir une ville de l'eau qui lui est nécessaire, doit-on se préoccuper de l'augmentation future de la population et de ses exigences croissantes.

La consommation augmente partout, dans des proportions qu'on ne soupçonnait pas autrefois, et dépasse rapidement les prévisions les plus larges. Paris en offre la preuve. En 1789, il n'avait que 7986 mètres cubes d'eau à distribuer à ses 600 000 habitants, ce qui portait à 13 litres la ration quotidienne de chacun et personne ne se plaignait. Aujourd'hui, nous en avons 550 000 mètres cubes ce qui donne 200 litres par personne et nous ne trouvons pas que ce soit suffisant. Le gouvernement vient de soumettre aux Chambres un projet de loi ayant pour but d'augmenter la quantité disponible de 110 000 mètres cubes. Peut-être, lorsque les travaux seront terminés, trouvera-t-on que ce n'est pas encore assez. C'est qu'en effet il en est de l'eau comme de toutes les bonnes choses ; plus on en use et plus on veut en user. Rien ne stimule la consommation de l'eau, comme de l'avoir sous la main. La distribution à tous les étages des maisons, l'établissement des salles de bains dans toutes les constructions nouvelles de quelque importance, la généralisation du tout à l'égout qui exige 10 litres d'eau de plus par personne et par jour, tout cela va déterminer un accroissement de la consommation, à laquelle les 110 000 mètres cubes de la dérivation nouvelle ne suffiront peut-être pas, lorsqu'elle arrivera dans Paris.

A. Mode d'évaluation. — On a l'habitude d'évaluer la quantité d'eau distribuée à une ville, en divisant le nombre de litres fournis chaque jour à la consommation, par le chiffre des habitants. Cette base n'est pas absolument rigoureuse ; elle ne tient compte ni des exigences du *service public*, ni de celles du *service industriel* et ce sont là des quantités éminemment variables. Les quartiers pauvres, qui n'ont ni jardins, ni squares, ni plantations, où les cours sont petites et mal entretenues, où il faut aller chercher l'eau à la borne fontaine, ces quartiers-là consomment infiniment moins d'eau que les quartiers riches et, quant au *service industriel*, ses exigences sont tantôt nulles et tantôt considérables, suivant la nature des occupations auxquelles la population se livre. Toutefois, l'usage a consacré ce mode d'évaluation et, les réserves précédentes faites, il n'y a pas d'inconvénients à s'y conformer.

B. Statistique. — M. Bechmann, dans l'important ouvrage que j'ai déjà eu l'occasion de citer et auquel je ferai encore plus d'un emprunt (1), a dressé le tableau de l'alimentation en eaux potables de 84 villes de la France et de l'étranger. La moyenne est de 185 litres par jour et par habitant. Les différences sont considérables. Elles vont de 1000 litres pour Rome à 15 litres pour Madrid. C'est l'Amérique qui est le plus richement dotée, la France vient ensuite, l'Allemagne en troisième lieu et l'Angleterre en quatrième.

Ne pouvant reproduire ici le tableau de M. Bechmann tout entier, je me bornerai à mentionner les chiffres extrêmes, à citer les villes qui distribuent plus de 200 litres d'eau par jour et par habitant et celles qui fournissent moins de 100 litres.

Alimentation en eau d'un certain nombre de villes de France et de l'étranger.

VILLES DISPOSANT DE PLUS DE 200 LITRES D'EAU.	POPULATION.	ALIMENTATION PAR JOUR et par habitant.	NOMS des OBSERVATEURS.
		Litres.	
Rome	303.383	1000	Bazalgette.
Washington	112 000	700	Couche.
Détroit	118.000	574	Nichols.
Lausanne	29.000	500	Bazalgette.
Marseille	318.868	450	1883.
Chicago	503.301	431	1880-1881.
Carcassonne	25.971	400	1883.
Boston	416.000	348	1880-1881.
New-York	1.206.590	297	1880-1881.
Bonn	31 514	289	Grahn.
Cincinnati	256.708	287	1880-1881.
Aurillac	11.211	280	1883.
Saint-Louis	346.000	273	1880-1881.
Philadelphie	817.544	257	1880-1881.
Limoges	59.011	240	1883.
Dijon	47.039	240	1883.
Glasgow	511.000	238	W. Humber.
Paris	2.344.550	234	1889.
Adélaïde	85.000	230	Bazalgette.
Dresde	220.818	228	Grahn.
Francfort	136.831	223	Grahn.
Melun	11.211	280	1883.
Brooklyn	566.689	205	1880-1881.
Cologne	144.772	200	Grahn.

(1) G. Bechmann, *Salubrité urbaine, distribution d'eau, assainissement* (*loc. cit.*, p. 61).

VILLES DISPOSANT DE MOINS DE 100 LITRES D'EAU.	POPULATION.	ALIMENTATION PAR JOUR et par habitant.	NOMS des OBSERVATEURS.
		Litres.	
Saint Pétersbourg	700.000	95	Bazalgette.
Calcutta	794.645	95	Id.
Manchester	68[illegible].000	91	W. Humber.
Buenos-Ayres	230.000	90	Bazalgette.
Bombay	645.000	90	Id.
Athènes	700.000	90	Id.
Valparaiso	100.000	90	Id.
Breslau	272.912	90	Grahn.
Sunderland	150.000	88	W. Humber.
Bristol	116.000	85	Id.
Cambridge	30.000	81	Id.
Alexandrie	165.752	80	Bazalgette.
Berlin	1.122.230	75	Grahn.
La Haye	114.936	75	Bazalgette.
Naples	500.000	70 (1)	Id.
Stockholm	173 433	70	Id.
Nuremberg	99.519	60	Grahn.
Norwich	57.500	60	W. Humber.
Amsterdam	173.433	50	Bazalgette.
Le Caire	327.462	50	Id.
Barcelone	282.500	30	Id.
Madrid	477.500	15	Id.

(1) Depuis l'époque où ce chiffre a été recueilli, on a fait à Naples un magnifique travail qui y amène 100 000 mètres cubes d'eau par jour, soit 200 litres par personne. Les eaux de l'aqueduc de Serino sont arrivées en ville, le 10 mai 1885.

Les chiffres du second tableau sont d'une insuffisance évidente. On se demande comment une capitale comme Madrid peut se contenter de 15 litres d'eau par jour et par habitant. Cette pénurie n'est plus de notre siècle ; elle est inconciliable avec la propreté de la voie publique, avec celle des maisons et des personnes. La moyenne de 185 litres, que nous avons donnée plus haut, est même trop faible pour des villes de l'importance de celles que nous avons citées. Bien qu'on ne soit pas d'accord sur le chiffre qu'il convient d'exiger, on peut dire, d'une manière générale que, pour les grandes villes, il ne faut pas descendre au-dessous de 200 litres par personne et par jour. C'est sur ce chiffre qu'on a basé les calculs, pour tous les grands travaux qui ont été entrepris dans ces dernières années. Il est bien entendu que, pour les villes de premier ordre, pour les grandes capitales dans lesquelles l'eau est un luxe et un ornement, on ne peut pas s'en tenir là ; mais je n'ai en vue que le minimum exigé par l'hygiène.

Quant aux petites villes qui n'ont, comme je l'ai exposé, ni les mêmes besoins, ni les mêmes ressources, elles se contentent en général de beaucoup moins ; mais, lorsqu'elles se décident à faire les frais d'une amenée d'eau, j'estime qu'elles ne doivent pas baser leurs calculs sur une quantité moindre de 100 litres par jour et par habitant.

Cette évaluation paraîtrait exagérée, si l'on ne tenait pas compte des pertes résultant de l'étanchéité imparfaite des conduites et des appareils. Quelque soin qu'on apporte dans les travaux de canalisation, il est impossible d'éviter les fuites. On ne connaît pas, dit M. Bechmann, de système de joints qui résiste indéfiniment à la pression de l'eau : point de robinet ou d'appareil qui ne s'use. Au bout d'un temps plus ou moins long, des filets d'eau s'échappent çà et là par les fissures des joints et le jeu résultant de l'usure dans tous les appareils en vient à livrer passage à de petits écoulements, insignifiants s'ils étaient isolés, mais qui, vu leur nombre, finissent par prendre de l'importance. Les personnes chargées des distributions d'eau admettent que les pertes atteignent de 25 à 50 p. 100 de la quantité d'eau dépensée.

Il faut également tenir compte du gaspillage qui est inévitable et qui s'opère sur une échelle d'autant plus large que la distribution est plus abondante. Le système du compteur ne l'empêche jamais d'une manière complète. C'est à l'époque des chaleurs, au moment où l'eau commence à se faire rare, que ce gaspillage est au summum. De là la pénurie momentanée dont on se ressent presque partout à la même époque de l'année.

Les deux causes de déchet amènent souvent des mécomptes et c'est pour les éviter qu'il faut se montrer large dans les prévisions, lorsqu'on entreprend les travaux nécessaires à l'approvisionnement d'une ville.

§ 2. — **Recherche et captage des eaux.**

J'ai dit plus haut que la nécessité de procurer aux populations des eaux abondantes et de bonne qualité se faisait partout sentir en France depuis une vingtaine d'années, et que les plus petites localités s'imposaient pour cela des sacrifices. Parfois, plusieurs villages se réunissent pour faire les frais d'une amenée d'eau qui leur est commune. Cette tendance favorable à l'hygiène est devenue si générale que le gouvernement a senti la nécessité de lui venir en aide et de la surveiller, et, lorsque le décret du 30 septembre 1884 a réorganisé le Comité consultatif d'hygiène publique, il a compris (1), parmi ses attributions, le régime des eaux au point de vue de la salubrité. Une circulaire ministérielle en date du 29 octobre de la même année (2) a tracé la marche à suivre pour exercer ce contrôle d'une manière efficace. Elle est d'une importance telle que je n'hésite pas à la reproduire en son entier.

(1) Le texte de ce décret est inséré au *Journal officiel* du 1er octobre 1884 et dans le *Recueil des travaux du Comité consultatif* pour l'année 1884, t. XIV, p. 648.

(2) Mode d'instruction à suivre pour les affaires qui se rapportent au régime des eaux. (Circulaire ministérielle du 29 octobre 1884). *Recueil des travaux du Comité consultatif*, t. XIV, p. 670).

« Monsieur le préfet, le décret du 30 septembre dernier, inséré au *Journal officiel* du 1er octobre et portant réorganisation du Comité consultatif d'hygiène publique de France, range, parmi les attributions de ce comité, *le régime des eaux au point de vue de la salubrité.*

» Les travaux les plus récents ont démontré l'influence considérable que les eaux destinées à la consommation exercent sur la santé publique. En chargeant le Comité consultatif d'hygiène publique, institué près du ministère du commerce, de l'examen des questions de salubrité se rapportant au régime des eaux, le gouvernement a entendu que cette assemblée fût appelée à donner son avis, au point de vue de l'hygiène, *sur les travaux projetés par les municipalités pour approvisionner d'eau potable les villes et les communes.*

» Lorsque des projets de cette nature seront à l'étude dans votre département, vous devrez ne pas manquer de me les communiquer, afin qu'ils puissent être soumis à l'examen du Comité consultatif d'hygiène et les travaux ne devront être définitivement autorisés qu'après que je vous aurai fait connaître l'avis du Comité.

« Les conseils d'hygiène publique et de salubrité, institués dans chaque arrondissement, par l'arrêté du chef du pouvoir exécutif du 18 décembre 1848, peuvent déjà, aux termes de l'article 10 dudit arrêté, être appelés à donner leur avis sur les travaux de cette nature ; il conviendra qu'à l'avenir, vous les consultiez toujours à ce sujet, afin que le Comité consultatif, lorsqu'il aura à se prononcer sur les projets de distribution d'eaux, trouve, dans le dossier, un rapport circonstancié du conseil d'hygiène de l'arrondissement.

» Je ne doute pas que vous ne reconnaissiez l'importance du nouveau genre d'instruction auquel devront être soumis les projets relatifs de la distribution des eaux pour l'alimentation des communes, et que vous ne preniez toutes les mesures pour assurer la stricte application de la présente circulaire, dont je vous serai, d'ailleurs, obligé de m'accuser réception.

» Recevez, monsieur le préfet, etc.

» *Le Ministre du commerce,*

» MAURICE ROUVIER. »

Aux termes de cette législation, tout ce qui concerne les amenées d'eau rentre dans les attributions des conseils d'hygiène et de salubrité des arrondissements et en dernier ressort du Comité consultatif d'hygiène. Ils ne sont pas seulement consultés sur la qualité des eaux qu'il s'agit de livrer à la consommation ; mais sur les travaux de captage, de canalisation, de distribution, etc. C'est ainsi, du reste, qu'ils ont compris leur rôle. Depuis que ces attributions leur ont été données, c'est-à-dire du mois de septembre 1884 au 3 décembre 1888, 260 affaires de ce genre, soumises à l'examen du Comité consultatif d'hygiène publique, ont été suivies d'un rapport et ont reçu une solution favorable ou défavorable. Dans ce nombre, 34 seulement avaient rapport à des villes de quelque importance. On comprend, d'après cela, tout l'intérêt que ces questions présentent pour l'hygiène, et la nécessité de les traiter dans tous leurs détails, dans un ouvrage destiné à servir de guide aux conseils d'arrondissement qui sont chargés des premières études.

I. Recherche des eaux. — Lorsqu'on entreprend l'étude des travaux à accomplir pour doter une ville d'une distribution d'eau nouvelle, on n'a généralement pas lieu de tenir compte des ressources qu'elle possède déjà. Ce sont le plus souvent des puits qui ne donnent qu'une eau suspecte, quelques fontaines insuffisantes et des citernes en mauvais état. Le problème consiste donc à trouver, dans le voisinage, un ruisseau, une petite rivière ou des sources d'un débit suffisant, pour assurer à la population la quantité d'eau qui lui est nécessaire, en se basant sur les évaluations que j'ai indiquées plus haut. Les cas où on est forcé de s'adresser à des fleuves, à des lacs, ou de creuser des puits artésiens, sont rares et j'en parlerai plus loin.

La première chose à faire est donc d'explorer la région et d'inventorier ses ressources. A cet effet, on procède à une reconnaissance générale de la distribution des eaux dans toute l'étendue du bassin où la ville est située. Si cette exploration ne donne pas de résultats satisfaisants, on est forcé d'aller plus loin et de chercher, dans les bassins contigus, ou même à plus grande distance. Il ne faut pas se contenter d'examiner les cours d'eau apparents, il faut encore étudier la structure géologique du terrain, parce qu'elle peut fournir des indications sur l'étendue, l'importance et la profondeur de la nappe souterraine à laquelle on peut être forcé de s'adresser.

Les terrains imperméables ne présentent en général que peu de ressources. La pluie qui tombe à leur surface les ravine, se creuse un petit ruisseau dans chaque pli de terrain, et va rejoindre le plus prochain cours d'eau pour s'y perdre. C'est tout le contraire pour les terrains perméables. L'eau qui tombe du ciel s'y infiltre, et s'accumule dans les profondeurs du sol, en formant des nappes souterraines dont la crue est lente, et le débit régulier.

On reconnaît les terrains imperméables à la fréquence des ruisseaux, au nombre des ponts, à leur grand débouché, à l'existence de prairies naturelles à flanc de coteau et jusqu'au sommet des montagnes. Les terrains perméables se signalent par des caractères opposés : les cours d'eau sont rares ; les ponts, en petit nombre, ont un faible débouché ; les prairies ne se trouvent qu'au fond des vallées.

Lorsque l'examen des eaux apparentes ne donne pas de renseignements suffisants, on peut avoir quelques présomptions sur l'existence de la nappe souterraine, par l'examen des puits qu'on trouve dans la campagne, souvent par des travaux antérieurs accomplis dans un tout autre but (cartes géologiques, recherches de mines, forages entrepris par l'industrie). Les anciens connaissaient déjà l'art de découvrir les sources profondes. Les Grecs et les Romains, dit M. Bechmann, avaient les plus grands égards pour les chercheurs d'eau ou *aquilèges*. Pline et Vitruve ont décrit quelques-uns des moyens auxquels ils avaient recours : c'était tantôt l'observation des vapeurs s'élevant du sol, tantôt la présence sur un point des moucherons et des grenouilles, plus souvent la nature de la flore, le développement des roseaux, des joncs, du baume sauvage.

L'*hydroscopie* a encore aujourd'hui de nombreux adeptes. On se souvient encore de l'abbé Paramelle, curé de Saint-Céré, qui s'est fait une réputation, il y a quarante ans environ, par son habileté à découvrir les sources souterraines. Il a exposé, dans un ouvrage spécial, les observations sur lesquelles son art était fondé, les règles qu'il suivait dans son exercice. Il a trouvé beaucoup d'imitateurs. En Bretagne, surtout, les découvreurs de sources ne sont pas rares. Ceux-là ne suivent pas la méthode insuffisante mais logique de l'abbé Paramelle. Ils s'en rapportent aux indications de la *baguette divinatoire*. C'est une petite fourche en bois de coudrier qui se redresse irrésistiblement lorsqu'elle arrive au-dessus d'une source. Il n'y a qu'un très petit nombre d'individus entre les mains desquels ce prodige se réalise; mais pourtant j'en connais deux ou trois dans mon département, et tout le monde les fait appeler, lorsqu'il s'agit de découvrir une source. Les ingénieurs, qui sont des sceptiques, n'ont point recours aux *sourciers;* ils préfèrent l'emploi de la sonde.

Il ne suffit pas d'avoir reconnu la présence des cours d'eau superficiels ou d'une nappe souterraine à laquelle on peut puiser; il faut encore s'assurer qu'elle est potable et qu'elle peut suffire aux besoins de la localité qu'il s'agit de desservir.

Je ne dirai rien des qualités que doit réunir une eau destinée à l'alimentation d'une ville, parce que cette question a été traitée à fond dans le livre précédent (1); je ne m'occuperai que de la quantité; encore serai-je très bref sur cette question du jaugeage. C'est, en effet, aux ouvrages spéciaux qu'il faut avoir recours pour l'étude des procédés un peu compliqués à l'aide desquels on détermine le débit d'un cours d'eau ou d'une nappe souterraine; mais, ce qu'il est indispensable de savoir, c'est que ce débit est éminemment variable et qu'il faut qu'il soit en tout temps supérieur au volume jugé nécessaire pour l'alimentation de la localité; encore, s'il s'agit d'un cours d'eau apparent, faut-il en défalquer la partie utilisée pour les irrigations, les industries locales qu'on est tenu de respecter.

S'il s'agit d'une source profonde, on apprécie son débit, en observant

(1) Livre II, ch. II, *Eaux potables*, t. II, p. 341.

le temps qu'elle met à remplir une cavité d'une capacité déterminée, et si le débit est très considérable, on établit un déversoir sur l'évacuateur du bassin sourcier. Dans tous les cas, il faut observer le régime d'une source, pendant une année tout entière, afin de connaître le *minimum* annuel de son débit, et l'époque où il se produit. Il serait même préférable de prolonger les observations pendant plusieurs années, et surtout d'attendre une période de sécheresse, pour déterminer le *minimum absolu*; mais il faudrait parfois pour cela de longues années, et les populations ne peuvent pas attendre; on fait alors appel aux souvenirs des habitants de la contrée; on se fonde sur des comparaisons, sur des analogies; mais ce sont là des bases qui n'inspirent que bien peu de sécurité. D'ailleurs, on n'est jamais sûr de rien avec les sources qui peuvent se tarir sous l'influence de causes multiples et qu'il n'est pas toujours possible de prévoir.

Il est bien plus difficile encore d'apprécier ce que peut fournir une nappe souterraine et, quand il s'agit d'eaux artésiennes qu'il faut aller chercher à une grande profondeur, on en est réduit aux conjectures.

II. **Captage.** — Je ne m'occuperai pas des moyens de recueillir l'eau de pluie. La question a été suffisamment traitée dans le chapitre consacré aux eaux potables (1). On renonce partout, du reste, à l'emploi des citernes pour l'alimentation des villes. Celles de Venise, qui sont connues du monde entier, ne lui ont pas suffi (2). Elle s'est imposé récemment les plus grands sacrifices, pour faire arriver en ville les eaux de la Seriola-Veneta. La Compagnie générale des eaux pour l'étranger s'est chargée de ce travail, dont les difficultés étaient considérables. Elle s'est mise à l'œuvre en 1881, et la distribution d'eau de Venise a été inaugurée le 23 juin 1884. Les autres villes qui en sont encore réduites aux citernes suivront cet exemple, aussitôt qu'elles le pourront. C'est donc un système condamné.

Aujourd'hui que la supériorité des eaux de source est reconnue, c'est à elles qu'on s'adresse, à moins d'impossibilité absolue, et presque tous les projets d'*amenées d'eau* soumises au Comité consultatif d'hygiène, ont des sources pour objet.

A. Sources. — Elles émergent le plus souvent du sol et se répandent dans un bassin naturel. Lorsqu'on n'a besoin de leur faire qu'un petit emprunt, on se borne à y pratiquer une saignée, ou à y plonger une conduite de prise d'eau, sans rien changer aux dispositions naturelles.

On n'obtient toutefois, de cette façon, qu'une eau chargée de matières organiques et d'une température variable comme celle de l'atmosphère. Si l'on veut avoir un débit plus considérable, une eau plus pure, une sécurité plus grande, il est indispensable de procéder à des *travaux de captage*.

(1) *Hygiène alimentaire*, t. II, p. 366.
(2) Voy. leur description, t. II, p. 412.

Ces travaux consistent à rechercher, dans le sol, les filets naturels, à les dégager, à les suivre et à en recueillir le produit. On creuse, pour cela, des tranchées dont les dimensions sont en rapport avec l'importance de la source qu'on poursuit. Si son débit est très faible, il suffit d'y poser un simple drain; s'il est considérable, une galerie devient nécessaire; lorsque les sources sont multiples et forment un groupe, on construit une chambre, pour recevoir les apports d'une série de drains ou de galeries.

Quand la source s'échappe d'une couche rocheuse, on y pratique des conduits souterrains; si elle émerge d'un coteau, on établit un drain suivant une des horizontales du terrain, ou une galerie dont la paroi est imperméable du côté du vallon et perméable de l'autre. Si elle s'échappe en jets verticaux, on emprisonne les *bouillonnements* dans des galeries ou des chambres maçonnées sans radier; si elle s'épand dans le sol et se perd en ruisselets sur une grande surface, on la draine au moyen de conduits perméables (1).

Les parois des galeries sont maçonnées, le fond en est rendu imperméable par un enduit cimenté; on les recouvre habituellement de briques formant dalles, puis d'une couche perméable de cailloux concassés destinés à laisser passer les suintements qui se produisent sur ce parcours. Pour mettre les eaux de source à l'abri des infiltrations de celles qui coulent à la surface et pourraient les troubler à la suite des orages, on recouvre la partie perméable de la tranchée d'un gazonnement ou de glaise pilonée (2); on creuse des rigoles ou des fossés pour détourner les eaux superficielles. Pour plus de sûreté, il est bon de tenir le plan d'eau des sources un peu au-dessus de celui de la nappe voisine et de descendre les maçonneries des chambres ou des galeries jusqu'au terrain perméable. Enfin, il est prudent d'acquérir, quand on le peut, un périmètre de protection suffisamment étendu.

Les sections des drains et des galeries doivent être calculées de manière à assurer le service en tout temps et notamment au moment du maximum de débit.

Les travaux de captage et les ouvrages accessoires qu'ils comportent, doivent être appropriés à la nature du sol, à son inclinaison, à la situation et à la richesse des sources; aussi sont-ils variés à l'infini; mais leur étude est trop spéciale pour prendre place dans un ouvrage comme celui-ci. On les trouvera décrits et figurés dans le livre de M. Bechmann.

B. Eaux courantes. — Lorsqu'il s'agit d'un ruisseau coulant à la surface du sol, il suffit de le barrer, au moyen d'une digue de retenue établie en travers du petit vallon que ce ruisseau parcourt et qu'on élève plus ou moins, suivant la quantité d'eau qu'on veut retenir dans le

(1) G. Bechmann, *loc. cit.*, p. 166.

(2) Alimentation en eau de la ville d'Épinal. Rapport du docteur Bergeron. (*Recueil des travaux du Comité consultatif d'hygiène publique*, t. XV, p. 314.)

réservoir. On n'obtient ainsi qu'une sorte d'étang artificiel où l'eau devient bientôt semblable à celles des marécages et ne peut plus servir aux usages domestiques. Il faut, pour parer à cet inconvénient, le creuser à fond dans toute son étendue; on le transforme ainsi en un grand bassin où l'eau ne s'altère pas. On l'y puise à l'aide d'une conduite en fonte ou en poterie qui l'amène à sa destination. Les eaux surabondantes s'écoulent par-dessus le barrage.

1° *Digues et barrages.* — Le système précédent est simple, peu coûteux, et suffit quand il s'agit de l'alimentation d'une très petite localité; mais on a souvent recours aux réserves artificielles pour de grandes villes; ce sont alors des travaux considérables et d'une importance capitale. Sans parler des grands lacs de l'Égypte, et des innombrables réserves de l'Inde, on a eu recours aux barrages en Algérie, avec le plus grand succès, et des villes très importantes d'Angleterre et d'Amérique ont des distributions d'eau basées sur la constitution de vastes réserves artificielles.

Les grands barrages qu'on établit en travers des vallées peuvent être construits en terre ou en maçonnerie; mais ce dernier mode est bien préférable à l'autre, au point de vue de la résistance, de la durée et de la facilité de l'entretien. Les digues en maçonnerie ont de plus l'avantage de se prêter au calcul, tandis que pour les autres, on n'a que des données empiriques, et c'est une condition capitale, au point de vue de la sécurité, que de savoir au juste quelle est l'épaisseur que doit avoir le barrage, pour résister aux formidables pressions qu'il doit supporter. On donne au mur un profil qui en assure la stabilité, et souvent une courbure vers l'amont pour qu'il forme voûte et résiste mieux à l'effort des eaux. Il est à peine besoin de dire que ce mur doit s'appuyer sur le rocher. Le grand réservoir du Furens (Saint-Étienne) est un type très réussi de ce genre d'ouvrages.

La construction de ces digues demande un soin et une surveillance considérables. Elles sont souvent, en effet, un danger pour la ville dont elles assurent l'alimentation, et que leur rupture peut détruire en quelques instants. On se souvient encore en Espagne de la rupture du barrage de Guentes, qui détruisit 89 maisons et noya 608 personnes ; l'Angleterre n'a pas oublié la destruction de la digue de Sheffield, en 1864, et de l'inondation qui fit périr 238 personnes et engloutit 798 maisons; mais tout cela n'est rien à côté du désastre survenu en Amérique, en 1889, lorsque la ville de Jackson et sa population furent emportées et anéanties, en quelques instants, par la rupture de la digue qui retenait ses réserves d'eau.

Les moyens qui précèdent s'appliquent au cas où il faut alimenter une grande ville, en réunissant, dans de vastes réserves, le produit d'un ou de plusieurs petits cours d'eau ; mais il peut arriver le contraire. On peut avoir affaire à un cours d'eau trop important pour qu'on veuille le dériver en entier; on dispose alors un ouvrage partiteur, de manière à diviser le courant et à en détourner la partie qu'on veut utiliser. Enfin, si la quantité d'eau à prélever est très peu de chose, en comparaison du débit total, la prise se compose d'une simple chambre maçonnée, ou d'un bout d'aqueduc établi sur la rive et muni d'un système quelconque de fermeture mobile.

Dans tous les cas qui précèdent, on a soin de placer la prise d'eau au-dessus de toute cause de contamination, au-dessus des villages, des fermes qui y versent leurs immondices, au-dessus des lavoirs, des usines, des égouts, qui pourraient altérer la pureté du liquide; mais cela n'est possible que lorsque la dérivation a lieu très près de la source. Lorsqu'il s'agit d'une rivière ou d'un fleuve, qui a déjà reçu des impuretés de toute sorte, il faut prendre d'autres mesures. On commence par établir, à l'ouverture des conduites, des grilles fixes ou mobiles, à mailles plus ou moins serrées, pour arrêter les corps flottants. Lorsque l'eau est troublée par des sables, des graviers, des dépôts vaseux, il est indispensable de la purifier. Les différents modes d'épuration des eaux ont été passés en revue et appréciés dans le chapitre consacré aux eaux potables (1); il nous reste à parler des moyens de les appliquer en grand et des travaux à exécuter pour y parvenir.

2° *Épuration des eaux.* — L'épuration en grand des eaux de fleuve ou de rivière ne s'obtient dans la pratique que par deux procédés : la décantation ou la filtration. L'eau de la Durance est épurée par la décantation avant d'arriver à Marseille. Sur son parcours, elle traverse deux premiers bassins et vient achever de se clarifier dans ceux de Saint-Louis. Ils sont au nombre de quatre qui ont une longueur de 180 mètres, une largeur de 82 mètres et une profondeur de 5m,70. On les nettoie tous les quatre mois, et le dépôt, dont l'épaisseur a de 35 à 40 centimètres, est entraîné par un courant d'eau.

A Londres, on a creusé, sur les bords de la Tamise, d'énormes bassins de dépôt, dans le but d'emmagasiner une quantité d'eau suffisante pour l'alimentation de la ville, sans faire d'emprunt au fleuve pendant les crues qui durent deux ou trois semaines au moins. Les bassins sont habituellement à ciel ouvert, malgré tous les inconvénients qui en résultent; mais on recule devant la dépense qu'il faudrait faire pour les mettre à l'abri. Il y en a cependant de couverts. Ceux de Cantorbéry sont de ce nombre.

L'épuration par le repos est très lente à s'opérer. Il faut de sept à dix jours pour qu'elle soit complète, ce qui oblige à donner aux bassins une étendue considérable qui rend ces ouvrages très dispendieux. De plus, il est à craindre que l'immobilité prolongée de ces grandes masses d'eau, jointe à l'action de l'air et de la chaleur, n'en amène l'altération,

(1) Voy. livre II, ch. II, art. 4, § 2, *Épuration des eaux*, t. II, p. 412.

par le développement des végétaux qui croissent à la surface, et la putréfaction des insectes qui y tombent de l'atmosphère.

Le repos ne peut donc pas suffire à la clarification de l'eau destinée à l'alimentation des grandes villes ; c'est un moyen de les débarrasser de ce qu'elles renferment de plus lourd et de plus grossier. Il suffit pour cela de vingt-quatre à trente-six heures; aussi, dans la pratique, la décantation n'est-elle considérée que comme une opération préalable qui précède et facilite la filtration, en provoquant le départ des matières en suspension les plus volumineuses et les plus lourdes.

Filtration. — La filtration s'opère à l'aide de bassins analogues aux précédents, mais dont le fond est couvert de couches superposées de sable fin, de gravier fin, de gros gravier, de cailloux et de moellons. Tous ces éléments ne sont pas réunis dans les mêmes bassins. Ceux de Londres, qui ont servi de modèle depuis 1839, époque à laquelle M. Simpson, ingénieur de la Compagnie de Chelsea, les y a introduits, ont trois ou quatre couches filtrantes seulement, et cela suffit pour épuiser de 1^{m3},500 à 3 mètres cubes par jour et par mètre carré de surface (1). Ce procédé s'est répandu depuis dans toute la Grande-Bretagne, et de là sur le continent ainsi qu'en Amérique. Une application des plus intéressantes en a été faite, tout récemment, par la Compagnie générale des eaux pour l'étranger, dans les travaux qu'elle a faits, pour amener à Venise les eaux de la Brenta, en utilisant l'ancien canal de la Seriola-Veneta. Ces eaux ne sont pas toujours limpides, et, avant de les introduire dans la conduite sublagunaire, la Compagnie jugea convenable de les soumettre à une filtration artificielle. Elle creusa à cet effet, à Moranzani (2), quatre bassins contigus, communiquant deux à deux au moyen d'ouvertures pratiquées dans les murs de séparation et permettant d'établir, au moyen de leurs vannes, un courant suffisant pour empêcher la végétation de s'y développer et pour atténuer les effets de la gelée.

Un canal qui se détache de la Seriola en amont des bassins, en longe le côté extérieur et y amène l'eau, par des ouvertures munies de vannes que l'on règle à volonté. L'eau en excès continue à suivre le canal de ceinture jusqu'à son extrémité et retourne à la Seriola.

Le fond des bassins est recouvert de deux couches filtrantes seulement : la première, la plus superficielle, est formée de sable pur, elle a 0^m,80 d'épaisseur; la seconde est constituée par du gravier de rivière. Le sable employé pour les filtres provient des dunes du Lido. Il est d'une qualité parfaite; c'est celui dont on se servait pour les citernes

(1) Ces filtres sont décrits et figurés dans l'ouvrage de M. Bechmann, p. 179.

(2) Moranzani est le point où aboutit la *Seriola-Veneta*, canal creusé par la république de Venise et qui puisait, à Dolo, l'eau de la Brenta, pour l'amener sur le point de la terre ferme le plus rapproché de Venise. Des barques venaient y prendre l'eau et la portaient dans les citernes.

vénitiennes dont j'ai parlé plus haut. Le radier qui forme le fond des bassins a une pente régulière vers le collecteur central. Les eaux, après avoir traversé les couches filtrantes, se rendent, par des barbacanes, dans ce collecteur qui aboutit à un regard situé au-dessous du bâtiment

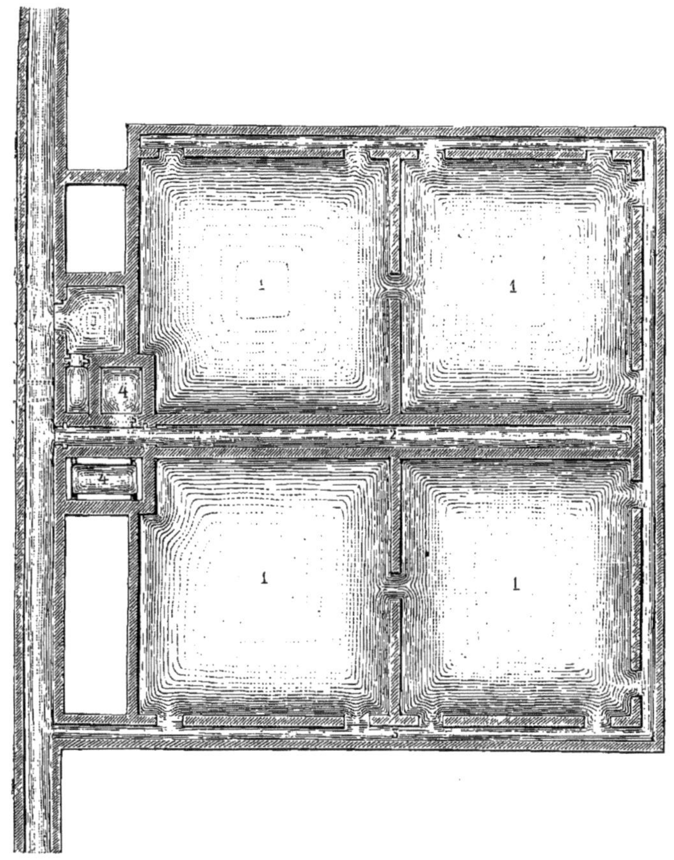

Fig. 1. — Bassins filtrants de Moranzani.

1, bassins filtrants. — 2, canal collecteur. — 3, canal d'alimentation. — 4, bâtiment des machines.

des machines. De ce regard, l'eau est élevée, au moyen de pompes, dans une cuve de départ, ou introduite directement dans la conduite sub-lagunaire.

Les quatre bassins ont ensemble une surface de 1224 mètres carrés; mais on admet que l'un d'eux sera toujours inactif, à cause des réparations ou des curages, et la surface réellement utile se réduit à 918 mètres carrés. D'après les expériences de Darcy, une différence de niveau de

1m,06 est nécessaire pour obtenir, avec cette surface, un rendement de 60 litres par seconde. C'est le volume prévu au traité de concession; mais on a eu soin d'établir le radier du collecteur assez bas pour permettre d'augmenter cette différence de niveau, et de donner une plus grande activité aux filtres, dans le cas où la consommation augmenterait. Si cependant elle s'élevait de telle façon que la vitesse du liquide à travers les couches filtrantes devînt trop grande, il faudrait augmenter leur surface et l'on mettrait le quatrième bassin en service (1).

Les bassins filtrants s'encrassent d'autant plus rapidement que les eaux sont plus chargées de matières en suspension. L'eau, arrivant par la partie supérieure avec un écoulement lent et une faible pression, filtre verticalement et dépose, à la surface du sable fin et dans une très mince épaisseur, la presque totalité des microbes qu'elle contient. Ceux-ci sont retenus, lorsque le filtre a fonctionné pendant une huitaine de jours, au milieu d'une trame mince, glutineuse, formée par le dépôt de conferves, de fragments végétaux qui forment comme une toile à mailles fines, dans la couche superficielle de sable fin. Après un mois, cinq semaines, la couche de sable est tout à fait souillée, et le filtre ne laisse plus passer l'eau aussi facilement. Si on augmente l'épaisseur de la couche d'eau, pour accroître la pression, elle se creuse, à travers le sable, des fissures qui laissent tout passer et l'eau n'est plus filtrée. Il faut alors enlever le sable, le laver et le remplacer, ce qui nécessite des bassins de rechange. On peut aussi faire traverser la couche de sable par un courant en sens inverse, qui opère une sorte de chasse dans les interstices obstrués par les dépôts. Le premier moyen est le plus usité : c'est celui auquel on a recours en Angleterre. Le second est appliqué à Dunkerque et à Zurich.

On est arrivé, en Angleterre et en Allemagne, à pallier ces inconvénients, en se servant de bassins de très grande surface et d'une faible profondeur, accouplés et voûtés, dans lesquels l'écoulement de l'eau est réglé de telle façon que chaque mètre carré superficiel fournisse de 1 à 3 mètres cubes d'eau par vingt-quatre heures; mais, malgré tout le soin qu'on a pu y apporter, le fonctionnement laisse beaucoup à désirer. L'écoulement est inégal; il marche trop vite pendant les premiers jours et laisse passer les impuretés et les bactéries; il se ralentit ensuite et donne de bons résultats; puis il s'accélère de nouveau, quand les crevasses commencent à se produire, et les impuretés, passent encore ainsi que les microbes (2).

M. Charles Garnier a exposé tout récemment, devant la Société française d'hygiène, un nouveau système de bassins filtrants reposant sur un

(1) *Notice sur la distribution d'eau de Venise*, publiée par la Compagnie générale des eaux pour l'étranger. Paris, 1889.

(2) Cornil, *Modes de filtration de l'eau des fleuves* (*Journal des connaissances médicales*, 12 juin 1890, n° 24, p. 186).

principe très ingénieux (1). Il redoute moins l'obstruction des filtres et l'arrêt de l'écoulement, que le passage trop rapide des eaux sous l'influence de leur propre poids qui vient s'ajouter à la pression atmosphérique. Pour éviter cet inconvénient, M. Garnier a imaginé de partager les bassins filtrants en un certain nombre de compartiments, séparés par des cloisons de hauteur décroissante, dont les unes sont pleines et dont les autres, qui alternent avec les précédentes, présentent à leur partie inférieure une ouverture régnant dans toute la longueur.

Tous les compartiments sont remplis de sable fin. L'eau arrive par la partie supérieure du premier d'entre eux, le parcourt de haut en bas et arrive à l'ouverture inférieure, par laquelle elle passe dans le second. Elle remonte alors contre son poids, jusqu'au niveau un peu inférieur

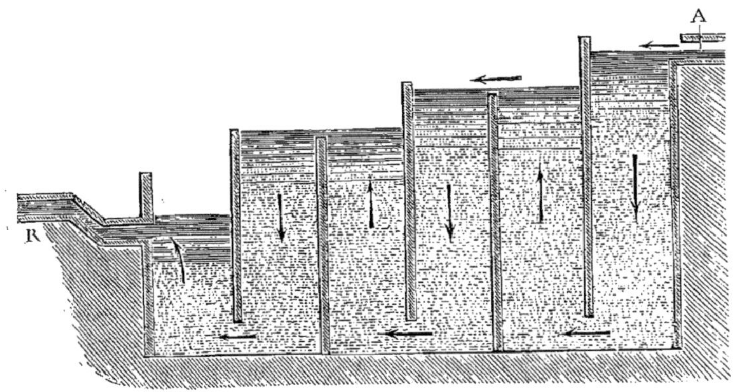

Fig. 2. — Bassin filtrant de M. Charles Garnier.

A, conduite d'amenée. — R, conduite de distribution.

de la cloison pleine qui sépare le second compartiment du troisième, dans lequel elle passe et où elle descend comme dans le premier, pour rentrer dans le quatrième par la fente de la troisième cloison, et continue ainsi cette marche, alternativement ascendante et descendante, jusqu'à ce qu'elle soit parvenue à l'extrémité du bassin où elle rencontre, au niveau du radier ou plus haut, le caniveau de fuite d'où l'eau s'écoule vers le réservoir, ou vers les conduites qui doivent opérer la distribution.

Dans ce système, la pression atmosphérique se fait opposition à elle-même ; le cours de l'eau est lent et régulier et l'encrassement ne se produit que dans le premier compartiment, qu'on peut nettoyer et dont on peut changer le sable sans toucher aux autres. M. Garnier a indiqué en même temps un moyen très simple pour opérer ce nettoyage.

(1) *Bulletin de la Société française d'hygiène* (*Journal d'hygiène*, n° du 15 mai 1890, t. XV, p. 237).

Galeries filtrantes. — Un autre mode de filtration, auquel on a eu recours pour l'alimentation de quelques villes de France, consiste à creuser, le long du fleuve auquel on veut faire un emprunt, une galerie parallèle à son cours, inférieure à son lit et à petite distance de ce dernier. L'eau filtre par son propre poids à travers la tranche de terrain intermédiaire, et s'y débarrasse de ses impuretés. Il faut, bien entendu, que le terrain soit perméable. Ce mode d'épuration a été imaginé en 1817 par M. d'Aubuisson des Voisins, ingénieur en chef des mines, pour la ville de Toulouse, et appliqué dans une prairie située sur les bords de la Garonne, près du faubourg Saint-Cyprien. Ce travail a été décrit par M. A. Gautier dans le chapitre des eaux potables (1).

L'œuvre de d'Aubuisson a été l'objet de développements nombreux. En 1888, le Comité consultatif d'hygiène publique fut appelé à se prononcer sur un nouveau projet consistant à creuser de nouvelles galeries, pour distribuer à Toulouse un complément de 10 000 mètres cubes d'eau filtrée empruntée à la Garonne. Ce projet fut repoussé par le Comité, à la suite d'un rapport très remarquable de M. Jacquot, dont la conclusion fut la suivante : « Nous estimons qu'il n'y a pas lieu, de la part du Comité d'hygiène, de considérer, comme étant potable, l'eau de la Garonne prise à Toulouse et filtrée conformément au projet qui lui est soumis (2). »

La ville de Lyon s'alimente également à l'aide d'une dérivation du Rhône située en amont de la ville et clarifiée par la filtration naturelle. L'eau y est puisée dans les graviers de Saint-Clair, au bord du Rhône, et reçue dans des bassins de 1600 et de 2200 mètres de superficie et dans une longue galerie de 5 mètres de largeur. Une grande usine élévatoire fait monter cette eau dans les réservoirs de 10 000 et de 4000 mètres cubes de capacité situés respectivement à 50m,90 et 100m,90 au-dessus de l'étiage du Rhône et commandant, l'un le bas service, l'autre le service moyen (3).

La couche de gravier qui sépare les galeries filtrantes du fleuve est formée par des galets entre lesquels s'est tassé un sable siliceux et micacé provenant de la vallée de l'Arve. Elle a 15 mètres d'épaisseur, en moyenne; mais, à l'extrémité supérieure de ces réservoirs, par suite des érosions du fleuve, ce rempart de gravier ne présente plus qu'une épaisseur de quelques mètres, qui doit être absolument insuffisante. Des fissures se sont produites dans la maçonnerie des parois et les eaux du sol, pénétrant par là, se mêlent à celles du fleuve. Aussi, l'eau du Rhône, malgré sa belle apparence, sa limpidité et sa fraîcheur, est-elle suspecte à plus d'un titre.

(1) Tome II, p. 416.

(2) Alimentation en eau de la ville de Toulouse. Rapport de M. Jacquot au Comité consultatif d'hygiène. Séance du 6 février 1888 (*Recueil des travaux du comité*, t. XVIII, p. 62).

(3) G. Bechmann, *loc. cit.*, p. 523.

Des recherches bactériologiques, récemment faites par MM. Lortet et Despeignes, ont prouvé leur impureté. Ils ont trouvé, dans le limon onctueux au toucher et glaireux que ces eaux laissent sur les filtres Chamberland, des bactéries très nombreuses qu'il leur a été possible d'isoler les unes des autres par une culture méthodique. Le dépôt, injecté à des cobayes, a le plus souvent déterminé la mort (1).

On ne peut donc plus regarder ces eaux comme de bonne qualité ; aussi le conseil municipal a-t-il nommé une commission, pour rechercher le moyen d'alimenter la population, à l'aide de sources captées dans un département voisin, ou bien à l'aide d'une dérivation des eaux du lac d'Annecy.

Les galeries filtrantes sont aujourd'hui condamnées en principe. Bien que leurs parois soient solidement construites, il se produit des crevasses, des fissures, des *renards*, dans la couche de graviers et de galets, et l'eau du fleuve passe dans les conduites, sans avoir été filtrée. Si, au contraire, elle passe lentement et en s'épurant d'une manière convenable, elle abandonne au passage une telle quantité de vase, de matières organiques, que les interstices s'obstruent et que le filtre ne laisse plus rien passer. Il faut alors abandonner ces galeries et en creuser de nouvelles. Belgrand a prouvé que, le plus souvent, ce n'est pas l'eau du fleuve qu'elles recueillent, mais celle de la nappe souterraine, trop riche en sels calcaires.

Le Comité consultatif d'hygiène publique a été plusieurs fois appelé à se prononcer sur des systèmes de filtration semblables. Il a approuvé, quoique à regret, les projets qui lui étaient soumis, lorsqu'il s'agissait de rivières de peu importance, par conséquent moins suspectes que les grands fleuves dont il a été jusqu'ici question, parce que les petites villes à alimenter étaient incapables de s'imposer les sacrifices nécessaires pour aller chercher les eaux de source à de très grandes distances. C'est ainsi qu'il a émis un avis favorable au projet d'amenée d'eau puisée dans le Tarn pour l'alimentation de la commune de Villemur (Haute-Garonne) et filtrée à travers des canaux remplis de cailloux roulés et de sable grossier (2). Il a approuvé de même la demande de la ville de Vierzon, à l'effet de puiser, dans le Cher, l'eau nécessaire à son alimentation, en la recueillant dans une galerie filtrante de 15 mètres de long, située à 50 mètres du lit de la rivière (3). Enfin, il ne s'est pas

(1) Recherches sur les microbes pathogènes des eaux potables distribuées à la ville de Lyon, par MM. Lortet, doyen de la Faculté de médecine, et Despeignes, chef des travaux (*Revue d'hygiène*, mai 1890, t. XII, p. 398).

(2) Alimentation en eau de la commune de Villemur (Haute-Garonne). Projet d'amenée d'eau puisée dans le Tarn. Dr G. Pouchet, rapporteur. (Séances des 10 août 1885 et 14 février 1887, *Recueil des travaux du comité*, t. XVII, p. 34 et 36.)

(3) Alimentation en eau de la ville de Vierzon. Projet d'amenée d'eau puisée dans le Cher. Rapporteurs, MM. Vallin et G. Pouchet. (Séances des 2 août 1886 et 14 février 1887. *Recueil des travaux du comité*, t. XVII, p. 38 et 42).

opposé à l'exécution du projet qui lui a été soumis, le 26 novembre 1888, par la ville de la Charité-sur-Loire (Nièvre), à l'effet de s'approvisionner d'eau puisée dans le lit de la Loire au sein d'un banc de sable. S'il a donné son assentiment, c'est en raison de l'impossibilité où se trouvait cette localité de se procurer de l'eau de source et en considération de ce fait que le captage devait se faire en amont de la ville, au sein d'un banc de sable et dans d'aussi bonnes conditions que possible (1).

J'ai cru devoir citer ces exemples, en entrant dans quelques détails, parce que les conseils d'hygiène et de salubrité des arrondissements peuvent être appelés à se prononcer sur des sujets semblables et qu'il faut qu'ils connaissent d'avance la manière de voir du Comité consultatif sur des questions qu'il est appelé à trancher en dernier ressort. A cet égard, la doctrine n'a jamais varié. Les concessions faites à la nécessité, dans les circonstances que je viens de relater, ne lui portent aucune atteinte. A ses yeux, la filtration n'est qu'un expédient auquel il n'est permis de recourir que quand on ne peut pas faire autrement. « Les filtres sont aujourd'hui condamnés, dit M. Jacquot, dans son rapport sur l'alimentation en eau de la ville de Toulouse, dont les conclusions ont été adoptées. On a fini par reconnaître que leur rôle était limité à clarifier l'eau et qu'il ne le remplissait que d'une manière très imparfaite. Depuis que Belgrand a démontré la possibilité de fournir de l'eau de source à Paris, c'est-à-dire à une population de près de 2 300 000 habitants, il n'est plus permis aux municipalités des grandes villes de recourir aux eaux de rivières, toutes plus ou moins contaminées (2). »

« Les bassins, comme les galeries filtrantes, dit M. Cornil, laissent passer, non seulement les substances dissoutes, mais encore les bactéries et les champignons, dans une certaine proportion, Ainsi, par exemple, supposons qu'il existe, par centimètre cube d'une eau fluviale donnée, 30 000 microbes et qu'ils soient réduits à 300 après la filtration, il est logique de penser, et d'ailleurs cela a été vérifié par l'expérimentation, que l'on trouvera dans l'eau filtrée les mêmes espèces que dans l'eau du fleuve. Si, sur les 30 000 microbes de l'eau sale, il y avait 1000 microbes de la fièvre typhoïde, on retrouvera 30 de ces parasites dans l'eau épurée. Ce passage proportionnel des microbes nocifs dans les filtres alimentés par l'eau de rivière, constitue précisément leur grand danger. »

« C'est un danger bien établi, car C. Fränkel et Piefke ont trouvé la bactérie de la fièvre typhoïde dans l'eau de Berlin. Nous savons d'ailleurs que l'eau des rivières et des fleuves est le réceptacle des parasites de cette maladie, aussi bien que de ceux du choléra. Il est certain

(1) Alimentation en eau de la ville de la Charité-sur-Loire (Nièvre). Rapport de M. Pouchet. (Séance du 26 novembre 1888, *Recueil des travaux du comité*, t. XVIII, p. 529).

(2) *Recueil des travaux du comité*, t. XVIII, p. 75.

aussi que des végétaux plus élevés, certaines mucédinées, franchissent la barrière qu'oppose le sable et il est probable qu'il en est de même des animaux inférieurs ou amibes qui sont aussi petits et qui entrent dans l'étiologie de la dysenterie. »

« Les filtres sablonneux artificiels ne peuvent donc pas soutenir la concurrence avec l'adduction d'eaux de source bien captées. Les eaux de source, quoique tout à fait pures, contiennent souvent, il est vrai, des microbes en quantité variable, de 50 à 500 en moyenne par centimètre cube ; mais ce sont des espèces inoffensives qui ne proviennent pas de souillures d'origine humaine ou animale. Le plus souvent même, il s'agit de cinq ou six espèces des microbes de l'eau les plus communs, qui sont toujours les mêmes et sans inconvénient pour l'alimentation (1). »

C. Lacs. — Ce qui précède peut s'appliquer aux eaux des lacs. Les conditions sont les mêmes et les dispositions à prendre sont à peu près identiques. Ce mode d'alimentation n'est guère usité qu'en Angleterre, en Suisse, et aux États-Unis. Cependant, je parlerai plus loin de projets qui ont été proposés pour amener, à Paris, l'eau de certains lacs de Suisse. Les principales villes qui puisent leur eau dans des lacs sont : Glasgow qui est alimenté par le lac Katrin, Boston par le lac Cochituate, Chicago par le grand lac Michigan, Zurich par le lac qui porte son nom. La dérivation ne présente aucune difficulté et est en général assez abondante ; toutefois il faut placer la prise d'eau assez bas pour avoir toujours un débit suffisant, malgré les variations de hauteur de la surface, pour éviter l'introduction des corps flottants dans la conduite et les obstructions causées par les glaces.

Lorsque les lacs reçoivent les eaux d'égout des villes, il est nécessaire de puiser l'eau à une distance suffisante des rives contaminées, car l'absence du courant rend le départ des matières très lent, l'oxydation est faible et l'eau reste corrompue sur une assez grande étendue. Tout dernièrement il a fallu, pour ce motif, déplacer la prise d'eau de la ville de Zurich. Chicago a dû faire la sienne à plus de trois kilomètres du bord, au moyen d'un tunnel souterrain qui aboutit à une énorme tour isolée au milieu du lac et pourvue de vannes à différentes hauteurs (2).

Certains lacs ont des rives dont la pente est très faible. Dans la zone sans profondeur qui les baigne, la végétation se développe. Lorsque les variations de niveau sont grandes et qu'une partie des rives est alternativement couverte et découverte, la décomposition des substances animales et végétales qui s'y opère, donne à l'eau un goût détestable et la rend malsaine. Il faut qu'une localité soit bien déshéritée pour être obligée de s'alimenter à une source pareille ; mais enfin, quand

(1) Cornil, *Modes de filtration de l'eau des fleuves.* (*Journal des connaissances médicales*, 1890, n° 24, p. 188.)

(2) G. Bechmann, *loc. cit.*, p. 146.

elle y est réduite, elle peut atténuer les dangers qui en résultent, en creusant le lac sur une partie de son pourtour, et en l'endiguant de manière à le convertir en un réservoir artificiel.

En dehors de ces conditions déplorables, même lorsque l'eau des lacs est limpide, elle est passible des mêmes objections que l'eau des fleuves et constitue, comme elle, une eau potable d'une qualité inférieure.

D. Puits artésiens. — Les puits artésiens, bien que connus de toute antiquité, ne se sont guère répandus en Europe, que depuis les progrès considérables réalisés, au commencement du siècle actuel, dans l'art du sondeur. Ils ont joui à cette époque d'une vogue qu'ils ont perdue depuis. Ils sont utiles dans les contrées déshéritées, comme le voisinage du Sahara, et ont rendu de très grands services en Algérie. Dans la province de Constantine seulement, on a foré, de 1856 à 1878, plus de 400 puits de 85 mètres de profondeur en moyenne, dont 158 jaillissants. A cette profondeur, l'eau est encore de qualité suffisante et les frais ne sont pas exagérés. Dans cette région, d'ailleurs, on n'avait pas le choix, et les puits artésiens l'ont fertilisée; mais en Europe, où il faut creuser à 500 ou 600 mètres au moins pour trouver la nappe jaillissante, la dépense est énorme et l'eau qu'on obtient est une eau minérale par sa température et par sa composition. On l'utilise même parfois à ce titre. C'est ce qui est arrivé à Rochefort, où le puits creusé dans la cour de l'hôpital maritime, pour l'alimentation de cet établissement, a produit une eau fortement colorée, chargée de principes minéraux et douée de propriétés thérapeutiques assez énergiques.

En général, le débit des puits artésiens s'abaisse rapidement, et il est trop inconstant pour qu'on puisse y compter d'une manière absolue. Aussi leur eau n'est-elle le plus souvent utilisée que par le *service public*, pour l'entretien des pièces d'eau, des fontaines d'ornement, le lavage des rues, et par le *service industriel.*

Leur forage est une opération longue, délicate, dispendieuse et remplie d'imprévu. Les hommes de notre génération se souviennent encore des péripéties par lesquelles a passé le puits de Grenelle, commencé en 1833 et qui n'a été terminé qu'en 1852, bien que l'eau ait jailli en 1841. Les incidents qui se sont produits pendant son percement ont servi d'enseignement, et le forage des trois autres puits artésiens de Paris, quoique interrompu par des accidents analogues, a été moins laborieux (1). En somme, malgré les progrès de la science et de l'outillage, ces grands puits exigent des années de travail et des dépenses considérables : c'est ce qui explique le petit nombre de ceux qu'on a forés jusqu'ici.

E. Alimentation mixte. — Toutes les fois qu'une ville peut s'alimenter à l'aide d'une source unique, elle a le plus grand avantage à le faire,

(1) Les quatre puits qui servent à l'alimentation de Paris sont : celui de Grenelle, celui de Passy, celui de la barrière de Fontainebleau et celui de la Chapelle.

parce qu'elle s'épargne ainsi les frais d'une double distribution et les inconvénients qui peuvent en résulter; mais il est rare que les villes très peuplées puissent simplifier ainsi leur service hydraulique. Il n'y a guère que celles qui ont à leur disposition le cours d'un grand fleuve ou un lac inépuisable, faisant l'office d'un immense bassin de décantation ; encore faut-il qu'elles se montrent peu difficiles sur la qualité de l'eau qu'elles boivent, car tous les procédés d'épuration que nous avons passés en revue laissent beaucoup à désirer. Lorsqu'un centre de population considérable veut boire de l'eau de source, il est obligé d'épuiser la région dans laquelle il se trouve placé et d'aller chercher un complément dans les régions voisines ; encore y trouve-t-il difficilement la quantité qui lui est nécessaire. Dans tous les cas, il est forcé de se contenter de l'eau qu'il a sous la main, pour le service de la voie publique et pour le service industriel, ce qui entraîne la nécessité d'une double canalisation.

Aucune ville, à cet égard, ne possède une alimentation aussi variée que celle de Paris. Elle possède cinq dérivations dont trois considérables, quatre puits artésiens, vingt usines élévatoires avec quarante et une machines à vapeur et vingt-deux moteurs hydrauliques, représentant ensemble plus de 4000 chevaux-vapeur, et tout cela ne lui suffit pas et elle s'apprête à augmenter, dans une proportion considérable, son alimentation en eau de source.

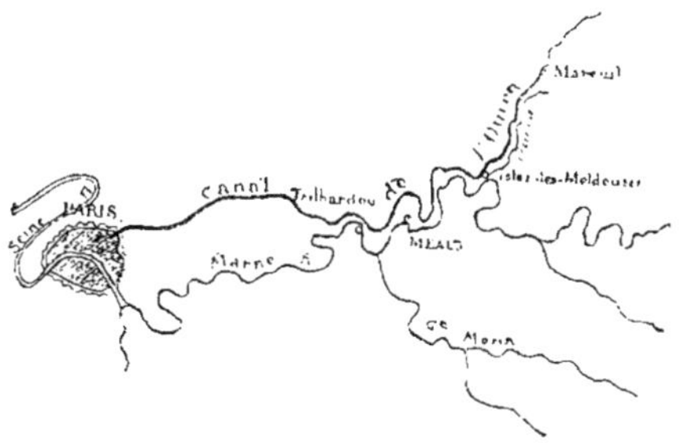

Fig. 3. — Canal de l'Ourcq (d'après Bechmann).

Tous ces travaux ne se sont pas faits en un jour. En 1789, Paris n'avait, comme je l'ai dit, que 7986 mètres cubes d'eau à distribuer à ses 600 000 habitants ; 6800 étaient puisés dans la Seine par des pompes, le reste provenait de quelques sources sortant du noyau gypseux sur lequel Paris est construit, et peu propres aux usages alimentaires. Le premier travail entrepris pour remédier à cette pénurie, fut le cana de l'Ourcq, projeté en 1785, décidé en 1802, livré sept ans après et terminé en 1837. Puis vinrent les magnifiques ouvrages imaginés et exécutés par Belgrand, de 1854 à 1878. C'est lui qui a conduit à Paris les eaux de la Dhuys en 1866 et celles de la Vanne en 1874; c'est lui qui a conçu et fait triompher l'idée de la double canalisation, de la division absolue de la distribution en deux services entièrement distincts : l'un pour la voie publique, l'industrie, les cours, les jardins; l'autre pour les habitations proprement dites. Au *service privé* ont été réservées les eaux de la Dhuys et de la Vanne, captées au loin et amenées, par des aqueducs fermés, dans des réservoirs couverts, du lieu d'émergence

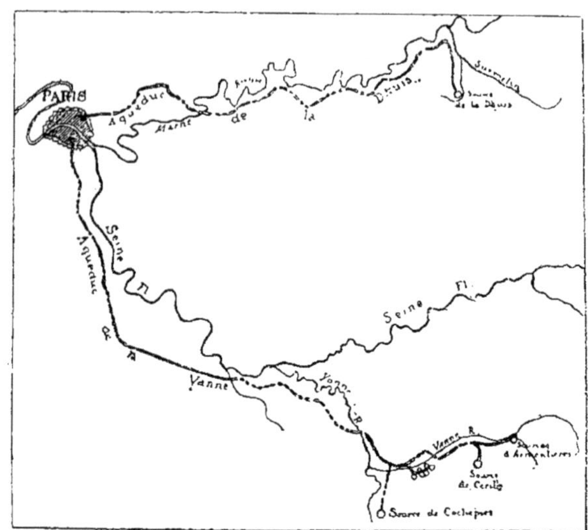

Fig. 4. — Dérivation de la Dhuys et de la Vanne (d'après Bechmann).

jusqu'au robinet du consommateur. Au service public ont été attribuées les eaux impures de la Seine et de la Marne, celles du canal de l'Ourcq

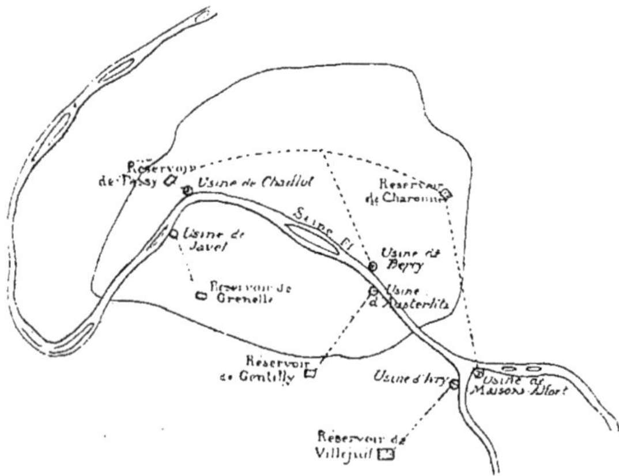

Fig. 5. — Distribution de l'eau de Seine dans Paris (d'après Bechmann).

qui sont encore plus contaminées, les eaux lourdes et séléniteuses des anciennes dérivations (Arcueil, Prés-Saint-Gervais) et enfin les eaux chaudes et ocreuses des puits artésiens. Le rendement et l'utilisation de ces provenances est indiqué dans le tableau suivant, que nous empruntons au projet de loi présenté aux Chambres, par le gouvernement, au mois de décembre 1889.

			Mètres cubes.
Service public.	1° Eau du canal de l'Ourcq, environ		140.000
	2° Eau d'Arcueil et puits artésiens, environ		10.000
	3° Eau de Seine et de Marne, relevées par machines, maximum normal, environ		300.000
	Total		450.000
Service privé..	Eau de la Dhuys, en moyenne	20.000	
	Eau de la Vanne (débit à peu près constant)	120.000	
	Total	140.000	
	Total		140.000
	Total général		590.000

Le service public consomme, comme on le voit, trois fois plus d'eau que le service privé. Ce dernier, toutefois, peut en fournir 62 litres par jour et par habitant; cette quantité suffit en temps ordinaire; mais, lorsqu'arrivent les chaleurs, le débit des sources diminue, la consommation augmente, le gaspillage s'en mêle, et alors force est de substituer, à l'eau de la Dhuys et de la Vanne, celle de la Seine prise à Ivry. Cette distribution n'a lieu que dans un certain nombre d'arrondissements chaque année et pendant quelques jours seulement; mais les conduites qui ont laissé passer ces eaux contaminées conservent longtemps leur souillure ; et, pendant une quinzaine de jours, le dépôt boueux qu'elles y ont laissé altère les eaux de source qu'on y verse ensuite.

Or l'usage des eaux de Seine, quelque courte que soit la période pendant laquelle il est imposé, a toujours pour résultat une augmentation notable dans le chiffre des décès causés par la fièvre typhoïde. Au mois de novembre 1889, un accident survenu dans les conduites de la Vanne força le service des eaux à faire boire de l'eau de Seine à toute la ville pendant cinq jours. Quinze jours après, le nombre des décès par fièvre typhoïde commença à s'accroître d'une manière régulière ; il arriva à son apogée au milieu de décembre, puis diminua progressivement, pour revenir à son taux habituel en janvier. Une progression aussi régulière est absolument démonstrative. Elle a la rigueur d'une expérience de laboratoire. J'ai calculé que l'accident survenu aux conduites de la Vanne avait causé 1570 cas de fièvre typhoïde, 220 décès, et coûté à la ville un million de francs.

Il ne faut pas qu'une grande ville soit exposée à des éventualités semblables, ni qu'elle soit réduite à faire boire périodiquement à sa population une eau aussi nuisible. Il faut faire arriver d'autres sources à Paris, pour suppléer à l'insuffisance de celles que nous possédons déjà. C'est le but du projet de loi que le gouvernement a soumis aux Chambres au mois de décembre 1889 (1).

Le service des eaux, après de longues études, a fixé son choix sur deux groupes de sources situées dans les départements de l'Eure et d'Eure-et-Loir. Elles sont collectivement désignées, les premières sous le nom de sources de la Vigne, les secondes sous celui de sources de Verneuil. Les unes et les autres vont alimenter la petite rivière d'Avre, qui se jette dans l'Eure, après un parcours de deux kilomètres environ. Elles fournissent 110000 mètres cubes par jour d'eau d'excellente qualité. Avec ce débit, joint aux 140000 mètres que débitent la Dhuys et la Vanne, la ville aura assez d'eau pour en donner 100 litres par jour à chaque habitant et cette quantité a paru suffisante. Les dépenses de premier établissement sont évaluées à 35 000 000 de francs, les frais d'entretien annuel et de personnel à 50 000 francs. Les sources nouvelles seront captées aussi près que possible de leur point d'émergence. Chacune d'elles sera amenée dans un aqueduc spécial, et tous ces aqueducs, dont le développement sera de près de 3 kilomètres, viendront se rejoindre au confluent de la Vigne et de l'Avre supérieur, pour ne former ensuite qu'une conduite unique de 102 kilomètres de longueur. Elle viendra aboutir à un réservoir de 400000 mètres cubes de capacité, situé à Montretout. De ce réservoir partiront deux conduites en fonte, dont l'une traversera la Seine et le bois de Boulogne, pour aboutir au réservoir de Passy, et dont l'autre suivra la rive gauche du fleuve, pour atteindre celui de Montrouge.

Lorsque ces travaux auront été exécutés, la ville pourra, comme je viens de le dire, distribuer 100 litres d'eau de source par jour et par tête ; mais en admettant que la population demeure stationnaire, et c'est une supposition inadmissible. Le nombre des habitants ira toujours croissant; les progrès de l'hygiène et les habitudes de propreté qu'elle fait naître les rendront de plus en plus exigeants, et l'on peut d'avance prévoir le moment où la pénurie d'eau se fera de nouveau sentir, où la ville sera dans la nécessité de faire appel à de nouvelles dérivations.

Cette éventualité a suggéré la pensée de recourir à des mesures plus radicales. On a proposé d'aller chercher l'eau nécessaire à Paris dans le lac de Neuchâtel, ou dans le lac de Genève. Un ingénieur du Creusot, M. Duvillard, a fait pour ce dernier un projet très grandiose.

Il consiste à prendre dans le lac Léman, et, à amener à Paris, un volume d'eau de 24 mètres cubes par seconde, soit 2073 600 mètres

(1) Projet de loi ayant pour objet de déclarer d'utilité publique les travaux à exécuter par la ville de Paris, pour le captage, la dérivation et l'adduction à Paris des *eaux des sources dites de la Vigne et de Verneuil*, présenté, au nom de M. Carnot à la Chambre des députés, le 10 décembre 1889. Ce projet de loi a été adopté par la Chambre et par le Sénat.

cubes par vingt-quatre heures, ce qui donnerait 800 litres d'eau par jour à chaque habitant, alors même que la population de Paris s'élèverait à 2 600 000 âmes. Si jamais le projet de M. Duvillard s'exécute, la prise d'eau se fera dans le petit lac, en amont du village d'Hermance, à 400 mètres de la rive, par un fond de 35 mètres. Deux tuyaux en béton de ciment de $3^{m},20$ de diamètre, s'épanouissant sous un angle de 30°, y recueilleront les eaux et les conduiront dans une galerie dont l'autre extrémité aboutira à une chambre établie sur le rivage et dans laquelle seront installées les vannes régulatrices et d'arrêt.

De là, partira la conduite maîtresse qui contournera la frontière de Suisse, et les derniers contreforts de la chaîne du Jura. Elle traversera l'Arve, le Rhône, la Saône, les canaux du Centre et du Nivernais, l'Yonne, le Loing, et arrivera sur un point du coteau de Châtillon où le réservoir sera établi à l'altitude de 112 mètres. La pente moyenne sera de 467 millimètres par kilomètre et la vitesse de $1^{m},30$ par seconde. La longueur de la dérivation est de 540 kilomètres; la dépense est évaluée à 489 320 000 francs et les travaux pourraient être exécutés en six ans (1).

Je ne sais pas jusqu'à quel point ce projet est exécutable. Des travaux de ce genre échappent à ma compétence; mais nous voyons tous les jours s'accomplir des entreprises qui semblaient impossibles il y a trente ans et les difficultés d'exécution ne peuvent pas, à notre époque, être considérées comme des obstacles à tout jamais invincibles. Je ferai à ces projets une objection d'une autre nature. Tout le monde connaît l'admirable limpidité des eaux du lac de Genève. Lorsqu'elles bondissent en cascades, en se précipitant dans le lit du Rhône, elles sont d'un bleu d'azur et d'une transparence de cristal. D'après l'analyse annexée au projet, elle ne contiennent que $0^{gr},1741$ de matières solubles et ne décolorent qu'un milligramme de permangate de potasse par litre, ce qui les place, au point de vue de la matière organique, entre celles de la Dhuys et celles de la Vanne; mais l'analyse chimique ne suffit pas et j'ai déjà dit que les lacs étaient suspects.

Cette petite mer d'eau douce, qui a 577 kilomètres carrés de superficie, reçoit tout ce que les vents projettent sur son immense surface, tout ce que lui versent les glaciers, et les torrents et tout ce que lui envoient les villes assises sur ses bords. Ses eaux ne sont donc pas à l'abri de tout soupçon et, avant de dépenser un demi-milliard pour les amener à Paris, il faudrait, par des recherches bactériologiques très minutieuses et très multipliées, s'assurer qu'elles sont indemnes et qu'elles ne renferment pas d'organismes pathogènes.

On a proposé récemment une autre solution pour le même problème. La question a été traitée au sein de la Société médicale des

(1) *Prise d'eau dans le lac de Genève pour la ville de Paris*, par M. P. Duvillard. Creusot, 1890.

hôpitaux, et M. le docteur Vaillard y a lu, au nom d'une commission dont MM. Lallier, Ollivier, Chauffard et Chantemesse faisaient partie avec lui, un rapport dans lequel il propose de recourir à la filtration en grand des eaux de la Seine, pour remédier à l'insuffisance de l'eau de source, pendant les chaleurs, à sa suppression momentanée à la suite des accidents qui arrivent aux conduites, suppression qui pourrait devenir définitive, en cas de siège ou d'investissement de la capitale. M. Vaillard avoue que les filtres à bassins de sable ne sont pas parfaits Ils ne donnent pas de l'eau bactériologiquement pure, mais ils réduisent, dit-il, le nombre des microbes dans des proportions suffisantes pour diminuer le danger que comporte la distribution intégrale de l'eau de Seine.

M. Émile Trélat a combattu ce projet, dans une communication qu'il a faite à la Société de médecine publique, le 26 mars 1890 (1). Il a montré qu'il était possible de prévenir les accidents de conduite, et que l'investissement de Paris était une éventualité absolument improbable avec les ressources actuelles de la défense nationale. Pour filtrer l'eau nécessaire à son alimentation, il faudrait à Paris 200 hectares de bassins. Il serait donc impossible, faute d'espace, de les placer sur les bords de la Seine et absolument ruineux de les établir ailleurs. « Il suffit, dit M. Trélat, de se rappeler ce que sont les immenses installations de Londres, pour comprendre qu'on doit éviter, à tout prix, l'établissement d'un filtrage général par bassins à Paris. »

Ce que j'ai dit plus haut des inconvénients de ce mode d'épuration montre assez que je partage cet avis.

Pour le moment, et sans préjuger l'avenir, il faut s'en tenir à la dérivation des sources de la Vigne et de Verneuil, qui suffiront à l'alimentation de la population actuelle ; mais il faut presser l'exécution des travaux et trouver, en attendant qu'ils soient achevés, un expédient pour ne plus être contraints de boire de l'eau de Seine.

Je me suis étendu un peu longuement sur la distribution d'eau de la ville de Paris, parce qu'aucune autre ville au monde ne présente une aussi vaste exploitation d'ensemble, un système aussi complet, aussi varié et aussi bien agencé, malgré ses légères imperfections. L'Exposition universelle de 1889 a permis d'en juger. La ville de Paris y a fait figurer son service des eaux d'une façon complète. Il y était représenté par des cartes, des graphiques, par le plan en relief des usines élévatoires de la Râpée, d'Ivry-sur-Seine, de l'Ourcq, de Saint-Maur, et des grands réservoirs de Montmartre. C'était assurément une des parties les plus réussies de l'Exposition, si intéressante au point de vue de l'hygiène, qu'on admirait dans les deux pavillons de la ville de Paris.

(1) Émile Trélat, *l'Eau pure à Paris*. (*Revue d'hygiène et de police sanitaire*, 1890, t. XII, p. 316.)

§ 3. — Amenée de l'eau.

Lorsque les eaux sont captées, il faut les *amener* en un point convenablement choisi, dans le voisinage de la ville à laquelle elles sont destinées. Il y a pour cela une distance à franchir et cette distance peut être considérable. Pour la Dhuys et la Vanne elle était de 131 et de 173 kilomètres; elle est de 102 pour les sources de la Vigne et de Verneuil. Il faut compter également avec une différence de niveau dans un sens ou dans l'autre.

Lorsque le point de départ est plus élevé que le point d'arrivée, la pesanteur suffit pour obliger l'eau à parcourir la distance horizontale qui les sépare. On se borne alors à lui creuser un lit artificiel, et à l'y conduire en la détournant de son ancien cours.

C'est ainsi que les eaux de la Vigne et de Verneuil, qui émergent à une altitude de 146 à 150 mètres, arriveront par leur pente naturelle sur le plateau de Montretout, choisi comme point d'arrivée, dans le projet que j'ai exposé plus haut. Son altitude n'est que de 100 mètres. C'est également par la simple action de la pesanteur que l'eau des sources Urcinoli, captées à une altitude de 330 mètres, ont été conduites, par l'aqueduc de Serino, dans les magnifiques réservoirs de Naples.

Quand le point d'arrivée est plus élevé que celui d'émergence, la pesanteur devient un obstacle qu'il faut vaincre par l'emploi d'une force motrice capable d'élever l'eau jusqu'au niveau qu'elle doit atteindre. Le plus souvent, les machines qui élèvent l'eau lui font en même temps franchir la distance; mais, souvent elles se bornent à la refouler à une altitude un peu supérieure à celle du point d'arrivée, et de là, elle s'écoule par le seul fait de la pesanteur. C'est ainsi que la machine de Marly élève l'eau de la Seine au sommet d'un coteau d'où elle gagne Versailles, et que les nouvelles eaux de Constantinople sont portées, des bords de la mer Noire, jusque sur les collines qui dominent la ville, pour s'écouler ensuite vers Péra dans un aqueduc de grande longueur.

Parfois on est obligé de réunir, pour les amener au même point, des *eaux hautes* qui pourraient s'y rendre par le seul effet de la gravité et des *eaux basses* qu'il faut élever par le secours des machines. L'aqueduc qui amène à Paris les sources de la Vanne offre un exemple de cette combinaison mixte. Des machines jettent, dans la dérivation des sources hautes, le produit de plusieurs sources basses, de telle sorte que ces dernières ont pu être utilisées, sans faire perdre l'avantage résultant de l'altitude supérieure des autres. C'est de la même façon que le débit du canal de l'Ourcq est renforcé du produit des machines élévatoires qui y refoulent l'eau de la Marne (1).

(1) G. Bechmann, *loc. cit.*, p. 188.

I. **Dérivations**. — On désigne sous ce nom les conduites à l'aide desquelles on amène l'eau dans une ville, à l'aide de la seule pesanteur.

A. Conduites a ciel ouvert. — Le type primitif des dérivations sont les *rigoles en terre* analogues aux lits naturels que les eaux se creusent au fond des vallées. L'exécution en est économique, elles sont utiles pour les irrigations ; mais elles ne conviennent pas pour l'alimentation des villes. L'eau s'y perd par les infiltrations ; elle est souillée par les corps étrangers qui tombent de l'atmosphère ou se détachent des parois; elle est soumise à l'action du soleil et du vent et passe par tous les extrêmes de température. Les grandes chaleurs y produisent de dangereuses fermentations et les froids rigoureux la transforment en glace. Cependant, lorsque les rigoles sont larges et profondes et que le cours de l'eau est un peu rapide, ces inconvénients s'atténuent. Ce sont alors de véritables rivières, et elles peuvent être utilisées avec avantage, comme on l'a fait pour l'alimentation de Marseille. Les rigoles qui lui amènent l'eau de la Durance n'ont pas moins de 81 754 mètres de longueur. Le même système est employé pour les étangs de Versailles.

On évite les inconvénients que je viens d'énumérer, en construisant les rigoles en maçonnerie. La pousse des herbes, la corrosion et l'éboulement des berges sont prévenues, l'écoulement y est meilleur, le débit plus grand pour une même section, le curage plus facile.

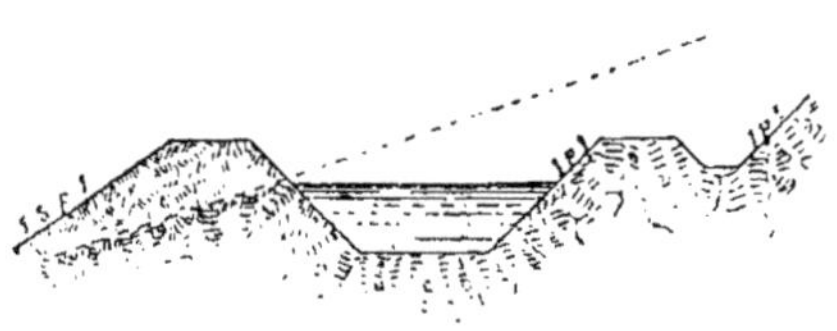

Fig. 6. — Rigole en terre (d'après Bechmann).

Dans les conduites à ciel ouvert, la pente ne doit pas être moindre de 10 centimètres par kilomètre. Au-dessous, l'écoulement devient trop lent, les rigoles s'envasent et sont obstruées par la pousse des herbes. Il ne faut pas que la vitesse de l'écoulement soit inférieure à 0m,35 par seconde. Quant à la forme qu'il convient de leur donner, c'est le plus souvent celle d'un trapèze renversé qu'on adopte. Quand on les taille dans un roc compact et résistant et qu'on n'a pas à craindre l'éboulement des parois, on peut les tenir verticales. Parfois on préfère la forme demi-circulaire, c'est celle qui procure la vitesse la plus considérable, pour une même surface mouillée.

B. Aqueducs couverts. — Ils sont préférables aux canaux précédents, parce qu'ils préservent les eaux contre les souillures du dehors et qu'ils les maintiennent à une température constante, pourvu qu'ils soient enfoncés à la profondeur d'un mètre dans nos pays et de deux mètres dans les climats très froids. Les eaux de la Dhuys et de la Vanne conservent, en toute saison et à un degré près, leur température initiale dans leur long parcours ; et dans l'été elles arrivent aux réservoirs sans avoir perdu la fraîcheur qu'elles présentent aux sources mêmes.

La section transversale des aqueducs est généralement circulaire où ovoïde. C'est la forme qui offre le plus de résistance et permet de se contenter de la plus faible épaisseur de maçonnerie. La section de l'aqueduc de la Dhuys est ovoïde et plus large en bas qu'en haut. Elle a 1m,76 de hauteur sur 1m,40 de largeur. L'aqueduc de la Vanne présente une section circulaire de 2m,10. Celui des sources de la Vigne et de Verneuil sera circulaire, avec un diamètre de 1m,80 à 1m,70. Les questions techniques concernant le tracé et la construction de ces galeries couvertes sont exclusivement de ressort des ingénieurs et ne regardent

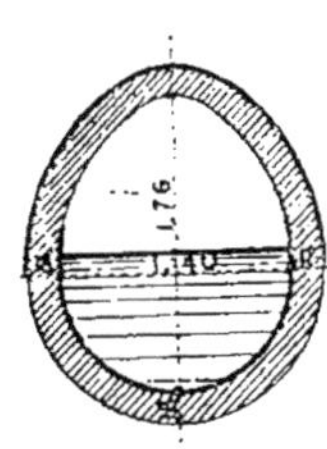

Fig. 7. — Section de l'aqueduc de la Dhuys (d'après Bechmann).

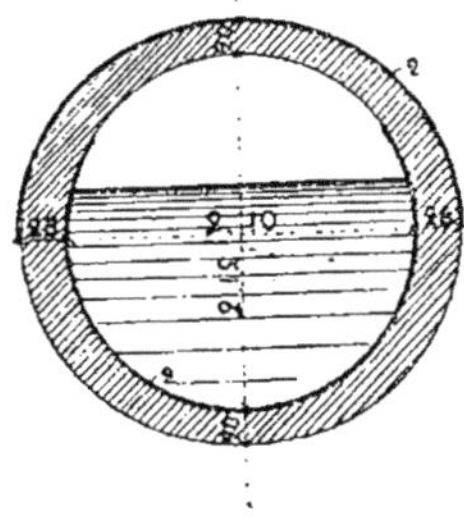

Fig. 8. — Section de l'aqueduc de la Vanne (d'après Bechmann).

pas l'hygiène. La seule chose qui l'intéresse, c'est que les conduites ne puissent pas altérer la pureté des eaux qu'elles charrient. Lorsque les aqueducs en maçonnerie sont mal construits, que les enduits sont de mauvaise qualité, il s'y produit des fissures par où l'eau se perd et à travers lesquelles des herbes se glissent dans la conduite, où elles se développent en longs filaments qui l'obstruent. Des eaux superficielles souvent impures y pénètrent aussi par cette voie. Des fissures se produisent également dans les aqueducs bien construits, lorsqu'ils ne sont pas protégés contre les chocs et les variations de température, par une couche suffisante de terre.

Les tuyaux en poterie ou en grès sont parfois utilisés pour l'établissement d'aqueducs de très petite dimension. On les fait soit à emboitement, soit droits. Dans ce dernier cas, les joints s'exécutent au moyen d'un manchon. Les conduites en grès sont lisses, l'écoulement s'y fait bien ; mais elles sont fragiles, manquent d'élasticité et ont besoin d'être efficacement protégées contre les chocs et les intempéries. Elles sont de plus susceptibles de s'incruster, lorsqu'elles charrient des eaux fortement minéralisées, et, en raison de leur petit diamètre, elles arrivent parfois jusqu'à s'oblitérer complètement. Tous ces inconvénients tendent à diminuer, grâce aux progrès remarquables que fait chaque jour cette industrie et dont l'Exposition universelle de 1889 a permis de juger. On pouvait en effet voir, sur l'esplanade des Invalides, à droite du palais de l'Hygiène, une collection complète de tuyaux en grès de grande dimension et très résistants, accompagnés de tous leurs accessoires (coudes, jonctions, clapets et tampons-caniveaux pour regards de visite, siphons-interrupteurs, etc.). On a pu constater également que l'industrie nationale peut aujourd'hui lutter avec avantage contre celle des autres pays. Les essais entrepris sur le degré de résistance des tuyaux français de 5 à 46 centimètres ont donné des résultats très satisfaisants.

C. Traversée des vallées. — Si le terrain formait toujours un plan incliné continu et régulier, depuis le point de départ d'une amenée d'eau jusqu'à son arrivée, l'aqueduc pourrait être en entier construit à fleur de sol et le travail ne serait ni difficile ni dispendieux; mais il n'en est jamais ainsi. Toutes les fois qu'il y a une distance un peu considérable à franchir, on rencontre sur sa route des vallées ou des montagnes. Il faut traverser les premières sur un pont ou des arcades, ou bien à la faveur d'une conduite forcée, et pour les autres il faut y pratiquer un tunnel.

1° *Arcades.* — C'était le genre de travaux le plus usité chez les anciens. La campagne de Rome en est sillonnée; on en retrouve également dans tous les pays soumis à la domination romaine et le pont du

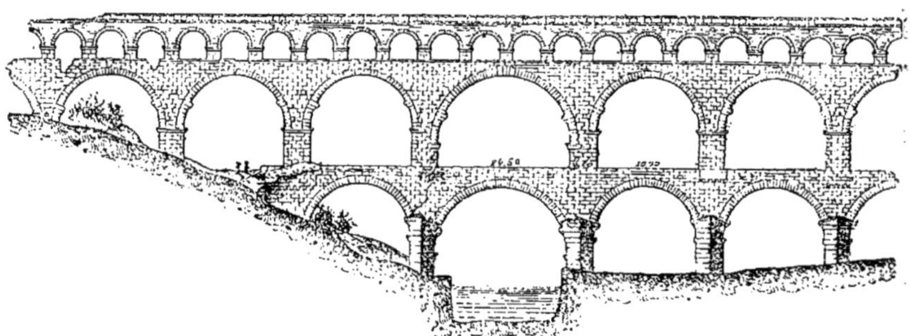

Fig. 9. — Pont du Gard (d'après Bechmann).

Gard, qui supportait l'aqueduc destiné à l'alimentation de la ville de Nîmes, est un exemple devenu classique de ces monuments gigantesques qui ont résisté à l'épreuve des siècles, et fait, de tout temps, l'admiration des ingénieurs qui les ont souvent pris pour modèles.

Les travaux du même genre, qui ont été exécutés depuis, ne le cèdent en rien, pour l'étendue ni pour l'élégance, à ceux de l'antiquité. Je citerai dans le nombre l'aqueduc d'Arcueil établi par Marie de Médicis, et que celui de la Vanne surmonte aujourd'hui, l'aqueduc du Peyrou, construit à Montpellier en 1752, celui de Roquefavour sur le canal de Marseille, qui date de 1842 et qui a 393 mètres de longueur sur $82^{m},65$

de hauteur, enfin les innombrables arcades de la dérivation de la Vanne, construites en 1874 et qui ne mesurent pas moins de 16 600 mètres de longueur totale. Ces grands ouvrages sont de ceux qu'il faut se borner à admirer et qu'on doit imiter le moins possible, attendu qu'ils sont extrêmement dispendieux, que leur prix croît rapidement avec leur hauteur et qu'ils forcent souvent à faire dévier le tracé, ce qui augmente encore la dépense. On possède aujourd'hui les moyens de résoudre la difficulté d'une autre manière et, pour motiver l'emploi des arcades, il faut quelque motif impérieux, comme l'obligation imposée à Belgrand, pour la dérivation de la Vanne, d'écouler une quantité d'eau considérable avec une pente extrêmement réduite.

2° *Ponts aqueducs.* — Lorsqu'il s'agit de traverser une vallée très étroite et très profonde, on trouve de l'avantage au contraire à construire un pont qui se compose alors d'une seule arche ou d'une poutre métallique, sans supports intermédiaires.

Les arcades et les ponts sont des constructions analogues, soumises aux mêmes règles techniques et devant satisfaire aux mêmes conditions d'hygiène que les aqueducs enfouis dans le sol dont ils ne diffèrent du reste que par le support qu'il a fallu leur ajouter.

3° *Siphons.* — Les progrès de la métallurgie ont fourni, comme je l'ai dit plus haut, à l'industrie contemporaine, les moyens de s'affranchir de la nécessité de construire des arcades pour traverser les vallées. On se sert aujourd'hui, dans presque tous les cas, de siphons métalliques

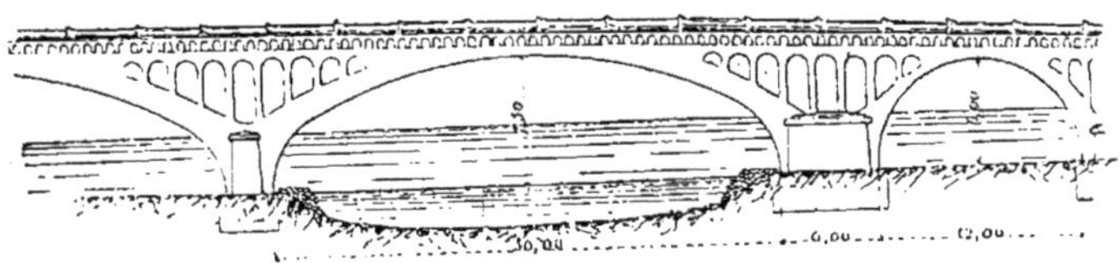

Fig. 10. — Pont siphon du Loing (d'après Bechmann).

pour porter l'eau d'un coteau à l'autre. Ils descendent sur l'une des pentes, traversent le fond de la vallée et remontent sur l'autre. Ce sont des conduites forcées, c'est-à-dire des tuyaux constamment pleins, dans lesquels l'eau remonte contre son propre poids, sous l'impulsion de la colonne qui la suit, jusqu'à ce qu'elle fasse équilibre à celle-ci. Ces tuyaux sont donc soumis à une pression considérable et leur résistance doit être proportionnelle à l'effort qu'ils doivent supporter.

Les siphons sont un moyen commode et peu coûteux de traverser les vallées en ligne droite, en suivant les inflexions : cependant lorsqu'elles sont trop profondes on élève les conduites, au-dessus de la partie la plus basse, en les plaçant sur une substruction quelconque. Ces *ponts siphons*, qu'on trouve sur toutes les grandes dérivations, sont tantôt en maçonnerie et tantôt en métal. Parfois même on fait porter le tuyau lui-même sur des piliers plus ou moins écartés.

Les siphons ne se font plus qu'en fonte de fer. On l'emploie en tuyaux moulés, de $2^m,50$ à 4 mètres de longueur utile, réunis presque toujours par emboîtement. Les joints sont faits à la corde goudronnée et au plomb. Je reviendrai plus tard sur les dangers que peut présenter l'emploi de ce métal. Le diamètre des tuyaux de fonte va aujourd'hui jusqu'à $1^m,30$. Lorsqu'on a besoin d'aller au delà, on peut recourir aux tuyaux en tôle qui présentent l'avantage de pouvoir être exécutés en toute dimension et auxquels on peut donner une plus grande longueur. On ne les emploie guère que pour les conduites forcées de très gros diamètre, qu'on n'a pas encore osé aborder avec la fonte. C'est ainsi que, dans le projet de M. Duvillard, dont j'ai parlé plus haut, les conduites forcées qui amèneront l'eau du lac de Genève à Paris, devront laisser passer par seconde 24 mètres cubes d'eau avec une vitesse de $1^m,30$. Il faudra pour cela des tuyaux d'une dimension bien supérieure à ceux que fournissent les usines. Aussi, dans le projet, on a substitué l'acier laminé et soudé à la fonte. Les tuyaux prévus auront un diamètre moyen de $3^m,60$; une épaisseur variant de 5 a 9 millimètres et une longueur de 8 mètres. Ils seront formés de bandes d'acier doux, laminé. Ces bandes seront cintrées en travers à la courbure du tuyau et soudées ensemble au moyen du feu au gaz d'eau, dont la température est assez élevée pour fondre le métal au contact et en assurer la soudure parfaite. Les tuyaux ainsi préparés seront recuits dans un fourneau, pour supprimer les tensions moléculaires résultant des chauffages locaux et partiels du soudage. Chacun d'eux sera ensuite renforcé de deux frettes en acier posées à chaud (1). Enfin, malgré le grand diamètre des tuyaux, on en posera deux files, pour éviter les arrêts.

Les siphons, en raison de la pression qu'ils supportent, sont exposés aux ruptures. Le moindre tassement les disloque et les joints sont des points faibles par lesquels l'eau fuit souvent. Comme tout accident arrête immédiatement le service, on n'obtient une sécurité réelle qu'en dédoublant la conduite et en la composant de deux files de tuyaux parallèles, suffisamment éloignés l'un de l'autre pour être indépendants.

On en place même parfois trois ou quatre files les unes à côté des autres. C'est ce qu'on a fait dans la distribution d'eau de Naples, dont j'ai parlé plus haut, et qui présente un des plus beaux exemples de ce genre de travail. Si les ingénieurs n'avaient pas eu les siphons métalliques à leur disposition, ils n'auraient probablement ni réalisé ni même conçu cette grande entreprise. Dans la première partie de son cours, c'est-à-dire des sources Urcinoli à la colline de Cancello, l'amenée d'eau traverse deux ravins profonds et escarpés. Le premier, celui des

(1) P. Duvillard, *Ville de Paris, Prise d'eau dans le lac de Genève.* Creusot, 1890, p. 11.

Tronti (fig. 11), est traversé par un siphon de 588 mètres, composé de quatre files de tuyaux de $0^m,80$ de diamètre ; le second, celui des Gruidi, est long de 526 mètres et composé de trois files de tuyaux ; mais ces travaux sont peu de chose à côté des grands siphons de Cancello qui conduisent 100 000 mètres cubes d'eau par vingt-quatre heures, du

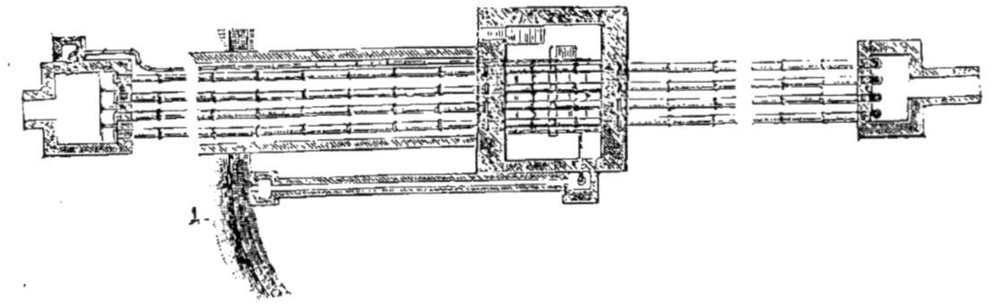

Fig. 11. — Siphon des Tronti.

1, torrent des Tronti (Notice sur la distribution d'eau de Naples).

sommet de la colline qui leur a donné leur nom, jusqu'à celles qui dominent la ville de Naples, à travers la plaine basse d'Acerra, qui a près de 20 kilomètres de longueur.

Les siphons sont au nombre de trois. Celui qui porte l'eau au réser-

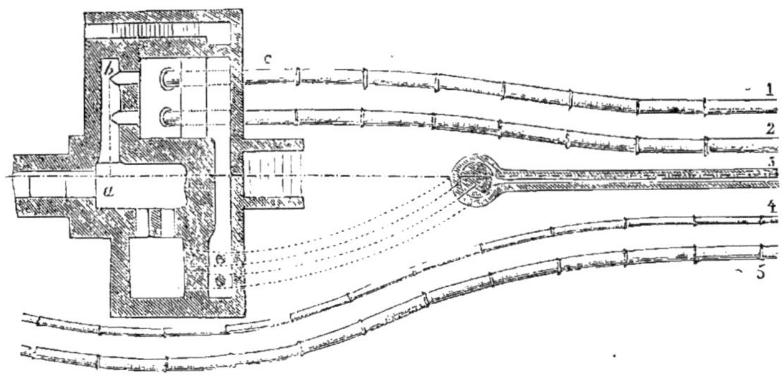

Fig. 12. — Chambre de départ des grands siphons de Cancello (Distribution de Naples).

1 et 2, Siphons du bas et du moyen service. — 3, canal de décharge. — 4, conduite de mise en charge. — 5, siphon du haut service.

voir supérieur a $0^m,70$ de diamètre et 22 720 mètres de longueur. Il part de la cote de $207^m,77$ pour aboutir à celle de 183 mètres. Les deux autres ont $0^m,80$ de diamètre et 18 727 mètres de longueur ; ils partent de la cote de $135^m,36$ pour aboutir au réservoir inférieur dont l'attitude est de $93^m,60$. Au point bas, le siphon de $0^m,70$ supporte une pression de

186 mètres et ceux de 0m,80 une pression de 113 mètres. La disposition de ces siphons, leurs courbures, la façon dont ils communiquent avec les chambres de départ et d'arrivée sont très intéressants à étudier; mais trop techniques pour trouver place dans un ouvrage d'hygiène (1).

Les conduites forcées permettent encore de surmonter des difficultés d'une autre nature, de traverser un fleuve, un marais ou une lagune, en reposant sur le fond ou au milieu des vases, conditions dans lesquelles des travaux d'un autre genre seraient presque impraticables. C'est à l'aide d'une conduite en fonte de 0m,80 de diamètre qu'on a fait parvenir à Venise l'eau des bassins de Moranzani dont j'ai parlé plus haut. Le trajet à parcourir, pour aboutir au réservoir de la ville, était de 6400 mètres; il comprenait la zone paludéenne qui précède la lagune, et la lagune elle-même, puis le canal Donena. Pour la première partie de ce parcours, la conduite a été posée en tranchée, à une profondeur moyenne de 1m,50 au dessous du fond de la lagune. La couche de terre qui recouvre le tuyau est partout de 0m,50 au moins, ce qui suffit pour le garantir du choc des avirons. Le travail s'est généralement fait à sec et à la faveur de batardeaux.

La lagune est sillonnée par de nombreux canaux qui servent de voies de communication entre la ville et la terre ferme. Le plus important est le canal Donena qui a 7 mètres de profondeur et 104 mètres de largeur. La hauteur de l'eau et la force du courant auraient nécessité des dépenses considérables pour la construction des batardeaux et la mise à sec du lit du canal. On a préféré recourir à des ouvriers scaphandriers pour la pose de la conduite.

Lorsque la fouille était préparée au moyen de dragues et les pieux battus pour former les chevalets, les plongeurs allaient mettre en place les traverses de support et les tuyaux qui, pour ces passages de canaux, étaient à brides avec rondelle de caoutchouc interposée. Afin de pouvoir visiter la conduite, sans être obligé de construire des batardeaux, on a établi, dans la traversée de la lagune, vingt-trois regards en fonte, en forme de tourelles, ayant 1m,50 de diamètre intérieur et s'élevant au-dessus du niveau des hautes marées. Ces tourelles sont entourées de pieux pour que les embarcations ne puissent pas les heurter. Deux d'entre elles sont munies de vannes qui divisent la conduite sublagunaire en trois tronçons qu'on peut isoler et vider à l'aide de pompes et, comme cette conduite a un diamètre suffisant pour laisser passer un homme, on peut la visiter et la nettoyer facilement (2).

D. Souterrains. — Lorsque le tracé d'une dérivation rencontre une

(1) Ces travaux sont décrits avec les détails les plus précis, avec plans et cartes à l'appui, dans la *Notice* publiée en 1887 par la Compagnie générale des eaux pour l'étranger.

(2) Voyez, pour les plans et les détails d'exécution, la *Notice sur la distribution d'eau de Venise*, publiée en 1889 par la Compagnie générale des eaux pour l'étranger.

colline, il faut ou la tourner ou passer au travers. Ce dernier moyen a été connu de tout temps; mais, grâce à l'outillage que les ingénieurs possèdent aujourd'hui, on y recourt plus facilement qu'autrefois. Souvent même on trouve plus avantageux de passer en souterrain à travers une montagne que de la contourner. Toutes les amenées d'eau récentes présentent de nombreux souterrains. Celle de la Durance à Marseille en a 18 kilomètres, la Dhuys 12 et la Vanne 42. La section d'un souterrain ne peut pas être inférieure à l'espace nécessaire au travail d'un mineur, c'est-à-dire à environ 1m,80 de hauteur sur 0m,80 de largeur, et la forme ovoïde s'impose. Si le terrain est dur et compact on peut supprimer le revêtement; s'il est dur, mais perméable ou fissuré, un simple enduit, sur le périmètre mouillé suffit d'ordinaire et le terrain reste nu à la partie supérieure. Quand un revêtement est indispensable, on l'exécute en maçonnerie et on lui donne une épaisseur plus ou moins grande, suivant les dimensions de la section, sa forme générale et la consistance des terres (1).

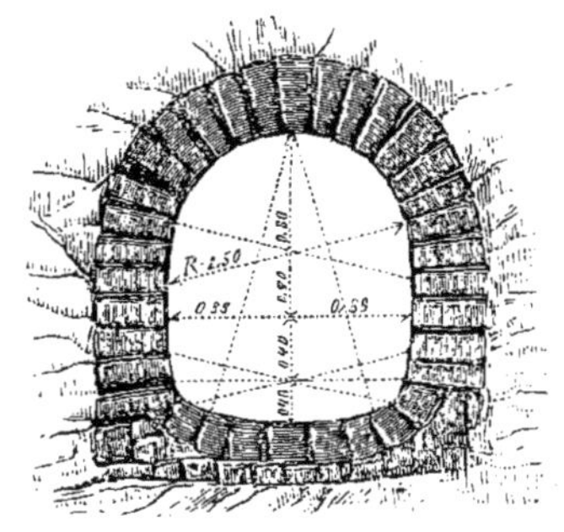

Fig. 13. — Section d'un souterrain (*Notice sur la distribution d'eau de Naples*).

Les aqueducs de dérivation comportent un certain nombre d'ouvrages accessoires que je me contenterai d'indiquer.

Ce sont : les *puits d'aération* et les *ventouses* nécessaires pour laisser s'échapper l'air quand on met l'aqueduc en service, les *regards* munis d'escaliers ou d'échelles pour le visiter et le réparer ; les *bondes*, les *vannes de vidange*, les *rigoles de décharge* pour conduire les eaux de l'aqueduc dans un cours d'eau ou dans un ravin, lorsqu'une réparation ou un nettoyage réclament sa mise à sec, les *vannes d'arrêt* pour limiter les pertes d'eau au cas de rupture de l'aqueduc, enfin les indicateurs ou enregistreurs de niveau, les appareils de jaugeage, etc. L'installation de ces ouvrages est l'œuvre de l'ingénieur, il suffit pour l'hygiéniste d'en connaître l'existence, le but et le fonctionnement.

II. **Élévation de l'eau.** — J'ai supposé jusqu'ici le cas où le point de départ des eaux étant plus élevé que leur point d'arrivée, la pesanteur suffit pour les amener à leur destination; mais lorsqu'il lui est inférieur, il faut, comme je l'ai expliqué précédemment, recourir à l'emploi des machines élévatoires. L'invention et l'usage de ces machines remontent à l'origine des sociétés. Toutes les formes, toutes les dispositions qu'on peut imaginer ont été conçues et réalisées dans les

(1) G. Bechmann, *loc. cit.*, p. 218.

siècles antérieurs au nôtre ; mais la généralisation de l'emploi de la vapeur, comme force motrice, en a considérablement étendu les applications. La perfection de ces mécanismes, leur prix relativement modéré et la facilité de leur emploi, font préférer l'élévation mécanique de l'eau à sa dérivation, lorsque celle-ci présente des difficultés considérables et qu'elle doit entraîner des travaux dispendieux et de longue durée.

Les engins employés à l'élévation de l'eau sont très nombreux, mais il n'en est qu'un petit nombre qui soient employés pour l'alimentation des villes; ainsi les appareils élévatoires proprement dits ne servent guère qu'aux irrigations; le bélier hydraulique ne peut s'appliquer qu'à une alimentation très restreinte; les appareils à action directe de la vapeur ont l'inconvénient d'échauffer l'eau, et en somme on n'emploie guère que les pompes pour les amenées d'eau. Tous les dispositifs de ces précieux engins ont été mis en usage : pompes à mouvement alternatif, pompes oscillantes, pompes rotatives, centrifuges, etc. Les premières sont de beaucoup les plus répandues, mais tout ce qui tient à leur installation, à leur rendement, à leur entretien, est du ressort du mécanicien et ne regarde pas l'hygiène. Il en est de même du choix du moteur. Pour l'alimentation des villes, on n'a recours qu'aux machines hydrauliques et aux appareils à vapeur; souvent on les emploie dans la même ville. C'est ainsi que Paris emploie, comme nous l'avons vu, 41 machines à vapeur et 22 moteurs hydrauliques, bien qu'une grande partie de son eau lui arrive par dérivation. Dans d'autres localités, c'est une machine hydraulique qui fonctionne en temps ordinaire ; mais, lorsqu'à l'époque des chaleurs la force de la chute d'eau devient insuffisante, une petite machine à vapeur lui vient en aide et complète le travail. Le choix du moteur, les conditions économiques ou industrielles qui la dictent échappent à la compétence de l'hygiène et je ne m'y étendrai pas davantage.

§ 4. — Distribution de l'eau.

Lorsque l'eau est arrivée sur la colline qu'on a choisie, dans le voisinage de la ville, pour servir de point de départ à la distribution, il s'agit d'abord de l'y recueillir. On y creuse à cet effet des réservoirs d'où part le réseau de canalisation.

I. **Réservoirs.** — Les bassins construits en ce lieu ne sont pas destinés à contenir des approvisionnements; ils sont faits pour servir de régulateurs à la distribution. Ils ont pour objet essentiel de maintenir, dans les conduites, la pression jugée utile pour assurer convenablement le service et compenser les variations diurnes de la consommation. Cependant, dans les villes qui sont alimentées par une dérivation unique, il faut que les réservoirs d'arrivée aient une capacité suffisante pour fournir à la distribution, si quelque accident survenu dans les conduites vient tout à coup suspendre l'arrivée de l'eau.

En dehors de ces conditions, et lorsqu'il s'agit d'une dérivation, il suffit que les réservoirs soient à même de recueillir et d'emmagasiner la quantité d'eau que n'absorbe pas le service, lorsqu'il est nul ou réduit au minimum, ainsi que cela arrive pendant la nuit. Il faut par conséquent qu'ils soient assez grands pour contenir au moins la moitié de la consommation d'une journée; mais on ne s'en tient jamais à ce minimum. La règle la plus habituellement suivie consiste à prendre, pour la capacité des réservoirs, un cube égal ou un peu supérieur au volume d'eau maximum à distribuer en un jour. Il est même prudent d'aller au delà quand il s'agit d'une dérivation unique et d'une grande longueur. Ainsi, on a donné aux réservoirs de Ménilmontant, où aboutit l'aqueduc de la Dhuys, une capacité suffisante pour contenir deux fois et demi le volume que fournirait par jour l'aqueduc coulant à plein débit, tandis que l'ensemble des réservoirs dont dispose le service des eaux de Paris ne renferme qu'un approvisionnement un peu supérieur à la consommation d'une journée.

Il y aurait toujours avantage à dépasser les prévisions, si la construction des réservoirs n'était pas si dispendieuse; mais cette considération empêche le plus souvent d'aller au delà des besoins les plus stricts. C'est encore un des avantages que l'élévation artificielle de l'eau possède sur la dérivation. Lorsqu'un service est alimenté par des machines, on peut régler le volume d'eau élevé par les pompes sur la distribution. arrêter leur jeu pendant la nuit, et se contenter de très petits réservoirs. En Hollande on se borne à élever de petits bassins au sommet de véritables tours; mais cette disposition exige des soins et une attention de tous les instants et il est préférable de ne pas se soumettre à cette sujétion, en ayant des bassins de dimension raisonnable.

L'emplacement normal d'un réservoir est en tête du réseau qu'il dessert, au point où aboutit la conduite d'alimentation et d'où partent les conduites maîtresses formant le tronc commun du réseau; mais il y a souvent avantage à en avoir un second à l'extrémité opposée de la canalisation. L'eau va s'y emmagasiner en partie, après avoir traversé tout le réseau, aux heures où la consommation est faible; elle en ressort, lorsque celle-ci devient plus active, en suivant une direction inverse, de telle sorte que, dans les quartiers centraux, l'eau afflue par les deux côtés à la fois.

La forme des réservoirs varie suivant l'emplacement qu'ils doivent occuper. Elle est souvent imposée par la disposition du terrain et les convenances architecturales. Lorsqu'on a le choix, on préfère d'habitude la forme circulaire, parce que c'est elle qui donne la plus grande capacité, avec le moindre périmètre. La même raison d'économie porterait à augmenter la profondeur aux dépens des autres dimensions, s'il ne fallait pas en même temps augmenter la résistance des parois ; mais ce ne sont pas là les seules considérations à faire entrer en ligne de compte. Lorsque la profondeur est trop grande, les différences de niveau sont considérables d'un moment de la journée à l'autre, et la pression dans les conduites varie dans la même proportion, ce qui constitue un inconvénient sérieux. Lorsqu'au contraire la tranche d'eau est trop mince, elle est plus exposée aux variations de température et aux causes d'altération. Comme, d'une autre part, il faut prendre l'eau à distribuer assez loin de la surface pour ne pas entraîner les poussières flottantes dans les conduites, et un peu au-dessus du fond pour ne pas en remuer la vase, il en résulte une réduction assez sensible de la fraction utilisable du volume total. En pratique, l'épaisseur de la tranche d'eau dans les réservoirs est comprise entre 2 mètres et 5 mètres.

Les réservoirs sont presque toujours divisés en deux compartiments, dont l'un reste en service, pendant que l'autre est en nettoyage ou en réparation.

Les réservoirs peuvent être creusés dans le sol, construits à sa surface, ou élevés au-dessus de son niveau par des ouvrages en maçonnerie. Les plus beaux réservoirs souterrains que je connaisse sont ceux qui ont été creusés dans la colline de Capodimonte, pour recevoir les eaux des sources d'Urcinoli qui alimentent aujourd'hui la ville de Naples. Les membres de la Conférence sanitaire internationale de Rome, au nombre desquels je me trouvais, a visité ces magnifiques ouvrages au mois de juin 1885, un mois après l'inauguration de l'arrivée des eaux. Elles arrivent par les trois grands siphons dont j'ai parlé. Le plus petit débouche dans le réservoir de Scudillo, à la cote de 183 mètres et les deux autres dans celui de Capodimonte, dont l'altitude est de 93^{m},60 et qui dessert les services bas et moyen. Ce dernier est le plus important. Il est creusé dans le massif tufier qui forme la colline, à 50 mètres en moyenne au-dessous du sol et se compose de cinq galeries parallèles, dont le profil transversal a la forme d'un ovale à cinq centres, se rétrécissant vers le sommet, et terminé à la base, par un radier presque plat (1).

Les galeries ont 10^{m},80 de haut et 9^{m},25 de large. Les trois premières ont chacune 254^{m},80 de longueur, la quatrième et la cinquième ont ensemble 371^{m},09 ; la longueur cumulée des cinq galeries est par conséquent de 1135^{m},49. La hauteur dans le réservoir, lorsqu'il est plein, arrive à 8 mètres.

Ce sont là, on le voit, des dimensions considérables pour des réservoirs creusés dans le roc, et cependant ces cinq galeries réunies ne peuvent contenir que 80 000 mètres cubes d'eau. Avec les trois bassins du réservoir supérieur, qui peut en recevoir 20 000, elles n'arrivent qu'à emmagasiner 100 000 mètres cubes, c'est-à-dire l'approvisionnement

(1) *Notice sur la distribution d'eau de Naples*, publiée en 1887 par la Compagnie générale des eaux pour l'étranger, p. 35.

d'une journée, puisque c'est la quantité que la nouvelle dérivation doit fournir chaque jour, aux termes du traité de concession.

Les réservoirs creusés au niveau du sol doivent être revêtus d'une maçonnerie dont l'épaisseur dépend de la résistance du terrain qu'elle est destinée à protéger ; mais, comme la maçonnerie n'est jamais parfaitement étanche, il faut la recouvrir d'un enduit. En France, on se sert pour cela d'un mortier formé de ciment et de sable fin en quantité égale, et on donne à l'enduit une épaisseur de 1 à 4 centimètres. Malgré cette précaution, les réservoirs sont d'un entretien difficile ; il s'y produit des fissures par lesquelles l'eau se perd ; aussi faut-il les visiter et les réparer fréquemment.

Lorsque le réservoir est élevé au-dessus du sol, il faut alors que le mur d'enceinte puisse résister par lui-même et sans le secours du sol, à la poussée horizontale de l'eau. Il faut de plus que le radier repose sur des substructions formées par des voûtes dont les retombées sont supportées par des murs ou des piliers et contiennent des galeries utilisables pour le service. Parfois même, on transforme cet étage inférieur en un réservoir placé au-dessous du premier, et alors tantôt ce bassin supplémentaire sert simplement de réserve, en permettant de faire le service en cas d'accident ou de pénurie, tantôt il reçoit de l'eau d'une autre qualité et se relie à une autre série de conduites. Le réservoir de Montrouge, qui reçoit l'eau de la Vanne, est un exemple de la première de ces dispositions. C'est également un des plus grands réservoirs du monde. Il a quatre hectares de superficie et 250 000 mètres de capacité. Son étage supérieur fait le service courant avec ses 100 000 mètres cubes d'eau, et l'étage inférieur, qui peut en contenir 150 000, n'est utilisé que pour recevoir le trop-plein du premier et le suppléer pendant la nuit, à l'époque des grandes consommations. La seconde condition est réalisée par les réservoirs de Ménilmontant, de Passy, de Belleville, où les bassins hauts alimentent le service privé en eau de source, dans la région qu'ils desservent, tandis que les compartiments inférieurs, remplis d'eau de rivière, fournissent au service public et au service intérieur, dans les mêmes quartiers. Les grands réservoirs de Montmartre, dont on a pu voir un très beau plan en relief à l'Exposition universelle de 1889, sont également destinés à recevoir et à distribuer les deux espèces d'eau : Ces réservoirs situés à une altitude de 132 mètres, reçoivent les eaux par l'intermédiaire d'une usine de relais établie au pied de la butte, à 75 mètres de hauteur. L'eau de source est amenée à cette usine par la distribution du réservoir de la Dhuys, et l'eau de rivière par la conduite de refoulement de la prise d'eau de Bercy. L'usine refoule les unes et les autres dans les deux grands bassins du réservoir supérieur, à l'aide d'une machine de 140 chevaux. Elle en fait monter 15 000 mètres cubes par jour.

Ces immenses réservoirs, qui coûtent des sommes énormes, ne peuvent être construits que dans les plus grands centres de population, dans des villes comme Paris dont le budget dépasse celui de bien des petits États. Dans les pays plats et pour les villes qui n'ont pas de grandes ressources, on y supplée par ce qu'on nomme des *tours d'eau*. Ce sont des cuves métalliques placées au sommet de constructions d'une grande hauteur et servant de réservoir. Comme leur capacité est très faible, elles ne servent qu'à assurer la permanence de la pression dans les conduites. Les cuves sont en tôle rivée avec un fond plat ou en forme de calotte sphérique. On en fait également en fonte, et, dans ces derniers temps, on en a construit en ciment avec une carcasse en fer. La tour elle-même est en maçonnerie ou constituée par une charpente en fer dont les montants sont parfois formés par les conduites elles mêmes. Les *tours d'eau* sont assez répandues en Angleterre, en Allemagne et surtout en Hollande ; mais elles sont à peine connues en France où on les considère à juste titre comme un déplorable expédient.

Tous les réservoirs doivent être couverts. Lorsqu'ils sont petits, on se contente de simples toitures; mais quand ils ont de grandes dimensions il faut les abriter sous des voûtes en maçonnerie, qu'on recouvre d'une couche de terre de $0^m,40$ à $0^m,60$, pour les mettre à l'abri des variations de température. En Allemagne, où celles-ci sont plus accentuées qu'en France, on va jusqu'à 1 mètre ou $1^m,50$. Les voûtes doivent être construites de façon à permettre l'issue de l'air, au moment du remplissage des bassins et à faciliter l'écoulement des eaux pluviales qui tombent sur la plate-forme supérieure, afin qu'elles ne pénètrent pas dans le réservoir.

L'eau peut être introduite dans les réservoirs par le haut ou par le bas : le premier mode est presque exclusivement adopté pour ceux qui sont en tête de la distribution ; le second pour ceux qui se trouvent au bout du réseau. Dans les deux cas, l'orifice d'entrée doit être muni d'un obturateur (vanne-bonde ou robinet) pour interdire au besoin l'accès de l'eau dans le réservoir et la rejeter dans la décharge.

Les conduites de départ doivent être placées à une certaine distance au-dessus du fond, pour ne pas entraîner la vase qui s'y dépose, et assez loin de la conduite d'entrée pour qu'il n'y ait pas, dans les bassins, de parties stagnantes et qu'on puisse compter sur un renouvellement complet et continu. Des obturateurs spéciaux permettent de lancer l'eau à volonté dans telle ou telle conduite. Le trop-plein des bassins s'écoule à la faveur d'un déversoir, par lequel l'eau en excès tombe dans une conduite de décharge aboutissant à une rigole d'écoulement ou à un égout.

Lorsqu'il est nécessaire de vider complètement un compartiment, pour le nettoyer ou le réparer, on commence par fermer la conduite d'entrée et on opère la vidange à la faveur d'une bonde spéciale placée au point le plus bas du radier et manœuvrée d'en haut par le moyen d'une longue tige verticale.

Quant à la manœuvre des bâches de distribution, des vannes, des robinets, des flotteurs, etc., ce sont des détails sans intérêt pour l'hygiène.

II. **Canalisation**. — En sortant des réservoirs, l'eau pénètre dans le réseau des conduites destinées à la répandre dans la ville entière, à la distribuer dans les maisons et sur la voie publique. Lorsqu'elle coule incessamment, que les conduites sont toujours pleines et en pression, le service est dit *constant*. L'ensemble de la canalisation forme alors, suivant l'expression de Dupuit, une sorte de nappe souterraine d'où l'eau peut jaillir en chaque point et à tout moment, la nuit comme le jour. Il suffit d'ouvrir un orifice quelconque pour obtenir immédiatement toute l'eau dont on a besoin. Au contraire, lorsque l'eau n'est lancée dans les conduites qu'à certaines heures, le service est dit *intermittent*.

L'avantage est sans contredit au premier de ces systèmes; c'est le seul qui soit en usage en France et sur le continent. Il n'a qu'un inconvénient, c'est de consommer une quantité d'eau plus considérable, parce que les fuites sont inévitables dans les conduites constamment en pression et parce que la facilité de se procurer de l'eau à tout moment augmente notablement le gaspillage; mais ce n'est là qu'une question d'argent qui ne peut pas entrer en ligne de compte, en présence des inconvénients sans nombre du service intermittent. Ce dernier n'est guère usité qu'en Angleterre.

Dans quelques villes du Royaume-Uni, l'eau n'est versée dans les différentes fractions du réseau, qu'à certains jours de la semaine; dans d'autres, elle est mise à la disposition du public, pendant quelques heures par jour, seulement; le plus souvent, la distribution est suspendue pendant la nuit. Dans tous les cas, elle est périodique, régulière, et chacun est forcé de faire sa provision pour le temps qui sépare deux distributions. De là, l'obligation d'avoir, dans chaque famille, un réservoir dans lequel l'eau s'échauffe, s'altère et qui, parfois, est insuffisant. Tout système régulier et constant de lavage ou d'arrosage de la voie publique est interdit par ce système. Je ne parle pas des inconvénients qu'il présente pour l'alimentation des fontaines d'ornement et des entraves qu'il apporte à l'extinction des incendies, parce que ce sont des considérations qui ne sont pas de notre domaine. Pour toutes ces raisons, il est admis, en principe, que, dans les distributions d'eau à créer, c'est sur le service constant qu'il faut baser ses prévisions et ses calculs.

Il faut également s'arranger de façon à obtenir une pression suffisante pour faire monter l'eau dans toutes les maisons et à tous les étages. On ne peut plus aujourd'hui se contenter d'un *service de rez-de-chaussée*. Partout on abandonne les réservoirs qui ne permettent pas de faire un service d'étages et on en reconstruit de plus élevés, augmentant leur capacité, pour faire face à la consommation plus grande qui ne manque pas de s'opérer, aussitôt que l'eau est distribuée partout.

Pour obtenir un bon service à haute pression, il faut que, dans tous les points du réseau canalisé, le niveau *pizométrique*, c'est-à-dire le niveau auquel l'eau s'élèverait dans un tube vertical indéfini et sans écoulement, dépasse de quelques mètres le faîte des plus hautes maisons. Cette condition ne peut être remplie qu'en ayant un excès de pression dans les parties les plus basses du réseau et, malgré cela, lorsque la consommation est très active dans ces dernières régions, le service laisse à désirer dans les quartiers les plus élevés. L'eau n'y monte plus aux étages supérieurs, lorsque les conduites sont largement ouvertes dans la ville basse. Cet inconvénient a forcé, dans la plupart des grandes villes, de diviser le service et de juxtaposer plusieurs distributions d'eau complètement séparées et correspondant chacune à un périmètre déterminé.

C'est ce que nous avons vu à Naples, où l'un des trois siphons Cancello débouche dans le réservoir de Scudillo qui alimente le quartier le plus élevé, tandis que les deux autres remplissent les cinq galeries du réservoir inférieur, placé à 90 mètres plus bas, et destiné à fournir l'eau au reste de la ville.

A Paris, le service est encore plus compliqué, parce qu'il y a deux canalisations et que chacune d'elle comporte plusieurs distributions.

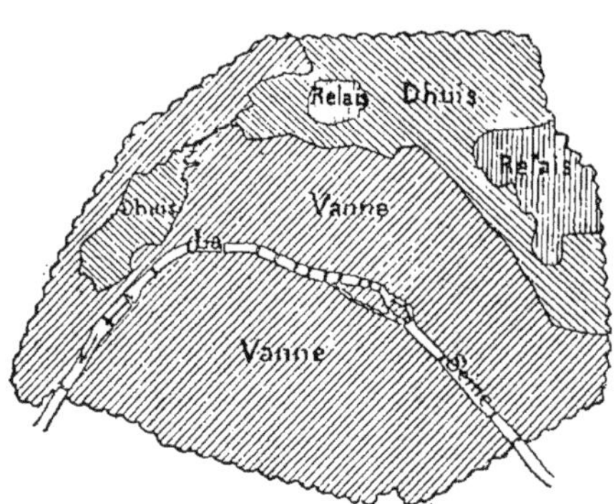

Fig. 14. — Zones du service privé (d'après Bechmann).

J'ai dit plus haut qu'il était bien difficile qu'une très grande ville pût se suffire avec un seul mode d'alimentation. Cela est impossible lorsqu'on veut lui faire boire de l'eau de source. Ainsi, Paris, lorsqu'il aura ajouté les produits des sources de la Vigne et de Verneuil à ceux de la Dhuys et de la Vanne, n'aura encore que 100 litres par jour à fournir à chacun de ses habitants. Il est donc forcé de se servir des eaux de rivière, pour les services public et industriel, et cela a conduit à la double canalisation dont l'honneur revient à Belgrand. Le service privé comporte deux zones de distribution dont l'une est alimentée par la Vanne et l'autre par la Dhuys. Le service public en a trois. Les quartiers élevés sont desservis par l'eau de la Marne; les quartiers moyens par l'eau de Seine et les quartiers bas par l'eau de l'Ourcq (1).

(1) Projet de loi déposé le 10 décembre 1889, p. 12.

A Londres, huit compagnies se partagent le service des eaux, et chacune assure la distribution dans une région limitée. La ville se trouve ainsi découpée en huit zones. Les distributions d'eau par zones sont très communes en France et à l'étranger (1). Elles ont des avantages incontestables et qu'il est inutile de faire ressortir. De même la canalisation double qui permet de réserver pour les particuliers l'eau de qualité irréprochable et d'assurer le service public avec de l'eau d'une pureté moindre, est également une excellente chose. C'est peut-être la solution rationnelle du problème de l'alimentation des grandes villes; mais elle offre un danger, lorsqu'on peut faire communiquer ensemble les deux canalisations, ainsi que cela se voit à Paris, où on lance l'eau de Seine prise à Ivry dans la canalisation du service privé, lorsque l'eau de source fait défaut. L'administration répond à cela qu'il vaut mieux distribuer de mauvaise eau à la population que de ne pas lui en donner du tout. La question ne se pose pas ainsi. Il vaudrait mieux rationner les habitants, à l'époque des chaleurs, comme on le fait dans les villes à *service intermittent*, que de leur faire boire de l'eau qui leur donne la fièvre typhoïde.

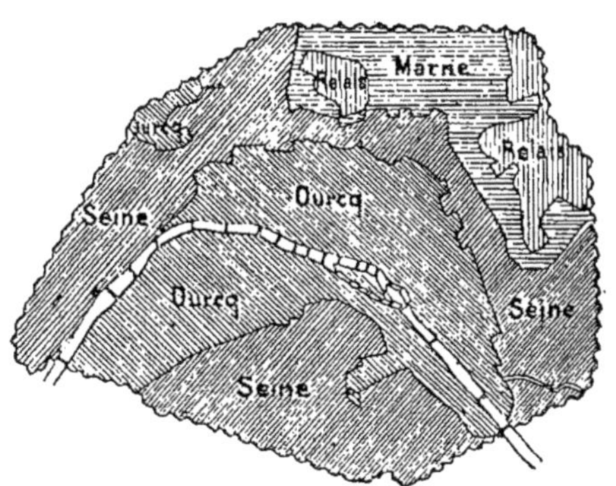

Fig. 15. — Zones du service public (d'après Bechmann).

On a proposé à diverses reprises, pour économiser l'eau de source, de prolonger la canalisation d'eau de rivière jusque dans les maisons. Chaque ménage aurait alors deux robinets : l'un pour les usages culinaires, l'autre pour les lavages, les bains. Cette solution du problème est séduisante au premier aspect; mais elle ne résiste pas à un examen sérieux. Elle a été combattue victorieusement, par le gouvernement, dans le projet de loi qu'il a soumis aux Chambres en décembre 1889 et dont j'ai parlé plus haut. Il a fait observer que la confusion serait inévitable; que les domestiques ne s'astreindraient jamais à puiser à un robinet plutôt qu'à un autre, et que la santé des familles serait à la merci de la négligence ou de l'étourderie de leurs serviteurs.

A cette considération hygiénique, vient s'en rejoindre une autre qui a bien son prix. C'est que cette canalisation supplémentaire coûterait beaucoup plus cher que la dérivation de nouvelles sources. D'après les

(1) M. Bechmann cite pour exemple, en France : Lyon, Lille, le Havre, Marseille; à l'étranger : Liverpool, Manchester, Dublin, Glasgow, Édimbourg, Aberdeen, Gênes, Zurich.

auteurs du projet de loi, elle entraînerait une dépense de 135 à 140 millions, tandis qu'il n'en coûtera que 35 pour amener à Paris les sources de la Vigne et de Verneuil (1). On pourrait peut-être élever quelques doutes au sujet de l'exactitude de ces chiffres, mais le danger des méprises, des confusions volontaires, celui d'employer une eau suspecte pour le lavage de la vaisselle, des ustensiles culinaires, des cuisines et des éviers, pour les bains, etc., ce danger suffit pour faire condamner la solution du double robinet.

Tout réseau de canalisation se compose d'un certain nombre de *conduites maîtresses* destinées à porter de grandes quantités d'eau, et de *conduites accessoires* chargées de répartir cette eau entre les *conduites de service*, sur lesquelles se font les prises des branchements qui aboutissent aux orifices de puisage; mais cette série de tuyaux décroissants n'est pas toujours disposée de la même manière. Tantôt le réseau est composé d'un tronc commun qui se divise en plusieurs branches, lesquelles se subdivisent à leur tour, de façon que les diamètres vont en diminuant d'une manière régulière. Cette disposition, qui rappelle celle de l'arbre artériel, porte le nom de *réseau ramifié*. Tantôt au contraire la canalisation se compose de conduites périphériques dites de *ceinture*, et de conduites *transversales* sur lesquelles les *conduites de service* s'embranchent par leurs deux extrémités. L'ensemble forme un *réseau maillé*, dans lequel l'écoulement de l'eau n'a pas de sens déterminé et se produit dans l'une ou dans l'autre direction, suivant les variations de la consommation et les différences de charge qui en résultent.

La première de ces dispositions est la plus naturelle et la plus simple; mais on lui préfère généralement la seconde, parce qu'elle répartit plus également la pression et qu'elle n'expose pas comme l'autre à l'interruption du service, dans tout un quartier, quand un accident arrive à la conduite qui l'alimente, parce que, dans ce cas, l'eau arrive par l'autre bout. Avec la circulation constante, dans tous les sens, qu'assure le *réseau maillé*, on n'a à craindre ni la stagnation, ni les dépôts de végétations ou de mollusques, et les nettoyages périodiques ne sont plus nécessaires. La canalisation de l'eau de la Vanne à Paris est un exemple de ce dernier type.

Le diamètre des conduites doit être en rapport avec la quantité d'eau qu'elles transportent. La vitesse de l'écoulement est en raison inverse de ce diamètre; il ne faut donc ni l'exagérer, ce qui expose à des dépôts et augmente inutilement la dépense, ni le trop réduire parce qu'alors la vitesse devenue trop grande donne lieu à des coups de bélier redoutables. La vitesse peut être d'autant plus grande que le calibre du tuyau est plus fort. On se tient en général entre 0m,75 par

(1) Projet de loi ayant pour objet, etc., etc., présenté aux Chambres au nom du président de la République, par les ministres des travaux publics, de l'intérieur et de l'agriculture, no 162, p. 13.

seconde pour les petites conduites et 2 mètres pour les plus grosses. D'autres considérations interviennent également dans la fixation des calibres; on se sert, pour les déterminer, de formules et de tables qui varient suivant les pays; mais tout cela rentre dans la catégorie des détails techniques dont je me suis interdit de m'occuper.

Les matériaux à l'aide desquels on confectionne les tuyaux de conduite intéressent, au contraire, l'hygiène.

Pour ceux de grande dimension, on ne se sert guère que de la fonte de fer. Elle se moule fort bien et prend toutes les formes qu'on veut lui donner. Sa résistance est suffisante, sa durée presque infinie. L'eau ne l'attaque que difficilement (1). Pour rendre son emploi plus commode et faciliter les remplacements, sans trop multiplier les modèles, les usines ont adopté la série de types en usage dans le service municipal de Paris. Les séries des usines anglaises, allemandes, américaines ne diffèrent pas sensiblement des nôtres.

La longueur des tuyaux de fonte varie de 2 à 4 mètres. Il faut, par conséquent, en assembler un grand nombre pour faire une conduite. On a eu recours à bien des moyens pour les réunir; mais aujourd'hui, en France du moins, on n'emploie plus que deux espèces de joints.

Le *joint à emboîtement*, le plus usité, se compose de deux parties, l'une mâle, l'autre femelle. La première pénètre dans la seconde; on a ménagé, dans ce point, un intervalle annulaire dont on remplit le fond avec de la corde goudronnée enroulée en plusieurs torons et serrée au ciseau, par-dessus laquelle on coule du plomb qui achève de remplir la rainure. Le second mode d'assemblage est le *joint à bague*, qu'on emploie surtout à Paris. Dans ce cas, les tuyaux sont des cylindres droits, sans saillie ni rainure. On les dispose bout à bout, en laissant entre leurs extrémités un intervalle de quelques millimètres pour permettre la dilatation. On fait glisser par-dessus, et jusqu'au point de rencontre, un manchon métallique de 8 à 10 centimètres de longueur, trop large pour les serrer, et on remplit l'intervalle avec du plomb fondu, comme dans le cas précédent. Le *joint à emboîtement* est plus solide, résiste mieux aux tassements, et, pour cette raison, on y a recours pour les conduites en tranchées.

Le *joint à bague* se démonte et se répare plus aisément. Il convient pour les tuyaux posés dans des galeries, où il n'a pas d'effort à supporter. C'est ce qui l'a fait préférer à Paris, où la pose des conduites d'eau dans les égouts est devenue la règle. Le plomb est assez cher, il

(1) On a employé autrefois le bois et en particulier le sapin. On trouve encore des conduites de ce genre à Londres et aux États-Unis. On en a fait en béton de ciment, et la canalisation de Nice en est un exemple. On en fabrique encore en tôle plombée, revêtue à l'extérieur d'une couche de bitume. C'est ainsi que sont faits les tuyaux *Chameroi*. En Amérique, on en a employé en fer asphalté ou revêtu de ciment. Enfin, les tuyaux de grès perfectionnés qu'on possède aujourd'hui pourront trouver aussi leur application.

s'emploie à chaud, exige des ouvriers habiles ; aussi, depuis quelques années, on cherche à lui substituer le caoutchouc, sous la forme d'anneaux, de bagues, de boulons ; mais ce sont encore là des détails techniques pour lesquels il faut recourir aux traités spéciaux.

Lorsque l'art de fondre et de pétrir le fer était encore dans son enfance, on ne se servait que du plomb pour faire les conduites d'eau ; on en coulait de 4 mètres de long et de 20 centimètres de diamètre ; on en voit même de plus grosses à Versailles ; mais, aujourd'hui, on ne s'en sert plus que pour les branchements de prise qui vont des conduites publiques aux maisons, pour les colonnes montantes qui portent l'eau d'étage en étage et pour les conduites de distribution intérieure. C'est le seul métal assez flexible pour pouvoir se prêter à toutes les courbures et, s'accommoder aux lignes les plus sinueuses. Il a de plus l'avantage de fondre à une basse température, ce qui le rend précieux pour les raccordements et les réparations par voie de soudure ; mais c'est le métal le plus perfide et le plus suspect aux hygiénistes. Bien que les tuyaux de plomb soient employés pour les conduites d'eau, depuis qu'elles existent (1), ils n'inspirent pas encore une confiance absolue. On redoute surtout les conduites mixtes de fer et de plomb. Les deux métaux juxtaposés forment un couple hydroélectrique qui doit faciliter l'action de l'eau. Bouchardat, dans sa thèse soutenue en 1833 à l'École de pharmacie, avait démontré, par de nombreuses expériences, qu'un métal qui est à peine attaqué, lorsqu'il est isolé au milieu d'un liquide, l'est beaucoup plus vivement quand il est en contact avec un autre métal. M. Pouchet a démontré le fait pour les tuyaux de fer et de plomb en particulier (2) ; enfin M. Gautier, qui a traité cette question avec une entière compétence, au chapitre des eaux potables, conclut en disant que les branchements en plomb qui conduisent l'eau de la rue à nos demeures ne doivent pas nous inspirer une sécurité complète (3). Ajoutons toutefois que cette association des tuyaux de plomb aux tuyaux de fer existe partout dans Paris, qu'on la rencontre dans presque toutes les villes qui ont développé leur distribution d'eau depuis quarante ans, et juxtaposé des tuyaux de fonte à leurs vieilles conduites de plomb. Nulle part cependant on n'entend parler d'intoxication saturnine. Cette expérience, qui se fait depuis tant d'années et sur une si grande échelle, me paraît suffisamment rassurante. Toutefois, il est prudent, lorsqu'on a affaire à une conduite de plomb toute neuve et sur

(1) Belgrand fait remonter, d'après Varron, à l'an de Rome 442, la construction du premier aqueduc amenant l'eau dans la voie Appienne, et les conduites étaient en plomb, comme toutes les canalisations des villes anciennes (*Comptes rendus de l'Académie des sciences*, 10 novembre 1873).

(2) Rapport sur les dangers présentés par les conduites mixtes de fer et de plomb dans la canalisation des eaux destinées à l'alimentation, par le Dr Gabriel Pouchet (*Recueil des travaux du comité consultatif d'hygiène*, t. XVI, p. 289 ; 10 mai 1886).

(3) Tomes II, page 433.

laquelle les eaux n'ont pas encore déposé leur patine nacrée de carbonate de plomb, de les laisser couler pendant quelque temps avant de les boire. La même précaution est bonne à prendre quand on s'est absenté de son appartement et que l'eau a séjourné pendant plusieurs mois dans ses conduites.

Pour éviter les chances d'intoxication, on a proposé de recouvrir le plomb d'un enduit intérieur. M. Hamon en France, et M. Haine en Angleterre, ont imaginé d'étamer les tuyaux en dedans ; mais cette opération en double le prix. Il faudrait de plus remplacer les soudures par des pièces de raccord en bronze étamé, comme on l'a tenté en Amérique. Il n'est pas prouvé d'ailleurs que les conduites étamées soient moins dangereuses que les autres. Bouchardat pensait le contraire : « Je n'ai pas voulu, dit-il, d'accord avec Belgrand, encourager l'usage, pour conduites d'eau, de tuyaux de plomb recouverts d'une lame d'étain. Je redouterais une attaque plus vive dans les parties présentant des fissures (1) ».

Les conduites de distribution d'eau sont le plus souvent posées sous les voies publiques. Elles peuvent être, comme je l'ai dit, enfoncées en terre ou placées dans des galeries. Ce dernier mode est de beaucoup préférable. Il met à l'abri des chocs, des tassements, des infiltrations dans le sol; il permet la surveillance, l'entretien et la réparation des conduites, sans gêner la circulation, et protège suffisamment l'eau contre les variations de température. Aussi y a-t-on recours partout où on dispose d'un réseau d'égouts qui représente un ensemble de galeries toutes faites, où les tuyaux peuvent être posés sans frais et sans difficultés. C'est le cas de Paris, où ce mode est adopté presque partout. Dans les villes qui n'ont pas un réseau complet, on est forcé de creuser des galeries pour les conduites, quand elles passent sous des chaussées imperméables où les fuites ne peuvent apparaître au dehors, dans les terrains peu solides et auprès de hautes maisons, où toute infiltration peut devenir un danger. A Londres et aux États-Unis, on a même construit des galeries spéciales pour les eaux, au-dessous ou à côté d'égouts existant déjà. En dehors des cas que je viens d'indiquer, et dans les villes dépourvues d'égouts, on pose les conduites dans des tranchées dont la profondeur doit être suffisante pour les défendre contre tout danger d'écrasement et contre les effets de la gelée. L'épaisseur de la couche de terre doit varier suivant la nature de l'effort qu'elle doit supporter. König, pour l'Allemagne, demande $1^{m},50$ à 2 mètres. Dupuit, pour la France indique seulement $1^{m},40$. A Paris, dans les rares endroits ou les tuyaux sont posés en terre, on se contente d'une profondeur de $1^{m},20$.

Dans les conduites en tranchées, lorsqu'il se produit une fuite, on en

(1) A. Bouchardat, *Traité d'hygiène publique et privée*, 2e édition, 1883, p. 753.

est averti d'habitude par un suintement qui se fait à la surface du sol; mais, quand le terrain est très meuble, l'infiltration peut se faire pendant longtemps sans qu'on s'en aperçoive, on est alors surpris par un effondrement de la voie publique, ou par l'envahissement des caves du voisinage. On comprend enfin qu'un tuyau dans lequel il s'est produit une rupture puisse donner accès à des liquides dangereux, s'il traverse un sol contaminé par des puisards ou des fosses perdues.

Lorsque les conduites sont placées dans les égouts, elles en suivent naturellement le tracé, mais lorsqu'on les pose en tranchées, on est libre de les mettre où on veut. Si la rue sous laquelle elles passent est étroite, on ne lui donne habituellement qu'une seule conduite qui en suit le milieu et d'où les branchements partent à droite et à gauche; si la rue est large on en pose une de chaque côté. La façon dont ce travail est conduit, les précautions prises pour soutenir les tuyaux, les contre-buter aux coudes et aux extrémités, tout cela rentre dans l'art de l'ingénieur, ainsi que la description des différents moyens qu'on emploie pour assujettir les conduites dans les égouts, et la façon dont les branchements s'adaptent aux conduites de distribution.

Il en est de même de tout ce qui concerne les appareils accessoires des canalisations. Il suffit à l'hygiéniste de savoir que les conduites doivent être pourvues de vannes, de robinets pour arrêter le cours de l'eau, et permettre de les vider; qu'elles doivent avoir des appareils de décharge dans les points les plus bas et des tuyaux d'évent dans les parties les plus élevées pour laisser échapper l'air; il n'a pas besoin de savoir comment ces organes se fabriquent, s'installent et comment on les fait fonctionner.

L'entretien de la canalisation l'intéresse davantage; j'ai déjà dit comment la pureté des eaux potables pouvait être compromise par les ruptures que provoquent souvent, dans les conduites, les excès de pression ou les *coups de bélier* (1), et à la faveur desquelles des liquides contaminés peuvent s'y introduire. Les dépôts qui s'y forment sont moins dangereux; mais ils ont aussi leurs inconvénients. Ils sont le plus souvent formés de sable ou de particules terreuses en suspension que le courant entraine lorsqu'il est rapide, mais qui se déposent dans les endroits où il se ralentit, où il se produit des remous, et dans les tuyaux qui se terminent en cul-de-sac. Le petit amas de boue qui se forme ainsi est déplacé par le moindre changement dans la direction des filets liquides et occasionne dans l'eau un trouble momentané dont on ne se rend pas compte. Les matières en dissolution, les sels calcaires surtout, forment à l'intérieur des canaux une couche d'incrustation solide qui va toujours en augmentant d'épaisseur, qui diminue le ca-

(1) On désigne sous le nom de *coups de bélier* les chocs qui se produisent sur un point de la canalisation, par une surpression brusque résultant d'une manœuvre brutale ou intempestive.

libre des tuyaux, et arrive parfois à les oblitérer. Le plus souvent, ils se bornent à former une couche d'un blanc sale ou jaunâtre dont la surface interne est rugueuse, ce qui augmente les frottements, favorise les dépôts de vase et gêne la manœuvre des robinets et des appareils de distribution.

Les tuyaux de fonte sont attaqués par les eaux. Le plus souvent il n'en résulte que la formation d'un peu de rouille, qui donne à l'eau une couleur rougeâtre et un goût un peu atramentaire ; mais, dans quelques cas, le métal n'est pas seulement altéré à sa surface, il devient mou et prend l'aspect de la plombagine ; il se produit en même temps, à sa surface intérieure, des excroissances ou tubercules qui se développent parfois au point d'obstruer les conduites. Ces tubercules ont été observés à Grenoble, à Cherbourg, à Saint-Étienne, à Utrecht, à Boston. On ne connaît pas bien les causes de leur formation, mais il est à peu près démontré qu'elle est favorisée par la présence des matières organiques. Il ne se forme pas de tubercules dans les eaux chargées de sels, ni surtout dans les eaux incrustantes. Ce sont les eaux alcalines et aérées qui attaquent le plus fortement le métal. Certaines eaux saumâtres déterminent aussi le ramollissement de la fonte. L'air humide qui remplace l'eau, pendant une partie du jour, dans les conduites soumises au régime de la distribution intermittente, est éminemment favorable à l'oxydation des surfaces métalliques et à la formation des dépôts ferrugineux.

L'obscurité qui règne dans les conduites et la pression à laquelle l'eau y est soumise ne sont pas favorables au développement d'organismes animaux ou végétaux, cependant on trouve parfois des plantes et des mollusques dans les endroits où l'eau reste stagnante. Des êtres microscopiques y apparaissent parfois. C'est ainsi qu'à Berlin et à Lille, on a observé une véritable invasion de *Crénothrix* ayant communiqué à l'eau une couleur analogue à celle de la rouille. Cette pullulation n'est possible que dans les eaux chargées de matières organiques que leur odeur et leur saveur nauséeuses doivent faire rejeter de la consommation.

Il ne faut pas s'exagérer ces inconvénients. Les eaux de Paris sont assez chargées, celle de la Seine est trouble et jaunâtre, celle de l'Ourcq est presque boueuse et cependant elles ne forment pas de dépôts bien sensibles dans la canalisation. Il faut beaucoup de temps pour que ceux-ci se produisent et on peut les prévenir, en opérant fréquemment des chasses qui emportent tout, vase, plantes et mollusques ; on peut également, en manœuvrant fréquemment les appareils et les robinets, les empêcher de s'encroûter.

Dans les cas où des incrustations calcaires ont acquis une épaisseur considérable, s'il s'agit de conduites maîtresses où un homme peut entrer, on les fait gratter à l'intérieur. Dans celles qui sont plus petites, on fait pénétrer une sorte d'écouvillon métallique que l'eau chasse devant elle et qui nettoie les conduites en passant. Dans quelques cas, on y fait couler de l'eau acidulée qui attaque et dissout le dépôt. Cette opération est assez délicate, car il faut obtenir un nettoyage complet et ne pas altérer le métal. On y arrive par tâtonnements. Un rinçage énergique à l'eau pure doit terminer l'opération, de manière à faire disparaître toute trace d'acide avant la remise en service (1).

La mise en valeur d'un organisme aussi délicat et aussi compliqué que celui d'une distribution d'eau exige une surveillance de tous les instants, une direction éclairée et l'emploi d'un personnel nombreux et exercé. Les manœuvres y sont incessantes et elles doivent être exécutées par des agents très au courant de la disposition et des usages de chacun des organes de ce grand mécanisme. La moindre erreur cause des dégâts qui entraînent des réparations coûteuses et nuisibles à l'exécution du service; la moindre négligence a pour résultat des pertes d'eau souvent considérables ou des arrêts brusques qui déterminent une surpression et des chocs nuisibles à la canalisation. Les dégâts, les dégradations des conduites se traduisent par des fuites qu'il faut sans cesse rechercher et combattre. Tantôt c'est un gros tuyau qui se rompt et qui livre passage à un torrent qui entraîne tout dans sa course; tantôt ce sont des infiltrations lentes qui dégradent le sol, envahissent les caves, ruinent les chaussées et minent les fondations des maisons; enfin, quelque soin qu'on ait mis dans la construction, quelque précaution qu'on apporte dans les manœuvres du service, il y a toujours, dans les meilleures distributions d'eau, des fuites imperceptibles qui s'opèrent sur toute la longueur du réseau et amènent des pertes considérables. Les ingénieurs américains admettent que ces pertes atteignent parfois la moitié de l'eau déversée dans la canalisation et dépassent généralement le quart. M. Deacon estime que, dans les villes anglaises, il n'y a pas plus de 30 p. 100 de l'eau utilisée. Quelque énormes que soient ces proportions, dit M. Bechmann, on se les explique, si l'on remarque d'une part que l'écoulement par les fuites se produit en raison de la pression totale et qu'il est incessant, si l'on suppute d'autre part quel peut être le nombre des joints incomplètement étanches et des robinets mal rodés.

Il y a donc un intérêt de premier ordre à rechercher les fuites et à les faire disparaître, et cet intérêt grandit chaque jour en raison de l'augmentation incessante de la consommation provoquée par l'hygiène, et qui tend à dépasser partout les ressources de l'alimentation. La question préoccupe les ingénieurs de tous les pays. De nombreux moyens ont été imaginés pour découvrir les fuites, et ils ont amené de bons résultats. On arrivera sans doute à diminuer l'étendue des pertes; mais,

(1) G. Bechmann, *loc. cit.*, p. 373.

quoi qu'on fasse, elles resteront toujours assez considérables pour qu'il faille leur faire une large part dans les estimations et les calculs auxquels on se livre, quand il s'agit d'une amenée d'eau à opérer. Les conseils d'hygiène, qui sont appelés à examiner les projets, ne doivent jamais perdre de vue l'écart considérable auquel il faut s'attendre entre le débit des sources au point de captage, et la quantité d'eau utilisée par la population, et c'est pour cela que j'en ai parlé.

III. **Emploi de l'eau.** — Pour compléter l'étude des eaux en hygiène urbaine et la traiter d'une façon complète, il me resterait à parler de leur emploi ; mais, au commencement de cet article, j'ai énuméré tous les usages auxquels elles sont employées dans les trois services qu'elles doivent assurer, et je ne saurais entrer dans plus de détails, sans m'exposer à des redites, ou sans empiéter sur le terrain de mes collaborateurs. En effet, ce qui a trait au service *public* (arrosage des chaussées, trottoirs, squares et promenades ; alimentation des fontaines, de puisage et d'ornement, des lavoir, bains, piscines, etc.) a été traité à fond dans le chapitre Ier de ce même livre, consacré à la voie publique; Ce qui concerne le service *privé*, la distribution d'eau dans les maisons et son utilisation sera traité au chapitre IV (*Habitations*); enfin, le service *industriel* trouvera naturellement sa place dans le livre VI (*Hygiène industrielle*); quant aux questions administratives que soulèvent la vente et la livraison de l'eau, l'hygiène ne doit s'en occuper que pour réclamer les mesures les plus libérales. Elle est en droit d'exiger que l'eau soit livrée le plus largement possible et dans les conditions les moins dispendieuses ; qu'elle puisse pénétrer dans les plus pauvres logements et que l'abonnement soit obligatoire pour les propriétaires. C'est une condition de premier ordre, comme je le montrerai dans l'article consacré aux vidanges. Enfin, dans les villes à double canalisation, où, comme à Paris, *le prix à payer pour chaque mètre cube d'eau de source est double du prix à payer par mètre cube d'eau de rivière* (1), nous devons exiger que les conditions de l'abonnement soient telles que cette eau de seconde qualité ne puisse pas être employée aux usages domestiques et que les propriétaires ne la fassent pas boire à leurs locataires, par économie, aux lieu et place de l'eau de source.

ARTICLE III. — LES ÉGOUTS.

Lorsque les eaux ont été distribuées dans une ville, qu'elles y ont été utilisées par les différents services que nous avons énumérés, elles sont souillées et devenues nuisibles ; il faut alors les évacuer le plus promptement possible et s'en servir pour débarrasser la ville de ses

(1) Projet de loi sur la dérivation des sources de la Vigne et de Verneuil, nº 162, page 9.

immondices. C'est, avons-nous dit, la seconde des deux conditions principales que l'hygiène impose à toute agglomération humaine.

Dans les petites villes et dans les villages, les eaux, après avoir lavé les toits et les cours, s'écoulent en suivant la pente naturelle, et vont se rendre au ruisseau le plus voisin. C'est également là que les riverains versent leurs eaux ménagères et souvent même leurs déjections, lorsqu'ils ne les jettent pas sur un fumier. Ces ruisseaux, qui ne sont que des rigoles naturelles, laissent filtrer les liquides dans le sol et, comme leur fond est très inégal, les matières solides s'y arrêtent, forment çà et là de petits dépôts qui fermentent et se putréfient à l'air et au soleil.

Le peu de densité de la population, le grand air, le voisinage de la campagne, diminuent les inconvénients de cette incurie ; mais, pour peu que le nombre des habitants s'élève, le danger grandit avec leur accumulation. Or il est très peu de villes de second ordre dont les égouts soient convenables. Dans nombre de chefs-lieux de département, c'est à peine s'il y en a un tronçon qui soit couvert, encore n'est-ce qu'un ruisseau dont on a dissimulé la vue, et qui, le plus souvent, est encombré par les cailloux, les tessons, les détritus de toute espèce. Des flaques d'eau noire et infecte y stagnent en attendant qu'un violent orage, qu'une pluie torrentielle viennent les nettoyer. C'est l'aboutissant des ruisseaux de la ville qui lui apportent tout ce dont les habitants veulent se débarrasser; il transmet cet immonde tribut à la mer ou au cours d'eau le plus voisin.

§ 1er. — Les égouts dans les grandes villes.

Il n'existe de véritable réseau d'égout que dans les grandes villes, encore laissent-elles à désirer, malgré les progrès accomplis depuis un demi-siècle.

I. **Villes de France.** — Bordeaux est une des villes de France les plus propres et les mieux entretenues; elle n'a pourtant que 52 kilomètres d'égouts, pour 220 kilomètres de rues. Ils se jettent tous dans la Garonne, par 61 bouches, dont 34 sur la rive gauche et 18 sur la rive droite. Les bouches donnant sur la voie publique sont au nombre de 808, dont 350 sont fermées par un clapet automobile (1).

Marseille n'avait pas d'égouts, il y a quarante ans. Les eaux pluviales et ménagères s'écoulaient par les rues, entraînant tous les détritus de la ville dans le *Port-Vieux* ou dans le *canal des Douanes*. Elle ne possède encore aujourd'hui qu'un réseau de 53 kilomètres de développement, avec des pentes variant de $0^m,0005$ à $0^m,13$ par mètre. La malpropreté de cette ville et son insalubrité sont légendaires (2). A chaque épidémie

(1) Émile Mauriac, *Rapport général sur les travaux de la commission des logements insalubres*. Paris, 1882.

(2) La mortalité est en moyenne de 31 p. 1000 par an et s'élève jusqu'à 47,2 p. 1000 dans l'arrondissement de l'Hôtel-de-Ville, situé au centre de l'agglomération.

de choléra, il est question de l'assainir; on en a parlé derechef lors du voyage du président de la République, en avril 1890; mais on s'est borné jusqu'ici à dresser des plans et des devis. Le projet de M. Cartier, agent voyer en chef du département des Bouches-du-Rhône, était celui qui semblait avoir les plus grandes chances d'exécution. Il avait été adopté en principe par la commission sanitaire ainsi que par le conseil municipal, et approuvé par le Comité consultatif d'hygiène publique. Dans ce projet, chacun des bassins naturels dont la ville est formée aurait eu son réseau d'égouts aboutissant, par une conduite unique, à un grand collecteur émissaire qui devait traverser la ville dans toute sa longueur. Il recevait, chemin faisant, le tribut de tous les ruisseaux, et venait déboucher en pleine mer, de l'autre côté des collines de Marseille-Veïre, dans la Calanque de Cortiou, où l'eau a une profondeur suffisante. Le grand collecteur devait avoir douze kilomètres de longueur. La dépense était évaluée à dix-sept millions (1). La ville parait avoir renoncé à ce projet. Le 26 août dernier, le maire a déposé, sur le bureau du conseil municipal, le contrat qu'il a signé avec la Société parisienne d'entreprise générale de travaux, pour l'assainissement complet de Marseille, par le système du tout à l'égout. Les travaux devront être terminés en cinq ans et coûteront 33 500 000 francs (2).

Toulon, dont l'insalubrité ne le cède en rien à celle de Marseille, n'a d'autre égout que celui du boulevard de l'*Égoutier*, situé au Mourillon. C'est une sentine infecte qui n'a pas été nettoyée depuis qu'elle existe. Lors d'une des dernières épidémies de choléra, on a essayé de désobstruer ce canal, en y faisant passer un courant d'eau de mer à l'aide d'une pompe. L'eau, qui est sortie par l'autre extrémité, a infecté la rade et fait déserter les bains de mer; il a fallu y renoncer. Dans la ville proprement dite, on pratique, de temps immémorial, le tout au ruisseau. Les pluies, les eaux ménagères, les vidanges s'écoulent dans les caniveaux des rues qui les conduisent, par leur pente naturelle, dans la Vieille-Darse. Celle-ci sert de fosse d'aisances à la ville tout entière. De nombreux projets d'assainissement ont été faits, mais pas un n'a été encore adopté. C'est une question qui sommeillera jusqu'à la prochaine épidémie. En attendant, la fièvre typhoïde y sévit avec une intensité sans égale. Je ne crois pas qu'il y ait de ville en France où elle fasse autant de ravages.

Toulouse a 22 kilomètres d'égouts qui se rendent à la Garonne. En général, ils sont mal construits; les radiers sont larges et plats et la pente en est trop faible (3). Lyon, qui n'avait en 1866 qu'un tiers de ses

(1) Cartier, *Note sur le projet d'assainissement de la ville de Marseille* (*Revue d'hygiène et de police sanitaire*, 1889, t. XI, p. 516).

(2) Journal *le Temps*, n° du 28 août 1890.

(3) Louis Masson, *Conférence sur les villes assainies*, faite à Toulouse, le 24 septembre 1887, au IVe Congrès provincial des architectes.

rues pourvues d'égouts, a fait de grands progrès, depuis cette époque; mais Rouen n'a que 33 kilomètres d'égouts pour 180 kilomètres de rues. Nantes n'a pas la moitié de son réseau terminé. Mulhouse, Rennes, Arras, Limoges, Montpellier, Nîmes, Cette, Carcassone, etc., sont encore plus mal partagées.

Paris, au contraire, possède un réseau d'égouts très complet et bien entretenu. Il le doit à Belgrand, comme sa canalisation d'eaux de source. Sous Louis XIII, la Bièvre et le ruisseau de Ménilmontant coulaient à ciel ouvert, recevaient toutes les eaux vannes de la ville et les portaient à la Seine. Le premier tracé remonte à 1663. Il se composait de six petits tronçons isolés et couverts qui débouchaient dans le ruisseau de Ménilmontant. Celui-ci passait au pied des buttes Chaumont et Montmartre, traversait la plaine Monceau et se jetait dans la Seine à Chaillot. Ce ruisseau fut couvert en 1750; il reçut un radier et devint l'égout de ceinture. Il avait 2 mètres de largeur et recevait tous les embranchements de la rive droite. En 1830, comme il ne suffisait plus, on creusa celui de la rue de Rivoli; mais ce n'est qu'en 1856 que Belgrand fit adopter le réseau dont l'exécution se poursuit depuis cette époque. Aujourd'hui, la partie construite, a 865 197 mètres de longueur; il en reste encore 174 803 à construire, pour arriver au chiffre de 1 040 000 mètres fixé par le projet de Belgrand et, comme on en perce 9287 mètres chaque année (c'est la moyenne des deux dernières), nous en avons encore pour dix-neuf ans à peu près.

Le système des égouts publics est complété par 374 608 mètres de branchements particuliers, qui portent la canalisation souterraine, dans son ensemble, à 1239 kilomètres 805 mètres. Sa longueur dépasse le plus grand diamètre de la France. Le réseau a pour base trois grands collecteurs : 1° celui d'Asnières, qui va déboucher dans la Seine à côté et en aval d'Asnières; 2° celui de la rive gauche, qui part de la Bièvre qu'il absorbe, longe les quais, franchit la Seine au pont de l'Alma, au moyen d'un siphon d'un mètre de diamètre, échoué en contre-bas du lit du fleuve, puis sous le nom de collecteur Marceau, rejoint, non loin de son débouché, le collecteur d'Asnières; 3° le collecteur départemental qui se développe au pied des coteaux du nord-est, sort de Paris par la porte de la Chapelle et aboutit sur la rive droite de la Seine, à Saint-Denis. Ces trois collecteurs reçoivent tous les égouts secondaires. Belgrand, pour la construction de son réseau, a adopté quatorze types décroissants. Les trois premiers ont une section qui varie de $17^{m},6$ à $11^{m},68$: ce sont les collecteurs généraux; les six suivants ont de $9^{m},22$ à $4^{m},05$ de section et servent de collecteurs secondaires, les quatre derniers types (3^{m} à $1^{m},63$) sont employés pour les égouts de troisième ordre.

Les égouts de Paris reçoivent les eaux pluviales et ménagères, avec tout ce qu'elles enlèvent à la voie publique, et emportent avec elles les liquides des urinoirs, les détritus de toute sorte qu'y jettent les riverains, enfin les vidanges d'un certain nombre de maisons et d'établissements publics que nous ferons connaître dans l'article suivant. Ils contiennent, de plus, les conduites de la distribution d'eau, les fils télégraphiques et ceux des téléphones, les tubes pneumatiques dans lesquels circulent les cartes-télégrammes.

Ce magnifique réseau a bien quelques imperfections. Elles tiennent surtout à ce que toutes ses parties n'ont pas été construites à la même époque et d'après un plan d'ensemble. De là des disproportions de calibre, des différences de niveau, des pentes insuffisantes. Nous reviendrons sur tout cela, lorsqu'il sera question du tout à l'égout; mais ces défauts, qui se corrigent un peu tous les jours, n'empêchent pas les égouts de Paris d'exciter l'admiration de tous ceux qui les visitent et on sait qu'une promenade dans les égouts fait partie du programme de tous les voyageurs étrangers qui nous visitent.

II. **Villes de l'étranger.** — Londres se place au premier rang, par l'étendue et l'unité de son réseau d'égouts. Il laissait beaucoup à désirer sous ce double rapport en 1856, époque à laquelle M. Razalgett a entrepris la direction des travaux dont je vais parler. Il s'agissait, avant tout, d'assainir la Tamise qui se remplissait peu à peu d'une vase immonde. Les exhalaisons étaient tellement infectes, qu'on se souvient d'une année où les membres des deux Chambres furent obligés de quitter les salles du palais de Westminster, chassés par les odeurs qui partaient du fleuve. On a creusé, sur chacune de ses rives, trois grands collecteurs de forme circulaire ayant de 1m,20 à 3m,10 de diamètre et qui recueillent toutes les eaux-vannes de la ville. Les autres égouts sont d'un diamètre bien inférieur. On ne s'est pas occupé, comme à Paris, de les rendre accessibles à l'homme. Le tiers du réseau tout au plus (abstraction faite des trois collecteurs) est en maçonnerie, de section ovoïde et d'une hauteur qui varie entre 1m,10 et 0m,60. Les deux autres tiers sont en grès émaillé, ou même en métal. Ces conduites ont de 45 à 15 centimètres de diamètre. Elles sont assemblées à frottement doux. Le réseau tout entier a une longueur de 800 kilomètres; il en aura 1100 lorsque les travaux seront terminés.

La canalisation que je viens de décrire reçoit toutes les déjections de la ville. Chaque maison a trois communications directes et distinctes avec l'égout : l'une pour les eaux de pluie, l'autre pour celles de la cuisine, la troisième pour le produit des cabinets d'aisance. Presque toutes les fosses fixes ont disparu; on évalue à 300 000 le nombre de celles qu'on a supprimées de 1850 à 1860 (1). Les collecteurs, dont le développement total est de 132 kilomètres, charrient ainsi tous les produits liquides, toutes les déjections de la plus grande ville du monde, et vont les déverser dans la Tamise maritime, à 30 kilomètres plus bas, à

(1) Charles Terrier, *Étude sur les égouts de Londres, de Bruxelles et de Paris*. Paris, 1878.

Barking et à Crossness. En cet endroit, le fleuve a 700 mètres de largeur et la région est complètement déserte. « Aujourd'hui, dit Durand-Claye, l'œuvre de l'assainissement est terminée, Londres est débarrassé de ses classiques émanations, les impuretés sont amenées au loin, dans un point où elles sont noyées dans une masse d'eau énorme, constamment agitée par le jeu des marées, loin de tout centre d'habitation (1).

Le réseau de Bruxelles est une combinaison de celui de Paris et de celui de Londres. Il est calqué sur le premier pour l'exécution et sur le second quant à la destination. Les travaux sont d'exécution récente, car ils sont postérieurs à 1860. En général, les égouts ne sont pas accessibles à l'homme, ce qui a moins d'inconvénients qu'à Londres, parce que les pentes sont assez fortes pour empêcher les obstructions. Les conduites sont en brique, et plus rarement en poterie. Le réseau se compose d'un émissaire de 5 kilomètres de longueur, divisé, dans la traversée de la ville, en deux branches parallèles qui sont prises dans un même massif de maçonnerie, lequel comprend, en même temps, une double galerie où se trouve enfermée la rivière, la Senne. Les collecteurs ont une pente uniforme d'un demi-millimètre par mètre pour les types, au nombre de trois, dont les cuvettes sont de $1^m,20$, $1^m,70$ et $2^m,28$ avec des banquettes dont les largeurs correspondantes sont $0^m,75$, $0^m,80$, $0^m,94$; la hauteur de la voûte est toujours de 2 mètres au moins (2).

L'Allemagne est en grand progrès sous le rapport de la voirie. Berlin, dont la population a décuplé depuis un siècle, était il y a quelques années, dans l'état le plus déplorable. Les chaussées mal pavées étaient bordées de fossés profonds où s'écoulaient lentement les eaux de pluie, les eaux ménagères, souvent les urines et les vidanges. Les eaux se déversaient directement dans la Sprée qui coulait lente et fétide à travers la ville. Les maisons avaient des fosses fixes ou des puits perdus qui répandaient dans le sous-sol les urines et les matières fécales. Les puits qui servaient à l'alimentation plongeaient dans la nappe souterraine infectée. Une usine élévatoire, construite par une compagnie anglaise et rachetée par la ville, prenait dans la Sprée, en amont de Berlin, 40 000 mètres cubes d'eau par jour, ce qui, pour une population d'un million d'habitants, faisait à peine 40 litres par jour et par tête. La mortalité était en rapport avec ces conditions d'insalubrité. En 1871, elle a été de 39 p. 1000. C'est alors qu'on a commencé les travaux d'assainissement à la suite desquels la mortalité est tombée à 26 p. 1000.

Les études, commencées en 1868, ont abouti à un plan général qui a été adopté en 1873. Les travaux, commencés l'année suivante, ont été

(1) A. Durand-Claye, *Situation de la question des eaux d'égout en France et en Angleterre* (*Annales des ponts et chaussées*, février 1873).

(2) Charles Terrier, *Étude sur les égouts de Londres, de Bruxelles et de Paris*. Paris, 1878, p. 17.

rapidement terminés. La disposition du réseau de Berlin est complètement différente de celle qui a été adoptée à Paris et à Londres. Le terrain étant presque horizontal et l'impossibilité de déverser les eaux d'égout dans la Sprée ayant été tout d'abord reconnue, il n'y avait pas d'intérêt à placer les collecteurs sur les quais de cette petite rivière. On les a disposés suivant le système dit *radial*. La ville a été divisée en cinq bassins dont les cinq collecteurs amènent les eaux, avec des pentes de $0^m,0005$ à $0^m,00036$, à cinq usines élévatoires placées sur le périmètre de la ville et flanquées de deux usines de relais, situées au centre, lesquelles relèvent les eaux des parties les plus basses de la ville, et les jettent dans le réseau principal.

Ces cinq collecteurs reçoivent tous les égouts. Chaque rue a le sien. Ils sont placés à 3 ou 4 mètres au-dessous de la chaussée et devant le trottoir. Leur forme est ovoïde avec cuvette circulaire. Ils comprennent neuf types. Le premier, le plus petit, a $1^m,20$ de hauteur sur $0^m,80$ d'ouverture, le neuvième, celui des collecteurs, a 2 mètres sur $1^m,333$. Les voûtes sont en briques, les radiers reposent sur un sommier en pierre. Les branchements particuliers sont tous exécutés en poterie de $0^m,16$ de diamètre. Ils sont tous munis obligatoirement d'un siphon en grès, assurant une fermeture hydraulique de 8 centimètres d'immersion. En outre, en arrière du siphon, et sous le sol des caves, se trouve un clapet métallique, s'ouvrant du dedans au dehors, destiné à arrêter les corps volumineux et pouvant être visité et curé à l'aide d'un trou d'homme. Une disposition analogue se rencontre sur le trajet des collecteurs. Avant d'arriver à la chambre d'aspiration des pompes, ils traversent un réservoir circulaire, muni de deux grilles à larges mailles, que les eaux sont obligées de traverser et qui arrêtent tous les corps un peu volumineux.

Les usines sont de la force de 360 à 400 chevaux. Les pompes sont à double effet, à clapets verticaux, du système de Londres. Les frais d'exploitation annuels d'une usine et du réseau d'égouts qui y aboutit, sont d'environ 125 000 francs, soit pour les cinq usines, 625 000 francs.

Les eaux à élever par l'ensemble du système étaient évaluées, dans le projet, à 100 000 mètres cubes par jour, soit 20 000 mètres par usine. En 1888, lorsque les membres du Congrès d'hygiène ont visité Berlin, le cube d'eau refoulé dépassait déjà les prévisions. Il était de 112 914 mètres; 17 495 maisons, abritant 1 146 925 habitants, étaient reliées à la canalisation, sur 19 193 immeubles composant la ville tout entière et comprenant une population totale de 1 300 000 d'habitants à peu près.

Les eaux d'égout sont refoulées par les cinq usines, dans des conduites qui les portent dans les champs d'épuration situés au nord et au sud de Berlin. Les onze domaines destinés à cet usage et actuelle-

(1) *Les travaux d'assainissement de Berlin*, par A. Durand-Claye (*Revue d'hygiène et de police sanitaire*, 1881, t. III, p. 93).

ment possédés par la ville, représentent une surface de 5438 hectares dont 3182 sont déjà irrigués (1). Je reviendrai sur les résultats qu'on y obtient, lorsque je traiterai la question de l'épandage.

Dantzig et Breslau ont subi des transformations analogues.

La situation, à Dantzig, était déplorable il y a vingt ans; quelques égouts anciens et insuffisants venaient déboucher dans la Mottlau ou la Radaune. La plupart des rues en étaient privées et les ruisseaux entraînaient toutes les immondices en longeant les rez-de-chaussée. Le service des vidanges était représenté par quelques fosses fixes, par des tinettes ou de simples seaux dont on versait le contenu dans des voitures nocturnes qui passaient tous les trois ou quatre jours, quand on ne les vidait pas dans le ruisseau. Enfin, la distribution d'eau était insuffisante et consistait en majeure partie en tuyaux de bois alimentés par la Radaune. La mortalité moyenne était de 39,59 p. 1000 et s'était élevée à 49,18 p. 1000, en 1869.

C'est à cette époque que les travaux d'assainissement ont commencé. On a capté d'abord les sources de la vallée de la Radaune et plus tard celles de la forêt d'Olivaïr. Aujourd'hui, la ville dispose de 11 130 mètres cubes de très bonne eau, ce qui fait environ 140 litres par jour et par habitant; on a ensuite installé un réseau composé de deux collecteurs qui reçoivent les tuyaux en poterie formant les égouts des rues. Ceux-ci recueillent les eaux de la voie publique et des maisons, en y comprenant les vidanges. Les deux collecteurs passent en siphon sous la Mottlau et arrivent à l'usine élévatoire qui est située dans une petite île et qui les refoule, par une conduite de 2904 mètres de longueur, dans les champs d'irrigation situés dans l'île formée par l'ancien cours de la Vistule, et dont l'étendue est de 500 hectares.

Depuis que Dantzig pratique le tout à l'égout, la mortalité est tombée à 28,59 p. 1 000 (2).

La ville de Breslau a imité Berlin et Dantzig, dont elle partageait les conditions d'insalubrité. Sa distribution d'eau n'était assurée que par quelques moulins établis sur l'Oder. Elle a commencé par installer, sur cette rivière, une usine à vapeur dont le produit, joint à celui des anciens moulins, lui fournit par jour 26 000 mètres cubes d'eau, ce qui donne environ 110 litres par personne.

Pour les égouts, Breslau a adopté les types et le mode de construction de ceux de Berlin, et le même mode d'épandage. Elle a supprimé toutes les fosses fixes, et rendu obligatoire l'écoulement total à l'égout. Les trois collecteurs qui sillonnent la ville et reçoivent les branchements accessoires, se réunissent en un tronc commun qui franchit

(1) A. Proust, *les Champs d'épuration de Berlin* (*Revue d'hygiène et de police sanitaire*, 1888, t. X, p. 281).
(2) Durand-Claye, *les Travaux d'assainissement de Dantzig* (*Revue d'hygiène*, 1881, t. III, p. 10).

l'Oder par un double siphon et aboutit à l'usine élévatoire. De celle-ci part une conduite métallique de 1250 mètres de longueur qui arrive à l'origine des champs à irriguer à côté du chemin de fer de Posen. Les terrains d'épandage doivent avoir un jour 700 hectares de superficie; actuellement l'opération se borne au domaine d'Oswitz, dont la superficie est de 403 hectares 93 centiares (1).

L'Autriche n'est pas aussi avancée. A Vienne, la question des égouts n'a pas la même importance que dans les autres capitales. Les eaux-vannes sont conduites directement au Danube, dont le débit est assez grand pour qu'on n'ait pas à tenir compte de la souillure qui en résulte. Cependant, un projet récent prévoit un canal collecteur sur la rive droite du fleuve. Il ira de Vussdorff à Simmering et coûtera 12 millions de francs. En attendant, l'installation des vidanges est assez primitive. Les maisons sont liées directement à l'égout, dont les dépôts sont enlevés à main d'homme (2).

Vienne a fait toutefois un grand pas dans la voie de l'assainissement. Jusqu'en 1870, on y buvait l'eau du Danube. A cette époque, elle a construit le magnifique aqueduc François-Joseph, qui lui apporte l'eau de deux sources des Alpes de Styrie, situées à près de 100 kilomètres de la ville. Cette eau est d'excellente qualité, mais, comme la quantité était insuffisante, la ville a installé, depuis 1878, à Pottschack, dans la vallée de la Schwarzau, des pompes destinées à extraire directement l'eau de puits creusés dans le sol et à la refouler dans l'aqueduc des hautes sources. Ces eaux de puits sont de qualité inférieure.

L'Italie est également en voie de transformation sanitaire. Rome, qui a inauguré le système du tout à l'égout, sous les Tarquins, il y a deux mille cinq cents ans, continue à développer sa canalisation. Je ne veux pas revenir sur cet historique qui a été fait dans le chapitre 1er de ce livre (3). La Ville-Éternelle, en matière de voirie, a longtemps couru sur son passé, mais depuis que l'Italie en a fait sa capitale, elle a développé son réseau d'égouts et les a reliés à deux grands collecteurs de 5 mètres de hauteur sur 3 ou 4 mètres de largeur, à section ovoïde, construits d'après les systèmes les plus modernes et placés, l'un sur la rive droite, l'autre sur la rive gauche du Tibre, sous les quais récemment construits (4).

Turin a commencé, en 1726, sous le règne de Victor-Amédée II, la construction d'un réseau de canaux avec le tout à l'égout. Il y en a aujourd'hui 35 000 mètres de percés. Ils versent leur contenu dans le Pô et dans la Doire. En 1860, le conseil municipal a défendu la continuation

(1) Durand-Claye, *les Travaux d'assainissement de Breslau* (*Revue d'hygiène*, 1881, t. III, p. 112).

(2) C. Zuber, *l'Exposition d'hygiène à Berlin* (*Revue d'hygiène*, 1883, t. V, p. 738).

(3) Voy. t. III, p. 14.

(4) Jacinthe Pacchiotti, *Note sur les avantages du système du tout à l'égout*, etc. Paris, 1889, p. 6.

des canaux et ordonné la construction de fosses fixes. Ce pas en arrière a excité les protestations de tous les hygiénistes ; la population elle-même a fait entendre ses plaintes et, en 1883, une commission a été nommée pour étudier la question. Elle a choisi pour rapporteur le professeur Pacchiotti, dont tout le monde connaît la compétence, et, sur son remarquable rapport, elle a conclu à l'achèvement du réseau commencé en 1726, et à l'épandage des eaux sur un terrain de 5000 hectares qui s'étend entre la Dora, le Pô et la Mandone. Le conseil municipal ne s'est pas tenu pour battu ; il a nommé une seconde commission qui a opté pour la double canalisation et il penche vers cette solution. La question en était là, en 1889, lorsque notre savant collègue a rédigé la brochure à laquelle ces détails sont empruntés (1).

Milan est encore en retard. La ville est traversée par un réseau de canaux à ciel ouvert qui remonte à 1176, au lendemain de la bataille de Legnano. Il a été amélioré en 1457, par les moines de Chiaravalle, qui avaient de grandes propriétés dans le voisinage, et, plus tard, de 1524 à 1576, par des ingénieurs, au nombre desquels on cite Léonard de Vinci. Il se compose d'un canal principal appelé la *Vetabbia*, dans lequel se rendent sept canaux plus petits qui reçoivent directement les immondices des tuyaux de chute. La *Vetabbia* conduit les eaux hors de la ville par un canal tortueux et les répand sur des prairies qu'elles fertilisent. Ces canaux sont loin d'être hygiéniques et ne contribuent pas à la salubrité de la ville qu'ils parcourent ; aussi, en 1888, le conseil municipal a-t-il voté, à l'unanimité, la construction de grands égouts à la moderne (2).

Naples, dont l'insalubrité légendaire ne le cède en rien à celle de Marseille et de Toulon, si elle ne la dépasse pas, Naples a fait un effort considérable, à la suite de l'épidémie de choléra de 1884 ; elle a adopté un projet d'assainissement grandiose, qui est entré dans la phase d'exécution. Les démolitions s'étendront sur une superficie d'un million de mètres carrés ; elles comprendront 17 000 maisons et 62 églises. On expropriera 7000 propriétaires ; 375 000 mètres carrés de la surface déblayée seront affectés à la construction de maisons neuves et 604 000 au percement de rues nouvelles. Le projet prévoit un magnifique réseau d'égouts destiné à tout recevoir, d'après la décision presque unanime du conseil municipal. L'inauguration des travaux a eu lieu, au mois de juin 1889, en présence du roi d'Italie. La dépense qu'entraînera cette œuvre gigantesque est évaluée à 100 millions.

Le tout à l'égout a été adopté en principe dans un certain nombre de villes d'Italie comme Coni ; il est à l'étude à Florence, à Bologne, à Brescia, à Palerme, à Messine, à Catane, etc.

L'Espagne n'a pas suivi jusqu'ici le mouvement. Cet admirable pays,

(1) Jacinthe Pacchiotti, *Note sur les avantages du tout à l'égout*. Paris, 1889.
(2) *Id.*, *loc. cit.*, p. 10.

qui a de si splendides ressources et une population si énergique, ne veut pas se remettre en route. S'il a fait quelque chose en matière de voirie, nous l'ignorons complètement. Nous ne sommes pas beaucoup mieux renseignés sur le Portugal; il paraît pourtant que, depuis une dizaine d'années, il est entré dans la voie du progrès. C'est du moins ce qu'affirme le docteur Da Silva Amado, professeur d'hygiène à la Faculté de Lisbonne, qui nous a fait connaître la situation de cette ville dans un travail qu'il a inséré dans la *Revue d'hygiène* (1). En 1880, Lisbonne n'avait que de vieux égouts de date différente et débouchant tous dans le Tage. Les plus anciens sont de forme carrée, ce sont les plus nombreux; les autres sont ovales. Les uns et les autres sont mal construits. Ils déversent leur contenu dans le fleuve, par trente-cinq bouches qui sont libres et laissent entrer l'eau de mer à la marée. Ils sont remplis de dépôts putrides qui ne sont entraînés que lorsqu'il tombe des pluies torrentielles. Quand on ouvre ces égouts, qui ne sont jamais nettoyés, on y trouve des quantités énormes de matières noires et fétides. Les fosses d'aisances sont très rares. On n'en voit que dans des maisons qu'on n'a pas pu relier, par un conduit, avec la canalisation de la voie publique. Les gaz, repoussés par la marée montante ou refoulés par certains vents, s'introduisent dans les appartements et y apportent des odeurs insupportables. Il n'y a aucune ventilation dans les conduites, car toutes les bouches d'égout qui donnent sur la voie publique ont des fermetures hydrauliques et le reflux du Tage laisse à découvert des quantités énormes de matière en putréfaction qui, à marée basse, infectent les quartiers situés près du fleuve.

Ces conditions d'insalubrité ont enfin ému l'opinion publique; la presse s'est emparée de la question et le gouvernement a nommé, il y a dix ans, une commission chargée de lui présenter un projet d'assainissement. Elle a depuis longtemps sans doute terminé ses travaux; mais je ne sais pas quel en a été le résultat. Les efforts que j'ai faits pour m'en informer n'ont pas été couronnés de succès.

Aux États-Unis, la question des égouts a reçu les solutions les plus variées. Cette nation qui date d'hier et qui, sous le rapport du progrès matériel, dépasse déjà l'Europe, ce pays, où les villes sortent de terre comme par enchantement, peut se permettre toutes les innovations. Cependant les systèmes qui y ont prévalu sont ceux qui se recommandent par la simplicité, la rapidité d'exécution et l'économie.

§ 2. — **Disposition générale des égouts.**

Les détails dans lesquels je viens d'entrer montrent que les égouts des différentes villes varient de l'une à l'autre, aussi bien pour le tracé

(1) J.-J. Da Silva Amado, *le Mouvement de l'hygiène à Lisbonne en 1880* (*Revue d'hygiène*, 1881, t. III, p. 121).

que pour la façon dont ils sont coustruits ; on peut toutefois rapporter les différentes dispositions à quelques types principaux que je vais passer en revue.

1. **Tracé du réseau.** — Lorsqu'une grande ville, comme celles que nous avons citées, veut créer un réseau d'égout complet et d'une seule pièce, lorsqu'elle n'est pas entravée par les dispositions du passé, elle peut choisir le type qui convient le mieux à sa configuration géographique. Lorsqu'elle est située en plaine, que son sol ne présente que d'insignifiants mouvements de terrain, elle peut adopter le *système radial*, que j'ai décrit en parlant de Berlin. Les collecteurs dessinent des rayons allant du centre à la circonférence. Chacun d'eux reçoit le contenu du réseau d'un certain nombre de districts et peut le verser isolément sur un champ d'épuration distinct.

Lorsque la ville est traversée par un fleuve et qu'on ne veut pas l'infecter, la disposition habituelle consiste à établir, sur chaque rive, un grand collecteur principal qui reçoit tous les égouts de son côté et s'unit à son congénère pour former un tronc unique qui va aboutir à l'usine élévatoire. Parfois, lorsque ces collecteurs sont placés au pied d'un versant étendu, il peut y avoir nécessité, pour ne pas trop les charger, de tracer, transversalement aux lignes de pente, des collecteurs intermédiaires qui recueillent une partie des eaux sur leur passage et débarrassent d'autant le collecteur principal. Situés à une altitude plus favorable, ils peuvent être amenés jusqu'au débouché, avec une pente plus satisfaisante ou à un niveau supérieur. On trouve à Paris des exemples de cette disposition, dans le collecteur du Nord et dans celui des coteaux. Enfin, lorsque le terrain est très accidenté, que la ville est bâtie sur une série de collines, la disposition des égouts est imposée par cette configuration. Il faut établir dans chacun des petits vallons qui séparent ces collines, un collecteur de second ordre, qui reçoit toutes les conduites échelonnées sur les deux versants et les conduit au collecteur principal. Celui-ci reçoit ainsi toutes les eaux de la ville et les emporte à la mer, au prochain cours d'eau ou sur les champs d'épandage.

Dans ce dernier cas, il n'y a pas de difficulté, parce que les rues presentent partout une pente suffisante, pour assurer un écoulement rapide aux eaux souillées et le nettoyage des égouts se fait de lui-même, grâce au courant qui les parcourt. Dans les villes plates, le défaut d'inclinaison est une source de difficultés considérables. La pente d'un égout doit être suffisante pour que l'eau soit animée de la vitesse nécessaire à l'entraînement des détritus dont elle est chargée, et, comme la vitesse dépend aussi de la section mouillée, on peut corriger, dans une certaine mesure, les insuffisances de pente par les dimensions et la forme de la section. Plus les canaux sont petits et plus la pente doit être considérable, pour que la chasse ait partout la même force. On estime que la vitesse des liquides doit être de 1m,15 par seconde dans les petits égouts, de 1 mètre dans les moyens et de 0m, 70 dans les grands.

Les pentes les plus satisfaisantes sont comprises entre 0m,01 et 0m,03 par mètre. Les sables commencent à se déposer quand la déclivité du radier est inférieure à 0m,15 par mètre, les vases quand elle s'abaisse à 0m,005 et les dépôts se forment très rapidement, quand elle tombe à 0m,0025. Un excès de pente peut avoir aussi ses inconvénients dans les égouts où les ouvriers doivent circuler. Une pente supérieure à 0m,03 par mètre rend le radier glissant, et, au-dessus de 0m,05 par mètre, il faut renoncer à une pente continue et disposer, sinon le radier, du moins la banquette de circulation, en forme de gradins (1). On conçoit de quelle difficulté il doit être de ménager des pentes semblables dans le sous-sol d'une ville où les rues ont partout le même niveau, lorsque les eaux d'égout doivent franchir plusieurs kilomètres avant d'arriver à l'usine élévatoire. C'est la raison pour laquelle on a adopté, à Berlin, le système radial. En divisant la ville en douze districts, aboutissant à cinq collecteurs dont chacun a son département séparé et son usine élévatoire indépendante, on a pu diminuer la longueur du parcours, et donner aux égouts une pente suffisante, sans trop s'enfoncer sous terre.

Quelle que soit la disposition des collecteurs, celle des égouts qui s'y déversent est toujours commandée par le tracé des rues. Toute rue de plus de 20 mètres a un égout pour chaque trottoir, et aujourd'hui, on tend à adopter cette disposition pour les voies d'un moindre diamètre. Lorsqu'il n'y a qu'un égout, il suit le milieu de la rue et reçoit à droite et à gauche, les embranchements qui lui viennent des maisons. Autant que possible, on les raccorde tous entre eux, afin qu'ils puissent s'entr'aider, en cas d'afflux anormal des eaux en quelque point, ou d'interruption momentanée de l'écoulement dans une direction quelconque. Le raccordement d'un égout secondaire avec un égout principal se fait, le plus souvent, suivant la direction normale à l'axe de celui-ci. Il est préférable de l'obliquer dans le sens du courant et même de l'établir en courbe, surtout quand les radiers sont au même niveau; mais quand on ménage un ou plusieurs gradins au débouché de la branche secondaire, afin d'y empêcher le reflux des eaux du conduit principal, le raccordement tangentiel perd de son importance (2).

II. **Forme et dimensions des égouts**. — La forme intérieure d'un égout doit être telle que la vitesse de l'écoulement y soit toujours aussi grande que possible, malgré les variations du débit. En outre, les parois doivent être de nature à résister aux pressions latérales des terres, ainsi qu'à la pression verticale du remblai et des charges fixes ou mobiles qu'il supporte. C'est la forme arrondie qui convient le mieux

(1) G. Bechmann, *loc. cit.*, p. 567.
(2) *Id.*, *Ibid.*, p. 560.

pour remplir ces conditions, aussi les sections des égouts modernes sont-elles généralement circulaires ou ovoïdes. La première de ces formes serait préférable s'il ne s'agissait que de résistance, mais au point de vue

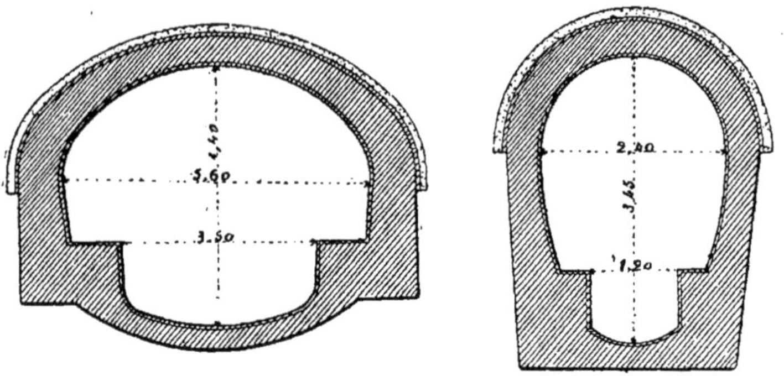

Fig. 16. — Section du collecteur d'Asnières (d'après Bechmann).

Fig. 17. — Section de l'égout de la rue de Rivoli (d'après Bechmann).

de l'écoulement des eaux, la forme ovoïde à grosse extrémité supérieure vaut mieux, parce que, dans les faibles débits, elle donne une surface

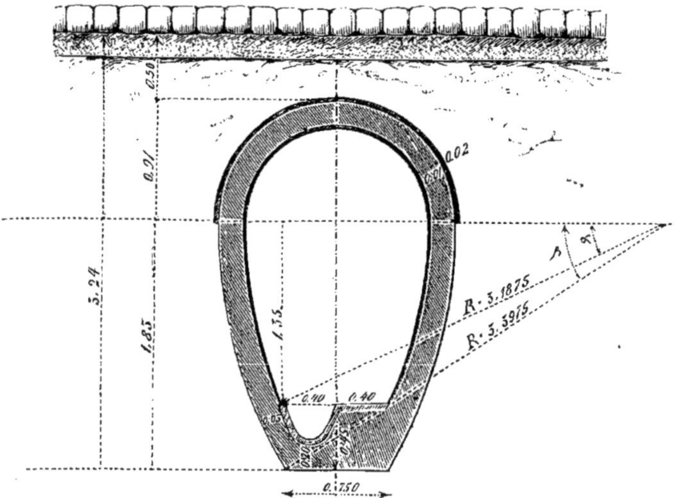

Fig. 18. — Section d'un égout du type n° 12 *bis* (réseau de Paris).

mouillée plus avantageuse. La différence est insignifiante, quand il s'agit d'égouts de petite dimension et on s'en tient à la forme circulaire pour ceux qui n'ont que 40 à 60 centimètres de diamètre.

En ce qui concerne la dimension, il faut distinguer les égouts secondaires des égouts principaux et des collecteurs. A Paris, où il y en a douze types, les égouts de maison ont, en général, moins de 50 centimètres; les égouts de rue n'ont jamais moins d'un mètre; les collecteurs de rue ont 2m,30 de hauteur sur 1m,30 de largeur. Le grand collecteur à 4m,40 de hauteur sur 5m,60 de largeur (fig. 16). Il est par conséquent plus grand que la *cloaca maxima* de Rome qui n'avait que 4m,25 de diamètre. La cunette a 3m,50 de large sur 1m,35 de profondeur et présente de chaque côté une banquette de 0m,90, sur laquelle les ouvriers se promènent avec la plus grande facilité. Le collecteur de la rive gauche est presque circulaire. Il a une cunette de 2 mètres de large et 1 mètre de profondeur avec des banquettes de 0m,70. Les grands collecteurs sont à Paris les seuls dont la largeur l'emporte sur la hauteur. Le grand égout de la rue de Rivoli est ovoïde avec une cunette de 1m,20 sur 0,80 et deux banquettes de 0m,40 (fig. 17). Dans tous les égouts où l'on peut circuler et qu'on construit aujourd'hui, on a ménagé, de l'un des côtés de la cunette étroite et arrondie, une petite banquette de circulation (fig. 18 et 19).

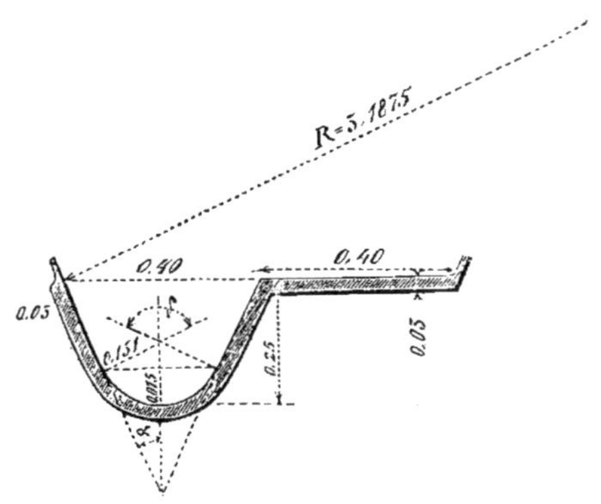

Fig. 19. — Section de la cunette de l'égout type n° 12 *bis*.

III. **Matériaux**. — Les égouts dont j'ai parlé jusqu'ici sont tous en maçonnerie et la paroi intérieure est recouverte d'un enduit lisse sur tout le pourtour, y compris la voûte qui, dans les grandes eaux, fait partie elle-même du périmètre mouillé. A Paris, on se sert de la meulière et du mortier de ciment à prise rapide. L'adhérence du mortier est très grande, la pierre est dure, la prise facile et le décintrement peut s'opérer en quelques heures, ce qui permet de réduire au minimum la gène que cause l'exécution du travail.

On a maintenant adopté, en France, le principe de l'étanchéité complète. On cherche à l'obtenir aussi parfaite que possible, dans tous les égouts qu'on établit aujourd'hui et on y réussit. Il y a pourtant des villes dans lesquelles on construit, à dessein, la partie supérieure en matériaux perméables, avec l'espoir de voir les eaux du sol s'y infiltrer et d'en opérer ainsi le drainage; mais c'est le contraire qui se produit. Dans les averses, c'est l'eau des égouts qui se jette dans le sol, tandis qu'avec les tuyaux étanches, le drainage du sol se fait, sûrement, le long de leurs parois.

Il se produit même un fait très curieux que Webel a constaté à Hambourg. Les canaux qu'on y a contruits ne sont pas assez imperméables pour empêcher les liquides de passer; l'eau du dehors pénètre réellement dans l'égout; mais l'inverse ne se produit pas et, autour de canaux qui servent depuis vingt-cinq ans, on n'a pu, ni par la vue, ni par l'analyse chimique, décéler la moindre trace de souillure du sol. Webel explique cette anomalie apparente par un phénomène physique qu'il a également reconnu; c'est que, lorsque deux liquides sont séparés par une membrane, si l'un d'eux est en mouvement, c'est l'autre qui va vers lui (1).

Les canaux construits en briques et en ciment, comme on les fait en Angleterre et en Allemagne, ne sont pas étanches au début; mais ils le deviennent à la longue. Le fait a été constaté par Wolffhügel, pour les égouts de Munich. Perméables au moment de leur construction, ils sont devenus étanches au bout de six ans. Ceux que nous construisons en maçonnerie et en béton sont non seulement imperméables, mais ils peuvent travailler en pression comme des tuyaux de métal. C'est du moins ce qui arrive aux conduites que Durand-Claye a construites, avec ces matériaux, à Gennevilliers, et qui ont 30 000 mètres de longueur. Je reviendrai du reste sur ce sujet, à l'occasion des vidanges et du tout à l'égout.

On emploie aussi, pour la confection des petits égouts, le béton coulé sur place dans la tranchée, sans aucun joint, les tuyaux d'argile cuite et vitrifiée, les tuyaux en grès émaillé ou vernissé; on emploie même dans quelques villes des tubes de fonte; mais c'est à tort, parce qu'ils sont très rapidement attaqués par les eaux d'égout.

A Londres, le tiers du réseau est constitué par des conduites en grès émaillé ou en métal. En Allemagne, on a employé presque partout les tuyaux en poterie. A Berlin, les collecteurs seuls sont en brique, tout le reste du réseau est constitué par des tuyaux en poterie vernie à l'intérieur et dont le diamètre varie de 51 centimètres à 21 centimètres. L'épaisseur des parois est égale au douzième du diamètre. La longueur maxima est de 80 centimètres et elle est de 65 centimètres pour les branchements qui ont 16 centimètres de diamètre. A Dantzig, à Breslau, on a adopté des dispositions analogues; enfin, le système Waring repose tout entier sur l'emploi des conduites en terre vitrifiée dont le calibre varie entre 6 pouces et 20 pouces de diamètre.

Partout, on n'a eu qu'à se louer de ces conduites en poterie qui réalisent une économie considérable et font un très bon service, lorsqu'il n'y a pas de très grandes masses d'eau à éconduire. M. Masson, inspecteur de l'assainissement de Paris, a exposé au Congrès de l'Association française pour l'avancement des sciences, qui s'est tenu à Toulouse en 1887, un système basé sur l'emploi presque exclusif des tuyaux en

(1) Jules Arnould, *Nouveaux éléments d'hygiène*. Paris, 1881, p. 592.

poterie(1). Il l'a développé l'année suivante dans un important travail(2).

IV. Ouvrages accessoires. — La plupart des égouts qu'on établit aujourd'hui sont visitables. On leur donne même assez de hauteur pour qu'un homme y puisse circuler debout. Il faut, par conséquent, ménager aux ouvriers le moyen d'y descendre. A cet effet, on établit, de distance en distance, des regards ou des trous d'homme. Les regards sont des puits verticaux qui donnent accès dans les galeries souterraines. Ils sont en général établis sur la voûte de l'égout, dans l'axe de la chaussée, et recouverts par un tampon arasé au niveau du sol. C'est une plaque de fonte pleine ou à jour, pour permettre la ventilation, mais qui doit, dans tous les cas, être assez épaisse pour résister au passage des voitures. Lorsque les regards desservent des égouts de petite dimension, non visitables, on donne au puits la forme d'une pyramide ou d'un tronc de cône, de telle sorte que, tout en ne présentant au niveau du sol qu'une ouverture de $0^m,60$ à $0^m,80$ pour le passage des ouvriers, il soit assez large dans le fond pour leur permettre de travailler (3).

Les tampons placés sur la chaussée sont une gêne pour la circulation et parfois un danger, quand on les ouvre aux heures de grande fréquentation. Aussi a-t-on pris l'habitude de les placer maintenant sur le trottoir. Une galerie inclinée relie le puits d'accès à l'égout et le tampon est plein, pour ne pas laisser s'exhaler d'odeur près de la maison. On fixe, dans l'une des parois, des échelons en fer galvanisé pour faciliter la descente. Sur certains points du réseau, on installe même des escaliers sous le trottoir, et l'ouverture, dans ce cas, est recouverte par une série de plaques à charnière, en tôle striée. Les regards sont établis à une distance de 60 à 70 mètres les uns des autres. Lorsqu'ils sont ouverts, on place un gardien pour avertir les passants et on entoure l'entrée du puits d'un garde-corps mobile.

Les *trous d'homme* sont des puits carrés avec échelles de $0^m,556$ de côté, se raccordant avec un cylindre de $0^m,556$ de diamètre, lequel débouche sous les plaques de garde qui sont doubles. L'inférieure, percée de petites ouvertures pour la ventilation, empêche les immondices de la rue de tomber dans l'égout. La distance des trous d'homme entre eux est de 60 à 100 mètres.

Les *bouches d'égout* sont représentées dans beaucoup de villes, pas des ouvertures carrées munies d'une grille et s'ouvrant au milieu de la chaussée. Aujourd'hui, dans toutes les rues nouvelles, on les place sous le trottoir qui les recouvre et dont la bordure est, à cet effet, convenablement échancrée. Ce sont de larges fentes, communiquant avec

(1) Louis Masson, *Quelques indications sur l'assainissement des villes* (*Comptes rendus de l'Association française pour l'avancement des sciences*, XVIe session, 1887, 2e partie, p. 1027).

(2) Louis Masson, *Conférence sur les villes assainies*. Compte rendu du IVe Congrès provincial des architectes. Toulouse, 1888. Broch. avec atlas.

(3) G. Bechmann, *loc. cit.*, p. 58.

la galerie souterraine, par un branchement en maçonnerie revêtu de ciment dont la pente doit être suffisante pour que les ordures, les corps solides, les sables soient entraînés immédiatement par les eaux pluviales, les eaux de lavage des rues et celles qui proviennent des maisons. Pour retenir les corps solides de toute nature qu'on projette dans ces orifices, on les garnit, à Berlin, d'une grille mobile autour d'un axe horizontal et située à 18 centimètres en contre-bas du trottoir. Une disposition analogue a été prise à Paris sur quelques points spéciaux, et notamment aux Halles centrales, où les débris végétaux sont très abondants. On a placé, au-dessous de chaque bouche d'égout, un panier en tôle, percé de trous, qu'une trappe mobile permet d'enlever facilement et qu'on vide tous les deux ou trois jours.

Je parlerai des chambres de dépôt, des réservoirs à sable et des réservoirs de chasse, à l'occasion du curage des égouts. Quant aux branchements qui les mettent en rapport avec les maisons, aux obturateurs, aux siphons qui en garnissent les orifices, il en sera parlé au chapitre des habitations.

Un réseau d'égouts complet et bien établi coûte des sommes énormes et son entretien est extrêmement dispendieux. Les travaux exécutés à Londres, il y a quarante ans, et dont j'ai parlé plus haut, ont coûté 180 millions. Il n'est guère possible de savoir quelles sont les dépenses successives qu'a entraînées le réseau de Paris, parce qu'il n'a pas été construit tout d'une pièce; mais on peut en juger par le prix de revient des travaux récemment exécutés. Le grand collecteur a coûté 300 francs le mètre courant; le prix des égouts de $2^{m},30$ de hauteur varie entre 100 et 120 francs le mètre. Ceux de plus petite dimension coûtent 80 francs en moyenne.

De pareils frais ne sont possibles que dans des capitales comme Londres et Paris dont le budget dépasse celui de bien des petits États. Une dépense proportionnelle serait au-dessus des ressources de la plupart des villes; mais elles peuvent s'en tirer à meilleur compte. L'hygiène n'exige pas qu'on puisse se promener dans les égouts en bateau ou en wagon et qu'on y fasse des parties de plaisir; il suffit qu'ils aient les dimensions nécessaires pour livrer passage à toute la masse des produits liquides qu'ils sont destinés à charrier; qu'ils soient solidement construits, bien étanches; qu'ils aient une pente suffisante, des bouches bien disposées et surtout qu'ils soient convenablement entretenus. On peut obtenir ce résultat sans dépenser des sommes folles. Les villes que j'ai citées en sont la preuve. Le système d'égouts établi à Breslau n'a coûté que 2 500 000 francs et celui de Dantzig 2 625 000 francs. Eu égard au chiffre de la population, c'est une dépense beaucoup moindre que celle du réseau de Londres et ce ne sont assurément pas nos grandes villes de France dont les finances seraient obérées par de semblables sacrifices.

§ 3. — Entretien des égouts.

Un réseau d'égouts en parfait état, dont toutes les parties auraient une pente et un calibre bien combinés, avec une quantité d'eau toujours le même et suffisante pour entretenir un courant constant et uniforme, un pareil réseau devrait, en théorie, se nettoyer de lui-même; mais c'est un idéal qu'on ne réalise jamais dans la pratique, et, dans les égouts les mieux disposés, il se forme toujours des dépôts à l'enlèvement desquels il faut procéder par un curage méthodique et qui n'est pas sans difficultés.

M. Lauth les a indiqués d'une façon très précise dans un rapport qu'il a présenté le 14 mars 1877 :

« Les matières en suspension dans les eaux d'égout, dit-il, sont de nature très diverse; on peut les classer de la manière suivante :

« 1° Des corps flottants (détritus de tout genre, bouchons, débris de légumes, poils provenant des tanneries, pailles, etc.), qui suivent le fil de l'eau et ne peuvent être arrêtés que par une filtration;

« 2° Des boues ou vases très légères, qui se tiennent en suspension dans l'eau dès que celle-ci est agitée ou animée d'une vitesse de 0m,15 à 0m,30 par seconde et qui se déposent lentement lorsqu'elle est absolument immobile;

« 3° Des sables fins qui se déposent immédiatement dans une eau immobile, mais qui sont entraînés par une eau animée d'une vitesse de 0m,30 par seconde;

« 4° Enfin des sables et des cailloux qui exigent, pour être mis en mouvement, une vitesse de 0m,30 à 0m60 par seconde.

« Les parties lourdes, formées de sables mêlés de pierre et de cailloux, dans lesquels viennent s'enchevêtrer toutes sortes d'autres matières, finissent par constituer de véritables bancs d'immondices. Les parties légères, les boues, les fumiers et les vases s'y déposent également en partie et lorsqu'on procède au curage, les bancs de sable voyagent dans l'égout précédés de ces bancs de boue (1). »

Les ingénieurs classent tous ces dépôts en trois catégories : les *fumiers*, qui sont plus légers que l'eau; les *vases*, très ténues, qui ont à peu près la même densité qu'elle ; les *sables* provenant de l'usure des chaussées, qui ont une densité à peu près double. Les sables sont, on le conçoit d'après ce qui précède, les dépôts les plus difficiles à enlever et c'est pour cela que le réseau de Paris est si coûteux à entretenir. Il reçoit en effet, indépendamment des immondices qui se déversent dans tous les égouts, une quantité considérable de sable provenant du macadam. M. Humblot en estimait, il y a six ans, la quantité à 80 000 mètres cubes

(1) Rapports et avis de la commission d'assainissement de Paris, *loc. cit.*, p. 49.

par an. Ces sables sont une cause d'insalubrité dont l'hygiène est forcée de tenir compte. L'encombrement qu'ils déterminent cause la stagnation des eaux souillées. Celles-ci laissent déposer les matières qu'elles tiennent en suspension et qui forment çà et là des amas fétides. Les sables eux-mêmes s'imprègnent des principes délétères que renferment ces eaux.

L'encombrement se produit parfois tout à coup à la suite d'un orage qui remplit d'eau les collecteurs et fait refluer leur contenu dans le réseau, tandis que le sable entraîné par les pluies tombe en abondance par les bouches d'égout. Toutefois, ce sont les crues de la Seine qui déterminent la formation des amas les plus considérables. Elles pénètrent, par le collecteur Marceau, dans celui de la rive gauche, puis dans celui d'Asnières, arrêtent partout la circulation et provoquent ainsi le dépôt de la vase et des sables. M. Humblot cite une crue survenue en 1882 et, à la suite de laquelle, il y avait 40 à 50 centimètres de vase amoncelées sur les banquettes du collecteur d'Asnières, jusque sous la place de la Concorde. La quantité de sable emmagasinée dans les collecteurs et leurs principaux affluents s'élevait à 20 000 mètres cubes. Il fallut deux mois et demi de travail et une dépense supplémentaire de 85 000 francs, pour remettre le réseau dans son état normal (1). Cet inconvénient a sensiblement diminué depuis qu'on a substitué le pavage en bois au macadam, sur une portion importante de la voie publique; il s'atténuera de plus en plus à mesure que ce mode de revêtement se généralisera. En 1887 nous en avions déjà 438 400 mètres carrés; mais il restait encore 1 534 800 mètres carrés de chaussées empierrées et il faudra bien des années pour supprimer tout cela.

I. **Curage.** — Pour entraîner les dépôts formés dans les égouts, on a deux moyens, le premier consiste à y opérer des chasses à l'aide d'un courant artificiel qui entraîne tout dans son tourbillon; le second, à enlever les dépôts à la main ou à les pousser jusqu'au bout du réseau à l'aide d'appareils dont je parlerai tout à l'heure.

Les chasses s'opèrent soit à l'aide des eaux d'égout elles-mêmes, qu'on retient par des barrages convenablement disposés, soit par l'ouverture brusque d'un réservoir alimenté par les eaux pluviales qu'on y emmagasine, ou par l'eau de la distribution qu'on y déverse; soit enfin par le jeu de réservoirs automatiques se vidant d'eux-mêmes lorsqu'ils sont remplis.

Le nettoyage par les eaux d'égout est le plus vicieux. On y a pourtant souvent recours à Paris. C'est le seul possible dans certains points où il n'y a pas d'eau du tout. Pour laver ces branchements, on y fait refluer l'eau des collecteurs, en interrompant le courant dans ceux-ci à l'aide de vannes. Cette manœuvre est parfois inutile. Par suite de la

(1) Léon Colin, art. PARIS, *Étude hygiénique et médicale* (Extrait du *Dictionnaire encyclopédique des sciences médicales*). Paris, 1885, p. 51.

façon dont le réseau a été créé, il y a des branchements dont le niveau est inférieur à celui du collecteur et dans lesquels le reflux est normal. La stagnation et, par suite, la formation de dépôts en sont les conséquences inévitables. La plus grande difficulté que présente le curage des égouts de Paris c'est leur submersion très fréquente par les collecteurs dans lesquels ils se jettent. Il y a 16800 mètres de conduites qui sont presque constamment noyées. Les chasses qui s'opèrent dans les branchements à stagnation habituelle, ne sont pas sans inconvénients. M. Léon Colin, qui faisait partie de la commission de l'assainissement de la ville de Paris instituée par le ministre du commerce en 1880 (1), rapporte que, lors de la visite de cette commission, on ouvrit la vanne d'un réservoir du quartier Saint-Merry, pour montrer aux visiteurs la puissance de ces chasses. Il en sortit un torrent infect qui vint se briser devant eux et qui occasionna de véritables malaises chez la plupart des assistants (2).

Pour remédier à cet état de choses, la commission décida qu'il serait établi un système de chasses produites par des réservoirs d'eau contenant 10 mètres cubes chacun, placés en tête et le long des égouts, à des distances maxima de 250 mètres. Ces réservoirs, dont il y a déjà plus

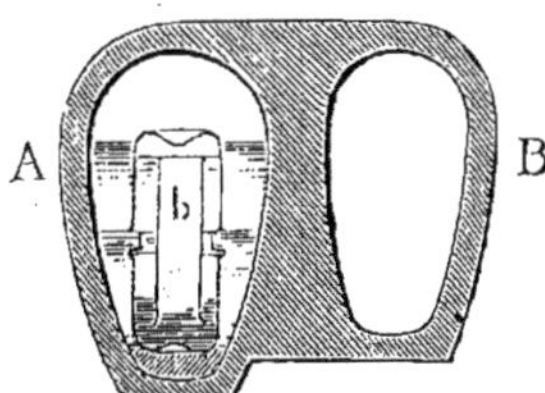

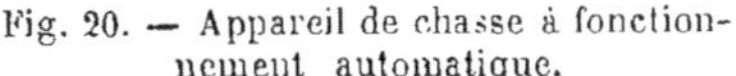
Fig. 20. — Appareil de chasse à fonctionnement automatique.

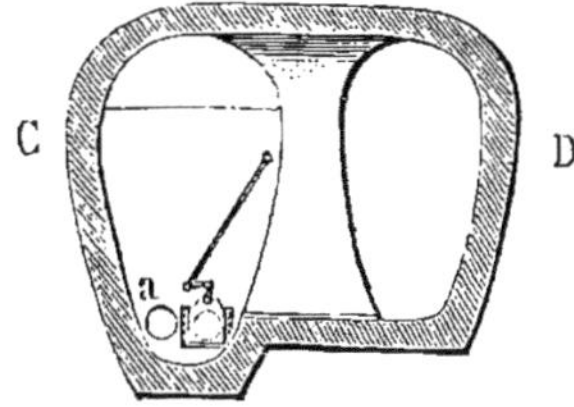

Fig. 21. — Réservoir avec vanne mobile se manœuvrant à la main.

de 800 en service et qu'on a pu voir fonctionner dans un des pavillons de la Ville de Paris à l'Exposition universelle, se vident automatiquement toutes les vingt-quatre heures. Ils sont alimentés par de l'eau de rivière empruntée à la canalisation du service public et se composent d'un tronçon d'égout isolé par deux murettes. On y dispose à la fois deux appareils distincts, dont l'un produit une chasse automatique, au moyen de la tranche d'eau supérieure, toutes les fois que son niveau s'élève assez haut pour amorcer le siphon, tandis que l'autre, formé d'une petite vanne mise à la portée des ouvriers chargés du curage, leur

(1) Commission de l'assainissement de Paris, instituée par le ministre de l'agriculture et du commerce, par arrêté en date du 28 septembre 1880, en vue d'étudier les causes de l'infection signalée dans le département de la Seine, ainsi que les moyens d'y remédier.

(2) Léon Colin, art. PARIS, *Étude hygiénique et médicale*, *loc. cit.*, p. 49.

permet de recourir à l'eau de la tranche inférieure, pour s'aider dans leur travail (fig. 20 et 21). Ce travail consiste à faire circuler les matières solides que l'eau ne peut entraîner et qui restent adhérentes aux parois de la cunette. « Il faut, dit la commission d'assainissement de la ville de Paris, nettoyer chaque jour l'égout, comme on nettoie le ruisseau de la rue (1). »

Les chasses ne suffisent pas toujours pour entraîner les sables et les matières adhérentes ; il faut alors recourir à d'autres procédés. Dans les égouts de petite section, où un homme ne peut pénétrer, on en est réduit à les ramoner comme des cheminées, en y introduisant des griffes, des brosses, des rabots qu'on place au bout d'une longue tige formée de plusieurs bouts assemblés et qu'on fait pénétrer par les regards. Cette nécessité s'impose rarement en France, où on ne construit guère que des égouts visitables. Pour nettoyer ceux-ci, les ouvriers y descendent par un regard, armés de pelles, de balais, à l'aide desquels ils poussent les dépôts devant eux et les chargent dans des wagonnets qu'ils conduisent hors des galeries. Cependant, dans certains points du réseau de Paris où les détritus s'accumulent par défaut de pente, le curage se fait à main d'homme, par des seaux remontés à la surface du sol à l'aide d'une poulie sortant d'un regard et vidés dans un tombereau. Lorsqu'il s'agit d'égouts de plus grandes dimensions, on a recours à des *vannes* mobiles qu'on descend dans la cunette de l'égout pour y former barrage, mais en laissant un petit espace libre au-dessous. L'eau s'accumule derrière l'obstacle et s'échappe par les deux ouvertures dont la vanne est percée, et surtout par l'interstice inférieur, avec une force telle qu'elle repousse le dépôt qui se transforme en une petite dune flottante, progressant lentement avec la vanne elle-même. Les dimensions de celle-ci varient avec la section de l'égout auquel elle est adaptée. Dans les deux grands collecteurs, qui ont 2^{m},20 à 3^{m},20 de largeur à la cunette, elle est portée par un bateau en fer et constituée par un panneau mobile, ayant, à quelques centimètres près, le profil de la cunette. Il est ajusté à l'avant du bateau, au moyen d'un engrenage qui permet de l'abaisser jusqu'au radier de l'égout. Dans les collecteurs de second ordre, elle est ajustée à des wagons-vannes ou à des wagonnets, qui roulent sur des rails en cornières espacés de 1^{m},20 et formant les arêtes des deux banquettes de circulation ; dans les égouts de moyenne dimension non pourvus de banquettes, par un petit chariot dit *brouette mitrailleuse* qui porte la vanne et, dans les petites, elle est portée sur un manche et prend le nom de *mitrailleuse* ; enfin, quand l'espace fait défaut, les ouvriers se servent de simples rabots.

Pour nettoyer le double siphon du pont de l'Alma, on se sert d'une sphère en bois d'un diamètre un peu moindre que celui du tuyau et

(1) Rapport de la commission, *loc. cit.*, p. 16.

qu'on abandonne au fil de l'eau. Bientôt arrêtée par les dépôts de sable, elle forme obstacle au courant et comme, en raison de son poids spécifique, elle frôle la paroi supérieure de la conduite, l'eau glisse au-dessous d'elle avec une grande force, entraîne les sables et les pousse devant la boule, jusqu'à l'extrémité du siphon où on la voit bientôt apparaître. Les visiteurs de l'Exposition universelle ont pu voir cette progression s'opérer sous leurs yeux, dans un tube en verre ayant la courbure du siphon du pont de l'Alma et parcouru par une petite boule en bois qu'on faisait marcher, en introduisant un courant d'eau par derrière.

Les sables poussés par les vannes marchent ainsi, en suivant le réseau, jusque dans les collecteurs. Les wagons-vannes pourraient même les conduire jusqu'à leur débouché ; mais, pour diminuer la distance à parcourir et les frais du curage, on a ménagé, de distance en distance, des *réservoirs de sable*, formés de deux bassins accolés dont l'un est mis en service et se remplit peu à peu, tandis qu'on procède à l'enlèvement des dépôts qui se sont accumulés dans l'autre (fig. 22). Dans les égouts ordinaires, on dispose aussi parfois des *chambres de dépôt* destinées à retenir les sables sur un point d'où il est facile de les extraire.

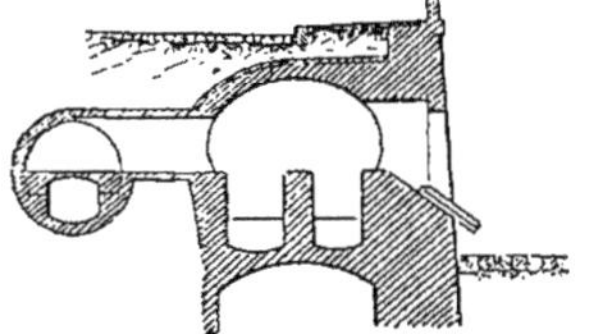

Fig. 22. — Réservoir à sable de la place du Châtelet (d'après Bechmann).

Le curage a lieu deux fois par semaine dans les collecteurs et dans les grands égouts. Il s'opère d'une façon très satisfaisante et sans inconvénient pour les ouvriers, qui en sont chargés, mais il n'en est pas ainsi dans toutes les parties du réseau. J'ai parlé des égouts d'un niveau inférieur à celui des collecteurs, du reflux de ceux-ci dans la canalisation de certains quartiers et des chasses infectes qu'on y opère; on comprend que les ouvriers qui sont forcés de travailler dans une pareille atmosphère s'y trouvent fréquemment incommodés. Ils le sont davantage encore dans les égouts de moindre section qui se nettoient au rabot de bois et dont le curage ne s'opère que tous les huit jours, comme dans celui de Montmartre, par exemple.

Autrefois, la profession d'égoutier était dangereuse. Parent-Duchatelet nous a laissé à cet égard des renseignements instructifs. Les égoutiers de son temps étaient exposés à des malaises, consistant dans des douleurs de tête, de la stupeur, une grande sécheresse de la gorge, un dégoût et un empâtement de la bouche qui leur ôtaient tout appétit et jusqu'à la possibilité d'avaler, une gêne plus ou moins grande de la respiration. Lors du curage de l'égout de la rue Amelot, qui fut exécuté sous la surveillance du conseil de salubrité et avec les plus grandes précautions, les ouvriers furent presque tous atteints d'ophthalmie causée par l'action des gaz ou par la projection directe de la boue dans les yeux et survenant brusquement, sans qu'il fût possible de les prévenir. Ces conjonctivites, assez analogues à celles des vidangeurs, s'accompagnaient de cuisson très vive dans les yeux, de larmoiement et de photophobie; mais il suffisait en général, de vingt-quatre heures de repos et de quelques lavages à l'aide de liquides astringents, pour les faire disparaître. Quelques égoutiers éprouvèrent des coliques violentes; d'autres eurent des vertiges, des nausées, des syncopes, et lorsqu'ils ne se hâtaient pas de sortir de l'égout, ils perdaient connaissance et tombaient à terre. Huit d'entre eux furent retirés dans un état de mort apparente, et furent pris, en reprenant connaissance, de tremblement général, de mouvements convulsifs et d'un délire qui dura plus de deux heures.

« Les égoutiers, dit Parent-Duchatelet, sont tous secs et maigres, avec un ventre rétracté, des muscles bien dessinés, un visage peu coloré et terreux. En général cependant, leur santé est bonne et la durée de leur vie n'est nullement abrégée (1). » Cette assertion de l'éminent hygiéniste, qu'on a généralisée en l'appliquant aux vidangeurs, a servi longtemps d'arguments contre ses successeurs, lorsqu'ils incriminaient la négligence et l'incurie des municipalités, en ce qui a trait à la propreté et à l'assainissement des villes.

Aujourd'hui, ce type n'existe plus; les égoutiers n'ont pas de maladies particulières et leur profession ne peut pas être considérée comme insalubre. On n'a plus à nettoyer aujourd'hui, à Paris du moins, des cloaques méphitiques comme l'ancien égout Amelot; mais, dans nombre de villes, on en trouve encore de semblables. J'en ai cité tant d'exemples qu'il n'est pas nécessaire d'en invoquer de nouveaux. Lorsqu'un égout est négligé depuis longtemps, il n'est pas sans danger d'y descendre. Les ouvriers peuvent y être asphyxiés et, malheureusement, rien n'avertit à coup sûr du danger : ni l'odorat, ni l'analyse chimique, ni même l'épreuve de la bougie allumée. Il faut s'en remettre à l'habitude, à l'empirisme des ouvriers. L'odeur tantôt fade, tantôt ammoniacale ou hydrosulfurée, parfois fétide et repoussante, implique la nécessité de prendre des précautions que Michel Lévy décrit de la manière suivante : On allume des brasiers au-dessus des regards, pour produire un courant d'air et brûler au passage les gaz méphitiques qui s'en échappent. S'il n'existe ni regards ni trous d'hommes, on pratique des jours à la voûte par intervalles de 100 mètres. Sur une de ces ouvertures, on scelle hermétiquement un tuyau de 5 mètres de hauteur, dans lequel on entretient un brasier ardent avec du bois fendu et bien sec. On isole les premiers 100 mètres, au moyen d'une toile clouée sur le prolongement

(1) Parent-Duchatelet, *Essai sur les cloaques ou égouts de la ville de Paris envisagés sous le rapport de l'hygiène publique et de la topographie médicale de cette ville.* Paris, 1824, in-8°.

de l'égout. On asperge d'eau chlorurée la seconde ouverture, on y renouvelle l'air à l'aide d'un fourneau que l'on y descend, puis on y fait entrer un ouvrier armé du masque Robert, de l'appareil de Paulin, ou revêtu d'un scaphandre. Il va clouer la toile ou le drap qui servent d'écran ou de barrière contre les émanations du reste de l'égout. Grâce au tuyau d'appel dont il a été parlé, un tirage actif s'établit de la seconde à la première ouverture, les gaz délétères sont brûlés dans ce tirage et l'air est renouvelé. On s'assure ensuite qu'il n'existe plus d'acide carbonique, d'hydrogène sulfuré, de sulfhydrates, etc., en descendant une lampe allumée dans l'égout, et du papier imbibé d'acétate de plomb qui en sort sans être noirci. Dès lors, cette première portion de l'égout peut être curée sans danger; néanmoins, les ouvriers qui procèdent à cette opération doivent porter à leur boutonnière un flacon d'eau chlorurée, et en faire de fréquentes aspersions, pendant la durée de leur travail. Après le curage des cent premiers mètres, on ferme l'entrée de cette portion de l'égout, avec des bottes de foin saupoudrées de chlorure de chaux sec et l'on porte à 100 mètres plus loin le fourneau aspirateur. En ce point, on commence la même série de précautions et ainsi de suite (1).

De pareilles mesures ne sont nécessaires, je le répète, que dans les villes où le réseau d'égout n'est pas bien entretenu, où certaines parties ne sont que très rarement visitées. On n'a pas besoin d'y recourir dans les villes soucieuses de leur hygiène; mais, dans celles-là même, on voit survenir parfois des accidents qui ne sont dus ni à la négligence, ni au mauvais état des conduites.

Au mois de septembre 1880, quatre ouvriers furent retirés morts de l'égout de la rue Rochechouart et l'enquête prouva qu'ils avaient été asphyxiés par les gaz provenant d'un amas de matières fécales jetées clandestinement, dans l'égout, par des vidangeurs, dans le cours d'une de leurs expéditions nocturnes. Ces travailleurs sont payés d'après le cubage de la fosse vidée et non d'après la quantité de matière portée au dépotoir; aussi, lorsqu'ils ont plusieurs fosses à vider dans une seule nuit, il leur arrive souvent d'abréger le transport, en jetant leur chargement, dans l'égout le plus voisin. Il en est qui, pour simplifier encore la besogne, établissent un tuyau de communication entre leur tonneau et la bouche de l'égout. L'administration fait surveiller ce service par des piqueurs spéciaux; mais ils sont trop peu nombreux pour les cent trente à cent cinquante opérations qui se font chaque nuit. D'ailleurs, en cas d'infraction, l'amende est illusoire. Elle est de *cinq* francs, qui sont payés par une caisse d'assurance spéciale (2).

Un accident analogue était arrivé le 4 février 1862, à Londres. Quatre

(1) Michel Lévy, *Traité d'hygiène publique et privée*, 5e édition, t. II, p. 438.

(2) Brouardel, *Rapport de la première section de la commission de l'assainissement de Paris*. Imprimerie nationale, 1881, p. 63.

ouvriers furent trouvés morts dans l'égout de Fleet-Lane, lequel était neuf, bien lavé et convenablement ventilé. Cette fois, on attribua l'asphyxie à un dégagement d'hydrogène sulfuré provoqué par des acides qu'on avait jetés dans l'égout et qui avaient réagi sur les dépôts (1).

II. **Ventilation.** — Pour assurer la salubrité d'un réseau d'égouts, il ne suffit pas qu'il soit lavé et nettoyé, il faut encore que la pureté de l'air y soit entretenue, et, pour cela, il faut le ventiler. C'est l'unique façon de prévenir le méphitisme. On a prétendu le contraire. On a proposé de supprimer complètement l'aération, en fermant les bouches sous les trottoirs et les orifices de la rue. On cite des villes qui ont obtenu de la sorte des résultats satisfaisants. Ainsi, d'après Cornfield, les égouts bien construits et bien lavés, comme ceux d'Alnwick, n'ont pas besoin d'être ventilés et, quand les regards sont ouverts, ils ne dégagent qu'une odeur très faible et dont les maisons voisines ne sont pas incommodées. Cela prouve tout simplement, comme le fait observer Fonssagrives, que les égouts bien faits et bien entretenus ont moins besoin d'être ventilés que les autres (2); mais les égouts de Paris qui sont dans ce cas, au moins dans les quartiers riches, n'en exhalent pas moins des odeurs désagréables dans l'été, surtout lorsque la température ou la pression atmosphérique changent brusquement et que le courant s'établit de l'égout vers la rue. Quand on réfléchit à la façon dont se produit cette circulation souterraine, on comprend qu'il ne peut pas en être autrement.

Air des égouts. — Il ne diffère pas sensiblement de l'air normal par sa composition chimique (3). Il renferme un peu moins d'oxygène et d'azote et un peu plus d'acide carbonique; mais il est imprégné de gaz délétères qui se dégagent des eaux que l'égout charrie et surtout des dépôts qu'elles y laissent.

Il est très pauvre en microbes, parce que l'eau les retient avec une grande force et ne les cède pas à l'air. M. Miquel a démontré, en 1880, que de l'eau, chargée de matières organiques arrivées au dernier degré de la putréfaction, peut être évaporée jusqu'à siccité, sans qu'un seul des microgermes qui y pullulent, soit entraîné par la vapeur. Un courant d'air qu'on fait passer à travers de la terre humide mêlée à des matières en putréfaction, ne contient pas de microbes à sa sortie. L'air des égouts, toujours saturé d'humidité, n'en renferme qu'un petit nombre. M. Miquel

(1) Jules Arnould, *Nouveaux éléments d'hygiène*. Paris, 1881, p. 596.

(2) J.-B. Fonssagrives, *l'Hygiène et l'assainissement des villes*. Paris, 1874, p. 249.

(3) L'air recueilli dans les égouts de Londres a donné à l'analyse la composition suivante :

	Azote.	Oxygène.	Ac. carbonique.
Air d'égout (en volumes).......	78.79	20.71	0.5100
Air normal....................	79.00	21.00	0.0004

(Arnould, *Nouveaux éléments d'hygiène*, p. 596).

a vu ce chiffre osciller autour de 880 par centimètre cube, dans l'égout de la rue de Rivoli (1).

On peut objecter, il est vrai, à ce qui précède, que l'air des égouts n'est pas toujours aussi humide; que, lorsque les eaux sont basses et que l'égout est à sec, les matières en putréfaction qu'il recèle se dessèchent. Wernich a fait des expériences pour s'assurer de ce qui devait se produire alors, et il a reconnu qu'il n'existait pas de courants d'air assez puissants, pour enlever à des amas de micro-organismes compactes et desséchés, des germes reproductibles; que des moisissures déposées sur des corps solides trempés dans des liquides putrides puis desséchés, ne s'en détachent pas sous l'influence des courants d'air et qu'il faut, pour que cela arrive, qu'on gratte les corps solides et qu'on produise une poussière facile à s'envoler (2).

Les expériences faites à Londres ont donné des résultats tout aussi rassurants. Le professeur Koch est arrivé à des conclusions analogues. Les prises d'air faites près de la porte de Potsdam, dans un collecteur qui reçoit les eaux d'un très grand nombre de maisons, ont montré qu'il était presque pur. Sur cinquante à soixante litres d'air, on trouve à peine un ou deux microbes. Soyka, de son côté, a démontré depuis longtemps la pureté relative de l'air des égouts. Les microbes qui se trouvent dans l'eau courante y restent, et ceux qui sont contre les parois y demeurent accolés par l'humidité (3). Ces faits que j'emprunte au rapport de M. le professeur Cornil, ne sont pas complètement en rapport avec les expériences récentes du docteur Poincaré, professeur d'hygiène à la faculté de médecine de Nancy. Dans les longues recherches auxquelles il s'est livré sur la bactériologie des égouts de cette ville (4), il a reconnu que les eaux étaient partout plus riches en microbes que l'air qui les recouvre, mais que celui-ci en renfermait pourtant de notables quantités. Les chiffres qu'il a trouvés oscillent entre 48 456 pour un litre d'air pris dans un égout de la rue Stanislas et 2401 par litre d'air pris dans celui de la rue Charles III. En général, l'atmosphère des égouts était plus riche dans les quartiers élevés que dans les parties basses de la ville.

Odeurs. — Les odeurs que dégagent les égouts sont extrêmement variables. La commission de l'assainissement de Paris n'en a pas constaté de très marquées dans les égouts qu'elle a visités. « L'odorat ne

(1) Miquel, *Étude générale sur les bactéries de l'atmosphère* (*Annuaire de Montsouris pour l'année 1881*, p. 40-56).

(2) Wernich, *Die Luft als Triegerin Entwickelungs fähiger Keime* (*Virchow's Archiv*, t. LXIX, p. 424).

(3) Rapport fait au Sénat par M. Cornil, au nom de la commission chargée d'examiner le projet de loi ayant pour objet l'utilisation agricole des eaux d'égout de Paris et l'assainissement de la Seine. Paris, 1888, n° 108, p. 28.

(4) Poincaré, *Étude sur les circonstances qui peuvent faire varier la richesse des égouts en microbes, et leur action nocive* (*Revue d'hygiène et de police sanitaire*, 1889, t. XI, p. 894).

distingue, dit le rapport, ni ammoniaque, ni acide sulfhydrique, ni sulfhydrate d'ammoniaque. Ces gaz existent pourtant à l'état libre; mais en faible proportion dans l'atmosphère. Des papiers imbibés d'un sel de plomb, mouillés et tenus à la main, pendant une visite qui a duré trois heures, n'ont éprouvé qu'une très légère modification dans leur teinte. L'absence de ces gaz, en quantité incommodante pour le visiteur, tient à deux causes : l'atmosphère de l'égout est chargée de vapeur d'eau ; or, l'hydrogène sulfuré s'oxyde rapidement au contact de l'air humide et les parties qui ont échappé à l'oxydation se déposent sur les parois, sur les larges cylindres des conduites d'eau et sur les autres tubes métalliques qui traversent le ciel de l'égout, captées en quelque sorte par cette vapeur d'eau. Le papier de plomb mis en contact avec les gouttes de liquide qui tapissent ces tuyaux brunit immédiatement.

« La seconde cause est la constante et large communication de l'atmosphère de l'égout avec celle de la rue. Dans une de nos courses, nous avons parcouru une partie de l'égout du boulevard Henri IV; en un point, on n'avait pas ouvert le regard par lequel nous devions sortir et nous avons tous été frappés par la présence de ces gaz, qui se trahissaient par leur action sur l'odorat, la pituitaire et les conjontives. Aussitôt que le regard fut ouvert, toute odeur fut presque instantanément balayée par le passage d'un fort courant d'air. Cette condition est connue des ouvriers égoutiers et nous avons constaté bien souvent qu'ils prenaient la précaution de maintenir ouverts deux regards, lorsqu'ils avaient à travailler dans un égout (1). »

Ces gaz s'échappent des égouts, par les temps secs et froids, avec des colonnes d'air chargées d'humidité et c'est alors qu'on sent de mauvaises odeurs dans la rue. Bouchardat fait observer qu'elles sont plus désagréables que malsaines, parce qu'elles sont déterminées par des gaz hydrogénés légers, tandis que les microbes des maladies congieuses sont plus lourds et restent dans l'égout (2). Cette opinion de l'éminent hygiéniste français a été vivement combattue en Angleterre. C'est la patrie de Murchison qui fait, comme on le sait, jouer un rôle prépondérant aux gaz putrides dans la genèse des maladies infectieuses, et c'est là que devait naître la doctrine de la nocivité des gaz d'égout, *sewer gases theory*.

Elle a été défendue par Drysdale au Congrès d'hygiène de 1878 et par M. Gueneau de Mussy au sein de l'Académie de médecine. En Allemagne, elle a été l'objet de discussions approfondies à la neuvième réunion des hygiénistes allemands, qui s'est tenue à Vienne le 15 septembre 1881. La question posée était la suivante :

(1) *Rapports et avis de la commission de l'assainissement de Paris.* Paris, Imprimerie nationale, 1881, p. 44.

(2) A. Bouchardat, *Traité d'hygiène publique et privée basée sur l'étiologie.* Paris, 1883, p. 807.

« Des gaz d'égout comme moyen de propagation des maladies épidémiques; de la direction et de la puissance du courant atmosphérique dans les égouts. » Les rapporteurs sortaient tous de l'école d'hygiène expérimentale de Munich et ils apportaient au congrès les résultats de leurs longues et patientes recherches.

Le docteur F. Soyka s'était chargé de réfuter les arguments de Buchanan et des défenseurs de la doctrine anglaise, qu'il avait déjà combattue dans une publication antérieure. Après avoir montré, par de nombreux exemples, que dans les villes où la construction du réseau d'égouts n'est pas encore achevée, les quartiers qui en sont pourvus perdent moins de monde par les maladies zymotiques que ceux qui n'en ont pas encore, il conclut que la démonstration positive d'un rapport de cause à effet, entre les gaz d'égouts et la propagation des maladies épidémiques, n'est pas faite. C'est également la conclusion à laquelle est arrivé le docteur Zuber, qui a rendu compte des travaux des hygiénistes allemands, dans des mémoires qui ont paru dans la *Revue d'hygiène* (1).

La seconde partie de la question posée au congrès, celle qui concernait la force et la direction du courant atmosphérique dans les égouts, y fut traitée par le docteur Rozsahegyi, qui lui avait déjà consacré un important article dans le *Journal de Pettenkofer* (2).

Les recherches avaient porté sur une partie du nouveau réseau de la ville de Munich, construit d'après les plans de Zenetti et de Gordon. Elles ont consisté, d'une part, dans les observations faites dans les égouts mêmes à l'aide de l'anémomètre et, de l'autre, dans des expériences consistant à dégager de l'hydrogène sulfuré dans les égouts et à suivre la direction et la vitesse de ce gaz à l'aide de l'odorat et des papiers réactifs placés de distance en distance. Ces deux genres de recherches ont donné les mêmes résultats et constaté, dans toute la partie du réseau exploré, l'existence d'un courant suivant la pente de l'égout et dû à l'action du courant de l'eau qui le parcourt. Il y a adhésion véritable entre les liquides qui y coulent et le courant d'air qui les surmonte.

Quant aux rapports qui existent entre les courants d'air de l'égout et la rue d'une part et les conduites des maisons de l'autre, ils sont extrêmement variables. Cependant l'air se dirige plus souvent vers la rue et vers les maisons qu'en sens inverse et, lorsque deux conduites de maisons s'abouchent dans l'égout, à très petite distance l'une de l'autre, l'air y circule en sens inverse, c'est-à-dire qu'il descend dans l'une et remonte dans l'autre.

Les variations de température ont une grande influence sur la com-

(1) *Des gaz d'égout et de leur influence sur la santé publique*, par le Dr C. Zuber *Revue d'hygiène*, 1881, t. III, p. 648). — *De l'influence pathogénique des gaz d'égout*, par le Dr C. Zuber (*Revue d'hygiène*, 1882, t. IV, p. 410).

(2) *Ueber die Luftbewegung in den Münchener Sielen* (*Zeitschrift für Biologie*, t. XXV, 1881, p. 23.)

position et la direction de l'atmosphère dont il s'agit; mais cette influence n'est pas permanente; elle ne se fait pas sentir en été où le courant des rues se précipite vers l'égout, ni au printemps ou en automne où la température du sol et de l'air sont identiques.

Lissauer, à la suite d'expérience faites à Dantzig, pendant l'hiver de 1879, a constaté au contraire que le courant s'établissait en général des maisons vers l'égout, où il existe par conséquent une pression négative (1). Enfin, Lindley (de Francfort-sur-le-Mein) a observé un courant ascendant dans les conduites; mais cela n'a rien d'étonnant, puisque les égouts de cette ville sont à pente très forte, et que le réseau se termine à la périphérie, par une série de *tours de ventilation*.

La conclusion pratique à tirer de ces expériences qui ne sont pas absolument concordantes, c'est qu'il faut empêcher les gaz d'égout de remonter dans les maisons, en protégeant celles-ci par des occlusions aussi parfaites que possible, et qu'il faut neutraliser l'influence de ces gaz sur l'air des rues par une bonne ventilation.

III. — La nécessité de renouveler l'air est d'autant plus impérieuse que les égouts sont plus imparfaits. Dans les villes qui possèdent un réseau en bon état et bien entretenu, l'aération peut s'opérer d'elle-même. Dans la condition opposée, il faut le plus souvent recourir à la ventilation artificielle. J'ai parlé des égouts de Vienne et de leurs imperfections; on a essayé de les pallier par ce moyen. En 1865, un ingénieur autrichien, M. Friedmann, proposa de diviser la ville souterraine en un certain nombre de sections, rendues à volonté indépendantes les unes des autres, de façon à pouvoir appliquer, à chacune d'elles, une ventilation distincte. Celle-ci s'opère au moyen de cheminées d'appel munies de fourneaux. L'air de l'égout appelé par aspiration passe sur des charbons incandescents et y brûle les matières organiques et les gaz combustibles qu'il renferme, puis, devenu plus léger, en raison de sa température, il va se déverser dans l'atmosphère au-dessus des maisons (1).

Dans certaines villes d'Angleterre, on a remplacé les fourneaux par des appareils mécaniques placés à l'intérieur de tours installées sur les points les plus élevés du réseau. A Liverpool, il y avait en 1870, douze cents tours en fer de cette sorte, munies d'une vie d'Archimède. Parkes et Sanderson ont constaté, à l'anémomètre, que ces ventilateurs déterminent un très réel mouvement de l'air et peuvent procurer son renouvellement total en 77 minutes dans la portion du canal qu'ils desservent; mais comme chacun d'eux tire de son côté, il y a nécessairement des points stagnants dans leur intervalle.

(1) *Ueber das Eindrigen von Canalgasen in die Wohraume* (*Deutsche Vierteljahrsschrift für öffentliche Gesundheitspflege*, t. XIII, p. 346, analyse *in Revue d'hygiène*, 1882, t. IV, p. 345).

(2) Friedmann, *Purification de l'air des villes, ventilation des égouts*, analysé par Beaugrand, *in Annales d'hygiène*, 1867, 2e série, t. XXVIII, p. 209.

Dans d'autres villes d'Angleterre, à Penzance par exemple, on ventile les embranchements par des tuyaux d'évent allant se déboucher à la hauteur des toits des maisons, mais complètement indépendants des tuyaux de chute, qui sont munis à leur pied de siphons hydrauliques empêchant complètement le reflux des gaz de l'égout dans l'intérieur de la maison. Les ingénieurs américains simplifient ce système, en supprimant le siphon de pied des tuyaux de chute, qui devient alors un tuyau d'évent, et en le séparant de tous les appareils de la maison par des siphons hydrauliques placés à tous les points où il communique avec eux. Ces conduits verticaux remplissent rarement l'office qu'on en attendait. Ils restent indifférents et il ne s'y produit pas de courant d'air, à moins qu'on n'y place un bec de gaz pour déterminer un tirage, ce qui est à la fois incommode et dispendieux.

Enfin, on a proposé de produire un fort courant d'air dans les égouts, à l'aide de ventilateurs mécaniques ; mais ce système, comme les précédents du reste, n'a donné que de médiocres résultats ; aussi a-t-on conservé presque partout la ventilation naturelle à l'aide des bouches d'égout, sans en avoir éprouvé d'inconvénients sérieux. Les courants d'air qui se produisent par les bouches librement ouvertes sont en général presque insensibles, sauf au moment des changements brusques de pression et de température dont j'ai parlé plus haut. En temps normal, l'air suit le mouvement de l'eau et la plupart des bouches aspirent plutôt qu'elles ne refoulent, et il n'y a réellement presque pas d'odeur, quand le curage est bien fait, qu'il n'y a pas de dépôts et que le courant d'eau est suffisant. Malheureusement, ce sont là des conditions qui ne sont pas toujours remplies, à Paris du moins, et, souvent dans l'été, les égouts de la rue sont à sec et sentent mauvais. En Angleterre, on a recours à un moyen plus théorique que pratique pour tamiser l'air qui en sort. Il consiste, à placer, à l'entrée des bouches d'égout, un panier rempli de charbon de bois. On espère ainsi absorber le gaz. En somme, la nécessité de renouveler l'air des égouts est aujourd'hui reconnue de tout le monde et, même dans le système Waring, les tuyaux de poterie sont pourvus de ventilateurs spéciaux.

§ 2. — Eaux d'égout.

I. **Composition.** — Les eaux d'égout, le *sewage* anglais, représentent la réunion de tous les liquides et même d'une partie des solides impurs que vomit une grande cité. Les collecteurs recueillent les eaux de pluie qui ont circulé sur la voie publique et dans les ruisseaux, les eaux de lavage et d'arrosement des chaussées, les eaux ménagères des habitations privées, les liquides des urinoirs publics, enfin tout ou partie des matières de vidanges, suivant le système adopté pour en débarrasser la ville.

Je reviendrai plus loin sur la question du tout à l'égout, qu'on a confondue à tort avec celle de l'épandage ; mais je ferai remarquer toutefois que, même dans les villes où, en théorie, les égouts ne doivent charrier que les eaux usées provenant du *service privé*, du *service public* et du *service industriel*, elles renferment toujours les excréments des animaux tombés sur la voie publique, les matières fécales qui sont jetées clandestinement dans les égouts par les vidangeurs et celles qu'on n'a pu déverser ailleurs. Ainsi, à Paris, ils reçoivent les liquides des 33 210 tinettes filtrantes qui y existent encore et la totalité des matières qui y sont versées par les 1073 chutes des établissements publics et des maisons qui ont des écoulements directs à l'égout (1).

Dans la masse énorme des eaux qu'emportent les collecteurs, cette petite quantité d'excréments est tellement diluée qu'elle n'augmente pas considérablement la souillure. A Londres même, où on pratique le tout à l'égout, la composition des eaux que reçoit la Tamise ne diffère pas sensiblement de celle des eaux que les collecteurs d'Asnières versent dans la Seine (2).

II. **Volume et propriétés physiques.** — La quantité des eaux d'égout est loin de représenter la totalité de celles qui sont distribuées dans une ville et la différence est souvent frappante pendant les chaleurs et par les temps secs, où l'arrosement est plus abondant et l'évaporation plus active. A Paris, le volume moyen que les collecteurs charrient chaque jour est de 250 000 à 260 000 mètres cubes, représentant environ 70 p. 100 de l'eau entrée en ville; cela fait 125 litres environ par jour et par tête. A Londres, pour une population de près de 4 millions d'habitants, on admet un volume de 400 000 mètres cubes, soit 100 décimètres cubes par tête. Des circonstances très diverses peuvent faire varier ces quantités. Dans une même journée, l'afflux des eaux est différent suivant les heures. Nul ou faible pendant la nuit, il croît rapidement dès le matin, dans les quartiers industriels, et il atteint son maximum vers le milieu de la journée, pour les centres bourgeois. Les saisons très pluvieuses augmentent naturellement le débit; mais il est surtout influencé par la nature des industries qui s'exercent dans la localité. Les villes manufacturières déversent aux égouts des eaux de condensation et des eaux vannes qui en augmentent singulièrement le contenu. Ainsi, à Birmingham, on compte 222 litres d'eau par jour et par tête, 363 à Glasgow et 406 à Reims. En somme, on peut admettre que la quantité d'eau d'égout par jour et par tête varie entre 100 et

(1) Ces établissements étaient au nombre de 43 en 1887. Il convenait d'y joindre 41 chalets de nécessité et 301 maisons particulières (*Annuaire statistique de Paris pour* 1887. Paris, 1889, p. 105).

(2) Voyez l'analyse comparative faite par Frankland, dans le rapport de MM. Schlœsing et Durand-Claye au Congrès international d'hygiène, tenu à Paris en 1878 (*Comptes rendus du Congrès*, t. Ier, p. 310).

150 litres pour les villes ordinaires et atteint à peu près le double dans les villes industrielles (1).

Les eaux d'égout sont troubles et grisâtres dans les collecteurs, et semblent presque noirâtres dans les petites conduites, lorsqu'elles sont stagnantes. Elles se recouvrent alors d'une abondante écume traversée par de grosses bulles de gaz et formée de diverses matières organiques, parmi lesquelles nagent des débris de paille et des bouchons. Cette écume est très riche en matières grasses ; lorsqu'on l'épuise par l'éther, après l'avoir desséchée, elle en cède à ce véhicule, jusqu'à 10 p. 100 (2).

La densité des eaux d'égout varie de 1005 à 1002. Du reste cette densité, ainsi que la coloration, les odeurs et la composition chimique, varient essentiellement d'une heure à l'autre et d'un égout à l'autre. Aussi les analyses que je produirai plus loin ont-elles toutes porté sur l'eau du grand collecteur. Elle représente en effet la synthèse de toutes les eaux vannes de Paris. La température des eaux d'égout n'est pas aussi variable que celle de l'atmosphère. Elles ne descendent jamais au-dessous de + 4° en hiver et ne montent jamais au-dessus de + 20° en été. Ce sont donc d'excellentes eaux d'irrigation, puisqu'elles sont relativement chaudes en hiver et fraîches en été.

III. **Analyse chimique.** — Les eaux d'égout sont examinées d'une manière régulière, depuis de longues années, dans le laboratoire des ponts et chaussées et, d'après ces analyses répétées, elles ont la composition suivante au moment où elles arrivent en Seine :

Elles contiennent par mètre cube (3).

Azote	45 gr.	723 gr.	2.908 gr.
Autres matières combustibles ou volatiles (organiques en grande partie)	678		
Acide phosphorique	19	2.185 gr.	
Potasse	37		
Chaux	401		
Soude	85		
Magnésie	22		
Résidu insoluble dans les acides (silice spécialement)	728		
Matières minérales diverses	893		

M. Charles Girard, directeur du laboratoire de la préfecture de police a fait l'analyse de ces mêmes eaux, à la demande de la commission de l'assainissement de Paris. Trois échantillons pris, le premier dans l'égout de la rue de Bourgogne, le second dans celui de la rue de Rivoli

(1) Rapport de MM. Schlœsing et Durand-Claye au Congrès international d'hygiène tenu à Paris en 1878 (*Comptes rendus du Congrès*, t. Ier, p. 308).

(2) *Études chimiques sur les eaux d'égout*, par M. Würtz, dans le *Rapport de la commission de l'assainissement de Paris*, p. 110.

(3) Rapport de MM. Schlœsing et Durand-Claye au Congrès international d'hygiène tenu à Paris en 1878 (*Comptes rendus du Congrès*, t. Ier, p. 308).

et le troisième dans la rue Royale, lui ont donné en moyenne les résultats suivants :

En distillant l'eau et en essayant le produit distillé au moyen du réactif de Nessler, il a obtenu sur un litre :

Ammoniaque libre	$8^{gr},0214$
Ammoniaque albuminoïde	$0^{gr},0018$
Permanganate de potasse réduit par litre d'eau, moyenne	$2^{gr},5000$

Le dosage des sulfures, opéré au moyen d'une liqueur d'iode titrée, a donné, par litre d'eau, $0^{gr},0009$ d'hydrogène sufuré.

Les nitrates ont été dosés à l'aide de l'aluminium, en présence d'une petite quantité de soude. La réduction faite en vases clos a donné en moyenne $0^{gr},0009$ pour l'ammoniaque correspondant aux nitrates. Les nitrites ont été recherchés au moyen de la *métaphénylène diamine* qui donne, en présence de traces d'acide nitreux, une coloration jaune. Ce réactif en a décelé de très faibles traces (1).

Les eaux d'égout sont, comme on le voit très riches en matières organiques et azotées. Elles sont, par conséquent, susceptibles d'entrer en fermentation, et comme elles ont, à peu de chose près, la composition du fumier, elles constituent un engrais complet. Les deux tiers environ des matières qu'elles contiennent ($1^{k},940$ sur $2^{k},908$) sont solides et formées pour la majeure partie de sables ou de débris divers enlevés à la voie publique. Les substances dissoutes (968 grammes sur 2908 grammes) renferment la moitié de l'azote et des matières organiques, ainsi que la presque totalité de la potasse.

Les eaux de Londres sont moins chargées de matières solides et plus riches en azote. D'après les analyses de Frankland, elles contiennent, en moyenne, au mètre cube, 643 grammes de matières solides (trois fois moins qu'à Paris) et 645 grammes de matières dissoutes. Ces éléments se répartissent de la manière suivante (2) :

Azote	dissous	organique	$0^{k},025$	$0^{k},071$	$0^{k},080$	$1^{k},288$
		à l'état d'ammoniaque	$0^{k},046$			
	contenu dans les parties solides			$0^{k},009$		
Carbone organique				$0^{k},044$	$1^{k},208$	
Chlore				$0^{k},104$		
Autres matières dissoutes				$0^{k},426$		
Autres matières en suspension				$0,^{k}634$		

Les circonstances font varier la composition des eaux d'égout, aussi bien que leur masse. Ainsi, à Paris, en 1868, époque où le macadam était appliqué à toutes les grandes voies, mais où le balayage méca-

(1) Analyses d'eaux et de boues d'égout, exécutées sur la demande de la commission de l'assainissement de Paris, par M. Charles Girard, directeur du laboratoire de la préfecture de police. (*Rapports et avis de la commission*, note C, p. 123.)

(2) Rapport de MM. Schlœsing et Durand-Claye, *loc. cit.*, p. 309.

nique n'existait pas encore, le total des matières étrangères était de 3k,077 au mètre cube. En 1872, après la suppression partielle du macadam, on tomba à 1k,806. En 1875, 1876, 1877, par suite du développement du balayage mécanique et de l'envoi des boues aux ruisseaux, on remonta à des chiffres voisins de 3 kilogrammes.

VI. **Analyse bactériologique.** — « Les eaux d'égout, dit M. le professeur Cornil, contiennent une quantité considérable de microbes d'espèces très différentes, qu'il est plus facile de compter que de déterminer au point de vue de leur espèce, de leur genre et de leurs propriétés. La plupart sont inoffensifs, quelques-uns sont pathogènes. Leur nombre oscille aux environs de 80 000 par centimètre cube.

Lorsqu'un égout est bien ventilé, ce sont les microbes aérobies qui prédominent. Il se produit une véritable combustion sous l'influence d'organismes qui transportent l'oxygène sur la matière organique, pour la brûler.

Si, au contraire, l'égout est soustrait à l'influence de l'air, si l'abondance des matières organiques en décomposition a absorbé tout l'oxygène de l'eau qui y circule, ou si cette eau remplit complètement les conduites, il s'y produit des fermentations putrides. Les microbes anaérobies entrent en action et déterminent des fermentations variées, d'où résulte, en particulier, le dégagement d'ammoniaque formé aux dépens des matières organiques et de sulfures produits par la réduction des sulfates (1). »

Cette influence de l'air sur les eaux d'égout, mise en évidence par M. Ch. Lauth qui avait fondé sur cette action tout un procédé de désinfection (2), a été expliquée et confirmée par les travaux de M. Pasteur dont les doctrines ont été exposées dans le premier volume de cet ouvrage (3).

Dans un travail que j'ai déjà cité, à l'occasion de l'atmosphère des égouts, le professeur Poincaré, de la faculté de Nancy, s'est livré à de minutieuses recherches sur les circonstances qui peuvent faire varier le nombre des microbes qu'on y trouve, ainsi que leur action nocive. Le maximum, qui lui a été fourni par l'égout de la rue de la Boucherie, a été de 93 120 par centimètre cube d'eau; et le minimum, de 4166, par celui de la rue de la Visitation (4).

L'influence de la température extérieure est incontestable, mais masquée par les autres et assez difficile à en dégager. Par les faibles pressions, le rapport entre l'eau et l'atmosphère se modifie en faveur de

(2) Rapport fait au Sénat, au nom de la commission chargée d'examiner le projet de loi ayant pour objet l'*utilisation agricole des eaux d'égout de Paris*, par M. Cornil, sénateur.

(2) *Sur les eaux d'égout* (*Comptes rendus de l'Académie des sciences*, 26 mars 1877).

(3) *Encyclopédie d'hygiène et de médecine publiques*, livre Ier, ch. IV, art. 2. *Microbes et maladies infectieuses*, t. Ier, p. 504.

(4) Poincaré, *Étude sur les circonstances qui font varier*, etc., *loc. cit.* (*Revue d'hygiène et de police sanitaire*, 1889, t. XI, p. 902).

celle-ci, comme le raisonnement le faisait présumer. L'abondance des microbes est d'autant plus grande que les égouts ont moins de pente, et qu'ils sont moins bien entretenus. Tout cela était facile à prévoir; mais il était bon de le démontrer.

Pour constater l'action nocive de ces produits, M. Poincaré les a expérimentés sur des cobayes. Il a fait cinquante-huit injections sous-cutanées avec de l'eau d'égout et cinquante-huit avec de l'eau de lavage d'air d'égout. Sur les cent seize cobayes qui ont été injectés, sept seulement ont succombé. L'eau d'égout a été plus meurtrière que l'atmosphère. Sur les sept décès, un seul a été causé par l'eau de barbotage provenent de l'égout de la rue de Guise. La mort a eu lieu de trois à seize jours après l'injection. Les animaux ont succombé à des accidents de septicémie, ainsi que l'a prouvé l'examen microscopique du sang et des tissus. Un huitième cobaye, injecté avec l'eau de barbotage de l'égout de la rue Notre-Dame, a présenté, au niveau de la piqûre, un abcès considérable, avec une forte élévation de température. Il n'a pas succombé et M. Poincaré suppose que c'est la pullulation sur place, qui a empêché l'infection générale.

Le degré de nocuité ne paraît pas tenir à la quantité des microbes mais à leur qualité, car les liquides à effet mortel n'étaient pas les plus chargés.

Quant aux espèces observées, elles sont en nombre tellement considérable que M. Poincaré a renoncé à les déterminer, et comme la description et les figures qu'il en donne ne peuvent conduire, pour le moment, à aucun résultat pratique, je ne crois pas devoir les reproduire ici. La grande lacune que présente encore cette étude, c'est la possibilité de reconnaître les microbes pathogènes de ceux qui ne le sont pas. Le docteur Justin Karlinski se flatte d'avoir trouvé un caractère distinctif, dont l'importance serait capitale s'il se vérifiait. Dans une série d'expériences qu'il serait trop long de rapporter ici, mais dont il a publié les résultats dans les *Archives d'hygiène* (1), il a reconnu que les bacilles pathogènes sont détruits, dans les eaux de source à la température de 8 degrés, par les bactéries aquatiques, qui pullulent, au contraire, en leur présence et semblent s'en nourrir.

Dans les eaux souillées, c'est-à-dire nourricières, c'est encore aux bactéries banales que cette nourriture profite et non aux bacilles pathogènes. Karlinski a ensemencé de l'eau d'égout avec des bacilles typhiques, à raison de 30 000 de ceux-ci par centimètre cube; le lendemain il n'en restait plus de traces.

V. **Déversement aux rivières ou à la mer.** — On voit, d'après ce qui précède, que les eaux d'égout sont profondément souillées et qu'il importe pour les villes de s'en débarrasser le plus promptement possible,

(1) Justin Karlinski, *Ueber das Verhalten einiger pathogener Bacterien im Trinkwasser* (*Archiv für Hygiene*, t. IX, p. 113, 1889).

soit en les rejetant purement et simplement dans la rivière la plus voisine ou à la mer, soit en les déversant sur des terrains arides, dans le but de les fertiliser. Dans le premier cas, tous les produits organiques ou minéraux qu'elles charrient sont perdus; dans le second, ils sont utilisés pour l'agriculture.

Le premier de ces deux moyens est assurément le plus simple; c'est aussi le plus anciennement employé. Il l'est encore dans les deux plus grandes villes du monde; Londres envoie à la Tamise toutes ses eaux d'égout et la Seine reçoit la presque totalité de celles de Paris, puisqu'il n'en est pas répandu le dixième sur les terrains de Gennevilliers (1).

Toutefois les conditions ne sont pas les mêmes. Les collecteurs de Londres déversent, comme je l'ai dit, leur contenu à 30 kilomètres au-dessous de la ville, dans la Tamise maritime, à un endroit où elle a 700 mètres de largeur et où les marées se font vivement sentir, et cependant on se plaint encore de l'envasement du fleuve en ce point et du reflux fréquent des eaux d'égout que la marée montante ramène jusqu'à Londres. Le conseil des travaux de la métropole, qui a inventé et qui défend le système actuel, est fortement attaqué par la *Corporation* de Londres, qui, comme autorité sanitaire, est en tête de l'attaque contre la pollution de la Tamise par les vidanges (2).

La Seine est bien autrement souillée pendant son cours et au moment où elle sort de la ville. En amont de Paris, son état est satisfaisant. Elle a cependant reçu les déjections de toutes les localités situées sur ses bords et sur ceux de la Marne. Autrefois ce déversement était sans grand inconvénient. Saint-Maur, Créteil, Joinville-le-Pont, Maisons-Alfort, Charenton étaient de petits villages dont les rares maisons disparaissaient sous la verdure, mais aujourd'hui ce sont des villes dont la population s'accroît dans des proportions considérables. Le dernier recensement la portait à 80 000 âmes. On y compte de grands établissements publics, comme l'asile d'aliénés de Charenton, celui des convalescents de Vincennes, l'école vétérinaire d'Alfort. En se développant, cette banlieue a perfectionné sa voirie. Des égouts ont été partout construits et maintenant la Marne et la Seine reçoivent les déjections de ces 80 000 habitants, sans compter les eaux résiduaires des nombreuses usines installées dans cette partie de la banlieue. C'est cette eau qu'on puise à Ivry et qu'on fait boire aux Parisiens à l'époque des grandes chaleurs, lorsque la Vanne et la Dhuys ne suffisent plus.

En traversant Paris, la rivière reçoit les vidanges et les eaux-vannes de la Cité et de l'île Saint-Louis, qui n'ont pas d'autre déversoir, et ce-

(1) La quantité moyenne répandue sur les 668 hectares consacrés aux irrigations, a été, en 1887, de 18728 mètres cubes par jour. (*Annuaire statistique de la ville de Paris pour l'année* 1887, p. 116.)

(2) *The Lancet*, 31 mars 1883.

pendant elle n'a pas encore trop mauvais aspect. En un certain nombre de points, des filets d'eau impure sortent de divers établissements industriels, mais ces filets sont rapidement noyés dans la masse du fleuve. Les poissons vivent dans toute la largeur de la rivière, des végétaux d'ordre élevé poussent sur ses berges; le fond de la Seine est formé de sables blancs.

En aval du pont d'Asnières, la situation change brusquement. C'est là que débouche le grand collecteur. Il en sort un courant noirâtre qui s'épanouit sur la Seine sous la forme d'une courbe parabolique et en couvre à peu près la moitié. Cette eau d'un aspect répugnant est couverte d'une couche de matière graisseuse sur laquelle flottent des légumes, des bouchons, des poils, des cheveux, des cadavres d'animaux domestiques. Une vase grise mêlée de débris immondes s'accumule le long de la rive droite et forme des bancs d'atterrissement dont l'épaisseur va dans certains endroits jusqu'à 3 mètres. Dans les basses eaux, ils émergent à la surface du fleuve et il faut les enlever à la drague, afin d'éviter l'obstruction de la Seine. La fermentation qui se produit autour de ces amas fétides, se traduit par la formation d'innombrables bulles de gaz qui viennent crever à la surface et qui, dans les grandes chaleurs, présentent des dimensions énormes. Le passage d'un bateau à vapeur soulève des flots d'écume et produit une véritable ébullition dans le sillage. De Clichy à l'île Saint-Denis, l'altération continue, en s'accusant un peu moins fortement à la surface. L'eau va ensuite en s'épurant et en se troublant alternativement, lorsqu'elle reçoit de nouvelles immondices à son passage devant une ville ou devant une usine importante. A Saint-Germain, à Maisons-Laffitte, elle a encore un goût fade et désagréable. Vers la Frette et Conflans, surtout après le confluent de l'Oise, elle reprend l'aspect qu'elle avait avant de rencontrer les collecteurs; mais, ce n'est qu'à partir de Meulan que toute trace extérieure d'infection a disparu.

La composition de l'eau de Seine est aussi profondément modifiée que son aspect extérieur. Lorsque son cours est lent, la matière organique qui lui a été apportée par les eaux d'égout se transforme, chemin faisant, en acide carbonique, en carbures d'hydrogène, en ammoniaque, en acide sulfhydrique et en substances minérales diverses. Cette transformation se fait en absorbant l'oxygène dissous dans l'eau. Lorsqu'elle l'a consommé, la décomposition putride s'empare de la matière organique. Lorsque celle-ci est de nature végétale, l'eau prend l'odeur de *croupi* ; quand elle est de nature animale, l'odeur est plus prononcée et plus infecte.

La quantité d'oxygène dissous dans l'eau qui, en amont du pont d'Asnières, est encore de plus de 5 centilitres par litre d'eau, diminue d'une manière régulière et progressive jusqu'au débouché du collecteur départemental où elle devient presque nulle, elle augmente ensuite lentement jusqu'à Marly où elle n'est encore que de $1^{cc},91$ et s'accroît régulièrement jusqu'à Rouen où elle atteint $10^{cc},42$

La proportion de l'azote suit une marche inverse (1). En même temps des germes d'organismes végétaux et animaux se développent au sein de cette eau corrompue, soit directement aux dépens de la matière organique, soit en assimilant les produits de sa décomposition.

Une eau semblable est insalubre au premier chef; elle fait mourir le poisson, elle empeste les riverains et transporte partout les germes des maladies contagieuses, ainsi que cela a été exposé au chapitre des eaux potables (2).

J'ai insisté sur la contamination de l'eau de la Seine par le produit des égouts, parce que c'est à cette occasion que la question a été le plus sérieusement étudiée; mais toutes les rivières à cours lent, comme le sont la plupart de celles de France, sont souillées de la même façon, lorsqu'elles passent à travers de grandes villes et celles qui traversent des centres industriels le sont bien davantage. C'est en Angleterre surtout que les exemples de ce genre de contamination sont frappants. Les enquêtes sérieuses auxquelles on s'est livré depuis 1865, ont révélé des faits déplorables. Les rivières Aire et Caldes, par exemple, étaient littéralement encombrées de déjections solides de toute nature (cendres, ordures, déchets industriels, cadavres d'animaux) et les eaux résiduaires y fermentaient en telle quantité, qu'on été des gaz inflammables s'en dégageaient et pouvaient brûler à 2 mètres au-dessus du plan de l'eau (3).

La Clyde, à Glasgow, n'était plus qu'un égout gigantesque. Le docteur Frankland donne, dans ses rapports, le profil de rivières telles que l'Irwell, le Medlock, le Rock, etc., dans lesquelles les détritus sortant des usines, forment des bancs énormes, créent des îles au milieu du courant, obstruent les ponts, tandis que l'eau qui circule au milieu de ces obstacles atteint un degré d'impureté tel que celle de la Seine paraîtrait limpide à côté.

De tout temps et dans tous les pays, on s'est préoccupé de cette pollution des cours d'eau et des moyens de l'empêcher. En France, depuis l'ordonnance des eaux et forêts d'août 1669, jusqu'à la décision du 24 juillet 1875, on compte au moins une douzaine de lois, de décrets ayant pour but de protéger les cours d'eau, défendant d'y jeter les liquides, immondices ou déjections quelconques et armant les autorités

(1) Voy., pour le dosage de l'azote et de l'oxygène, sur chacun des points que traverse la Seine, le tableau annexé au rapport de MM. Schlœsing et Durand-Claye. (*Comptes rendus du Congrès international d'hygiène de Paris*, 1878, t. Ier, p. 314.)

(2) Voy. livre II, ch. II, art. 5, *Eaux de boissons nuisibles. Leur rôle dans le développement des maladies épidémiques*, t. II, p. 421.

(3) G. Bechmann, *loc. cit.*, p. 585.

départementales et municipales des pouvoirs nécessaires pour l'empêcher (1).

En Angleterre, les prescriptions sont de date plus récente; mais, depuis les travaux de Frankland, une loi très complète sur la matière est intervenue. Elle a chargé les *autorités sanitaires*, placées sous le contrôle supérieur et central du *Local Government Board*, de poursuivre les contraventions et a frappé celles-ci d'amendes considérables. En Belgique, une série de *Règlements provinciaux*, portent défense de jeter aux cours d'eau des matières solides ou des liquides impurs. En Prusse, la même interdiction est formulée dans les lois des 28 février 1843 et 28 octobre 1846.

Tout cet arsenal de règlements et de lois n'a pas abouti, en France du moins, à protéger nos rivières; mais aujourd'hui que nous savons à quoi nous en tenir sur le danger que ces eaux souillées font courir aux populations qui les boivent, il n'est plus possible de continuer à laisser infecter nos cours d'eau. Les lois de tous les pays imposent aux villes traversées par un fleuve l'obligation de le rendre à sa sortie aussi pur qu'elle l'a reçu. C'est assurément là une exigence un peu théorique et qu'on ne peut pas prendre au pied de la lettre. Les villes situées sur les bords d'un fleuve à cours rapide peuvent, sans grand inconvénient, y déverser leurs immondices. Cologne, Bâle peuvent les jeter dans le Rhin, Genève dans le Rhône, Vienne dans le Danube, sans danger sérieux. Les petites localités, qui ont à leur disposition un cours d'eau considérable, peuvent à la rigueur l'utiliser pour se débarrasser de leurs eaux-vannes, parce que, ainsi que nous l'avons dit pour la Seine, les matières organiques, quand elles ne sont pas en excès, se détruisent peu à peu dans les eaux courantes; mais, quand il s'agit de grandes villes et de rivières au cours lent et au faible débit, comme la Seine, la Saône, etc., cela n'est plus possible et doit être rigoureusement interdit.

Le déversement à la mer n'est pas beaucoup plus hygiénique. Dans les ports de la Manche et de l'Océan, où les marées sont très fortes, il n'a pas d'inconvénients graves. Le mouvement de flux et de reflux, qui s'opère deux fois par jour, entraîne toutes les impuretés au large et opère un nettoyage suffisant. Toutefois, lorsque la mer monte, elle pénètre dans les égouts et y suspend pour un moment la circulation; lorsqu'elle est tout à fait basse, au contraire, elle laisse à découvert, devant le débouché des égouts, de petits bancs de vase infecte, et quand le vent souffle de ce côté, il s'engouffre dans les ouvertures, refoulant les gaz dans la ville et jusque dans les maisons.

C'est bien autre chose dans les ports de la Méditerranée où la mer ne marne pas, surtout lorsqu'on verse les eaux souillées dans un bassin,

(1) Pour cette réglementation, voyez le rapport déjà cité de MM. Schlœsing et Durand-Claye au Congrès d'hygiène de 1878 (*Comptes rendus du Congrès*, t. Ier, p. 316).

(2) *The Rivers pollution prevention Act*, 15 août 1876.

au lieu de les conduire au large et qu'elles contiennent tous les détritus de la ville, vidanges comprises. Dans ce cas, le bassin de déversement est transformé, au bout de quelques années, en une vaste fosse d'aisances, où les matières croupissent sous une couche d'eau presque immobile. Lorsqu'on l'agite, on voit se produire les mêmes phénomènes que dans la Seine au-dessous du débouché du grand collecteur. Une odeur très désagréable règne en tout temps sur les quais. Le Port-Vieux de Marseille et la Petite-Darse de Toulon ont à cet égard une réputation méritée.

Lorsqu'on transporte les eaux loin de la ville, sur un point isolé de la côte, l'inconvénient est moins considérable. Cependant il est encore très sensible pour les villages qui avoisinent ce point.

Dans le projet que M. Cartier a fait pour la ville de Marseille et dont j'ai parlé plus haut, le déversement des eaux devait avoir lieu de l'autre côté des collines de Marseille-Veïre, à une dizaine de kilomètres de distance, sur un point à peu près désert et dans un endroit où l'eau est profonde. On ne peut pas savoir encore ce qui se passerait au bout de quelque temps dans la calanque de Cortiou; mais ce qui est certain, c'est qu'il serait préférable de transporter ces eaux dans les campagnes toujours altérées des environs de la ville et de fertiliser les parties arides qu'il serait facile d'y trouver.

Parmi les solutions qui ont été proposées pour mettre un terme à l'infection de la Seine, il en est une qui consiste à conduire à la mer les eaux d'égout de Paris et de sa banlieue. Cette idée a de tout temps hanté l'esprit des ingénieurs, et cinq projets ont été successivement proposés. Comme aucun d'entre eux n'a été accepté et que pas un n'a la chance de l'être, je me bornerai à les énumérer (1).

Les premiers en date sont ceux de deux ingénieurs morts aujourd'hui MM. Passedoit et Brunfaut. Le premier taillait en plein drap; il ne connaissait pas d'obstacles. Il emmenait les eaux de Clichy à Quillebœuf, sans relèvement préalable, par un large canal à ciel ouvert, bordé d'un chemin de fer de 205 kilomètres de développement, avec une pente qui ne pouvait guère dépasser $0^m,10$ par kilomètre. Le second comportait un canal à ciel ouvert, partant de Clichy pour arriver à Canteleu, en aval de Rouen, à 120 kilomètres de la mer. Ce canal, d'une longueur de 140 kilomètres, allait droit devant lui, coupait huit fois la Seine qu'il traversait au moyen de siphons formés chacun de vingt-six tubes accolés d'un mètre de diamètre, traversait les collines en tunnel et se terminait par un réservoir de marée de 500 000 mètres cubes de capacité.

Puis viennent, dans l'ordre chronologique, les projets de M. Dumont,

(1) Voir, pour l'exposé de ces projets, le rapport de M. Vauthier à la commission de l'assainissement de Paris et celui de M. Cornil au Sénat, sur l'utilisation agricole des eaux d'égout.

ingénieur en chef des ponts et chaussées en retraite, et celui de M. Charavel, ingénieur civil. Le premier, présenté par son auteur à l'Académie des sciences, prend les eaux d'égout près d'Herblay, où les collecteurs les amènent et où elles sont reçues dans un réservoir situé à l'altitude de 45 mètres. De là, elles gagnent, par un canal en maçonnerie fermé, de 156 kilomètres de développement, le littoral de la Manche et sont déversées à la mer, entre Dieppe et le Tréport.

Dans son projet, M. Charavel laisse les eaux d'égout aller à la rivière, et se borne à transporter à la mer les eaux ménagères et les vidanges. Celle-ci sont rassemblées par des moyens analogues à ceux du système Berlier, aspirées par une usine établie à Levallois-Perret et refoulées par de puissantes machines dans une canalisation en fonte qui les amène à la mer entre Dieppe et le Tréport.

Le dernier projet est celui que M. Fournié, ingénieur en chef, a élaboré, à la demande du conseil général de Seine-et-Oise, qui, par une délibération en date du 14 avril 1888, avait invité le préfet à faire étudier la question. C'était à l'époque où les Chambres étaient appelées à statuer sur la demande faite par la ville de Paris, de disposer, pour l'épandage de ses eaux d'égout, des terrains d'Achères appartenant au domaine de l'État. Le conseil général de Seine-et-Oise, très hostile à cette concession, cherchait une autre solution du problème. M. Fournié fut chargé de la lui offrir et se mit immédiatement à l'œuvre.

Non content de résoudre le problème déjà très difficile qu'on lui avait posé, il en agrandit considérablement l'objectif, en joignant aux eaux d'égout de Paris celles des communes surburbaines, et même celles d'une partie du département de Seine-et-Oise, et il se proposa de débarrasser, de ces eaux résiduaires, toute la région qu'il appelait le Parisis, comprenant au moins trois millions d'habitants. En tenant compte de l'accroissement prochain des distributions d'eau dans Paris et dans la banlieue, de l'éventualité des pluies et des orages, il s'agissait d'obtenir un écoulement de $8^{m},50$ par seconde. C'est le débit d'une rivière de moyenne importance. L'immense canal partant de l'usine de Clichy, devait aller, après un trajet de 209 kilomètres aboutir aux dunes de sables stériles et sans valeur qui se trouvent en Picardie, entre les embouchures de la Somme et de l'Authie, et qui seraient ainsi fertilisées.

Parmi ces projets, ceux qui consistent à conduire la totalité des eaux d'égout directement à la mer sont impraticables pour deux raisons.

La première, c'est que tout le littoral de la Manche est habité. Il n'y a pas un seul point sur lequel on ne trouve des villages, des maisons de campagne, des stations de bains de mer, et si l'on y déversait ce torrent d'eaux fétides, la mer les promènerait sur toutes les plages voisines, et ce serait à déserter la partie la plus fréquentée de notre littoral. Le Havre, qui n'est qu'une ville de second ordre, déverse le produit de ses égouts dans l'anse de Sainte-Adresse, et tout le rivage en est infecté à une grande distance.

La seconde raison est d'ordre technique. Elle a été produite par M. Léon Faucher, ingénieur en chef des mines. « Si l'on voulait, dit-il, envoyer à la mer les eaux d'égout de Paris, sans les purifier préalablement par l'utilisation agricole, le déversement ne pourrait avoir lieu que deux fois par jour et dans les trois heures qui précèdent le plein de la mer, à moins de choisir un point du littoral supérieur au niveau des plus hautes eaux. On devrait donc construire, à l'extrémité maritime du canal, des bassins d'attente pouvant contenir 180 000 mètres cubes d'eau d'égout. En admettant, pour ces réservoirs, une largeur de 50 mètres et une hauteur de 6 mètres, et leur faudrait une longueur d'un kilomètre. Donner de tels chiffres, c'est démontrer une impossibilité. Les réservoirs devraient se vider en trois heures ce qui serait une nouvelle difficulté, et être curés très fréquemment (1). »

Même en laissant de côté la question des réservoirs, M. Alphand estime à 120 millions le prix que coûterait le canal à la mer, et comme l'élévation serait de 120 mètres, il faudrait, d'après lui, 6 à 7 millions par an, pour faire fonctionner les machines élévatoires qu'il serait nécessaire de construire.

Il faut donc écarter tout projet consistant à conduire à la mer la totalité des eaux d'égout de Paris. Quant à ceux qui consistent à faire un canal se dirigeant vers la mer avec utilisation agricole sur le parcours, c'est un mode d'épandage, et nous en parlerons plus loin. On peut en dire autant du projet de M. Fournié, mais comme il a fait choix, pour y porter les eaux d'égout, des dunes de la Picardie, qui sont à 209 kilomètres de Paris, au lieu de les verser tout simplement sur les terrains arides du département de la Seine, on ne peut pas s'empêcher de penser que c'est se donner bien de la peine et dépenser bien des millions, pour aller chercher au loin ce qu'on a sous la main.

VI. **Épuration artificielle.** — Ce qui précède prouve qu'il faut renoncer presque partout à déverser les eaux d'égout des grandes villes, à la mer ou dans les rivières, sous peine de les empoisonner; il ne reste donc plus que deux sortes de moyens pour s'en débarrasser. Le premier consiste à les purifier, avant de les restituer aux cours d'eau; le second, à les répandre sur les terrains arides qu'elles fertilisent en s'épurant elles-mêmes.

1° *Décantation.* — De ces deux ordres de moyens, le premier est généralement condamné. Les procédés mécaniques ont été essayés en Angleterre surtout. A Birmingham, à Blackburn, à Newcastle, on a creusé de grands bassins dans lesquels les eaux d'égout étaient amenées et séjournaient assez longtemps pour laisser déposer les matières

(1) Léon Faucher, *Communication au Conseil d'hygiène et de salubrité de la Seine*, séance du 16 mars 1888.

solides par la seule action de la pesanteur; mais on a reconnu partout l'imperfection, la cherté et même le danger de ce système. La décantation ne débarrasse les eaux que des corps les plus lourds, les plus encombrants; toutes les substances dissoutes demeurent dans le liquide, ainsi que les particules solides qui sont légères, comme les pailles et les débris organiques. L'argile elle-même reste presque indéfiniment en suspension dans l'eau, même à l'état de repos absolu. En outre, de pareilles masses de dépôts solides concentrées sur un seul point et y séjournant longtemps, deviennent une cause sérieuse d'embarras et d'insalubrité. Pour des villes comme Londres et comme Paris, il s'agirait d'extraire et de transporter, chaque jour, de 300 à 400 mètres cubes de cette vase infecte dont nous avons signalé le danger dans les égouts où elle n'y est pourtant déposée qu'à l'état de couche mince.

2° *Filtration.* — La filtration, soit à travers des substances inertes comme le sable, le coke, soit à travers des toiles métalliques fixes ou mobiles, prête aux mêmes objections. Quand on filtre l'eau d'égout, on obtient en effet un liquide limpide, peu coloré et peu odorant, si l'eau n'est pas encore corrompue; mais ce liquide contient encore toute la matière organique soluble et tous les organismes élémentaires qui en constituent le véritable danger. Les eaux d'égout filtrées ou décantées, une fois rendues aux fleuves, n'y produiraient plus sans doute les dépôts vaseux qui les encombrent aujourd'hui; mais elles ne leur en communiqueraient pas moins des propriétés nuisibles et les rendraient impropres aux usages domestiques. Cette considération suffit pour faire rejeter tous les procédés d'épuration fondés sur la filtration ou la décantation, quel que soit d'ailleurs le mérite des dispositions mécaniques adoptées. Aussi toutes les commissions françaises et anglaises ont-elles énergiquement condamné ces procédés.

3° *Procédés chimiques.* — Tous les procédés chimiques reviennent à introduire dans les eaux d'égout une ou plusieurs substances douées de la propriété d'accélérer la précipitation des matières en suspension et d'y englober, autant que possible, celles qui y sont dissoutes. Le but qu'on se propose est de produire, dans ces eaux, un précipité gélatineux ou floconneux qui tombe lentement au fond des bassins, en entraînant avec lui les matières solides, tandis que l'eau clarifiée s'échappe par un déversoir.

Le nombre des réactifs proposés pour obtenir ce résultat est considérable. En Angleterre seulement, on a breveté 421 procédés de 1856 à 1876 (1) et le nombre s'en est accru depuis. Les plus employés sont la chaux, le sulfate d'alumine et le phosphate de la même base. Un produit complexe, assez répandu, désigné sous le nom de système A B C, est un mélange d'argile, de sang, de charbon, de chaux, de sels d'alu-

(1) Voir, pour l'énumération de ces réactifs, le rapport déjà cité de MM. Schlœsing et Durand-Claye (*Comptes rendus du Congrès d'hygiène de* 1878, p. 320).

mine. Tous ces réactifs sont de bons clarificateurs ; mais ils n'exercent sur les matières solubles qu'une action très limitée. Celles-ci restent en solution dans les eaux, qui, dans cet état, ne peuvent pas être rendues aux rivières. C'est du moins ce qui résulte des analyses que le docteur Frankland a produites, dans son rapport sur la pollution des rivières, dans les bassins de la Mersey et de la Ribble (1). Il en conclut que des eaux si riches encore en principes fermentescibles ne peuvent pas être restituées aux cours d'eau.

De tous les réactifs employés, le plus efficace c'est la chaux. Les autres substances qu'on y ajoute ne sont, comme dit M. Arnould, qu'un prétexte à prendre un brevet. L'eau épurée par la chaux est limpide, tant qu'elle en renferme en excès; mais lorsque la chaux est neutralisée par l'acide carbonique, les bactéries de la putréfaction y reparaissent, y pullulent et la font retourner à l'état putride; ainsi que l'ont démontré les recherches de Märckner, Degener, F. Cohn, Weigmann et Kœnig, sans compter qu'elle contient encore de la chaux libre, des matières minérales de toute espèce et de 30 à 45 milligrammes par litre d'azote organique ou ammoniacal (2).

L'expérience en grand a, du reste, confirmé les recherches de laboratoire. Le système Wicksted, basé sur l'emploi du lait de chaux, a été expérimenté à Leicester, à l'aide d'une série d'appareils mécaniques perfectionnés, pour l'addition et le mélange du réactif ainsi que pour l'extraction et le séchage des dépôts. Les frais d'installation et d'exploitation ont amené promptement la ruine de l'entreprise. Les produits obtenus ne trouvaient pas d'acquéreurs, même à moitié du prix de revient, et les eaux n'étaient pas suffisamment purifiées pour être versées à la rivière.

Le système proposé par M. Le Châtelier, inspecteur général des mines, et basé sur l'emploi du sulfate d'alumine, a été, à Paris, l'objet d'essais prolongés et multipliés, qui n'ont pas mieux réussi. A différentes reprises, on a traité par ce réactif de 600 000 à 700 000 mètres cubes d'eaux d'égout. Elles sont sorties clarifiées des bassins, mais contenant encore les deux tiers de leur azote total et des matières volatiles ou combustibles et le quart environ des substances minérales (3). En cet état, elles sont loin de pouvoir servir aux usages domestiques; elles n'ont aucun des caractères des eaux potables et leur introduction dans la Seine, tout en constituant une amélioration sur l'état actuel, ne saurait être considérée comme inoffensive. D'ailleurs, appliqué en

(1) Voir le tableau qui résume ces analyses dans le rapport de MM. Schlœsing et Durand-Claye, p. 320.

(2) *L'Épuration des eaux urbaines*, par M. le Dr Jules Arnould, professeur d'hygiène à la faculté de Lille (*Revue d'hygiène*, 1888, t. X, p. 319).

(3) Voir l'analyse dans le rapport de MM. Schlœsing et Durand-Claye, *loc. cit.*, p. 321.

grand, ce procédé exigerait à Paris, la construction de bassins de 15 à 20 hectares de superficie et au fond desquels il laisserait des dépôts boueux dont la quantité ne serait pas inférieure à 200 000 mètres cubes par an. Il faudrait extraire, faire sécher et transporter au dehors ces masses énormes dont la valeur n'atteindrait même pas celle des réactifs employés, sans compter le prix d'élévation des eaux, de transport et de manipulation des dépôts. La question financière seule suffit pour éloigner l'application des procédés chimiques à une ville de l'importance de Paris.

En Angleterre, toutes les entreprises qui se sont fondées en vue d'appliquer aux eaux d'égout un traitement chimique, après avoir subi des pertes considérables, ont successivement discontinué leurs opérations et, dans ce pays où on n'abandonne pas facilement une idée qu'on a crue juste, on a à peu près renoncé à celle-là. Cependant un nouveau système a été mis tout récemment en essai, dans la petite ville de Wimbledon. Il s'est formé un syndicat pour exploiter un nouveau réactif, les *amines* ou l'*aminol*. On sait qu'on désigne sous le nom d'*amines* ou ammoniaques composés, de véritables alcalis organiques azotés découverts par Würtz, possédant la propriété de s'unir aux acides minéraux ou organiques, de déplacer un certain nombre de bases fixes et de donner des sels aptes aux doubles décompositions. Le réactif nouveau est composé d'un lait de chaux auquel on ajoute une certaine quantité de *saumure de harengs*. Cette saumure contient une notable quantité de *triméthylamine* isomère de la *propylamine*, et les inventeurs du procédé, dont les détails sont tenus secrets, désignent sous le nom tout à fait arbitraire d'*aminol*, le produit de la réaction de la saumure de harengs sur la chaux.

L'application de ce procédé se fait de la manière suivante : un réservoir de 400 mètres cubes reçoit tout le *sewage* de Wimbledon, y compris les vidanges. Ce *sewage* est mélangé intimement avec le réactif à l'aide d'une roue. Il en résulte un développement de gaz doués de propriétés germicides très prononcées, car, après le traitement, l'eau décantée ne contient plus de microbes. Au bout d'une heure, la précipitation des dépôts est achevée sous forme de particules floconneuses. L'eau clarifiée est d'une limpidité parfaite, absolument sans odeur et peut être versée impunément, dans le cours d'eau le plus voisin, sans en altérer la pureté. Quant au dépôt, on le fait passer sous la presse et on en forme, par expression, des briquettes qu'on laisse se dessécher au soleil et qui sont complètement inodores, même quand on les abandonne pendant plusieurs semaines à la pluie et aux intempéries.

Tels sont, du moins, les faits qui ont été produits par M. Godfrey, au congrès du *Sanitary Institute of Great Britain*, tenu à Worcester, le 27 septembre 1889; mais les procédés chimiques ont, ainsi que je l'ai dit plus haut, causé tant de désillusions et si souvent manqué à leurs promesses, qu'il est impossible d'accorder une confiance absolue aux assertions de M. Godfrey. C'est, du reste, l'impression qu'a produite sa lecture au congrès de Worcester. La plupart des hygiénistes présents ont manifesté leur incrédulité et proclamé la supériorité de l'épuration par le sol.

C'est également l'opinion professée en Belgique, où l'on s'est livré à une longue et consciencieuse enquête sur la question, et où les propositions séduisantes n'ont pas manqué, pour l'application des procédés chimiques. Là on est arrivé exactement aux mêmes conclusions qu'en Angleterre (1).

En résumé, les procédés d'épuration chimique sont aussi discrédités que les procédés mécaniques des deux côtés de la Manche.

4° *Procédés mixtes.* — Il n'en est pas de même en Allemagne, où la question est loin d'être tranchée. Elle a été l'objet de discussions sérieuses à la *Réunion des hygiénistes allemands*, qui s'est tenue à Breslau en 1886 (2), ainsi qu'au *Congrès des hygiénistes allemands* qui a eu lieu à Francfort-sur-le-Mein, au mois de septembre 1888 (3). Ce dernier avait inscrit, à son ordre du jour, la discussion des résultats produits en Allemagne, dans les années précédentes, par les systèmes d'épuration artificielle des eaux d'égout, et il avait choisi pour rapporteurs les ingénieurs qui avaient fait les projets, exécuté les travaux ou dirigé le fonctionnement des principaux types de ces systèmes. La compétence toute spéciale des rapporteurs donnait à leurs communications une grande importance. C'est ce qui m'engage à en dire quelques mots (4).

M. Lindley, ingénieur à Francfort-sur-le-Mein, a rendu compte des résultats obtenus dans cette ville. Elle possède une canalisation parfaite, qui reçoit en même temps les eaux vannes et les matières de vidange. C'est en 1871 que ces dernières y furent admises, sur l'avis de Pettenkofer. Le système fonctionnait à la satisfaction générale, lorsque, sur la plainte des riverains, on donna, de Berlin, l'ordre d'épurer les eaux avant de les déverser dans le Mein. L'épuration par le sol, proposée par la commission d'études, ne put pas être réalisée et on adopta, comme pis aller, le système mixte qui est en usage aujourd'hui. Il est mécanique et chimique tout à la fois. L'eau, après avoir reçu un mélange de lait de chaux et de sulfate d'alumine, se rend dans des bassins longs de 80 mètres, larges de 6 et dont la profondeur croissante va de 2 à 3 mètres. Elle y chemine avec une lenteur qui équivaut à un repos absolu.

(1) De Freycinet, *Emploi des eaux d'égout en France et à l'étranger.* Paris, 1868, p. 129.

(2) La question posée était la suivante : *Des moyens d'épuration des eaux urbaines.* (Voyez le compte rendu dans la *Revue d'hygiène*, 1888, t. X, p. 322.)

(3) *Vierteljarsschrift f. öffentl. Gesundheitspflege*, 1889, p. 71.

(4) Voyez, pour l'exposé détaillé de ces systèmes, le compte rendu de ce congrès fait par M. Richard (*Revue d'hygiène*, 1889, t. XI, p. 277).

Quand la sédimentation est opérée, on déverse dans le Mein, à l'aide de pompes, la couche supérieure devenue claire et on refoule la couche moyenne dans le grand collecteur d'arrivée. Quant au dépôt fangeux qui se trouve au fond, il est repris par une pompe spéciale et déversé dans un réservoir à l'air libre, cubant 5000 mètres, où il se dessèche par l'évaporation et par l'égouttement dans des drains disposés au fond du réservoir.

Depuis 1887, quatre bassins sont en action. Chacun d'eux est vidé tous les huit jours et l'opération dure cinq heures. Chaque bassin épure journellement 6000 mètres cubes d'eau et consomme une tonne de sulfate d'alumine et un quart de tonne de chaux. Le problème de la clarification de l'eau est résolu par ce système. L'eau rejetée dans le Mein est claire, mais elle contient encore une partie des substances minérales et la totalité de l'azote organique dissous. Quant aux bactéries, on en trouve le même nombre après la sédimentation seule, un peu plus du dixième, lorsqu'on y joint l'action du sulfate d'alumine, et la quarantième partie seulement après l'action de la chaux.

Ces opérations sont dispendieuses ; l'épuration, en y comprenant tous les frais, revient à 1 fr. 25 par an et par habitant.

La station d'épuration de Wiesbaden a été calquée sur celle de Francfort. La ville jetait depuis longtemps ses eaux vannes dans la Salzbach, qui les conduisait au Rhin, après un trajet de 5 kilomètres ; mais le degré de souillure de la petite rivière était devenu tel que le gouvernement intima à la ville l'ordre d'épurer ses eaux d'égout. On construisit une série de bassins de grande dimension, que l'eau met cinq heures à traverser pendant le jour et dix heures pendant la nuit. La précipitation est aidée par l'action du lait de chaux, à raison de 400 grammes par mètre cube. Les bassins sont vidés tous les quinze jours en hiver et tous les mois en été. On opère la vidange quand les bulles de gaz viennent crever à la surface. Un appareil pneumatique extrait la vase et la rejette dans quatre bassins de filtration contenant chacun 250 mètres cubes de liquides qui, au bout de quinze jours, sont réduits à 125 mètres cubes par la filtration et l'évaporation.

Jusqu'ici on n'a pas pu se débarrasser de ce résidu. On n'est pas parvenu à lui donner une valeur qui permette d'en assurer l'enlèvement gratuit et on est réduit à l'accumuler dans le voisinage de l'établissement. La santé des dix ouvriers de l'usine ne paraît pas souffrir du voisinage de ce dépôt, et il n'y a pas de centre habité dans un rayon de deux kilomètres.

Cette installation revient, tous frais compris, à un franc par tête et par an. C'est un peu moins cher qu'à Francfort et le résultat est le même. Les eaux sortent clarifiées, elles n'infectent plus la rivière, mais elles ne sont pas devenues inoffensives pour cela, et M. Winter, directeur du service des eaux à Wiesbaden, qui a rendu compte au congrès des hygiénistes allemands du fonctionnement de ce système, trouve que c'est payer un peu cher un résultat purement apparent.

La ville d'Essen est un centre minier et métallurgique où se trouve, comme chacun sait, l'usine Krupp. La population compte aujourd'hui 68 000 habitants. Elle a un réseau d'égouts bien installé et les matières fécales en sont exclues. Cependant les eaux souillent à un tel degré la petite rivière qui traverse la ville qu'il a fallu les épurer d'une façon quelconque. A Essen, comme dans les deux villes précédentes, on a dû renoncer à la filtration par le sol, à cause du prix considérable que les terrains ont acquis dans le voisinage. On s'est prononcé pour le système Röchner-Rothe qui, après avoir été accueilli avec tiédeur en Allemagne, y a conquis depuis une faveur très marquée.

Il a d'abord été expérimenté en petit pour l'épuration des eaux résiduaires de sucreries, de brasseries, de teintureries, et il a donné des résultats si satisfaisants que la municipalité d'Essen s'est décidée à l'adopter.

L'appareil se compose d'une citerne de 5 mètres de profondeur et de $5^{m},8$ de diamètre, laquelle reçoit les eaux vannes après qu'elles ont été mélangées aux substances chimiques destinées à les épurer et dont on fait un secret. Une cloche de dimensions un peu plus faibles plonge dans cette citerne. Elle est reliée à une machine à faire le vide par un tube dont la partie supérieure doit s'élever à $10^{m},3$ au moins au-dessus du niveau du liquide de la citerne, afin que celui-ci ne puisse pas remonter jusqu'au haut, sous l'influence de la pression atmosphérique. La machine pneumatique fait monter le liquide dans la cloche et l'y maintient. Elle en extrait les gaz et les refoule dans le foyer où ils sont brûlés. Pendant ce temps, les matières en suspension sont précipitées par les réactifs chimiques dans le fond de la citerne et le liquide clarifié découle par un tuyau de trop-plein fixé à 7 mètres de ce fond, et dont la section n'a que le dixième de celle de la cloche, pour que l'écoulement ne soit pas trop rapide. On en règle d'abord la vitesse à l'aide d'une clef. La boue semi-liquide qui se dépose au fond de la citerne en est extraite à l'aide d'une pompe et rejetée dans le bassin drainé, où elle est égouttée et séchée, jusqu'à ce qu'elle ne renferme plus que 80 p. 100 d'eau; alors on l'extrait et on la dépose sur un terrain spécial, en attendant qu'on trouve le moyen de l'utiliser, car, jusqu'ici, on n'a pu en employer que le tiers. Le point noir de toutes ces installations, a dit au Congrès M. Wiebe, l'ingénieur d'Essen, rapporteur de la commission, c'est l'accumulation sans cesse croissante de cette boue dont on ne sait plus que faire. Cette difficulté se rencontre avec le système Röchner-Rothe comme avec les autres. Il paraît donner de meilleurs résultats au point de vue de la purification de l'eau. Indépendamment des matières en suspension, elle a perdu une grande partie des substances dissoutes, et le nombre des bactéries est réduit au millième (1); il ne revient qu'à 73 centimes par an et par habitant; mais les résidus ne sont ni moins encombrants ni plus faciles à utiliser, et ce système un peu compliqué pourrait difficilement satisfaire aux besoins d'une très grande ville.

A Halle-sur-la-Saale, l'épuration n'est appliquée que dans un seul district de la ville, contenant une population de 10000 habitants et fournissant par jour 3000 mètres cubes d'eau d'égout. L'eau, à son arrivée à la station, est dirigée, par une rigole, vers un système constitué par quatre bacs fixés à une roue. Aussitôt que l'un d'eux est plein, il descend par son poids, reçoit une dose déterminée du réactif chimique et déverse le mélange dans les deux citernes où se fait le dépôt. Le réactif chimique est un mélange de sulfate d'alumine et de silice hydratée. C'est le seul qui ait permis de donner à la boue une consistance suffisante pour permettre de la convertir en briquettes qui sont cédées gratuitement aux agriculteurs, et dont on parvient à se débarrasser ainsi. Avec l'intérêt, l'amortissement à raison de 5 p. 100 par an et les dépenses courantes, cette épuration revient à 1 fr. 05 par an et par habitant (2).

Tous ces systèmes ont l'inconvénient de coûter cher, de ne produire qu'une épuration incomplète et d'accumuler des monceaux de boue dont on ne peut pas se débarrasser; aussi sont-ils considérés par tous les hygiénistes comme inférieurs à l'épuration par le sol. C'est l'opinion qui a prévalu dans le congrès des hygiénistes allemands. Il ne faut pas cependant les rejeter d'une manière absolue, parce qu'ils peuvent constituer un pis aller, dans les cas où il est impossible de trouver des terrains d'irrigation à des prix abordables et où le volume des eaux à purifier est peu considérable. Il est permis de supposer d'ailleurs qu'on pourra les perfectionner encore et atténuer les inconvénients graves qu'ils présentent aujourd'hui. En hygiène, il faut toujours réserver les droits de l'avenir.

Il me reste enfin, pour terminer la série des procédés d'épuration artificielle, à dire quelques mots d'un procédé qui a été proposé en Angleterre et qui consiste à employer l'électricité pour purifier les eaux d'égout. Il a été imaginé par M. William Webster, qui l'a décrit dans un mémoire dont il a donné lecture à l'Association britannique, à Newcastle-sur-Tyne, au mois de septembre 1889.

Il s'est servi, pour ses derniers essais, d'un courant de 370 ampères, calculé à raison de 23/100 d'ampère par gallon et par heure, soit 23 chevaux à vapeur par million de gallons en vingt-quatre heures. Son système repose sur ce fait que l'eau est facilement décomposée par le

(1) Voyez, pour les détails de l'analyse, l'article déjà cité de la *Revue d'hygiène*, 1889, t. XI, p. 282.

(2) Rapport de M. l'ingénieur Löbauten, de Halle-sur-la-Saale, au congrès de Francfort-sur-le-Mein (*Vierteljahrischen f. öffentl. Gesundheitspflege*, 1889, p. 71).

courant électrique, pourvu qu'il ait une intensité suffisante. Après traitement, il a constaté une réduction de 61 p. 100 des matières en dissolution dans l'eau d'égout sur laquelle il opérait. Il dit avoir également reconnu que les micro-organismes avaient presque complètement disparu. De 5 millions, ils étaient tombés à 650. L'eau d'égout, traitée par l'électrolyse, peut se conserver, d'après lui, pendant trois semaines dans des flacons bouchés, sans dégager aucune odeur de putréfaction (1).

VII. **Épuration naturelle.** — La filtration par le sol, qu'on désigne également sous le nom d'*épandage*, est de tous les systèmes le plus rationnel, le plus simple, le plus économique et le plus sûr. C'est un fait que toutes les expériences ont confirmé et qui est aujourd'hui reconnu par tout le monde.

1° *Historique.* — La méthode de l'épandage n'est pas nouvelle. Sans remonter jusqu'aux irrigations de Jérusalem, ou à celles de Séville et de la Huerta de Valence, qui datent du moyen âge, l'épandage fonctionne depuis six cents ans à Milan, qui déverse, par la Vettabia, ses eaux noires dans les prés Marcites. C'est après les avoir visités, que la commission officielle anglaise de l'utilisation agricole des eaux d'égout déclara qu'il n'était plus permis de perdre, chaque année, dans les rivières ou à la mer, des produits aussi précieux pour la culture. Les villes anglaises, utilisant leurs eaux pour l'irrigation, étaient au nombre de douze en 1869; il y en avait quarante-quatre en 1873 et cent trente-quatre en 1881.

En France, le mouvement a été plus lent. Il a été provoqué par les beaux travaux de M. de Freycinet; mais ses progrès sont dus surtout au talent, à l'ardeur, à la puissance de conviction et à la persévérante énergie de Durand-Claye.

Les premiers travaux sont dus à M. Mille, inspecteur général des ponts et chaussées qui, dès 1864, a présenté un projet d'épuration des eaux d'égout, dans la plaine de Gennevilliers et dans la vallée de Montmorency. En 1867, la ville de Paris établit à Clichy un service d'essai qui fut confié à MM. Mille et Durand-Claye. En 1868, elle transporta ces expériences dans la plaine de Gennevilliers et, depuis cette époque, elle les continue avec le plus grand succès, grâce aux cultivateurs et au concours de la Société centrale d'agriculture.

L'épandage, commencé d'abord sur un hectare, puis sur six appartenant à la ville, s'étendit rapidement, parce que les propriétaires voisins demandèrent et utilisèrent l'eau d'égout. Les tuyaux de conduite placés sur tous les chemins communaux permirent bientôt de la porter sur presque tous les points de la presqu'île. De nouvelles machines furent

(1) *La purification des eaux par l'électricité* (*Journal d'hygiène*, 20 février 1890, p. 95). M. Worth a fait une communication sur le même sujet au Congrès international d'hygiène et de démographie tenu à Paris en 1889.

annexées à celles qui existaient déjà. En 1878, la surface irriguée était de 370 hectares; en 1882, de 500; en 1887, les champs d'épuration avaient 668 hectares de superficie et recevaient en moyenne par an 25 857 571 mètres cubes d'eau d'égout (1). Aujourd'hui, ils atteignent 800 hectares.

Les eaux, amenées à l'usine de Clichy par le grand collecteur, sont refoulées dans deux conduites en fonte de $1^m,10$ de diamètre posées sous le tablier du pont de Clichy et qui les transportent sur les terrains d'irrigation. Deux autres conduites de moindre diamètre, supportées par un autre pont, amènent les eaux provenant de la dérivation de Saint-Ouen. La distribution est faite par un réseau de près de 40 kilomètres de conduites à section circulaire en béton, dont les diamètres varient de $1^m,25$ à $0^m,30$ et qui sont toutes placées sous les chemins. Des bouches munies de clapets à vis permettent d'en laisser échapper l'eau à volonté, pour alimenter les rigoles en terre de dimensions décroissantes qui sillonnent en tous sens les champs irrigués.

La ville amène l'eau jusqu'aux bouches de distribution et la livre gratuitement aux cultivateurs qui la demandent. L'expérience les a conduits à en user à raison de 40 000 à 45 000 mètres cubes par hectare et par an.

Pour éviter l'élévation de la nappe souterraine, on a établi, de distance en distance, des lignes de drains destinés à recevoir l'eau qui a filtré à travers le sol et à la conduire à la Seine. Ce sont des conduites en béton de 35 centimètres de diamètre intérieur et criblées de trous. L'eau qui en sort est limpide et n'a pas de mauvais goût.

Je reviendrai plus tard sur ces différents points ainsi que sur les résultats obtenus à Gennevilliers. Ils furent tellement satisfaisants que la conviction fut faite dans l'esprit de tous les hygiénistes et que ce système d'épuration se répandit rapidement à l'étranger. Cependant, si les expériences de Gennevilliers étaient intéressantes en théorie, leurs résultats pratiques étaient encore peu de chose. C'était un essai réussi et pas davantage, puisque, dans leur plus grande activité, les champs d'irrigation n'épuraient guère que le quart des eaux d'égout de Paris. Il fallait donc généraliser l'application de cet excellent système et trouver de nouveaux terrains pour l'épandage.

Le 30 juillet 1870, le ministre des travaux publics posa en principe que la ville de Paris était tenue d'assainir la Seine, en aval de ses collecteurs et devait continuer, en les développant, les expériences entreprises à Gennevilliers.

Une commission mixte fut nommée pour étudier la question et déposa son rapport le 24 juillet 1875. Ce rapport était favorable à l'épandage et proposait de l'étendre à des terrains arides situés dans la

(1) *Annuaire statistique de la ville de Paris pour l'année* 1887, publié en 1889, p. 116.

presqu'île d'Achères, à l'extrémité nord-est de la forêt de Saint-Germain. Ces terrains, d'une contenance de 800 hectares environ, appartenaient à l'État et la cession ne pouvait en être faite à la ville qu'en vertu d'une loi. Le 23 juin 1880, le conseil municipal, par l'organe du préfet de la Seine, demanda au gouvernement la présentation de ce projet de loi aux Chambres. Cette proposition souleva les protestations les plus vives dans le département de Seine-et-Oise. Les propriétaires lui firent une opposition acharnée et il a fallu dix ans de lutte pour en triompher (1). Enfin, le 19 février 1885, les ministres déposèrent à la Chambre des députés le premier projet de loi. Après avoir été examiné par la commission de la Chambre et avoir subi quelques modifications, il sommeilla pendant longtemps, fut repris et représenté de nouveau par le ministère et enfin voté par la Chambre des députés le 25 janvier 1888; le Sénat, à son tour, après avoir consulté le Comité consultatif d'hygiène publique de France et le Conseil supérieur d'hygiène et de salubrité, s'est résigné à faire de même, et enfin, le 4 avril 1889, la loi si impatiemment attendue a fini par être promulguée.

Aux termes de cette loi, les terrains d'Achères sont loués par l'État à la ville de Paris, pour vingt ans et au prix de 98 400 francs par an, à la condition de ne répandre les eaux que sur des parties du sol mises en culture et à raison de 40 000 mètres cubes au plus par hectare et par an.

Les nouveaux champs d'épuration, joints à ceux qui sont déjà mis en service, ne pourront encore épurer qu'une partie des eaux de Paris; il faudra par conséquent en établir de nouveaux. M. Ad. Carnot, ingénieur en chef des mines, en prévision de cette éventualité, a cherché dans les environs de la capitale, quels étaient les terrains qui, par leur constitution géologique, leur altitude et leur situation, pouvaient se prêter à l'épandage. Il en a dressé une carte très détaillée qu'il a soumise en même temps que son étude (2) à la commission de l'assainissenent de Paris dont il faisait partie. De ce travail très intéressant au point de vue géologique, mais un peu trop technique pour trouver sa place dans un ouvrage d'hygiène, je ne retiendrai que les points suivants : les terrains sablonneux, par conséquent perméables et propres aux irrigations (3), se rencontrent dans toutes les directions, mais surtout à l'ouest de Paris. Le groupe le plus important, situé dans cette direction, est com-

(1) Voyez, pour l'historique de ces difficultés administratives, le rapport fait au Sénat par M. Cornil, au nom de la commission chargée d'examiner le projet de loi ayant pour objet l'utilisation agricole des eaux d'égout de Paris et l'assainissement de la Seine. Paris, 1888.

(2) *Étude sur les terrains propres à recevoir les eaux d'égout de la ville de Paris*, présentée à la 3e sous-commission de la commission supérieure de l'assainissement de Paris, par M. Ad. Carnot, ingénieur en chef des mines, membre de la commission.

(3) Ils appartiennent aux formations géologiques suivantes : sables de Bracheux, sables nummulitiques du Soissonnais, sables de Beauchamp, sables de Fontainebleau, graviers anciens et alluvions modernes.

pris tout entier dans la vallée de la Seine dont il suit assez régulièrement le cours. Il est composé de terrasses ou de plaines de graviers anciens. Ces terrasses se trouvent en général à un niveau qui n'est supérieur à celui de la Seine que de 10 à 30 mètres. Leur étendue est de 4400 à 4500 hectares, dans un rayon de 48 kilomètres, de 6000 à 8700 hectares quand on va jusqu'à 70 kilomètres, enfin de 10 700 à 13 400 hectares, lorsqu'on s'éloigne de Paris jusqu'à une distance de 120 kilomètres.

A l'est, on peut utiliser environ 6000 hectares, sans dépasser un rayon de 60 kilomètres ;

Au sud, on rencontre de 2000 à 2400 hectares de plaines diluviennes, dans la vallée de la Seine et environ 800 hectares de sables à 60 ou 80 mètres d'élévation, au-dessus des collecteurs de Clichy.

Le groupe situé au nord-est de Paris pourrait offrir environ 5000 hectares, dans un rayon de 40 à 45 kilomètres ; mais il faudrait élever les eaux jusqu'à 70 mètres et même dans certains points jusqu'à 110.

Dans la direction du nord-ouest, on trouverait environ 10 000 hectares de sables dans un rayon de 50 kilomètres et à une altitude variant de 40 à 90 mètres au-dessus du niveau de la Seine.

Il y a donc plus de 30 000 hectares de terrains propres aux irrigations dans les environs de Paris. Tous assurément ne sont pas utilisables, les uns parce qu'ils sont couverts d'habitations et de cultures, les autres parce qu'ils sont trop éloignés, ou que leur altitude est trop élevée ; mais, en défalquant toutes ces non-valeurs, on trouve encore, dans un rayon de 50 kilomètres, dix fois plus de terrains disponibles qu'il n'en faut pour l'irrigation des eaux de la capitale. On estime, avons-nous dit, à 260 000 mètres cubes par jour la quantité d'eau d'égout que charrient les collecteurs ; cela fait par conséquent un peu moins de 95 millions de mètres cubes à épurer par an. D'après les conditions imposées par l'État pour les terrains d'Achères, on ne doit pas déverser sur les champs d'irrigation plus de 40 000 mètres cubes d'eau par hectare et par an. La ville de Paris n'a donc besoin, pour le moment, que de 2375 hectares. Quand elle aura mis en service les 800 qui viennent de lui être concédés et développé quelque peu ses irrigations dans la presqu'île de Gennevilliers (1), il ne lui restera plus à trouver que 700 à 800 hectares et les environs de Paris peuvent facilement lui en offrir dix fois davantage. Il n'y a donc pas à craindre que le système de l'épuration par le sol puisse être compromis dans l'avenir par l'absence de terrains à proximité, et puisque sa cause est enfin gagnée, il n'y a qu'à le développer, avec une activité qui répare les lenteurs du passé.

(1) La distribution des eaux y est établie, dès aujourd'hui, pour fournir à l'irrigation de 900 hectares. La longueur totale des conduites est de 39 314^{m},55. — Voy. F. et H. Marié-Davy, *L'assainissement de Paris, devant le budget de* 1890 (*Journal d'hygiène*, 1890, t. XV, p. 4).

C'est ce dont le service de l'assainissement de Paris s'occupe activement.

Les travaux d'appropriation des terrains d'Achères vont commencer aussitôt que les fonds seront faits. Puis, on s'occupera d'utiliser ceux de Méry-sur-Oise. La ville y possède 500 hectares à fertiliser ; mais les cultivateurs du voisinage qui connaissent la valeur des eaux d'égout aspirent après leur arrivée, et il y a là 3000 hectares à peu près qui peuvent en recevoir. Il y a donc lieu de penser que, pour le moment, on n'aura pas besoin d'aller plus loin.

La province qui assistait à ces luttes en a profité sans en subir les ennuis. Un grand nombre de villes ont installé des champs d'irrigation dans leur voisinage et y ont répandu leurs eaux d'égout, à la grande satisfaction des riverains. Je citerai dans le nombre, Poitiers, Montélimart, Saint-Léonard et surtout Reims, qu'on trouve toujours dans la voie du progrès, quand il s'agit de l'hygiène et dont les champs d'épuration ont une superficie de 500 hectares, dont 150 appartiennent à la ville et ont été concédés par elle à la Compagnie des eaux-vannes. On a pu apprécier cette remarquable installation à l'Exposition universelle de 1889, où elle était représentée par un plan en relief au 1/2000 d'exécution. L'épandage artificiel se pratique à Montpellier, à Aurillac, à Dijon, Limoges, Moulins, etc.

Le progrès a été aussi rapide en Allemagne, où un grand nombre de villes pratiquent aussi l'épandage et leur exemple a été suivi dans la plupart des pays civilisés.

2° *Supériorité de l'épuration naturelle.* — Le système de l'irrigation ne fait qu'imiter la nature qui, par l'intermédiaire des pluies, entraîne à travers le sol toutes les impuretés atmosphériques et autres, pour les soumettre à une oxydation progressive, à une transformation après laquelle ces eaux filtrées vont alimenter les sources vives qui sont, comme nous l'avons vu, les eaux potables par excellence.

Pour appliquer ces procédés naturels à l'épuration des eaux d'égout, pour calculer la surface que doivent avoir les champs d'irrigation, suivant leur construction géologique et déterminer la quantité d'eau qu'ils doivent recevoir, il faut d'abord se rendre compte des phénomènes chimiques que subissent ces eaux en traversant le sol. Quand des eaux impures sont répandues sur des terrains meubles, les matières solides sont arrêtées par la surface; quelques particules assez ténues pour franchir ce premier obstacle, sont retenues un peu plus bas. C'est là le premier effet produit. C'est un filtrage mécanique. L'eau débarrassée des substances insolubles descend plus profondément. Le sol s'en imbibe. Chaque particule de sable ou de gravier s'enveloppe d'une mince couche de liquide et l'eau ainsi divisée s'offre sur une surface énorme à l'action de l'air emprisonné dans le sol. C'est alors que commence la seconde opération consistant dans la transformation des matières organiques. C'est une combustion lente, insensible, qui se produit. L'oxygène de l'air brûle la matière organique et la transforme en acide carbonique, en eau et en azote; il brûle même l'azote que le feu ne peut atteindre. L'azote est en effet beaucoup moins combustible que le carbone et l'hydrogène, et sa transformation en acide carbonique peut être considérée comme le signe d'une combustion parfaite opérée dans le sol. Les substances insolubles retenues par les couches de terre les plus superficielles sont oxydées également, surtout quand le labour les y a incorporées.

Cette propriété qu'a la terre végétale de nitrifier l'azote a été démontrée par les expériences de MM. Schlœsing et Müntz. Elles ont prouvé que les matières chimiques contenues dans le sol n'étaient pas indispensables à sa manifestation, que du sable quartzeux, calciné au rouge, la possédait également, à la condition que l'eau d'égout mît huit jours à en traverser l'épaisseur. Or MM. Schlœsing et Müntz ont reconnu que la nitrification s'arrêtait d'une manière absolue, lorsqu'on faisait passer, dans ce sable, des vapeurs de chloroforme. Ils en ont conclu qu'elle était produite par un organisme semblable à ceux qui président aux fermentations et susceptible également de fixer l'oxygène de l'air sur les matières organiques les plus diverses. La découverte du ferment nitrique, faite par eux en 1878, donne de ces faits une explication plausible. Les eaux d'égout sont en effet assez riches pour pouvoir nourrir les organismes chargés de les épurer, même en traversant un sable calciné (1).

L'épuration par le sable est lente à se produire. Il faut que les germes nitrificateurs aient le temps de se développer. Dans la terre végétale où ils sont d'avance en pleine possession du terrain, elle commence immédiatement. Il en résulte que les terres arables sont les plus propres à épurer et à utiliser les eaux d'égout; mais les terrains les plus pauvres, les sables purs, assurent, au bout d'un certain temps, une épuration tout aussi parfaite.

Les plantes ne prennent aucune part à ces transformations. Elles s'opèrent parfaitement dans un sol nu; elles sont aussi actives, pendant l'hiver et entre deux cultures, que lorsque la terre est couverte de végétation. Les plantes vivent de composés minéraux; elles organisent la matière minérale. Quant aux substances organiques, elles sont très peu diffusibles à travers les membranes qui revêtent les organes d'absorption des racines, et il est naturel de penser que leur rôle, comme aliments directs, se réduit à peu de chose. Les plantes ne les absorbent qu'en très minime proportion, mais elles concourent puissamment à l'épuration, en absorbant une partie de l'eau versée dans le sol et en l'évaporant dans l'atmosphère.

(1) Schlœsing et Müntz, *Comptes rendus de l'Académie des sciences*, 1878 et 1879.

On voit, d'après ce qui précède, combien le choix du terrain a d'importance. Il faut avant tout qu'il soit perméable. On choisit de préférence les terrains sablonneux, parce qu'ils sont stériles et sans valeur et que les eaux d'égout leur apportent la fertilité.

Lorsque le sol est perméable et homogène, il suffit que la couche filtrante ait 2 mètres de profondeur pour que l'épuration soit complète. Frankland s'en est assuré par des expériences directes. Il a reconnu qu'un mètre de sable épure par jour de 25 à 33 litres d'eau des égouts de Londres, et qu'un mètre de sable mêlé de craie produit le même effet. Des terres sableuses, argileuses, tourbeuses, lui ont fourni des résultats égaux ou supérieurs et la pratique a confirmé ces résultats. L'application la plus connue de ce procédé est celle qui a été faite à Merthyr-Tyafil, en 1870, par M. Barley-Denton. L'irrigation y est pratiquée à raison de 180 000 à 240 000 mètres cubes par an et par hectare; le sol filtrant à 2 mètres de profondeur et l'épuration est complète. Par contre, à Berlin où le sol sableux et aride repose sur une couche imperméable et n'a que 1^{m},50 d'épaisseur en moyenne et moins d'un mètre dans beaucoup d'endroits, la municipalité a été obligée de réduire la quantité d'eau répandue sur les terrains d'épuration à 10 000 ou 12 000 mètres cubes par an et par hectare. On a étendu le champ des irrigations en conséquence et les résultats obtenus ont été admirables.

Les expériences de Frankland ont été reprises et développées dans le laboratoire de Gennevilliers, puis confirmées sur les champs d'irrigation. MM. Schlœsing et Durand-Claye ont reconnu qu'un sol caillouteux, comme celui de la presqu'île, retient, après avoir été saturé et bien égoutté, 150 litres d'eau par mètre cube. Lorsque la couche filtrante a 2 mètres d'épaisseur, cela fait donc 300 litres. Ils ont constaté d'une autre part que le temps nécessaire pour une épuration complète était de vingt jours. Il ne faut donc pas déverser pendant ce laps de temps plus de 300 litres d'eau sur chaque mètre de surface, ce qui donne 54 750 mètres cubes par an. C'est en effet ce que peuvent théoriquement épurer les terrains de Gennevilliers; mais, en réalité, on n'y a jamais versé plus de 45 000 mètres, et nous avons vu que l'État, pour répondre à toutes les objections, a fixé à 40 000 la quantité maximum à déverser sur les terrains d'Achères.

Cette limitation est prudente. Pour obtenir de l'épuration les résultats indiqués plus haut, il faut que les eaux soient versées avec une régularité et une lenteur faciles à observer dans le laboratoire, mais qu'on ne peut pas demander aux agriculteurs chargés de faire fonctionner l'épandage. Tout dépend en effet de la régularité. Si on versait, en une fois, tous les vingt jours, les 300 litres d'eau que peut épurer, à Gennevilliers, chaque mètre carré de surface, le liquide impur traverserait les couches filtrantes en très peu de temps et la majeure partie s'écoulerait sans être épurée. L'eau doit donc être versée par petites quantités, à des intervalles réguliers. Frankland recommande des arrosages journaliers. C'est peut-être pousser un peu loin les exigences et les cultivateurs ne s'y astreindront pas ; mais, s'il est permis de laisser chômer le sol, il ne faut jamais essayer de réparer le temps perdu en lui donnant plus d'eau qu'il ne peut en épurer (1). L'eau qui s'écoule par les drains est limpide, sans odeur et sans saveur désagréable, ainsi que j'ai pu m'en assurer en visitant avec Durand-Claye les champs d'épandage. Les analyses suivantes, que j'emprunte au rapport de M. le sénateur Cornil, attestent également sa pureté.

I. — **Analyse chimique des eaux d'égout, de drainage, de la nappe souterraine de Gennevilliers.** (Mois de février 1888. — A. Lévy.)

EAUX.	DATE.	DEGRÉ hydrotimétrique.	CHAUX.	CHLORE.	MATIÈRE organique,	AZOTE		
						ammoniacal.	albuminoïde.	nitrique.
			Par litre, milligr.	Par litre, milligr.	Par litre, milligr.	Par litre, milligr.	Par litre, milligr.	Par litre, milligr.
Drain des Grésillons.	2	53	291	73	1.0	0.0	0.2	22.6
	6	53	291	78	1.1	0.0	0.5	11.9
	13	53	289	73	1.5	0.0	0.2	18.9
	28	55	294	74	1.6	0.0	0 3	22.4

II. — **Analyse micrographique des eaux d'égout, de drainage, de la nappe souterraine.** (Mois de février 1888. — Dr Miquel.)

EAUX.	DATE.	BACTÉRIENS par centimètre cube.		PROPORTION sur 100 des espèces recueillies.			
		Semaine sus-indiquée.	Moyenne.	Microcomes.	Bacilles.	Bactériens.	Vibrions.
			Eaux des drains.				
Drain d'Asnières.	10	150	54	60	14	26	0

Ce chiffre moyen de 54 bactéries par centimètre cube est inférieur à celui de la plupart des eaux de source. En effet, celle de la Vanne, quand elle arrive à Paris, en renferme 115 et celle de la Dhuys 595.

Au mois de juin 1888, MM. Cornil et Chantemesse ont analysé les eaux du drain de Gennevilliers et ils ont trouvé : pour l'eau d'égout, 292 800 microbes ; pour l'eau des drains, 860, et pour l'eau des puits du domaine de la ville, 1840.

(1) Schlœsing et Durand-Claye, Rapport, etc. (*Comptes rendus du Congrès de* 1888, p. 328).

« On peut s'assurer, dit M. Cornil, que les microbes qu'on observe à la sortie des drains n'ont aucun rapport avec ceux des liquides répandus à la surface du sol, dans les terrains irrigués. J'ai installé, dans mon laboratoire, avec mes préparateurs MM. Chantemesse et Widal, des tubes en poterie de 2 et de 3 mètres, remplis de terre prise à Gennevilliers, à la surface de laquelle nous avons pratiqué des arrosements avec des bouillons de culture de microbes convenablement dilués dans l'eau. Nous avons d'abord répandu des liquides contenant, en culture pure, des bacilles de la fièvre typhoïde et, dans d'autres essais, des bouillons renfermant un microbe très facile à reconnaître, le *prodigiosus*. Jamais ces organismes ne passaient à travers le filtre ainsi constitué et ne se retrouvaient dans l'eau de départ. Il était facile de le prévoir, étant donné l'état de nos connaissances sur ce point. Un filtre de terre tassée doit être pour le moins aussi bon que la mince paroi des bougies du filtre Chamberland qui ne laisse pas passer les micro-organismes (1). »

M. Grancher, pour répondre au questionnaire adressé par le Sénat au Comité consultatif d'hygiène publique, lors de l'enquête dont j'ai parlé, s'est livré à des essais analogues aux précédents. Il a mis de la terre de Gennevilliers mélangée avec un peu d'argile et de cailloux, dans de grands tubes métalliques verticaux, portant sur leur longueur des tubes plus petits et horizontaux, distants de 20 centimètres. En versant, d'une façon continue, à la surface supérieure, des cultures pures d'une bactérie donnée, il a pu suivre son passage à travers les couches successives à des distances de 20, 40, 60 centimètres de la surface. Il suffisait, pour cela, de retirer les tubes horizontaux et d'analyser leur contenu. Il a constaté de cette façon que les bacilles de la fièvre typhoïde ne descendent pas à une profondeur de plus de 40 centimètres, malgré un arrosement quotidien pratiqué, pendant trois mois, à la surface supérieure du tube.

Dans la terre qui sert à l'épandage, la filtration du liquide et la diffusion des bactéries ne se font pas seulement dans le sens vertical, elles ont également lieu dans une direction oblique, ce qui retarde encore le moment où les eaux aboutissent aux drains ou à la nappe souterraine.

Il est donc bien démontré, par tout ce qui précède, que les microbes pathogènes, quand il en existe dans les eaux d'égout, ne peuvent pas pénétrer dans le drainage souterrain, lorsque ce dernier est placé à une profondeur de 2 mètres et que l'eau qui y arrive est complètement épurée. Ce sont là des faits scientifiquement démontrés et admis par toutes les personnes qui sont au courant de la question. Il n'est plus permis aujourd'hui d'accuser les eaux filtrées par l'épandage, de contaminer la nappe souterraine et les puits, comme on le prétendait au début des irrigations de Gennevilliers.

(1) Rapport de M. Cornil au Sénat, *loc. cit.*, p. 61.

Ce reproche n'est pas le seul qu'on ait fait à l'épandage, pendant la longue lutte qu'il a soutenue pour se faire accepter, lutte qui, du reste, n'a pas été stérile, car elle a permis de faire la lumière sur tous les points de la question et de la résoudre d'une manière définitive.

Les détracteurs du système de l'épandage lui reprochent de rendre insalubres les champs d'irrigation et d'y développer des maladies infectieuses. Cette objection a été soulevée en Allemagne et en Angleterre, elle y a donné lieu à de longues discussions et à des recherches suivies. Frankland consacre à ce sujet un chapitre de son rapport. Il démontre que les habitants des casernes, des écoles, des maisons particulières, situées au milieu des champs d'irrigation, n'ont pas eu à en souffrir et que leur santé n'en a subi aucune atteinte.

En Allemagne les résultats ont été les mêmes. Les champs d'irrigation de Berlin, jadis arides et improductifs, ont été transformés, les uns en prairies magnifiques qui donnent deux récoltes par an, nourrissent 600 à 700 têtes de bétail et font l'admiration de tous les hygiénistes qui vont les visiter, les autres en champs consacrés à la culture maraîchère où les légumes et les arbres fruitiers réussissent à merveille. C'est la ville de Berlin qui administre elle-même ces domaines. Elle y occupe quinze cents ou dix-huit cents personnes dont l'état sanitaire est excellent, ainsi que celui des villages voisins. On n'y a pas constaté un seul cas de fièvre typhoïde; les fièvres intermittentes y sont moins communes qu'avant les irrigations et la municipalité a donné la mesure de la confiance que lui inspirent les conditions hygiéniques de ces propriétés, en installant sur l'une d'elles, à Malchow, son premier asile de convalescents et près d'un autre, à Lichterfelde, son école des cadets (1).

A Dantzig, les terrains d'irrigation sont cultivés en prairies et en jardins qui produisent des fruits qu'on vend à la ville et des fleurs qu'on expédie à Paris et en Amérique. Le terrain, qui se louait 1 franc le journal, rapporte aujourd'hui 5 fr. 10. La santé des deux villages qui bordent les terrains d'irrigation s'est notablement améliorée. A Heubude, la mortalité annuelle était autrefois de 48,9 pour 1000, elle est tombée à la moyenne de 35,2 pendant les douze dernières années, et les habitants de ce village gagnent précisément leur vie sur les champs d'irrigation (2).

A Paris, les mêmes objections ont donné lieu aux mêmes investigations et amené le même résultat. Lorsqu'on a commencé à répandre l'eau d'égout sur quelques hectares, dans la presqu'île de Gennevilliers, les personnes qui ne s'étaient pas donné la peine d'y aller voir, prétendaient qu'on allait y créer des marais infects et pernicieux pour le voisinage. Or, toutes les personnes qui ont, comme nous, visité les champs d'irrigation, alors qu'ils couvraient 600 hectares et que l'épan-

(1) A. Proust (*Progrès médical*, 26 mai 1888).
(2) J. Arnould, *Épuration des eaux urbaines* (*Revue d'hygiène*, 1888, t. X. p. 325).

dage était en pleine activité, ont dû constater qu'on n'y respire aucune mauvaise odeur, que l'eau qui coule rapide dans les rigoles n'est pas plus trouble que celle qui circule dans nos ruisseaux, que les produits maraîchers qui en sortent sont splendides, que l'eau des drains est limpide et se boit sans dégoût. Pour s'assurer de tout cela, il suffit d'aller à Gennevilliers, mais peu de gens se donnent la peine de se déranger pour se faire une opinion. Aussi, lors de l'Exposition universelle, le service de l'assainissement de Paris prit le parti de mettre l'expérience sous les yeux de tout le monde. Il installa, au Trocadéro, un petit jardin modèle de 200 mètres carrés qui était la reproduction en miniature de ceux de Gennevilliers. La couche du terrain épuratoire était de 2 mètres. L'eau d'égout, empruntée au collecteur de la rive droite, était montée à la surface du sol par une turbine qu'actionnait l'eau d'une canalisation voisine et répandue, sur le petit champ, par une bouche d'arrosage semblable à celles de Gennevilliers. Les irrigations se faisaient deux fois par jour et on voyait pousser comme par enchantement, sur ce terrain fertilisé, des légumes de toute espèce, des herbages, des fleurs et des arbres fruitiers. Pour constater la pureté de l'eau qui avait filtré à travers le sol, les visiteurs n'avaient qu'à descendre dans une tranchée ménagée à cet effet et à puiser à la petite cascade qui murmurait au fond; une glace, placée de chaque côté de cette cascade, permettait de reconnaître la nature du terrain rapporté sur une hauteur de 2 mètres. Cette démonstration tangible, cette leçon de choses a converti plus de personnes à la cause de l'épandage que les volumes écrits en sa faveur.

La commission de 1876 avait, depuis longtemps du reste, tranché la question. L'état sanitaire de la presqu'île de Gennevilliers avait été l'objet principal de son enquête. La commission du Sénat, chargée d'examiner le projet de loi dont j'ai parlé, s'est rendue à son tour sur les lieux. A douze ans de distance, l'état des choses avait changé et les opinions des personnes s'étaient modifiées.

Au début on avait en effet signalé quelques cas de fièvre intermittente; mais la commission de 1876 avait reconnu qu'ils devaient être attribués aux eaux stagnantes et croupissantes et non aux eaux d'irrigation qui sont toujours en mouvement. A une certaine époque, on avait répandu un peu trop d'eau d'égout, sans assurer son écoulement, et la nappe souterraine s'était trop élevée. Quelques caves avaient même été inondées; mais cet inconvénient ne peut plus se produire aujourd'hui que le drainage de tous les champs a été opéré et qu'on n'y déverse que la quantité d'eau que le sol peut facilement épurer. Depuis que cette importante opération a été faite, on n'a plus entendu parler de fièvres intermittentes à Gennevilliers et, dans aucun pays d'irrigation, on n'en a jamais signalé.

La commission de l'assainissement de Paris n'avait pas à sa disposition de documents statistiques suffisants pour établir le degré relatif de salubrité de la presqu'île depuis les irrigations ; mais, sur les conseils de M. Brouardel, elle releva, sur les registres de l'état civil de Gennevilliers, le nombre des naissances et celui des décès pendant la première année de la vie et trouva que le chiffre de cette mortalité spéciale avait un peu baissé. Il était en moyenne de 15,49 p. 100, dans la période comprise entre 1860 et 1869, et de 12,87 p. 100 seulement de 1870 à 1881. Ce calcul ne pouvait fournir que des présomptions ; mais, depuis cette époque, M. Bertillon a fait la statistique des trois communes de Gennevilliers, Asnières et Colombes, qui sont comprises dans les irrigations ou dans leur voisinage immédiat et dont la population est de 33 302 habitants. Le tableau qu'il a dressé est trop long pour que je le reproduise ici, je me bornerai à en extraire les chiffres principaux (1).

La mortalité dans ces trois communes est, en moyenne, de 26,1 p. 1000, tandis qu'elle est de 23,4 à Paris. La fièvre typhoïde y a le même degré de fréquence que dans les autres communes suburbaines.

La tuberculose pulmonaire accuse un chiffre moindre à Gennevilliers que dans les villages voisins ; mais ce résultat est compensé par la fréquence plus grande de la méningite habituellement tuberculeuse. Le choléra n'y a pas paru en 1884. En résumé, la population de Gennevilliers a doublé depuis l'épandage. Le produit des terres s'est élevé à 3 000 francs, 3 500 francs et jusqu'à 4 500 francs par hectare (2).

La commission du Sénat a reçu les déclarations de deux délégués du syndicat des cultivateurs de Gennevilliers ; elle a interrogé les autorités municipales et les principaux habitants des communes voisines des champs d'épandage ; tous lui ont déclaré que personne ne s'y plaignait des irrigations et que, de l'avis de tout le monde, ce serait jeter de l'or à la Seine que de ne pas faire usage de l'eau d'égout. Non seulement on y accepte toute celle qui est fournie par la ville, mais on désire en recevoir davantage.

Une objection plus sérieuse a été faite à l'épandage, et elle a pesé d'un grand poids dans la discussion, parce qu'elle émanait d'une autorité devant laquelle tout le monde s'incline. M. Pasteur l'a produite au Conseil d'hygiène et de salubrité de la Seine, lorsque ce dernier a été consulté par la commission du Sénat (3). Il a exprimé la crainte que lui inspiraient ces eaux d'égout chargées de tous les germes des maladies infectieuses qui règnent dans Paris, alors qu'au lieu de les porter à la mer où elles ne pourraient plus nuire, on se disposait à les accumuler de plus en plus chaque année sur des champs situés aux portes

(1) J. Bertillon, *Mortalité comparée de Gennevilliers, des communes de l'arrondissement de Saint-Denis et de Paris* (Rapport au Sénat du Dr Cornil, *loc. cit.*, p. 103, et *Revue scientifique* du 3 mars 1888).

(2) Rapport de M. le sénateur Cornil, *loc. cit.*, p. 87.

(3) Conseil d'hygiène et de salubrité de la Seine, séance du 9 mars 1888.

de la ville et livrés à la culture. Encore, disait-il, si vous les laissiez stériles, vous ne seriez pas exposés à ramener les germes dans Paris.

M. Cornil a combattu cette objection, dans son rapport au Sénat, avec des arguments empruntés à la bactériologie. Il a rappelé la promptitude avec laquelle les microbes pathogènes s'atténuent et disparaissent sous l'influence de l'air et de la lumière, surtout en présence des innombrables microbes inoffensifs qui se trouvent dans les eaux d'égout, et qui, comme nous l'avons vu plus haut, s'opposent au développement de leurs antagonistes. Mieux vaut, dit M. Cornil, éloigner le plus tôt possible ces dangereux ennemis et les livrer à l'action destructive de l'oxygène et des rayons du soleil, sur les champs d'épandage, que de les garder dans les maisons ou dans les rues, ou de transformer la rivière en un grand égout à ciel ouvert. Quant à la crainte de voir les germes des maladies rentrer à Paris, avec les légumes et les fruits qu'on cultive à Gennevilliers, elle ne nous semble pas beaucoup plus fondée. Les eaux d'égout ne servent pas, en effet, à arroser les plantes. Elles coulent dans des rigoles profondes que séparent les plates-bandes dont elles n'atteignent jamais le niveau. Elle ne peuvent, par conséquent, atteindre les légumes qui y croissent que par leurs racines qui ne laissent passer ni les corps solides, ni les matières en suspension. MM. Cornil, Chantemesse et Widal se sont assurés que la pulpe vivante des légumes ne renferme jamais de microbes. En supposant qu'il en reste quelques-uns adhérents à la surface des racines, ils ne pourraient pas produire d'effets nuisibles, puisque la plupart des légumes sont soumis à la cuisson et qu'on a toujours le soin de laver ou de gratter ceux qu'on mange crus. Cette simple précaution suffit pour écarter tout danger. D'ailleurs, si les germes contagieux pouvaient se transmettre par les champs de culture, il faudrait interdire tous les engrais, car les vidanges, les ordures ménagères, les gadoues et les fumiers de toute provenance, sont bien autrement riches en microbes pathogènes et bien autrement dangereux que les eaux d'égout.

On a manifesté la crainte, qu'à la longue les substances déposées dans le sol n'en déterminassent l'obstruction; mais l'analyse est fort rassurante sur ce point. L'oxydation de la matière organique est proportionnelle à son abondance. Il se fait un équilibre entre la quantité enfouie annuellement et l'intensité de la combustion. Cet équilibre suppose toutefois que l'air a dans le sol un accès suffisant, condition sans laquelle l'obstruction de celui-ci peut survenir, ainsi que cela se voit dans le département des Landes. Le sol y est poreux, mais souvent noyé, par conséquent privé d'air, et l'oxydation de l'humus s'y arrête. Cela ne peut pas arriver dans un terrain perméable et convenablement drainé. On ne comprendrait pas, du reste, que le colmatage se produisît avec les eaux d'égout, quand il n'a pas lieu avec le fumier. L'expérience a du reste prononcé depuis longtemps. La ville d'Édimbourg verse, depuis quatre-vingts ans, ses eaux-vannes, à raison de 40 000 mètres cubes par an et par hectare, sur la même prairie, sans que celle-ci ait rien perdu de ses propriétés épuratrices. Il en est de même des terrains de Gennevilliers, qui servent déjà depuis plus de vingt ans.

L'expérience a fait également justice d'une allégation qui s'était produite lors des premiers essais. On avait avancé qu'il faudrait cesser les irrigations pendant l'hiver, alors que la terre est couverte de neige et que la température descend au-dessous de 0°; mais Fadejef et Gregorief, de l'Académie agricole Petrowski, de Moscou, ont montré qu'on peut continuer l'irrigation en hiver, en disposant le terrain par arêtes et rigoles alternantes. L'eau-vanne est versée dans les rigoles et s'infiltre sous la glace dans le fond et latéralement dans le talus de celles-ci (J. Kœnig). Du reste, voilà quatorze ans qu'on pratique, en toute saison, l'irrigation à Dantzig qui est par 54° 21′ de latitude, dont la température moyenne de l'hiver est de — 1°,2 et celle du mois de janvier de — 2°,6, où il gèle par conséquent pendant plusieurs mois par an. Pendant l'hiver de 1887, la température oscilla, du 23 février au 4 mars, entre — 6° et — 25°; l'eau d'égout resta entre + 6° et + 8° dans le collecteur et put être répandue, sans difficulté, sur les champs d'épandage. Un canal de dérivation qu'on avait pratiqué pour conduire les eaux-vannes à la mer, dans le cas où le froid aurait rendu l'irrigation impossible, n'a servi que la première année et pendant quelques semaines (1).

Je n'ai pas jusqu'ici séparé la question de l'épuration des eaux d'égout de celle de leur utilisation agricole, parce qu'elles sont étroitement liées dans la pratique et qu'on les a presque partout résolues en même temps. Cependant elles ne sont pas indissolubles. La filtration simple, c'est-à-dire sans profit pour le sol, est assez répandue en Angleterre, où elle a été imaginée par Frankland et appliquée pour la première fois par Bailey-Denton. Un certain nombre de villes font absorber leurs eaux-vannes par filtration intermittente et par un sol improductif, drainé à 1m,30 ou 1m,50 de profondeur, à raison d'un hectare pour 2500 habitants en moyenne. Le terrain est divisé en quatre parts dont chacune reçoit l'eau pendant six heures sur vingt-quatre (2).

En Allemagne, ce système était à peine connu, lorsqu'il a été, il y a quelques années, préconisé pas M. Knauff (3). Il a fait valoir en sa faveur l'économie du terrain, celle qui résulte de la suppression des

(1) J. Arnould, *Épuration des eaux urbaines*, *Revue d'hygiène*, 1888, t. X, p. 326).

(2) Les villes qui pratiquent ce mode d'épaudage sont : Merthyr-Tydfil, Kendal, Abingdon, Forfar, Halstead, Barnsley, Hitchin, Oakam, Earlsdon, Bradford, Walton, Dewsbury, Withington, Watford.

(3) *Bericht der Deputation für die Verwaltung des Kanalisations-werke für die Zeit.*, *vom* 5 *april* 1885, *bis zum* 31 *mars* 1887. Berlin, 1887 (Extrait dans la *Revue d'hygiène*, 1888, t. X, p. 333).

bâtiments, des routes, des fossés et des rigoles qui coûtent cher et occupent beaucoup de place et la facilité plus grande donnée à l'épandage, qui n'a pas besoin de se régler sur les exigences de la culture.

Ces arguments sont spécieux, mais facilement réfutables. Le seul qui soit sérieux, c'est la réduction possible de l'étendue des champs d'irrigation quand on ne leur demande que la filtration. Ainsi Paris, avec ses 260 000 mètres cubes d'eau d'égout par jour, a besoin, pour un épandage de 40 000 mètres cubes par hectare et par an, de 2340 hectares de terrain. S'il se contentait, comme dans les villes anglaises que j'ai énumérées plus haut, de filtrer ses eaux sans les utiliser, il lui suffirait d'un hectare de terrain par 2500 habitants ; il ne lui en faudrait, par conséquent, que 711, et la presqu'île de Gennevilliers y suffirait largement; mais ce serait faire assurément une bien fausse économie, ce serait continuer à jeter de l'or à la Seine, car la plus-value des terrains irrigués dépasse de beaucoup la somme que leur aménagement a coûté. Cette raison a pourtant sa valeur dans les pays où le sol est riche, admirablement cultivé, où les propriétaires en exigent un très haut prix. C'est le cas de l'Angleterre et c'est évidemment le motif qui y a fait préférer la filtration simple, dans un si grand nombre de localités.

Le choix du système n'est pas seulement une question d'économie, Au point de vue de l'hygiène, l'épuration avec utilisation de l'eau d'égout est préférable à la filtration simple. En projetant sur le sol de trop grandes quantités d'eau, on le noie, on le sature, l'oxydation de la matière organique s'y ralentit; le colmatage survient et alors, si l'eau est encore dépouillée de ses matières en suspension, elle conserve une partie de ses substances dissoutes et de ses microbes pathogènes. La filtration à outrance à travers le sol n'offre pas beaucoup plus de garanties que celle qu'on obtient dans les bassins dont nous avons parlé à propos de la filtration artificielle.

Loin de diminuer l'étendue des champs d'épandage, il faut tendre au contraire à l'augmenter le plus possible, afin de réduire la quantité d'eau qu'on verse sur chaque hectare. Moins on en répandra et plus son épuration sera complète, et mieux ses principes fertilisants seront utilisés. Le temps viendra, sans nul doute, où les agriculteurs et les propriétaires comprendront le parti qu'ils peuvent tirer de cet engrais liquide et alors les villes n'auront plus besoin d'acheter à grands frais des terrains d'irrigation, elles n'auront qu'à livrer gratuitement leurs eaux d'égout aux cultivateurs, en attendant le jour où elles les leur feront payer. En résumé, la question est résolue au point de vue qui nous occupe et, comme le dit M. Bourneville, toutes les hésitations doivent cesser en présence de l'opinion unanime des hommes les plus autorisés, de ceux qui enseignent l'hygiène avec une autorité indiscutable et ont le devoir d'indiquer, aux administrateurs et aux municipalités, les principes qui doivent les diriger dans l'assainissement des villes.

ARTICLE IV. — LES VIDANGES.

De tous les détritus dont les villes ont intérêt à se débarrasser promptement, il n'y en a pas de plus dangereux que les matières de vidange. L'homme n'a pas de pire ennemi que ses propres déjections. Cette vérité a été longtemps méconnue. On admettait, il n'y a pas bien longtemps encore, l'innocuité complète des matières fécales. On affirmait que les vidangeurs sont épargnés par les maladies épidémiques. Les découvertes de la bactériologie ont prouvé que ces faits inexplicables étaient radicalement faux. Les déjections humaines sont le véhicule des germes d'un grand nombre de contagions et notamment du choléra et de la fièvre typhoïde. Il faut donc s'en défier et les éloigner des villes le plus tôt possible.

Le problème de l'évacuation des vidanges est un des plus difficiles à résoudre parmi ceux que se pose l'hygiène urbaine, et la difficulté croît avec le chiffre et la densité de la population. A la campagne, il n'existe pas. Les paysans s'exonèrent dans leur champ ou sur leur fumier ; il n'y a par conséquent pas d'agglomération de matières. Dans les maisons de campagne, un seau joue le rôle de tinette mobile; on le vide chaque matin sur un fumier relégué dans un coin du parc ou au fond du jardin et dissimulé par un rideau d'arbres verts. Les déjections quotidiennes s'y mêlent aux ordures ménagères, aux feuilles mortes, aux débris végétaux de toute sorte. De temps en temps, on y jette quelques pelletées de terre et ce mélange constitue un engrais excellent dont l'horticulture sait tirer parti.

Dans les villes, cette simplification n'est plus possible et force est bien de recourir à un système de vidange. On n'a que l'embarras du choix, ce qui ne rend pas la solution du problème plus facile.

Les différents systèmes mis en usage pour se débarrasser des déjections humaines sont de deux sortes. Les uns consistent à les emmagasiner, pendant un certain temps, pour les enlever à des intervalles plus ou moins éloignés et les transporter au loin ; les autres, à les éloigner au fur et à mesure de la production, soit à la faveur de canalisations particulières, soit en les projetant immédiatement dans l'égout pour les faire emporter par les eaux.

Aucun de ces moyens n'est à rejeter, parce que tous peuvent trouver leur emploi suivant les localités. Il faut donc les passer en revue; mais, dans cette énumération, je ne m'occuperai pas des installations que les différents modes de vidange peuvent nécessiter dans l'intérieur des habitations, parce que l'étude en sera faite dans le chapitre consacré à celles-ci.

§ 1er. — Réservoirs de vidanges.

Parmi ces réservoirs, les uns sont mobiles ; ce sont des vases qu'on enlève et qu'on va vider au dehors ; les autres, sont des excavations du sol, dont il faut pratiquer l'évacuation sur place. Le premier de ces systèmes est le plus ancien et le plus simple. Le vase de grès de forme conique, dont on se sert encore en Provence, en représente le type primitif, et tout le monde connaît la façon expéditive dont on se débarrasse de son contenu, quand la nuit est venue. Le meuble élégant qu'on trouvait autrefois dans toutes les gardes-robes en a été le premier perfectionnement. Au temps de Louis XIV, on ne connaissait pas autre chose. Le palais de Versailles ne renferme pas un seul cabinet d'aisances et Saint-Simon nous a appris comment ses 25 000 habitants trouvaient le moyen de s'en passer. Chacun des hôtes du grand roi avait, dans son appartement, un de ces sièges discrets. Tous les jours, à la même heure, un son de cloche leur annonçait que le moment était venu de procéder à l'enlèvement des vases qui y étaient renfermés et les valets de chambre allaient en porter le contenu dans un coin du parc dissimulé par des charmilles. Ce meuble était encore très en usage dans mon enfance. On ne le trouve plus aujourd'hui que dans les chambres de malades.

I. Tinettes mobiles. — Ce sont des réservoirs en forme de tonneau, ou des cylindres en zinc qu'on place sous la cuvette des cabinets d'aisance et qu'on vide quand ils sont pleins. Les vases métalliques sont préférables, parce que les tonneaux sont sujets à fuir, que le bois s'imprègne des liquides excrémentitiels et en garde indéfiniment l'odeur. Ce système est appliqué dans beaucoup d'établissements publics, de collèges, d'écoles, de casernes, et dans certaines villes, comme Lorient, où la nature du sous-sol se prête difficilement à l'établissement des fosses fixes, comme Birmingham, où on en compte 2700. Rappelons qu'en 1887 il en existait encore 17 974 dans la ville de Paris (1).

Les hygiénistes les plus autorisés regardent le système des tinettes mobiles comme le meilleur pour les villes qui n'ont pas un réseau d'égout complet, qui ne peuvent pas faire les frais d'une canalisation spéciale et qui n'ont pas de l'eau en abondance. Pettenkofer l'a conseillé à Munich en attendant mieux, et M. Arnould le préfère également aux fosses fixes. Il est certain que lorsqu'on a des tinettes bien disposées, qu'on peut y adapter, quand on les enlève, des couvercles fermant hermétiquement, que les voitures qui les emportent ne laissent rien tomber sur la voie publique, c'est un système fort acceptable ; mais il est rare que ces conditions soient remplies et, dans la plupart

(1) *Annuaire statistique de la ville de Paris pour* 1887, p. 99.

des villes où il est en usage, les rues exhalent une odeur infecte à certaines heures de la journée.

Les tinettes mobiles sont, du reste, inapplicables, comme mesure générale, dans une grande ville, à cause de la difficulté et du prix des transports. A Paris, pour les rendre maniables, on a dû réduire leur volume à celui d'une futaille de dimension ordinaire, représentant un poids de 250 kilogrammes. Il faut, par conséquent, les enlever tous les huit ou dix jours. Si les 230000 tuyaux de chute qui existent dans Paris aboutissaient à une tinette semblable, comme chaque voiture ne peut en prendre que dix ou douze à la fois, il circulerait chaque jour, sur le pavé de la ville, 2300 de ces voitures, ce qui serait absolument inacceptable (1).

M. Brouardel, dans son rapport à la commission de l'assainissement de Paris, signale un autre inconvénient des tinettes mobiles, c'est qu'elles n'ont pas de tuyau d'évent. Il en résulte que, lorsque les matières tombent par le tuyau de chute, elles chassent hors du récipient, par une sorte de reflux, une certaine quantité de gaz qui remplissent d'émanations infectes le caveau où se trouve la tinette et les caves voisines.

Il paraît que l'entretien de ces fosses mobiles n'est pas mieux surveillé à Paris qu'en province, car les ouvriers chargés d'enlever les récipients succombent parfois au plomb des vidangeurs. M. Brouardel cite un fait de ce genre qui provoqua une enquête, au cours de laquelle il fut démontré que les tonneaux trop pleins avaient débordé dans la cave, de façon à couvrir le sol à une hauteur de 30 centimètres et, d'après les dépositions des ouvriers interrogés par le juge d'instruction, cet accident n'est pas rare. Enfin le système des tinettes entraîne la nécessité des dépotoirs, qui n'ont pas de conséquences bien fâcheuses dans les petites localités, mais qui sont un véritable fléau dans les grandes villes, comme je le montrerai plus loin.

Les inconvénients que je viens d'énumérer sont de ceux auxquels on peut remédier avec des précautions et de la surveillance, et ils ne sont pas de nature à infirmer ce que j'ai dit, en commençant, des avantages que présente ce système dans les petites localités. On a cependant fait des efforts pour le perfectionner et pour pallier les défauts qu'il présente. On s'est surtout attaché à supprimer l'odeur, le signe le plus sensible de l'infection, à l'aide de substances absorbantes ou désinfectantes.

On a employé la terre, la cendre projetée sur les matières fécales, après la défécation ou au moment d'enlever la tinette. A Hull, à Glasgow, à Manchester, on se sert des cendres fournies par les foyers domestiques. A Rochdale, où plus de 5000 latrines sont à fosse mobile, les tinettes sont garnies d'un désinfectant au chlorure de chaux ou à la chaux phéniquée.

(1) Rapport de M. Brouardel à la Commision de l'assainissement de Paris, *loc. cit.*, p. 41.

Le système Goux repose sur le même principe. Il consiste à tapisser la paroi interne de la tinette, d'une couche épaisse de substance poreuse, fortement tassée et mêlée à une petite quantité de sulfate de chaux ou de sulfate de fer. Pour disposer cette paroi désinfectante, on place au centre du récipient un moule plus petit que lui et en forme de tronc de cône. On bourre l'intervalle avec tout ce qu'on a sous la main : chiffons, résidus de filatures, crottin de cheval sec, paille avariée, poussière de charbon, tannée, balayures, tourbe sèche, varech, terre végétale, cendre, feuilles sèches, etc., etc. On y mêle 5 p. 100 de couperose verte, ou 6 p. 100 de plâtre cuit ordinaire. Quand on a bien tassé tout cela, on retire le moule, et c'est dans la cavité qu'il a formée que sont reçus les excréments. Lorsque la tinette est pleine, elle contient un engrais normal analogue au fumier de ferme et qui ne dégage pas d'odeur. Le système Goux a joui d'une certaine vogue il y a vingt ans. Il a été appliqué dans quelques casernes; je l'ai vu fonctionner dans l'arsenal et dans le port militaire de Lorient. L'aspect de ces tinettes est bien dégoûtant et je ne trouve pas que leur odeur rappelle celle du fumier de ferme, comme le prétend la brochure publiée par M. Goux en 1868 (1). En somme, il ne faut pas condamner ces expédients, puisqu'on est souvent obligé d'y recourir, ni leur demander plus qu'ils ne peuvent fournir. C'est déjà quelque chose que de diminuer l'odeur et la fluidité des matières. En leur donnant plus de consistance, on permet d'enlever les tinettes sans arroser le sol, ainsi que cela arrive trop souvent quand on n'y met rien.

Le système Bonnefin diffère du précédent en ce qu'il sépare les liquides des matières solides. Ces dernières sont reçues sur un plan incliné de substances pulvérulentes fournies par les balayures de la maison et les laisse couler dans un réservoir préparé pour compléter le desséchement. Les urines et les liquides de toute sorte sont reçus dans un récipient spécial où ils traversent un bain de nitrate de fer, à la suite duquel ils sont devenus inodores et imputrescibles. Dans cet état, ils peuvent s'écouler au dehors, tandis que les matières solides sont utilisées comme engrais ou pour en extraire des produits chimiques. Le système Bonnefin a été expérimenté à la caserne de la Cité, à Paris (2). Il se distingue des autres en ce qu'il exclut l'eau d'une manière absolue. Son inventeur déclare que l'eau pure est l'agent de toutes les fermentations, de toutes les putréfactions. « L'action délétère de l'eau pure ou contenant des matières en putréfaction, dit-il, ne se discute pas. Elle est si connue, qu'il suffit de l'énoncer. L'eau pure du reste se décompose au contact de l'air et de la lumière. » Ce n'est pas la seule idée originale

(1) *Nouveau système de vidanges prévenant la fermentation et les gaz insalubres.* Paris, 1868.

(2) H. Napias et A.-J. Martin, *L'étude et les progrès de l'hygiène en France de* 1878 *à* 1882. Paris, 1883, p. 203.

que renferme ce système. La façon d'utiliser les matières fécales mérite également une mention. « Je reçois, dit M. Bonnefin, les *immondices alimentaires* séparément, pour les faire transformer, à la ferme, par des animaux immondes créés à cet effet (1). »

II. **Système diviseur.** — Ce système consiste, comme son nom l'indique, à séparer les liquides des matières solides, en les laissant s'écouler au dehors. Il a pour but de simplifier la vidange et de la rendre moins coûteuse ; il repose sur la croyance erronée que les liquides sont inoffensifs, ou plutôt il ne s'en occupe pas, attendu qu'à l'époque où il a été inauguré, on ne se préoccupait pas de ces questions-là.

La division peut s'opérer de différentes façons. La plus simple est celle qui est réalisée dans certaines casernes d'Allemagne, où les cuvettes sont disposées de façon que l'urine, projetée sur la paroi antérieure de la cuvette, s'écoule dans un réservoir spécial facile à enlever, tandis que les excréments tombent verticalement dans un autre. Il est inutile de dire que cet appareil est exclusivement à l'usage des hommes et ne peut fonctionner que dans des casernes, des hôpitaux militaires ou des lycées.

D'autres dispositions ont été également essayées ; mais la seule qui soit en usage aujourd'hui c'est la *tinette filtrante*. Elle a fait une révolution dans la vidange, lorsqu'elle a paru et qu'un arrêté du 2 juillet 1867 (2) en a autorisé l'emploi. Il y en avait encore 33 299 à Paris, à la date du 16 décembre 1887. Le modèle adopté par le service de l'assainissement des habitations, consiste un double cylindre en métal, dont l'extérieur sert d'enveloppe et dont l'intérieur est criblé de trous, pour laisser passer les liquides. Un couvercle distributeur s'applique sur le tout (3). Le mécanisme en est fort simple. Les matières solides restent dans le cylindre intérieur, les autres s'écoulent à l'égout. Ces tinettes se placent dans le branchement souterrain de la maison qui y conduit. L'enlèvement se fait par les galeries, les puits de descente et les regards et, comme il suppose une canalisation irréprochable, c'est dans les rues les plus récemment percées, dans les quartiers les plus élégants qu'il est mis en usage. Chaque jour, on peut voir, sur les trottoirs de l'avenue de l'Opéra, de la rue des Pyramides, dans les Champs-Élysées, des ouvriers de la compagnie Lesage en train d'extraire ces cylindres infects par les regards d'égout, en plein jour, sous les yeux et sous le nez des passants.

(1) Bonnefin, Communication à la Société de médecine publique. Séance du 28 juin 1882.

(2) Règlement pour l'écoulement des eaux-vannes dans les égouts publics par voie directe. Arrêté préfectoral du 2 juillet 1867, article II, § 3, appareils diviseurs. (Signé : Haussmann.)

(3) Cet appareil est décrit et figure dans l'ouvrage de MM. H. Napias et A.-J. Martin, intitulé : *L'étude et les progrès de l'hygiène en France de* 1878 à 1882. Paris, 1883, p. 192.

C'est là du reste le moindre inconvénient de ce système, qu'on regardait, lorsqu'on l'a inauguré, comme le dernier mot de la vidange, comme un moyen d'assainissement des maisons, par la facilité qu'il donnait d'introduire largement l'eau dans les cabinets et d'enlever les excréments avant qu'ils eussent le temps de fermenter. On le considère aujourd'hui comme plus dangereux même que la fosse fixe, car il en a tous les inconvénients joints à ceux du *tout à l'égout*. Comme les premières, il enmagasine les matières fécales; comme l'autre, il mêle aux eaux d'égout les liquides excrémentitiels, lesquels renferment les principes fermentercibles et tous les germes susceptibles de transmettre les maladies infectieuses. Quand l'appareil fonctionne à souhait, les matières déjà accumulées dans le récipient sont rémuées à chaque afflux nouveau et répandent leur odeur dans le voisinage, tandis que les liquides s'étalent lentement dans le conduit qui leur livre passage et s'écoulent en nappe mince vers l'égout, en s'évaporant en chemin. S'il survient un obstacle à l'écoulement, c'est bien autre chose. Liquides et solides s'accumulent alors dans le réservoir, en soulèvent le couvercle et inondent le sous-sol. Si le couvercle résiste, ils refluent dans le tuyau de chute et jusque dans les cabinets situés aux étages inférieurs. Dans son rapport à la Société de médecine publique, sur l'évacuation des vidanges, le docteur Henri Gueneau de Mussy cite des faits de ce genre qu'il a constatés *de visu* et qui suffisent pour condamner ce système.

La promenade des tinettes sur le trottoir, ou dans les couloirs des caves, la circulation dans les rues de Paris des affreuses voitures qui les transportent, sont des pratiques d'un autre âge, qui ne sauraient persister dans une grande ville soucieuse de sa propreté, de son élégance, de son hygiène et qui possède un réseau d'égouts à l'aide duquel elle peut s'affranchir de ces manutentions répugnantes. Aussi l'administration est-elle loin d'encourager l'emploi de ce système dans les constructions nouvelles. Un arrêté du préfet de la Seine, en date du 20 novembre 1887, a imposé aux propriétaires qui désirent le mettre en usage, les mêmes conditions, à peu de chose près, que pour le tout à l'égout, et notamment l'obligation de se servir du modèle adopté par l'administration, de munir les cabinets d'aisance d'un effet d'eau de dix litres par personne et par jour, et d'un appareil formant fermeture hydraulique et permanente (1).

Le système diviseur comporte quelques variantes, qu'il est indispensable de mentionner sommairement, bien que les principales objections faites aux *tinettes filtrantes* leur soient applicables. C'est d'abord l'appareil *dilueur* d'un architecte de Paris, M. Eugène Miotat. Il consiste

(1) Règlement pour l'écoulement direct des eaux-vannes dans les égouts publics par appareils diviseurs. Arrêté préfectoral du 20 novembre 1887, article II, § 3, appareils diviseurs. (Signé : Poubelle.)

en une boîte grillée qui se place dans une cuvette circulaire, sur le trajet de la conduite ménagère des eaux de chaque propriété. La partie supérieure de cette boîte reçoit le tuyau de chute des lieux d'aisances de toute la maison, retient les parties solides et laisse filtrer les liquides qui se mélangent aux eaux ménagères et se rendent avec elles dans l'égout, par une conduite particulière et indépendante de celle qui charrie les eaux de la voie publique (1).

Le système de M. Goldner (de Baden-Baden) se rattache au même principe. C'est toujours un appareil de séparation. Il a été exposé par le docteur Laborde, devant la Société de médecine publique, à la séance du 26 avril 1882 (2). Il consiste en une fosse étanche, préalablement remplie d'eau, qui reçoit le tuyau de chute par sa partie supérieure et évacue les liquides par des conduites de déversement placées à des niveaux différents. Les matières solides et liquides, en tombant dans l'eau, plongent au fond de la fosse et la font déborder par son déversoir supérieur, d'une quantité égale à celle qui entre.

Le liquide qui s'écoule est aussi dangereux que celui qui sort des tinettes filtres et le système a de plus les inconvénients des fosses fixes dont je parlerai bientôt.

La *vidangeuse automatique* de M. Mouras, présentée à l'Institut par l'abbé Moigno au mois de janvier 1883, repose sur le même principe. C'est une fosse fixe dans le fond de laquelle plonge le tuyau de chute et qui déverse son trop-plein dans une conduite partant de sa partie supérieure et communiquant avec l'égout. On ne voit pas bien l'avantage qu'il peut y avoir à retenir les matières dans la fosse, au lieu de les envoyer directement à l'égout, puisqu'il faut toujours qu'elles y arrivent (3).

III. **Fosses fixes.** — Les fosses fixes ont été le premier système régulier de vidange qu'on ait imposé aux populations des villes. C'était assurément un progrès sur le tout au ruisseau, et ce progrès remonte à trois siècles et demi. La création des fosses d'aisances fut rendue obligatoire, à Paris, par un arrêt du parlement en date du 13 septembre 1533, confirmé par un édit de François Ier de 1539. L'ordonnance qui règle les conditions actuelles de leur construction remonte au 24 septembre 1819; mais elle a été modifiée par de fréquents arrêtés et notamment par celui du 1er août 1862. Le service des vidanges a été réglementé plus souvent et plus sévèrement encore; mais l'exécution de ces sages mesures n'est pas suffisamment assurée et ne peut pas l'être.

1° *Insalubrité des fosses fixes.* — En premier lieu, l'étanchéité des fosses est un mythe. Presque toutes laissent échapper leur contenu dans le

(1) Cet appareil est décrit et figuré dans les *Nouveaux éléments d'hygiène* de M. Arnould. Paris, 1881, p. 586, fig. 142, 143 et 144.

(2) *Revue d'hygiène et de police sanitaire*, 1882, t. IV, p. 438.

(3) La vidangeuse automatique de M. Mouras est décrite et figurée dans l'ouvrage déjà cité de MM. H. Napias et A.-F. Martin, p. 201, fig. 163.

sous-sol environnant. Le ciment à la chaux est attaqué par les matières fécales, et les fuites deviennent nombreuses au bout d'un temps assez court. L'administration fait visiter les fosses le lendemain de la vidange par des employés spéciaux ; mais la recherche des fuites est si difficile qu'on peut la considérer comme illusoire. On dit même que certains propriétaires, une fois la visite passée, font pratiquer une fente dans le fond de leur fosse, pour favoriser cet écoulement et économiser les frais de vidange (1). Toujours est-il que, dans un grand nombre de maisons, on sent au rez-de-chaussée, surtout en temps de dégel, une odeur infecte qui démontre l'infiltration dans le sol des matières fécales ; ce qui la prouve encore, c'est que, dans ces réservoirs, la proportion des matières solides, qui ne devrait pas dépasser la sixième ou la huitième partie du tout, en représente le tiers et souvent la moitié (2).

C'est bien pis encore en province, au moins dans les petites villes. Là les fosses sont de véritables puisards. On ne les vide jamais et le niveau du liquide est constant, parce qu'il s'écoule dans le sous-sol et se mêle à l'eau de la nappe souterraine qui alimente les puits du voisinage. Dans la même maison, le puits et la fosse ne sont souvent séparés que par une distance de 7 à 8 mètres.

Cette disposition n'est pas rare dans certaines communes des environs du Paris, où le puisard est le seul moyen de se débarrasser des eaux ménagères et des vidanges. Dans la commune de Charenton-Saint-Maurice, de vastes terrains ont été livrés à la construction. Des maisons neuves s'y élèvent chaque jour et le nombre des puisards était déjà de cinquante-huit à l'époque où le docteur O. Du Mesnil a signalé le fait.

Le second reproche qu'on adresse avec raison aux fosses fixes, c'est qu'elles rendent la propreté des cabinets d'aisance impossible dans les maisons habitées par des ouvriers et par de pauvres ménages. Les propriétaires de ces immeubles sont conduits à faire la guerre à l'eau, par esprit d'économie et refusent de la laisser monter aux différents étages, afin que les locataires ne puissent pas en verser dans les cuvettes pour les nettoyer. Cela forcerait à vider beaucoup plus fréquemment les fosses, et c'est une opération dispendieuse. Pour entrer dans les maisons, l'eau ne coûte que 33 centimes par mètre cube ; mais elle coûte 8 francs par mètre pour en sortir sous forme de vidanges et les propriétaires reculent devant cette dépense. Le manque d'eau dans les cabinets des maisons habitées par cette catégorie de locataires empêche de les tenir propres ; alors les tuyaux s'engorgent et les matières fécales refluent parfois jusque dans l'escalier. C'est la cause la plus puissante d'insalubrité qu'on rencontre dans les maisons ouvrières.

2° *Gaz des fosses fixes.* — Les liquides qui sortent des fosses fixes ne

(1) Léon Gauthier, *le Tout à l'égout et l'assainissement de la Seine par l'utilisation agricole des eaux d'égout de Paris.* Paris, 1888, p. 17.

(2) Brouardel, Rapport à la commision de l'assainissement de Paris, *loc. cit.*, p. 29.

sont pas les seules causes de l'infection qu'elles produisent; les gaz qui s'en dégagent, y entrent pour une bonne part. Elles doivent, il est vrai, être munies d'un tuyau d'évent débouchant, sur le toit de la maison, au niveau de la souche des cheminées. Ces tuyaux sont en poterie, de large calibre et bien souvent, au lieu de donner issue aux gaz de la fosse, ils y laissent pénétrer l'air qui refoule les émanations dans le tuyau de chute, les fait refluer dans les cabinets et de là dans les appartements. Il suffit, pour que le renversement du courant se produise, d'un abaissement de température ou d'une diminution de la pression atmosphérique. On régularise parfois le tirage, dans le tuyau d'évent, en y faisant brûler un bec de gaz. J'ai vu ce moyen appliqué dans les latrines de la caserne de l'infanterie de marine au Mourillon. Des becs de gaz brûlaient, jour et nuit, au-dessus de l'immense fosse qui recevait les déjections de 2000 hommes. Le tirage était assez énergique; mais les gaz produits étaient d'une telle abondance, qu'il en sortait encore assez par les 25 orifices à la turque, pour empester l'air du local. On a imaginé des ventilateurs mécaniques mus par des ressorts ou par le vent; mais ce sont là des moyens coûteux, incertains et sur lesquels il ne faut pas compter.

Parfois les tuyaux d'évent ne fonctionnent pas, parce qu'ils sont obstrués par des toiles d'araignées, de la poussière, de la suie tombée des cheminées voisines. Dans d'autres cas, ils sont brisés dans un point de leur parcours et, comme ils sont noyés dans l'épaisseur des murs, les gaz, au lieu de s'échapper au dehors, pénètrent dans les pièces adjacentes, y produisent des odeurs infectes et parfois même des accidents analogues à ceux qui menacent les vidangeurs. M. Brouardel, dans le rapport dont j'ai souvent parlé, en cite un cas extrêmement probant (1).

Enfin, lorsque les tuyaux d'évent fonctionnent à souhait, ils versent leurs exhalaisons infectes au niveau des cheminées et empoisonnent l'atmosphère de cette région dans laquelle se trouvent les mansardes. Lorsqu'il vente, les gaz sont rapidement emportés; mais, quand il fait calme et surtout par les temps de brouillard, ils retombent avec la fumée, et pénètrent, par les fenêtres, dans les appartements. Pendant les chaudes soirées de l'été, les balcons les plus élevés des belles maisons du boulevard Malesherbes, à Paris, sont empestés par ces odeurs. Il faut fuir et fermer les fenêtres.

3° *Désinfection des fosses.* — Pour détruire ou neutraliser les gaz qui se dégagent de ces grands amas de matières fécales en fermentation, on a mis en usage tous les désinfectants connus; mais un grand nombre d'entre eux, tels que l'acide phénique, l'acide borique, le sublimé, sont d'un prix tel qu'on ne peut pas songer à les employer en quantité aussi considérable que celle qui serait nécessaire pour assurer leurs

(1) Brouardel, Rapport à la commission de l'assainissement de Paris, *loc. cit.*, p. 31.

effets. Ceux qui sont pratiques, c'est-à-dire qui ont une action suffisante et un prix assez modique pour être employés sont : le chlorure de chaux dont la vogue est pourtant bien tombée ; le sulfate de fer qui l'a remplacé et dont l'usage s'est répandu il y a une vingtaine d'années. Ce sel peut s'employer à l'état impur et ne coûte presque rien. Il en faut, d'après les règlements, 100 kilogrammes à 28° pour une fosse de 14 mètres cubes. L'*huile lourde de houille*, hydrocarbure phénique extrait du goudron de houille par la distillation, a été spécialement recommandée par le docteur Émery-Desbrousses. Indépendamment de ses propriétés antiseptiques, l'huile de houille a l'avantage de former, à la surface des matières, une couche mince qui s'oppose à la fois à l'accès de l'air et à l'issue des gaz et fait obstacle à la fermentation. Le sulfate de zinc est un bon désinfectant, mais il coûte bien cher. Cependant il est prescrit, à Paris, d'en projeter une certaine quantité dans les fosses avant de les vider. La chaux absorbe l'acide carbonique et décompose l'hydrogène sulfuré ; mais il en faut des quantités énormes. MM. Girard et Pabst ont proposé de désinfecter les vidanges à l'aide de l'acide sulfurique nitreux et ils ont imaginé pour cela un appareil qui est figuré dans l'ouvrage de MM. H. Napias et A.-J. Martin, pages 207 et 208, figures 164 et 165. Je passe sous silence les désinfectants composés qui portent les noms de leurs auteurs et sont parfois tenus secrets. Ce ne sont que des mélanges des corps précédents, auxquels ils doivent leurs propriétés. En somme, aucune de ces substances ne réalise complètement le but qu'on se propose et ne parvient à détruire l'odeur fétide des fosses fixes ; cependant elles peuvent rendre des services, à l'instant de l'évacuation, en procurant une désinfection momentanée qui permet aux ouvriers d'y entrer. Nous avons vu que leur emploi dans ce cas était réglementaire.

4° *Vidanges des fosses.* — Cette opération se répète d'autant plus souvent que la fosse est plus petite et plus étanche, la maison plus peuplée et mieux entretenue ; mais il faut y recourir au moins une fois par an. On y procède de différentes façons. La plus simple, la seule qui fût connue au temps où Hallé et Parent-Duchâtelet s'occupaient de la question, la seule qui soit encore en usage dans la plupart des petites villes, se pratique de la façon suivante : Les vidangeurs lèvent la pierre qui ferme la fosse, ordinairement vingt-quatre heures à l'avance, puis ils rompent la couche superficielle de matière solide, la *croûte*, afin de laisser s'échapper les gaz délétères qu'elle recouvre. La *vanne* ou la partie liquide, est ensuite puisée avec des seaux, et versée dans des tinettes. Pour ce faire, les ouvriers descendent dans la fosse avec une échelle. Ils enlèvent de même les matières solides qui en occupent le fond et qu'ils nomment la *heurte*. Quelquefois les couches tout à fait inférieures de celle-ci sont tellement dures qu'il faut se servir de la pioche pour les détacher ; c'est ce que les vidangeurs appellent le *gratin*. Les tinettes, remplies et scellées avec du plâtre délayé, sont mises sur une voiture qui stationne devant la maison et qui les transporte jusqu'à leur destination. Dans les petites villes, on n'y met pas toujours autant de façon et on va directement vider les seaux dans des tonneaux placés sur des charrettes de paysans. Ces barriques une fois pleines, on bouche le trou avec une poignée de paille et la charrette s'en va, cahotant son immonde chargement sur le pavé inégal des rues, qu'elle arrose chemin faisant avec la partie la plus liquide de son contenu.

Un procédé plus raffiné consiste à se servir d'une pompe, pour aspirer le contenu des fosses, au lieu de l'enlever à la main. Il n'est pas plus hygiénique, parce qu'il nécessite une opération préalable, le brassage. Pour que l'aspiration soit possible, il faut en effet que solides et liquides soient mêlés de façon à constituer une pâte molle. Les vidangeurs, pour l'amener à cette consistance, remuent la matière avec de longues perches, pendant un temps assez long. Les gaz s'échappent alors et remplissent la maison; ils infectent surtout les rez-de-chaussée, où ils font tourner le lait, et noircissent les dorures. Le docteur Lasgoutte s'est assuré qu'un papier préparé à l'acétate de plomb, noircissait à dix mètres de hauteur dans la cage de l'escalier, pendant toute la durée de l'opération. Les gaz se dégagent en effet par l'orifice de la fosse mal fermée, par les tuyaux mal joints qui sont quelquefois en toile. Ils s'échappent du tonneau lui même, lorsque les matières y ont été refoulées par la pompe.

Pour détruire ces gaz, on a essayé deux procédés. L'un consiste à les faire passer à travers deux caisses désinfectantes, au moment où ils sortent de la tonne, refoulés par l'ascension du liquide dans son intérieur. La première de ces caisses, l'inférieure, contient une solution de sulfate de cuivre destinée à décomposer le sulfhydrate d'ammoniaque et à absorber l'hydrogène sulfuré libre. La seconde, la supérieure, renferme du chlorure de chaux étalé en couches superposées. Le chlore qui s'en dégage s'attaque à l'ammoniaque pour former de l'acide chlorhydrique et de l'azote. Lorsque ces boîtes fonctionnent, leur réglage est difficile, et presque toujours, il s'échappe soit du chlore en excès soit de l'acide sulfhydrique. Elles servent souvent à cinq ou six vidanges consécutives et, au bout de quelques heures, leur effet est à peu près nul. « De plus, dit le docteur Lasgoutte, en dépit de la surveillance, les ouvriers, pour qui le passage des gaz à travers les liquides des boîtes rend plus dure la manœuvre de la pompe, suppriment, dès qu'ils le peuvent, la communication entre la tonne et les appareils laveurs. Alors les gaz passent tous par la tubulure disjointe et se répandent directement dans l'air. »

Une variante de ce procédé est celui qui a été décrit par Wiel et Gnehm, sous le nom de *système Schleb*. Il consiste dans un appareil qui sépare les gaz putrides des matières excrémentitielles et les fait passer par deux vases, dont l'un contient du sulfate de fer ou bien un sel de manganèse et l'autre renferme de l'acide sulfurique (1). Ce procédé, plus compliqué que le précédent, ne réussirait probablement pas mieux dans la pratique.

Le second moyen de s'affranchir des gaz consiste à les brûler, au moment où ils sortent de la tonne, en plaçant, au-dessus de l'ouverture de celle-ci, un tuyau surmonté par un fourneau incandescent : La pratique a montré que l'ammoniaque disparaissait par ce procédé ; mais qu'il s'échappait une quantité notable de gaz sulfureux, surtout lorsqu'on n'a pas désinfecté la fosse avant de commencer; ce procédé échoue le plus souvent, comme le précédent, par le mauvais vouloir des ouvriers qui, pour ménager leur combustible, se hâtent, dès qu'on ne les voit pas, de supprimer la communication entre la tonne et le fourneau ou de tourner la clef de la cheminée et laissent ainsi s'éteindre le feu (2).

Quoi qu'il en soit, lorsque la fosse est presque vidée, qu'il n'y reste plus qu'une couche de matières d'environ 50 centimètres, l'ouvrier enlève l'opercule mobile appliqué sur l'ouverture et descend pour terminer le travail. C'est pour lui le moment dangereux de l'opération. Des parois de la fosse incomplètement étanche, se dégagent des gaz qui la remplissent et qui, avant de sortir par l'orifice supérieur, peuvent asphyxier les ouvriers. Ils courent le même danger, lorsqu'ils descendent dans des fosses vidées depuis quelque temps, parce que les gaz s'y sont accumulés dans l'intervalle.

Les accidents produits chez les vidangeurs par les émanations des fosses sont de deux sortes. Les gaz ammoniacaux, qu'ils désignent sous le nom de *mitte*, déterminent chez eux une ophthalmie particulière. Elle débute par une sensation de picotement de la conjonctive et de la pituitaire, qui devient bientôt intolérable. Le globe de l'œil et les paupières rougissent; il survient un enchifrènement semblable à celui du coryza au début et une douleur dans les yeux partant du fond de l'orbite. Il en résulte parfois une cécité momentanée. Puis les larmes commencent à couler en abondance ainsi que le mucus nasal, et tous les symptômes causés par la *mitte* diminuent graduellement.

Les ouvriers expérimentés, aussitôt qu'ils ressentent la première impression de ces gaz irritants, abandonnent le travail, se lavent les yeux à l'eau fraîche, et restent pendant un quart d'heure ou une demi-heure à l'abri de la lumière, dans un air pur et frais. Ils en sont quittes alors pour un peu de larmoiement, d'écoulement nasal, et ils peuvent, au bout de quelque temps, retourner à leur ouvrage ; mais, quand ils s'obstinent, ou lorsqu'ils redescendent trop promptement dans la fosse, la conjonctivite s'établit et ils en ont pour quelques jours.

La *mitte* ne produit en somme que des troubles sans gravité; il n'en est pas de même du *plomb*. C'est le nom sous lequel les vidangeurs

(1) Jules Arnould, *Nouveaux éléments d'hygiène*, *loc. cit.*, p. 573, fig. 135.

(2) Brouardel, Rapport à la commision de l'assainissement de Paris, *loc. cit.*, p. 33.

désignent les gaz qui causent chez eux des accidents souvent mortels. Ils sont le plus souvent constitués par de l'acide sulfhydrique et du sulfhydrate d'ammoniaque, et alors ils déterminent une véritable intoxication. Dans des cas extrêmement rares, l'air de la fosse a presque complètement perdu son oxygène qui a été remplacé par de l'azote et de l'acide carbonique; c'est alors une asphyxie qu'il détermine; mais les accidents types causés par le *plomb* sont ceux de l'empoisonnement par l'acide sulfhydrique.

Ils sont parfois subits et l'ouvrier, en entrant dans la fosse, tombe comme frappé par la foudre. Parfois ils les sentent venir et ont le temps de s'échapper. Dans quelques cas, les symptômes d'intoxication ne se montrent que lorsqu'ils en sont sortis. Les accidents causés par le plomb sont plus à redouter pendant les grandes chaleurs et les pluies d'été que dans les autres saisons. Les fosses les plus dangereuses sont celles qui sont profondes, mal entretenues, rarement vidées et dont les excréments sont mêlés à l'eau de vaisselle, de savon, de lessive.

Je n'ai pas à entrer dans la description de cette forme d'empoisonnement, ni des moyens à lui opposer, parce que ce serait empiéter sur le domaine de la pathologie et de la thérapeutique. Le rôle de l'hygiène se borne à les prévenir.

On recommandait autrefois de lever la pierre de la fosse, vingt-quatre heures avant de la vider, d'y descendre une chandelle allumée avant de laisser les ouvriers y pénétrer. Dupuytren conseillait d'y susprendre pendant quelque temps un réchaud de charbon allumé. Il est prudent, lorsqu'on craint le méphitisme d'une fosse, de ceindre le premier ouvrier qui y descend d'une courroie en cuir à laquelle on attache une corde tenue extérieurement par deux hommes. On a imaginé des masques avec des yeux de verre, des espèces de scaphandre pour pénétrer dans les fosses suspectes; mais ces moyens-là ne sont pas pratiques et les ouvriers ne consentent jamais à y recourir. Aujourd'hui, sans négliger les précautions qui précèdent, on attache plus de confiance aux désinfectants dont nous avons parlé plus haut, et dont l'emploi a été rendu obligatoire, à Paris, par l'ordonnance de police du 11 novembre 1880.

Les accidents causés par le *plomb* et la *mitte* sont devenus beaucoup plus rares, depuis que les procédés de *vidange par aspiration* se sont perfectionnés et que l'usage s'en est généralisé. Les appareils aujourd'hui en usage sont de deux sortes. Le plus répandu consiste dans un tonneau métallique de grande dimension, placé sur une voiture, qui vient se mettre devant la maison et qu'accompagne une petite pompe à vapeur. Des tuyaux en cuir ou en caoutchouc, ayant environ un décimètre de diamètre, mettent la fosse en rapport avec le récipient et la pompe, et l'aspiration se produit rapidement. Le tonneau porte une jauge automatique indiquant son degré de replétion. Les gaz qui s'en dégagent rencontrent, sur leur passage, un petit fourneau qui les brûle.

Dans le second procédé, le vide est fait à l'usine même, dans de grandes tonnes de fer à parois solides qu'une voiture transporte devant la maison. On met cette tonne en communication avec la fosse, à l'aide d'un tuyau et les matières montent dans le récipient, sous l'influence de la pression atmosphérique.

Ces appareils ont, il faut le dire, très notablement diminué les inconvénients des opérations de vidange. La puanteur et la malpropreté ont en grande partie disparu. Il en était ainsi du moins au moment où on a commencé à les employer. « Dans la ferveur de l'exploitation d'un nouveau brevet, dit M. Gueneau de Mussy, les opérateurs mettaient toutes les chances de succès de leur côté. Les tuyaux n'avaient pas la plus mince fissure, ils étaient reliés par des ajutages qui ne laissaient pas échapper la moindre gouttelette. L'appareil fonctionnait avec une discrétion si impénétrable, qu'il aurait été impossible de deviner ce qu'il emportait (1). » Depuis que ces appareils sont connus, qu'ils n'ont plus leur réputation à faire, on s'est un peu relâché de ces soins minutieux. Ils ne sont plus aujourd'hui complètement inodores. Ils fonctionnent toutefois encore d'une façon assez satisfaisante. On le reconnaît surtout, lorsqu'on arrive d'une ville de province, où les moyens primitifs que j'ai décrits plus haut sont encore en usage.

Les fosses fixes ont un dernier inconvénient qu'elles partagent du reste avec tous les systèmes à réservoir et même avec quelques-uns de ceux que nous examinerons plus tard, c'est que tout n'est pas fini lorsqu'on a vidé les fosses, il faut encore se débarrasser de leur contenu.

Dans bien des petites localités ce n'est pas une affaire. Les paysans, qui connaissent la valeur de l'engrais humain, viennent le chercher en ville avec leur tonneaux et leurs charrettes, l'emportent comme je l'ai dit plus haut et le répandent en nature sur leurs champs. L'atmosphère suburbaine en est infectée; quelquefois les sources du voisinage sont contaminées et on a cité des épidémies de fièvre typhoïde qui ne reconnaissaient pas d'autre cause.

Dans le nord de la France, les choses se font avec plus de soin. Les cultivateurs recueillent les matières de vidange dans des fosses où ils les laissent séjourner, avant de les répandre sur leur terrain. Ces fosses, appelées *citernes à engrais*, sont assimilées aux voiries et rangées dans la première classe des établissements insalubres. Ce sont des caves situées à des distances variables des fermes et sur le bord des routes, à l'extrémité du plus grand champ d'exploitation. Leur fond est pavé en grès. Les quatre murs et la voûte sont en briques et enduits d'une couche épaisse de chaux hydraulique qui les rend imperméables. Elles ont deux ouvertures, l'une dans le mur du nord pour, l'accès de l'air, l'autre dans l'épaisseur de la voûte, pour l'introduction et l'extraction des

(1) Gueneau de Mussy, *Évacuation des vidanges hors des habitations*. Rapport lu à la Société de médecine publique, le 21 novembre 1880.

matières; leur contenance moyenne est de 600 à 700 tonneaux (1). Ces réservoirs usités dans la Flandre française, où l'agriculture est très perfectionnée, enlèvent à l'utilisation directe des vidanges une partie de ses inconvénients. Ils dispensent les villes de la nécessité d'entretenir, à leurs portes, ces formidables amas de matières fécales qu'on nomme dépotoirs et auxquels on est forcé de recourir, dans les pays où les agriculteurs ne veulent pas utiliser les vidanges en nature. Ce sont malheureusement les plus nombreux. Les grands centres, du reste, produisent de telles quantités de matières, qu'il serait impossible d'en trouver le placement dans leur voisinage immédiat et le transport en serait trop dispendieux.

IV. **Dépotoirs et fabriques de sulfate d'ammoniaque.** — L'existence des dépotoirs est donc liée à celle des tinettes, des fosses fixes et de certaines canalisations spéciales. C'est un véritable fléau pour les villes et c'est la condamnation des systèmes qui en nécessitent le maintien. Les inconvénients qui en résultent sont plus frappants et ont été mieux étudiés à Paris que partout ailleurs.

Au XIIe siècle, il existait un certain nombre de voiries dans les faubourgs Saint-Marcel, Saint-Germain et Montfaucon. En 1781, elles furent toutes fermées, sauf cette dernière. Les matières de vidange y étaient transportées et déposées dans trois grands bassins découverts, disposés en étages; les opérations consistaient à séparer les liquides, dont on ne tirait aucun parti, des solides qu'on faisait sécher à l'air et qu'on utilisait à l'état de poudrette. Pour obtenir ce résultat, on déversait les tonnes dans le bassin supérieur, on les y laissait reposer quelque temps et, quand les parties liquides s'étaient un peu éclaircies, on ouvrait les vannes pour les laisser s'écouler dans les deux bassins inférieurs où elles se dépouillaient encore et de là elles tombaient dans un égout qui les conduisait à la Seine, au-dessus de l'endroit où devait se trouver plus tard le pont d'Austerlitz.

Les choses restèrent en cet état jusqu'en 1817, époque à laquelle les propriétaires des habitations qui s'étaient élevées aux environs de Montfaucon, firent entendre des plaintes auxquelles on essaya de donner satisfaction, en créant, à l'entrée de la forêt de Bondy, un nouveau dépotoir destiné à recevoir le produit des fosses mobiles. Un service de batellerie fut organisé, sur le canal de l'Ourcq, pour le transport des tonnes qui recélaient ce produit. Montfaucon continua à recevoir le contenu des fosses fixes et, comme la population devenait de plus en plus dense, dans ses environs, les réclamations devinrent de plus en plus pressantes.

Ce ne fut pourtant qu'en 1849, qu'on se décida à y faire droit et il fallut pour cela le concours du conseil de salubrité, du comité consul-

(1) Michel Lévy, *Traité d'hygiène publique et privée*. 5e édition, II, p. 450.

tatif des arts et manufactures, du conseil d'État, de l'ingénieur de la ville, etc. On installa à la Villette, près de l'endroit où le dépotage avait eu lieu jusqu'alors, une petite usine dont les pompes refoulèrent les vidanges, par une conduite en fonte de 30 centimètres de diamètre placée le long du canal de l'Ourcq, jusqu'à l'établissement de Bondy, où elles furent reçues dans huit bassins mesurant chacun un hectare. Le dépotoir de Montfaucon fut fermé et le dépôt de matières pâteuses que contenaient ses trois bassins fut transformé en poudrette.

L'établissement de Bondy a fonctionné seul pendant de longues années; puis il s'en est formé d'autres. Des fabriques de sulfate d'ammoniaque sont venues se joindre aux dépotoirs à l'air libre et, lorsque M. Aimé Girard a rendu compte à la commission de l'assainissement de Paris de l'enquête qu'il avait faite à ce sujet, il existait autour de la ville vingt-cinq de ces établissements immondes (1), qui l'entourent d'une ceinture d'infection, et répandent sur elle leur souffle empesté.

L'établissement de Bondy, à lui seul, a fait passer par ses bassins, près de 4 millions de mètres cubes de matières de vidanges en trois années, Les eaux vannes qui en provenaient ont été déversées dans la Seine, et la plus grande partie de la matière solide gît à l'état pâteux dans les bassins, où elle forme un vaste et immonde cloaque dont le volume dépassait déjà 100 000 mètres cubes en 1877. C'est ce dépôt qu'en langage administratif, on appelle le *stock* de Bondy (2).

Les opérations auxquelles on se livre, dans ces établissements, diffèrent un peu, mais sont également répugnantes. Il se fait entre eux un partage des vidanges. Les matières liquides, extraites des fosses fixes à l'aide des pompes, sont envoyées aux usines de sulfate d'ammoniaque. Les matières pâteuses provenant du fond des fosses et des tinettes mobiles ou filtrantes, sont portées dans les dépotoirs à l'air libre.

Les tonneaux qui renferment ces derniers produits sont reçus sous des hangars en planches, ouverts à tous les vents. Si la matière est suffisamment liquide, elle tombe et coule, à travers une grille, dans le bassin qui doit la recevoir; mais cet écoulement est souvent lent et difficile; alors l'ouvrier s'arme d'un crochet pour l'activer; quelquefois même il se sert de ses mains. Autour de lui se répand une odeur fétide, nauséabonde, où le sulfhydrate d'ammoniaque domine.

Reçues dans les bassins, dont les parois sont en terre absorbante, les matières sont abandonnées au contact de l'air qu'elles empestent de leurs émanations. Leur état se modifie peu à peu. Une sorte de chapeau auquel les vidangeurs donnent le nom de *ciel* se forme à la surface,

(1) Quatorze dépotoirs a l'air libre, huit dépotoirs avec usine annexée et deux usines sans dépotoirs. Il y en a un vingt-cinquième; mais son autorisation est périmée. Cinq de ces établissements ont été créés avant 1850; neuf s'y sont joints de 1850 a 1870 et neuf de 1870 à 1880.

(2) Aimé Girard, Rapport à la commision de l'assainissement de Paris, *loc. cit.* p. 154.

soulevé par les gaz de la fermentation. Au-dessous, la masse se décante; ils se forme un dépôt pâteux au fond du bassin; entre lui et le ciel, s'étend une couche d'eau infecte. Lorsque la séparation est complète, le *ciel* est enlevé et mis au séchage, l'eau surnageant le dépôt est évacuée par une saignée faite au bassin. Cette eau, riche en sels ammoniacaux, est vendue aux cultivateurs, lorsqu'ils veulent bien l'acheter; mais, quand ils la refusent, ou quand la quantité en est excessive, il faut la laisser s'écouler sur les terres voisines, dans les fossés, ou la conduire à la rivière.

Quant au dépôt formé dans le fond du bassin, lorsqu'il a pris une consistance suffisante, on l'enlève à la bêche, on l'étale sur le sol et on le laisse sécher. La dessication en est difficile, et fréquemment il faut l'ouvrir à la bêche et quelquefois à la charrue, de manière à renouveler les surfaces. La matière une fois sèche devient pulvérulente et se transforme en un engrais commercial. C'est de la poudrette.

Les usines où les vidanges sont traitées par des procédés chimiques, dans les environs de Paris, sont au nombre de dix, dont sept reçoivent directement les matières extraites des fosses fixes par la pompe. Celles-là poursuivent un double but. D'une part elles transforment les matières liquides en sulfate d'ammoniaque, par la distillation et la saturation au moyen de l'acide sulfurique, de l'autre, elles dessèchent les dépôts laissés par ces liquides, au moyen de la chaleur artificielle, après les avoir acidifiés, de manière à en faire une poudrette riche. Les trois autres usines, ne recevant pas directement les matières, doivent borner leurs opérations à la fabrication du sulfate d'ammoniaque.

Cette fabrication consiste à faire chauffer les liquides à 100 degrés, après les avoir mélangés à du lait de chaux, dans la proportion de 10 p. 100 de leur volume, afin d'en dégager les produits ammoniacaux volatils qui se concentrent peu à peu et vont se présenter à l'action de l'acide sulfurique qui les transforme en sulfates.

L'appareil à distiller se compose d'une série de cuves plates en fonte empilées verticalement, de façon à former un long cylindre vertical, coupé par des diaphragmes horizontaux. Le tout est traversé par un arbre vertical muni d'ailettes dont chacune brasse la matière contenue entre deux diaphragmes successifs. Pour que celle-ci puisse cheminer de haut en bas, les plaques sont percées de petites ouvertures qui ne se correspondent pas. Dans ces conditions, le mélange de la matière et de la chaux, constamment brassé, met à parcourir l'appareil environ deux heures et, pendant tout ce temps, il est maintenu par un courant de vapeur à une température comprise entre 100 et 105 degrés.

Les gaz qui s'échappent et qui entraînent à peu près les neuf dixièmes de l'ammoniaque contenue dans les matières traitées, viennent se rassembler à la partie supérieure du cylindre et, de là, ils sont conduits, par un tuyau, à une boîte de plomb percée de trous qui est disposée au fond d'un bac à acide sulfurique. Ils s'échappent en barbottant dans le liquide et lui abandonnent l'ammoniaque qu'ils contiennent. Chaque bac à acide est renfermé dans une petite chambre fermée par une porte en fer et les gaz qui s'y dégagent sont aspirés sans mélange d'air, par un ventilateur.

Après cette opération, on se trouve en présence de deux sortes de résidus dont il faut se débarrasser; d'une part le magma semi-fluide qui est tombé au fond de l'appareil et qui contient encore un dixième environ de l'ammoniaque extractible, de l'autre les gaz non absorbés par l'acide sulfurique et aspirés par le ventilateur.

Le résidu semi-solide dont la température dépasse 100 degrés est d'abord utilisé pour chauffer les matières à traiter; puis, lorsqu'il est refroidi, il est porté sous des filtres-presses qui en extraient les parties solides, sous forme de tourteaux. Ces derniers sont vendus comme engrais phosphaté et n'ont que peu de valeur.

Les liquides se réunissent dans une fosse et sont mélangés à de l'eau froide pour être ramenés à une température d'environ 30 degrés. Ils gagnent de là, par un canal souterrain, des citernes couvertes, établies en dehors de l'usine, à la tête du branchement d'égout, dans lequel ils sont lâchés la nuit seulement, pour éviter d'incommoder les égoutiers, les citernes ayant la capacité nécessaire pour emmagasiner la production quotidienne.

Les gaz, au moment où ils sont aspirés, ont une température de 100 degrés et sont mêlés à une forte proportion de vapeur d'eau. Pour les en débarrasser, on commence par les refroidir à l'aide d'une pluie d'eau froide, dans un appareil à cascades, puis on les refoule dans un cylindre en tôle dont la paroi supérieure est formée par une plaque de fonte percée de trous et servant de grille à un foyer surmonté d'une hotte cylindrique de faible hauteur. Sur cette grille est étalée une mince couche de coke incandescent au contact duquel les gaz s'enflamment.

C'est ainsi que les choses devraient se passer partout, et c'est ainsi qu'elles se passaient en effet au mois d'avril 1887, à l'usine des Hautes-Bornes, lorsque elle fut inspectée par une commission du conseil d'hygiène et de salubrité de la Seine, nommée à cet effet par le préfet de police (1).

Les détails qui précèdent ont, en effet, été empruntés au rapport de la commission. M. Hétier, qui en est l'auteur, y rend un compte favorable de la tenue de l'établissement et émet l'avis que cette usine autorisée par le conseil d'État, le 23 mars 1877, puisse continuer à fonctionner; mais s'il en est ainsi, dans une fabrique récemment établie, n'ayant pas encore reçu une autorisation définitive et intéressée, pour l'obtenir, à ne donner prise à aucun reproche, il ne faut pas croire que tout se

(1) La commission était composée de MM. Brouardel, Michel Lévy, Riche, et Hétier, rapporteur.

passe avec la même correction dans celles qui existent depuis longtemps. Les procédés y sont plus défectueux et la surveillance moindre. On est en droit de l'inférer du moins du rapport de M. Aimé Girard, que j'ai déjà cité, et qui dépeint les usines de sulfate d'ammoniaque sous des couleurs bien autrement sombres.

D'après lui, pendant toutes les phases de cette manipulation, il se dégage des odeurs d'une insigne fétidité. Celles qui s'échappent des bassins de dépôt n'ont rien de spécial; mais celles qui sortent des colonnes chauffées, des eaux résiduaires, pendant qu'elles se refroidissent, des plaques où se prépare la poudrette, celles-là ont quelque chose d'âcre, de particulièrement nauséeux qui prend à la gorge, et les gens du voisinage, comme les habitants de certains quartiers de Paris, reconnaissent facilement les produits odorants de cette ignoble cuisine, des émanations fétides, sans doute, mais plus franches que répandent les dépotoirs.

En somme, les uns et les autres conspirent pour empester Paris. C'est la région du nord-est qui en souffre le plus et, pendant les chaudes journées d'été, lorsque le vent vient à souffler dans cette direction, il enfile les grandes artères rectilignes qui sillonnent la ville et apporte les exhalaisons des dépotoirs jusque dans les quartiers du centre.

Serait-il possible d'atténuer le mal par une réglementation sévère et rigoureusement exécutée? En théorie sans doute. Il semble même facile de forcer les industriels à tenir les engagements qu'ils ont pris pour obtenir l'autorisation préalable; mais cela n'est pas réalisable dans la pratique, parce qu'il faudrait une surveillance de tous les instants et que la police n'a pas les moyens de l'exercer. Tous ceux qui s'occupent des établissements insalubres savent avec quelle facilité les gens qui sollicitent l'autorisation d'en ouvrir un, souscrivent aux conditions qu'on leur impose, quelque multipliées, quelque onéreuses qu'elles soient; mais tous connaissent aussi l'empressement que mettent ces industriels à oublier leurs engagements, une fois l'autorisation obtenue, et cela est fatal, parce que leurs opérations cesseraient d'être rémunératrices, s'ils voulaient se conformer à toutes les prescriptions qui leur sont imposées.

Ce ne sont ni les règlements ni les arrêtés qui manquent. Le rapport de M. Aimé Girard se termine par douze prescriptions très sages et auxquelles on ne peut qu'applaudir (1), mais qui resteront fatalement lettre morte. Les cahiers des charges de la voirie de Bondy ont tout prévu, tout réglé de façon à en faire un dépotoir inoffensif; mais dès

(1) Les principales de ces conditions sont les suivantes : suppression de tout traitement à l'air libre, manipulation en appareils étanches, addition de sels métalliques fixant les substances volatiles, destruction par combustion des gaz odorants, désinfection et refroidissement des eaux résiduaires, établissement de nombreux regards sur toutes les conduites.

que les adjudicataires ont été mis en possession de l'établissement, ils ont renoncé à réaliser ces conditions admirables et il a fallu les expulser les uns après les autres, pour infractions au cahier des charges. Jamais un industriel ne consentira à dépenser de l'argent pour se conformer à des mesures de salubrité dont il ne se soucie pas. Lorsque l'administration intervient pour lui rappeler ses engagements, pour surveiller le détail de ses opérations et que, sous la pression du contrôle administratif, les frais dépassent le profit, il ferme son usine et laisse l'établissement encombré de matières brutes (1).

L'impossibilité de tirer un profit suffisant du traitement des vidanges se fera de plus en plus sentir, à mesure que les habitudes de propreté se développeront, que l'usage de l'eau dans les cabinets se répandra et que les matières deviendront plus liquides. Le titre des vidanges a déjà baissé des deux tiers; il baissera encore, et alors il ne sera plus possible d'en tirer parti. Il se produira, pour les matières de vidange, ce qui s'est passé dans tous les pays où on a voulu traiter les eaux d'égout par la filtration et les procédés chimiques. Les résidus, comme nous l'avons exposé plus haut, n'ont pu trouver leur emploi et se sont accumulés, à côté des usines, en amas énormes dont on ne sait que faire.

Ce sont là des choses fatales. Aucune réglementation, aucune surveillance ne peut faire disparaître ni même atténuer les inconvénients et les dangers que les dépotoirs et les fabriques de sulfate d'ammoniaque présentent pour la santé publique. Il n'y a qu'un parti à prendre pour débarrasser les grandes villes de ce fléau, c'est de le rendre inutile, en supprimant peu à peu les systèmes de vidange qui obligent à le maintenir.

§ 2. — **Canalisations.**

Je viens de passer en revue les procédés de vidange encore en usage et qui sont, de l'avis de tous les hygiénistes, destinés à disparaître, tôt ou tard, des grands centres de population. Pour les remplacer, il reste à choisir entre deux systèmes. L'un consiste à conduire les matières de vidange aux dépotoirs et aux usines, à l'aide d'une canalisation spéciale; l'autre à les projeter dans les égouts avec les eaux de pluie, les eaux ménagères et les eaux industrielles, avec tout les liquides qui doivent sortir de la ville, en un mot, et c'est là ce qui a fait donner à ce système le nom expressif de *tout à l'égout.*

Ce dernier système ne comporte pas de variantes. Il n'en est pas de même du premier, qui compte déjà un assez bon nombre de procédés. Les uns agissent par l'aspiration ou le refoulement des matières excrémentitielles et nécessitent par conséquent l'emploi d'une force mécani-

(1) Durand-Claye, *Assainissement de Paris*, *loc. cit.*, p. 40.

que; dans les autres, c'est le poids seul des matières qui les entraîne, aidé au besoin par des chasses opérées dans la canalisation, à l'aide de l'eau accumulée dans des réservoirs.

I. **Systèmes fonctionnant par aspiration.** — Il y en a deux principaux : l'un a pris naissance en Hollande, c'est le système Liernur; l'autre est d'origine française, c'est le système Berlier.

Le système *différenciateur* du capitaine Liernur se compose de deux canalisations absolument séparées. L'une, d'un calibre plus considérable, est destinée à recevoir les eaux pluviales, ménagères et industrielles et même les eaux du sous-sol. L'autre n'admet que les matières fécales et les urines. Cette dernière est en tuyaux de fonte et forme un réseau branché comme les égouts. Les tuyaux de chute de chaque cabinet d'aisances se réunissent pour former les tuyaux de rue et ceux-ci aboutissent à un réservoir commun à tout un groupe de maisons et relié lui-même par une conduite expéditionnaire à l'usine centrale.

L'aspiration est produite par des pompes à vapeur qui font le vide dans les réservoirs de rue, pendant que les tuyaux qui y aboutissent sont fermés par des robinets. Le vide fait, on ouvre successivement chacun de ces robinets et les matières des latrines se précipitent dans le réservoir. Pour évacuer celui-ci, on fait le vide dans un tuyau latéral communiquant avec la conduite expéditionnaire et celle-ci, par un nouveau jeu de robinets, transmet les matières à l'usine qui les rejette directement dans des bateaux. Ceux-ci les transportent à une voirie située à quelque distance, où ils sont utilisés. L'emploi de l'eau est exclu de ce système d'une manière absolue. Son inventeur a même imaginé un modèle particulier de water-closet pour permettre de s'en passer.

Le système Liernur a d'abord été essayé à Amsterdam, et son application s'est étendue à un quartier renfermant une population de 25000 âmes. On comprend, comme le fait observer Durand-Claye, qu'on l'ait adopté dans une ville sillonnée de canaux, où la moindre construction repose sur des centaines de pilotis et où, par conséquent, les égouts sont impossibles. On en était réduit auparavant à jeter les vidanges dans les canaux, comme on le fait encore à Venise; le système Liernur a donc été accepté comme une amélioration et pourtant les espérances qu'il avait fait naître ne se sont pas réalisées (1).

La commission technique d'assainissement envoyée à Bruxelles et à Amsterdam, pour étudier, sur place, les procédés de vidange utilisés dans ces deux villes, n'a pas été satisfaite de celui qui nous occupe en ce moment et n'y a pas vu une solution applicable à une grande ville comme Paris (2). En Hollande même, on n'en a pas été content.

(1) Discussion sur l'évacuation des vidanges à la Société de médecine publique. Séance du 24 mai 1882. Discours de Durand-Claye.

(2) La commission technique d'assainissement à Bruxelles et à Amsterdam (*Revue d'hygiène*, 1883, t. V, p. 177).

Dordrecht et Leyde ne demanderaient pas mieux que d'en être débarrassées. Rotterdam n'en a pas voulu, et, en Angleterre, on l'a formellement repoussé. Il n'a pas eu plus de succès aux États-Unis. En Allemagne, on l'a essayé à Prague, dès le début, en 1858, à Hanau, et Brünn et à Olmütz ensuite. Les avis ont été partagés à son égard, mais il n'y a pas fait de progrès (1).

Le système Berlier, qui se rapproche du précédent, est plus complet, dans ce sens qu'il prend les matières à leur point de départ et les transporte jusqu'aux usines à transformation, par une canalisation complètement close. L'appareil dont il se sert peut être installé dans toutes les maisons. Il se compose de deux parties qui ont chacune un rôle bien distinct : d'un *récepteur* dans lequel tombent les matières, d'un *évacuateur* qui les projette, par le jeu d'une soupape, dans des tuyaux en fonte où le vide est produit par une pompe pneumatique qui fonctionne à l'usine d'aspiration placée au point le plus bas de la ville.

L'appareil récepteur se place sous le tuyau de chute des cabinets d'aisances, au point où il arrive, soit qu'il tombe dans une fosse fixe, soit qu'il aboutisse à une tinette-filtrante, sans qu'il y ait de travaux de maçonnerie à exécuter. Il est formé d'une chambre rectangulaire recevant la chute à son centre et muni d'un regard de visite. A la partie inférieure, est une grille destinée à arrêter les corps durs et volumineux. Un arbre porteur de palettes sert à produire un mouvement de rotation dans la masse des matières contenues dans la caisse, afin de les brasser et d'en faire un tout homogène. Une porte, à joints hermétiques, sert à enlever les corps étrangers. Le *récepteur* est relié à l'*évacuateur* par un tuyau de 80 millimètres de diamètre.

L'*évacuateur* est un cylindre creux qui se termine en cône à sa partie inférieure et aboutit à un tuyau dans lequel le vide est entretenu d'une manière constante. Dans son intérieur, se meut un flotteur creux de forme cylindrique. Il se termine à sa partie inférieure par une sphère de caoutchouc qui se loge au sommet du cône, sert de clapet et ferme, quand le flotteur est abaissé, la communication avec la conduite de la rue.

Les matières tombent dans le *récepteur*, s'y brassent, passent à travers la grille qui retient les corps volumineux et arrivent, par le tuyau de communication, dans l'*évacuateur*, où elles prennent leur niveau, en raison du principe des vases communiquant. En montant dans ce cylindre, elles font effort pour soulever le flotteur, et quand cette pression est suffisante pour vaincre la résistance du vide de la canalisation, le flotteur est soulevé, la boule de caoutchouc qui le termine cesse de boucher l'ouverture, et les matières, attirées par le vide, se précipitent dans la canalisation. A mesure qu'elles s'écoulent, le flotteur

(1) J. Arnould, *Nouveaux éléments d'hygiène, loc. cit.*, p. 573.

redescend et, quand il n'y en a plus, la sphère reprend sa place primitive et joue de nouveau son rôle de clapet, jusqu'à ce que les appareils se remplissent de nouveau. Alors l'opération que je viens de décrire se renouvelle automatiquement.

Les matières une fois entrées dans les conduites, sont entraînées avec rapidité vers l'usine d'aspiration, reçues dans des réservoirs où le vide est constamment entretenu. De là une pompe rotative ou centrifuge les refoule vers les dépotoirs ou vers les usines à transformation (1).

Ce système de vidanges à été installé à Lyon en 1880, par son inventeur, pour transporter les vidanges à 4 kilomètres de la ville, par une canalisation souterraine. Une commission spéciale chargée d'examiner ce nouveau systeme, ayant émis une opinion favorable, M. Berlier demanda au conseil municipal de Paris, l'autorisation d'en faire l'essai dans la capitale. Elle lui fut accordée en 1881 et l'application en eut lieu sur un parcours allant de Levallois-Perret au quartier de la Madeleine. Il fonctionne depuis à la caserne de la Pépinière. La commission de l'assainissement de Paris fut appelée, en 1883, à se prononcer sur ce système. Le rapport, présenté par M. Rousselle, lui adressait de nombreuses objections et se résumait par les conclusions suivantes :

« 1° Les études soumises par M. Berlier à la commission de l'assainissement de Paris, sont trop peu complètes pour qu'elle puisse, dès aujourd'hui, recommander l'application des procédés de cet ingénieur. Elle ne pourra conseiller cette application à l'administration municipale, qu'autant que M. Berlier aura présenté un projet complètement étudié et pénétrant même dans les détails.

« 2° M. Berlier agirait sagement si, pour le moment du moins, il n'appliquait ses études et ses propositions qu'aux deux régions de Paris définies au présent rapport (2).

« 3° Il est désirable que l'administration fournisse à M. Berlier les moyens de continuer et de développer l'expérience commencée par lui dans le voisinage de l'église de Saint-Augustin (3). »

Le vœu de la commission fut immédiatement exaucé et, par une délibération en date du 16 novembre 1883, le conseil municipal de Paris autorisa l'extension du système Berlier dans le VIIIe et le IXe arrondisse-

(1) Pour les détails relatifs à l'installation du système, voy. J.-B. Berlier, *Hygiène et salubrité des grandes villes.* Paris, 1886.

(2) Ces deux régions sont : d'une part les quartiers bas limités par le boulevard de Sébastopol à l'ouest, les anciens boulevards au nord, la rue Turenne à l'est et la Seine au sud (les égouts y ont de trop faibles pentes et la population y est trop dense pour qu'on puisse dès à présent y projeter les matières à l'égout) ; d'autre part, les quartiers limités par la rue d'Amsterdam à l'ouest, les anciens boulevards extérieurs au nord, la rue du Faubourg-Poissonnière à l'est, les rues Saint-Lazare et Richer au sud, (les égouts y ont une pente trop forte pour que l'application du tout à l'égout y soit facile).

(3) Rapport sur le système Berlier pour la réception et l'élimination des vidanges, par M. Rousselle. Imprimerie nationale, 1883.

ment. Le 27 novembre 1887, le nombre des chutes était de 277 et le cube journalier des matières enlevées de 137^{m3},142.

Les objections faites par la commission dont j'ai rapporté les conclusions, ne s'adressent qu'à l'application du système à la ville de Paris tout entière et non à sa valeur absolue.

C'est au même point de vue qu'il a été envisagé dans le rapport lu par M. Hudelo à la Société de médecine publique, le 28 juin 1882, au nom de la commission qu'elle avait chargée de l'examiner (1). Or, autre chose est d'appliquer un système de vidanges à toute une ville de 2344500 habitants, à 240000 chutes et à un cube annuel de 8500000 mètres cubes, ou de se borner à l'employer dans des circonstances spéciales et sur une petite échelle. On comprend qu'il puisse avoir des avantages dans certains quartiers et dans certaines localités Il paraît avoir de bons résultats à Lyon et on est loin de s'en plaindre à la caserne de la Pépinière et dans les maisons du VIIIe arrondissement qu'il dessert. Il a sur le système Liernur l'avantage de ne pas exiger de changements dans la disposition des cabinets d'aisances, de ne pas exposer à y voir refluer les matières, et de ne pas faire la guerre à l'eau.

Le système proposé par la commission de l'assainissement de Paris, et exposé dans le rapport de M. Brouardel se rapproche beaucoup des précédents. Il repose sur les données suivantes : Toutes les matières tombant par les tuyaux de chute seraient reçues dans un réservoir métallique d'une contenance de 4 à 6 mètres cubes, correspondant à celle d'un des cylindres de transport employés par les compagnies. La vidange en serait effectuée par la pression de l'air ou par le vide et au moyen d'un tuyau s'ouvrant sur le trottoir comme celui des prises de gaz : un étroit tuyau d'évent, accolé dans tout son parcours au tuyau de chute, empêcherait les remous d'air dans le réservoir. Une grille retiendrait les objets encombrants, et les empêcherait de tomber dans la caisse métallique. La vidange se ferait à des intervalles rapprochés, sans doute toutes les semaines, au moyen des voitures actuelles, en raccordant le tuyau de la voiture à la bouche placée sur le trottoir.

Cette installation, dans la pensée de la commission, ne serait qu'un expédient provisoire destiné à pallier les inconvénients des fosses fixes, en attendant qu'on puisse les supprimer. Ce résultat une fois obtenu, on mettrait en pratique le système définitif, celui qui rappelle ceux de Liernur et de Berlier.

« La commission, dit le rapport, ne pourrait approuver qu'un système d'évacuation par canalisation, présentant la réunion des conditions suivantes : les déjections seraient reçues à la sortie des cabinets dans

(1) Cette commission se composait de MM Bourneville, Durand-Claye, Kœchlin-Schwarz, H. Gueneau de Mussy, Lamouroux, A.-J. Martin, Napias, Perrin, A. Proust, E. Trélat, Vallin, Vidal, et Hudelo, rapporteur (*Revue d'hygiène*, 1882, t. IV, p. 597).

des tuyaux absolument étanches, à parois métalliques, sans aucune communication avec l'air ou la terre. Ces conduites, reliées ensemble, emporteraient, loin de la ville, les matières de vidange, eu un lieu où se trouveraient les usines installées pour faire subir à ces matières les transformations nécessaires. Par un système plus ou moins analogue à celui des tinettes-filtres actuellement en usage, on empêcherait d'entrer dans ces conduits les matières étrangères à la vidange elle-même, telles que les os, les morceaux de verre, etc. La circulation pourrait être assurée par des pompes aspirantes et foulantes, par le vide ou par tout autre procédé. »

Durand-Claye a fait de ce système une critique fondée. L'expédient provisoire serait dispendieux pour les propriétaires. Il coûterait environ 4000 francs par maison. La vidange, au lieu de se faire une fois l'an, aurait lieu toutes les semaines ou au moins tous les mois, et ce serait une aggravation d'incommodité pour les habitants des immeubles, comme pour les passants.

On ne pourrait retirer, avec les pompes, que les liquides; les matières lourdes et pâteuses resteraient au fond de la fosse, et, pour opérer un curage complet, il faudrait y descendre, remuer et délayer les dépôts, désobstruer les grilles, etc. Il n'y aurait donc sur l'état actuel que l'avantage d'avoir des réservoirs étanches et il ne compenserait pas l'incommodité de ces vidanges incessantes. Enfin les propriétaires auraient, comme avec les fosses fixes, intérêt à proscrire l'eau de leurs immeubles. Ce n'est vraiment pas la peine d'imposer une contribution de 4000 fr. par chute, c'est-à-dire de 260 millions pour les 64 896 fosses fixes qui existent encore dans Paris.

Le système définitif de la commission a été l'objet de critiques tout aussi vive, de la part des ingénieurs de la ville. La canalisation métallique proposée devant s'étendre de tous les tuyaux de chute à l'usine; elle aurait la longueur du réseau d'égouts lui-même, quand il sera terminé, c'est-à-dire un millier de kilomètres, et coûterait à la ville environ 150 millions. Les égouts contiennent déjà les conduites d'eau, les réseaux télégraphiques, téléphoniques, pneumatiques, les moteurs des horloges publiques, etc., il n'y reste plus beaucoup de place et la présence en plus d'un réseau de gros calibre, rendrait difficile la manœuvre des ouvriers chargés du nettoyage. Les différences de niveau des différents quartiers, l'encrassement des tuyaux, l'accumulation des obstacles, nécessiteraient l'emploi d'une force considérable pour y faire circuler les matières et la présence, dans Paris même, d'un grand nombre d'usines élévatoires avec tous les inconvénients qui sont inhérents à ces établissements en serait la conséquence.

Le système proposé par la commission de l'assainissement de Paris n'est pas supérieur à ceux que nous avons examinés avant lui et il a comme eux un double inconvénient sur lequel il est nécessaire d'insister.

Tous ces systèmes à canalisation séparée reposent sur l'emploi d'appareils mécanique faciles à se détraquer et par conséquent incertains dans leur emploi. On ne peut pas confier, à un outillage compliqué, un service aussi important que celui des vidanges d'une grande ville. L'assainissement d'une ville ne peut pas être suspendu, parce qu'un levier ou un contrepoids fonctionne mal, parce qu'un tuyau se brise ou s'obstrue. Nous savons ce qui arrive à Paris, lorsqu'une des conduites qui lui apportent son eau de source vient à se rompre; que s'y passerait-il donc, s'il survenait une avarie sérieuse dans un des collecteurs, ou dans l'une des machines de son service de vidanges et si leur évacuation quotidienne venait à s'arrêter?

Le second inconvénient de ces deux systèmes et nous l'avons déjà signalé, c'est qu'ils entraînent le maintien des dépotoirs et que la nécessité d'arriver à leur suppression, dans le plus bref délai possible, est une de celles avec lesquelles il n'est pas permis à l'hygiène de composer

II. **Système fonctionnant par l'air comprimé.** — Il n'en existe qu'un de ce genre, c'est le système Shöne. Il se compose d'une série de grands réservoirs où l'air est comprimé par des pompes aspirantes et soumis à une pression de plusieurs atmosphères. Les récipients communiquent par des tuyaux, avec des éjecteurs placés sur différents points de la ville et mis eux-mêmes en rapport avec les différentes parties du réseau d'égout. Lorsqu'on ouvre le robinet qui fait communiquer le réservoir avec les conduites, l'air comprimé s'élance dans celles-ci; il en chasse le contenu, les vide et les nettoie tout à la fois.

Le *Shöne's System* est établi depuis six ans dans la ville d'Eastborn, où le docteur Gibert (du Havre) est allé l'étudier sur place. Eastborn compte 4000 maisons et 70 000 habitants. Elle est située au bord de la mer et n'a pas de pente. Dans les grandes marées, les rues basses sont inondées. En revanche, elle a de l'eau en abondance. Le docteur Gibert a été très satisfait du fonctionnement de ce système; mais il reconnaît qu'il est approprié aux conditions particulières de la ville dans laquelle il l'a observé et qu'il pourrait bien ne pas réussir ailleurs. Il a l'inconvénient, comme les précédents, de reposer sur l'emploi d'appareils mécaniques et comme, en définitive, les matières de vidange sont projetées dans l'égout ou dans des tuyaux Doulton, le système Shöne n'est qu'une variété du *tout à l'égout*, dans laquelle les chasses sont opérées par l'air comprimé, au lieu de l'être par de l'eau accumulée dans des réservoirs. Il y a toutefois cette différence qu'il n'admet dans sa canalisation que les vidanges et les eaux ménagères.

III. **Système Waring.** — Ce système échappe aux reproches que j'ai adressés aux précédents. Il est simple et n'emploie aucun appareil mécanique. Le colonel Waring l'a défini lui-même dans les termes suivants, au meeting de Nashville, tenu par la Société américaine d'hygiène publique :

1° Emploi, pour la construction des égouts, de conduites de petit diamètre uniquement affectées à l'évacuation des eaux-vannes et des matières fécales, à l'exclusion des eaux de pluie;

2° Ventilation obtenue dans les égouts et dans les branchements en communication avec les maisons particulières, par un grand nombre de prises d'air et de cheminées s'élevant au-dessus des toits;

3° Communication directe de chaque branchement particulier avec l'égout, sans aucun diaphragme, ni aucune fermeture hydraulique;

4° Lavage journalier des égouts au moyen de chasses pour lesquelles on utilise l'eau accumulée dans les réservoirs placés à leur origine d'amont (1).

Il n'y a dans tout cela rien de bien original. On s'était servi, avant le colonel Waring, de canalisations en grès et de réservoirs de chasse; mais ce qui lui appartient, c'est d'en avoir fait l'application méthodique à toute l'étendue d'une ville importante.

C'est à Memphis que ce système a été inauguré. Cette ville avait été cruellement éprouvée par les maladies et notamment par l'épidémie de fièvre jaune de 1878, qui lui avait enlevé le dixième de sa population. Le réseau d'égout était à peu près nul, tout était à faire; il fallait aller au plus pressé, puisqu'on parlait d'évacuer et de raser la ville. Le colonel Waring, avec ses conduites de petit diamètre, pouvait installer rapidement quelque chose d'acceptable, là où il n'y avait rien. Le Missisipi, avec son énorme débit, était là pour recevoir tout ce qu'on voulait lui jeter et les eaux pluviales pouvaient couler sans inconvénient, dans les ruisseaux ou dans les vestiges d'égouts d'une ville de quarante mille âmes.

On commença par placer une conduite collectrice en fonte, de 50 centimètres de diamètre, à laquelle on fit aboutir une canalisation en grès du diamètre de 15 centimètres et de 20 sur quelques points du réseau. L'ensemble de la canalisation atteignit un développement total de 68 kilomètres. Les pentes variaient entre $0^m,005$ et $0^m,0017$ par mètre. La ventilation fut assurée par 7000 branchements particuliers de 10 centimètres de diamètres et par un certain nombre de bouches servant à la fois de regards et de ventilateurs spéciaux; 180 réservoirs de chasse du système Fields, d'une capacité de $0^{m3},500$ furent échelonnés le long de la canalisation à des écartements moyens de 375 mètres environ. La dépense s'éleva à la somme minime de 1 150 000 francs, ce qui fait un peu moins de 17 francs par mètre courant (2).

Ce système a donné de bons résultats. Dans les premiers temps, il y a eu quelques engorgements; mais ils ont disparu assez facilement moyennant quelques fouilles et la réfection de quelques joints.

(1) Rapport de Durand-Claye à la quatrième question posée au Congrès international d'hygiène et de démographie tenu à Vienne en 1887. Vienne, 1887, p. 4.

(2) Rapport de Durand-Claye au Congrès de Vienne, *loc. cit.*, p. 5.

Un certain nombre de villes d'Amérique, d'une importance secondaire, ont adopté le système de Memphis. Durand-Claye cite entre autres Omalia, Keew, Norfolk, Pulmann. Dans d'autres localités, on en a fait un essai partiel.

A Paris, il a été installé, en 1884, à la demande de la commission de l'assainissement, dans l'égout de la rue Vieille-du-Temple. La longueur totale du réseau, en y comprenant les branchements de maison, fut de 725 mètres. Le diamètre des conduites en tuyaux Doulton était de $0^{m},152$, les pentès variaient de $0^{m},003$ à $0^{m},0197$. La conduite maîtresse venait aboutir à l'égout de la rue de Rivoli. Elle était aérée par les tuyaux de chute des latrines de deux écoles et d'un marché public et par deux prises d'air spéciales placées au voisinage des trottoirs. Sept bassins de chasse du système Fields furent disposés sur divers points de la canalisation. La dépense s'éleva à 66 fr. 85 par mètre courant, tout compris.

Cet essai a donné des résultats assez satisfaisants. Il y a eu, comme à Memphis, des obstructions fréquentes, par suite de la projection dans les cabinets d'aisance de corps durs et encombrants qui, après avoir franchi les siphons, venaient faire tampon, dans la canalisation; mais les réparations ont été faciles, parce que les ouvriers pouvaient accéder à la conduite par l'égout dans lequel elle était placée. Il n'est survenu qu'un seul accident un peu sérieux, au mois d'octobre 1886. A la suite d'une de ces obstructions, il s'est produit de nombreuses fuites et les caves de l'Imprimerie nationale ont été envahies.

La facilité avec laquelle ces petits tuyaux se bouchent n'est pas leur seul inconvenient; ils sont sujets à s'encrasser à la longue et, sur certains points, ils finissent par s'oblitérer. D'un autre côté, le système Waring a l'inconvénient de laisser les eaux de pluie s'écouler sur la voie publique. Or, dans les grands orages, elles forment rapidement des torrents qui remplissent les rues, débordent sur les trottoirs, envahissent les rez-de-chaussée, les caves et causent de véritables inondations.

C'est afin d'éviter ces inconvénients, que les premiers réseaux d'égouts ont été creusés. Le système Waring, comme tous les autres systèmes séparés, exige donc une seconde canalisation et c'est une double dépense. Enfin, les eaux de pluie, lorsqu'elles ont lavé les toits, les gouttières, les cours et la voie publique, sont loin d'être pures et ne peuvent pas sans inconvénient être déversées dans les rivières.

Le système Waring, convient donc dans des villes comme Memphis et dans les conditions où il y a été installé. Il peut trouver son application dans les villes nouvelles qui surgissent, comme par enchantement, sur le sol de l'Amérique et qui n'ont pas encore de réseau d'égouts constitué; mais il n'a pas sa raison d'être dans celles qui possèdent des voies souterraines établies à grands frais, du moins lorsqu'il s'agit d'en faire une application générale à toutes les parties de la ville.

Il n'en est plus de même de l'emploi partiel du système et la véritable solution du problème consiste, comme nous le verrons bientôt, dans la combinaison des égouts et des tuyaux de poterie.

§ 3. — Tout à l'égout.

Le système qu'il me reste à exposer supprime les fosses fixes et les tuyaux d'évent, les tinettes mobiles ou filtrantes, les vidanges à domicile, le transport des matières fécales, les dépotoirs et les usines à transformation. Il les remplace par l'évacuation immédiate de toutes les matières excrémentitielles, chassées de la maison à l'aide d'un courant d'eau, par leur entraînement rapide, continu, sans aucune stagnation, dans la masse des eaux d'égout, jusqu'aux champs d'irrigation qui les filtrent et les utilisent.

En principe, ce système est par conséquent le plus simple et le plus rationnel; mais, dans la pratique, il exige la réalisation d'un ensemble de conditions sans lesquelles il n'est pas applicable, de l'aveu même de ceux qui le préconisent. C'est plutôt, en réalité, sur la difficulté de réaliser ces conditions dans des circonstances données, que sur l'excellence du principe, qu'ont porté les discussions longues et passionnées dont ce système a été l'objet, il y a quelques années, quand la question de l'assainissement de Paris a été sérieusement agitée. Avant de parler de ce cas particulier, il est indispensable de traiter ce sujet d'une manière générale, et d'indiquer dans quel cas et à quel prix il est applicable.

1. **Conditions du tout à l'égout.** — Pour que le *tout à l'égout* soit possible, il faut d'abord que toutes les parties du réseau aient une pente suffisante et qu'elles soient bien étanches. La première condition est difficile à remplir dans les villes où toutes les rues sont presqu'au même niveau. Nous avons vu, dans l'article précédent (p. 222), que les pentes les plus convenables, celles de 0^{m},01 à 0^{m},03 par mètre, sont difficiles à obtenir et que les dépôts commencent à se former, quand la déclivité du radier est inférieure à 0,^{m}015; or, ces dépôts seront plus abondants et plus dangereux, lorsque les eaux d'égout contiendront des matières solides et des corps étrangers qu'il est bien difficile d'empêcher de tomber dans les cuvettes des lieux d'aisances. Ce défaut de pente est une des plus grandes difficultés que les ingénieurs aient à vaincre; mais elles ne sont pas insurmontables, lorsqu'ils sont maîtres du terrain et appelés à créer de toutes pièces un réseau d'égout pour une ville tout entière. Lorsqu'il s'agit de raccorder des conduites anciennes à une canalisation nouvelle, le problème est plus ardu et nécessite des combinaisons plus ingénieuses, comme celles que Durand-Claye a imaginées pour Paris et que ce n'est pas le lieu d'exposer ici.

Il est plus facile de rendre les égouts étanches. C'est une question de soin dans la construction et dans l'entretien. On a pourtant nié cette possibilité, en s'appuyant sur l'exemple des fosses d'aisances qui laissent fuir leur contenu, sur l'humidité constante de la terre qui entoure les égouts et sur l'abaissement de la nappe souterraine, dans les régions qu'ils traversent. La commission d'assainissement, dans le rapport que j'ai déjà cité tant de fois, a émis la crainte que la transsudation des liquides excrémentitiels à travers des parois nécessairement perméables, n'imprégnât le sous-sol de toutes les rues, comme les fuites des fosses infectent celui des maisons.

M. Émile Trélat a combattu cette assimilation et dissipé ces appréhensions, avec autant de compétence que de talent, au sein de la Société de médecine publique (1).

Les constructeurs, a-t-il dit, démontrent tous les jours, par des faits, qu'ils savent exécuter des maçonneries étanches. Ils affirment surtout qu'avec les admirables ressources que l'industrie et la science ont trouvées dans les ciments modernes, ils peuvent produire, à coup sûr, l'imperméabilité désirée. Il suffit de savoir s'y prendre. Il faut également s'entendre. Il n'y a pas en principe de corps imperméable, de maçonnerie imperméable. Les murailles des maisons sont incessamment transpercées par les mouvements de l'atmosphère : mais ce n'est pas de cela qu'il s'agit. En réalité, les constructions bien faites se laissent si peu traverser par les liquides, qu'il est impossible d'en constater la moindre trace de l'autre côté de la paroi conservatrice.

L'humidité de la terre autour des égouts, l'abaissement de la nappe souterraine s'expliquent par ce fait sur lequel j'ai déjà insisté précédemment : c'est qu'ils agissent comme des drains, le long desquels l'eau s'accumule, prend charge et s'écoule en gagnant les débouchés inférieurs des localités.

L'assimilation des égouts avec les fosses d'aisances n'est pas fondée. Celles-ci remontent presque partout à une époque où on ne possédait pas de bons matériaux hydrauliques, où on ne savait pas les manier, où leur usage était absolument inconnu dans la construction des maisons. Les maçonneries des fosses sont en contact permanent avec des matières fécales immobiles et concentrées qui, dans ces conditions, paraissent attaquer la chaux des mortiers ou des ciments. Elles ont des figures compliquées, anfractueuses, comportant beaucoup d'angles où la construction s'affaiblit et présente moins de résistance à la ruine. Elles sont enfoncées dans les ténèbres, inaccessibles à l'œil, à la surveillance, et mal entretenues.

Les égouts, au contraire, sont aujourd'hui construits d'après les principes de l'art moderne, et avec des matériaux de choix. Leur maçonnerie

(1) Émile Trelat, Rapport à la Société de médecine publique et d'hygiène professionnelle, *sur l'évacuation des vidanges par la voie publique*, séance du 25 janvier 1882 (*Revue d'hygiène*, t. IV, p. 112).

est baignée par des eaux courantes ne renfermant pas un centième de matières fécales, et trop rapidement entraînées pour laisser le temps à des réactions de s'engager. Les égouts sont simples dans leurs profils, ne présentent pas d'angles, sont constamment en surveillance et l'entretien en est facile et sûr.

J'ai tenu à résumer cette argumentation parce qu'elle me paraît décisive.

Pour que l'entraînement des matières soit facile et que les dépôts ne puissent pas se former, il faut qu'elles ne rencontrent ni angles, ni recoins, que la cuvette soit lisse et qu'elle ait une forme demi-circulaire. Toutes ces conditions sont parfaitement remplies dans les égouts qu'on fait maintenant à Paris. On a adopté la forme que j'ai décrite et figurée (p. 224); on a supprimé les ampoules que les branchements des maisons formaient, de chaque côté de l'égout de la rue et dans lesquelles se formaient des dépôts que l'eau ne pouvait pas entraîner. Ceux-ci fermentaient à l'aise, incessamment remués par les rats qui venaient y chercher leur pâture. Dans les constructions récentes, les branchements particuliers se rattachent à l'égout par des raccords courbes et sont murés en prolongement de son enduit latéral. Grâce à cette disposition adoptée par Durand-Claye, la canalisation principale et les branchements particuliers ne forment qu'un tout continu. C'est un véritable tube ne présentant ni recoins où les matières solides puissent s'arrêter, ni saillie qui puissent les retenir.

La seconde condition à remplir, pour le tout à l'égout, c'est que la ville qui l'adopte soit abondamment pourvue d'eau. Il ne suffit pas qu'elle en ait assez pour la voie publique, pour la canalisation et les réservoirs de chasse; il faut de plus qu'elle puisse en distribuer, dans toutes les maisons et à tous les étages, en quantité suffisante pour assurer le service des water-closets. On estime aujourd'hui qu'il en faut, pour cet emploi spécial, dix litres par jour et par habitant. Il faut de plus que les cabinets soient disposés à cet effet, ainsi que cela sera exposé au chapitre des habitations. Tout cela est indispensable, pour que les matières, au moment de l'émission, soient immédiatement diluées, brassées, divisées par une chute d'eau copieuse et entraînées par elle jusque dans l'égout, sans que les gaz puissent refluer dans la maison. A partir de celle-ci, elles doivent être rapidement entraînées hors de la ville, sans qu'elles puissent s'arrêter en chemin. Enfin, il ne suffit pas de verser de l'eau à torrents dans les cabinets et dans les égouts, il faut encore pouvoir l'utiliser lorsqu'elle est souillée, et, pour cela, des champs d'irrigation suffisamment étendus sont indispensables.

II. **Objections.** — Ainsi réalisé, le *tout à l'égout* semble résoudre complètement le difficile problème de l'évacuation des vidanges. On lui a cependant fait une objection qui serait grave si elle n'était pas purement théorique. On lui a reproché de répandre, dans l'atmosphère, des odeurs malfaisantes et d'y semer le germe des maladies contagieuses.

On sait que les déjections sont leur véhicule habituel, et on comprend que, versées dans des égouts mal entretenus, à pente et à courant insuffisants, elles puissent, en se desséchant, propager les maladies dont elles renferment les agents. Les cas de fièvre typhoïde et de choléra ayant des fosses d'aisances pour origine ne sont pas rares et, en multipliant les surfaces sur lesquelles sont versées les eaux imprégnées de ces principes, on multiplie le danger. C'est la principale objection que la commission d'assainissement de Paris ait faite au projet des ingénieurs de la ville.

Il a été facile au rapporteur de la commission de réunir un grand nombre d'exemple d'épidémies de fièvre typhoïde causées par la décomposition des matières fécales et par les exhalations qui s'en échappent, lorsqu'on les verse sur le sol, sur des fumiers, ou qu'elles se dessèchent dans des égouts mal entretenus. Ces arguments avaient toute leur valeur, lorsqu'il s'agissait de l'application du système au réseau de Paris dans son état actuel; mais cette question, sur laquelle je reviendrai, n'est pas celle que je traite en ce moment. Il s'agit en effet de savoir si le déversement des vidanges à l'égout peut être dangereux pour la santé publique, dans les cas où toutes les conditions qu'il exige sont réalisées, ainsi que cela s'observe dans la plupart des villes qui ont adopté ce système et si, par ailleurs, les vieux procédés auxquels on a recours maintenant en mettent mieux à l'abri.

Parmi les conditions que j'ai énumérées, il en est une qui simplifie beaucoup la question. Ce sont les dix litres d'eau par jour et par habitant qui tombent dans les cuvettes, divisent, brassent et noient les matières solides, en les entraînant dans des tuyaux de petit calibre. Le poids moyen des déjections pour une population donnée, hommes, femmes, enfants compris, est de 1260 grammes, par jour et par personne. Elles arrivent donc dans l'égout diluées dans près de dix fois leur poids d'eau. Elles tombent dans le courant produit par les eaux de pluie, d'arrosage, par les eaux ménagères, industrielles, etc., dont la quantité pour une ville comme Paris est environ de 125 litres par habitant. Chaque litre de vidange se trouve donc là noyé dans 135 fois son volume d'eau et, après cette addition, les 135 litres ne renferment que 9 à 10 grammes d'azote au plus.

Cette quantité est tellement insignifiante que la composition des eaux d'égout provenant des villes où elles reçoivent la totalité des vidanges, n'est pas sensiblement différente de celle des localités qui ont encore des fosses fixes. Frankland, qui fait autorité en cette matière, a pris trente-trois villes de population différente et les a rangées en deux catégories, celles qui envoient les vidanges à l'égout et celles qui ne les y envoient pas. Il a analysé leurs eaux et il a trouvé, pour les premières, $0^k,77$ d'azote total et $0^k,22$ d'azote organique, et, pour les secondes, $0^k,64$ d'azote total et $0^k,20$ d'azote organique, par mètre cube. Nous avons vu plus haut que les eaux d'égout de la ville de Londres, qui appartiennent à la première catégorie, ne diffèrent pas sensiblement de celles de Paris, qui se rapprochent de la seconde, puisqu'elles ne renferment qu'une petite partie des matières de vidanges.

Cette masse de liquide, dans son rapide courant, ne peut répandre ni odeurs ni germes malfaisants dans l'atmosphère. « Les liquides d'égout, dit M. de Freycinet, même chargés de matières fécales, n'ont pas, par eux-mêmes, d'odeurs désagréables quand ils sont, bien entendu, étendus de la quantité d'eau que nous avons indiquée, comme le contingent obligé des villes modernes, soit au minimum 100 litres par habitant et par jour. Les matières d'égout fraîches, on ne saurait trop le répéter, parce que le préjugé contraire est encore répandu sur le continent, n'ont pas, par elles-mêmes, d'odeur susceptible d'incommoder les ouvriers et les habitants. »

Quant aux germes des maladies infectieuses, et à leur dégagement dans les égouts, je me suis déjà expliqué à cet égard dans l'article précédent.

Pour démontrer les propriétés toxiques des gaz que dégagent les vidanges, on a cité les expériences suivantes de MM. Boutmy et Descourt. Ils ont placé, dans une cage de verre hermétiquement close, des cobayes et un chien. Ils ont mis, au fond de la cage, des matières de vidanges extraites d'une fosse, c'est-à-dire fermentées et les animaux sont morts en quelques minutes, empoisonnés par l'acide sulfhydrique. Cette expérience n'apprend rien de nouveau, car les exemples d'égoutiers morts dans les mêmes conditions ne sont pas rares ; mais elle montre le danger de la fermentation des matières fécales dans un air non renouvelé, et par conséquent celui des fosses fixes.

Il est impossible d'en rien conclure, lorsqu'il s'agit de matières fraîches diluées dans 135 fois leur volume d'eau et parcourant rapidement des égouts bien ventilés.

Durand-Claye a fait la même expérience dans d'autres conditions. Il a mis un chien dans une cage cubant 172 litres, en présence de matières fraîches diluées au centième et, au bout de une heure quarante-cinq minutes, sans renouvellement d'air, l'animal était encore bien portant, quoiqu'il parût un peu fatigué. En présence d'un mélange à parties égales de matières fraîches et d'eau, il a fallu le retirer au bout d'une heure vingt-quatre minutes, parce qu'il paraissait très abattu. Il a pu séjourner sans gêne apparente, pendant une heure quinze minutes, à côté de matières fraîches sans dilution, mais à l'air libre.

Le même animal, placé dans la même cage, avec des vidanges de dépotoir, tombait sur le flanc au bout d'un temps très court, comme dans les expériences de MM. Boutmy et Descourt (1).

(1) Alfred Durand-Claye, *Observation des ingénieurs du service municipal de Paris, au sujet des projets de rapport présentés par MM. A. Girard et Brouardel*, p. 53.

Ces expériences montrent la différence considérable qui existe entre les matières fraîches et celles qui fermentent dans les fosses. Elle est absolument à l'avantage du tout à l'égout. Il en est de même des effets de la dilution. La simple addition de l'eau, même sur les matières fermentées, suffit pour empêcher le dégagement de l'acide sulfhydrique qui est éminemment soluble. L'expérience de la cage faite avec des matières de dépotoir diluées a permis de conserver le chien, sans accident, pendant plus d'une heure.

Durand-Claye fait observer également qu'on n'a jamais vu le moindre signe d'indisposition chez les ouvriers employés à la porte de la Chapelle, à l'endroit où le collecteur départemental est dérivé vers la plaine de Gennevilliers, par une galerie qui traverse le territoire de Saint-Ouen, bien que les eaux d'égout qui passent dans ce point, renferment 1/100 de matières provenant des citernes du dépotoir. Comme ces ouvriers remontent le soir, Durand-Claye, pour répondre d'avance à l'objection qu'on aurait pu tirer de la non-continuité du séjour, a fait attacher un chien, dans ce même endroit et l'y a laissé pendant cent trente-deux heures. Lorsqu'il a été relâché, l'animal a pris sa course vers Gennevilliers où il est arrivé en parfaite santé.

On peut donc considérer comme démontré qu'il ne se dégage des eaux d'égout charriant rapidement des matières fécales suffisamment diluées, ni odeurs désagréables, ni gaz malfaisants. Cette masse liquide, dans son mouvement continu, ne semble pas plus susceptible d'y répandre des germes de maladies contagieuses. Nous avons vu que les microbes ne quittaient pas les eaux pour passer dans l'atmosphère, que l'humidité les conservait au contact des corps solides et que le dessèchement seul pouvait les en détacher; or les canalisations bien faites et bien entretenues ne sont jamais mises à sec.

Le danger est bien autrement grand avec les systèmes actuels. Indépendamment de ce que les fosses fixes versent dans le sol par leurs fuites, dans l'atmosphère par leurs tuyaux d'évent, elle l'empoisonnent au moment de la vidange et le vent qui a passé sur les dépotoirs, ramène de nouveau dans la ville les odeurs et les germes malfaisants des matières en putréfaction qui y sont entassées.

Les tinettes filtrantes sont plus redoutables encore. Elles semblent imaginées précisément pour dégager de la masse totale des matières, les principes les plus dangereux. Dans le choléra, comme dans la fièvre typhoïde et la dysenterie, les déjections sont liquides; elles ne séjournent par conséquent pas dans les tinettes, elles tombent à l'état frais, c'est-à-dire au moment de la plus grande activité des germes qu'elles recèlent, dans le branchement qui doit les conduire à l'égout, elles s'y écoulent en filets minces qui s'étalent sur une large surface et se dessèchent à l'air, dans lequel elles versent les germes susceptibles de s'y disperser.

Presque tous les exemples d'épidémies de fièvre typhoïde rapportés par M. Brouardel, ont trait à des établissements dans lesquels des égouts sans eau et sans air communiquaient librement avec l'intérieur des habitations. Dans le système que nous exposons, au contraire, c'est un véritable torrent qui passe dans un réseau largement ventilé et pourtant soigneusement séparé des habitations par des siphons hydrauliques placés à tous les points de communication.

Dans toutes les villes où on a adopté ce système, la mortalité a sensiblement diminué et les cas de fièvre typhoïde ont fait de même. A Londres, de 1840 à 1880, la mortalité générale est descendue de 25 p. 1000 à 23, et les décès causés par la fièvre typhoïde, qui étaient au nombre de 33 p. 100 000 habitants en 1868, sont tombés à 23 en 1878. Dans le même laps de temps, à Paris, la mortalité par cette maladie a été de 56 en moyenne pour 100 000 habitants. Elle ne tend pas à décroître. A Bruxelles, avant la transformation du système de vidanges, la mortalité générale était en moyenne de 23,3 p. 1000, et celle que causait la fièvre typhoïde de 55 décès pour 100 000. Après l'exécution des travaux, la première est tombée à 22,9 p. 1000 et la seconde à 42 p. 100 000. A Francfort sur-le-Mein, de 1851 à 1879, la mortalité par la fièvre typhoïde est tombée de 86 à 28 pour 100 000 habitants ; à Hambourg, de 39 à 25,7 ; à Dantzig, à Breslau, à Berlin même progression (1). Ces chiffres, qu'il serait facile de multiplier, prouvent que l'évacuation des vidanges par les égouts, loin d'augmenter les ravages de la principale endémie des grandes villes, a plutôt pour effet de la diminuer et que partout elle abaisse la mortalité générale.

Dans le système de l'évacuation immédiate, les eaux chargées de matières excrémentitielles arrivent en moins de vingt-quatre heures au débouché des collecteurs. Les germes des malades infectieuses n'ont pas encore eu le temps de s'y développer et ils sont versés sur les champs d'épandage, au moment où ils vont déployer toute leur activité. Il s'agit donc de savoir s'ils ne sont pas capables de nuire aux personnes qui cultivent ces champs et à celles du voisinage, s'il n'est pas possible qu'ils soient repris avec les légumes et les herbes comestibles produits par les terrains épurateurs et réintroduits en ville, et si, dans ces conditions, ils ne sont pas susceptibles de reproduire les maladies dont ils sont les agents.

J'ai traité plus haut la question de l'épandange, en la séparant avec soin de celle du *tout à l'égout*, parce qu'elles ne sont pas indissolublement liées ; j'ai prouvé que les craintes qu'inspiraient ce mode d'épuration n'étaient pas fondées ; je vais montrer maintenant que l'épandage n'est pas plus à redouter, lorsque les eaux d'égout renferment la totalité des matières excrémentitielles d'une ville.

(1) Voyez pour les détails de cette statistique : *Observation des ingénieurs du service municipal de Paris au sujet du rapport présenté par MM. A. Richard et Brouardel*, par A. Durand-Claye, p. 61 et suivantes.

La preuve en est implicitement contenue dans tout ce que précède. Les villes qui pratiquent le tout à l'égout, Berlin, Breslau, Dantzig, ont en même temps recours à l'épandage, et nous venons de voir que la mortalité y a diminué et que la fièvre typhoïde, la maladie à laquelle se rapportent les craintes exprimées par les adversaires de l'épandage, y est devenue moins fréquente. Or l'expérience se poursuit depuis un assez grand nombre d'années, pour qu'on puisse la considérer comme décisive. Celle dont nous sommes témoins depuis dix-sept ans et qui se fait dans la presqu'île de Gennevilliers, quoique moins probante, a également sa valeur. Les eaux qu'y apportent les collecteurs ne renferment pas la totalité des matières fécales de la grande ville; mais elles en contiennent cependant une proportion assez forte pour faire éclore des maladies si l'épandage était capable d'en causer. Or nous avons vu que le santé des habitants de Gennevilliers n'avait jamais été plus florissante, que depuis le moment où les eaux-vannes de Paris lui ont apporté la fertilité et la richesse. Quant au retour des germes, avec les produits de la culture des champs d'épuration, j'ai prouvé, en traitant la question de l'épandage, qu'il n'était pas à craindre.

La question est jugée. En Allemagne, on ne l'agite même pas et en Angleterre elle a été tranchée par Frankland qui fait autorité de l'autre côté du détroit : « Il a été maintes fois démontré, dans notre pays, que les eaux d'égout, *même infectées* par le choléra et la fièvre typhoïde, n'ont jamais, tant qu'elles sont employées en irrigation, transmis de maladie, soit à ceux qui vivent sur les terres arrosées, soit à ceux qui en consomment les produits, quoi que *à priori*, je l'avoue, on soit disposé à prévoir le contraire (1). »

III. **Applications du tout à l'égout**. — Il résulte de tout ce que précède, que la véritable solution de la question des vidanges réside dans le tout à l'égout; mais il n'est applicable que dans les conditions que nous avons posées plus haut. On les réalise sans peine, dans les villes où les ingénieurs sont maîtres du terrain, où ils peuvent concevoir un plan général, en combiner les différents éléments pour concourir vers le but commun, et appliquer à la construction les données actuelles de la science et les ressources de l'industrie moderne. C'est ce qui est arrivé à Berlin, à Breslau, à Dantzig, à Hambourg, à Bruxelles et en Angleterre; mais ce n'est pas aussi facile, dans les villes qui ont un réseau d'égouts déjà constitué, qui s'est formé peu à peu, dont les différentes parties construites à de longs intervalles, ne sont pas du même modèle et ne forment pas un tout continu. C'est le cas de Paris ainsi que je l'ai montré, en faisant l'historique de sa canalisation souterraine (p. 214). Les parties récemment construites sont les seules qui aient été disposées en vue du nouveau système. Dans beaucoup de

(1) Lettre de M. Frankland à M. Mille, inspecteur général des ponts et chaussées, *Sur les eaux d'égout*, 17 mai 1881 (A. Durand-Claye, *loc. cit.*, p. 78).

quartiers, les égouts n'ont pas de pente suffisante ; dans d'autres, ils sont d'un niveau inférieur à celui des collecteurs dans lesquels ils se rendent et qui y refluent. En 1885, M. Léon Colin en comptait encore 16 800 mètres dans ce cas. Il y a des galeries qui ne renferment qu'un mince filet d'eau, d'autres où il n'y en a pas du tout et qu'on ne peut nettoyer qu'en y faisant refluer l'eau du collecteur. Il est des points où le courant est presque insensible, il en est d'autres où il coule comme un torrent, en bondissant par dessus les obstacles. La même galerie peut être inondée ou à sec, suivant le temps et le moment de la journée.

La cunette des radiers n'est pas partout irréprochable. Elle présente parfois des aspérités qui arrêtent les corps solides et au niveau desquelles il se produit des dépôts.

Enfin, nous avons signalé la quantité énorme de sable qui s'y accumule en tout temps, mais surtout à l'époque des grandes pluies, des orages, des crues de la Seine. Ces sables forment des barrages, derrière lesquelles les eaux s'arrêtent, en laissant déposer les corps solides qu'elles charrient.

Dans de pareilles conditions, il est impossible de compter sur la circulation continue et rapide qu'exige le tout à l'égout. Enfin la dernière condition, celle de distribuer dans toutes les maisons et à tous les étages, dix litres d'eau par jour et par tête, est impossible à remplir. Elle ne pourra l'être que lorsque les sources de la Vigne et de Verneuil auront été amenées à Paris et la loi qui autorise cette dérivation vient à peine d'être promulguée.

Le tout à l'égout n'est donc pas applicable dès aujourd'hui à la ville de Paris tout entière ; mais jamais personne n'a songé à prendre cette mesure radicale. Les ingénieurs de la ville, qui sont les partisans les plus résolus du système, reconnaissent la nécessité des conditions énumérées plus haut, puisque ce sont eux qui les ont posées, et ils sont les premiers intéressés à se maintenir dans les limites que ces conditions imposent. L'opposition très vive qu'ils ont rencontrée, lors des discussions dont j'ai parlé, tenait à un malentendu. Les adversaires du tout à l'égout ne contestaient pas le principe ; mais ils redoutaient son application prématurée. Ils craignaient qu'une fois le principe admis, les promoteurs du système qui, par le fait de leurs fonctions, étaient désignés d'avance pour le mettre à exécution, n'étant pas suffisamment pénétrés de la gravité des dangers que pourrait entraîner une négligence, ne se hâtassent de jeter les vidanges dans tous les égouts, sans avoir pris les précautions nécessaires.

La résistance que les propriétaires de Seine-et-Oise ont opposée à la concession des terrains d'Achères, pour l'épandage des eaux de Paris, prenait sa source dans des appréhensions tout aussi peu justifiées. Ils s'imaginaient qu'aussitôt la loi promulguée, ils allaient voir fondre, sur leurs champs empestés, toutes les matières de vidanges d'une ville de deux millions d'habitants.

Il aurait suffi cependant d'un peu de réflexion pour dissiper de pareilles craintes. En admettant que l'administration ait eu l'idée invraisemblable de commettre de pareilles imprudences, elle en aurait été empêchée par la résistance des propriétaires. Il y avait encore à Paris en 1887, à l'époque à laquelle s'agitaient ces questions, 116622 chutes des anciens systèmes, pour 1073 écoulements directs et il était véritablement déraisonnable de croire que les propriétaires de toutes ces maisons allaient se prêter à une transformation dispendieuse et déraisonnable, pour le simple plaisir de complaire à une administration qui ne pouvait pas les y contraindre. Il n'était pas plus juste d'attribuer des desseins aussi pervers, à un service dont les ingénieurs avaient montré tant de fois leur sollicitude pour la santé publique. En réalité, ceux-ci n'ont jamais eu d'autre intention que de faire trancher la question en principe, afin de pouvoir procéder à une application lente, partielle et méthodique de la mesure, au fur et mesure de la réfection des égouts, de la transformation des immeubles et de la distribution d'eau à tous les étages. C'est ce que la ville a compris, et le conseil municipal a fini par prendre un parti dans ce sens.

Il avait, dès 1880, autorisé un premier essai dans des conditions inoffensives. L'épreuve ayant été satisfaisante, une délibération en date du 31 juillet 1886, avait désigné comme pouvant recevoir directement les matières de vidange, les collecteurs d'abord, puis les égouts d'un certain nombre de rues dont la liste était annexée à la délibération. Enfin, au mois de février 1887, la discussion s'ouvrit de nouveau, à l'occasion d'un rapport que M. Guichard présentait au nom de la sixième commission, rapport relatif aux projets de loi et de règlement sur l'assainissement de Paris. Ceux-ci avaient eu pour base les résolutions votées par la commission dont j'ai si souvent parlé, et dont j'ai eu l'honneur de faire partie. Le conseil municipal, dans ses séances des 19, 24, 28 février et 21 avril 1887, en vota les dispositions principales (1). Je ne reproduirai que celles qui touchent à la question du *tout à l'égout*.

Les premières de ces désisions sont relatives aux cabinets d'aisances. Elles en règlent le nombre, la disposition, fixent à dix litres la quantité d'eau que la canalisation devra fournir par jour et par tête, la façon dont cette eau sera projetée dans les cuvettes, la disposition des siphons hydrauliques dont celles-ci seront pourvues, le diamètre des conduites d'eaux pluviales, ménagères et celui des tuyaux de chute des cabinets.

Les articles suivants décident que l'écoulement des matières de vidanges pourra être fait, soit directement à l'égout, soit dans une canalisation spéciale et continue, jusqu'au delà de l'enceinte, ou partielle

(1) *Bulletin municipal officiel* des 19 et 24 février 1887.

jusqu'à un égout plus ou moins prochain. Des arrêtés préfectoraux, pris après avis du conseil municipal, détermineront les voies dans lesquelles un mode quelconque d'évacuation pourra être appliqué.

C'est au sujet de ces dernières dispositions qu'eurent lieu les débats les plus vifs. Elles furent cependant votées et suivies des décisions suivantes :

L'administration est invitée à présenter au conseil le tableau des rues et égouts où l'évacuation des matières de vidanges pourra être faite, soit directement, soit dans une canalisation spéciale.

Le plan soumis au conseil sera étudié de façon que l'évacuation à l'égout soit établie progressivement, suivant que l'état des égouts ou de la canalisation spéciale à y substituer partiellement et la quantité d'eau disponible la rendront possible, dans la mesure exacte où l'épuration par le sol et l'utilisation agricole seront assurées par une surface suffisante d'un terrain approprié; de telle sorte et dans un ordre tel que les matières arrivent avant toute fermentation et sans mélange de matières fermentées au lieu d'épuration. Les matières venant des hôpitaux n'y seront reçues qu'après avoir subi une coction ou tout autre traitement, en rendant la désinfection certaine (1).

J'ai tenu à reproduire textuellement ces décisions si laborieusement élaborées, parce qu'elles vont au-devant de toutes les objections, et qu'elles ont tranché la question dans le sens le plus raisonnable. En consacrant le principe du tout à l'égout, elles l'ont entouré de toutes les garanties nécessaires.

Le conseil municipal, tout en admettant l'emploi partiel d'une canalisation spéciale, n'a voulu se prononcer pour aucun des systèmes proposés, à l'exclusion des autres. On ne peut qu'approuver cette réserve. Il y a tout avantage à ne pas engager l'avenir, à ne pas appliquer sur-le-champ, un même procédé de vidanges, à toutes les parties d'une ville, lorsqu'elles présentent des différences aussi capitales que celles qui existent entre les quartiers de Paris. Ce qui complique toutes les questions de voiries dans les grands centres, c'est l'agglomération des habitants, et on diminue les difficultés du problème, en adoptant plusieurs solutions.

On ne peut donc qu'applaudir aux décisions prises par le conseil municipal. Elles remontent à plus de trois ans, et rien n'est venu justifier les appréhensions de ceux qui les redoutaient. L'administration poursuit tranquillement le cours de ses transformations. Chaque année, elle construit une dizaine de kilomètres de nouveaux égouts, et elle en transforme une quantité à peu près égale. Les maisons nouvelles qui s'élèvent se conforment aux prescriptions du règlement du 28 février 1887 et de l'arrêté perfectoral du 10 novembre 1886, lesquels ont minu-

(1) Séances du 18 février et du 21 avril 1887 (*Bulletin municipal officiel*, n° 50 p. 372 et n° 24, p. 958).

tieusement réglé les conditions de l'évacuation directe des vidanges à l'égout.

D'une autre part, on s'apprête à mettre en service les terrains d'Achères, tout en développant les irrigations à Gennevilliers et on commence les travaux de dérivation des sources de la Vigne et de Verneuil. Tout cela se fait petit à petit, trop lentement au gré de l'hygiène, mais d'une manière méthodique et sûre, et sans soulever de récriminations. Quant au temps que demandera la transformation totale, il serait imprudent de chercher à en fixer la durée. Cela dépendra de l'activité qu'on y apportera et des sommes que la ville voudra bien y consacrer. Il sera probablement nécessaire de prendre des dispositions légales pour combattre l'indifférence des propriétaires et les contraindre à entrer dans la voie nouvelle. Enfin, il restera toujours quelques kilomètres de rues dans lesquelles l'application du tout à l'égout sera complètement impossible; on y établira une canalisation en poterie, d'après le système Waring, et on la fera aboutir au plus prochain égout réunissant les conditions nécessaires pour en recevoir le contenu.

Je me suis arrêté longtemps sur cette question des vidanges de Paris parce que c'est c'est la ville où le problème présente le plus de difficultés. Tous les systèmes y sont encore représentés et on peut les comparer entre eux; enfin c'est la ville où la question a été le plus travaillée.

C'est une étude complète, où les villes désireuses de s'assainir peuvent trouver tous les renseignements nécessaires à leur transformation. Celles qui ont une population assez considérable et un réseau en bon état, ont avantage à combiner le tout à l'égout, pour les quartiers qui le comportent, avec la canalisation en poterie du système Waring, pour les rues qui ne le comportent pas. Quant aux petites localités qui n'ont pas les ressources nécessaires pour se livrer à des travaux d'ensemble, je me suis déjà expliqué à leur égard. Les tinettes mobiles, avec les soins et la propreté nécessaires, sont encore préférables pour elles aux fosses fixes qui ne sont presque partout que des puisards et qui infectent leur sous-sol.

CHAPITRE IV

LES HABITATIONS

Par MM. Léon Faucher et Richard

INTRODUCTION

Pour échapper aux variations de la température et aux influences atmosphériques, l'homme a dû se créer, dès l'origine, une *habitation* sorte d'abri remplissant à distance les mêmes fonctions, que le vêtement remplit au contact même du corps. Cet abri devait en outre protéger l'homme contre les agressions de ses ennemis, contre les bêtes féroces et animaux nuisibles de toutes espèces.

Suivant le climat du pays natal et les conditions d'existence inhérentes à sa race même, l'homme a donné aux abris primitivement créés par lui des formes diverses, qui ont été ramenées (1) aux types suivants : 1° le type *troglodytique*, ou la caverne ; 2° le type *lacustre* ou fluviatile; 3° le type *aérien*, sorte de nid humain ; 4° le type *nomade*, comprenant la tente mobile ou le chariot; 5° le type *guerrier*, ou de la la case fortifiée. Nous n'avons pas à nous étendre sur ces types divers, qui intéressent surtout la sociologie, en ce sens qu'il est possible de les retrouver dans leur originalité primitive chez les peuples enfants, dont la civilisation demeure encore attardée en ses premières étapes.

En effet, pour notre état de civilisation et pour nos latitudes européennes, *l'habitation humaine* ne peut être comprise qu'avec un double caractère, celui de la fixité au sol, et celui d'une adaptation suffisante à tous les besoins de l'habitation même, besoins personnels, de famille et de société.

(1) *La Maison*, par J.-B. Foussagrives. Paris, Ch. Delagrave, 1871.

L'installation de l'habitation est liée au mode d'existence de l'habitant, ainsi qu'à toutes ses relations de famille et de société, d'une manière si directe, que l'histoire de l'habitation humaine se confond, jusqu'à un certain point, avec celle de la civilisation ou pour mieux dire des civilisations des diverses races humaines (1). Mais si cette installation a une telle influence sur toute la culture intellectuelle et morale de l'homme, son influence est plus grande encore sur sa santé même. Par cela même que l'habitation humaine a pour but essentiel de protéger l'homme contre la chaleur et le froid, contre la vent et la pluie, et de modérer pour lui l'action désagréable ou fâcheuse de toutes les influences atmosphériques, elle crée un milieu artificiel, avec un climat nouveau et une atmosphère nouvelle, dont l'étude attentive s'impose à l'hygiène.

L'hygiène doit rechercher, en effet, si ce milieu artificiel est établi dans des conditions propres à conserver la santé de celui qui y passe la majeure partie de son existence. Elle doit s'entendre ensuite avec le constructeur pour réaliser ces conditions mêmes.

Au point de vue hygiénique, *l'idéal de l'habitation serait évidemment une création qui soustrairait l'individu, la famille ou les groupes à l'action des propriétés physiques de l'atmosphère, dans la mesure convenable, et rien que dans cette mesure; en même temps qu'elle permettrait aux intéressés de jouir de l'intégrité parfaite des propriétés chimiques et biologiques de l'air* (2).

Pour satisfaire à cette double exigence et résoudre le problème même de l'habitation hygiénique, il faut, nous le répétons, une entente constante entre l'hygiéniste et le constructeur.

Dès qu'il étudie l'habitation humaine, l'hygiéniste y trouve des modificateurs puissants de la santé, dans les altérations de l'air intérieur par le fait de la vie physiologique et de la vie sociale, ou sous l'influence de l'humidité du sol et de son altération par tous les détritus produits à l'intérieur ou à l'extérieur.

D'où la nécessité de préparer le sol avant la construction, et de régler cette construction de façon à mettre l'habitation à l'abri de l'humidité du sol et de ses émanations, et d'en éloigner le plus rapidement possible toutes souillures provenant des eaux et ordures ménagères, ainsi que des excrétions humaines. D'où encore la nécessité de renouveler, au moyen d'une ventilation artificielle, l'air souillé par la respiration humaine.

L'hygiéniste constate de plus que la maison est trop froide en hiver et trop chaude en été, ce qui conduit à installer un système rationnel de chauffage et d'aération.

Il faut en outre que la maison soit éclairée, car la lumière du jour ne

(1) Viollet-le-Duc, *Histoire de l'habitation humaine*. Paris, J. Hetzel et Cie.

(2) Jules Arnould, *Nouveaux élémen s d'hygiène*, 2e édition. Paris, J.-B. Baillière et fils, 1889. Voir p. 509 de cet excellent ouvrage, auquel il sera fait de nombreux emprunts.

peut suffire à toutes les exigences de la vie domestique et sociale. Les foyers de lumière venant s'ajouter aux foyers de chaleur, pour altérer et vicier l'air intérieur, créent alors à la ventilation artificielle des obligations nouvelles.

Ainsi, préparation du sol pour l'établissement de l'habitation, construction rationnelle de cette habitation, avec des moyens efficaces d'aération, de chauffage et de ventilation, éloignement rapide de tous les détritus organiques : voilà ce que demande tout d'abord l'hygiéniste au constructeur, en l'invitant à faire appel à toutes les ressources de l'art de la construction.

La demande du médecin hygiéniste est d'autant plus pressante que l'expérience lui permet de citer une longue liste de maladies dont l'aggravation, sinon même l'origine première, doivent être recherchées dans la mauvaise disposition de l'habitation, telles que la scrofule, la phtisie, la diphtérie, le rhumatisme aigu et surtout la fièvre typhoïde (1). Lorsqu'il s'agit, non plus d'habitations isolées, mais des villes, dans lesquelles les populations viennent se réunir et s'accumuler en groupes d'une importance considérable, l'affirmation du médecin peut se préciser encore, et notre maître, le docteur Jules Rochard nous dit : « *L'insalubrité des habitations est la principale cause des maladies qui sévissent dans les agglomérations humaines* (2). »

A la liste qui précède, nous devons ajouter encore une maladie épidémique particulièrement redoutable, le choléra, afin d'insister sur l'exemple donné par Léon Colin dans son excellente monographie sur l'hygiène de Paris (3). Cet exemple est tiré de l'épidémie de choléra survenu dans la capitale en 1884, il démontre *le bien fondé des prédictions des hygiénistes en ce qui concerne les dangers des habitations insalubres. Au cours de l'année* 1883, *M. du Mesnil traçait d'une rue du faubourg Saint-Antoine, la rue Sainte-Marguerite, un tableau lamentable, et démontrait la hideuse insalubrité de plusieurs garnis, insistant spécialement sur les conditions d'infection du n°* 21 *de cette rue. Or, dès le* 5 *novembre* 1884, *jour de début à Paris, de cette épidémie cholérique, trois cas éclataient rue Sainte-Marguerite, dont l'un en ce garni du n°* 21, *et les deux autres aux numéros* 11 *et* 40 *qui ne valent guère mieux* (4).

De tels exemples sont décisifs et permettent à l'hygiéniste d'imposer ses exigences au constructeur, sans nul souci des difficultés à vaincre ou des dépenses correspondantes. D'ailleurs, le docteur Jules Rochard l'a démontré (5), en établissant la valeur économique de la vie humaine : *Toute dépense faite au nom de l'hygiène est une économie*. Quant aux

(1) Dr J. Uffelmann, *Handbuch der Hygiene*. Wien und Leipzig, 1889, p. 400 et suivantes.

(2) Dr Jules Rochard, *Traité d'hygiène sociale*. Paris, A. Delahaye et Lecrosnier, 1888, p. 25.

(3) Léon Colin, *Paris, sa topographie, son hygiène, ses maladies*. Paris, G. Masson, 1885.

(4) *Loc. cit.*, p. 151.

(5) *Loc. cit.*, p. 665-668.

difficultés, elles ne peuvent arrêter longtemps nos constructeurs, architectes ou ingénieurs.

Il est vrai de dire, cependant, que nous nous sommes laissés devancer, en France, sur cette question essentielle de l'assainissement de l'habitation, par diverses nations, à la tête desquelles se place l'Angleterre. C'est en Angleterre en effet qu'est née, sous le nom de *Sanitary Enigneering*, une science nouvelle, un art nouveau, qui comprend l'ensemble des connaissances théoriques et pratiques qui permettent à l'ingénieur et à l'architecte de satisfaire, dans leurs travaux publics et privés, aux exigences de l'hygiène. Aussi, le génie sanitaire possède déjà en Angleterre une riche bibliographie, dans laquelle nous pouvons puiser utilement (1). En Belgique des essais très fructueux ont également été faits (2).

Pour la France, le mouvement commence à s'accentuer dans le même sens, grâce aux efforts faits par M. Alphand et le regretté Alfred Durand-Claye pour l'embellissement de la ville de Paris, grâce aussi à l'heureuse alliance des médecins et des constructeurs (architectes et ingénieurs) dans la Société de médecine publique et d'hygiène professionnelle. Nous aurons de nombreux emprunts à faire à la *Revue d'hygiène* (3), qui est l'organe en quelque sorte officiel de cette société, ainsi qu'aux travaux qui se sont inspirés de son esprit (4). En acceptant comme légitimes les désiderata du médecin hygiéniste, nous indiquerons les solutions trouvées par les architectes et ingénieurs pour la réalisation de ces désiderata.

Notre but serait de donner aux constructeurs des règles précises, leur permettant d'établir les habitations dans des conditions où l'hygiène ne puisse trouver aucun sujet de blâme ou de regrets. Nous ne perdrons pas de vue toutefois que nous écrirons ici un chapitre de l'hygiène générale, ne devant pas faire double emploi avec les traités d'architecture ou de construction.

ARTICLE Ier. — CHOIX ET PRÉPARATION DU SOL.

§ 1er. — Choix de l'emplacement.

A l'exception de cas très rares, le choix de l'emplacement de l'habitation est imposé par des considérations diverses, auxquelles l'hygiène

(1) Balwin Lathau, *Sanitary engineering a guide to the construction of works of severage and house drainage*. London, 1879. — Shirley Forster Murphy, *Our homes and how to make them healty*. London, 1883.

(2) Putzeys (Félix) et Putzeys (E.), *l'Hygiène dans la construction des habitations privées*, 2e édition. Liège, 1885.

(3) *Revue d'hygiène*, 12 volumes. Paris, Masson, 1879-1890.

(4) A. Wazon, *Principes techniques d'assainissement des villes et habitations*. Paris, Baudry, 1884. — P. Pignaut, *Principes d'assainissement des habitations des villes et de la banlieue*. Dijon, Darantière, 1889.

demeure étrangère. Cependant la salubrité de l'habitation dépend essentiellement du milieu où elle se trouve placée, tout d'abord du climat et de la configuration générale de la contrée, ainsi que de sa constitution géologique, puis de ses conditions climatériques, telles que température maxime et minima, fréquence ou rareté des pluies, régime ordinaire des vents. Plus directement encore, la salubrité de l'habitation dépend de la nature du sol, de son état d'agrégation, de sa perméabilité plus ou moins grande à l'air et à l'eau, et du régime des eaux souterraines.

Si d'ailleurs, il s'agit d'une habitation comprise dans un groupe urbain plus ou moins considérable, son état de salubrité est modifié par une série d'influences extérieures, plus ou moins puissantes suivant la densité de la population, dont l'étude a été faite dans les chapitres précédents de l'hygiène urbaine, et sur lesquelles nous n'avons pas à revenir.

Quant aux autres influences qui viennent d'être indiquées, nous ne pouvons insister que sur celles inhérentes à la nature du sol, les seules avec lesquelles le constructeur puisse utilement lutter.

I. **Nature du sol.** — La nature géologique du sol ne paraît avoir sur son degré de salubrité, qu'une influence indirecte, en raison du degré correspondant de perméabilité ou d'imperméabilité.

On a supposé, à la vérité, que les terrains *primitifs* avaient une grande supériorité hygiénique, sur les terrains de formation plus moderne, en ce qui concerne la propagation du choléra et le développement de la fièvre typhoïde. Mais le fait doit être rattaché à l'imperméabilité ordinaire des terrains primitifs ou de transition. On conçoit, en effet, qu'un *granit* compacte échappe à l'imprégnation des eaux contaminées et des détritus putrescibles, qui est le grand facteur dans la propagation des épidémies. Tandis qu'au contraire, le granit désagrégé cesse d'être réfractaire aux infiltrations et par conséquent d'être salubre.

Les terrains *siliceux* sont généralement salubres, en raison de leur imperméabilité. Cependant, certains terrains *schisteux*, facilement désagrégés par l'action successive de la pluie et du sol, forment dans le fond de quelques vallées, en Bretagne, un sol perméable qui se convertit facilement en marais insalubres. On peut citer encore des terrains schisteux et pyriteux, qui éprouvent sous les influences atmosphériques des décompositions chimiques, dont les suites sont des plus fâcheuses. C'est ainsi que dans la tranchée de Glomel, ouverte pour l'établissement du canal de Nantes à Brest, on a rencontré des schistes renfermant des sulfures, donnant à l'air un dégagement d'hydrogène sulfuré très nuisible à la santé des travailleurs.

Un autre exemple de terrains compacts se décomposant à l'air s'est rencontré dans le percement du tunnel du Saint-Gothard. A 2800 mètres de la tête nord du souterrain, on a traversé un terrain formé de feldspath décomposé et mélangé d'alumine et de plâtre, qui absorbait l'humidité de l'air en se gonflant et s'effritant sous le poids des couches supérieures (1).

Il serait facile de citer d'autres exemples semblables, méritant toute l'attention du constructeur.

Les *sables siliceux* sont particulièrement salubres, quelle que soit d'ailleurs la grosseur de leurs grains, lorsqu'ils forment des couches de grande épaisseur, ou même des couches minces, lorsque le sous-sol est bien perméable.

Les *grès* durs sont également secs et salubres, lorsqu'ils sont poreux et perméables et se présentent en assises puissantes, et non en couches minces sur un sous-sol imperméable.

Les *roches calcaires* se présentent à des degrés de dureté et de perméabilité très variables, qui rendent leur salubrité très variable également. Certaines roches calcaires, tels que les marbres, ont une texture serrée et compacte, qui les rapproche des granits, au point de vue de l'action de l'air et de l'eau. D'autres, à grains fins sans cohésion, se confondent, à ce point de vue, avec les grès poreux et même avec les sables.

La *craie* est salubre, sous une épaisseur suffisante, et les eaux qui la traversent, bien que très chargées de sels calcaires, demeurent saines et agréables au goût.

Les *terrains gypseux* sont généralement perméables, cependant quand ils sont mélangés à l'argile et au sel gemme, comme en Lorraine, ils forment dans les vallées des marais insalubres. De plus, le gypse, en dépôts lenticulaires enfouis dans le sol à des profondeurs insuffisantes, se décompose facilement sous l'action des matières organiques, en dégageant de l'hydrogène sulfuré, dont l'action est fâcheuse pour la santé.

Les *roches argileuses* sont toujours plus ou moins insalubres, en raison de la facilité avec laquelle elles absorbent l'eau, et peuvent devenir le siège de fermentations putrides, lorsque cette eau est souillée par des détritus organiques. Le sol argileux est donc celui, qui réclame le plus une bonne préparation antérieure à la construction de l'habitation.

Il en est de même, *à fortiori*, des terrains *vaseux*, *limoneux*, *marécageux*, ainsi que des terrains de *remblai* ou de *déblai*, formés dans les villes surtout, de boues accumulées ou de matériaux de démolition, plus ou moins souillés de détritus urbains.

En résumé, *la nature du sol ne fait que le disposer à être salubre ou insalubre. C'est l'homme qui décide en dernier ressort, par la protection et l'assainissement du sol — ou par le contraire* (2). Nous pouvons

(1) *Revue générale des chemins de fer*, novembre 1880.
(2) Professeur Jules Arnould, *loc. cit.*, p. 25.

cependant conclure que le sol le meilleur, pour l'assiette de la construction, est un terrain perméable d'une profondeur suffisante, en sable meuble, graviers de faible grosseur ou calcaire léger.

II. **Porosité du sol.** — En distinguant dans ce qui précède, les différents terrains et différentes roches en perméables et imperméables, nous n'avons entendu faire de cette distinction, qu'une question de mesure et de degré relatif. En réalité, en effet, toutes les roches, même les plus compactes, offrent une certaine porosité, c'est-à-dire que les parties solides constituantes, sont toujours séparées par des intervalles ou pores plus ou moins tendres, dans lesquels l'air et surtout l'eau peuvent pénétrer plus ou moins rapidement.

Dans des recherches faites avec beaucoup de soin, Delesse a déterminé le degré de porosité d'un certain nombre de roches, en les trempant dans l'eau, jusqu'à ce que l'air interposé ait été complètement chassé, et constatant ensuite l'augmentation de poids. Les résultats obtenus sont les suivants (1) :

Granit	0.06	à 0.12	p. 100 de	son poids.
Schistes	0.19	»	—	—
Grès	0.66	à 13.15	—	—
Basalte	3.03		—	—
Dolomite	3.29		—	—
Calcaire	9.67	à 21 10	—	—
Craie	24.10		—	—

Ces chiffres indiquent bien comment peut varier la porosité dans les diverses roches, d'après leur nature minéralogique, et dans une même roche d'après sa texture propre.

Le degré de porosité de divers graviers et sables est donné par Renk, d'après le rapport entre le volume des espaces vides et le volume total, ainsi qu'il suit (2) :

Gravier de grain moyen	Compact	35.8	p. 100
	Meuble	41.7	—
Gravier fin	Compact	36.9	—
	Meuble	42.0	—
Sable grossier	Compact	38.0	—
	Meuble	43.5	—
Sable demi-fin	Compact	42.6	—
	Meuble	49.7	—

Mais la porosité propre de ces divers éléments, ne peut donner la mesure de la porosité même du sol qu'ils constituent, laquelle peut évidemment varier, dans des limites très étendues, suivant le mode de groupement de ces divers éléments.

(1) Delesse, *Bulletin de la Société géologique de France*, 1861-62, p. 64.
(2) F. Renk, *Zeitschrift für Biologie*, XV, p. 205.

Dans le cas même où le sol est formé par une seule roche, si cette roche se présente en fragments ou grains inégaux, la porosité peut varier aussi dans des limites très étendues, suivant la façon dont les grains les plus petits ont pénétré et rempli les intervalles, qui séparent les plus gros. En somme, *la porosité n'est pas liée à la nature du sol mais à sa structure et à l'agencement de ses éléments* (1).

La porosité d'un sol donné ne peut donc être évaluée qu'expérimentalement. Cette détermination se fait d'ailleurs très facilement, en inondant d'eau jusqu'à complète saturation, une portion de ce sol, convenablement isolée, dans une enceinte imperméable; ou bien, encore en enlevant dans le sol avec une sonde une masse donnée, dont on remplit sans tassement un vase de capacité suffisante, où l'on ajoute ensuite de l'eau jusqu'à parfait remplissage des pores intérieurs. Dans les deux cas, le volume de l'eau indique le volume des pores.

Il convient toutefois de remarquer, que l'air qui remplit les pores ne peut être chassé que plus ou moins imparfaitement par l'arrivée de l'eau.

Pour une détermination plus précise, il faudrait employer la méthode de C. Flügge, c'est-à-dire employer un gaz tel que l'acide carbonique, pour chasser l'air interposé dans les pores, et en déterminer ensuite le volume dans un eudiomètre, par les moyens connus. Seulement, cette méthode exige un outillage compliqué, dont l'installation ne peut être réclamée par l'hygiène, que dans des cas exceptionnels (2).

A titre d'exemple, nous indiquerons les résultats obtenus par C. Flügge, dans ces conditions :

	Porosité.
Sable rapporté depuis quinze ans ($1^m,20$ de profondeur).	45.1 p. 100
Terre de jardin ($0^m,50$ de profondeur).................	46.1 —
Sable (à $5^m,00$ de profondeur et $0^m,30$ au-dessus de la nappe souterraine).................................	35.5 —
Argile sableuse compacte ($0^m,50$ de profondeur).......	32.7 —

Ces chiffres donnent l'idée des variations que peut offrir la porosité.

III. **Perméabilité du sol.** — Du reste, ainsi que nous l'avons dit, la porosité du sol ne nous intéresse réellement, qu'en raison de son influence sur la perméabilité.

La perméabilité, ou propriété que présente le sol de se laisser traverser par l'air et par l'eau, dépend de la porosité sans lui être directement proportionnelle; on conçoit en effet, que la facilité avec laquelle l'air ou l'eau circule dans le sol, dépend plus encore de la grosseur des pores que de leur volume total. C'est ce qu'indiquent bien les résultats obtenus par Renk, en faisant passer de l'air sous une pression constante à travers des colonnes de sable et de gravier de longueur constante (3).

(1) Professeur J. Arnould, *loc. cit.*, p. 29.
(2) C. Flügge, *Grundiss der Hygiene*. Leipzig, 1889.
(3) Professeur J. Soyka, *Der Boden* (*Handbuch der Hygiene, von Prof. Pettenkofer et Prof Tiemssen*, p. 38).

ESPÈCES DE SABLES.	DIMENSION DES GRAINS. (Millim.)	POROSITÉ.	PRESSION DE L'EAU.	QUANTITÉ D'EAU PASSANT PAR MINUTE. (En litres.)	
				Valeur absolue.	Valeur relative.
1. Sable fin........	Moins de 0,3	55.5 p. 100	20 millim.	0.002	1
2. Sable moyen....	1 à 0.3	55.5 —	20 —	0.112	84
3. Sable gros......	2 à 1	37.9 —	20 —	1.280	961
4. Gravier fin.....	4 à 2	37.9 —	20 —	6.910	5195
5. Gravier moyen.	7 à 4	37.9 —	20 —	15.540	11684

La perméabilité du sol a une grande influence sur la salubrité de l'habitation. Les pores du sol sont remplis par l'air ou par l'eau; suivant les variations de la pression extérieure et du niveau de la nappe souterraine, il se produit des alternatives diverses dans cette imprégnation par l'air ou par l'eau, alternatives qui constituent une sorte de respiration du sol, tendant à rejeter à l'intérieur de l'habitation, surtout avec l'aide puissante du chauffage intérieur, l'air contenu dans le sous-sol.

Or, cet air peut avoir subi une contamination plus ou moins grave, par l'introduction accidentelle de microorganismes pathogènes, tenant à des influences épidémiques diverses, ou simplement aux influences urbaines ordinaires, telles que la dispersion à la surface de résidus domestiques ou organiques, l'infiltration des matières excrémentitielles, l'infiltration du gaz de l'éclairage, etc.

A. Perméabilité pour l'air. — Aux chiffres donnés plus haut, d'après Renk, nous ajouterons ceux fixés par Fleck, pour le sol naturel, sec et pulvérulent, observé dans les cimetières de Dresde (1).

(1) Soyka, *loc. cit.*, p. 42.

NATURE DU SOL.	VOLUME DES PORES.	PERMÉABILITÉ RELATIVE.
	P. 100.	
I. — Gravier roulé (dans 15.5 cc. pesant 20 gr. se trouvent 5 cc. de gros gravier pierreux, 10 cc. de sable et 0.5 cc. d'argile)................................	49.7	100.00
II. — Gravier et sable (dans 11.2 cc. se trouvent 10 cc. de gravier de 3 à 5 millim. de diamètre, 0.08 cc. de sable, 0.4 cc. de sable en grains fins, 0.04 cc. d'argile).	32.9	63.33
III. — Sable (dans 12 cc. se trouvent 11.5 cc. de sable pur, en grains siliceux à angles arrondis de 0.2 à 2 millim. de diamètre, et 0.7 cc. d'argile)..........	34.5	61.60
IV. — Sable en grains plus fins que le précédent, avec des traces seulement d'argile.......................	43.2	45.86
V. — Sable plus fin encore que le précédent, en grains dont la grosseur ne dépasse pas 1 millim...........	44.2	38.34
VI. — Sable plus fin encore, presque exempt d'argile..	41.3	36.88
VII. — Sable permien (dans 19.5 cc. se trouvent 15 cc. de sable, 4.5 cc. d'argile).........................	56.4	1.46
VIII. — Sable argileux en poudre très fine, composé d'argile et de grains de quartz, très fins (0.25 millim.).	52.1	1.09
IX. — Sable très riche en argile et marne (dans 16.5 cc. se trouvent 7 cc. de gravier sableux, 3 cc. de marne en grains fins et 6.5 cc. d'argile)..................	51.8	0.61
X. — Sol argileux (parties égales de sable et d'argile)..	55.8	0.58
XI. — Sol argileux ne contenant que des traces de sable.	54.8	0.52

Lorsque le sol est mouillé ou humide, sa perméabilité pour l'air diminue avec la quantité d'eau qui remplit les pores. On remarque d'ailleurs des différences sensibles, suivant que l'humectation se fait par en haut, ce qui correspond au cas de la pluie, ou par en bas, ce qui correspond aux variations de la nappe souterraine. Dans ses recherches spéciales faites sur des cylindres exposés à une pluie artificielle, ou plongés dans l'eau, à la partie inférieure. Renk a trouvé les résultats suivants (1) :

NATURE DU SOL.	DIAMÈTRE des grains (minimum).	VOLUME des pores.	PRESSION en millim. d'eau.	QUANTITÉ D'AIR PASSANT PAR HEURE.			QUANTITÉ D'EAU RETENUE.	
				Sol sec.	Sol mouillé d'en haut.	Sol mouillé d'en bas.	Humecté par le haut.	Humecté par le bas.
	millim.	p. 100.		lit.	lit.	lit.	p. 100.	p. 100.
Gravier moyen..	7	37.9	20	15.54	14.63	13.70	6.6	12.6
Gravier fin......	4	37.9	40	14.04	13.16	12.55	7.8	16.9
Sable gros.	2	37.9	40	2.33	1.91	1.71	23 4	31.2
Sable moyen....	1	55.5	150	0.84	0.20	0,0	36.4	46.5
Sable fin........	1/3 à 1/4	55.5	150	0.01	0,0	0,0	65.1	77.4

(1) Soyka, *loc. cit.*, p. 47.

La diminution de perméabilité pour l'air du sol humide est particulièrement rapide pour les sols à grains fins, surtout quand l'humectation se fait par en bas, ce qui explique l'influence de la nappe souterraine.

Dans le cas de congélation du sol, cette diminution s'accuse encore davantage, et la perméabilité à l'air peut être complètement annulée.

B. Perméabilité pour l'eau. — La perméabilité du sol pour l'eau dépend naturellement de sa porosité, cependant elle ne lui est pas directement proportionnelle.

Les divers terrains absorbent l'eau et la retiennent d'une manière très inégale. Dans des recherches faites par Meister, sur divers terrains naturels, sans tenir compte de leur différence de structure, le volume relatif de l'eau absorbée a été fixé comme suit (1) :

Sol sableux (82 p. 100 de sable)	45.4 p. 100
— — (64 p. 100 de sable)	65.7 —
— de sable quartzeux	46.4 —
— crayeux	49.5 —
— glaiseux	50.0 —
— gypseux	52.4 —
— calcaire	54.9 —
— argileux	60.1 —
— tourbeux	63.7 —
Terre de jardin	69.0 —
Humus	70.3 —

Il faut signaler d'ailleurs, que l'humectation de bas en haut est toujours plus considérable, que celle qui se fait en sens inverse, en raison de la facilité plus grande d'évacuation de l'air contenu dans les pores du sol.

L'ascension de l'eau dans le sol est influencée en outre par l'action de la capillarité, qui est également très variable dans les différents terrains. Sans insister sur ce point, nous signalerons que cette action de la capillarité est maximum dans le sol argileux, et qu'elle suit une marche descendante du sol argileux au terreau, puis aux sols sableux et enfin aux sols crayeux. Ce qui marque le degré d'influence que peut avoir la nappe souterraine dans ces différents terrains.

Au point de vue de la salubrité de l'habitation, nous retenons surtout ce fait que *l'argile plastique renferme deux fois plus d'eau que le sable d'alluvion, le sol souillé de matières organiques beaucoup plus que le sol resté pur* (2).

IV. **Influence de la nappe souterraine.** — Quant à l'influence de la nappe souterraine, nous n'avons pas à insister sur la théorie de Pettenkofer, qui attribue aux variations de niveau de cette nappe, une influence directe sur la propagation des maladies épidémiques.

(1) Soyka, *loc, cit.*, p. 83.
(2) Professeur J. Arnould, *loc. cit.*, p. 41.

Pour nous, la nappe souterraine nous intéresse surtout, en raison de sa contamination possible par les détritus organiques, provenant de la vie urbaine ou domestique, en raison également de l'humidité, qu'elle tend à maintenir dans l'habitation. Nous devons surtout rechercher, pour le choix de l'emplacement de l'habitation, quel est le niveau moyen de cette nappe souterraine, et quelles sont ses variations. L'emplacement ne peut, en effet, être considéré comme salubre, que si cette nappe souterraine est située à une telle profondeur, qu'elle ne puisse atteindre les fondations de l'habitation, même lorsqu'elle atteint son niveau maximum.

§ 2. — Assainissement du sol.

I. **Assainissement.** — Le premier travail à faire sur l'emplacement de l'habitation consiste à assainir le sol, si le terrain n'est pas naturellement et complètement salubre, par sa nature propre, et par l'éloignement de toute cause de souillure, provenant de la surface ou des couches profondes.

La terre végétale, s'il en existe à la surface du sol, doit être enlevée, ainsi que toute terre marécageuse et argileuse, pouvant renfermer des matières organiques en décomposition. Il faut écarter également toute terre rapportée et tous matériaux de démolition, d'origine plus ou moins douteuse, pouvant contenir des détritus organiques dangereux. Cette condition s'impose d'ailleurs avec une nécessité particulière dans les constructions urbaines, où l'emplacement de l'habitation coïncidera peut-être avec un ancien cimetière abandonné; dans ce cas, en effet, le sol peut contenir pendant un temps fort long des germes pathogènes, dont le réveil serait funeste.

Il faut ensuite préserver le sol de l'influence de la nappe souterraine, en abaissant au besoin cette nappe a une profondeur suffisante, pour que l'humidité ne puisse remonter à l'intérieur de l'habitation, jusqu'aux fondations et au sol des caves. La réunion des hygiénistes allemands à Munich, en 1875, a fixé la distance de la nappe souterraine au point le plus bas de la construction, à 1 mètre au moins (1). Ce résultat s'obtient, comme on va le voir, par le *drainage*.

Enfin, il faut épargner au sous-sol toute souillure provenant de la dispersion à la surface autour de l'habitation, des eaux et ordures ménagères, ainsi que de toute infiltration souterraine des matières excrémentitielles produites à l'intérieur. Dans le milieu urbain, il faut ajouter à ces souillures, celles pouvant provenir des immondices de la rue, ou de la circulation des eaux d'égout, ou encore de la diffusion du gaz d'éclairage. Cette préservation spéciale s'obtient par la bonne disposition

(1) Professeur J. Arnould, *loc. cit.*, p. 553.

de la *construction* même, et par un ensemble de dispositifs spéciaux, sur lesquels nous aurons à revenir, et qui ont pour but de réaliser promptement et sûrement l'éloignement des immondices.

II. **Drainage.** — Le drainage consiste à établir dans les couches profondes du terrain, un réseau convenablement disposé de canaux ou drains, ayant pour effet de ramener toutes les eaux à un point bas, où leur écoulement peut être assuré, soit dans un courant naturel, soit dans un puisard d'un fonctionnement régulier et permanent.

Quelquefois les canaux ou drains sont constitués par de simples tranchées, au fond desquelles sont disposés des matériaux de diverses natures (pierres, cailloux, briques ou tuiles cassées) formant un sol artificiel d'une perméabilité parfaite. Mais le mieux est de garnir les drains de tuyaux formant une conduite souterraine.

Les tuyaux de drainage sont d'ordinaire en terre cuite. Ils ont de $0^m,30$ à $0^m,40$ de longueur, leur diamètre intérieur varie de 3 à 20 centimètres suivant le volume d'eau qu'ils doivent écouler; leur épaisseur varie de 1 à 2 centimètres (fig. 23). Ces tuyaux sont mis bout à bout dans

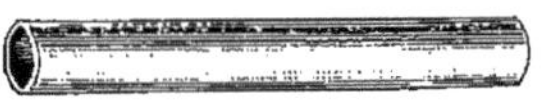

Fig. 23.

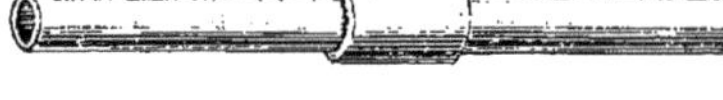

Fig. 24.

les tranchées, et d'ordinaire les extrémités qui se touchent sont réunies au moyen de colliers, également en terre cuite (fig. 24), ayant de 7 à 10 centimètres de longueur, et un diamètre suffisant pour que les tuyaux y pénètrent très librement. C'est, en effet, par les joints des colliers avec les tuyaux, que les eaux doivent pénétrer dans la canalisation.

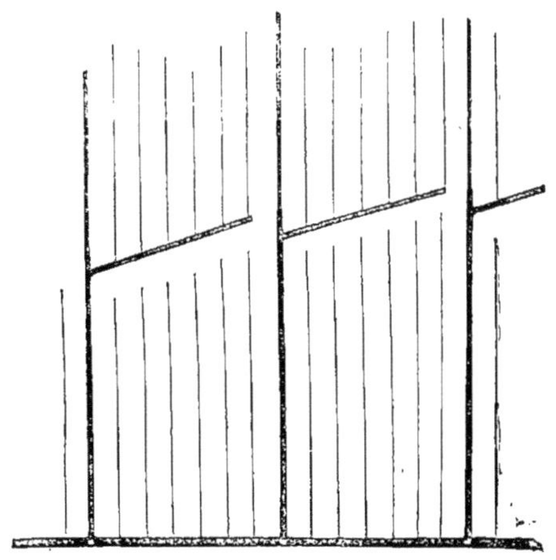

Fig. 25.

Les tranchées sont établies suivant un plan méthodique, d'après la disposition même du terrain à drainer, en vue de réunir toutes les eaux, comme nous l'avons dit, en un point bas convenablement choisi. Leur profondeur est fixée d'après la hauteur maximum de la nappe souterraine. Leur écartement varie également d'après la nature du terrain; il augmente ou diminue, suivant que ce terrain est plus ou moins perméable. La figure 25 donne en schéma l'idée de la disposition de ces tranchées, pour le drainage d'un terrain de grande étendue.

On voit que les petits drains établis parallèlement viennent s'embrancher, soit perpendiculairement, soit dans une direction oblique, avec des tuyaux de diamètre plus fort, formant collecteurs. L'embranchement des petits drains avec les collecteurs se fait simplement, au moyen d'une ouverture circulaire, qui est pratiquée dans le plus gros tuyau, et dans laquelle pénètre le plus petit.

Pour s'assurer de la régularité de l'écoulement, on a soin d'ailleurs de placer aux points d'intersection des drains collecteurs, des regards formés de gros tuyaux disposés verticalement sur une base en pierre ou en terre cuite, dans lesquels viennent aboutir les drains opposés. Ces regards (fig. 26) sont couverts à peu de distance du sol par une plaque en pierre ou en terre cuite, pouvant être facilement déplacée.

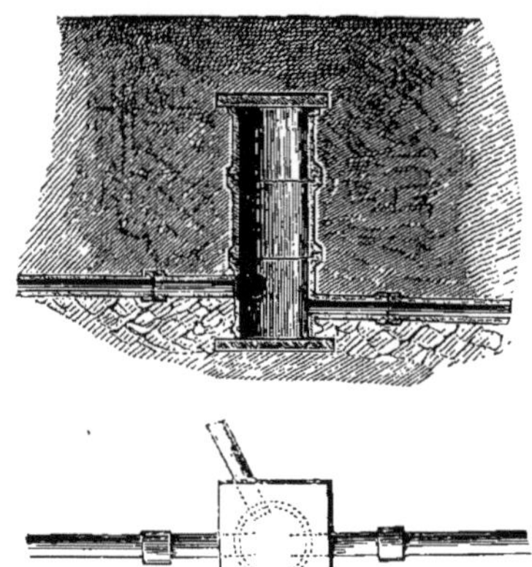

Fig. 26.

Toutes les eaux du sous-sol étant recueillies par le drainage en un point déterminé, il s'agit de les écouler en dehors de l'emplacement de la construction, ce qui, dans les villes, peut obliger à les diriger dans l'égout le plus voisin. Cet écoulement nécessite un dispositif spécial, sur lequel nous aurons à revenir, propre à empêcher les eaux de l'égout, en cas d'accroissement anormal et subit, de refluer dans les drains, ou pour mieux dire, propre à établir une indépendance complète entre l'égout et le réseau de drainage.

Il est bon d'ajouter d'ailleurs, que les égouts bien établis dans les villes constituent un drainage assez puissant, pour que le niveau de la nappe souterraine ne puisse dépasser le niveau de la canalisation.

III. **Assèchement.** — Le drainage du sol n'est pas toujours réalisable, surtout quand l'emplacement de la maison est pris dans un groupe urbain plus ou moins resserré. De plus, le drainage ne suffit pas pour mettre l'habitation complètement à l'abri de l'humidité du sol, ce qui est une condition essentielle de salubrité. Il faut donc rendre absolument imperméable à l'humidité, la surface même du sol, sur laquelle viennent s'asseoir les murs de fondations, et toutes les parties souterraines de l'habitation.

Cet assèchement absolu du sol, s'obtient en le couvrant d'une couche imperméable d'argile, ou mieux encore de béton hydraulique résistant.

L'argile choisie doit être bien plastique, triée et corroyée avec soin, et bien débarrassée de tout mélange de pierres et surtout de matières organiques. Elle doit être disposée en couches, ayant 20 centimètres d'épaisseur au maximum, que l'on pilonne régulièrement, avec un arrosage suffisant, de manière à former une aire continue, bien imperméable, en ayant soin de refouler s'il y a lieu l'eau d'infiltration, et les eaux venues du dehors, vers un point bas, d'où elles sont enlevées à la pelle ou à la pompe. Chaque couche doit être mise en place, lorsque la précédente commence à se dessécher, sans attendre que la dessiccation soit complète, et surtout qu'elle donne lieu à des gerçures ou fentes dans la masse.

Avec une épaisseur totale de 50 centimètres d'argile bien plastique, et posée avec soin, un semblable corroi peut constituer une aire absolument imperméable à l'humidité.

Quant au béton, il doit être mis en place, par couches successives dans les mêmes conditions, lorsque la fouille n'est pas envahie par les eaux. Mais dans les fouilles noyées, il faut remplir de béton un des

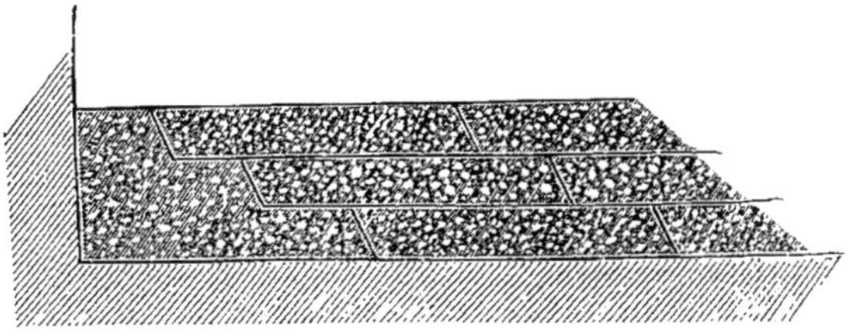

Fig. 27.

coins de l'emplacement, jusqu'au-dessus de la surface des eaux, et refouler ensuite ces eaux de proche en proche, par des couches successives de béton, formant redans (fig. 27), pour faciliter les reprises et assurer la parfaite homogénéité de la masse.

Ce béton doit être formé de deux parties de chaux bien hydraulique (ou mieux de ciment à prise lente), avec trois parties de sable fin, et cinq parties de pierres cassées, bien lavées, de la grosseur d'une noix. Dans ces conditions, et si la mise en place a été convenablement soignée, une couche de 50 centimètres d'épaisseur forme une aire absolument imperméable à l'humidité.

Il va sans dire toutefois, que dans les parties qui reçoivent les murs de fondations, cette épaisseur doit être augmentée d'après la charge même que supportent ces murs, mais ceci rentre dans l'art du constructeur, et nous n'avons pas à insister.

On a proposé (1), pour empêcher l'ascension de l'humidité et des gaz du sous-sol, des plaques d'isolation à base d'asphalte comprimé.

(1) F. et E. Putzeys, *l'Hygiène dans la construction des habitations privées*, p. 25 et suivantes.

Ces plaques ont l'avantage d'une pose facile et rapide, et d'une conservation presque indéfinie, en outre elles sont assez flexibles et extensibles pour suivre tous les contours de la fouille, et pour se plier aux tassements ultérieurs de la construction, sans qu'il se produise de déchirures. On les applique sur la surface du sol bien aplanie, en faisant aux extrémités un croisement d'environ 10 centimètres de largeur (fig. 28), que l'on recouvre d'un mastic de même composition appliqué à chaud.

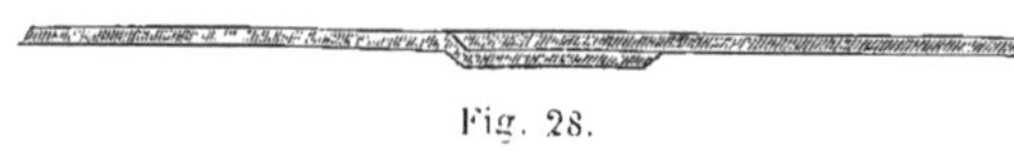
Fig. 28.

Leur efficacité doit être parfaite, et leur emploi est très recommandable dans les cas particulièrement délicats, où la question de dépense peut être écartée, en raison de l'importance du but à atteindre.

IV. **Isolement de l'air du sol**. — Les dispositifs, qui viennent d'être indiqués, en réalisant l'assèchement du sol, ont également l'avantage d'isoler l'habitation de l'air contenu dans le sous-sol, lequel peut être plus ou moins vicié, et constituer une cause grave d'insalubrité.

Boussingault et Michel Lévy, qui ont étudié les premiers l'air du sol (1), lui assignent une composition sensiblement différente de celle de l'air atmosphérique.

Oxygène	10 35
Azote	79.91
Acide carbonique	9.74
	100.00

La présence de cet excès d'acide carbonique, aux dépens de la teneur ordinaire en oxygène a été confirmée par de nombreux observateurs. Elle doit être attribuée à la décomposition des matières organiques, dont le sol se trouve naturellement le théâtre. Elle présente d'ailleurs des variations assez notables, avec les influences atmosphériques extérieures et les causes intérieures de contamination.

L'air du sol contient en outre de l'ammoniaque en notable proportion, puis de l'hydrogène carboné, et souvent de l'hydrogène sulfuré. Dans les villes, il peut être infecté avec une rapidité extrême par le gaz d'éclairage. Il suffit de la moindre fuite dans la conduite de la rue, même à grande distance, pour que le gaz puisse traverser le sol, les fondations et pénétrer à l'intérieur de l'habitation, en y apportant une cause grave d'insalubrité, et donner même lieu à des accidents mortels (2).

Par le jeu naturel de la perméabilité du sol, il se produit des échanges incessants entre l'atmosphère et l'air du sol. Ces échanges sont facilités, pour l'intérieur de l'habitation, par la différence de température, qui règne toujours entre l'intérieur et l'extérieur. Ainsi on a

(1) Professeur J. Arnould, *loc. cit.*, p. 31.
(2) Professeur Layet, *Revue d'hygiène*, 1889, p. 160.

remarqué que les accidents, par pénétration dans les habitations du gaz d'éclairage, se produisent plus généralement en hiver, alors que le chauffage intérieur produit une sorte d'aspiration dans le sous-sol.

Une autre cause d'aspiration à l'intérieur se trouve dans la pluie extérieure, qui, en bouchant les pores du sol, le rend imperméable à l'air. Dans la partie couverte par l'habitation, qui se trouve soustraite à l'action de la pluie, et demeure perméable, les échanges entre l'air du sol et l'air extérieur redoublent d'activité (1).

Pour les cas des villes, dont le sous-sol a souvent été converti « en une sorte de fumier, dans lequel vivent, se développent et se multiplient les germes des maladies infectieuses » (2), de tels échanges constituent un danger réel, car le courant ascendant peut entraîner et faire pénétrer à l'intérieur ces germes morbides, en donnant naissance à de graves épidémies, ou en entretenant à l'état endémique de cruelles maladies. C'est ainsi qu'à Nancy, la mortalité exceptionnelle par fièvre typhoïde, qui résiste aux efforts faits pour l'assainissement de la ville, est attribuée à la contammination profonde et depuis longtemps acquise du sous-sol (3).

Il est donc de toute nécessité, que l'intérieur de l'habitation soit complètement soustrait à l'action de l'air du sol. Nous l'avons dit en commençant, cet isolement est, en partie, réalisé par les dispositions prises en vue de l'assèchement même du sol, mais il convient de l'assurer complètement par des artifices spéciaux de construction, ainsi que nous allons le voir.

ARTICLE II. — CONSTRUCTION DE L'HABITATION.

Pour que l'habitation soit admise par l'hygiéniste, comme un milieu favorable ou même simplement acceptable pour la santé humaine, il faut que le constructeur l'ait établie suivant des règles déterminées. Ce sont ces règles que nous allons signaler, en passant en revue les diverses parties de la construction, sans oublier, comme le dit notre introduction, que nous n'avons pas à faire ici un cours d'architecture ou de construction, mais seulement un chapitre de l'hygiène générale.

Il serait nécessaire, pour faire une étude complète de la question, d'établir ces règles, d'après les conditions très variables des différents climats. Mais une telle étude devrait avoir une étendue considérable, car une construction hygiéniquement excellente en une contrée déterminée, peut devenir insalubre dans une autre partie du monde. Aussi devrons-nous nous borner exclusivement à l'habitation européenne, ou, si l'on veut à l'habitation des climats intermédiaires, désignés par M. Jules Rochard sous le nom de *climats tempérés*.

(1) Professeur J. Arnould, *loc. cit.*, p. 40.
(2) *Encyclopédie d'hygiène*, t. III, livre III, ch. III, art. 1, § 1, p. 152.
(3) *Association française pour l'avancement des sciences*. Congrès de Nancy, p. 259.

§ 1er. — Construction proprement dite.

I. Choix des matériaux. — Les matériaux employés en France dans la construction présentent la plus grande variété, suivant les diverses localités.

Pour la pierre, qui constitue l'élément essentiel de ce que l'on appelle le gros œuvre de la construction, on emploie tous les produits naturels des divers âges géologiques, tels que les granits, trachytes, basaltes, laves, grès, silex, meulières, calcaires de toute nature, soit à l'état de blocs de grande dimension, dits pierres de taille, soit à l'état de blocs facilement maniables, dits moellons.

Dans les pays où la pierre fait défaut, on la remplace par des briques, formées de terre argileuse, séchée au soleil et durcie par la cuisson au four.

Ces matériaux naturels ou artificiels sont reliés, dans la construction, par des mortiers formés de sable et de chaux ou de ciment, ou quelquefois de plâtre seul.

Le béton, composé de cailloux réunis par un mortier de chaux, souvent additionnée de ciment, sert à former des masses compactes, dans les parties où la construction en pierre ou en moellons présenterait des difficultés souvent insurmontables. Ces masses ont d'ailleurs l'avantage de pouvoir être rendues absolument imperméables.

Le pisé est une sorte de béton de terre sableuse, avec plus ou moins de pierre, quelquefois additionné de mortier ou d'un lait de chaux, qui sert à confectionner des murs, à défaut d'autres matériaux plus résistants.

La chaux, le ciment et le plâtre servent aussi à faire des enduits extérieurs ou intérieurs, ayant pour but de régulariser la surface des murs, et quelquefois de leur donner l'imperméabilité nécessaire, en raison de leur destination spéciale.

Le bitume et l'asphalte, purs ou fondus avec du sable fin, servent à faire des enduits d'une imperméabilité parfaite.

En dehors du gros œuvre, le bois est employé presque exclusivement à l'établissement de la charpente de couverture et de planchers, où il est cependant remplacé, depuis quelque temps, dans un grand nombre de cas, par le fer, lequel présente une résistance plus grande aux causes ordinaires de destruction, et surtout l'avantage d'offrir une plus grande sécurité contre les dangers d'incendie.

Le bois demeure l'élément essentiel du revêtement intérieur des murs, de l'établissement des divisions intérieures, ainsi que de toutes les huisseries, portes et fenêtres, etc. Le bois est généralement protégé, tant à l'intérieur qu'à l'extérieur même par les peintures, qui se font soit à la colle, soit à l'huile.

Pour la décoration intérieure, elle est basée, en outre des peintures, sur l'emploi des tentures et tapisseries.

Enfin la charpente de couverture reçoit la couverture proprement dite, formée de tuiles ou d'ardoises, ainsi que de feuilles métalliques, fer-blanc, zinc, cuivre ou plomb.

Tous ces matériaux, dont les propriétés sont si diverses au point de vue de l'art du constructeur, exercent également des influences très diverses sur les conditions hygiéniques de l'habitation. Nous avons dit, au début, que l'habitation doit soustraire l'homme aux variations de la température et aux influences atmosphériques, en remplissant à distance les mêmes fonctions, que le vêtement remplit au contact même du corps. Pour assurer à l'habitation un climat artificiel uniforme, salubre autant qu'agréable, il faut que les matériaux de construction soient, comme les étoffes même du vêtement, perméables à l'air sans trop retenir l'humidité, et qu'ils puissent écarter de l'habitation toute déperdition brusque de la chaleur intérieure, tout en la préservant de l'influence trop directe de la chaleur extérieure (1).

Nous devons donc étudier, tout d'abord, dans les matériaux leur porosité et leur perméabilité à l'air et à l'eau, ainsi que leurs propriétés thermiques.

A. Perméabilité pour l'air. — Cette propriété des matériaux a une très grande importance, en raison de son influence sur la ventilation et le chauffage de l'habitation, ainsi que sur l'isolement de toutes les influences extérieures.

Comme matériaux absolument imperméables à l'air, on ne peut citer que les métaux et l'asphalte, puis, en faisant quelques réserves, le granit, l'ardoise et les ciments. Tous les autres matériaux de construction sont plus ou moins perméables.

Il est bon de rappeler l'expérience bien connue, par laquelle Pettenkofer a démontré la perméabilité des murs pour l'air. Cette expérience

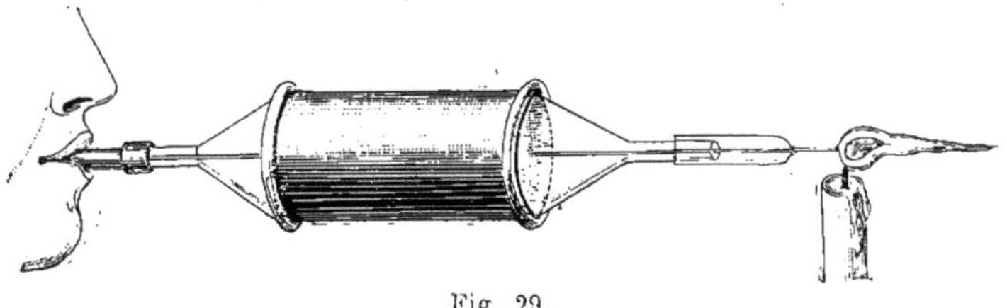

Fig. 29.

peut être répétée, sous une forme très nette, ainsi qu'il suit. On découpe un cylindre avec les matériaux choisis, pierre, brique, bois, mortier, on le recouvre complètement de cire, puis on adapte aux

(1) F. et E. Putzeys, *loc. cit.*, p. 47 et suiv.

extrémités deux entonnoirs de verre terminés en pointe (fig. 29). En soufflant par l'un de ces tubes sur la flamme d'une bougie placée devant l'autre tube, on arrive facilement à l'éteindre (1). L'expérience peut être rendue plus saisissante encore, en faisant passer au travers du cylindre, ainsi que l'a proposé le professeur Layet, un courant de gaz d'éclairage, qui peut être enflammé à la sortie.

Dans des expériences sur la ventilation naturelle, Märker a déterminé la perméabilité de différents matériaux de construction, par les volumes d'air que laissent passer des murs de $0^{m},72$ d'épaisseur, par mètre carré et par heure, pour une différence de température de 1°, ainsi qu'il suit (2) :

	Mèt. cubes.
Grès	1.69
Calcaire	2.32
Briques cuites	2.83
Tuf calcaire	3.64
Pisé d'argile crue	5.12

D'après ces chiffres, dénommés par Märker *coefficients de perméabilité*, le grès serait le plus compact de tous les matériaux étudiés. Puis vient le calcaire, dont la perméabilité est notablement diminué par la présence du mortier, qui réunit les diverses parties de la maçonnerie. A l'extrémité de l'échelle, se trouve le pisé, dont la porosité est telle, qu'il doit être rejeté de toute construction importante.

Il est entendu d'ailleurs que ces coefficients n'ont qu'une valeur relative. Schürmann a fait observer, en effet, que Märker n'avait pas tenu compte de l'influence de la température, de la force du vent et de l'épaisseur des murailles. En faisant ces corrections, il trouve pour le volume d'air, qui traverse en une heure un mur d'un mètre carré de surface, sur un mètre d'épaisseur, sous une pression de $0^{mm},1$ d'eau, les donnés suivantes (3) :

	Mèt. cubes.
Murs de briques cuites	0.257
— de grès	0.498
— d'argile	0.510
— de tuf calcaire	0.647
— de moellon calcaire	0.869

Dans une série d'expériences faites avec le plus grand soin, Lang établit que le volume d'air qui traverse un corps poreux est directement proportionnel à la différence de pression existant entre les deux faces du corps traversé, inversement proportionnel à l'épaisseur traversée,

(1) Professeur J. Arnould, *loc. cit.*, p. 518.

(2) Märker, *Untersuchungen über die naturalische Ventilation*. Cité par Uffelmann, *loc. cit.*, p. 342.

(3) Schürmann, *Jahresbericht der chemischen Centralstelle für offentliche Gesundheitspflege*. Dresde, 1874, p. 45-83.

et enfin directement proportionnel à un coefficient de perméabilité dépendant de la nature du corps poreux. Il donne, en outre pour un certain nombre de matériaux, les coefficients qui suivent (1) :

	Coefficient de perméabilité.		
1. Tuf calcaire		7.980	
2. Briques en laitier de diverses provenances	7.596	5.514	2.633
	1.890	1.751	1.687
3. Sapin bois debout		1.010	
4. Mortier		0.906	
5. Briques ordinaires		0.383	
6. Béton		0.258	
7. Briques bien cuites		0.203	
8. Ciment de Portland		0.136	
9. Grès compact		0.130-0.118	
10. Briques peu cuites		0.086	
11. Plâtre coulé		0.040	
12. Chêne bois debout		0.006	
13. Briques émaillées		0.000	

Enfin, nous devons citer les expériences faites par MM. Hudelo et Somasco, signalées au Congrès d'hygiène de Genève de 1882, par le professeur Émile Trélat (2).

M. Hudelo expérimente sur des murs en briques ou en meulière, hourdés en terre, en plâtre ou en ciment, sous des épaisseurs de $0^m,11$, $0^m,18$, $0^m,22$, $0^m,46$, avec ou sans enduits de plâtre ou de ciment, que l'on entretient tantôt à l'état humide, tantôt à l'état sec, et qui sont traversés par un courant d'air dont la pression varie de $0^m,0021$ à $0^m,04306$ (en hauteurs d'eau).

M. Somasco opère sur de petits cylindres en pierres tendres, briques, marbres, plâtre, sapin et chêne, avec ou sans enduits à l'huile, en évitant autant que possible les joints, et sous des pressions variant de $0^m,001$ à $0^m,030$ (en hauteurs d'eau).

Les résultats obtenus par les observateurs français conduisent à des résultats identiques, qui peuvent être résumés comme suit (3) :

1° Les quantités d'air, qui passent à travers les murs ou à travers les matériaux, sont sensiblement proportionnelles aux pressions initiales ;

2° Le passage de l'air à travers les matériaux perméables diminue très faiblement, quand l'épaisseur traversée augmente, et l'on peut augmenter considérablement l'épaisseur des matériaux, sans réduire beaucoup le volume d'air qui les traverse ;

3° Un mur de pierre tendre, ayant l'épaisseur ordinairement usitée

(1) Lang, *Zeitschrift für Biologie*, XI, p. 313.

(2) Congrès international d'hygiène et de démographie de Genève. *Comptes rendus et Mémoires*, t. II, p. 361.

(3) F. et E. Putzeys, *loc. cit.*, p. 50.

de $0^m,50$ laisse passer, sous des pressions variant entre $0^m,001$ et $0^m,030$ d'eau des quantités d'air variant entre 12 et 350 litres par mètre carré et par heure ;

4° Quand les matériaux perméables sont mouillés, ils ne laissent passer que 0,4 à 0,5 des quantités d'air pouvant les traverser à l'état sec (Hudelo);

5° Les ciments sont très peu perméables (Hudelo);

6° Les marbres et les bois (dans le sens perpendiculaire aux fibres), ne sont pas perméables sous des pressions inférieures à $0^m,030$ d'eau.

Le plâtre sec, dont la perméabilité se rapproche de celle du calcaire très tendre, est rendu presque imperméable par deux couches de peinture (Somasco).

Il faut insister d'ailleurs sur cette dernière observation. D'après Lang (1), la perméabilité des murs est notablement diminuée par le badigeonnage à la chaux, et surtout à la colle, plus encore par les tentures en papiers glacés et même par les papiers ordinaires, quand ils sont posés avec une forte couche de colle. Quant à la couleur à l'huile, elle supprime presque complètement la perméabilité des murs, lorsqu'elle est appliquée, en couches successives, bien couvrantes, que l'on laisse suffisamment sécher.

Pour préciser ce dernier point, nous rappellerons que dans des expériences faites à l'hôpital militaire de Bonn, en vue d'apprécier l'influence de la peinture des murs sur la ventilation naturelle, on a trouvé les résultats suivants :

1° En peignant à l'huile une chambre précédemment tapissée, on diminue la ventilation naturelle dans le rapport de 1 à 0,87 ;

2° La ventilation naturelle d'une chambre peinte, à l'huile intérieurement et badigeonnée extérieurement, est à celle dont les murs sont également peints à l'huile en dedans et en dehors, dans le rapport de 1 à 0,46 ;

3° La ventilation naturelle d'une chambre, dont les murs sont tapissés intérieurement et badigeonnés extérieurement, est à celle d'une chambre dont les murs sont peints à l'huile en dedans et en dehors, dans le rapport de 1 à 0,45 ;

4° La ventilation naturelle d'une chambre, dont les murs sont tapissés intérieurement est à celle d'une chambre dont les murs sont peints à l'huile, en dedans et badigeonnés en dehors, dans le rapport de 1 à 1,11 (2).

Ces faits bien constatés ont leur importance pour la salubrité intérieure de l'habitation ; ils montrent l'utilité des badigeonnages fréquents et de

(1) Lang, *Zeitschrift*, *loc. cit.*
(2) Roth et Lex, *Militärgesundkeitspflege*, t. III, p. 596.
(3) F. et E. Putzeys, *loc. cit.*, p. 52.

la peinture à l'huile des locaux exposés à des causes permanentes de contamination intérieure. Nous aurons d'ailleurs à y revenir.

B. Perméabilité pour l'eau. — Cette propriété a son importance pour la préservation de l'intérieur de l'habitation, contre l'humidité extérieure et contre l'influence de la nappe souterraine, préservation si essentielle à la salubrité, comme nous l'avons vu. Elle est très variable dans les divers matériaux de construction.

Schürmann fixe les volumes d'eau absorbée par divers matériaux, comme suit (1) :

Plâtre	50,9 p. 100
Tuf calcaire	32,2 —
Ciment	26,5 —
Briques comprimées à la machine	24,9 —
Mortier	24,2 —
Grès	18,1 —
Briques moulées à la main	17,9 —

Lang, pour une série plus étendue de matériaux, donne à la fois les quantités d'eau absorbées en volume et en poids (2).

	EN VOLUME.	EN POIDS.
	P. 100.	P. 100.
1. Briques moulées à la main	45.72	19.13
2. Briques comprimées à la main	35.45	15.09
3. Briques faiblement cuites	32.7	19.1
4. Briques très cuites	28.3	16.5
5. Briques réfractaires	27.98	12.90
6. Mortier	26.0	14.8
7. Briques de laitier (diverses provenances)	25.8 — 22.6	20.8 — 12.4
8. Tuf calcaire	20.2	11.8
9. Béton	19.1	11.3
10. Ciment de Portland	17.8	11.0
11. Moellon calcaire (diverses provenances)	17.7 — 16.94	7.26 — 7.06
12. Dolomie	14.7	6.5
13. Grès vert (diverses provenances)	10.84 — 7.08	4.34 — 3.0
14. Porphyre	2.75	1.05
15. Syénite	1.38	0.50
16. Calcaire schisteux	0.93	0.35
17. Granit à grains fins	0.61	0.23
18. Marbre blanc	0.59	0.22
19. Serpentine	0.56	0.22
20. Granit à gros grains	0.45	0.17
21. Marbre (diverses provenances)	0.22 — 0.11	0.08 — 0.04
22. Marbre de Sainte-Anne	0.05	0.02
23. Briques émaillées	0.00	0.00

En comparant les résultats obtenus par Schürmann et Lang, on constate des différences notables, tenant surtout aux différences de

(1) Schürmann, *Jahresbericht*, *loc. cit.*
(2) Lang, *Zeitschrift*, *loc. cit.*

texture que peuvent présenter des matériaux de même origine géologique, et de même constitution chimique dans leurs différents gisements.

La perméabilité des différents matériaux pour l'eau a été étudiée par Poincarré (1), au moyen de parallélipipèdes de même forme et de même volume, plongeant d'un demi-centimètre dans l'eau pure, dont le poids était noté d'heure en heure. Mais, comme le fait remarquer avec raison le professeur J. Arnould (2), ces essais mettent surtout en jeu l'action capillaire des pores de la pierre, ils renseignent sur l'ascension verticale de l'eau du sol dans les murs, plutôt que sur l'humectation dans le sens transversal, pouvant résulter de la pluie et des vapeurs humides de l'air. Or, nous avons déjà vu, qu'il fallait empêcher complètement l'humidité du sol ou de la nappe souterraine de pénétrer dans la masse des murs.

Du reste, la facilité avec laquelle les matériaux absorbent l'eau ne suffit pas pour mesurer l'influence, que leur emploi peut exercer sur l'humidité de l'habitation. Il faut tenir compte aussi de la facilité plus ou moins grande avec laquelle les matériaux retiennent l'eau absorbée, ou de la rapidité plus ou moins grande avec laquelle ils se dessèchent. La rapidité de dessiccation croît généralement avec les dimensions des pores, que présentent les divers matériaux, plutôt qu'avec leur porosité même. Ainsi le tuf calcaire, le grès à gros grains plus perméables à l'eau que le grès et le granit à grains fins, se dessèchent beaucoup plus rapidement que ces derniers. De même, la brique qui s'imprègne si rapidement d'humidité, se dessèche également avec une grande rapidité.

Dans certains cas, il faut tenir compte aussi de la nature même des matériaux. Ainsi le mortier, plus perméable à l'eau que le tuf calcaire se dessèche, beaucoup moins rapidement.

Pour en finir avec cette question, nous devons insister sur ce fait, déjà signalé ci-dessus d'après les expériences d'Hudelo, que l'humidité diminue notablement la perméabilité des matériaux pour l'air. Cette diminution est d'autant plus rapide, que le grain des matériaux est plus fin, ainsi le tuf calcaire, dont les pores sont volumineux, perd sous l'action de l'humidité environ la moitié de sa perméabilité à l'air, tandis que les briques de laitier ou le grès à grains fins deviennent presque absolument imperméables, après un mouillage suffisant.

Le béton et le ciment deviennent imperméables à l'air sous l'action prolongée de l'eau; pour le mortier, malgré sa porosité, il en est à peu près de même. Il en résulte, et c'est un point sur lequel nous aurons à revenir, que les murs humides ne sont pas traversés par l'air.

(1) L. Poincarré, *Sur l'hygroscopité des matériaux de construction* (*Annales d'hygiène*, t. VI, 1881, p. 36).

(2) Professeur J. Arnould, *loc. cit.*, p. 522.

C. Gélivité des pierres. — Certaines pierres ont la propriété d'être *gélives*, c'est-à-dire que, sous l'action de la gelée, elles se fendent et se débitent en feuillets ou en éclats irréguliers, quelquefois même, elles s'égrènent complètement. Cette propriété, très fâcheuse au point de vue de la solidité de la construction, ne l'est pas moins, au point de vue de l'hygiène ; elle provient, en effet, de l'aptitude toute particulière de ces pierres à retenir l'eau de carrière, ou à absorber l'eau de pluie et même la vapeur d'eau contenue dans l'air.

La gélivité des pierres peut être reconnue facilement par la méthode d'essai, dont la première idée est due à Brad, et qui consiste à remplacer la force expansive de la congélation de l'eau, assez difficile à mettre en œuvre, par celle que produit la cristallisation d'un sel.

On met les pierres à essayer sous forme de cubes taillés à arêtes vives, on les trempe dans une liqueur bouillante de sulfate de soude, saturée à froid, pendant une demi-heure, puis on les fait sécher dans une chambre légèrement chauffée. Cette opération répétée quatre ou cinq fois, ne doit donner lieu qu'à des efflorescences salines sur la surface du cube, sans détérioration des arêtes.

Il faut signaler, que certaines pierres gélives au sortir de la carrière cessent de l'être, quand elles ont eu le temps de perdre leur eau de carrière. Mais toute pierre qui reste gélive, après avoir été exposée à l'air pendant un été, doit être rejetée.

D. Salpêtrage des pierres. — D'autres pierres ont la propriété de se salpêtrer à l'air, c'est-à-dire qu'en raison de leur nature propre et de leur perméabilité à l'air et à l'eau, elles peuvent, sous l'influence d'un air humide, chargé de matières organiques, devenir le foyer d'une fermentation nitrique entraînant une production notable de salpêtre.

En raison de l'hygrométricité de ce sel, de telles pierres entretiennent, dans la masse même des murs, une humidité constante, qu'il est très difficile, malgré les moyens appropriés que nous décrirons, de faire disparaître; leur emploi doit donc être absolument proscrit de toute construction hygiénique.

E. Qualités thermiques des matériaux. — Pour faciliter la régularisation de la température à l'intérieur de l'habitation, en empêchant en hiver la déperdition extérieure de la chaleur artificielle produite à l'intérieur, et en été l'échauffement intérieur sous l'action de la chaleur extérieure, les matériaux de construction doivent être mauvais conducteurs de la chaleur.

En ce qui concerne la conductibilité, des expériences très précises faites sur un grand nombre de matériaux par Péclet, ont donné les résultats suivants (1) :

(1) Péclet, *Traité de la chaleur*, 3e édit. Paris, 1878, t. I, p. 553.

Matières agglomérées.	Conductibilité.
Marbre gris à grains fins	3.48
Marbre blanc baccharoïde à gros grains	2.78
Pierre calcaire à grains fins	2.08 — 1.69 — 1.70
Pierre de liais à gros grains	1.32 — 1.27
Plâtre ordinaire gâché	0.331
Plâtre très fin gâché	0.520
Terre cuite	0.69 — 0.51
Bois de sapin (perpendiculairement aux fibres)	0.093
— (parallèlement aux fibres)	0.170
Bois de chêne (perpendiculairement aux fibres)	0.211
Bois de noyer (perpendidulairement aux fibres)	0.103
— (parallèlement aux fibres)	0.174
Liège	0.145
Caoutchouc	0.170
Gutta-percha	0.472
Colle d'amidon	0.425
Verre	0.75 — 0.88
Matières pulvérulentes.	
Sables quartzeux	0.210
Brique pilée (gros grains)	0.139
— (passée au tamis)	0.165
Craie en poudre	0.108
Cendres de bois	0.060
Charbon de bois en poudre	0.079
Coke pulvérisé	0.160
Matières filamenteuses.	
Coton en laine	0.040
Laine cardée	0.044
Édredon	0.039
Calicot neuf	0.050
Toile de chanvre neuve	0.052
— vieille	0.043
Papier blanc à écrire	0.043
Papier gris non collé	0.034

On voit en somme, que les pierres compactes ont une conductibilité notable, tandis que la conductibilité du bois est faible. D'autre part, la conductibilité du verre est beaucoup plus considérable que celle du bois et l'on conçoit, d'après sa valeur, les déperditions notables de chaleur qui doivent se faire par les fenêtres, dans une chambre chauffée. Enfin, par les valeurs très réduites des diverses matières pulvérulentes et filamenteuses citées, on entrevoit l'utilité de leur emploi comme auxiliaire du chauffage, question sur laquelle nous aurons à revenir.

Des expériences de D. Galton nous donnent les quantités de chaleur qui traversent en une heure certains matériaux, sous une épaisseur de 1 pouce par pied carré, pour une différence de 1° Fahrenheit entre les deux parois (1).

	Unités de chaleur.
Marbre gris à grain fin	28.00
Marbre blanc à grain grossier	22.00
Pierre calcaire	13.68
Verre	6.60
Maçonnerie de briques	4.83
Plâtre	3.86
Planche de bois	1.37

D'autres expériences, citées par E. et F. Putzeys, indiquent que des murs de briques et de pierre de 40 pieds de hauteur, dans des bâtiments dont une seule face est exposée au refroidissement, subissent par pied carré et par heure pour une différence de température de 1° Fahrenheit des pertes de calorique ainsi fixées.

MAÇONNERIE DE BRIQUES.		PIERRES.	
ÉPAISSEUR en pouces.	PERTES en unités de chaleur.	ÉPAISSEUR en pouces.	PERTES en unités de chaleur.
4 1/2 (1/2 brique).	371	6	453
9 (1 brique).	275	12	379
14 (1 brique 1/2).	213	18	324
18 (2 briques).	182	24	284
27 (3 briques).	136	30	257
36 (4 briques).	108	36	228

Nos auteurs ajoutent d'ailleurs que si l'on compare deux murs dont la maçonnerie ait la même épaisseur, le premier compact, le second composé de deux parois séparées par une couche d'air centrale, on reconnaît que la transmission du calorique de l'intérieur de l'appartement vers l'extérieur, est moindre dans le second cas (2). Ce qui s'explique facilement par la faible conductibilité de l'air stagnant, que Péclet évalue à 0,04 seulement.

Du reste, la perte de calorique à travers les murailles a été étudiée, pour tous les cas de la pratique, avec une grande précision par Péclet (3), et nous devons renoncer à cette étude, qui sort de notre cadre, et ne pourra être reprise que sommairement à l'article *chauffage*.

Nous signalerons seulement encore, qu'il y a avantage pour la facilité du chauffage de l'habitation, à ce que les matériaux de construction aient une faible capacité calorifique, puisqu'il faut alors une moindre quantité de chaleur pour élever la température des murs à un degré

(1) D. Galton, *Healthy Dwellings*.
(2) F. et E. Putzeys, *loc. cit.*, p. 73.
(3) Péclet, *loc. cit.*, t. I, p. 555.

déterminé. Cette question a été peu étudiée soit par les physiciens, soit par les hygiénistes. Citons toutefois le calcul donné par Flugge (1). Dans une petite maison de 80 mètres cubes en maçonnerie, pour porter la température de 0° à 15°, il faut si les murs sont en grès, 353 000 calories (exigeant une dépense de 53 kilos de houille). Avec des murs en briques, il ne faut plus que 219 000 calories (avec une dépense de 33 kilos de houille), et même avec des murs en briques creuses, il faut seulement 122 000 calories (avec une dépense de 18 kilos de houille).

Seulement, il reste entendu que la maison facile à chauffer est également prompte à se refroidir, en cas de suppression ou de ralentissement du chauffage, en sorte qu'elle ne remplit pas toutes les exigences de l'hygiène, signalées plus haut.

F. Propriétés dangereuses de certains matériaux. — Il reste à signaler que certains matériaux couramment employés dans la construction, possèdent des propriétés dangereuses pour la santé, qui doivent les faire écarter de toute habitation hygiénique.

Nous devons citer tout d'abord le plomb, dont l'emploi dans les conduites d'eau comporte des dangers, sur lesquels nous aurons à revenir. Comme dérivé du plomb, vient ensuite la céruse (carbonate de plomb) dont la fabrication est dangereuse et même meurtrière pour les ouvriers (2).

Couleurs à la céruse. — Les couleurs blanches à la céruse présentent pour les peintres, lors de la préparation et de l'emploi, des dangers considérables. Le broyage avec l'huile siccative des couleurs dans lesquelles entre la céruse en poudre, donne lieu à des poussières qui forment autour de l'ouvrier broyeur une atmosphère meurtrière. Or ce travail peut être fait mécaniquement dans les céruseries, dans des conditions hygiéniquement meilleures; il devrait être absolument abandonné, ce qui aurait le double avantage de protéger les ouvriers, qui n'auraient plus à broyer la céruse sèche et les peintres, qui n'auraient plus à manier qu'une substance incapable de produire des poussières (3).

Dans la séance du 11 novembre 1887, le conseil de salubrité de la Seine a émis le vœu que M. le ministre du commerce et de l'industrie demande, dans l'intérêt de la santé des ouvriers cérusiers, aux administrations de l'État et aux Compagnies de chemins de fer, de n'admettre dans leurs adjudications que la céruse broyée à l'eau ou à l'huile, à l'exclusion de la céruse en poudre. Il serait à désirer que ce vœu fût suivi de résultats efficaces.

Quant à la peinture avec la céruse, les travaux de luxe obligent

(1) Flugge, *Grundriss der Hygiene*, p. 347.

(2) Tardieu, *Dictionnaire d'hygiène publique*, 2e édition, J.-B. Baillière, 1862, t. III, p. 350. — A. Gautier, *Intoxication par le plomb chez les ouvriers qui manient ce métal et ses préparations* (*Annales d'hygiène publique*, 3e série, t. VI, p. 115).

(3) Armand Gautier, *loc. cit.*, p. 135.

l'ouvrier à avoir les mains empâtées de mastic pendant des journées entières. Souvent même, les peintures et enduits sont encore soumis à sec au ponçage et au grattage, nouvelles causes de formation de fines poussières délétères. Comme moyen de réduire au minimum le danger de ces manipulations, nous ne pouvons mieux trouver, que les prescriptions de l'instruction approuvée par le conseil de salubrité de la Seine dans sa séance du 23 décembre 1881, sur la proposition de A. Gautier (1).

Ateliers et chantiers de peintres en bâtiments, broyeurs de couleurs, ponceurs, etc.

Les ateliers et chantiers doivent être bien aérés et largement ouverts partout où il peut se produire des poussières provenant du broyage, ponçage et brûlage des couleurs et peintures plombifères.

Les ouvertures doivent être laissées béantes, toutes les fois que des peintures à la céruses seront apposées sur les murs, les meubles, etc ; tant que celles-ci ne seront pas desséchées.

Les blutages ou tamisages, transvasements, mélanges de couleurs, ne doivent pas être faits dans le local, où séjournent habituellement les ouvriers.

Toutes les parties de l'atelier doivent être lavées à grande eau, chaque fois que des poussières toxiques se seront produites et déposées sur les murs, les charpentes, le mobilier, etc.

Le patron, ou en son absence le chef d'atelier, est tenu de surveiller sévèrement la mise en pratique de ces précautions et de s'assurer que ses ouvriers, avant d'aller prendre leurs repas, quittent leur blouse de travail et procèdent aux soins de toilette nécessaires.

On ne peut que désapprouver entièrement le broyage de la céruse sèche à la main, et son mélange à l'huile au moyen de la molette. Cette pratique est la cause d'un grand nombre d'accidents. Il est de beaucoup préférable, pour broyer la céruse avec les diverses couleurs, de prendre celle qui a été préalablement mélangée à l'huile dans les fabriques.

Mais, dans le cas même, bien difficile à réaliser, où ces prescriptions seraient observées, les dangers inhérents à l'emploi des couleurs blanches à la céruse sont tels, que l'hygiène doit les proscrire. D'autant plus qu'il ne manque pas de couleurs blanches, inoffensives, pouvant être substituées à la céruse, souvent avec de réels avantages.

Dès 1810, Courtois a proposé l'emploi du blanc de zinc, qui est moins cher que la céruse, et dépourvu de toute propriété délétère. Malgré les efforts de Guyton de Morveau, et tous les rapports favorables présentés par Fourcroy, Berthollet et Vauquelin, la peinture au blanc de zinc n'avait pas eu d'applications importantes. Ce n'est qu'en 1845, qu'on

(1) *Instruction relative aux précautions à prendre dans les usines, ateliers, chantiers, etc., où l'on se livre, soit à la fabrication, soit à la manipulation du plomb et de ses divers composés.* Rapport général des travaux du conseil d'hygiène publique et de salubrité de la Seine, de 1881 à 1883, p. 63.

la voit entrer réellement dans la pratique, grâce au fondateur d'une importante maison de peinture, M. Leclaire, qui employait exclusivement le blanc de zinc. Il a été constaté depuis lors, que le blanc de zinc peut lutter avantageusement avec la céruse. Il fournit des tons aussi beaux, avec l'avantage d'une meilleure conservation à l'air, même sous l'influence de l'hydrogène sulfuré et des vapeurs sulfureuses, si fréquentes dans l'habitation, par suite de l'éclairage au gaz et de causes diverses, vapeurs qui agissent si fortement et d'une manière si fâcheuse sur la céruse (1).

Comme conséquence de ces constatations, un arrêté du ministère des travaux publics, du 24 août 1849, a prescrit la substitution du blanc de zinc au blanc de céruse dans les travaux de peinture à exécuter dans les travaux de l'État. Une circulaire du ministre de l'intérieur de février 1852 réclame cette même substitution dans les travaux de peinture à exécuter dans les bâtiments départementaux et communaux (2). Malgré tout, l'habitude et la routine restent les plus fortes et se contentent de répondre que le blanc de zinc couvre mal, tandis que le blanc de céruse s'étend plus facilement et couvre à poids égal une surface plus considérable.

Cependant de nombreux documents recueillis par Paliard, architecte en chef de la préfecture de police, démontrent que c'est là une erreur. Pour n'en citer qu'un seul, une commission nommée par le ministre de la marine, établit dans son rapport, que le blanc de zinc couvre plus de surface que la céruse, dans la proportion de 1,20 à 1,30 pour 1, et que l'emploi de cette couleur, comparé à celui de la céruse, procure par suite une économie de 5 à 14 p. 100. Paliard conclut en demandant que, dans tous les travaux publics, comme aussi dans ceux de la ville de Paris, et des grandes administrations, on interdise les travaux de peinture à base de plomb (3).

Plus récemment A. Gautier a signalé combien il était regrettable que les peintres, contrairement aux recommandations des hygiénistes et des hommes du métier les plus compétents, persistent à employer les couleurs à base de céruse, alors que le sulfure et l'oxysulfure de zinc et surtout l'oxyde de zinc sont reconnus comme dénués de tout danger et comme pouvant être substitués avantageusement à la céruse (4).

En ce qui concerne les sels de zinc, il faut rappeler la communication faite au Congrès international d'hygiène de Paris (5), sur la pein-

(1) Rapport général sur les travaux du conseil d'hygiène publique et de salubrité du département de la Seine de 1849 à 1858, p. 130.

(2) Dr Henri Napias, *Manuel d'hygiène industrielle*. Paris, Masson, 1882, p. 317.

(3) Paliard, *Des dangers que présente l'emploi du blanc de céruse dans les travaux de peinture* (*Revue d'hygiène*, 1879, p. 1004).

(4) Congrès international d'hygiène de Paris, en 1878, t. I, p. 637.

(5) A. Gautier, *Rapport sur l'empoisonnement saturnin dans le département de la Seine, pendant les années 1884, 1885 et 1886*.

ture connue en Angleterre sous le nom de *Griffths's Patent White*, ou *blanc breveté de Griffths*, qui est formé par le sulfure de zinc en combinaison avec d'autres ingrédients, qui ne modifient nullement les avantages hygiéniques du zinc, et lui donnent une blancheur et un corps que la céruse même ne possède pas. Cette couleur recouvre deux fois plus de surface que l'oxyde de zinc, et 25 p. 100 de plus que la meilleure céruse, sans être plus chère. Elle est donc, même au point de vue économique, préférable.

Comme application antihygiénique de la céruse, il faut citer encore les papiers blancs veloutés, dont la surface est couverte de céruse dans un état particulièrement dangereux. Ces papiers produisent au moindre frottement des poussières toxiques, qui pénètrent avec une extrême facilité dans les voies respiratoires et puis dans tout l'organisme humain. Or là encore, le blanc de zinc peut facilement remplacer la céruse.

Un autre dérivé du plomb est également suspect pour l'hygiéniste, c'est le minium ou sulfure de plomb, tout au moins dans ses applications à la peinture des réservoirs d'eaux potables. Un fait récent bien constaté, celui de nombreux empoisonnements survenus dans l'équipage d'un navire norwégien, débarqué dans le port américain de Brooklyn vers la fin du mois de mai 1885, par suite de l'usage d'eau conservée dans un réservoir peint au minium, démontre que les eaux riches en nitrates et en matières organiques se chargent rapidement de composés plombiques dangereux (1).

Il faut même ajouter, d'après une expérience personnelle de A. du Souich, inspecteur général des mines, que le minium de fer, souvent employé à revêtir les réservoirs d'eaux potables, ne présente qu'une sécurité douteuse. Le produit vendu sous le nom de minium de fer, à Paris et ailleurs, est toujours, en effet, un mélange de peroxyde de fer et de minium de plomb, qui peut devenir dangereux pour la santé, en cas de stagnation un peu prolongée de l'eau dans les réservoirs.

Couleurs arsenicales. — Les couleurs au vert arsenical sont également fort dangereuses, dans les peintures murales et surtout dans les papiers de tenture, en raison de la facilité avec laquelle se produisent des poussières nettement arsenicales. Des maladies graves et de véritables empoisonnements ont été maintes fois causés par de semblables papiers (2). Il faut remarquer d'ailleurs, que ces papiers à couleurs arsenicales sont plus dangereux, après de longues années de service, parce que la couleur a plus de tendance encore à se convertir en poussière qu'au moment de la pose (3).

(1) A. Gautier, Rapport au conseil de salubrité de la Seine (22 janvier 1886), *sur l'emploi des peintures à base de plomb à l'intérieur des réservoirs d'eaux potables.*

(2) Extraits de *The Sanitary Record*, donnés par E. Vallin (*Revue d'hygiène*, 1879, p. 411).

(3) *Annales d'hygiène publique*, 2e série, t. XXXIX, p. 427.

Du reste, ce n'est pas seulement par les poussières qui s'en détachent, c'est aussi par des émanations volatiles et gazeuses, que les couleurs arsenicales peuvent produire des empoisonnements. D'après le professeur Fleck, l'air des appartements, dont les tentures sont peintes au vert de Schweinfurt, renferme de l'arsenic à l'état de composé gazeux en quantités notables, par suite de la décomposition de la matière organique et de la colle d'amidon, qui produit de l'hydrogène sulfuré, et ultérieurement de l'hydrogène arsénié (1).

Nous avons insisté un peu longuement sur ces faits d'intoxication, parce qu'il est nécessaire que le constructeur repousse l'emploi de ces matériaux dont le danger est certain.

Or, il est établi que toutes les couleurs vénéneuses employées dans la peinture décorative peuvent être remplacées par des couleurs inoffensives, aussi vives, aussi solides, d'un coloris aussi riche. Ces couleurs, dues à Turpin, dérivent de l'éosine, de la fluorescéine, et de certaines combinaisons avec le chromate de zinc, avec l'acide borique et le bichromate de potasse, avec les outremers et différents dérivés de la houille (2). Elles ont été examinées par la Société d'encouragement, qui, sur le rapport de Cloez, les a reconnues industriellement pratiques. Comme elles ne noircissent pas aux émanations sulfureuses, et que leur prix est généralement égal, souvent même inférieur à celui des couleurs vénéneuses, on ne saurait trop en recommander l'emploi, contre lequel des habitudes anciennes ou pour mieux dire la routine réagissent malheureusement avec succès.

G. Antisepsie des matériaux. — En raison de l'importance assignée par l'hygiène et la médecine moderne aux microbes, on devait être conduit à en rechercher la présence en quantités plus ou moins considérables dans les matériaux de construction, qui constituent l'habitation. Les premières observations et études faites dans cette voie sont dues à Layet (3) et à Poincarré (4). Le professeur Jules Arnould signale, avec juste raison, qu'elles sont peu démonstratives (5).

En Allemagne, les recherches ont été plus multipliées et plus fructueuses. On a signalé surtout les dangers que peut présenter le bois, en raison de ses propriétés hygroscopiques et en raison de la facilité avec laquelle, en se fendillant sous les alternatives de sécheresse et d'humidité, il peut fournir un terrain propice au développement des moisissures et parasites de toutes sortes. Les auteurs allemands ont surtout étudié, sous le nom de *Hausschvamm*, un champignon particulier, le

(1) Fleck, *Zeitsschrift für Biologie*, 1878. Résumé dans *Revue d'hygiène*, 1879, p. 76.

(2) Congrès international d'hygiène de Paris en 1878, t. I, p. 645.

(3) Dr Layet, *De la porosité des matériaux, considérée au point de vue de l'hygiène.* (*Revue de l'hygiène*, 1881, p. 491).

(4) Dr Poincarré, *Recherches sur les conditions hygiéniques des matériaux de construction* (*Annales d'hygiène*, 3e série, t. VIII, p. 193).

(5) Dr Jules Arnould, *loc. cit.*, p. 530.

merulius lacrymans qui se développe surtout dans le bois des conifères, en longs filaments qui atteignent à la maturité plusieurs mètres, et finissent par transformer toute la masse ligneuse, en une poudre dont l'action sur la santé est signalée comme dangereuse (1).

D'autres auteurs allemands, tels que Emmerich, Utpadel, Bonome ont reconnu l'existence de microorganismes pathogènes, dans la masse des matériaux de construction, et même dans le mortier, où la chaux ne suffit pas à détruire ces germes dangereux (2).

Cette question a été reprise récemment en France par Victor Bovet (3). Dans une série d'expériences fort complètes, il a établi que le gypse en poudre, dont on fait le plâtre de nos murs et de nos plafonds, n'est pas stérile avant être gâché, et qu'en plus, il laisse intacte la vitalité des microbes introduits presque forcément dans l'eau servant au gâchage. Tous les matériaux de construction poreux peuvent, en s'imbibant des liquides, absorber les germes qui y sont contenus. Le bois neuf est assez réfractaire à l'absorption des microbes, mais lorsqu'il est criblé de fissures, il peut renfermer des microbes vivants dans des particules de bois, prises à 1 ou 2 millimètres de profondeur.

Les draperies et les tapisseries, ainsi que les papiers peints, peuvent également donner asile à de nombreux microbes.

Finalement, Bovet propose de n'employer dans le gâchage du plâtre et la préparation des mortiers, que de l'eau saturée (à 5 p. 100) de salicylate de zinc, antiseptique réellement efficace. La même solution peut être également employée pour rendre antiseptiques les papiers de tentures, les draperies et tapisseries dont elle n'altère pas les couleurs. Pour les matériaux d'entrevous, Bovet propose d'ajouter de 3 à 4 p. 100 de naphtol carbonique en poudre fine au sable ou au coke employé pour le remplissage, ce qui garantirait ces matériaux de toute infection et aurait l'avantage de prévenir l'invasion des souris, des insectes, des moisissures et autres parasites.

Bien que Bovet établisse que l'emploi généralisé du salicylate de soude n'augmenterait le prix de la construction d'une maison de dimensions moyennes que de 800 à 900 francs, il semble que dans la majorité des cas, la pratique de l'antisepsie des matériaux serait une précaution un peu exagérée contre l'influence des microbes. Toutefois ces recherches devaient être citées, car le procédé de Bovet pourrait être utilement appliqué dans les casernes et les hôpitaux, qui sont soumis à de si grandes chances d'infection.

II. **Emploi des matériaux.** — A. Fondations. — Elles constituent l'une des parties les plus importantes de la construction au point de

(1) Uffelmann, *loc. cit.*, p. 346.

(2) Id., *Ibid.*

(3) *Annales de micrographie*, décembre 1889. Résumé dans la *Revue scientifique*, t. XLV, p. 252.

vue de l'hygiène. Il est indispensable de les prémunir contre l'humidité du sol qui tend à remonter par capillarité dans leur épaisseur, lorsqu'on n'y oppose pas un obstacle. En Angleterre, le *règlement relatif à la construction des rues et des maisons*, en fait une obligation aux propriétaires et la formule dans les termes suivants :

« Toute habitation sera isolée du sol par une couche d'asphalte ou de béton de 15 centimètres d'épaisseur au moins ;

« Les fondations reposeront sur un sol ferme, sur une couche de béton ou de toute autre matière convenable ;

« Afin d'empêcher que l'humidité ne monte à travers les murs, ceux-ci seront isolés, par des feuilles de plomb, de l'asphalte, de l'ardoise ou autres substances imperméables. Cette couche isolante sera placée au-dessous des poutres du plancher inférieur, et au moins à 15 centimètres au-dessus de la surface du sol voisin (1). »

A. Keim recommande de disposer, sur toute la surface qui doit servir de base aux habitations, une couche d'argile grasse battue de 20 à 30 centimètres, surmontée d'une couche de béton, composé de deux parties de ciment de Portland, de trois parties de sable et de cinq parties de fragments de pierre bien lavés et de la grosseur d'une noix. Le mélange étant opéré est appliqué à sec, puis arrosé d'eau et battu. Pour rendre impossible la pénétration des gaz et des vapeurs, on coulera, sur toute la surface, une couche d'asphalte qui recevra enfin le pavement des caves (2).

On a conseillé également d'asseoir le bâtiment tout entier, sur une couche de mortier asphalté (asphalte, argile et sable) qui servirait en outre à revêtir les murs de fondation. Ceux-ci doivent être élevés couche par couche et partout à la même hauteur, pour que le béton ne se fende pas sous l'action de pressions inégales. Les joints et les fentes doivent être revêtus de ciment fin, tant à l'intérieur qu'à l'extérieur. En dehors, à partir de la couche de béton, et jusqu'à 30 centimètres au-dessus de la surface du sol, on appliquera des carreaux de brique qui seront de même recouverts de mortier hydraulique. On peut également élever un mur isolant qui est alors recouvert par les pierres du trottoir (3).

En Belgique, on a recours aux plaques d'isolation à base d'asphalte comprimé qui ont été décrites et figurées précédemment (p. 332, fig. 28).

Lorsqu'on établit les fondations sur un terrain très humide, on remonte

(1) Albert Palmberg, *Traité de l'hygiène publique d'après ses applications dans différents pays d'Europe*. Traduit du suédois sous la direction de M. A. Hamon. Paris, 1891, p. 69.

(2) *L'Hygiène dans la construction des habitations privées*, par le Dr Félix Putzeys, professeur d'hygiène à l'université de Liège et E. Putzeys, ingénieur directeur des travaux de la ville de Verviers. 2e édit., 1885. Paris et Liège, p. 28.

(3) A. Keim, *Die Feuchtigkeit der Wohngebäude der Mauerfrass und Holzschwamm*, 1882, p. 19.

les plaques d'isolation sur leurs faces latérales de manière que le bâtiment se trouve ainsi dans une sorte de cuve imperméable (fig. 30).

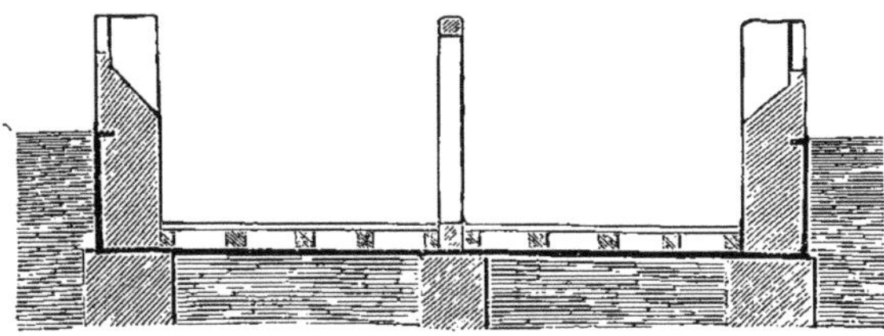

Fig. 30 (d'après Putzeys).

Dans le cas où les eaux souterraines exercent une forte pression, on dispose des voûtes renversées entre les murs de fondations, et les pla-

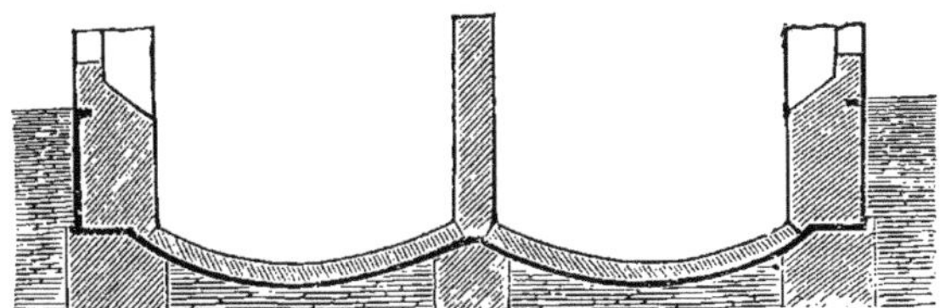

Fig. 31 (d'après Putzeys).

ques d'isolation se placent dessous et en épousent la courbure (fig. 31). Lorsque l'ensemble des constructions doit être établi sur un plateau

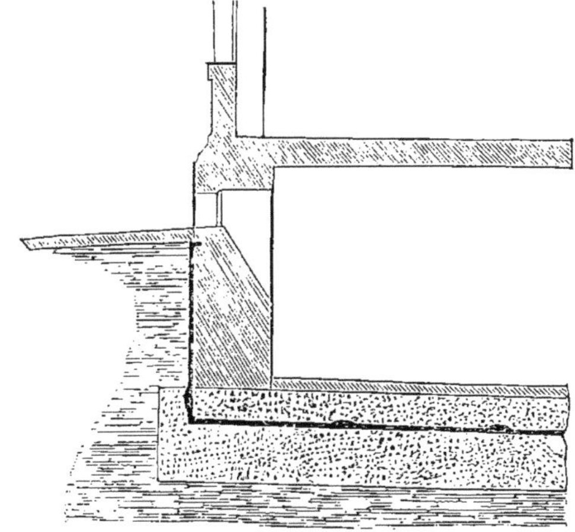

Fig. 32 (d'après Putzeys).

de béton, avant de couler la dernière couche, on fait remonter les plaques d'isolation, le long des parois verticales (fig. 32).

On se sert aussi en Belgique de feutres asphaltiques, qui s'emploient de la même façon.

Lorsque les fondations ne sont plus éloignées du niveau de la rue que par un intervalle de quelques centimètres, on commence par en revêtir toute la surface supérieure d'une couche de mortier au goudron d'un demi-pouce d'épaisseur, sur lequel on applique des lames de plomb qui doivent se recouvrir de trois centimètres au moins et dépasser de trois à quatre centimètres les deux faces du mur, de manière à pouvoir être rabattues. Ces lames sont préalablement enduites, sur leurs deux faces, de vernis de caoutchouc, pour empêcher l'oxydation du métal. On dispose ensuite une rangée de briques réunies au moyen de mortier au goudron, puis on continue la maçonnerie d'après la méthode ordinaire.

C'est là le procédé le plus habituel; mais il en existe une foule d'autres dans lesquels on fait intervenir les briques en argile, les pierres artificielles composées de poix minérale et de sable réunis par de l'asphalte; les plaques d'ardoise, les briques, plaques ou dalles perforées en grès (1), mais ce sont des détails trop techniques pour que je puisse y entrer. Il suffit, pour l'hygiène, que les fondations soient efficacement protégées contre l'humidité; le choix du moyen est du ressort de l'architecte.

En Angleterre et en Allemagne, on a l'habitude de laisser un espace libre entre les fondations et le sol environnant, c'est ce qu'on désigne sous le nom d'*area*. Cette sorte de fossé s'ouvre librement en haut ou

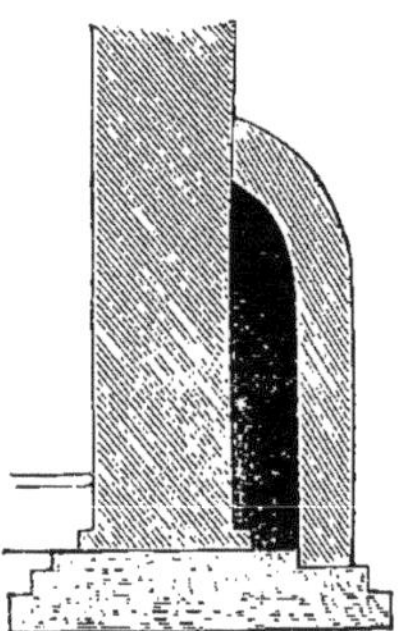

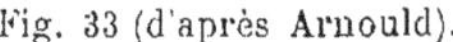

Fig. 33 (d'après Arnould).

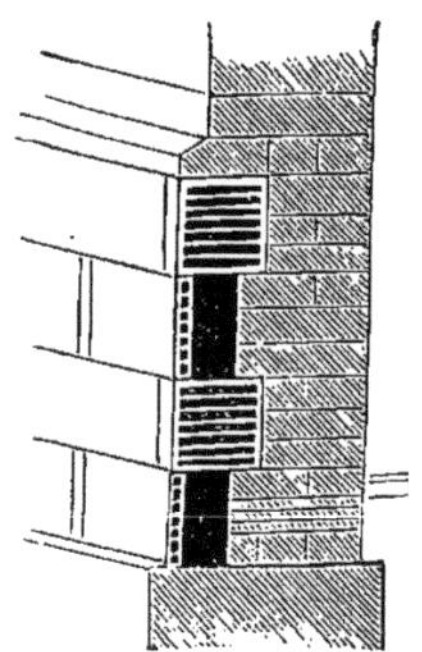

Fig. 34 (d'après Arnould).

est couvert par une grille, afin que la circulation de l'air n'y subisse aucun obstacle. Cette aire, dont le fond est revêtu de béton, descend au-dessous du niveau des caves. Elle est munie d'un égout spécial avec siphon. pour entraîner au dehors les liquites de rebut et les eaux de surface

(1) Voyez, pour ces différents procédés, le livre déjà cité des frères Putzeys, p. 81.

qui s'y réuniraient. Si cette disposition ne peut pas être adoptée, on emploie une double muraille, qui se réunit au mur principal au-dessus de la surface du sol et ménage ainsi un canal rempli d'air tout autour des fondations (fig. 33).

Cassie a également imaginé de construire un mur creux, à l'aide de briques en argile vitrifiée, placées les unes au-dessus des autres et reliées au mur principal par d'autres briques creuses transversales (fig. 34).

En Angleterre, les doubles murailles doivent être réunies par des crochets en fer goudronné et sablé ou galvanisé. Une couche isolante doit être placée à la base et une seconde à la partie supérieure de la double muraille (1).

Les précautions que je viens d'indiquer sont indispensables dans les villes dont le sol est plat et où la nappe souterraine est très voisine de la surface ; mais, lorsque le terrain est bien sec, *à fortiori*, lorsque les fondations reposent sur le sol, ces procédés dispendieux sont inutiles et on peut s'en abstenir, ainsi que cela se fait à Paris, dans la plupart des quartiers. On se borne à couler, dans le fond de la tranchée destinée à recevoir les fondations, une couche de béton de $0^{m},80$ à 1 mètre. On maçonne par-dessus, en pierres meulières jusqu'au sol, et on place les pierres de tailles par-dessus, sans aucun intermédiaire. Dans le projet de règlement pour la ville de Paris, dont M. Jourdan donne la teneur dans son intéressant ouvrage, on ne trouve qu'un seul passage qui soit relatif aux fondations. Il est ainsi conçu :

ART. 3. — Dans toutes les constructions destinées à l'habitation, les fondations et les murs, jusqu'à un mètre au-dessus du sol, devront être construits en matériaux durs hourdés en mortier hydraulique (2).

B. MURS. — L'épaisseur des murailles dépend de leur hauteur et des dimensions de la maison. La façade et le mur dossier, les pignons et les murs de refend ont des épaisseurs différentes; mais c'est plutôt une question de solidité que d'hygiène. Ce qui intéresse la salubrité de la maison, c'est qu'ils ne soient pas trop minces. Autrefois on donnait, aux parois des maisons, l'épaisseur des murs d'une forteresse. Aujourd'hui, on tombe dans l'excès opposé. On se contente d'habitude de 50 centimètres et l'on voit s'élever des maisons de cinq étages dont les murailles n'ont pas davantage.

Quand les murs sont trop minces, la température extérieure et celle de la maison se mettent trop facilement en équilibre. Il fait trop chaud en été et trop froid en hiver dans les appartements. Le chauffage y

(1) Art. 17, du *Règlement relatif à la construction des rues et des maisons* (Palmberg, *loc. cit.*, p. 69).
(2) Gustave Jourdan, *Pouvoirs des maires en matière de salubrité des habitations*, Paris, 1890, p. 75.

chauds est difficile et dispendieux dans nos climats, et dans les pays la chaleur y devient promptement accablante. « Il en est ainsi, dit M. Arnould, dans beaucoup de maisons bâties, dans les villes de l'Algérie, par des spéculateurs et affectées à des locataires qui n'ont pas le choix, officiers, employés (1). »

Je crois que les chiffres établis par M. Émile Trélat pour les murs des hôpitaux pourraient, avec avantage, s'appliquer aux habitations privées. « Il est désirable, dit-il, que, dans les établissements hospitaliers, les épaisseurs des murs des salles de malades ne soient jamais inférieures à 60 centimètres si les matériaux employés sont des pierres et à 33 centimètres, si l'on utilise la brique (2). »

Il est possible d'exécuter des constructions légères, tout en maintenant, à l'intérieur des maisons, un équilibre satisfaisant de température; il suffit pour cela de ménager, dans l'épaisseur du mur, un espace vide, une sorte de matelas d'air, comme celui dont nous avons parlé à l'occasion des fondations. Il suffirait de prolonger cette disposition, jusqu'au sommet de l'édifice. Ces murs à double paroi ont été mis en usage dans la construction des casernes élevées par M. Tollet. Les pavillons ont un double mur en briques et, comme cette substance est beaucoup moins conductrice du calorique que la pierre, on a pu, grâce à cette disposition, réduire l'épaisseur totale de la paroi à 22 centimètre et même à 15 (3).

On peut profiter de cet intervalle, pour établir des couches imperméables placées de champ dans l'épaisseur de la muraille, afin d'empêcher l'humidité de les traverser, ainsi que nous l'avons dit en partant des fondations; mais ces cloisons ne se bornent pas à arrêter l'humidité, elles empêchent également l'air de passer et il n'est pas démontré que ce soit un avantage. Il a été prouvé, dans le paragraphe précédent, que tous les murs sont perméables et que leur épaisseur ne diminue pas sensiblement la quantité d'air que les traverse, tandis que la peinture à l'huile, les enduits au ciment, au stuc, la réduisent à très peu de chose. La question de savoir, s'il faut respecter cette propriété a été plus d'une fois posée et les avis sont partagés. Wiel et Gnehm veulent des murs secs mais poreux, pour obtenir la *ventilation naturelle* qui s'opère par les interstices et qui ne se fait plus, quand ils sont bouchés par l'humidité. Nageli trouve au contraire que cette humidité à ses avantages. En bouchant les pores, elle empêche l'air du sol de monter dans les murs et elle fixe à leur surface les corpuscules pulvérulents qui flottent dans l'atmosphère et les microbes qui peuvent y être mêlés. Les moisissures elles-mêmes sont loin d'être un danger,

(1) Jules Arnould, *Nouveaux éléments d'hygiène*. Paris, 1881, p. 376.

(2) É. Trélat, *Discussion du rapport de M. Jules Rochard, sur la construction des hôpitaux, à la Société de médecine publique* (*Revue d'hygiène*, t. V, n° 4, 20 avril 1883).

(3) J. Arnould, *loc. cit.*, p. 376.

parce qu'elles jouent le même rôle à l'égard des germes qu'elles fixent et dont elles débarrassent l'atmosphère.

Ces idées sur les avantages un peu théoriques de l'humidité ne sont pas acceptées par la majorité des hygiénistes qui sont plutôt frappés par les inconvénients très sérieux et très certains que cette humidité présente. Il n'en est pas de même de la porosité des murs et de la nécessité de la respecter. M. Émile Trélat s'en est fait le défenseur au sein de la Société de médecine publique, lors de la discussion du rapport de M. J. Rochard sur la construction des hôpitaux. Pénétré, comme tous les médecins, de la nécessité de pouvoir nettoyer aisément la paroi interne des murailles, dans les salles de malades, ce dernier avait demandé qu'on les couvrît d'un enduit imperméable, d'une couche de stuc, ou tout au moins d'une peinture à l'huile susceptible d'être lavée aussi souvent que cela serait nécessaire.

M. Émile Trélat soutint un avis opposé. « J'ai remarqué, dit-il, que, dans les contrées riches en pierres tendres, sur les bords de la Garonne, par exemple, où domine le calcaire poreux, les habitations sont riantes, les salles saines, les murs parfaitement secs, tandis que dans les pays de granit, de gneiss, matériaux imperméables, les murs sont humides et crasseux, les chambres tristes, sentant le renfermé et le moisi. » Il en conclut qu'il se fait à travers les murs poreux des échanges utiles à la santé, que l'air qui pénètre du dehors au dedans, par ces millions de canaux microscopiques, se tamise pour ainsi dire, en traversant les pores des matériaux, rencontre, dans cet état de division extrême, les éléments saturés de l'atmosphère intérieure qui suivent une route diamétralement opposée et les détruit par une véritable combustion. Cette sorte de respiration intra-pariétale combat et annule incessamment, dans l'opinion de M. Émile Trélat, l'infection des vieux murs (1).

M. Arnould considère aussi la perméabilité des murs comme une chose utile. « Nous continuons à croire, dit-il, que l'atmosphère de nos demeures vaut mieux quand elle n'a que le degré hygrométrique *intentionnel* et qu'elle se renouvelle encore à l'aide des pores de hasard, sans préjudice d'orifices voulus et de capacité calculée. Dans les nouvelles maisons de Lille et même dans quelques anciennes, l'on a adopté la peinture à l'huile, pour la face extérieure des murs et pour l'intérieur des corridors, paliers, cages d'escaliers. Il nous semble que la suppression de ventilation de porosité, entraînée par cette méthode, communique des qualités désagréables à l'atmosphère des chambres, pour peu qu'on y ait dormi ou séjourné quelque temps. Ces chambres n'ont naturellement d'autre moyen de ventilation que l'ouverture des

(1) Émile Trélat, *Influence exercée par la porosité des murs sur la salubrité des habitations et précautions qu'elle suggère*. Communication faite, le 9 septembre 1882, au Congrès de Genève, t. II, p. 36.

fenêtres : lorsque l'occlusion de celles-ci a persisté pendant plusieurs heures, l'air des pièces habitées devient odorant, fade, épais. Cette sensation se perçoit au mieux, en hiver, lorsqu'une raison quelconque ralentit le tirage des cheminées. Quand à la peinture, elle ruisselle par les temps humides et la vapeur d'eau qui s'y précipite finit par l'écailler (1). »

Nous nous demandons si M. Trélat ne s'est pas mépris sur les causes des différences qu'il a remarquées, si l'aspect riant et salubre des habitations des bords de la Garonne ne tient pas au beau soleil de ces contrées plutôt qu'à leur calcaire poreux. Quant aux pays granitiques, leur ciel gris, leur climat humide contribue bien plus à l'aspect triste et froid des habitations, que le granit avec lequel elles ont été bâties. Quoi qu'il en soit, la question ne se pose pas dans les mêmes termes pour les demeures privées que pour les hôpitaux ; il n'y a pas besoin d'en laver les murailles, et rien n'empêche de respecter la perméabilité des murs. On ne peut cependant pas, dans nos maisons, laisser les plâtres gris à nu dans les chambres, il faut bien les recouvrir de papiers, de tentures, de tapisseries ou de boiseries, et ce revêtement doit nuire sensiblement à cette respiration intra-pariétable à laquelle M. Émile Trélat attribue de si bons effets.

Il n'existe pas en France de loi ni de décret déterminant la façon dont les murs doivent être construits, mais la cour de cassation a rendu sur ce sujet de nombreux arrêts, desquels il résulte que les maires peuvent défendre les constructions en pans de bois, lorsqu'elles présentent du danger. Ils peuvent s'opposer à la réparation des maisons en bois ou *colombage*, et obliger de ne se servir, pour les murs, que de la brique ou de la pierre. Ils peuvent défendre de réparer les toitures en chaume, paille, roseau, bruyère, carton bitumé ou autres matières inflammables, et contraindre les propriétaires à établir les couvertures des bâtiments en tuile, lave ou ardoise, suivant le pays.

D'autres arrêts autorisent les maires à exiger que les maisons d'habitation soient construites en maçonnerie de pierres de taille, moellons ou briques bien cuites, que les constructions soient établies en bonne maçonnerie hourdée en mortier de chaux et de sable, aussi bien les bâtiments intérieurs que les bâtiments en bordure de la voie publique. Ces règlements s'appliquent aussi bien aux entrepreneurs qu'aux propriétaires, et la démolition doit être prononcée en sus de l'amende, pour les constructions faites irrégulièrement (2).

Les murs de refend doivent être construits d'après les mêmes principes. Leur épaisseur doit être en rapport avec l'effort qu'ils doivent supporter. Quant aux cloisons, il suffit qu'elles empêchent les bruits de se transmettre d'une pièce dans l'autre.

(1) J. Arnould, *Nouveaux éléments d'hygiène*. Paris, 1881, p. 377.

(2) Pour tous ces arrêts de la cour de cassation, voyez Gustave Jourdan, *Pouvoirs des maires en matière de salubrité des habitations*. Paris, 1890, p. 20 et suivantes.

C. Planchers et plafonds. — Dans les habitations privées, les planchers ne doivent ni supporter l'effort qu'ils ont à soutenir dans les casernes, les lycées, les hôpitaux, ni être soumis à des lavages aussi fréquents. Pour les appartements, les meilleurs sont les parquets en bois de chêne, assemblés avec soin et cirés.

Ils sont moins froids que le dallage, les briques et la pierre; ils n'absorbent point de miasmes, quand ils sont bien faits, parce qu'ils n'ont pas d'interstices où puisse se loger la poussière. Les parquets en bois de sapin coûtent beaucoup moins cher; mais ils ont l'inconvénient de s'user plus vite. Ils s'écaillent, s'imbibent de tous les liquides qui coulent à leur surface, fermentent et retiennent longtemps l'humidité des lavages. On peut atténuer ces inconvénients, en les couvrant d'une couche de vernis, d'encaustique ou tout simplement d'huile de lin bouillante, que Morache a conseillée pour les planchers des casernes. Cet enduit prévient en outre le passage de l'air à travers les plafonds des étages inférieurs et cet échange n'est pas sans danger.

Dans les pays chauds, où on ne redoute par le froid des dalles, on a souvent recours au carrelage, même pour les chambres; partout on peut y recourir pour les rez-de-chaussée et surtout pour le sous-sol. M. Émile Trélat recommande, pour cet usage, les carreaux rouges, polis, non poreux, commodes à nettoyer, joignant bien sur leurs bords, ou les carreaux *céramiques* qu'on trouve dans tous les vestibules et qui ont un aspect à la fois élégant et artistique.

On a l'habitude aujourd'hui, dans toutes les maisons aisées, de recouvrir de tapis le parquet des appartements et celui des escaliers. Cette pratique est très agréable à tous les points de vue; mais elle n'est pas sans inconvénient pour l'hygiène. Les tapis sont de véritables réceptacles de miasmes. Ceux-ci se cantonnent dans l'épaisse couche de poussière qui s'amasse entre l'étoffe et le plancher et peuvent devenir la source de maladies contagieuses. Aussi est-il de règle de faire désinfecter ceux qui garnissent les chambres dans lesquelles ont séjourné des malades atteints d'une de ces affections. Même en dehors de ces cas exceptionnels, les tapis doivent être enlevés fréquemment pour être battus et exposés au grand air.

Les plafonds en plâtre blanc uni, sans renfoncement ni saillies, sont, au point de vue de l'hygiène, supérieurs aux plafonds historiés composés de caissons multicolores des anciennes salles de châteaux et que l'usage remet à la mode. Leur moulures, leurs reliefs entre-croisés, les dépressions qu'ils laissent entre eux, ne sont propres qu'à retenir les miasmes et à empêcher l'aération complète de l'appartement.

D. Toitures. — Le toit est le couronnement de la maison. Il doit la protéger contre les intempéries et cependant permettre à l'air chaud et vicié provenant des différentes chambres de s'échapper dans l'atmosphère.

L'inclinaison du toit est une chose importante. Autrefois on lui donnait une pente considérable. Cette disposition se retrouve encore dans les vieilles villes et on la conserve pour les châteaux. Michel Lévy lui reproche d'attirer la foudre et d'accélérer l'écoulement des eaux pluviales, au point de faire rompre les tuyaux de conduite. On y a renoncé pour les maisons ordinaires; mais c'est surtout parce qu'elle augmente inutilement la hauteur des maisons et les frais de construction.

Les toitures plates, à terrasses, très agréables dans les pays chauds très usitées en Orient, sont impossibles dans les contrées froides et humides. Quelque épaisseur qu'on leur donne, quel que soit le revêtement qu'on choisisse, la pluie finit toujours par les traverser. En été elles s'échauffent et se fendillent, l'hiver la neige s'y accumule et remplit les pièces sous-jacentes de froid et d'humidité.

L'inclinaison du toit varie suivant les matériaux employés dans la construction. Ceux dont on se sert d'habitude sont les tuiles, les ardoises, le zinc, le plomb et la tôle. Le bois, le chaume, les roseaux, le carton bitumé doivent être interdits, ainsi que toutes les matières combustibles, et les maires ont, comme nous l'avons dit, le droit d'en défendre l'usage. Les matériaux incombustibles énumérés plus haut n'ont pas tous les mêmes propriétés et on peut poser en règle générale, que moins ils sont perméables à l'air et plus il faut multiplier les ouvertures (fenêtres, lucarnes, lanterneaux).

Les tuiles, à cause de leur porosité, sont favorables à la ventilation naturelle; mais, pour la même raison, elles se laissent facilement traverser par l'eau, quand elle séjourne longtemps à leur surface. Aussi faut-il donner aux toits en tuiles une pente assez considérable. L'inclinaison doit varier entre 40 et 60 degrés.

L'ardoise est compacte, solide, lisse, peu altérable; elle ne se laisse traverser ni par l'air ni par l'eau et offre, sous ce rapport, de sérieux avantages. Elle permet de réduire la pente de 28 à 45 degrés, s'il s'agit d'ardoises ordinaires et de 15 à 23 degrés, si l'on emploie le grand modèle. En revanche et en raison de ce peu de perméabilité, la ventilation est plus difficile, et il faut agrandir ou multiplier les ouvertures du toit.

Les métaux peu oxydables tels que le zinc et le plomb sont de plus en plus employés aujourd'hui. Ils ont l'avantage de ne pas nécessiter d'aussi fréquentes réparations. On a presque partout remplacé le plomb, jadis si usité dans les toitures, par le zinc qui est beaucoup moins cher et qui permet de recueillir l'eau de pluie dans les citernes, tandis qu'avec le plomb, on doit craindre les accidents saturnins. La couverture en zinc, grâce à son peu de poids, n'exige qu'une charpente légère et son imperméabilité absolue permet d'abaisser la pente de 18 à 21 degrés. Il en est de même pour la tôle galvanisée.

Le zinc et la tôle se dilatent trop fortement sous l'influence de la chaleur, pour qu'on puisse songer aux rivures et aux soudures. L'air passe alors dans les interstices, et la ventilation est ainsi favorisée, au grand bénéfice de l'hygiène. Pour diminuer les inconvénients de la dilatation, on a eu l'idée de canneler, d'onduler les feuilles de tôle et de zinc, de façon que l'extension et le retrait puissent se faire aux dépens de ces plis.

Les ouvertures du toit ne sont pas seulement nécessaires à la ventilation de l'édifice, elles sont indispensables à l'aération et à l'éclairage des mansardes et des greniers. Ces ouvertures sont ou des fenêtres ou des lucarnes, dont les dimensions sont en rapport avec celles des pièces qu'elles desservent, en tenant compte de la règle posée plus haut.

Indépendamment de ces ouvertures, le toit est encore traversé par les cheminées et par les orifices des tuyaux de ventilation. Enfin, dans les usines qui dégagent beaucoup de gaz et de fumée, dans les établissements renfermant un nombreux personnel, on trouve avantageux de laisser un intervalle libre entre les deux plans qui composent le toit, à leur point de jonction, et de couvrir cette fente à l'aide d'un *surtoit* réuni à la toiture par des montants verticaux et laissant, de chaque côté, un intervalle assez large pour permettre à la fumée, aux gaz et à l'air vicié de s'échapper librement. Il faut donner aux bords du *surtoit* un surplomb assez prononcé pour que la pluie et la neige chassées par le vent ne puissent pas pénétrer dans l'édifice.

Dans les habitations privées, on se borne à surmonter l'escalier d'un lanterneau dont les dimensions sont en rapport avec celles de l'immeuble et qui sert à la ventilation et à l'éclairage de la cage de l'escalier.

On peut le fermer latéralement par des jalousies fixes ou mobiles, ou ou par des fenêtres basculantes.

Les eaux pluviales sont reçues par les gouttières placées sous les bords du toit et celles-ci les transmettent aux tuyaux de chute ou de décharge qui les déversent à l'égout ou au ruisseau, à l'aide d'un caniveau placé sous le trottoir, à moins qu'ils ne les conduisent dans une citerne afin de les utiliser. Toutes les maisons sont aujourd'hui pourvues de gouttières et de tuyaux de chute; mais cela ne remonte pas très loin. Au commencement du siècle, beaucoup de maisons avaient encore des gargouilles, comme les cathédrales et déversaient leurs eaux au milieu de la rue. Elles tombaient comme une douche sur la tête des passants. Dans son article HABITATIONS du *Dictionnaire des sciences médicales*, écrit en 1817, Marc se plaint vivement de cet abus. Les gouttières se font en zinc ou en tôle, les tuyaux de décharge également. On peut cependant confectionner ces derniers avec la fonte. Dans tous les cas, ils doivent être placés à une distance de 5 à 8 centimètres du mur le long duquel ils sont appliqués. A Paris, l'arrêté préfectoral du 10 novembre 1886 (article 2), décide qu'ils ne pourront pas avoir un calibre inférieur à 8 centimètres, ni supérieur à 16 et qu'ils seront munis d'obturateurs, interceptant toute communication directe avec l'atmosphère de l'égout.

L'entretien des gouttières et des tuyaux de descente est d'une grande importance pour la conservation et pour la salubrité de l'édifice. Les gouttières sont souvent déformées, obstruées par des fragments d'ardoise ou de chaux, et par les ordures jetées par les fenêtres des mansardes. Elles sont parfois percées par l'oxydation et alors l'eau tombe dans la rue sur la tête des passants, ou s'infiltre dans le mur et rend la maison humide. Les propriétaires ne sauraient donc donner trop de soins à l'entretien de cette partie de l'immeuble.

Enfin, pour compléter ce qui a trait à la toiture, il faut bien indiquer encore qu'on la surmonte d'un paratonnerre, lorsqu'il s'agit de palais, de châteaux, d'édifices publics, mais qu'on s'en abstient d'habitude, lorsqu'il s'agit d'habitations privées.

§ 2. — Habitations privées.

Les maisons destinées à loger les particuliers varient sous le rapport de l'étendue et de l'importance, suivant la position sociale de ceux qui les habitent; mais elles présentent des différences tout aussi considérables, suivant les climats, les mœurs, les dimensions des villes dont elles font partie et la densité de population de celles-ci.

I. **Forme et disposition des locaux.** — A. Influence du climat. — La cause qui influe le plus sur la façon dont les habitations sont construites, c'est le climat. Dans les pays du Nord, tout est disposé en vue de résister au froid, au vent, à la neige; tout est sacrifié à la solidité et à la protection : murs épais, maisons spacieuses, portes solides et fermant bien, doubles fenêtres, poêles immenses allumés tout l'hiver et chauffant tout l'édifice. Dans les maisons confortables de la Russie, toutes les dispositions sont prises pour qu'on ne sente jamais le froid, et comme on ne sort qu'enveloppé de fourrures, dans des voitures bien closes, on peut passer un hiver à Saint-Pétersbourg, par exemple, sans souffrir de la rigueur du climat, sans s'apercevoir que le thermomètre marque à l'extérieur quinze ou vingt degrés au-dessous de zéro.

Dans les contrées à coups de vent et à bourrasques, les habitations sont construites en vue des assauts qu'elles sont destinées à subir. Je ne connais pas de ville plus originale que Berne, sous ce rapport. La coupe des rues y est singulière. Les toits se prolongent très avant au-dessus de la chaussée qu'ils surplombent et qui, au lieu d'être convexe comme les nôtres, est concave et présente au milieu le ruisseau et les fontaines publiques surmontées par l'ours de Berne ou par le grand archer d'Altorff. Les piétons circulent sous des porches élevés de plus de deux mètres au-dessus de la chaussée et qui forment une double galerie sous laquelle on est parfaitement à l'abri. La Suisse présente encore un autre type d'habitation bien remarquable : ce sont les chalets avec leurs immenses toitures en planches, assujetties par des blocs de rochers, et leurs grands pignons, aux nombreuses fenêtres. Ces maisons de bois ont un aspect séduisant. Il semble qu'on doive y être bien chaudement, quand la neige couvre la terre tout autour et que l'avalanche roule au fond des vallées.

Sous les tropiques, le but qu'on se propose avant tout, dans la construction des habitations, c'est de les préserver de la chaleur et du soleil; mais les moyens d'y parvenir diffèrent suivant les pays. A Calcutta, par exemple, les palais de l'aristocratie anglaise sont installés de façon à donner à ceux qui les habitent toute la salubrité et le confortable qu'ils peuvent désirer, sans tenir compte des dépenses qui doivent en résulter. Les appartements de ces immenses bâtisses sont garantis contre la chaleur par de larges galeries sur lesquelles s'ouvrent toutes les pièces. Entre les colonnes qui soutiennent extérieurement ces galeries sont tendus des stores de vétiver et de patchouli qu'on arrose sans cesse et l'évaporation de cette eau parfumée rafraîchit et embaume l'atmosphère des appartements. Les principales pièces sont ventilées à l'aide de *pancas*. Ce sont de grands éventails, en forme de cloison mobile, auxquels un Indien invisible imprime un mouvement de pendule. Les Anglais, qui ne sortent jamais, pendant la chaleur du jour, trouvent cette fraîcheur très agréable ; mais les Européens de passage que leurs occupations forcent à aller et venir à toute heure et dont le corps est presque constamment inondé de sueur, y contractent des refroidissements.

Nos colonies de l'océan Indien et des Antilles ont un climat plus tempéré et des habitations plus simples et aussi salubres. A Bourbon, par exemple, les maisons sont presque toutes situées au milieu de la verdure et des fleurs, au centre d'un emplacement rectangulaire dont les communs occupent le fond et qui est séparé de la rue par un grillage en bois. Ce sont des constructions légères, élevées de quelques marches au-dessus du sol et précédées d'une *véranda*. Je ne connais rien d'aussi charmant, d'aussi hospitalier que ces demeures créoles, si ce n'est la population qui les habite et par laquelle les étrangers sont accueillis avec une bonté dont le souvenir ne s'efface plus.

Dans le nord de l'Afrique et dans le Levant, des dispositions différentes permettent d'atteindre le même but. Ainsi à Alger, par exemple, à côté des maisons à l'européenne, bâties par la spéculation et où l'on étouffe, on trouve encore quelques anciennes maisons arabes qui sont un modèle de confortable et d'élégance originale. Ces maisons carrées, à toits plats, dont les murs peints à la chaux n'offrent pas une fenêtre, n'ont rien de séduisant, quand on les regarde du dehors. Il n'en est plus de même, lorsqu'on entre dans la cour intérieure, silencieuse, intime, au centre de laquelle gazouille un jet d'eau et qu'entoure une galerie ombragée, donnant accès dans des pièces de petites dimensions, mais fraîches et agréables.

Le midi de la France avait aussi jadis des rues étroites, des maisons un peu sombres, dont les appartements s'ouvraient aussi sur une cour intérieure. On en voit encore à Montpellier, à Nîmes, à Toulon même; mais on a substitué à ce genre de construction approprié au climat, le modèle banal de nos grandes maisons modernes, bordant de larges rues où souffle le mistral, où s'engouffre la poussière et que dévore le soleil.

Indépendamment de ces différences qui tiennent à la latitude et au climat, il en est qui résultent de nécessités toutes locales. Ainsi dans les pays sujets aux tremblements de terre, aux ouragans, on évite d'élever les maisons et de les construire en pierres, parce que la maçonnerie s'écroule comme un château de cartes quand le volcan s'agite et fait frissonner le sol; dans les pays à ouragans, les toits sont emportés quand ils ne sont pas bien solides, ainsi que cela s'est vu plus d'une fois aux Antilles. Dans les pays à inondations, les murs en pisé ne résistent pas à l'action des eaux. C'est pour cela qu'un modèle de construction uniforme ne saurait convenir pour des pays différents.

B. Hotel et maison de rapport. — Les habitations destinées dans les villes à loger les gens des classes riches (nous nous occuperons des autres plus loin) sont des hôtels appartenant le plus souvent à ceux qui les habitent et dans lesquels ils logent seuls, ou des maisons bâties dans un but de spéculation et qui doivent abriter de nombreux locataires.

Les premières sont des habitations de luxe, généralement très confortables et dont l'hygiène peut se désintéresser, bien que parfois certains détails laissent encore à désirer. Les plus riches sont situées entre cour et jardin ; les dépendances sont placées dans des ailes en retour. Les cuisines, les offices, les caves, les calorifères, la canalisation sont dans le sous-sol, les appartements de réception sont au rez-de-chaussée, les chambres des maîtres au premier étage, le logement des domestiques dans les combles.

Les maisons de rapport, au contraire, ont en général des boutiques au rez-de-chaussée; dans les quartiers élégants, la loge du concierge est d'un côté de la porte cochère et de l'autre, on trouve un logement de garçon. Chaque étage (les maisons confortables n'en ont jamais plus de cinq) renferme un ou deux appartements. Les mansardes sont réservées aux domestiques. Chaque appartement a sa cuisine, un ou deux salons, une salle à manger et un office, un nombre variable de chambres et de cabinets, un water-closet et le plus souvent une salle de bains. Les locataires n'ont de commun que le vestibule et l'escalier. Je m'occuperai plus loin de ces différents éléments de l'habitation; mais il faut d'abord en étudier les dimensions.

II. **Dimensions des habitations privées.** — Elles varient dans des proportions considérables. Entre la maison modeste d'un bourgeois de petite ville qui lui a coûté une quinzaine de mille francs et l'immense édifice qui renferme les grands magasins du Louvre et qui représente un nombre à peu près égal de millions, il y a des degrés sans nombre.

La dimension des maisons n'est pas la même, à beaucoup près, dans les différentes villes. Cela dépend surtout de la surface qu'elles couvrent. Lorsque les villes peuvent s'étaler, qu'il y a du terrain à discrétion, on a de la tendance à bâtir de petites maisons, à élargir les cours à se donner le luxe d'un petit jardin. C'est ce qui arrive à Londres, par exemple, tandis qu'en Allemagne et en France, au moins dans les grands centres, on est forcé de construire d'immenses bâtiments pouvant contenir de nombreuses familles. Aussi, tandis qu'à Londres, on ne compte que 8 habitants par maison, il y en a 32 à Berlin, 35 à Paris, 52 à Saint-Pétersbourg et 55 à Vienne (1).

Cet encombrement, dans des logements superposés, a de graves inconvénients pour la santé des habitants, ainsi que l'a signalé Michel Lévy (2), parce que les maladies contagieuses s'y propagent avec une facilité extrême, soit en raison des contacts fortuits des divers individus, soit en raison de l'échange des miasmes et germes morbides à travers les murs et plafonds.

La statistique a d'ailleurs démontré la réalité de ces influences fâcheuses. D'après Russell, à Glasgow, dans un groupe de maisons où le nombre d'habitants se trouvait en moyenne de 1,31 par maison, la mortalité s'est élevée en 1886 à 21,7 pour 1000, et dans un autre groupe où le nombre d'habitants était en moyenne de 2,05 par maison, la mortalité s'est élevée dans cette même année à 28,6 pour 1000 (3). Dans un travail sur la mortalité à Budapesth, pendant les années 1872 et 1873, par suite de maladies infectieuses, Körosi signale que la mortalité augmente dans une très forte proportion avec la densité de la population. Ainsi cette mortalité, sur 1000 individus atteints, a été de (4) :

20 dans les logements habités par une ou deux personnes par chambre ;

29 dans les logements habités par 3 à 5 personnes par chambre;

32 dans les logements habités par 6 à 10 personnes par chambre ;

79 dans les logements habités par plus de 10 personnes par chambre.

Évidemment, l'encombrement n'est pas le seul facteur déterminant de semblables résultats, et il y aurait lieu de tenir compte également de l'aisance des habitants, ainsi que de la nature de leurs occupations ; mais les dangers de l'encombrement restent certains. Il est à peine né-

(1) Ces chiffres sont empruntés à une statistique citée par M. Arnould. Elle n'est plus exacte en ce qui concerne Paris qui avait, en 1888, 83 320 maisons pour 2 344 550 habitants, soit 28 habitants par maison.

(2) Michel Lévy, *Traité d'hygiène publique et privée*, t. Ier, p. 550, 6e édit., J.-B. Baillière et fils. Paris, 1879.

(3) Russel, *Vital Statistics of Glasgow*, 1886.

(4) Korösi, *Die Slerblichkeith-Verhälhnith* von *Budapest*, cité par Uffelmann, *loc. cit.*, p. 551.

cessaire d'invoquer le fait bien constaté des allures effroyables de certaines épidémies dans quelques grandes cités.

En ce qui concerne les dimensions de l'habitation, prise en général, on a vu déjà que les règlements municipaux fixent la hauteur maximum des maisons, d'après la largeur de la rue qu'elles bordent, ce qui est conforme aux exigences des hygiénistes (1). Si cependant on se conformait rigoureusement à leurs désirs, on ne permettrait pas que la hauteur des maisons dépassât la largeur de la rue. C'est la règle posée par les hygiénistes allemands et suivie en Prusse, où les maisons ne doivent jamais avoir plus de 22 mètres de hauteur et plus de 18 de largeur. C'est le seul pays où cette règle soit rigoureusement suivie. A Paris, comme on l'a vu dans le tableau de la page 62 de ce volume, elle n'est observée que pour les rues de 20 mètres. A Lyon c'est encore pis ; les maisons peuvent avoir en hauteur plus du double de la largeur de la rue. A Bruxelles, la hauteur des maisons peut varier de 21 mètres à 9 mètres et partout elle dépasse la largeur des rues. A Vienne, les maisons peuvent avoir 25 mètres de hauteur. En Suède, elles dépassent d'un mètre et demi la largeur de la rue et celle de la cour, mais jamais elles ne doivent s'élever à plus de $20^{m},25$ (2).

Les règlements ont également déterminé, dans quelques pays, l'étendue maximum que doivent occuper les bâtisses sur un emplacement donné. En général, on estime qu'elle ne doit pas dépasser 65 p. 100 de la surface du terrain.

III. **Parties diverses des habitations.** — Chacun des éléments de l'habitation, chacune des alvéoles de cette grande ruche a son hygiène et demande une étude particulière.

A. Caves et sous-sols. — Les caves sont un élément indispensable à toute habitation salubre. Elles protègent le rez-de-chaussée contre l'humidité du sol, et remplissent, dans la maison, le rôle de magasin. Chaque locataire en a une ou plusieurs à sa disposition. C'est là qu'il renferme ses provisions de ménage et les objets dont il ne sait que faire; mais, dans aucun cas, les caves ne doivent servir à loger personne. Ce milieu est toujours humide et froid, malgré les précautions que nous avons précédemment indiquées. Les soupiraux sont toujours insuffisants pour y établir une bonne aération et la ventilation à travers les parois est impossible, puisqu'elles sont ensevelies dans la terre. Il n'y pénètre qu'une lumière diffuse et un pareil milieu ne peut qu'altérer et déprimer profondément la santé de ceux qui l'habitent. L'anémie d'abord, la scrofule et la tuberculose ensuite, s'implantent dans les familles qui ont l'imprudence de s'y abriter. On se souvient des caves de Lille; on connaît encore celles de Londres, de Berlin, d'Amsterdam et de tant d'autres grandes villes, où s'étiole une population hâve et maladive. A Berlin,

(1) *Encyclopédie d'hygiène*, t. III, p. 62.
(2) A. Palmberg, *Traité de l'hygiène publique*, 1891, *loc. cit.*, p. 257, 457, 492.

elle représente encore près d'un dixième de la population totale. La mortalité est plus élevée dans les caves que dans le reste de la maison, les combles exceptés (1). Cet excès est dû aux maladies infectieuses, à la phthsie et aux affections gastro-intestinales. Il serait injuste d'attribuer la différence à l'habitation seule. Toutes les autres causes dépressives qui sont le fruit de la misère, doivent s'y ajouter, et c'est ce qui explique la mortalité considérable relevée par Schwabe dans la statistique précédente. Il est à remarquer, comme le font observer F. et E. Putzeys, au livre desquels nous l'avons empruntée, qu'à Berlin les habitations souterraines sont occupées, dans 68 p. 100 des cas, par des individus qui jouissent d'une aisance relative ; ce sont de petits boutiquiers, des cabaretiers, des artisans vivant dans des conditions bien supérieures à celles des journaliers, manœuvres, commissionnaires logés au quatrième étage. Quoi qu'il en soit, il est bien certain qu'une cave n'est pas faite pour servir de logement ; aussi le projet de règlement pour la ville de Paris, dont nous avons déjà parlé, interdit-il formellement de les habiter. A New-York, l'habitation en sous-sol ne peut être permise que si le sous-sol ou cave a une hauteur minimum de $2^m,15$ du sol au plafond, dans toutes les parties ; que si cette hauteur dépasse de 30 centimètres le niveau de la rue, que si le caveau renferme les conditions de salubrité imposées aux logements ordinaires (2).

Les sous-sols des hôtels et des belles maisons de rapport sont dans de meilleures conditions d'hygiène. Tandis que le sol des caves est le plus souvent en terre battue, que la maçonnerie des murs et les voûtes sont sans enduits, les soupiraux trop petits et au niveau du trottoir, les sous-sols dont nous parlons ne sont qu'à moitié ensevelis. Une partie de leur hauteur s'élève au-dessus du niveau de la rue, de telle sorte que, pour arriver au rez-de-chaussée, il faut gravir plusieurs marches. Dans certaines maisons, ils sont séparés du terrain ambiant par un véritable fossé, ainsi que nous l'avons vu, en parlant des fondations. Parfois alors, un petit escalier conduit au fond de cet intervalle avec lequel le sous-sol communique par une porte indépendante de celle de l'hôtel. Cette disposition s'observe à Paris, dans la rue de l'Élysée.

(1) Au Congrès des hygiénistes allemands, à Dantzig, en 1874, le docteur Schwabe a donné le tableau suivant de la mortalité par étages à Berlin, relevée à chaque dénombrement, entre 1860 et 1870.

Habitation.	Décès pour 1000 habitants.
Caves	25,3
Rez-de-chaussée	23,0
Premier étage	21,6
Deuxième étage	21,8
Troisième étage	22,6
Quatrième et au-dessus	28,2

(2) *Réglementation sanitaire des habitations à New-York*, par MM. A.-J. Martin et L. Masson (*Revue d'hygiène et de police sanitaire*, 1886, t. VIII, p. 317).

Les murs de ces locaux élégants sont stuqués ou peints à l'huile, les voûtes sont plafonnées, le sol cimenté ou couvert de carreaux céramiques; les soupiraux sont de véritables fenêtres munies de vitres et de rideaux.

Ce n'est pas une raison pour les habiter et on n'y fait coucher personne; mais on y place la cuisine et ses dépendances ; les gens attachés à ce service y passent une partie de la journée. Il est vrai que le feu des fourneaux, la flamme des becs de gaz qu'il faut allumer matin et soir pour suppléer à l'insuffisance de la lumière solaire, entretiennent dans les sous-sols une température suffisamment élevée, une ventilation puissante et en chassent l'humidité. Toutefois ce n'est pas un milieu salubre. Les cuisiniers s'y anémient et y contractent des rhumatismes.

B. Rez-de-chaussée. — Lorsqu'il est élevé de quelques marches au-dessus du sol, que les maisons du côté opposé de la rue ne sont pas assez élevées pour lui enlever la lumière, ou qu'il donne sur une place, avec une large cour derrière, le rez-de-chaussée est la partie la plus agréable de la maison, mais ces conditions sont bien rarement remplies. L'humidité et le défaut de lumière sont les inconvénients habituels des rez-de-chaussée et le motif pour lequel ils ne sont pas recherchés. On peut cependant les pallier ou les diminuer notablement.

L'humidité est le plus grave. Pour la prévenir, il faut, lorsqu'il n'y a pas de caves au-dessous, élever le parquet de 50 à 60 centimètres au-dessus du sol et remplir l'intervalle avec des scories, des graviers bien secs, des fragments de briques, etc. Jamais le plancher ne doit reposer sur le sol, ni être placé sur des lambourdes encastrées dans la terre sans scellement ni petit mur. En Angleterre, les règlements exigent qu'au-dessous de toutes les pièces parquetées du rez-de-chaussée, on laisse un espace vide, d'au moins 8 centimètres de hauteur entre chaque solive et la couche isolante. Cet espace doit communiquer avec l'air extérieur, soit par des briques perforées, soit par tout autre moyen.

Les parquets doivent être plus solides et mieux joints encore que dans le reste de la maison. Les tapis et les tentures y sont plus utiles. La ventilation et le chauffage doivent y être l'objet d'un soin particulier.

En ce qui a trait au défaut de lumière, on y remédie à l'aide de larges fenêtres, de rideaux aussi peu épais que possible et de papiers de tenture de couleur claire. Il est de règle, du reste, de leur donner 20 ou 30 centimètres de plus qu'aux étages qui les surmontent, ce qui en rend l'aération et l'éclairage plus faciles. A Paris, toute loge à destination de concierge doit avoir au moins 30 mètres cubes.

C. Étages. — Le nombre des étages est généralement en raison directe de la densité de la population. Les villes enserrées dans des murailles comme nos places fortes, ou cantonnées dans une île comme New-York, regagnent en hauteur ce qu'elles ne peuvent pas acquérir en surface.

New-York est, je crois, la ville où l'on voit les plus hautes maisons. Il y en a de onze et même de quinze étages. A Edimbourg celles qui en ont dix ne sont pas rares (1). En Prusse, les maisons ne doivent jamais avoir plus de cinq étages y compris les mansardes. Le décret du 24 juillet 1884 (IIIe sect., art. 7) limite, à Paris, le nombre des étages au-dessus du rez-de-chaussée, à sept y compris l'entresol, tant dans la hauteur du mur de façade que dans celle du comble.

1° *Dimensions des pièces.* — La hauteur des étages est déterminée par des règlements dans la plupart des pays d'Europe. En Prusse, elle doit être de 2^m,75 au mininum pour les pièces habitées, dans les villes de plus de 7000 âmes et de 2^m,60 dans celles qui ont une population moindre. Dans les petites localités privées de règlements locaux pour les constructions, et dans les campagnes, on peut descendre à 2^m,40, mais pas au-dessous. En Belgique, la limite est de 2^m,60 à 2^m,80, sauf pour les entresols qui doivent avoir 3 mètres. A Paris, le décret du 24 juillet 1884 (art. 8) décide que dans les bâtiments, de quelque nature qu'ils soient, la hauteur du rez-de-chaussée ne pourra jamais être inférieure à 2^m,80 sous plafond. La hauteur de l'entresol et des autres étages ne devra pas être inférieure à 2^m,60 sous plafond. Pour les étages dans les combles, cette hauteur de 2^m,60 s'applique à la partie la plus élevée du rampant (2).

2° *Entresol.* — Michel Lévy est d'avis qu'on supprime l'entresol. « Ceux que nous voyons à Paris, dit-il, sont, pour la plupart, trop bas, débordés sur la rue par l'avance des balcons, des corniches, des entablements, des fenêtres du premier étage; de là, privation de lumière et d'air. Un escalier étroit les met en rapport avec les magasins, de sorte qu'ils sont placés entre les effluves des ruisseaux et des égouts des rues et une atmosphère altérée par l'odeur des marchandises, des denrées (3). »

Cela était parfaitement vrai il y a quelques années et l'est encore pour les quartiers marchands, où l'entresol n'est qu'un annexe des boutiques situées au-dessous et sert de logement aux personnes qui les exploitent; mais, dans les grandes et belles maisons que la spéculation a construites par centaines, depuis quelques années, l'entresol ne se distingue des étages supérieurs que par le balcon qui le sépare du premier. Il s'ouvre comme eux sur le grand escalier et sur l'escalier de service; il a la même hauteur, la même disposition, les mêmes dépendances et coûte à peu près le même prix.

D'après Michel Lévy, il faudrait, pour se conformer aux lois de l'hygiène et de la justice en matière de salubrité, donner la même hauteur à tous

(1) Albert Palmberg, *Traité de l'hygiène publique*, traduit du suédois sous la direction de M. A. Hamon. Paris, 1891, p. 221.
(2) Gustave Jourdan, *Pouvoirs des maires en matière de salubrité des habitations*. Paris, 1890, p. 71.
(3) Michel Lévy, *Traité d'hygiène publique et privée*, 5e édit., 1869, t. Ier, p. 359.

les étages. Je ne suis pas de cet avis. Il me semble suffisant d'assurer, comme l'a fait le décret du 24 juillet 1884, un minimum de $2^m,60$ aux étages supérieurs et même aux combles. Si le propriétaire désire donner au premier étage une hauteur de $3^m,50$ ou même de 4 mètres, il en est parfaitement le maître. Il y a en effet, en dehors des conditions de salubrité, des proportions à garder entre les trois dimensions d'une pièce, la hauteur des fenêtres et des portes, ainsi que la largeur des trumeaux. Cette proportion est indispensable à l'harmonie qui doit y régner, et par conséquent à son élégance et à son confortable. Pour s'en rendre compte, il faut visiter les appartements des hôtels construits au siècle dernier. On comprend alors l'importance que les architectes de ce temps attachaient à des questions qui ne préoccupent plus les nôtres, parce qu'elles sont devenues indifférentes aux propriétaires qui n'ont pas d'autre souci que de faire tenir le plus de pièces qu'ils peuvent dans un espace donné, d'y dépenser le moins d'argent et d'en tirer le plus grand revenu possible.

La parcimonie avec laquelle l'espace est concédé se remarque surtout dans les maisons bâties par la spéculation, pour loger des familles sans fortune. La plus belle exposition, la meilleure place, les plus grandes dimensions y sont données aux deux pièces de réception : le salon et la salle à manger, au détriment des chambres à coucher et de la cuisine qui sont beaucoup trop petites. C'est une nécessité de position pour les personnes qui les habitent et qui sont obligées de faire une certaine figure; mais cette exigence ne se satisfait qu'aux dépens de l'hygiène et du bon sens.

3° *Chambres à coucher.* — Dans les familles auxquelles je fais allusion, il arrive souvent qu'on fasse coucher plusieurs personnes dans une pièce, qui n'a pas les dimensions nécessaires. On estime que, dans les habitations privées, les chambres à coucher doivent avoir au moins 25 mètres cubes par personne. Il faut, bien entendu, ajouter à ces dimensions la place occupée par les meubles et les objets de toute nature dont la mode encombre aujourd'hui nos appartements.

Les fenêtres doivent avoir une dimension en rapport avec la pièce qu'elles éclairent. A New-York, on a établi en principe que la surface totale de la fenêtre ou des fenêtres de chaque chambre, ne pouvait pas avoir moins du dixième de la superficie totale de la pièce. Les fenêtres doivent avoir leur partie supérieure à $2^m,28$ au minimum, au-dessus du plancher et s'ouvrir entièrement, au moins dans leur partie inférieure. La plus petite chambre à coucher doit avoir sa fenêtre d'au moins un mètre de surface. D'après Michel Lévy, « elles doivent occuper les deux tiers de la largeur totale des murs dans lesquelles elles sont percées, et atteindre la corniche du plafond, afin que la couche d'air supérieure et les miasmes adhérents au plafond puissent être rapidement balayés. Si elles laissent entre leur bord inférieur et le plancher, un intervalle d'un mètre et demi, il faudra établir, au niveau du parquet, des ventouses munies d'opercules, d'une section d'environ 15 à 20 centimètres carrés; ces ouvertures lanceront des courants d'air pur dans la partie basse de l'appartement; leur utilité, constatée dans les hôpitaux, ne sera pas moins sentie dans les habitations privées, avec la précaution de ne les ouvrir qu'en l'absence des habitants; mais il est désirable que les croisées ouvrent à 50 centimètres au plus au-dessus du plancher et mieux vaut qu'elles s'ouvrent à deux battants du parquet au plafond (1). »

Ces dispositions sont rarement observées. On ne trouve presque nulle part des fenêtres élevées d'un mètre et demi au-dessus du plancher et on ne fait guère de fenêtres partant du parquet, que dans les pièces de rez-de-chaussée qui donnent sur une terrasse ou sur un jardin.

Lévy recommande également de disposer les ouvertures d'un appartement de telle façon qu'elle se fassent opposition et permettent d'établir un courant d'air qui les balaye complètement. Dans les chambres à coucher, dans les cabinets de travail, elles doivent être percées de manière à ne pas lancer, en s'ouvrant, un courant d'air froid sur les personnes couchées ou assises devant la table de travail.

Les alcôves sont condamnées par l'hygiène, et les Anglais les proscrivent d'une manière absolue dans leurs habitations ouvrières. Rien n'est plus mauvais que de soustraire à l'influence salutaire de l'air et de la lumière les objets de literie qui se chargent, par la transpiration, de déchets organiques qui doivent être rapidement oxydés. De plus, en supposant même que les rideaux restent ouverts pendant la nuit, les alcôves placent le dormeur dans une atmosphère confinée, et bientôt viciée par sa respiration. C'est une mode qui se perd, du reste. Il n'y a pas d'alcôves dans les constructions neuves. On prend même l'habitude, dans les maisons élégantes, de placer le lit debout au mur de manière qu'il soit accessible des deux côtés.

Les placards, si chers aux femmes de ménage pour les commodités qu'ils leur offrent, sont également proscrits par l'hygiène. Ces armoires pratiquées dans le mur sont destinées à recevoir le linge, les habits et les provisions, toutes choses qui laissent dégager des émanations, et comme l'air y circule et s'y renouvelle très difficilement, il s'y altère et devient malsain. Les armoires mobiles sont bien préférables.

Au point de vue de l'hygiène et du confortable, les cheminées constituent toujours le meilleur système de chauffage qu'on puisse employer dans les chambres à coucher. Rien ne peut remplacer cette lumière vive et gaie, ce calorique rayonnant et salubre qu'on préférera toujours, en France, à la chaleur triste et sombre que fournissent les poêles et les calorifères. Aussi les architectes en placent-ils dans toutes les

(1) Michel Lévy, *Traité d'hygiène*, *loc. cit.*, t. Ier, p. 562.

constructions nouvelles et, sans aborder ici la question du chauffage, qui fera l'objet d'un article spécial, je dois indiquer brièvement les règles de leur installation.

En France, l'autorité municipale a le droit d'exiger que les cheminées soient en briques, pierres, ou autres matières incombustibles, de déterminer la hauteur à donner aux tuyaux de fumée, tant sur les rues que sur les cours et de défendre de les pratiquer dans les murs ayant face sur la voie publique (1). L'ordonnance de police du 15 septembre 1875, concernant les incendies, prescrit de disposer les cheminées et tous les autres foyers ou appareils de chauffage fixes ou mobiles, ainsi que leur conduites ou tuyaux de fumée, de manière à éviter les dangers de feu et à pouvoir être visités nettoyés facilement et entretenus en bon état (art. 1). Elle interdit d'adosser les foyers de cheminée, les poêles, les fourneaux et autres appareils de chauffage, à des pans de bois ou cloisons, sans un isolement ou charge de plâtre d'au moins 16 centimètres (art. 2). Elle prescrit de placer, sous le foyer des cheminées et sous tous les appareils de chauffage sur planchers et charpentes en bois, des trémies en matériaux incombustibles, ayant une longueur au moins égale à la largeur des cheminées, y compris la moitié de l'épaisseur des jambages et une largeur d'un mètre au moins à partir du fond du foyer jusqu'au chevêtre (art. 3).

Jamais le tuyau d'une cheminée ne doit s'aboucher dans un autre; tous doivent s'élever isolément jusqu'au faîte de l'édifice. Les conduites réunies rendent les deux pièces qu'elles desservent solidaires. Lorsqu'on fait du feu dans l'une d'entre elles, la fumée et les gaz de la combustion peuvent redescendre dans l'autre, en renversant le courant à partir du point de jonction. Des accidents mortels se sont souvent produits de cette façon, surtout depuis que l'usage des poêles à combustion lente et à faible tirage, s'est généralisé.

4° *Chambre de malade.* — F. et E. Putzeys proposent d'avoir, dans chaque appartement complet, une *chambre de malade*, c'est-à-dire une pièce occupée en temps ordinaire, mais disposée de façon à pouvoir faire face à cette éventualité. Dans toutes les affections contagieuses, il faut isoler le malade, l'éloigner du bruit du dehors; il faut, après la guérison ou le décès, pouvoir nettoyer et désinfecter la pièce dans laquelle il a séjourné et, pour tout cela, il est bon d'avoir une pièce spéciale, éloignée de celles où on se tient d'habitude, complètement séparée des chambres à coucher, et donnant sur la cour ou le jardin. Cette pièce, suffisamment vaste pour que le malade y ait les 30 mè-

(1) Arrêts de la cour de cassation des 16 novembre 1837, 13 avril 1849, 30 mai 1844, 14 mars 1833, 17 janvier 1845, 13 mars 1852, 6 avril 1867 (Gustave Jourdan, *Pouvoirs des maires*, *loc. cit.*, p. 22).

(2) Ordonnance de police du 15 septembre 1875, concernant les incendies (Gustave Jourdan, *Pouvoirs des maires*, *loc. cit.*, p. 77.

tres cubes d'air qu'on exige dans les hôpitaux, serait pourvue de deux fenêtres, si faire se pouvait, et celles-ci seraient munies d'un vasistas à l'un des carreaux supérieurs ou d'une vitre perforée à tous les deux.

Pour éviter la formation des dépôts de poussière, tous les angles seraient arrondis, tant au point d'intersection des murs, qu'au voisinage du plafond qui serait uni et sans moulures. Les murs seraient recouverts de stuc ou de ciment anglais, pour pouvoir être facilement lavés, le plancher serait imperméabilisé par l'application de plusieurs couches d'huile de lin bouillante (1). Ce serait là une innovation très utile et tout à fait en rapport avec les idées nouvelles sur la transmission des maladies.

D. Mansardes et greniers. — Les combles sont aussi indispensables à une maison hygiénique que le sous-sol, et, dans les mêmes conditions. Ils sont précieux pour remiser les denrées, les provisions, les effets qui ne sont pas en service, les objets momentanément inutiles. Ils assèchent l'édifice par le haut, comme les caves par le bas. Ils laissent circuler, au-dessus des étages, une puissante couche d'air qui les purifie, y maintient une température uniforme et les préserve en partie des vicissitudes atmosphériques; mais ce sont de détestables logements. La température y est glaciale en hiver et torride en été, surtout avec les toits métalliques à très faible pente. Dans certaines maisons, ils rappellent, sous ce rapport, les plombs de Venise.

Dans la construction, on peut pallier en partie cet inconvénient, en interposant un matelas d'air entre la toiture proprement dite et la paroi de la mansarde. On peut également loger une forte couche de *laine de scories*, entre le plafond et la couverture métallique. M. Bourrit (de Genève) recommande même l'interposition de cet isolant, entre les chevrons de toutes les toitures, afin de garantir les combles des températures extrêmes de l'hiver et de l'été. Cette matière étant fort légère ne charge pas les plafonds. Elle présente la même composition chimique que les scories de hauts fourneaux et résiste, comme elles, sans se consumer, aux températures les plus élevées. Elle s'obtient en projetant violemment un jet de vapeur contre le courant de scories en fusion. Une fois refroidies, les fibres présentent la plus grande analogie avec celles du coton cardé et, comme elles emprisonnent une très grande quantité d'air, elles sont très peu conductrices du calorique. C'est de plus un moyen de protection des moins dispendieux; le calfeutrage en *laine de scories* coûte de 3 fr. 50 à 4 fr. 50 le mètre superficiel (2). Le ciment ligneux de M. C.-F. Weber (de Leipzig), ou celui de M. Hausler (de Hirsch-

(1) F. et E. Putzeys, *l'Hygiène dans la construction des habitations privées, loc. cit.*, p. 94.

(2) Communication de M. H. Bourrit (de Genève), au Congrès international d'hygiène et de démographie de Genève. Séance du 9 septembre 1882 (*Comptes rendus du Congrès*, t. II, p. 373).

berg, Silésie) sont également de très mauvais conducteurs du calorique, qu'on peut employer avec avantage dans les mêmes circonstances.

La ventilation des combles n'est pas difficile à assurer. Il suffit, en effet, de multiplier les ouvertures et de leur donner des dimensions suffisantes pour y faire entrer un air de premier choix, puisqu'il est recueilli dans les couches supérieures de l'atmosphère. On n'est pas gêné, comme pour les étages, par les exigences de la symétrie; on peut choisir entre les fenêtres, les lucarnes et les tabatières, mais il ne suffit pas d'avoir des ouvertures convenables, il faut encore qu'on veuille bien les ouvrir et c'est ce qui n'arrive pas toujours.

La destination des mansardes varie suivant la catégorie d'habitations dont elles font partie. Dans les hôtels et dans les maisons de rapport louées à des familles riches, elles constituent le logement des domestiques, et ne sont occupées que la nuit. Il n'est assurément pas très hygiénique de faire habiter sous les toits et d'exposer aux extrêmes de température dont j'ai parlé plus haut, des gens qui passent leur journée à la cuisine, à l'office ou dans des chambres à coucher; mais c'est là le moindre des inconvénients qui en résultent. La morale a encore bien plus à en souffrir que l'hygiène. Cette réunion des domestiques des deux sexes, dans une partie de la maison qui est leur domaine exclusif, où les maîtres ne mettent jamais le pied, où toute surveillance est impossible, est une des causes les plus actives de la démoralisation des servantes. C'est là qu'elles se perdent, qu'elles reçoivent les plus détestables conseils, que se trament les complots contre la bourse des maîtres et parfois même contre leur considération. Aussi, en Angleterre comme en France, se préoccupe-t-on, dans les constructions de l'avenir, d'installer, dans chaque appartement, un logement pour les domestiques, afin qu'ils puissent vivre près de ceux qui sont leurs tuteurs naturels et qui ont du reste la responsabilité légale de leurs actes. Cette question s'agite dans les Sociétés d'hygiène et d'économie sociale et les architectes sont tout disposés à entrer dans cette voie.

Dans les maisons habitées par des familles plus modestes, qui n'ont pas de domestiques, ou qui les font coucher à leur étage, les mansardes sont louées à des ouvriers, à des ménages pauvres que s'y empilent et y créent un véritable encombrement. Ils pourraient y remédier à la rigueur, en ouvrant les fenêtres, mais, dans l'hiver, ils s'en gardent bien, de crainte du froid et par économie. Ils réchauffent leur unique pièce avec quelque appareil, primitif et dangereux et conservent précieusement ensuite leur calorique, pour ne pas faire les frais de son renouvellement. L'été, au contraire, l'excès de chaleur les engage à laisser leurs lucarnes ouvertes jour et nuit et ils contractent ainsi des bronchites, des pleurésies et des rhumatismes. L'encombrement et la viciation de l'air, le défaut de propreté, le rapprochement de ces familles qui vivent les unes sur les autres, expliquent la fréquence des maladies infectieuses dans cette partie de la maison et leur propagation rapide. C'est presque toujours là qu'elles éclatent, pour descendre ensuite aux étages inférieurs. Il n'y a donc pas lieu de s'étonner de l'excès de mortalité que subissent les familles pauvres habitant les combles et que nous avons signalé plus haut, d'après la statistique de Schwabe. Virchow a émis l'opinion que le simple fait de gravir, plusieurs fois par jour, les escaliers de quatre ou cinq étages, devait compromettre l'issue de la grossesse chez les femmes de cette classe, et Sommerbrodt a constaté que le chiffre des mort-nés avait augmenté, à Berlin, en même temps que le nombre des maisons de quatre étages.

On ne peut pas épargner aux familles pauvres la nécessité de cette ascension. Le moment n'est pas encore arrivé où les appareils mécaniques pourront les transporter chez elles; mais on peut diminuer les dangers de l'encombrement, en augmentant les dimensions de ces logements, en hauteur surtout. Dans ce but, comme pour des raisons d'esthétique, F. et E. Putzeys proposent de revenir aux combles à la Mansard, d'un aspect décoratif plus élégant et plus favorables à l'hygiène. La hauteur des mansardes, disent-ils, ne doit jamais être inférieure à $2^m,50$. Les fenêtres ou autres orifices doivent être disposés de manière à prévenir la stagnation de l'air, au voisinage du plafond, et à permettre la prompte évacuation de l'air chaud et vicié qui a gagné les couches supérieures (1).

E. Cuisines et salles de bains. — L'emplacement de la cuisine varie suivant les pays et l'importance de l'habitation. Dans les colonies, où le temps est habituellement beau, où on redoute moins le refroidissement des mets, que les odeurs et la chaleur de la cuisine, on la relègue au fond de l'emplacement, dans un petit appentis. Dans quelques *cottages* anglais, on la place sous le toit. Elle est au rez-de-chaussée, près de l'office et de la salle à manger, dans les petites maisons bourgeoises et c'est assurément le lieu le plus convenable et le plus hygiénique. Cependant, il est encore préférable de la placer dans une annexe accolée à la maison, et communiquant avec elle par un petit couloir vitré parfaitement ventilé. De cette façon, la promptitude du service est assurée et la maison mise à l'abri des émanations insalubres. Dans les hôtels, on s'en débarrasse en l'enfonçant dans le sous-sol, et ce n'est pas le comble de l'hygiène; toutefois on peut pallier les inconvénients de cette disposition, en prenant les mesures que nous avons indiquées plus haut.

Lorsqu'une maison est habitée par plusieurs familles, chaque appartement a sa cuisine. C'est, comme je l'ai dit, la pièce sacrifiée du logement. Trop petite, souvent sombre et mal ventilée, elle devient un

(1) *L'Hygiène dans la construction des habitations privées*, par F. Putzeys et E. Putzeys, *loc. cit.*, p. 92.

foyer d'insalubrité par la vapeur d'eau, la fumée, l'oxyde de carbone qui se dégagent des fourneaux, par l'odeur des débris alimentaires. D'Arcet a donné le premier, pour l'installation des cuisines, des règles qu'il serait encore bon de suivre aujourd'hui. Il faut, dit-il, les éloigner des autres pièces et surtout des chambres à coucher. Leur proximité n'est pas seulement désagréable, à cause des exhalaisons culinaires; mais elles sont parfois causes d'asphyxie parmi les maîtres, comme parmi les cuisinières. Elles doivent être spacieuses, très élevées, dallées, fréquemment nettoyées, ventilées au niveau du plafond. Les fourneaux seront placés sous une hotte communiquant à celle du foyer principal et dont l'ouverture sera calculée pour produire un courant d'air susceptible d'entraîner les émanations.

La cuisine d'un appartement ordinaire ne doit pas mesurer moins de 40 mètres cubes. Elle doit avoir une large fenêtre dont la partie supérieure puisse s'ouvrir isolément, afin d'aérer la pièce, sans placer les gens qui s'y trouvent dans un courant d'air. Lorsque la cuisine est dans une aile ou dans une annexe, de telle façon qu'il n'y ait rien au-dessus, on trouve de l'avantage à l'éclairer, par le haut, à l'aide d'une toiture garnie de verres dépolis, ou d'un lanterneau à parois mobiles assurant une ventilation énergique.

Pour évacuer, au fur et à mesure de leur production, les vapeurs aqueuses et odorantes qui se dégagent, pendant la préparation des aliments, Degen recommande l'emploi d'un manteau de cheminée ainsi disposé : le tuyau de fumée est entouré d'un manteau de maçonnerie qui en reste écarté de 25 centimètres environ. Le foyer lui-même est couvert d'une hotte en tôle de fer distante du sol de 2 mètres. Sous la hotte, une ouverture de 4 centimètres est pratiquée dans le manteau. L'espace compris entre ce dernier et le tuyau de cheminée étant toujours chauffé, le tirage s'y fait avec énergie et les vapeurs sont rapidement enlevées, à la condition toutefois qu'on fasse entrer, dans la pièce, un volume d'air neuf égal à celui qu'on évacue. Peu importe d'ailleurs que cet air vienne de la toiture, ou par une ouverture pratiquée dans la porte ou par des jalousies mobiles; l'essentiel, c'est qu'il soit admis dans la cuisine pour entretenir le tirage (1).

Lorsque la pièce est éclairée au gaz, on peut l'utiliser pour la ventilation, en allumant, comme le conseille le général Morin, un ou deux becs de gaz au bas de la cheminée et près de son tuyau de fumée et en les faisant brûler pendant la préparation des aliments; on produit ainsi un appel susceptible de faire disparaître toutes les odeurs. Le général Morin a calculé que cette pratique, répétée deux fois par jour, entraînerait une dépense de gaz de 26 francs 28 centimes par an (2).

Les pierres d'évier sont une cause d'infection lorsqu'elles ne sont pas

(1) F. et E. Putzeys, *l'Hygiène dans la construction des habitations privées*, p. 100.
(2) Général Morin, *Manuel du chauffage et de la ventilation*. Paris, 1868, p. 107.

bien installées. Elles doivent être surmontées d'un robinet pour y verser l'eau nécessaire aux lavages et leur tuyau doit être muni de siphons disconnecteurs. La même disposition doit être appliquée aux vidoirs. Le récipient destiné à recevoir provisoirement les ordures ménagères doit être couvert en tout temps.

Dans certains pays, on annexe souvent une buanderie à la cuisine; une ventilation énergique est alors de toute nécessité; le sol doit être asphalté, cimenté ou dallé, avec une pente légère pour conduire les eaux dans un évier spécial. En France, on ne trouve pas de buanderie dans les habitations privées. Il y a longtemps qu'on ne fait plus la lessive à domicile.

Il y a maintenant des salles de bains dans presque tous les appartements un peu soignés des maisons neuves. C'est un grand confortable et un grand avantage pour l'hygiène. F. et E. Putzeys conseillent de la placer près de la chambre de malade, de la daller et d'en revêtir les murs jusqu'à la hauteur de $1^m,50$, avec des plaques d'ardoise simple ou émaillée, des carreaux ou du stuc. L'eau du bain et le linge sont chauffés par un petit fourneau à gaz placé près de la baignoire. Le tuyau qui sert à la vider doit être muni d'un siphon hydraulique, comme celui de l'évier. Ce fonctionnement sera l'objet des développements convenables, lorsqu'il sera traité de la distribution de l'eau dans la maison.

F. Cabinets d'aisances. — C'est la partie qui laisse le plus à désirer dans la plupart des maisons anciennes. Dans les constructions nouvelles, c'est le contraire. On y a mis à profit les efforts faits, depuis quelques années, par les industriels et par les hygiénistes, pour faire disparaître l'horrible incommodité qui résulte de l'accomplissement de la plus humiliante de nos fonctions et on y est en partie parvenu.

Autrefois, les lieux d'aisances étaient relégués dans un coin de la cour ou du jardin; il fallait, pour s'y rendre, braver les intempéries et s'exposer à tous les regards. Dans les maisons à plusieurs locataires, un cabinet était commun à plusieurs familles et, comme il arrive toutes les fois qu'une responsabilité est partagée, ils étaient fort mal tenus. Aujourd'hui on a trouvé le moyen de les placer dans la maison sans l'infecter. Chaque appartement a le sien, même dans les habitations ouvrières que l'on construit maintenant, et nous verrons plus loin que c'est une des choses auxquelles les hygiénistes tiennent le plus.

Dans les appartements bien disposés, le cabinet est placé dans un point éloigné des pièces de réception, au fond d'un petit corridor qui lui est spécial. F. et E. Putzeys vont plus loin : ils exigent une séparation absolue entre ce réduit et le corps du bâtiment. D'après eux, « les latrines destinées à recevoir les produits excrémentitiels, doivent être placées dans une annexe spéciale. On ne peut, disent-ils, entrer en composition avec un pareil ennemi; il faut qu'il soit hors de la place. La porte d'un cabinet d'aisances ne peut s'ouvrir directement sur le corridor et le palier. Elle doit communiquer avec un petit vestibule bien ventilé et qu'une porte sépare du reste de l'habitation. Cette disposition peut, du reste, être modifiée de diverses manières. Chaque emplacement donnera une solution nouvelle. » En France, on ne se montre pas si rigoureux. Dans presque toutes les constructions neuves, les cabinets d'aisances sont placés dans le corps de logis même et, lorsqu'ils sont bien entretenus, ils ne répandent pas de mauvaises odeurs dans l'appartement. Les appareils perfectionnés qu'on possède aujourd'hui permettent d'atteindre ces résultats. L'installation et le fonctionnement de ces appareils sera exposé dans l'article consacré à l'évacuation des résidus impurs.

G. Escaliers. Paliers. Corridors. Ascenseurs. — Ce sont les moyens de communication des différentes parties de la maison entre elles. Généralement sacrifiés dans les habitations destinées aux classes pauvres, ils sont au contraire l'objet d'une recherche et d'un soin particulier dans les maisons riches. Ce n'est pas seulement une question de luxe et de confort, c'est avant tout une condition d'hygiène. Les dimensions de l'escalier et des corridors importent à la salubrité de la maison. C'est par leur intermédiaire que l'air afflue dans les appartements et il n'y arrive à l'état de pureté, que s'il lui est ouvert un libre accès et s'il n'a pas été contaminé au passage. On peut comparer ces organes, dans leur ensemble, à un vaste appareil ventilateur destiné à assainir la maison tout entière. Ils doivent être, pour cela, larges, spacieux, ventilés et éclairés par de grandes fenêtres, ou couronnés par des lanterneaux à parois mobiles. Cette dernière disposition a l'avantage de permettre un tirage régulier. L'air frais s'engouffre par le vestibule, monte le long de l'escalier, reçoit les courants latéraux des corridors et par conséquent des chambres et s'échappe par les ouvertures du lanterneau.

Les escaliers en colimaçon étroits et obscurs sont abandonnés partout maintenant : mais la cupidité des propriétaires réduit souvent les cages de ceux qu'on fait aujourd'hui à des dimensions trop exiguës. De plus, même dans les maisons soignées, ils sont souvent obscurs et insuffisamment aérés.

Les constructeurs ne sauraient donner trop de soin à cette partie si importante de la maison. Il ne suffit pas que les escaliers soient spacieux, que la lumière et l'air y affluent, il faut encore qu'ils soient faciles à gravir. La nécessité de monter chaque jour un grand nombre d'étages est un des inconvénients du séjour des grandes villes. C'est une fatigue pour tout le monde, une souffrance pour les vieillards et les personnes faibles, c'est un danger pour les gens atteints de lésions pulmonaires ou cardiaques. L'action de monter, indépendamment de la dépense de force musculaire qu'elle exige, gêne l'abaissement du diaphragme et détermine de l'anhélation, même chez les personnes qui ne sont pas obèses. Elle accélère les mouvements respiratoires et les battements du cœur, exactement comme le fait la course. Lorsque les marches se contournent en spirale, autour d'un axe central, et que la pente est très rapide, certaines personnes éprouvent, par le fait de ce mouvement giratoire, une sensation de vertige. C'est donc un devoir pour les architectes que d'adoucir la pente des montées, de l'entrecouper à l'aide de paliers bien disposés. Il faut que les marches soient larges et peu élevées. Plus il y a de hauteur à gravir et moins il doit y avoir d'escarpement.

Les escaliers sont habituellement construits en bois, par raison d'économie; cependant les degrés en pierre donnent moins de poussière, et offrent moins de danger, en cas d'incendie. Les escaliers de marbre ne sont usités que dans les palais. Dans quelques édifices destinés à abriter beaucoup de monde à la fois, comme les casernes, les prisons, les lycées, et où les escaliers sont très fréquentés, on garnit les marches, pour empêcher l'usure, d'une bande en métal appliqué sur leur bord libre. Cette précaution les rend glissantes et est une cause de chutes fréquentes.

Il me reste à parler d'une innovation introduite depuis quelques années dans la construction des maisons pour éviter, aux personnes qui les habitent ou les fréquentent, la peine de monter les escaliers et la fatigue qui en résulte. Tous les grands hôtels destinés à recevoir des voyageurs et la plupart des immeubles bâtis pour loger des personnes riches, sont maintenant pourvus d'*ascenseurs*. Ce moyen de transport agréable et rapide est destiné à se généraliser et l'hygiène ne peut que s'en applaudir. Quelques personnes le redoutent encore, à cause des accidents qu'il a causés au début. Celui du Grand-Hôtel, qui a coûté la vie à trois personnes, est encore présent à la mémoire de tout le monde. De temps en temps, on entend encore parler de gens qui ont eu la main ou le pied pris entre l'ascenseur et la cage dans laquelle il se meut. D'autres ont vu l'appareil s'arrêter tout à coup dans sa marche, sont restées en détresse, entre deux paliers, dans l'obscurité et en ont été quittes pour la peur. Ces accidents deviennent de plus en plus rares, à mesure que les systèmes se perfectionnent et qu'on apprend à s'en servir. Lorsqu'il y en aura dans la plupart des maisons, on n'y pensera plus.

Cette innovation ne peut pas manquer d'apporter des changements dans nos habitudes. A New-York déjà, dans les maisons de dix à quinze étages dont j'ai parlé et qui ont quatre ascenseurs, un à chaque angle, les restaurants sont à l'étage le plus élevé et on prend le café sur la terrasse. Les rez-de-chaussée sont consacrés aux magasins, aux comptoirs et aux bureaux. Quand il en sera de même chez nous, les prix de location seront renversés. Les appartements les plus élevés seront les plus chers, parce qu'on y respirera le meilleur air, qu'on y jouira de la plus belle lumière.

L'hygiène ne peut faire qu'un seul reproche à ce moyen de transport, c'est qu'il favorisera l'inaction des gens qui ne font pas assez d'exercice, de ceux qui ne sortent qu'en voiture. Les médecins, par exemple, qui n'ont pas le temps de faire leurs visites à pied, se rattrapent en montant les étages de leurs clients. Cette gymnastique leur sera enlevée, lorsqu'il y aura partout des ascenseurs et leur santé s'en ressentira.

Une autre considération qui se présente à l'esprit lorsqu'on se reporte, par la pensée, à l'époque où les ascenseurs seront très répandus, c'est la dépense considérable d'eau qui en résultera. A Paris on ne peut employer à cet usage que de l'eau de source, parce qu'elle a seule le degré de pression nécessaire pour soulever la tige du piston jusqu'au sommet des édifices ; la quantité d'eau que consomment les ascenseurs est insignifiante, parce qu'ils sont peu nombreux. Quand il y en aura partout, il faudra en tenir compte.

IV. **Dépendances des habitations.** — A. COURS ET COURETTES. — La dimension des cours est une des conditions qui importent le plus à la salubrité des habitations, une de celles dont on tient le moins de compte. Dans les quartiers où la population est très dense, les maisons très hautes et très serrées, ce ne sont souvent que des puits, que de simples fentes entre d'énormes bâtisses, suffisant à peine pour faire parvenir un peu de lumière diffuse et quelques bouffées d'air vicié, dans les arrière-pièces de deux maisons accolées. A Paris, un grand nombre de cours ne présentent pas, en surface, le dixième de celle des bâtiment environnants (1). Cependant, la législation sanitaire de tous les pays contient des dispositions relatives à ce sujet et aux termes desquelles la dimension des cours doit être en rapport avec la hauteur des édifices qui les entourent. Quelques-uns de ces pays ne se sont pas contentés de cette prescription vague et trop facile à éluder.

En Écosse, les cours doivent être ouvertes par derrière, de façon que la lumière et le soleil donnent en plein sur le mur dossier. De cette façon, la vue se repose sur des jardins et de la verdure. En Suède, la cour doit avoir une surface au moins égale à la moitié de celle que couvrent les bâtiments et cet espace ne doit pas être inférieur à 180 mètres carrés. La partie principale de la cour doit avoir 12 mètres de largeur et les autres parties (réduits et dépendances), 4 mètres et demi. A Vienne, les courettes situées devant un mur ou une cuisine, doivent avoir au moins 12 mètres carrés de surface ; celles qui éclairent un corridor ou des lieux d'aisances 6 mètres. En Belgique, on laisse au collège des bourgmestre et échevins, le soin de déterminer la dimension de la cour. A Liège, on se contente de lui donner une étendue égale au dixième de celle de la construction, encore le collège

(1) *Rapport sur la salubrité des habitations*, par une commission composée de MM. A. Petit, A. Trébuchet et Rohault, rapporteur. Paris, 1832.

des bourgmestre et échevins peut-il autoriser le propriétaire à la couvrir jusqu'au niveau du plancher du premier étage.

En France, le décret du 23 juillet 1884 a fixé les dimensions des cours, comme celles des autres parties de la maison, par ses articles 16, 17, 18, 19 et 20, dont la teneur suit :

Art. 16. — Dans les bâtiments, de quelque nature qu'ils soient, dont la hauteur ne dépasserait pas 18 mètres, les cours sur lesquelles prendront jour et air des pièces pouvant servir à l'habitation, n'auront pas moins de 30 mètres de surface, avec une largeur moyenne qui ne pourra être inférieure à 5 mètres.

Art. 17. — Dans les bâtiments élevés sur la voie publique à une hauteur supérieure à 18 mètres, mais dont les ailes ne dépasseraient pas cette hauteur, les cours devront avoir une surface minimum de 40 mètres, avec une largeur moyenne qui ne pourra être inférieure à 5 mètres.

Lorque les ailes de ces bâtiments auront également une hauteur supérieure à 18 mètres, les cours n'auront pas moins de 60 mètres de surface, avec une largeur moyenne qui ne pourra être inférieure à 6 mètres.

Art. 18. — La cour de 40 mètres ne sera pas exigée pour les constructions établies sur des terrains prenant façade sur plusieurs voies et d'une dimension telle qu'il ne puisse y être élevé qu'un corps de bâtiment occupant tout l'espace compris entre ces voies.

Art. 19. — Toute courette qui servira à éclairer et aérer des cuisines, devra avoir au moins neuf mètres de surface et la largeur moyenne ne pourra être inférieure à un mètre quatre-vingts centimètres.

Art. 20. — Toute courette sur laquelle seront exclusivement éclairés et aérés des cabinets d'aisances, vestibules ou couloirs, devra avoir au moins quatre mètres de surface, avec une largeur qui ne pourra, en aucun point, être moindre de un mètre soixante centimètres.

De semblables prescriptions se retrouvent dans les règlements municipaux des principales villes. Ainsi, à Lille, le règlement de voirie dispose que tout bâtiment neuf doit être pourvu d'une cour intérieure de 4 mètres de superficie au moins. Lorsqu'un deuxième bâtiment est construit dans le fond de la cour, la distance séparant les deux édifices doit être proportionnelle à la hauteur de celui du fond et avoir $2^{m},50$, pour un bâtiment de 5 mètres de hauteur et au-dessous, 10 mètres pour un bâtiment de 15 à 18 mètres et des dimensions proportionnelles pour les édifices de hauteur intermédiaire. Il n'existe pas partout de règlement local relatif aux habitations; mais, dans toutes les villes soumises au régime du décret du 26 mars 1852, les propriétaires sont tenus de présenter leurs plans de construction à l'autorité municipale, qui peut leur imposer, pour les différentes parties de l'habitation, des dimensions conformes aux exigences de l'hygiène.

Il est du reste question de renforcer à cet égard les pouvoirs des maires. Tous les projets de loi proposés pour reviser la loi surannée du 13 avril 1850 et dont il sera longuement question, à l'article des logements insalubres, renferment des dispositions relatives à la construction et à la salubrité des habitations, prescrivent aux propriétaires de soumettre leurs plans à l'autorisation préalable de l'autorité municipale et leur défendent d'occuper les locaux, avant d'avoir reçu d'elle le permis d'habiter, constatant que toutes les exigences de l'hygiène ont été satisfaites.

La dimension des cours et courettes est un des points sur lequel ce contrôle devra plus particulièrement s'exercer. En 1875, la Société allemande d'hygiène publique s'est occupée de la question et a adopté les conclusions suivantes :

« Il suffirait de réserver, entre les façades postérieures de deux bâtiments, une distance égale à la hauteur du plus élevé, pour que la ventilation et l'éclairage fussent convenablement assurés et que la lumière put arriver aux fenêtres du rez-de-chaussée, sous un angle de 48 degrés. Un mur dans lequel sont percées des fenêtres d'appartement devrait être séparé, du bâtiment opposé, par un intervalle au moins égal à la hauteur de ce dernier. Si toutes les fenêtres éclairent des locaux où l'on ne séjourne pas d'une façon suivie (escaliers, magasins, etc.), on peut ne pas tenir compte de la hauteur des murailles, et réduire à 5 mètres la distance entre les constructions. Si les deux murs considérés possèdent des fenêtres, les règles qui viennent d'être exposées doivent s'appliquer à chacun d'eux. Dans le cas où l'un des murs aurait une longueur inférieure à huit mètres, la distance pourrait être réduite aux deux tiers du chiffre résultant des déterminations précédentes. Il y aurait encore lieu d'apporter des restrictions au principe posé plus haut, si le rez-de-chaussée était occupé par des magasins ou autres locaux qui ne seraient pas utilisés d'une manière suivie; l'intervalle pourrait être, en pareil cas, simplement égal à la hauteur des étages servant d'habitation. Dans les vieux quartiers, où la population est très dense, il sera parfois impossible d'appliquer ces prescriptions et l'on devra se contenter de maintenir, entre les bâtiments, une distance qui représentera au moins la moitié de la hauteur du mur le plus élevé et ne sera dans aucun cas inférieure à 5 mètres (1) ».

On voit quels efforts ont fait les hygiénistes allemands, pour concilier les exigences de l'hygiène avec celles des localités, avec la force des choses et les faits accomplis. On pourra trouver même qu'ils ont été trop loin dans la voie des concessions et cependant il serait à désirer que ces règles fussent observées partout.

(1) *Ueber die hygienischen Anforderungen an Neubanten zunächst in neuen Quarteren grosserer Städte. — Bericht der Ausschusses ueber die dritte versamml. des deutsch. Vereins für offentl. Gesundheitspflege zu München* (*Deutsche Vierteljahr. für off. Gesundh.*, VIII, 1876).

Pour remédier à l'étroitesse des cours, et pour les ventiler, le général Morin propose le moyen suivant :

« Il y a, à Paris surtout, dans les maisons à loyer, de petites cours intérieures qui sont des dépendances des magasins du rez-de-chaussée et qui présentent, pour la salubrité des étages supérieurs, des inconvénients graves.

« Les boucheries, les restaurants, les charcuteries, les teintureries, les pharmacies, les parfumeries, etc., développent des odeurs désagréables ou nuisibles qui, en montant, incommodent les autres habitants de la maison et déprécient l'immeuble. L'on peut remédier facilement à ces inconvénients, de la manière suivante :

« La cour sera couverte d'une toiture vitrée en partie ou en totalité et formée par un seul plan incliné établi entre le rez-de-chaussée et l'étage au-dessus.

« Dans un angle, et à la partie supérieure de cette toiture, on construira une cheminée, montant jusqu'au dessus de la corniche supérieure et dont le section sera calculée de manière qu'à la vitesse d'un mètre environ en une seconde, l'air de la cour soit renouvelé, une ou deux fois par heure.

« Vers la partie inférieure de cette cheminée, on établira un bec de gaz brûlant seulement 0,700 par heure. La vitesse étant assez faible et la cheminée haute, l'on pourra faire évacuer, par cette cheminée, environ 1800 à 2000 mètres cubes d'air par mètre cube de gaz brûlé, et obtenir ainsi un assainissement régulier de ces cours.

« Lorsque les dispositions locales s'y prêteront, il suffira de diriger un tuyau de fumée dans cette cheminée, ou d'y allumer un petit poêle à coke, pour y produire le tirage (1). »

Les cours, quelle que soit leur dimension, doivent être pavées, dallées ou asphaltées. Elles doivent offrir une pente suffisante pour que les eaux météoriques s'écoulent facilement jusqu'au caniveau qui doit les porter à la rue, ou jusqu'au conduit qui doit les amener dans l'égout.

B. Écuries. — Ce genre d'annexe ne se rencontre que dans les maisons riches, chez les loueurs de chevaux et de voitures, les propriétaires de manèges, de cirques et dans les grandes compagnies qui ont à leur service un nombre considérable de chevaux, comme celles des omnibus et des petites voitures, comme les magasins du Bon-Marché ou ceux du Louvre.

Dans les maisons particulières, le nombre des chevaux n'est pas considérable et ils ne peuvent pas compromettre la salubrité de l'habitation. Les écuries sont en général convenablement installées et bien tenues. Dans les grands hôtels, elles sont souvent disposées avec un véritable luxe ; leurs propriétaires en sont fiers et y promènent volontiers

(1) Général Morin, *Manuel pratique du chauffage et de la ventilation*, p. 287.

leurs amis, mais cela ne regarde pas l'hygiène. Elle n'est fortement intéressée dans la question que lorsqu'il s'agit d'écuries considérables, comme celles des établissements que j'ai énumérés plus haut. Celles-là sont dans les mêmes conditions que les quartiers de cavalerie ; elles doivent être soumises aux mêmes précautions et à la même surveillance ; or cette surveillance n'est pas suffisamment exercée.

En 1888, l'attention du préfet de police fut attirée, sur ce sujet, par une réclamation que portait, contre la Compagnie générale des omnibus, un propriétaire dont les locataires ne pouvaient plus dormir étant incessamment éveillés par le bruit que faisaient les 300 chevaux de cette Compagnie, en montant à leurs écuries situées au premier étage. Le préfet de police chargea Armand Goubaud, membre du conseil d'hygiène et de salubrité de la Seine, de faire une enquête, que ce zélé collègue étendit à la plupart des grandes écuries de Paris. Il visita les quarante-quatre dépôts de la Compagnie des omnibus, onze des dix-neuf dépôts de celle des petites voitures, les écuries des manèges du Châtelet et Duphot, celles de la Société du gros camionnage et de la Compagnie Lesage. Ces dépôts renferment chacun de 300 à 1000 chevaux, parfois davantage, et l'installation laisse souvent à désirer. La plupart sont situés au rez-de-chaussée ; on en trouve pourtant dans le sous-sol, comme l'écurie du manège du Châtelet, et d'autres au premier étage, comme les dépôts de la rue Mozart, de la Vallée et de la Bastille.

En général, dit A. Goubaud, les cours, quoique bien pavées, n'ont pas leur sol imperméable; il en est de même des écuries et des endroits où l'on dépose le fumier. Il est accumulé sur deux ou trois points de la cour, mais on l'enlève tous les jours. Les chevaux sont placés sur deux rangs entre lesquels il y a une large voie de service. Ils sont séparés les uns des autres, ou par attelage, par des bat-flancs fixes ou mobiles et ils sont attachés à la mangeoire, au moyen de chaînes qui font du bruit, lorsque les animaux reculent ou secouent la tête.

Dans les écuries des omnibus, il y a presque toujours, au fond, deux soupentes dans lesquelles couchent deux palefreniers. C'est là une pratique dangereuse, contraire à l'hygiène et absolument interdite par l'article 12 de l'ordonnance du préfet de police du 31 août 1842 (1).

Dans la plupart des dépôts, les eaux sont fournies par un puits à manège et par une concession. Quant aux eaux de lavage, elles s'écoulent par des orifices en nombre variable qui les conduisent, par une canalisation souterraine, dans les égouts de la ville.

En terminant cet intéressant rapport, A. Goubaud émettait le vœu que les écuries fussent comprises, comme le sont les vacheries, au

(1) Ordonnance concernant les chevaux et autres animaux vicieux ou attaqués de maladies contagieuses, signée G. Delessert (*Recueil de médecine vétérinaire*, 1842, p. 821).

nombre des *établissements classés* et rangés dans la seconde ou dans la troisième classe, suivant le nombre d'animaux qu'elles contiennent (1).

Cette proposition est pleinement justifiée par les inconvénients que ces grandes agglomérations de chevaux ont pour la santé publique. Les émanations qui s'en dégagent, les odeurs des fumiers, le bruit et enfin les dangers d'incendie, sont de nature à les faire classer au même titre que les vacheries, qui sont beaucoup moins nombreuses.

Les imperfections relevées par Armand Goubaud dans les grandes écuries parisiennes, prouvent l'importance qu'il faut attacher à la construction de ces annexes. Les règles en ont été bien tracées, par F. et E. Putzeys, dans l'ouvrage que nous avons déjà plus d'une fois cité et dont je vais reproduire les passages principaux :

« Les écuries doivent être installées dans un bâtiment complètement isolé. Si l'espace restreint dont on dispose oblige à les placer dans une annexe, leur porte d'entrée sera complètement séparée de celle de l'habitation. Il sera préférable de ne revêtir les murs ni intérieurement ni extérieurement ; le crépi au mortier de chaux, comme la peinture à l'huile, étant très rapidement détruit, sous l'influence de l'ammoniaque. Le rejointement sera exécuté d'une manière aussi parfaite que possible. On construira les plafonds en voûtelettes sur poutrelles en I ou en double T.

« Le pavé des écuries doit être résistant, imperméable, facile à nettoyer et ne doit pas être glissant. Le sol recevra d'abord une couche de béton de seize centimètres d'épaisseur, sur laquelle on posera des pierres artificielles de même épaisseur, superficiellement séparées les unes des autres par des sillons tranchants qui offriront un point d'appui aux pieds des chevaux. Une excellente pierre artificielle est celle composée de sable granit et de ciment de Portland. La commission qui a été chargée de proposer les améliorations à introduire dans les casernes et les hôpitaux anglais, déclare qu'un pavé ainsi établi doit résister, pendant trente ou quarante ans, à l'action corrosive du purin, sans s'imprégner, et peut être maintenu en parfait état de propreté.

« Nous ne pouvons recommander autant les briques émaillées posées de champ, non plus que les pierres taillées ; mais, si l'on se sert des briques, elles doivent être placées suivant la longueur et non suivant la largeur de la stalle. Lorsqu'on emploie l'asphalte, la surface doit en être quadrillée, pour donner le plus de prise possible aux pieds des animaux.

« Du ratelier à l'arrière-train, le sol doit avoir une inclinaison totale de 7 à 8 centimètres environ, vers la rigole qui sera faite en matériaux analogues à ceux du pavement, mais parfaitement lisses et unis. On évitera de multiplier les joints et l'on accordera une attention toute

(1) Armand Goubaux, *Rapport sur les écuries des grandes administrations de transport, de camionnage*, etc., adressé au préfet de police le 30 novembre 1887.

spéciale à la construction de cette rigole que l'on dirigera vers l'extérieur, en ligne droite et par le plus court chemin. Elle sera légèrement excavée pour qu'on puisse la balayer et la laver soigneusement. Elle aboutira à un regard muni d'un siphon qui s'opposera au reflux des gaz et d'une grille qui mettra obstacle à la pénétration de la paille, dans le canal souterrain cimenté. Si cela est possible, on évitera de faire passer ce dernier sous le bâtiment (1). »

La capacité des écuries, dit le général Morin, doit être de 50 mètres cubes par cheval : c'est la proportion adoptée par le ministère de la guerre, depuis 1841, pour les chevaux de cavalerie. Dans toutes les écuries qui ont été construites depuis cette époque, pour le service de l'armée, la largeur allouée à chaque cheval est de $1^{m},45$, et cette augmentation d'espace a fait diminuer des quatre cinquièmes la mortalité par la morve et d'une quantité presque égale celle que produisent toutes les maladies réunies. C'est en médecine vétérinaire surtout que les dépenses faites au nom de l'hygiène sont des économies et les grandes administrations de service public, comme la Compagnie générale des omnibus et celles des chemins de fer, ont grand tort de réduire, comme elles le font, à 20 ou 25 mètres cubes par cheval, la capacité de leurs écuries.

La surface réservée à chaque cheval varie naturellement avec la hauteur de l'écurie. Il doit régner, entre les trois dimensions, des rapports convenables. Il faut que l'air puisse circuler librement autour des chevaux et au-dessus d'eux, quand ils sont debout; dans tous les angles, entre le sol et les murs, lorsqu'ils sont couchés, afin que chaque animal ait son volume d'air à lui et ne soit pas obligé de respirer celui que ses voisins ont vicié.

L'écurie est, pour les chevaux, un milieu nuisible et imposé par les nécessités urbaines. Ils vivent beaucoup mieux en plein air. Dans les pays d'élevage, on les laisse nuit et jour dans la prairie, même l'hiver, et, dans les pays chauds, ils vivent sous des hangars ouverts à tous les vents.

Les Anglais, qui sont passés maîtres en tout ce qui concerne l'hygiène et l'élève du cheval, ont adopté, pour la ventilation des écuries, et appliqué à Woolwich, un système qui paraît excellent. Le toit est visible à la partie supérieure de l'écurie et sa pente est assez faible. Le faîte est ouvert et couronné par un surtoit, avec des jalousies latérales qui sont toujours ouvertes. Chaque stalle possède une fenêtre d'un mètre sur 76 centimètres, percée assez haut dans la muraille, pour que le courant d'air ne frappe pas les chevaux et qu'ils n'aient pas le soleil dans les yeux. L'air frais est introduit par une rangée de briques creuses placées immédiatement au-dessous du toit et, pour que l'animal

(1) F. et E. Putzeys, *l'Hygiène dans la construction des habitations privées*, *loc. cit.* p. 103.

ne respire pas, quand il est couché, l'air vicié et stagnant des parties inférieures, une brique creuse est intercalée dans la muraille, entre deux stalles, à 15 centimètres au-dessus du sol.

Lorsqu'il existe, comme c'est le cas le plus général, des greniers à fourrages, ou des chambres de domestiques, au-dessus des écuries, on ne peut pas les aérer par le toit ; il faut alors placer un ventilateur à chaque angle de l'écurie et le conduire à une assez grande hauteur, pour que l'air vicié et les émanations qu'il conduit au dehors n'incommodent pas les voisins. Il est également nécessaire de pratiquer, dans les murs et au-dessous du plafond, des orifices d'entrée pour l'air frais, de 25 à 30 centimètres de largeur.

Le fumier ne doit pas être déposé au voisinage des portes et des fenêtres et moins encore contre les murs extérieurs de l'écurie, car il attire la vermine, corrompt l'air et produit la carie des murailles (1). Il doit être jeté dans une fosse étanche dont le fond, régulièrement concave, doit descendre à 60 centimètres ou un mètre en dessous du sol, tandis que les parois s'élèvent à 65 centimètres au-dessus de celui-ci, sauf sur l'un des côtés. Le purin doit s'écouler dans l'égout le plus voisin, par des canaux imperméables et ne doit jamais être dirigé dans une fosse et encore moins dans un puisard.

C. Étables. — Il semble étrange, au premier abord, de comprendre les étables parmi les annexes des habitations urbaines. Leur étude semble être du domaine exclusif de l'hygiène rurale et pourtant elle intéresse d'une manière très directe la salubrité des grandes villes. La présence des vacheries dans leur intérieur est une des questions pour lesquelles il y a le plus souvent lieu d'intervenir. A Paris, du moins, c'est celle qui est le plus souvent soumise à l'examen du conseil d'hygiène et de salubrité de la Seine. Elle a été l'objet de nombreux rapports adressés, par ce conseil, au préfet de police. Les derniers en date sont de notre regretté collègue Armand Goubaud.

Depuis quelques années, en effet, les vacheries se multiplient à Paris dans une proportion inquiétante. Elles ne menacent pas, à vrai dire, la santé publique. On se souvient qu'autrefois on attribuait, à l'air des étables, des propriétés thérapeutiques et on y envoyait vivre les phthisiques, comme on les envoie aujourd'hui dans l'Engadine, à Falkeinstein, ou au Sanatorium du Canigou ; mais leur voisinage est extrêmement incommode pour les voisins, par les odeurs qui s'en dégagent. L'été, lorsqu'on remue ou qu'on enlève les fumiers, les riverains sont obligés de fermer leurs fenêtres. Aussi protestent-ils à l'envi toutes les fois qu'il s'agit d'en établir une nouvelle.

Comme ce sont des établissements classés, l'autorisation ne peut être donnée, par la préfecture de police, qu'après que le maire a ouvert

(1) F. et E. Putzeys, *l'Hygiène dans la construction des habitations*, *loc. cit.*, p. 109.

une enquête et reçu toutes les oppositions, que le commissaire de police du quartier, l'inspecteur des établissements insalubres et le service des architectes ont émis leur avis, qu'un membre du conseil d'hygiène et de salubrité s'est transporté sur les lieux, a fait son rapport au conseil et que celui-ci l'a adopté. Malgré toutes ces formalités, des vacheries se créent encore tous les jours. Leur nombre a augmenté de plus d'un tiers en huit ans. Il était de 305 en 1879, et il s'élevait en 1887 à 490, contenant 6850 animaux (1).

Ces établissements sont en général situés dans des quartiers excentriques; cependant on en trouve aussi dans l'intérieur de Paris. Il y a longtemps que cet inconvénient préoccupe l'administration. L'*Instruction pour l'exécution de l'ordonnance de police du 23 prairial an X*, concernant les *vacheries de Paris*, en fait mention et le préfet de police Dubois recommande *de les reléguer autant que possible dans les faubourgs, dans les rues bien percées et peu fréquentées* (2). Depuis cette époque, de nombreuses ordonnances de police sont intervenues pour faire les mêmes recommandations, ce qui n'a pas empêché les vacheries de se multiplier, comme nous venons de le voir. Il y en a maintenant dans tout Paris.

Leur installation est pourtant soumise à des conditions assez sévères.

D'abord, aux termes de l'*ordonnance du préfet de police* du 25 août 1880, concernant l'élevage d'animaux domestiques dans Paris, *il est interdit d'y conserver, sans autorisation, des porcs, des vaches ou autres animaux tels que boucs, chèvres, lapins.* L'autorisation doit être donnée par le préfet de police, après que la visite des lieux a constaté qu'il ne pouvait en résulter aucun inconvénient pour le voisinage. Cette autorisation est toujours révocable, en cas de plainte fondée et ne peut être donnée, en ce qui concerne les porcs et les vaches, que pour deux animaux au plus. Au delà de ce nombre, il y a lieu d'appliquer la législation spéciale sur les établissements dangereux, incommodes ou insalubres. Presque toutes les vacheries renferment plus de deux animaux et rentrent dans cette dernière catégorie. C'est pour cela que leur établissement est soumis aux formalités que nous avons indiquées plus haut.

Les conditions imposées aux vacheries par la préfecture de police sont les suivantes :

1° Le sol des étables doit être pavé et rendu imperméable; il doit avoir la pente nécessaire pour l'écoulement des eaux, des urines;

2° Chaque vache doit avoir $1^{m},60$ de place à la mangeoire et un cube d'air de 20 mètres;

(1) Le nombre moyen est de 10 à 20 vaches. Les vacheries les plus considérables sont celles du Jardin d'Acclimatation qui en a 82, la vacherie Suchet, à Auteuil, qui en a 57, la vacherie Tasse, rue La Fayette, qui en renferme 51 et la vacherie Paulin, à Auteuil, qui en a 40.

(2) Armand Goubaux, *Nouveau rapport sur les vacheries du département de la Seine*, présenté au nom d'une commission composée de MM. Alexandre, Léon Colin, Michel Lévy et A. Goubaux (rapporteur), 1888.

3° Les étables doivent avoir une hauteur de 3 mètres sous plafond et être ventilées par des cheminées d'aérationde $0^m,40$ de côté, à chaque extrémité ;

4° L'emplacement destiné à recevoir les fumiers doit être rendu imperméable et ceux-ci doivent être enlevés trois fois par semaine;

5° Les urines provenant des étables, le purin provenant des fumiers doivent être conduits souterrainement à l'égout, ou, en l'absence d'égout, recueillis dans des citernes étanches;

6° Les vacheries doivent avoir de l'eau en abondance, pour opérer de fréquents lavages;

7° Il faut fermer hermétiquement les fosses contenant de la drèche, ou autres substances fermentescibles et les munir d'une cheminée d'aération ;

8° On doit blanchir à la chaux tous les ans, les murs intérieurs des étables.

Ces conditions sont assurément suffisantes; mais elles sont presque toujours éludées par les nourrisseurs. Lorsqu'il s'agit d'obtenir l'autorisation, ils prennent tous les engagements qu'on veut bien leur imposer; mais, la permission délivrée, ils s'en affranchissent avec la même facilité.

La condition la plus souvent enfreinte est celle qui a trait au cubage. Les vacheries ont toujours les dimensions réglementaires pour le nombre des animaux concédés; mais on ne s'en tient jamais à ce nombre. Je n'ai jamais inspecté un de ces établissements, sans y trouver plus de vaches qu'il ne devait en contenir, aux termes de leur autorisation. Cela est d'autant plus facile qu'elles n'ont pas de stalles séparées comme en Angleterre et que les vaches couchent toutes côte à côte, sur le même fumier. Les fosses à purin ne sont jamais étanches. Ce sont de vrais puisards, et on ne devrait jamais autoriser l'établissement d'une vacherie, lorsqu'il n'y a pas, au voisinage, un égout pour recevoir les liquides.

Les fumiers sont déposés à l'aventure et enlevés, lorsque les paysans auxquels les nourrisseurs les ont vendus, veulent bien prendre la peine de venir les chercher. Quant aux ventilateurs de 40 centimètres, ils n'existent que sur le papier.

Cependant il ne faut rien exagérer et, malgré ces infractions aux règles posées, les vacheries de Paris sont en général proprement tenues et contiennent des animaux de toute beauté. J'ai toujours été frappé de la vigueur, de l'embonpoint, de l'air de santé de ces bêtes qui vivent ainsi renfermées, couchées sur le flanc dans leurs déjections et ne sortant jamais. Cela tient, m'a-t-on dit, à ce que les nourrisseurs ont intérêt à n'avoir que des vaches de premier choix et à les envoyer à l'abattoir aussitôt qu'elles périclitent, que leur lait diminue de quantité ou de qualité. Elles restent rarement une année entière dans l'établissement.

D. Jardins. — De tous les luxes qu'un propriétaire peut se permettre, dans son habitation, le plus confortable et le plus hygiénique consiste à lui annexer un jardin. On y parvient facilement dans les petites villes, même sans être riche. Il suffit pour cela de s'écarter du centre et des rues marchandes ; mais, dans les grands centres, il n'y a qu'un très petit nombre de personnes qui puissent jouir de cet agrément. Encore faut-il qu'elles aillent se loger dans des quartiers un peu excentriques.

Le jardin est hygiénique, parce qu'il augmente considérablement la surface totale de l'habitation, qu'il donne à la maison plus d'air et de lumière et qu'il la dégage du côté opposé à la rue. Au lieu de la courette en forme de puits, des bâtiments du fond de la cour qui interceptent l'air et la lumière, l'heureux propriétaire d'un jardin a sous les yeux des arbres et de la verdure. Le soleil donne jusqu'au pied du mur dossier de sa maison ; tout cela en rend le séjour plus gai, plus agréable et par conséquent contribue à la santé de ceux qui l'habitent. Les enfants retirent surtout un grand bénéfice de la jouissance du jardin. Dans les maisons où il n'y en a pas, ils ne sortent que l'après-midi et pendant quelques heures, lorsque le service de la maison est terminé et qu'on a eu le temps d'achever leur toilette. Pendant toute la matinée, ils vivent dans l'air vicié des chambres où on a dormi, au milieu des poussières que secouent les domestiques, en faisant l'appartement. Au contraire, lorsqu'on possède un petit jardin derrière sa maison, on envoie les enfants y jouer en liberté, pendant qu'on procède au nettoyage. Si le temps est trop mauvais pour permettre une promenade au dehors, on profite de la moindre éclaircie, pour les envoyer y respirer un peu d'air pur, et c'est tout profit pour leur santé. Il suffit, pour s'en assurer, de voir combien l'aspect général des enfants du peuple de Paris a gagné, depuis qu'on y a multiplié les plantations, les squares et les jardins publics.

Dans les petites villes, le jardin n'est pas exclusivement destiné à l'agrément. On y cultive des fruits souvent même des légumes. Il est divisé en carrés, en plates-bandes. Les murs sont garnis d'espaliers et les grands arbres improductifs sont relégués tout à fait au fond, quand ils ne sont pas proscrits. Dans les grandes villes, le terrain est trop cher, l'espace trop restreint, pour qu'on songe à en tirer un profit autre que celui de l'agrément et de la santé. Il se compose en général d'une allée sablée devant la maison, assez large pour qu'on puisse s'y promener plusieurs de front, d'une pelouse et de quelques corbeilles de fleurs. Les murs sont tapissés de lierre et le fond est occupé par un rideau d'arbres qui sert à isoler le jardin des maisons adjacentes et à mettre les propriétaires à l'abri des regards des voisins.

Rien de plus agréable que cette disposition, à la condition toutefois qu'on ne multiplie pas trop les grands arbres et qu'on ne les rapproche pas trop de la maison. L'écueil de ces jardinets, dans nos climats, c'est l'humidité, et toute cette verdure est propre à l'entretenir. Il faut donc que les arbres ne projettent pas une ombre trop épaisse sur l'espace réservé à la promenade et aux ébats des enfants, et surtout qu'ils ne masquent pas la façade postérieure. Ils doivent en être séparés par une distance au moins égale à leur hauteur, conformément à la règle posée plus haut, au sujet de la largeur des cours, dans ses rapports avec l'élévation des maisons qui les entourent.

Dans les pays chauds, et surtout dans les colonies, c'est tout le contraire et plus les habitations sont abritées par la végétation contre les rayons du soleil, plus elles sont agréables et salubres.

ARTICLE III. — LOGEMENTS INSALUBRES.

Par M. Jules Rochard.

Les articles précédents ont déterminé les conditions d'hygiène qu'on doit observer dans les constructions qui s'élèvent aujourd'hui. Ils ont donné le type de la maison modèle; mais, parmi celles que nous habitons, il en est bien peu qui y répondent, même dans les grandes villes et dans les quartiers aristocratiques.

Les grandes maisons de rapport qui s'élèvent le long des boulevards et des avenues récemment percées, nous séduisent par la beauté de leur proportions, et le luxe et l'élégance de leurs dispositions apparentes; mais, quand on pénètre dans ces appartements somptueux, on trouve des chambres à coucher trop petites, des cuisines minuscules, des escaliers insuffisamment aérés, des mansardes souvent inhabitables et des cabinets d'aisances défectueux.

C'est que l'élégance et l'hygiène ne marchent pas toujours de front. Des habitations tout à fait semblables à l'extérieur peuvent offrir, sous le rapport de la salubrité, des différences considérables. La démonstration en a été donnée à l'Exposition universelle de 1889, d'une manière saisissante.

Dans le pavillon de la Ville de Paris, le plus rapproché du palais des Beaux-Arts, on avait construit deux petites maisons du type le plus répandu dans les arrondissements excentriques. A l'extérieur, elles étaient exactement semblables. Toutes deux se composaient d'un rez-de-chaussée surmonté de deux étages; elles avaient les mêmes dimensions, le même aspect, les mêmes ouvertures. Le mode de construction était le même ; mais là s'arrêtait la ressemblance. Dans l'une, on avait réuni tout ce qui peut rendre une maison malsaine; dans l'autre, on avait réalisé toutes les combinaisons propres à assurer la salubrité. Les deux petits édifices étaient réunis, par une passerelle, à la hauteur du second étage. On montait par l'une, on descendait par l'autre.

On entrait par la maison insalubre et, tout d'abord, on apercevait, sur la façade, un tuyau en fonte dont les joints en mauvais état laissaient suinter les eaux ménagères. Au rez-de-chaussée, un parquet posé sur des lambourdes encastrées dans le sol; des lavabos dont les tuyaux, dépourvus de siphons, permettaient le reflux des gaz dans l'appartement; un évier déversant ses eaux dans la rue par une gargouille et la cuisine en communication directe avec l'égout. La petite cour sombre, étroite, mal pavée, donnait passage à des caniveaux imparfaits et laissait voir l'orifice mal clos d'une fosse fixe déversant ses gaz sous les fenêtres. Les cabinets d'aisance, prenant jour sur l'escalier, manquant d'eau et disposés à la turque, avaient leur clapets obstrués. Les escaliers mal aérés étaient éclairés au gaz, mais les becs n'étaient pas isolés et les cheminées n'avaient pas de prise d'air à l'extérieur.

La maison salubre, au contraire, réunissait toutes les conditions que l'hygiène réclame et qui ont été exposées dans les articles précédents. Les petites pièces avaient un aspect riant, des papiers de couleur claire, des fenêtres fermant bien, des cheminées avec prise d'air extérieure, des parquets démontables. Les cabinets d'aisances étaient disposés comme ceux des maisons anglaises; il y avait des siphons sur toutes les conduites, des canalisations en bon état avec tuyaux de couleurs différentes, une petite cour propre et bien dallée. Un sous-sol éclairé par une lampe Edison permettait de voir les détails de la canalisation et les compteurs pour les eaux de source et de rivière.

Cette partie de l'exposition de la Ville de Paris a été l'une des plus remarquées. Il n'y a guère de visiteur que n'ait fait l'ascension de la maison insalubre et qui ne soit descendu de l'autre côté, en comparant les dispositions défectueuses à celles qu'il faut adopter. Cette visite a surtout été intéressante pour les hygiénistes, les architectes, les entrepreneurs et les ouvriers du bâtiment. Tous ont pu constater que l'hygiène n'est pas aussi dispendieuse qu'on le croit, et qu'une maison salubre ne coûte pas beaucoup plus cher à édifier qu'une maison qui ne l'est pas.

Cette démonstration fait le plus grand honneur aux ingénieurs de l'assainissement de Paris; mais il est juste d'en attribuer le principal mérite à celui qui fut leur maître, à l'homme qui a le plus fait pour la salubrité des habitations et dont l'hygiène porte encore le deuil. C'est Durand-Claye qui a le premier mis en usage, ces moyens topiques d'enseignement qui ont le caractère de l'évidence et portent la conviction dans les esprits. C'est Durand-Claye qui a eu le premier l'idée d'opposer l'une à l'autre, la représentation d'une maison salubre et d'une maison qui ne l'est pas. Nous nous rappelons tous la splendide exposition de la Ville de Paris au Congrès de Genève, ces *fac-simile* de dix mètres de haut, représentant, en demi-grandeur et dans tous leurs détails, les dispositions qu'il faut adopter dans la construction des maisons modernes. Nous avons revu tout cela, quatre ans après, à l'Exposition d'hygiène urbaine de la caserne Lobau et, c'est avec le même plaisir que nous avons retrouvé, l'an dernier, dans le pavillon de la Ville de Paris, les appareils de démonstration de Durand-Claye, exposés par sa veuve, à côté des deux maisons d'étude édifiées par MM. Bechman et Masson.

Dans la maison insalubre du Champ de Mars, ces deux ingénieurs avaient à dessein réuni les dispositions les plus vicieuses qu'on puisse prendre; on serait donc disposé à penser qu'il y avait là une exagération voulue; mais ce serait une erreur. Des maisons tout aussi mal comprises se rencontrent à chaque pas, dans les faubourgs habités par les ouvriers, et dans les quartiers du centre occupés par le commerce de détail et la petite bourgeoisie. Cette dernière habite des rues étroites où l'air et la lumière pénètrent à peine. Les hautes maisons qui les bordent ne satisfont à aucune des conditions de l'hygiène, telle qu'on la comprend aujourd'hui. Une allée étroite, humide, obscure, mène à un escalier tout aussi sombre et à des appartements qui ne sont ni plus clairs, ni mieux aérés. Une odeur fade et nauséeuse monte des cours en forme de puits, s'exhale des pierres d'évier, des cuisines, des lieux d'aisances. Tout cela réalise un ensemble de conditions auxquelles on ne peut plus s'habituer, quand on a vécu dans des maisons neuves et bien disposées. On s'étonne de ne pas voir les maladies infectieuses installées en permanence dans de pareilles habitations et on admire la flexibilité de l'organisme qui s'accommode à de semblables milieux. Les constructions qui s'élèvent aujourd'hui réalisent un progrès considérable sur celles que le passé nous a léguées. On est étonné toutefois d'y rencontrer encore des dispositions vicieuses et qui prouvent que les architectes qui les ont bâties ne sont pas parfaitement au courant des règles que leurs maîtres ont tracées et qu'ils se sont efforcés de vulgariser.

Les infractions aux lois de l'hygiène que je viens de signaler, sont très regrettables sans doute; toutefois, les habitations auxquelles j'ai fait allusion jusqu'ici ne sont pas, à proprement parler, des logements insalubres. Il faut descendre à un degré au-dessous et aborder les maisons de la classe ouvrière, pour comprendre combien le mal est grand et à quel point la question est grave.

Ces habitations sont de deux sortes. Les unes consistent en une ou plusieurs pièces louées par des ouvriers possédant un mobilier et qui installent parfois leur atelier dans leur logement; les autres consistent en chambres ou cabinets meublés, qui sont loués, principalement pour le coucher, soit à des célibataires, travaillant et mangeant au dehors, soit à des gens de passage. Quelques-uns de ces logements meublés sont habités pendant toute une saison par des ouvriers du bâtiment, qui s'en retournent dans leur pays, quand la campagne est terminée, pour s'y livrer à d'autres occupations. Les premiers sont loués au terme, les autres sont connus dans tous les pays de l'Europe sous le nom de logements garnis. Cette distinction, qui semble assez insignifiante au point de vue de l'hygiène, est, à Paris du moins, d'une importance capitale. Par une anomalie dont on ne trouve que trop d'exemples dans notre administration, ces logements ne relèvent pas de la même juridiction. Les premiers sont dans les attributions de la préfecture de la Seine et les autres sont sous la surveillance de la préfecture de police.

§ 1er. — Logements non garnis.

Le nombre des logements habités par les classes pauvres est considérable dans toutes les grandes villes.

A Paris, le chiffre de la population ouvrière dépasse la moitié du nombre total des habitants et le prix des loyers donne la mesure de la façon dont ils sont logés. La préfecture de la Seine vient de faire paraître un travail statistique très intéressant sur la situation de la propreté bâtie dans chacun des 80 quartiers de Paris, en 1889 et en 1890. Sur 804 011 logements, il y en a 604 306, c'est-à-dire les trois quarts qui sont au-dessous de 500 francs et chacun sait ce que c'est à Paris qu'un logement de 500 francs. Ces petits logements sont occupés par des familles assez peu aisées pour que le conseil municipal ait cru devoir les exempter d'impôts, malgré le préjudice qui en est résulté pour les finances de la ville. Dans ce nombre, il n'y en a que le quart qui se rapprochent de ce chiffre; les trois quarts des loyers dégrevés sont au-dessous de 300 francs (1). De pareils prix de location sont l'indice de la misère profonde de la plupart des familles ouvrières. On ne peut pas se douter du degré d'insalubrité des logements qu'elles habitent, lorsqu'on ne les a pas visités.

Autrefois, les différentes classes de la société étaient, au point de vue des logements, plus mélangées qu'elles ne le sont aujourd'hui. Les ouvriers habitaient les mansardes des petites maisons bourgeoises; ils s'installaient au fond des cours, dans des dépendances modestes. Ils vivaient ainsi, côte à côte, avec les locataires plus riches. On se connaissait, on apprenait à s'apprécier réciproquement, on se rendait de petis services et c'était tout bénéfice pour les ouvriers. Depuis que le plupart des villes, suivant l'exemple de Paris, ont détruit leurs vieux

(1) Nombre des loyers dans Paris en 1890 :

Loyers supérieurs à 10 000 francs		2.419
— de 10 000 à 5 000	—	7 555
— de 5 000 à 2 000	—	28.425
— de 2 000 à 1 000	—	47.999
de 1 000 a 500	—	113.307
au-dessous de 500	—	604.306
Total		804.011

quartiers pour percer de larges rues bordées de belles maisons, les ouvriers ont été obligés de se réfugier dans les quartiers excentriques, où ils ont causé un encombrement dangereux. On n'a songé à construire pour eux, que lorsque les inconvénients de cet entassement ont frappé tous les yeux et, d'après ce qui précède, on peut voir que le remède est loin d'être en rapport avec le mal.

Un certain nombre de ces émigrés ont pu trouver encore à se loger dans les faubourgs aux mêmes conditions que dans le centre; mais la majorité n'a trouvé de refuge que dans d'immenses maisons construites par l'industrie et dans des bouges encore plus insalubres.

1. **Cités, casernes.** — La spéculation a construit, pour les ouvriers, dans les faubourgs des grandes villes, des bâtiments de dimensions considérables, et semblables à des casernes, par les proportions et par le nombre d'habitants qui s'y entassent. Ce genre d'habitations est représenté, à Paris, par la *cité Jeanne d'Arc*, située dans le XIIIe arrondissement, tout près du boulevard de la Gare. C'est un groupe de dix maisons, d'une hauteur uniforme de 17^{m},50, couvrant une superficie de 4500 mètres avec deux façades, l'une de 27 mètres sur la rue Nationale, l'autre de 75 mètres sur la rue Jeanne-d'Arc. Les immeubles sont séparés par une ruelle qui va de l'une de ces rues à l'autre et par des impasses qui ont à peine 5 mètres de largeur. Ils renferment 1200 logements et donnent asile à 2000 habitants.

Cette cité ouvrière, qui a la population d'une petite ville, a été constrruite dans un but de spéculation et avec le mépris le plus absolu des lois de l'hygiène. Depuis sa construction, qui remonte à une vingtaine d'années, la commission des logements insalubres n'a pas cessé d'appeler sur elle l'attention du préfet de la Seine. En 1879, à la suite d'une épidémie de variole dont elle était le théâtre, le docteur O. Du Mesnil se livra à une enquête, dont les résultats très détaillés furent consignés dans un rapport en date du 14 juillet 1879. J'ai eu l'occasion de la visiter, il y a quelques années, en compagnie de mon collègue et ami le docteur Marjolin, et nous pûmes constater qu'aucun remède n'avait été apporté aux maux signalés par notre distingué confrère et que je vais énumérer très rapidement.

La ruelle étroite qui sépare les deux files de maisons, n'a pas le tiers de leur hauteur. Le sol macadamisé, les trottoirs autrefois recouverts de ciment, sont absolument dégradés. On y trouve, à chaque pas, des excavations où les eaux ménagères et pluviales croupissent et se putréfient. Les cages des escaliers, les couloirs qui y conduisent sont obscurs, et exhalent une odeur de renfermé à laquelle se joignent les émanations des tinettes filtrantes placées dans les caves. Dans certaines de celles-ci, les appareils débordent et répandent leur contenu sur le sol. Les cabinets d'aisances, à la turque et à trous béants, sont malpropres, infects, parfois dépourvus de portes. Les murs en sont humides et souillés. Il est inutile d'ajouter qu'on n'y trouve pas d'eau. Dans certaines de ces maisons, les fenêtres des cabinets donnent sur de petites courettes, par lesquelles les logements voisins reçoivent l'air et la lumière. Parfois, au lieu de fenêtres, ce sont de larges baies par lesquelles s'engouffrent le vent, la neige et la pluie.

Dans les escaliers étroits s'ouvrent, à chaque étage, deux longs couloirs sombres dans lesquels on marche à tâtons. Chacun d'entre eux donne accès, de chaque côté, à cinq logements se composant d'une ou de plusieurs pièces. Les locataires s'y croisent continuellement, dans une promiscuité aussi dangereuse pour l'hygiène que pour la morale.

Quand on pénètre dans ces appartements, on constate le même état de malpropreté et de délabrement. Les plafonds sont sales et parfois traversés par la pluie; les papiers tombent en lambeaux; les mouches y ont laissé leurs traces; les planchers sont recouverts d'une couche épaisse de crasse. Tantôt les portes font défaut, tantôt ce sont les fenêtres qui manquent de vitres ou qu'on ne peut ouvrir par suite du mauvais état des serrures et de la menuiserie.

Les cours et les ruelles qui séparent les maisons, sont de véritables foyers d'infection. Le sol est couvert d'un enduit fendu, crevassé qui laisse passer les eaux ménagères, mais qui retient toutes les ordures qu'on projette par les fenêtres et qui s'accumulent partout. Des lambeaux d'étoffe, des chiffons pendent à toutes les saillies intérieures de ces courettes d'où se dégagent des émanations fétides et qui servent de déversoir à tous les logements. L'eau et l'éclairage font défaut partout.

Il n'y a pas lieu de s'étonner qu'une agglomération semblable, dans un pareil foyer d'infection, soit la proie habituelle des épidémies. Celle qui provoqua, en 1879, l'enquête et le rapport dont j'ai parlé, fut particulièrement grave. Sur 18 cas de variole, 15 furent suivis de mort. Le conseil d'hygiène et de salubrité de la Seine nomma une commission pour examiner quelles mesures il y avait lieu de prendre, à cette occasion, dans l'intérêt de la santé publique. Cette commission confirma les déclarations de celle des logements insalubres et conclut, comme elle, à la nécessité de procéder à un nettoiement complet des immeubles dans toutes leurs parties, et à l'introduction, dans la cité Jeanne d'Arc, de l'eau et de l'éclairage. Tout cela fut peine perdue. Le propriétaire, fort de la loi du 13 avril 1850, déféra sucessivement, devant toutes les juridictions, les rapports en vertu desquels on prétendait le contraindre à avoir quelques égards pour la santé de ses semblables et pour la morale publique; la loi lui permit de se défendre longtemps et ce ne fut que le 1er août 1884, qu'il fut enfin forcé dans sa résistance, par un arrêt du conseil d'État statuant au contentieux. De là, il fut appelé à comparaître devant le tribunal de police correctionnelle, qui le condamna, le 16 décembre 1884, à exécuter les travaux et à une amende de 100 francs, maximum de la peine (1). Il se décida à s'exécuter après sept ans de lutte; mais les réparations furent faites d'une façon tellement sommaire, qu'au bout de quelques mois, les mêmes causes d'insalubrité s'étaient reproduites.

La cité Jeanne d'Arc est un type; mais on trouve beaucoup d'autres groupes d'habitations qui ne valent pas mieux. Dans l'ouvrage auquel j'ai déjà fait tant d'emprunts, M. O. Du Mesnil en cite un certain nombre. Je lui en emprunterai deux exemples.

Au boulevard de la Gare, 181 (XIIIe arrondissement), est un immeuble constitué par deux rangées d'habitations à un étage, s'élevant en bordure, sur une allée de 3 mètres de largeur. Ces constructions sont édifiées sur terre-plein; l'allée est pavée et possède un égout qui reçoit les eaux pluviales et ménagères. Chaque logement, au rez-de-chaussée comme au premier étage, se compose d'une seule pièce, quels que soient le nombre, le sexe et l'âge des locataires qui l'habitent, l'industrie qu'ils exercent. Les chambres, au rez-de-chaussée, sont toutes carrelées, à l'exception de deux; les murs sont visqueux, les plafonds noirs, les fenêtres démunies de leurs petits bois, les vitres remplacées par des lambeaux de toile, des planches ou des feuilles de zinc.

Ces logements sont humides et sombres comme des caves. Ils sont d'une malpropreté sordide; les plafonds sont crevassés, les cheminées pour la plupart hors de service; les toitures laissent passer la pluie. Enfin, il y a des pièces qui sont arrivées à un tel état de délabrement qu'on n'a plus trouvé personne pour les occuper, et qu'on en a fait des dépôts d'ordures.

On ne saurait imaginer, dit le docteur O. Du Mesnil, l'aspect repoussant de cette agglomération de loqueteux, de déguenillés. Ils n'ont pas d'eau à leur disposition, même pour les usages les plus indispensables. Quant aux lieux d'aisances, ils sont indescriptibles.

En 1882, dit le même auteur, un sieur D... a construit sur un terrain assez vaste un certain nombre d'abris de l'aspect le plus varié, mais tous également insalubres. Le sol de l'une de ces maisons est en terre battue, les toits en carton bitumé. Il n'y a ni cheminée ni lieux d'aisances; les fenêtres n'ont pas de vitres. L'habitant couche sur une litière de copeaux étendus sur le sol. Plus loin c'est une baraque divisée en quatre pièces, dont deux sont sous-louées en garni, ces pièces n'ont d'autre moyen d'éclairage et d'aération que la porte quand elle est ouverte.

A côté de cette baraque se dresse une voiture de saltimbanque, dont on a enlevé les roues, et qui est enfoncée au milieu des immondices que des volailles en liberté éparpillent de toutes parts. Elle renferme dix personnes de sexe et d'âge différents, qui y vivent dans la plus hon-

(1) O. Du Mesnil, *l'Habitation du pauvre*, *loc. cit.*, p. 116.

teuse promiscuité. On y a annexé une cage en bois dans laquelle on a placé deux lits de camp. Il n'y a, bien entendu, ni cheminée ni lieux d'aisances. Des habitations semblables se rencontrent sur beaucoup d'autres points de la ville; mais il y a pis encore. On peut descendre plus bas dans l'échelle de l'insalubrité.

II. **Cours des Miracles.** — Il existe encore, dans toutes les grandes villes, des réunions de taudis immondes, où une population en guenille vit côte à côte avec les animaux domestiques. On en trouve même à Paris. Tous les malheureux ne peuvent pas y trouver place dans des maisons; il en est qui, dans l'impossibilité de payer le plus faible loyer, sont obligés de se réfugier sur des terrains vagues et de s'y construire des huttes, avec des matériaux de rencontre. C'est ainsi que s'était élevée la cité des Kroumirs. Elle a disparu à la suite d'un rapport fait par le docteur O. Du Mesnil, au nom de la commission des logements insalubres; mais l'hygiène doit en conserver le souvenir, car ce fut le spécimen le mieux réussi de ce que peut être à notre époque, une cour des Miracles.

La cité des Kroumirs, à laquelle on avait donné ce nom à l'époque de l'expédition de Tunisie, probablement parce qu'elle ressemblait à un campement de sauvages, cette cité, dis-je, était la dernière expression de ce que la fantaisie peut atteindre dans l'insalubre et dans l'immonde. Elle s'élevait sur un terrain appartenant à l'Assistance publique qui l'avait loué à un locataire principal, en se réservant le droit d'exiger l'abandon des lieux et la démolition des constructions dans un délai de six semaines. Ce personnage sous-louait le terrain, au mètre carré, à des gens sans domicile, avec entière liberté de s'y construire une demeure à leur guise. Ceux-ci n'avaient pas besoin d'architecte. Ils s'en allaient, la nuit, enlever aux maisons en démolition des plâtras, des planches pourries, de vieux volets, des bouts de tuyaux de poêle abandonnés sur la voie publique; ils se procuraient des lambeaux de carton bitumé pour la toiture, et construisaient leurs baraques avec ces matériaux de rebut.

Il y en avait une trentaine de chaque côté du long cloaque rempli de boue fétide qui représentait la rue centrale de cette immonde cité, et des voitures des chiffonniers remuaient incessamment cette fange. Dans les courettes intermédiaires, les animaux domestiques circulaient au milieu des dépôts d'ordures de toute espèce et vivaient côte à côte avec les enfants des Kroumirs. Quant aux latrines, elles étaient représentées par un trou creusé dans le sol et par un entourage en planches qu'on déplaçait quand le trou était plein; mais le plus souvent les matières fécales étaient projetées sur le lit d'immondices formé dans les courettes.

La population de ces bouges infectes faisait mal à voir. Les êtres humains qui les habitaient présentaient, dit le docteur O. Du Mesnil, tous les signes de la déchéance physique la plus complète. Des enfants pâles, étiolés, scrofuleux, des hommes et des femmes vieux avant l'âge, des malades dans presque toutes les baraques; voilà ce que la commission des logements insalubres y avait trouvé.

L'infection qui se dégageait de cette sorte d'égout à ciel ouvert, était telle que les habitants de la cité Doré eux-mêmes se plaignaient du voisinage, et pourtant ils n'avaient pas le droit de se montrer bien susceptibles, car, depuis la dispersion des Kroumirs, on trouverait difficilement quelque chose de plus odieux que l'agglomération de taudis qu'ils occupent. C'est un dédale de ruelles et d'impasses, un labyrinthe de masures en ruine, de baraques en bois, en terre, en torchis, où tout un monde de chiffonniers et d'industriels de même sorte, grouille dans l'obscurité humide d'un dédale de ruines. C'est un rapport officiel qui s'exprime ainsi (1).

A l'autre extrémité de Paris, contre les buttes Chaumont, se trouvait une seconde cour des Miracles. Le clos Macquart, ainsi nommé parce que c'était autrefois le chantier d'équarissage d'un personnage de ce nom. En 1882, il était habité par un groupe de chiffonniers formant une agglomération de 200 individus. Rien ne peut donner une idée de l'infection de la sordidité de ce cloaque, à l'époque à laquelle nous nous reportons. Il était administré par un chiffonnier en gros qui habitait dans le cul-de-sac situé au fond de ce bouge. Il centralisait les produits du travail nocturne de ses locataires et il avait installé, dans son dépôt, un débit de boissons. C'est à son comptoir qu'il payait les marchandises. Le loyer de la semaine une fois acquitté, la majeure partie du reste passait en alcool, et l'argent rentrait ainsi dans sa poche. Quant à la femme, aux enfants, ils vivaient sur les tas d'ordures et s'alimentaient, faute de mieux, avec les débris qu'ils pouvaient y trouver.

Comme la cité des Kroumirs, le clos Marquart a vécu. Il existe toujours; mais il est devenu silencieux et désert. Quelques-unes des maisons ont été rasées; les autres s'écroulent successivement sans qu'on les soutienne ni les relève; les habitants ont disparu et sont allés porter leur industrie sur d'autres points de la ville ou de la banlieue.

L'ancien exploitant, après avoir acquis, dans son négoce, une certaine aisance, reste seul en face de ces ruines, maudissant l'intervention de la *salubrité* qui l'a obligé à congédier ses victimes (2). C'est là que M. O. Du Mesnil l'a trouvé, au mois de février 1890, lorsqu'il est allé revoir le clos Macquart, pour voir, avant de publier son livre, ce qu'il était advenu des plaintes contenues dans ses rapports.

Je pourrais continuer cette triste visite, en compagnie de cet excellent confrère, dépeindre avec lui les horreurs de la cité Gand, où 1700 indi-

(1) Rapport adressé au maire du XIIIe arrondissement, par la commission d'hygiène de cet arrondissement, le 17 mai 1881.

(2) O. Du Mesnil, *l'Habitation du pauvre*, *loc. cit.*, p. 160.

vidus s'abritaient dans des trous pratiqués dans un bâtiment en ruine; celles de la cité Philippe, où 70 chiffonniers vivent probablement encore dans les mêmes conditions; mais il n'y a pas d'intérêt à multiplier ces exemples. La commission des logements insalubres a fait disparaître les plus immondes de ces repaires; elle obtiendra sans doute encore la suppression de quelques autres; mais il faut bien que ceux qui les habitent aillent loger quelque par, et tant qu'on n'aura pas trouvé le moyen de leur fournir des logements salubres, ils iront créer ailleurs de nouveaux foyers d'infection, ou encombrer ceux qui existent déjà. Les bouges que je viens de décrire, et qui font tache dans Paris, sont rares, si on a égard au chiffre de la population; mais les logements qui laissent à désirer, sous le rapport de l'hygiène, sont très nombreux. MM. Cacheux et Langlois, qui sont bien au courant de la question, estiment que le tiers de la population ouvrière occupe des appartements insuffisants et malsains. Les statistiques officielles de la ville de Paris, pour 1881, mentionnaient 46 815 locaux occupés par des indigents inscrits sur les registres de l'assistance publique. Sur ce nombre, 24 663 ne se composaient que d'une seule pièce; 12 734 avaient, en plus, une toute petite cuisine. Dans un travail publié, en 1877, sous ce titre : *De l'influence des habitations sur les causes de décès, et sur la durée de la vie*, le directeur du bureau municipal de Budapest, M. Joseph Korösi, a divisé les logements en quatre catégories, suivant le nombre de leurs habitants, et il a été constaté que ceux qui abritaient de cinq à dix personnes ou plus de dix personnes par pièce, perdaient moitié plus de monde, par les maladies infectieuses, que les logements habités par une ou deux personnes vivant dans la même chambre. Dans les appartements où la population est nombreuse, la mortalité par débilité congénitale est énorme. La durée moyenne de la vie des habitants est en raison inverse de leur nombre, dans la même pièce. M. Cacheux, après une visite minutieuse de quelque milliers de logements, estime qu'il y en a 70 000 de malsains; qu'il y aurait au moins 100 000 chambres à construire, et que cela coûterait environ 200 millions de francs, en y ajoutant les frais d'assainissement des locaux non démolis.

La même situation se rencontre dans la plupart des grandes villes de province. Toutes ont des cloaques semblables, habités par une population pauvre, malpropre et suspecte. C'est là que la police tend ses filets et fait ses plus nombreuses captures. C'est par là que débutent toutes les épidémies. Ce sont des foyers tout préparés pour les maladies contagieuses, des terrains qui ne demandent qu'à être ensemencés par leurs germes, pour les multiplier et les répandre sur la ville tout entière.

III. **Logements insalubres à l'étranger**. — Il ne faudrait pas croire que la France soit le seul pays où se constatent de semblables misères. Elle n'a pas le monopole de l'insalubrité.

La plupart des capitales de l'Europe sont même au-dessous de Paris, sous ce rapport.

Londres a la réputation de renfermer la plus épouvantable misère qu'on puisse rêver et elle la mérite, dit M. Raffalowich; des souffrances inouïes se cachent dans ses ruelles, dans ces culs-de-sac où la partie saine de la population ne pénètre jamais, où la police elle-même ne se hasarde qu'avec hésitation. Elle est plus repoussante que partout ailleurs, parce que le climat est plus triste et les mœurs plus brutales. La condition misérable des logements occupés par les ouvriers et par les pauvres, l'encombrement qui y règne avec son cortège de maladies morales et physiques, avec son accompagnement de vices et de crimes, les dangers permanents qui en résultent pour la santé et l'ordre public, ont été mis en pleine lumière, il y a quelques années, par deux brochures à sensation, l'une de M. Sims, *Comment les pauvres vivent*, l'autre du révérend Mearnes, *Bitter cry of outrast London*. Elles sont remplies de détails navrants.

Les quartiers inconnus de la foule, dont je parlais tout à l'heure, prétentent un dédale de ruelles, d'impasses, de cours où les maisons se touchent presque d'un côté à l'autre de la rue. L'air n'y pénètre pas. Les maisons, petites, basses, dégagent une atmosphère méphitique, une odeur de moisi qui prend à la gorge. Les ordures sont entassées devant les maisons, sur les escaliers à moitié pourris. Qu'il fasse sec ou qu'il pleuve, le sol est toujours boueux. Les chambres sont à l'avenant. La saleté des générations successives s'étale, en couches épaisses, du plafond au parquet où jamais un coup de balai n'a été donné. Elle suinte le le long des murs. La fenêtre est bouchée avec des haillons, ou couverte de planches pour empêcher l'air d'entrer.

Chaque chambre abrite une famille, souvent deux. Dans une cave, un inspecteur de la salubrité a trouvé le père, la mère, quatre enfants et trois porcs. Dans une autre pièce, un prêtre voit un homme malade de la petite vérole, sa femme qui vient d'accoucher pour la huitième fois et les enfants qui courent demi-nus. Ici, sept personnes vivent dans une cuisine souterraine; le cadavre d'un petit enfant est au milieu d'elles. Ailleurs, une veuve, trois enfants, et le cadavre d'un quatrième qui gît là depuis treize jours. Plus loin c'est une pauvre veuve qui occupe l'unique lit de la chambre et loue le plancher à un couple pour trois francs par semaine.

Pêle-mêle, dans ces bouges, vivent des voleurs, des assassins, des filles et d'honnêtes ouvriers avec leurs familles. La moralité et la décence y sont inconnues. Peu de gens sont mariés et personne ne s'en soucie. Le relâchement des mœurs est si grand que rien n'est respecté. L'inceste et pire encore y sont péché mignon. Dans une rue de 35 maisons, il y a 32 lupanars; dans une autre, 43 maisons sont habitées par 428 filles publiques, dont beaucoup n'ont pas plus de douze ans.

La misère et le crime y sont activés par la quantité des cabarets. Dans le quartier d'Easton-Road, il y a un débit de boisson pour cent personnes, hommes femmes et enfants. Autour d'Orange-Street, on compte cent *gin-palaces*. Quelques-uns occupent le bas de la maison ou l'entrée de l'impasse, si bien qu'il faut à tout prix y passer (1).

En Allemagne, les ouvriers ne sont pas mieux logés. Dans la plupart des grandes villes, une partie considérable de la population demeure dans des chambres qu'on ne peut pas chauffer; le quart, sinon la moitié des familles loge dans une seule pièce, avec ou sans cabinet accessoire. La condition des ouvriers est déplorable partout, mais surtout en Prusse. C'est là que le mal est le plus aigu. A Berlin, l'entassement est à son comble. La population qui était, en 1840, de 300 000 habitants dépasse aujourd'hui 1 400 000: elle augmente de 4 p. 100 par an et il n'y a pas 40 p. 100 de ses habitants qui y soient nés. Berlin souffre de l'insalubrité et de l'encombrement, plus que Londres et Paris. Elle renferme 75 000 logements qui n'ont qu'une pièce et qui abritent 270 000 personnes. On y trouve le même dénuement, la même malpropreté, les mêmes vices que dans les autres capitales. Ces bouges sont le repaire de la débauche, de l'ivrognerie et du crime. Il y règne même une coutume dangereuse qui n'existe pas chez nous.

Les ouvriers allemands ont une grande tendance à se loger chez des camarades, en ménage, soit à la nuit, soit en permanence. En 1875, à Berlin, sur une population d'un million d'habitants, on trouvait 44 708 ménages logeant, à la nuit, 78 698 personnes, dont 18 124 du sexe féminin. En Silésie, dans la Prusse rhénane, en Westphalie, ces habitudes sont générales. Il n'est pas rare de voir le sous-locataire coucher dans la même pièce que la famille qui le loge, lors même que celle-ci compte de grandes filles. Dans les pays miniers, on assiste à des scènes qui rappellent celles de la Californie (2). Enfin, dit M. Georges Picot, l'Allemagne est le seul pays de l'Europe où la statistique officielle, relevant le nombre et la situation des logements ouvriers, ait été obligée d'introduire une colonne pour les demi-lits.

Nous ne sommes pas aussi bien renseignés sur les pays du sud de l'Europe; mais lorsqu'on a parcouru les grandes villes de l'Espagne et de l'Italie, on est fixé sur la salubrité des habitations occupées par les classes inférieures de la société.

En résumé, dans toutes les agglomérations humaines, on se heurte au problème du logement ouvrier; partout on voit des taudis infects, des sentines repoussantes où vit une population hâve, malsaine, décimée par les maladies infectieuses et agitées par les plus détestables passions. Aucun bon sentiment ne peut germer et s'entretenir dans des

(1) A. Raffalowich, *le Logement de l'ouvrier et du pauvre*. Paris, 1887, p. 55.

(2) Dr J. Bex, *les Logements ouvriers en Allemagne* (*Annales d'hygiène et de médecine légale*, août 1882, p. 97).

bouges semblables. L'esprit de famille s'y perd. L'ouvrier ne rentre à la maison qu'avec dégoût et s'en éloigne le plutôt qu'il peut, pour aller au cabaret oublier sa misère. La femme et les enfants la désertent également, ou s'y étiolent, en compagnie de l'infection et du vice; car le vice et la misère se tiennent compagnie dans ces logements empestés, dans ces ruelles sales et sombres. Ils s'y développent comme des champignons sur un fumier. La paresse et l'ivrognerie y croissent avec eux et complètent le cercle fatal dans lequel la famille du travailleur se trouve si souvent enfermée.

« Sous quelque aspect qu'on l'envisage, dit M. Georges Picot, on sent que le problème des logements est le nœud de la question sociale. De la solution qui lui est donnée découle l'existence de la famille. De l'espace et de la division en plusieurs chambres destinées aux différents sexes, dépend la moralité. Sortez une famille de la chambre malsaine où elle végète entassée, sans air, presque sans lumière ; prenez-la dans ces caves de Lille, où M. Jules Simon a trouvé des êtres humains et d'où son beau livre, *l'Ouvrière*, a contribué à les retirer, placez-les dans une maison à trois chambres telles que Mulhouse, le Havre et tant d'autres villes en fournissent des modèles; vous verrez se produire une subite métamorphose. Tout rentrera à sa place, d'abord les choses, puis les personnes, et à leur suite les idées. En peu de temps renaîtra le goût du foyer. Le père, qui n'avait jamais espéré un tel espace, prendra plaisir à son intérieur ; la pièce où on vous recevra respirera, même dans le ménage le plus pauvre, un certain air soigné; revenez l'année suivante, à l'heure du soir, où le travail de l'usine est terminé, vous trouverez l'ouvrier transformé en jardinier, bêchant la terre et consacrant à son jardin les heures qu'il passait au cabaret (1). » Cette transformation, comme le fait observer M. Picot, n'est pas un rêve. Elle s'opère partout où des chefs d'usine font construire des maisonnettes pour leurs ouvriers. La moralité et l'esprit de conduite se développent, partout où le logement s'améliore et cette loi se vérifie dans tous les pays d'industrie.

Les classes laborieuses ne sont pas les seules qu'intéresse la question : l'insalubrité des habitations compromet la sécurité de tout le monde. Les épidémies qui naissent dans ces cours des miracles, se répandent sur la ville tout entière, en affirmant l'étroite solidarité qui unit tous ses habitants. Les souffrances qu'on y endure s'en exhalent sous forme de malédictions et de menaces. « Ce n'est pas seulement de la vertu, dit le docteur O. Du Mesnil, c'est de l'héroïsme qu'il faudrait à tout ce monde, pour ne pas contracter, dans ces bouges, la haine de la société. L'ouvrier laborieux, honnête, sentant qu'il ne peut se soustraire, avec sa famille, à de pareilles souffrances, se révolte contre un état

(1) Georges Picot, *Un devoir social et les logements d'ouvriers.* Paris, 1885, p. 46.

social dont il est la victime et l'explosion de ces haines farouches n'est plus qu'une affaire de circonstances. »

« J'ai étudié, disait Blanqui, avec une religieuse sollicitude, la vie privée des familles d'ouvriers, et j'ose affirmer que l'insalubrité de l'habitation est le point de départ de toutes les misères, de tous les vices, de toutes les calamités de leur état social. Il n'y a pas de réforme qui mérite au plus haut degré l'attention et le dévouement des amis de l'humanité. »

La question, comme on le voit, mérite qu'on s'en occupe. Pour accomplir cette réforme, il faut d'abord assainir les logements insalubres lorsque la chose est possible, et les fermer quand elle ne l'est pas. Il faut, en second lieu, créer pour les ouvriers des habitations saines, propres et confortables. Je vais d'abord m'occuper de la première de ces deux conditions; quant à la seconde, elle a assez d'importance pour mériter un article à part.

IV. **Mesures législatives relatives à la salubrité des habitations.** — Les premières dispositions légales prises à ce sujet sont formulées dans l'arrêté du chef du pouvoir exécutif en date du 18 décembre 1848, arrêté qui fonda les conseils d'hygiène publique et de salubrité et qui inscrivit, en tête de leurs attributions, l'assainissement des habitations et des localités. La loi du 13 avril 1850 (1) est venue les définir et les compléter. Cette loi, malgré son caractère facultatif, ses lenteurs juridiques et sa sanction pénale insuffisante, donnait, à l'autorité municipale, le droit d'intervenir et le moyen de remédier aux dangers les plus pressants; mais elle est restée à l'état de lettre morte dans la plupart des départements.

Comme elle laissait aux conseils municipaux la latitude de constituer les commissions des logements insalubres ou de s'en abstenir, la plupart d'entre eux s'empressèrent de n'en rien faire. Malgré les circulaires ministérielles et les appels les plus pressants, on ne comptait encore en 1853, que 228 communes sur 36 000 qui fussent dotées de ces commissions; en 1858, il y en avait 520; mais, vingt ans après, en 1878, c'est à peine s'il en restait huit ou dix et, en 1885, on ne comptait que huit grandes villes où elles fonctionnassent régulièrement.

Ces commissions sont dépourvues de toute initiative; elles ne peuvent visiter que les logements qui leur sont signalés. Or, le plus souvent, c'est par voie de délation que ces indications leur arrivent. Dans les deux tiers des cas, les plaintes proviennent de locataires insolvables, menacés d'expulsion et qui se vengent de leur propriétaire, en les dénonçant.

La loi laisse aux délinquants tant d'échappatoires pour l'esquiver et de si longs délais pour s'y soumettre, qu'ils ont beaucoup plus d'avan-

(1) Loi relative à l'assainissement des logements insalubres des 19 janvier, 7 mars et 13 avril 1850, promulguée le 22 avril 1850.

tage à épuiser toutes les juridictions qu'à obtempérer, dès le début, aux injonctions qui leur sont adressées. Nous en avons vu un exemple à l'occasion de la cité Jeanne d'Arc, dont le propriétaire a tenu sept ans la justice en échec, et qui a fini par en être quitte avec une amende de 100 francs. Enfin les locataires se trouvent de fait les complices du propriétaire, parce qu'ils ne reçoivent aucune indemnité, lorsque leur logement est condamné par la commission et que le bail se trouve ainsi résilié.

Ces vices de la loi du 13 avril 1850 avaient frappé tous les esprits prévoyants, même bien avant qu'elle fût promulguée. M. le docteur Théophile Roussel les dénonça à la tribune de l'Assemblée législative au cours de la discussion ; mais c'est la commission des logements insalubres de la ville de Paris qui a pris l'initiative d'en demander la revision. Le 7 avril 1879, elle nomma une sous-commission chargée de rechercher les modifications nécessaires (1). Le rapporteur, M. Devillebichot, soumit son travail à la commission, au mois de juillet 1881 ; celle-ci consacra plusieurs séances à l'examiner et le remit, en mars 1882, à l'administration préfectorale, avec un projet de loi sur la matière. Ce projet, amendé par M. le préfet de la Seine, dans celle de ses dispositions qui semblaient trop rigoureuses ou d'une application trop difficile, fut envoyé le 12 mai au ministre compétent.

Dans l'intervalle, le 5 décembre 1881, M. Martin Nadaud, député, déposait sur le bureau de la Chambre, une proposition tendant au même but, c'est-à-dire à la revision de la loi du 13 avril 1850. Cette proposition fut prise en considération et renvoyée, le 30 janvier 1882, à l'examen d'une commission de douze membres. Le rapport, rédigé par M. Hippolyte Maze, et la proposition de loi à l'appui, furent déposés dans la séance du 20 avril 1883 (2).

Un autre projet a été mis au jour par M. Émile Laurent, président du conseil de préfecture de la Seine. La Société de médecine publique s'est emparée de la question, au mois de mai 1882 et a fait connaître son avis. en adoptant les conclusions du rapport du docteur A.-J. Martin, lequel approuve en principe, le projet de la loi de la commission des logements insalubres. Enfin, le comité consultatif d'hygiène publique a été saisi, par le ministre du commerce, de l'examen de la proposition de loi préparée par la commission de la Chambre des députés et le rapport rédigé, comme le précédent, par le docteur A.-J. Martin, a été approuvé par le comité le 5 octobre 1885 (3).

Cette réforme a donc reçu la sanction de toute les autorités compé-

(1) La sous-commission était composée de M. Hudelo, *président*, Du Mesnil, Grandpierre, Lequay, Leroux, Napias, Devillebichot, *rapporteur*.

(2) Pour cet historique et le texte du projet de loi, voir Léon Dubreuil, *Étude du projet de loi concernant les logements insalubres*. Paris, 1884, p. 15.

(3) *Recueil des travaux du Comité consultatif d'hygiène publique de France et des actes officiels de l'administration sanitaire*, t. XV, année 1885, p. 280.

tentes. Tous les projets sont d'accord pour rendre les commissions des logements insalubres obligatoires, et pour les armer des pouvoirs nécessaires. Tous simplifient la juridiction, abrègent ou suppriment les délais et édictent des peines suffisantes pour prévenir les contraventions. Ils font disparaître certaines inconséquences, telle que celle qui consiste à autoriser le propriétaire d'une maison insalubre à l'habiter, sous prétexte qu'il a le droit d'exposer sa santé et sa vie, comme s'il n'avait pas de famille, comme s'il n'avait pas de voisins.

Enfin, comme le fait observer le docteur O. Du Mesnil, il n'est pas juste de ne s'en prendre qu'au propriétaire, le locataire doit être également rendu responsable de la tenue de son logement et des causes d'insalubrité qu'il y introduit par les aménagements qu'il y installe, les objets qu'il y accumule et le défaut de propreté.

Les imperfections de la loi de 1850 s'expliquent. On n'avait pas alors les connaissances positives qu'on possède aujourd'hui sur la propagation des maladies contagieuses, et sur la solidarité des habitants d'un même immeuble et d'un même quartier; mais voilà longtemps que les notions sont acquises et la question n'a pas fait un pas depuis 1885, et les hygiénistes qui ont fait tant d'efforts, déployé tant de persévérance pour obtenir cette revision commencent à se décourager. Ils se demandent, aujourd'hui, en présence des lenteurs inévitables que cette revision doit subir encore et de la façon dont la loi nouvelle sera vraisemblablement appliquée, s'il ne serait pas plus simple d'abroger purement et simplement la loi de 1850, en laissant aux maires le soin d'assurer la salubrité des habitations, comme ils le faisaient avant que cette loi vînt les désarmer. Le docteur A.-J. Martin, qui a pris, comme on vient de le voir, une part très active à la campagne, vient de faire cette proposition dans la *Gazette hebdomadaire* (1). Il l'appuie sur l'exemple de la Belgique.

La Belgique a conservé notre ancienne législation sanitaire. Elle se borne à user des pouvoirs de police confiés aux bourgmestres par la loi communale, qui n'est autre que notre loi du 14 décembre 1789 et elle y trouve les moyens d'agir d'une façon bien autrement efficace qu'on ne peut le faire chez nous. A Bruxelles, le contrôle sanitaire des habitations est exercé par le bureau d'hygiène. Il s'étend à la fois aux constructions neuves et aux réparations. Tous les plans doivent lui être soumis pour les dispositions qui concernent l'hygiène et la salubrité des immeubles, aux termes des ordonnances sur la police de la voirie et du règlement communal sur les bâtisses. Le bureau n'a pas besoin, pour intervenir, d'être averti d'office d'une *nuisance* qui compromet la santé publique ; il a le droit de prendre l'initiative. C'est ainsi que le total des mises en demeure adressées aux propriétaires, pour des travaux

(1) A.-J. Martin, *l'Assainissement des logements insalubres* (*Gazette hebdomadaire*, 1890, n° 42, p. 491).

d'assainissement, a atteint, depuis la fondation du bureau jusqu'à la fin de 1888, c'est-à-dire en quinze années, le chiffre de 11 001 sur 18 000 maisons environ que compte Bruxelles.

Si la loi de 1850 n'était pas intervenue, ce serait la loi municipale qui seule présiderait en France, comme en Belgique, à l'assainissement des habitations, avec ce correctif qu'en cas de refus ou de mauvaise volonté du maire d'une commune, l'État, représenté par le préfet, aurait le droit d'intervenir, conformément à l'article 99 de la loi du 5 avril 1884. Avec la loi de 1850, déclarent les hygiénistes belges, nous n'aurions jamais pu assurer la salubrité des logements, dans les localités où le pouvoir communal a pris heureusement cette cause en main (1). Ces dispositions législatives, comme le fait observer le docteur A.-J. Martin, devront être complétées, dans chaque département, par un règlement sanitaire comprenant, dans ses dispositions, la salubrité des habitations. C'est la voie qu'ont suivie jusqu'ici les municipalités assez bien inspirées, pour avoir créé des bureaux d'hygiène; c'est aussi la manière de procéder qui commence à donner en Angleterre et en Italie de si heureux résultats pour la santé publique. Il n'y a pas de raisons, pour qu'il n'en soit pas de même chez nous.

Il est certain que nous ne pouvons guère compter en France sur l'intervention légale. Il lui faut trop de temps pour agir. Il faut des années pour qu'une notion, dont nous avons démontré l'exactitude, pénètre dans les profondeurs de la nation, et même pour qu'elle en traverse les couches les plus élevées.

Il nous arrive souvent à ce sujet de cruelles surprises. Ainsi, le conseil d'État et le conseil de salubrité de la Seine se refusent encore à considérer légalement l'eau comme un des éléments indispensables à l'entretien de la salubrité dans les habitations. En 1885, un jugement du tribunal de simple police à Paris, a déclaré que l'arrêté qui ordonne au propriétaire d'amener l'eau dans une maison particulière, est une atteinte au droit de propriété. Ce n'est pas là, dit le juge du fait, une mesure intéressant la santé publique, mais seulement la commodité et le bien-être des locataires. Ce juge ne peut pas se douter de ce que sa décision grotesque nous a valu de quolibets de la part de nos confrères de l'étranger. Il est certain qu'après avoir été les premiers à étudier ces questions et à indiquer les moyens de les résoudre, nous sommes les derniers à faire passer les solutions dans la pratique. Cela tient à ce que nous sommes une vieille nation où le progrès et l'initiative scientifiques sont étouffés par la routine administrative et légale, et qu'il faut quelquefois un quart de siècle pour remplir les formalités qu'exige l'application d'une idée admise par tout le monde dès le premier jour.

L'étranger nous regarde faire ; il profite de nos études et, lorsque

(1) A.-J. Martin, *l'Assainissement des logements insalubres* (*Gazette hebdomadaire de médecine et de chirurgie*, n° du 18 octobre 1890, p. 491).

l'utilité d'une mesure est bien démontrée, il l'adopte sur-le-champ et nous devance ainsi d'un nombre illimité d'années. Il serait injuste toutefois de nous attribuer la priorité en ce qui concerne la question des habitations insalubres. Il y a cinquante ans qu'on s'en occupe en Angleterre. La première loi sur ce sujet remonte à 1846; elle a été suivie d'une foule d'autres (1). La législation a été souvent remaniée depuis le début et, dans sa dernière session, le Parlement a voté une loi de la plus haute importance, qui porte la date du 18 août 1890, et qui a pour titre : *The Housing of the Working Classes Act*, 1890. Cette loi, qui ne comprend pas moins de sept parties et de cent trois *sections* ou articles, a tout prévu, tout réglementé : l'assainissement des terrains, l'insalubrité des habitations, les moyens de la constater et d'y remédier, en réparant ou en démolissant les immeubles. Elle indique les conditions auxquelles doivent se conformer les sociétés de construction, ainsi que les particuliers. Elle s'occupe des logements garnis, de leur salubrité et de leur surveillance. Les dernières parties sont relatives à l'application de la loi à l'Écosse et à l'Irlande (2).

La législation anglaise est, comme on le voit, plus sévère que la nôtre, malgré le respect qu'on professe, dans ce pays, pour la propriété et pour la liberté individuelle. Elle ne se borne pas à prescrire aux propriétaires les réparations et les mesures d'assainissement nécessaires; elle donne le droit à l'autorité locale de pénétrer dans l'intérieur des maisons et d'y faire exécuter les travaux qu'elle juge indispensables aux frais des propriétaires, lorsque ceux-ci ne le font pas de bonne grâce. Non seulement elle interdit la location des maisons insalubres, mais elle défend aux propriétaires eux-mêmes de les habiter et ne leur laisse pas, comme notre loi de 1850, la liberté de cette sorte de suicide.

En Belgique, comme nous l'avons vu, l'action de l'autorité sanitaire est bien autrement efficace que chez nous. Tous les hygiénistes qui ont assisté en 1877 au Congrès de Bruxelles, ont pu apprécier la façon dont les règlements sur les logements insalubres sont conçus et sont appliqués. Dans les habitations les plus modestes, comme dans les établissements publics, on est frappé du soin et de la propreté qui y règnent. On peut en dire autant de la Hollande, dont les règlements d'hygiène sont très sévères (3).

En Amérique, les premières mesures contre l'insalubrité des habitations ne remontent pas au delà de 1866. Elles datent, comme toutes

(1) 1° *Acts for the removal of nuisances*, 1855-1866-1874 ; 2° *Labouring Classes Lodging Houses Acts*, 1851-1867 ; 3° *Artisans dwellingsActs* ou *Torren's Acts*, 1868-1882 ; 4° *Artisans and Labourers dwellings Improvement Act*, 1875-1882. — La législation anglaise a été remaniée à la suite de l'enquête de 1884 (A. Raffalovich, *le Logement de l'ouvrier et du pauvre*, *loc. cit.*, p. 63 et suiv.).

(2) Pour le dispositif de cette loi, voyez le bulletin n° 3 de la *Société française des habitations à bon marché*, 1890, p. 275.

(3) Marjolin, *Étude sur les causes et les effets des logements insalubres*. Paris, 1881, p. 10.

les mesures d'hygiène urbaine, de la création du *Board of Health*, qui a eu lieu au mois de mars de ladite année. Il fut doté d'attributions lui permettant d'intervenir dans tous les immeubles infectés par une maladie contagieuse, ou dangereux pour la santé et la sûreté des habitants, et il reçut des pouvoirs spéciaux pour la surveillance des habitations ouvrières. Enfin, en 1867, parut la loi sur les logements, qui a été complétée et amendée à diverses reprises, notamment par le *Code sanitaire de New-York*.

Le *Board of Health* a rencontré au début bien des obstacles; il a eu à lutter, pendant de longues années, contre les habitants des logements examinés et contre les propriétaires qui faisaient la sourde oreille; mais il a réussi à triompher de toutes ces résistances. Aujourd'hui, ses inspecteurs sont bien accueillis par les locataires et tolérés par les propriétaires, qui ont fini par comprendre qu'il était dans leur intérêt d'améliorer leurs immeubles. Ses pouvoirs ont été augmentés par une nouvelle loi renchérissant sur l'*Act* de 1867. Elle a étendu ses attributions aux constructions nouvelles, dont les plans doivent être approuvés par lui, avant d'être exécutés. Armé de ces nouveaux pouvoirs, renforcé dans son organisation (1), le *Board of Health* déploie une activité remarquable. Il reçoit, par an, environ 6000 plaintes, et lorsque ses inspecteurs trouvent qu'elles sont fondées, il force les propriétaires à exécuter les travaux nécessaires. On sait que, depuis sa création, la mortalité par les maladies infectieuses s'est notablement atténuée; le nombre des décès causés par la scarlatine et la diphthérie ont diminué de 75 p. 100.

L'Allemagne reste en arrière de ce mouvement. Elle ne possède pas encore de loi générale sur les logements. La législation particulière des différents États ne donne pas aux autorités de moyens suffisants pour empêcher l'occupation de logements encombrés ou insalubres. Les règlements ne s'occupent que des constructions neuves; cependant, dans quelques localités, la police a cru pouvoir s'attribuer certains pouvoirs et prendre des mesures contre l'encombrement et l'insalubrité des habitations, mais ces efforts isolés n'ont jamais eu pour objet que les auberges et les garnis de bas étage. En résumé, dans aucun État allemand, il n'y a de loi sur l'habitation des logements, armant l'autorité de pouvoirs étendus et lui permettant de créer les organes exécutifs nécessaires (2).

§ 2. — **Logements garnis.**

La clientèle des logements garnis se compose surtout de célibataires, d'ouvriers nomades, qui viennent chercher du travail dans les grandes

(1) L'état-major du *Board of Health* se compose de quinze inspecteurs principaux.

(2) Pour tout ce qui concerne la législation sanitaire allemande, voy. : A.-J. Martin, *Administration sanitaire civile à l'étranger*. Paris, 1884.

villes, pour un temps limité, quelquefois pour une saison; qui n'ont pas de mobilier, ou qui ne veulent pas se donner l'embarras de le traîner à leur suite. L'indépendance et la facilité du déplacement sont des séductions très appréciées par cette classe de travailleurs. Aussi le nombre s'en accroît-il d'année en année. Toutefois cette marche n'est pas régulière.

I. **Nombre des logements garnis.** — Le chiffre des ouvriers logeant en garni varie avec l'importance des travaux auxquels ils sont employés. C'est surtout l'industrie du bâtiment qui en règle la proportion. Lorsqu'il se fait, dans une ville, de grandes entreprises de construction, qu'on y perce de nouvelles rues, qu'on s'y livre à des embellissements, on voit affluer les ouvriers, qui se dispersent ensuite, lorsque ces travaux sont terminés. Leur présence momentanée, dans un grand centre de population, devient un danger pour la santé publique, parce qu'ils augmentent l'encombrement déjà existant dans les quartiers qui leur donnent asile, et fournissent à la fièvre typhoïde son principal aliment. Ces nomades sont, en effet, dans les conditions les plus favorables pour la contracter. Ce sont des hommes jeunes, vigoureux; ils viennent du dehors et sont logés dans les conditions les plus détestables. En 1882, j'ai cru devoir attribuer à cette cause le développement insolite que cette maladie avait pris à Paris, dans les derniers mois de l'année, et je la signalai à l'Académie de médecine, en m'appuyant sur des chiffres qui m'avaient été fournis par le docteur O. Du Mesnil (1). Ce confrère, qui a rendu tant de services à cette partie de l'hygiène, avait fait, en 1876, le dénombrement des logements garnis, de leurs propriétaires et de leurs locataires dans tout Paris, en les divisant par quartiers, depuis le Grand-Hôtel, jusqu'aux bouges où l'on couche à la nuit. Il refit le même travail à dix ans de distance et arriva aux résultats suivants : Le 1er juillet 1876, il y avait à Paris 9050 logements et 142671 locataires; le 28 juillet 1882, on y comptait 11535 logements et 243564 locataires; c'est-à-dire que, tandis que le nombre des logements augmentait à peine d'un quart, celui des locataires avait doublé.

« Comment s'est fait ce miracle? disais-je. De la façon la plus simple. Les logeurs ont bondé leurs garnis. D'une chambre ils en ont fait deux. Ils ont placé vingt lits dans des chambres qui n'en avaient que dix; ils ont élevé des appentis dans des cours déjà trop étroites et, en fin de compte, ils ont réalisé l'encombrement le plus dangereux.

« Les conséquences n'ont pas tardé à se faire sentir. La fièvre typhoïde a suivi, dans sa progression, l'accroissement de la population entassée dans les quartiers excentriques. Les arrondissements qui ont le plus souffert, dans lesquels la maladie semble s'être cantonnée, sont pré-

(1) Discussion sur la fièvre typhoïde (*Bulletin de l'Académie de médecine.* Séance du 14 novembre 1882, t. XI, p. 1325).

cisément ceux où le nombre des locataires s'est le plus accru par rapport au nombre des logeurs (1). » Je citais pour exemple le XVIIIe arrondissement, celui qui avait le plus souffert, et où le nombre des locataires en garni s'était élevé en cinq ans de 8 933 à 20 816, tandis que le nombre des logeurs s'était élevé seulement de 601 à 833.

C'est à la suite de cette épidémie et des réclamations qu'elle souleva de la part du corps médical, que la police prit des mesures sérieuses, contre l'insalubrité des garnis, ainsi que je l'exposerai plus tard. La contre-épreuve, du reste, ne tarda pas à se faire. Les grands travaux publics s'achevèrent, la population ouvrière nomade diminua d'une centaine de mille et la fièvre typhoïde reprit ses proportions habituelles.

Quatre ans après, le 30 juin 1886, on ne comptait plus à Paris que 10 749 logeurs possédant 172 383 chambres, pour 222 644 locataires, et, cette année-là, la fièvre typhoïde n'a fait que 1035 victimes (2).

II. **Insalubrité des garnis.** — On se rend facilement compte du déplorable état hygiénique de ces logements de passage où rien n'attache l'ouvrier. Ce sont habituellement des habitations très peuplées, un diminutif des cités-casernes dont j'ai parlé précédemment. Ces demeures portent le nom fastueux d'hôtel. Le docteur O. Dumesnil en a décrit un certain nombre ; l'*hôtel Lyonnais*, plus connu sous le nom de *cité des Biffins*, l'*hôtel de Mâcon*, l'*hôtel du Cheval Blanc*, dont la *Fosse aux Lions* a acquis une certaine célébrité comme type de l'immonde. Indépendamment de ces grands hôtels, il y a des rues où presque toutes les maisons sont affectées à des locations en garni. C'était le cas de la rue Sainte-Marguerite avant sa démolition. Elle ne renfermait pas moins de trente logeurs. Quelques-uns d'entre eux recevaient jusqu'à quatre-vingts locataires et leurs donnaient l'hospitalité à raison de 45 centimes à un franc par nuit. C'est dans ce repaire que les épidémies prenaient d'habitude leur origine et c'est là que le choléra éclata éclata en 1884. A cette occasion, la commission des logements insalubres, qui avait déjà mainte fois stigmatisé les immeubles de la rue Sainte-Marguerite, les inspecta derechef, maison par maison, logement par logement, et en demanda la démolition. Le conseil municipal, dès qu'il fut saisi par l'administration, prit une décision énergique et, par une délibération en date du 28 avril 1887, vota les fonds nécessaires pour l'expropriation et la démolition des immeubles signalés. Le chiffre de la dépense s'élevait à 2 956 500 francs. Jamais argent n'a été plus avantageusement

(1) Jules Rochard, *Discussion sur les causes de la fièvre typhoïde*. Séance de l'Académie de médecine du 14 novembre 1882.

(2) La fièvre typhoïde a suivi, pendant cette épidémie, le mouvement suivant :

1881	2.121	décès.
1882	3.276	—
1883	2.046	—
1884	1.610	—

placé. Les travaux ont été terminés le 15 décembre 1889 (1). Il reste encore malheureusement bien des foyers d'infection semblables dans Paris ; mais on en aura raison avec le temps.

Les immeubles loués en garni présentent le même état de délabrement, d'incurie, de malpropreté que ceux qui sont loués au terme et meublés par ceux qui les occupent. Ils n'en diffèrent que par un encombrement plus grand, dont j'ai expliqué les causes et le mécanisme. Le cloisonnement destiné à augmenter le rendement des maisons a produit parfois des effets inimaginables. Des cabinets mis en location n'ont ni fenêtre ni cheminée et ne sont éclairés qu'en second jour. D'autres ont des châssis dormants et l'air n'y est jamais renouvelé. Parfois une cheminée est coupée en deux par une cloison et ne peut servir ni à l'un ni à l'autre des locataires qui habitent ces deux alvéoles adossées. Les rez-de-chaussée, les caves, surtout, défient toute description. Il faudrait, pour en donner une idée, reproduire ce que j'ai dit dans le paragraphe précédent, et ce serait une répétition inutile.

L'ameublement de ces chambres, dites garnies, est à la hauteur du reste. Le contenu vaut le contenant. Dans la majorité d'entre elles, on trouve une sorte de lit branlant, avec un matelas à demi pourri, une chaise et un débris de commode, tout cela dans un état de malpropreté dont on ne se fait pas une idée. Le reste de l'emplacement est rempli de chiffons, de débris de toute sorte, au milieu desquels on trouve souvent des animaux domestiques, car un des traits particuliers à cette population, c'est l'amour des chiens qui vivent fraternellement avec elle sur ces tas d'ordures.

Ces immondices, cette malpropreté, ce méphitisme, ne paraissent pas inspirer à ceux qui y vivent l'horreur que nous éprouvons, lorsque nos fonctions nous condamnent à y entrer. D'ailleurs, la plupart des garnis sont occupés par des ouvriers nomades, sans famille, que leur travail retient au dehors toute la journée et qui ne rentrent dans leur galetas que pour y coucher. Peu leur importe de ne pas y trouver de confortable ; mais ils ne se doutent pas du danger qu'ils y courent. Ils ne savent pas que la nuit qu'ils passent dans l'air vicié de ces bouges infects est un péril pour leur vie, que le sommeil qu'ils goûtent, que le repos qu'ils prennent dans cette atmosphère altérée par l'encombrement et les émanations fétides de toute nature leur sont plus préjudiciables que les fatigues de la journée. Si, pour une cause quelconque, les privations viennent joindre leur influence néfaste à celle d'une habitation malsaine, leur résistance vitale s'affaiblit rapidement, et des malheureux qui ont quitté leur village pleins de force et de santé, sont enlevés par la fièvre typhoïde, ou saisis par la tuberculose et vont finir misérablement leur existence dans quelque hôpital.

(1) O. Du Mesnil, *l'Habitation du pauvre*. Paris, 1890, p. 153.

III. Réglementation. — Il y a longtemps que tout le monde sait cela, et pourtant les pouvoirs publics ne s'en sont émus qu'à une époque toute récente. Les mesures prises dans les grandes villes d'Europe contre l'insalubrité des logements garnis ne remontent pas à plus de trente années. C'est en Suisse que les premiers règlements ont été édictés. A Bâle, une ordonnance spéciale du 15 septembre 1860, relative aux logeurs de nuit, exige l'autorisation préalable. Elle doit être donnée par la commission de salubrité, qui détermine le nombre de lits que peut renfermer le local, et ce nombre ne peut être augmenté, sans une autorisation et une enquête nouvelles. Le logeur, dans le cas où un de ses locataires est atteint d'une affiction contagieuse, est tenu d'en donner immédiatement avis au médecin de l'administration communale. Dans le cas de contraventions réitérées, l'autorisation du logeur peut lui être retirée soit définitivement, soit pour un temps limité, sur l'avis de la commission qui l'a donnée.

A Genève, au mois de septembre 1877, le conseil d'État, sur la proposition du département de justice et de police, a édicté un règlement très complet sur les hôtels, auberges, cabarets, cercles et logeurs. L'autorisation préalable du département est nécessaire pour ouvrir un établissement de cette nature et peut être retirée pour toute espèce d'infraction aux lois et règlements. Elle n'est donnée qu'après examen préalable du local et notamment des latrines et urinoirs, qui doivent être en nombre suffisant, d'un accès facile, tenus régulièrement et en bon état de propreté. Le nombre des locataires est fixé, pour chaque pièce, à raison de seize mètres cubes par personne et en ayant égard aux moyens de ventilation.

Les mesures les plus minutieuses et les plus sévères, pour la réglementation des garnis, sont celles qui ont été édictées en Danemark, à Copenhague, par la commission de salubrité de la ville et des faubourgs, le 26 janvier 1866. L'arrêté ne craint pas d'entrer dans les plus petits détails, relativement à la propreté et à la bonne tenue des locaux. Il fixe le cube d'air à 200 pieds par individu. Chaque chambre doit être balayée le matin avant dix heures ; chaque fenêtre doit être ouverte pendant deux heures le matin, et deux heures le soir, à moins que la santé des locataires ne s'y oppose. Le parquet doit être lavé au moins une fois par semaine, les chambres doivent être blanchies, les boiseries lessivées et brossées au moins une fois par an. Le loueur est responsable de la propreté de toutes les parties de l'immeuble. Il doit mettre de l'eau, en quantité suffisante, à la disposition de tous ses locataires. En cas de maladie contagieuse, le loueur doit l'assistance médicale aux habitants de son immeuble. Les malades atteints de variole, typhus, scarlatine, choléra, flux de sang, maux de gorge contagieux, maux d'yeux contagieux, gale, maladies vénériennes, ne doivent pas rester plus de douze heures dans la maison. Aussitôt que le logeur a fait constater, par son médecin ou par celui du district, l'existence d'une des affections ci-dessus énoncées, il doit prévenir la police, pour que le malade soit immédiatement porté à l'hôpital. Son lit ne peut être réoccupé qu'après que la literie a été aérée, la paillasse renouvelée, et les draps lessivés. A Copenhague, comme à Genève, le nombre des personnes qui peuvent coucher dans une chambre, y est affiché en permanence.

A Londres, à la suite de l'*Acte sanitaire de* 1866, le *Board of Works*, pour les districts populaires, a fait appliquer, dans l'étendue de son ressort, un règlement qui exige, outre la déclaration préalable d'ouverture, la désignation du nombre des personnes qui peuvent être admises à coucher dans chaque pièce. L'indication de l'espace cubique de chaque chambre doit figurer dans la déclaration, en spécifiant si le local doit être occupé de jour et de nuit, ou de nuit seulement. Dans le premier cas, la pièce doit cuber 400 pieds par individu et 300 dans le second. Il est interdit de louer, comme chambre à coucher, les cuisines, les buanderies et les pièces qui ne sont pas éclairées et ventilées directement. Les personnes non mariées et de sexe différent ne peuvent pas coucher dans la même chambre. Chaque maison doit avoir la quantité d'eau, fixée ainsi que le mode de distribution, par l'officier médical; elle doit être blanchie à la chaux, dans toutes ses parties, au moins une fois par an, et chaque fois que l'officier médical le réclame. Les peintures doivent être lessivées et savonnées. Tout cas de maladie contagieuse doit être signalé, par le logeur et par écrit, à l'officier médical qui prend les mesures nécessaires pour la désinfection.

Il existe des dispositions analogues dans les autres grands États de l'Europe ; mais il n'y a pas d'intérêt à les reproduire, parce qu'elles se ressemblent toutes. Partout on s'est préoccupé du cubage et de la hauteur des pièces. En Russie une loi la fixe à 2^{m3},450 au minimum. On retrouve partout l'interdiction de laisser coucher deux personnes dans le même lit, l'obligation de dénoncer, de faire transporter à l'hôpital les malades atteints d'affections contagieuses et d'entretenir les locaux dans un état de propreté convenable (1). L'Écosse est un des pays de l'Europe où les garnis sont le mieux tenus, au dire du docteur A. Palmberg.

En France, jusque dans ces derniers temps, on s'est borné à appliquer, aux logements garnis, les mesures de salubrité prescrites pour les habitations en général, sans viser les conditions d'insalubrité spéciales résultant surtout de l'encombrement, qui s'observent dans ce genre d'établissement. A Paris, l'industrie des garnis est restée libre de toute surveillance sanitaire jusqu'en 1878, grâce à la division des pouvoirs entre la préfecture de la Seine et la préfecture de police. A cette époque, la commis-

(1) Pour la police des logements garnis à l'étranger, voyez : le rapport fait au Congrès international d'hygiène de Paris (août 1878) par MM. Émile Trélat et O. Du Mesnil, en réponse à la quatrième question : *Des logements des classes nécessiteuses.*

sion des logements insalubres, frappée des mauvaises conditions que présentaient les logements garnis, appela sur eux l'attention du préfet de police, M. Albert Gigot, lequel, après avoir consulté le conseil d'hygiène publique et de salubrité de la Seine, rendit l'ordonnance du 7 mai 1878 qui est encore en vigueur aujourd'hui.

Cette ordonnance, dans ses seize articles, comprend la plupart des dispositions que j'ai déjà indiquées en parlant des mesures prises à l'étranger. Elle impose la déclaration et l'autorisation préalables; elle fixe à quatorze mètres cubes par personne le volume d'air que chaque chambre devra renfermer et prescrit le lavage fréquent des parquets ou dallages, le renouvellement ou le lavage annuel des peintures. Les chambres doivent être convenablement ventilées. Celles qui contiennent plus de quatre personnes doivent être munies d'une cheminée ou de tout autre moyen d'aération permanente. Les chambres doivent être éclairées directement et il est interdit de louer des caves en garni.

Il doit y avoir un cabinet d'aisances par vingt habitants. Ces cabinets doivent être blanchis, tenus proprement, aérés, éclairés directement et munis d'appareils à fermeture automatique. Le sol doit être imperméable et incliné de façon à ramener les liquides vers le tuyau de chute, au-dessus de l'appareil automatique. Les urinoirs doivent être à parois imperméables et munis d'un effet d'eau; les plombs lavés et désinfectés fréquemment ainsi que les cabinets d'aisances. Les corridors, paliers et escaliers doivent être tenus avec la plus grande propreté, et les maisons pourvues d'eau en quantité suffisante pour satisfaire les exigences de l'hygiène et pourvoir aux besoins des locataires.

Les logeurs sont tenus de faire connaître au commissaire de police de leur quartier tous les cas de maladie épidémique ou contagieuse qui se déclarent dans leur établissement et un membre du conseil de salubrité est délégué pour constater la nature de la maladie et provoquer les mesures propres à en prévenir la propagation.

Cette réglementation était fort sage; mais ce n'était pas chose aisée que d'en assurer l'exécution. La surveillance des garnis, en l'absence d'un service spécial, fut d'abord confiée aux architectes de la préfecture de police; mais leur service était déjà tellement chargé qu'ils ne pouvaient pas procéder aux visites fréquentes et régulières qui auraient été indispensables pour s'assurer de la façon dont l'ordonnance du 7 mai 1878 était exécutée. Ils se bornaient à visiter les hôtels meublés et les logements garnis qui étaient signalés comme insalubres à l'administration.

On ne tarda pas à reconnaître que cette surveillance était insuffisante et qu'on n'obtiendrait un résultat sérieux, qu'à la condition de créer un service d'inspecteurs spéciaux ayant les aptitudes nécessaires et visitant d'une manière régulière tous les logements garnis du département de la Seine. Il s'agissait pour cela d'obtenir du conseil municipal, les crédits nécessaires pour solder ces fonctionnaires. M. Camescasse profita, pour les demander, de l'impression qu'avait faite, sur l'opinion publique, l'épidémie de fièvre typhoïde de 1882. Il les obtint sans peine, et c'est alors que, par une ordonnance en date du 25 octobre 1883, il créa le service d'*inspection sanitaire des logements loués en garni à Paris*.

Ce service se composait de cinq inspecteurs titulaires et de quatre inspecteurs suppléants, choisis parmi les docteurs en médecine et les architectes. L'année suivante, le conseil général de la Seine vota les crédits nécessaires pour créer quatre inspecteurs nouveaux, chargés de la visite des garnis dans les communes du ressort de la préfecture de police. Les visites faites par ces inspecteurs produisirent immédiatement d'importants résultats. A la fin de l'année 1884, ils avaient visité 8000 immeubles livrés en totalité ou en partie à la location en garni. Ils s'étaient trouvés en présence de réduits infects où la malpropreté et l'encombrement étaient à leur comble. Ils en avaient fait fermer quelques-uns et réparer un plus grand nombre, mais il avait fallu de fréquentes visites pour s'assurer que ces travaux avaient été convenablement exécutés et le nombre des inspecteurs n'était pas suffisant. Le conseil municipal, en présence des progrès accomplis, n'hésita pas à voter les fonds nécessaires pour l'augmenter et, par une délibération en date du 30 décembre 1884, il le porta à quatorze, dont dix titulaires et quatre suppléants. Enfin, le 17 avril 1889, il en a créé cinq nouveaux, dont quatre pour Paris et un pour les communes suburbaines.

L'ordonnance du 25 octobre 1883 avait modifié celle du 7 mai 1878; elle a été elle-même complétée par l'arrêté du 17 juin 1889, qui est maintenant en vigueur. Il fixe le nombre des inspecteurs à quatorze titulaires et quatre suppléants pour la ville de Paris, à cinq titulaires pour les communes du ressort de la préfecture de police. A chaque titulaire est assigné une circonscription dont il doit visiter tous les garnis au moins une fois par an. Il y en a dans la ville de Paris, 10 484 comprenant 167 314 chambres; chaque inspecteur a donc en moyenne 749 garnis et 11 950 chambres à visiter dans l'année. Ceux de la banlieue ont une moyenne de 628 garnis et de 4680 chambres. Indépendamment de ces visites périodiques, ils doivent inspecter, dans les cinq jours, tout garni nouvellement ouvert ou ayant changé de propriétaire, et se rendre d'urgence dans ceux où il se déclare un cas de maladie contagieuse.

Les inspecteurs doivent rendre compte à la préfecture de police de toutes les visites qu'ils font. Ils indiquent les défauts qu'ils ont constaté et les réparations à imposer aux logeurs. Les commissaires de police sont chargés de notifier à ces derniers les prescriptions qui en sont la conséquence et d'en constater l'exécution. Les inspecteurs adressent, tous les deux mois, la liste de leurs visites au 2e bureau de la 2e division, et font chaque année au préfet un rapport général sur l'ensemble de leur service.

Dans ces rapports, ils signalent les difficultés sans nombre qu'ils rencontrent dans l'accomplissement de leur mandat par le mauvais vouloir des logeurs, et les ruses auxquelles ces derniers ont recours pour rendre les visites illusoires. La prescription qu'ils éludent le plus fréquemment est celle qui limite le nombre des personnes admises dans la même chambre. Lorsque les inspecteurs signalent une infraction, ordre est donné par la police de congédier les locataires qui s'y trouvent en trop. En général le logeur obéit à cette injonction; mais, au bout de quelques jours, il remet les choses dans l'état primitif, avec d'autant plus de sécurité, qu'il a un an devant lui, avant que la visite de l'inspecteur se renouvelle. Il en est de même des chambres dont la fermeture est ordonnée; on les évacue provisoirement; mais, lorsque la police a constaté qu'elles étaient abandonnées, on y remet des locataires comme auparavant. Quelquefois, pour plus de sécurité, les chambres interdites restent vides pendant le jour: mais on y monte des lits le soir et on esquive ainsi la surveillance des inspecteurs qui n'ont pas qualité pour pénétrer la nuit dans les maisons.

La bonne tenue des cabinets d'aisances est une des choses qu'il est le plus difficile d'obtenir. Après la visite de l'inspecteur et les sommations faites, on les remet en état et on les nettoie à fond, mais, au bout de quelques jours, ils sont aussi malpropres qu'auparavant. Parfois aussi les cabinets sont communs aux chambres garnies et aux autres parties de l'immeuble; on ne peut pas alors exiger des logeurs qu'ils les tiennent en bon état et les réparent pour toute la maison. La police n'a d'autre ressource que de signaler le fait au service d'assainissement de la préfecture de la Seine, qui a seul le droit d'adresser les injonctions nécessaires au propriétaire d'un immeuble non garni.

Il est tout aussi difficile d'obtenir la propreté des escaliers, des courettes et des corridors, dans ces maisons mixtes qui sont placées sous deux juridictions différentes.

Pour remédier à ces inconvénients et déjouer les ruses des logeurs, il faudrait rendre les visités plus fréquentes, et pour cela augmenter le nombre des inspecteurs. Il a déjà été triplé depuis la création; il y a par conséquent lieu d'espérer qu'on se décidera à l'accroître encore, en présence des services qu'ils ont rendus.

Pendant le premier semestre de 1890, seulement, les inspecteurs ont examiné 5181 garnis comprenant 67 281 chambres. Sur ces 5181 garnis, 2884 remplissaient toutes les conditions exigées par les ordonnances de police; 2297, au contraire, ont dû être l'objet de prescriptions qui ont été adressées aux logeurs par voie de sommation. Ces injonctions n'ont souvent pour effet qu'une amélioration momentanée; mais la police a l'œil sur tous ces établissements; les logeurs le savent et se tiennent sur leurs gardes. Les inspecteurs ont même pu constater un grand changement dans leurs relations avec eux. Ils étaient très mal accueillis au début; maintenant on les reçoit avec politesse. Certains logeurs mettent même leur amour-propre à exécuter, spontanément et sans attendre la sommation administrative, les travaux qui leur sont signalés par les inspecteurs comme nécessaires à la salubrité de leurs garnis.

Le fait certain, c'est que la fièvre typhoïde a diminué d'une manière notable depuis la création de ce service. Il serait injuste de lui en attribuer tout le mérite. La commission des logements insalubres y a puissamment contribué, en faisant évacuer, comme nous l'avons dit, les bouges les plus infects et les plus dangereux. Il faut faire aussi la part des autres mesures d'assainissement qui ont été prises et dont ce n'est pas le moment de parler. Il nous importe peu de savoir, du reste, quel est l'élément de l'hygiène qui a eu le plus d'efficacité dans cette amélioration ; il nous suffit de constater que, depuis l'épidémie de 1882, la fièvre typhoïde a toujours été en décroissant, bien que la population ait sans cesse augmenté et que le nombre des décès est de beaucoup inférieur à ce qu'il était avant cette époque. Le tableau suivant le montre d'une façon saisissante.

Mortalité causée par la fièvre typhoïde dans la ville de Paris, pendant les dix dernières années.

1881	2120	décès.
1882	3276	—
1883	2046	—
1884	1619	—
1885	1412	—
1886	1035	—
1887	1496	—
1888	847	—
1889	1114	—
1890 (les trois premiers semestres)	482	—

L'année 1890, s'il ne survient pas de recrudescence pendant les trois mois qui restent, sera de beaucoup inférieure à toutes les précédentes (1).

ARTICLE IV. — HABITATIONS OUVRIÈRES.

Par M. JULES ROCHARD.

Dans les classes laborieuses, la question du logement passe immédiatement après celle de la nourriture. Les progrès de l'architecture l'ont considérablement simplifiée, et aujourd'hui, elle ne prend les pro-

(1) Une légère recrudescence est survenue, pendant le mois d'octobre. La moyenne des cinq dernières semaines est de vingt décès. Si ce taux se maintient jusqu'à la fin de 1890, la mortalité totale de l'année, par fièvre typhoïde, sera de 722 décès.

portions d'un problème social que dans les grandes villes. Elle n'existe plus dans les campagnes. Les paysans propriétaires habitent les fermes qu'ils ont reçues en héritage. Elles n'ont pas coûté cher à bâtir; elles coûtent encore moins d'entretien. Les autres habitent la métairie qu'ils tiennent à bail. Les journaliers, les gens occupés, dans les hameaux, aux petits commerces et aux industries rudimentaires que comporte la vie des champs, trouvent à se loger à très bon compte, dans des maisons fort peu confortables, mais dont le loyer n'est pas cher, même eu égard au chétif salaire de ces ouvriers agricoles. Les habitations ne font pas défaut dans les campagnes, où les premières économies sont toujours consacrées à se bâtir une maison. Les pauvres eux-mêmes trouvent facilement un abri, et le mendiant rural qui erre de ferme en ferme, le bissac sur le dos, trouve partout un morceau de pain et le coin d'une grange ou d'une étable, pour dormir jusqu'au lendemain. Le fermier, comme le propriétaire, ne lui refuse jamais ce secours, par humanité d'abord et puis par la crainte que le vagabond repoussé ne revienne, pendant la nuit, mettre le feu à la maison.

Dans les petites villes, les laboureurs et les artisans parviennent facilement, et pour des raisons analogues, à se loger dans les faubourgs. Ils y trouvent, à des prix modérées, des masures avec de petits jardins qu'ils cultivent et dont ils retirent quelque produit. Il n'en est plus ainsi dans les grands centres de population. La main-d'œuvre et le terrain y coûtent cher, les charges sont considérables et le prix des loyers devient une difficulté de premier ordre pour les familles de travailleurs : aussi la question des habitations ouvrières a-t-elle toujours été traitée au point de vue de ces grandes agglomérations.

Elle a d'abord été posée pour les usines, pour les fabriques qui groupent autour d'elles de nombreuses familles de travailleurs. Le problème va se compliquant, à mesure que les industries se développent; il a son maximum d'intensité dans les contrées manufacturières, où la vie des populations est plus artificielle que dans les autres. En France, où la population des campagnes est à celle des villes, comme 3 est à 2, la concentration est moindre que dans les pays essentiellement industriels comme la Belgique et l'Angleterre.

Le recensement de 1881 a constaté, chez nous, l'existence de 10 460 000 ménages, logés dans 7 609 464 maisons; ce qui donne en moyenne 136 ménages pour 100 maisons, de telle sorte, qu'on peut dire que, sauf dans les villes de quelque importance, chaque famille à sa maison. En revanche, dans les grands centres, l'encombrement est excessif. La population ouvrière s'y accroît sans cesse. En y comprenant les femmes et les enfants, elle s'élevait, à l'époque du recensement dont je viens de parler, à 228 000 dans le département de la Loire, à 268 000, dans celui du Rhône et, dans la Seine, au chiffre formidable de 1 347 276, qui représente le septième de la population industrielle de la France tout entière. J'ai indiqué, dans l'article précédent, les causes et les effets de cet entassement; j'ai décrit les logements qu'habitent ces familles d'ouvriers, les détestables conditions hygiéniques dans lesquelles elles vivent. On comprend qu'il est indispensable de remédier à un pareil état de choses. C'est un des problèmes que l'hygiène et l'économie sociale étudient avec le plus d'ardeur, depuis un demi-siècle, un de ceux dont la solution est le plus avancée, ainsi que je vais le montrer, en passant rapidement en revue ce que les nations civilisées ont fait, pour fournir à leurs populations ouvrières des logements convenables.

1er. — Les maisons ouvrières à l'étranger.

I. **Angleterre.** — Le pays où la question s'est posée tout d'abord, et dans les conditions les plus urgentes, c'est l'Angleterre. Cette nation essentiellement industrielle voit s'accroître, chaque année, l'importance de sa production et le nombre des ouvriers qu'elle emploie. Grâce à sa prospérité même, les denrées alimentaires, les matériaux, coûtent plus cher que partout ailleurs et, pour soutenir la concurrence sur les marchés du globe, avec les autres pays de production, elle est obligée de maintenir les salaires à un taux qui rend la situation des classes ouvrières très difficile et très précaire; aussi la nécessité de leur venir en aide, en ce qui concerne le logement, s'y est-elle imposée de bonne heure.

Lorsque Londres devint une ville manufacturière comme les autres, l'encombrement des quartiers populeux dépassa bientôt toute mesure. C'est, on le sait, l'agglomération humaine la plus considérable qu'il y ait sur le globe : sa population augmente chaque année de 70000 âmes; aucun quartier ne se vide et la poussée humaine y a produit des résultats effrayants, ainsi que nous l'avons vu dans l'article précédent. Il n'y a pas de ville où les logements pauvres soient aussi affreux qu'ils l'étaient à Londres, il y a cinquante ans. Le péril frappait tous les yeux; mais ce fut le prince Albert qui chercha le premier à le combattre.

En 1841, il se mit à la tête du mouvement en faveur de la création de logements ouvriers. Malgré la juste influence dont il jouissait en Angleterre et l'autorité qui s'attachait à son nom, il rencontra des obstacles dont nous nous étonnons aujourd'hui. Des objections sans nombre lui furent adressées. On lui opposa la difficulté de trouver des capitaux, des terrains bien situés et à bas prix, l'impossibilité de loger convenablement des ouvriers, en ne leur faisant payer qu'un loyer modeste, le danger social d'en réunir un grand nombre sur le même point. Il ne put parvenir à faire partager sa confiance aux capitalistes, et c'est à grand'peine qu'il réussit à fonder une association qui se constitua le 15 septembre 1841. Elle reçut, par l'entremise de Sir Robert Peel, sa charte d'incorporation et, le 14 juillet 1848, après sept ans d'efforts, le prince Albert eut la joie de visiter la première maison construite par l'*Association métropolitaine pour l'amélioration des logements des classes ouvrières.*

L'impulsion était donnée, et d'autres compagnies ne tardèrent pas à se former. Ce fut d'abord la *Metropolitan Association for improving the dwellings of the industrious classes* qui existait déjà à l'époque de l'exposition de 1851 et qui y obtint des récompenses. Elle possède aujourd'hui 14 groupes d'habitations logeant 1433 familles et 7165 personnes. Ses immeubles sont de deux sortes. Ce sont d'abord de grandes maisons de quatre étages, sans compter le rez-de-chaussée, comme les *Gatliff-Buildings* qui s'élèvent près de la nouvelle caserne de Chelsea-Bridge-Road et qui contiennent 149 logements; puis des maisonnettes isolées, mais adossées deux à deux, et groupées de façon à *former des cités* qui sont au nombre de trois.

La plus importante est celle des *Alexandra Cottages*, construite en 1866 et située à Penge, au bas de la colline qui surplombe le palais de Cristal. La propriété est divisée en plusieurs groupes par quatre rues appartenant à la société. Les cottages sont construits un peu en retrait, séparés de la rue par un petit jardin. Chaque logement comporte une ou plusieurs chambre à coucher, une cuisine, avec un petit fourneau économique, un cabinet d'aisances, une chaudière pour faire la lessive, et un réservoir à eau. Aucune des maisonnettes n'a de caves. Elles sont toutes couvertes en ardoises. Le prix du loyer est de 8 fr.40 à 10 francs par semaine, c'est-à-dire de 436 à 520 francs par an. L'abonnement à l'eau est compris dans le loyer, mais le prix du gaz ne l'est pas (1).

La Compagnie des logements perfectionnés d'ouvriers (*the Improved Industrial dwellings Company*) est la plus ancienne après l'Association métropolitaine. Elle s'est formée, au mois de juin 1863, sous la direction d'un alderman de Londres, Sir Sidney Waterlow, qui avait fait construire, en 1858 et pour son propre compte, sous le nom de *Langbourn buildings*, cinq maisons d'une construction très originale et qui attirèrent fortement l'attention. Quelques capitalistes, réunis à Mansion-House, souscrivirent une première somme de 1 250 000 francs qui a été peu à peu décuplée et qui, avec les emprunts, a permis à la Compagnie de dépenser, en vingt-quatre ans, plus de 25 millions. En 1887, elle possédait 39 immeubles contenant 5834 familles et administrait en outre un certain nombre de maisons appartenant à des particuliers. Elle avait en tout 26 000 personnes sous son contrôle (2).

Les maisons élevées par cette compagnie n'ont pas un aspect uniforme. Suivant l'espace et la forme du terrain, elles offrent des distri-

(1) *Bulletin de la Société française des habitations à bon marché*, 1890, n° 2, p. 140.
(2) Arthur Raffalovich, *le Logement de l'ouvrier et du pauvre*. Paris, 1887, p. 69.

butions diverses, mais, dans toutes les constructions, l'escalier est bien éclairé; les chambres largement aérées. Chaque logement a son lavoir, et son water-closet; mais, on n'y voit pas d'alcôves. La compagnie les a proscrites. « L'air, dit-elle, est nécessaire au sommeil. Celui qui a mal dormi est attiré presque invinciblement par le cabaret (1). » Le prix moyen de location d'une chambre, ressort à 137 francs par an.

En 1887, l'*Improved industrial dwellings Company* a inauguré la dernière de ses constructions et, après l'achèvement des *Stalbridge buildings*, la valeur de ses immeubles s'élevait à 25 700 000 francs. La société fondée par Sir Sidney Waterlow est arrivée à la limite du capital fixé par les statuts; elle est sûre de son avenir. Le secret, de son succès dit M. G. Picot, c'est la distribution certaine d'un dividende de 5 p. 100.

Une compagnie analogue aux deux précédentes, fut fondée vers 1866, par une association d'ouvriers sous le nom de *Artisans, Labourers and general dwelling Company*. Ses débuts furent bien modestes; mais elle prospéra comme les autres et possède aujourd'hui plus de 4000 immeubles. Son but était de donner une maison indépendante à chaque famille et, pour cela, il fallait aller, en pleine campagne, chercher du terrain à vil prix. La compagnie trouva ce qu'elle désirait près de Clapham Junction, dans un point à peine habité. Elle y acheta vingt hectares de terrain; les architectes tracèrent des avenues, bâtirent des maisonnettes et, en 1874, 1200 de ces cottages étaient construits, habités et le payement régulier du loyer attestait le succès de l'entreprise.

Dans Schaftesbury-Park, les maisons sont divisées en cinq classes suivant le nombre des pièces qui varie de six à trois. Toutes ont une cuisine, une laverie, un petit jardin sur le devant et une cour sur le derrière. Le loyer de la première classe est de 16 fr. 25 par semaine (845 fr. par an); celui de la cinquième de 7 fr. 50, par semaine (390 fr. par an).

Le succès de ce premier essai fut tel qu'en 1876, la compagnie acheta un terrain de 28 hectares, au nord-ouest de Londres et y construisit Queens-Park, où 2200 maisonnettes furent élevées en sept ans et louées aussitôt qu'achevées. Enfin le troisième groupe, Noël-Park, situé à 14 kilomètres de Charing-Cross, couvre 38 hectares. La première pierre a été posée par lord Shaftesbury le 4 août 1883. En 1885, quand M. Picot visita Noël-Park, il y avait déjà 743 maisons de construites et d'habitées; il doit y en avoir 2600 aujourd'hui. Les actions placées s'élèvent au capital de 22 292 000 francs, dont les unes rapportent 5 p. 100 et les autres 4 1/2 seulement (2).

Je reviendrai plus tard sur les conditions d'habitation et de location de ces cottages, qui ne peuvent convenir qu'à l'élite de la population ouvrière.

(1) Georges Picot, *loc. cit.*, p. 166.
(2) Id., *Ibid.*, *loc. cit.*, p. 178.

Les compagnies dont je viens de raconter la fondation n'ont jamais fait une spéculation de leur entreprise : elles ont agi dans un but désintéressé; mais, tout en se contentant d'un rendement très modique, elles avaient à se préoccuper des intérêts de leurs fonds. Il n'en est pas de même de l'institution dont il me reste à parler. Elle a eu pour point de départ la *donation Peabody*, l'un des actes de libéralité les plus intelligents et les plus splendides que la charité ait accomplis de nos jours.

Peabody était un jeune homme sans fortune, n'ayant pour réussir que son intelligence et son zèle, lorsqu'il entra, comme commis, dans une maison de commerce des États-Unis. On était alors en 1812, à l'époque de la prospérité commençante de ce grand pays. Peabody fit vœu, s'il s'enrichissait, de consacrer ses biens aux pauvres et il a tenu parole. Cinquante ans après, devenu puissamment riche, il fonda plusieurs institutions de bienfaisance, dans le Massachusetts et créa, à Baltimore, une série de fondations destinées à y développer l'instruction. L'ensemble de ces libéralités s'élevait à 55 millions de francs. Sa fortune réalisée, il vint vivre en Angleterre. Il y est mort en 1869, après avoir consacré aux pauvres, par des donations successives, une somme de 12 millions et demi de francs, pour leur créer des habitations économiques et salubres.

Les administrateurs de ce legs, au premier rang desquels se trouve lord Derby, leur président actuel, ont bâti, tout d'abord, au centre de Londres, 18 groupes de maisons contenant 4551 logements et abritant 18 453 personnes. Pour ne pas faire concurrence aux autres sociétés, ils font payer un loyer aux locataires de leurs immeubles; mais ils ne prélèvent que 4 p. 100, comme intérêt du capital engagé, tandis que les autres sociétés, bien que n'en faisant pas une spéculation, ne peuvent pas se contenter de moins de 5 p. 100. Le revenu des maisons déjà bâties est employé à en élever de nouvelles. C'est ainsi qu'avec un legs de douze millions et demi, les administrateurs avaient dépensé, en 1884, 30 725 000 francs en constructions. Ils se conforment ainsi à la volonté du donateur, exprimée dans son testament qui porte la date du 30 mai 1869 : « Mon espérance, dit-il, est que, dans un siècle, les recettes annuelles, provenant des loyers, auront atteint un tel chiffre qu'il n'y aura pas, dans Londres, un seul travailleur pauvre et laborieux qui ne puisse obtenir un logement confortable et salubre, pour lui et sa famille, à un taux correspondant à son faible salaire. »

Les vingt-deux premières années permettent d'espérer que cet espoir se réalisera. « Lorsque la reconnaissance publique célébrera le centième anniversaire de la mort de M. Peabody, la fondation qui porte son nom, possédera peut-être, à Londres, deux milliards d'immeubles, abritant 1 500 000 âmes, dans 350 000 logements (1). » Depuis l'époque

(1) Georges Picot, *Un devoir social et les logements d'ouvriers*. Paris, 1885, p. 159.

où M. Georges Picot s'exprimait ainsi, de nouvelles constructions se sont élevées, et lors du dernier rapport publié par les administrateurs, lequel donne la situation pour l'année 1889, la donation Peabody avait pourvu l'artisan et le pauvre ouvrier de Londres, en outre des bains, buanderies et lavoirs, de 11 275 chambres, occupées par 20 374 personnes et formant 5701 logements séparés. La moyenne du loyer de chaque demeure est de 5 fr. 925 par semaine et celui de chaque chambre de 2 fr. 675. La mortalité dans ces habitations n'est que de 16,49 p. 1000, tandis que la moyenne de celle de Londres est de 17,45. Le nombre des naissances, y dépasse de 8,72 p. 1000, celui de la ville tout entière (1). Les administrateurs du legs Peabody ne peuvent pas louer de chambres seules. Il existe pourtant beaucoup de familles qui ne peuvent pas se payer le luxe d'un petit appartement, et qu'il est bien dur de rejeter dans les taudis de la spéculation. Ces personnes peu fortunées se rencontrent en plus grand nombre dans l'Est de Londres et, pour leur venir en aide, il se forma il y a cinq ans, une société qui porte le nom de *East End dwellings Company*. Son premier essai fut la construction des Katharine Buildings qui, dans leur forme première, contenaient 245 chambres isolées et 18 appartements de deux pièces. Depuis, elle a construit plusieurs autres blocs d'habitations. Les chambres qu'elle loue sont plus confortables, plus saines, et d'un prix inférieur au loyer habituel, et la société parvient à payer régulièrement à ses actionnaires un intérêt de 4 p. 100; mais elle a éprouvé d'abord bien des mécomptes et bien des déboires.

Ses immeubles ont été décriés au début. La partie saine et honnête de la classe pauvre ne voulait pas se loger dans les bâtiments de l'*East End dwellings Company*. On n'y recevait que le rebut de la misère, ce que les Anglais appellent le *residuum*. Ces locataires étaient bruyants, grossiers, malpropres et ne payaient pas leur loyer. Il a fallu procéder à des expulsions nombreuses, congédier les familles indisciplinées et se montrer sévère sur les admissions. Ces mesures de rigueur ont produit le meilleur effet, et aujourd'hui les chambres sont toutes louées, à deux ou trois exceptions près, et occupées par une classe satisfaisante de locataires.

Dans ces logements, les loyers sont recueillis par des dames qui se chargent de cette besogne dans un but philantropique, bien qu'elles reçoivent une très légère rémunération pour les indemniser de leurs peines et de leur temps perdu. Elles suivent le système de miss Octavia Hill, dont je parlerai tout à l'heure, et cherchent, par des conseils amicaux, à moraliser les locataires (2).

(1) Vingt-cinquième Rapport annuel des administrateurs des fonds de la donation Peabody (*Bulletin de la Société française des habitations à bon marché*, 1890, n° 2, p. 154).

(2) M.-P. Mackay, *The English Poor*, 1889.

Les sociétés de construction que je viens de passer en revue sont les plus importantes; mais ce ne sont pas les seules. Il y en a vingt-huit dans Londres, sans compter les entreprises particulières. Nombre d'entrepreneurs construisent, pour les ouvriers, des maisonnettes bâties à l'économie avec des matériaux de qualité inférieure, dont les défauts n'apparaissent qu'au bout de quelques années et qui n'ont ni la durée ni les qualités hygiéniques de celles qui sont élevées par les compagnies désintéressées qui n'en font pas une spéculation.

A côté de ces œuvres philanthropiques il est tout juste de placer celle de miss Octavia Hill, dont j'ai déjà prononcé le nom. Depuis plus de vingt ans, elle travaille à améliorer les logements des ouvriers, avec des ressources bien bornées, mais avec une intelligence et une ardeur de premier ordre. Elle ne procède pas par grandes démolitions, comme les compagnies de construction ; mais elle répare et assainit. Son champ d'activité est modeste ; mais les résultats qu'elle obtient sont excellents, parce qu'elle s'adresse à la classe la plus pauvre, celle que les sociétés ne peuvent atteindre. Un des administrateurs de la donation Peabody, interrogé par le marquis de Salisbury sur la ligne de conduite à tenir pour parvenir à loger les indigents, lui répondit : « Nous n'avons aucun moyen de donner des chambres au-dessous de 2fr,50 par semaine. Celui qui gagne 2 fr, 50 par jour peut payer ce loyer. Quant à ceux dont le salaire est inférieur, cela regarde miss Octavia Hill (1). »

Elle a commencé, en 1865, par acheter trois pauvres maisons dans une des cours les plus sales du quartier de Marylebone. Peu après, elle en acquérait six autres. Ces maisons étaient dans le délabrement le plus complet et les propriétaires s'épuisaient en menaces, sans parvenir à se faire payer par leurs incorrigibles locataires. En quelques mois la transformation fut complète. Miss Hill chassa ceux dont l'inconduite était notoire ; elle retint les autres, fit assainir et réparer leurs chambres dont les loyers furent dès lors régulièrement acquittés. Depuis cette époque, elle a donné de l'extension à son œuvre, mais sans modifier sa manière d'opérer. Elle ne rebâtit les immeubles qu'à la dernière extrémité. Comme elle se tient en communication personnelle avec ses locataires, elle fait peu à peu leur éducation, au point de vue de la propreté, de l'hygiène et de la morale. A force d'habileté et d'économie, elle arrive à faire rendre près de 5 p. 100 à son capital.

L'œuvre de miss Octavia Hill a d'abord excité la surprise ; mais, quand on s'est aperçu qu'elle avait transformé des maisons infectes, relevé le courage de leurs habitants et ranimé les vertus du foyer, beaucoup de femmes l'ont imitée et on trouve aujourd'hui, dans tous les quartiers de Londres. des personnes qui visitent les logements des pauvres et s'efforcent d'améliorer leur situation.

(1) G. Picot, *le Devoir social*, *loc. cit.*, p. 124.

« C'est ainsi, dit M. Georges Picot, que l'œuvre grandit et prospère, et le bien que les sociétés de capitalistes ne peuvent faire se trouve réalisé par quelques femmes qu'anime l'esprit de charité. »

Des maisons ouvrières se sont également élevées en Écosse. Une Société de construction s'est formée à Édimbourg pour bâtir des logements à bon marché ; mais, comme elle ne pouvait pas suffire, un philanthrope, le docteur Foulis, entreprit d'imiter miss Octavia Hill. Il acheta un groupe de maisons, dans la partie la plus pauvre de la ville, les fit nettoyer, restaurer, et les transforma en logements salubres pour les malheureux. Ces locaux sont surveillés, au point de vue de l'ordre et de la propreté, et les locataires qui n'obéissent pas sont expulsés (1).

Je suis entré dans de longs détails sur le fonctionnement des Compagnies anglaises, parce que c'est le pays où la question a été le plus sérieusement traitée, où les différentes solutions ont été mises à l'essai pour la première fois. Assurément, nos voisins ont obtenu de bons résultats et leurs efforts n'ont pas été stériles ; toutefois on ne peut pas s'empêcher de faire cette réflexion attristante, que tout ce qu'ils ont réalisé, jusqu'ici, n'a été qu'un seau d'eau jeté sur un incendie. En 1887, on était arrive à loger d'une façon convenable 146809 personnes, dans une ville dont la population ouvrière dépasse deux millions et augmente d'au moins 30000 personnes par an. Toutes les Sociétés réunies n'ont pas pu parvenir jusqu'ici à donner un abri au dixième de la population pauvre ; le reste continue à s'étioler dans des bouges infectes, en attendant que la donation Peabody ait réalisé ses magnifiques promesses, ce qui aura lieu dans quatre-vingts ans. Et cela se passe ainsi dans le pays le plus riche du globe, dans l'opulente Angleterre, qui a toujours été à l'abri des catastrophes par lesquelles les nations s'appauvrissent et qui a profité du malheur des autres, pour accroître sa prospérité ! Ce ne sont pourtant pas les capitaux qui lui manquent. Elle en trouve sans peine pour développer sa puissance maritime. Elle aurait pu résoudre tout les problèmes sociaux qui la minent, en y consacrant la moitié de l'argent qu'elle a dépensé, dans ce siècle, pour entretenir ses inutiles escadres qui, depuis Trafalgar, n'ont pas tiré un coup de canon dont elles aient le droit de s'enorgueillir.

La perspective navrante que je viens d'exposer, explique l'espèce de découragement qui s'est emparé des esprits de nos voisins, il y a quelques années. Une brochure à sensation, qui dépeignait la situation sous les plus sombres couleurs, fit le tour de l'Angleterre, en 1883. La presse répondit à ce cri d'alarme et les deux Chambres s'en émurent à leur tour. La question prit immédiatement place parmi les préoccupations politiques. Les partis firent un instant trêve à leurs dissentiments, pour réclamer une enquête avec une égale ardeur. Au mois de février 1884,

(1) Albert Palmberg, *Traité de l'hygiène publique d'après les applications dans différents pays d'Europe*. Traduit du suédois par M. A. Hamon. Paris, 1891, p. 240.

lord Salisbury fit, à la Chambre des lords, la proposition de nommer une commission royale, c'est-à-dire extraparlementaire et composée de membres nommés par le gouvernement, à l'effet d'étudier la question du logement des classes ouvrières. Le prince de Galles prit la parole en faveur de la motion, qui fut adoptée à l'unanimité, et réclama l'honneur de faire partie de la commission d'enquête. Celle-ci fut instituée, par arrêté royal en date du 4 mars 1884, et siégea, deux fois par semaine, jusqu'au 18 août 1884, époque à laquelle elle publia son rapport.

Un *bill* fut alors présenté au parlement; l'entente s'établit entre le gouvernement et l'opposition pour écarter tout ce qui aurait pu provoquer de longs débats ou soulever une résistance. Cet accord nécessita des concessions réciproques qui restreignirent considérablement la portée de la loi. Lord Salisbury se chargea de la défendre à la Chambre des lords, Sir Charles Dilke à la Chambre des communes, et c'est ainsi que fut votée la loi de 1885 (*Housing of the Working Classes Act*) qui n'a pas produit beaucoup plus d'effets que toutes celles qui l'avaient précédée.

L'initiative privée n'en continue pas moins son œuvre. Le 30 avril 1889, il s'est tenu au National Liberal Club, à Londres, une réunion *qui avait pour objet d'amener une meilleure compréhension du logement, et d'organiser une action commune parlementaire et autre de la part des associations représentées.* Celles-ci étaient au nombre de quatorze. Des discussions pleines d'intérêt y ont eu lieu sur les différentspoints de la question, et on a nommé des sous-commissions chargées de présenter des rapports.

L'une de ces associations, *The Mansion House Council on the dwellings of the poor*, vient de publier son rapport sur les travaux de l'année finissant au 31 décembre 1889. Ce document, d'un vif intérêt, montre que les ouvriers commencent à sortir de leur inertie et désirent coopérer aux travaux du conseil, en devenant membres du comité de la Société. L'action du *Mansion House Council* ne s'est pas toujours bornée à la conciliation ; il a plus d'une fois assigné des propriétaires de maisons et les a fait condamner à une amende. Il a obtenu, de la Chambre des communes, des réformes importantes. Enfin, en terminant, le rapporteur exprime la pensée que la « question si difficile de donner des logements aux pauvres ne se réglera pas par des dons, quelque grands et bienfaisants qu'ils soient, car ils ne seraient qu'une goutte d'eau dans l'Océan, comparés aux besoins actuels ». Selon cette association, le seul moyen de déraciner un mal si profondément invétéré, « c'est de poursuivre sans relâche l'observation des lois sanitaires (1) ».

De tout ce qui précède, on peut conclure que nos voisins continuent à poursuivre la solution de l'important problème qu'ils ont soulevé

(1) *Société française des habitations à bon marché*, 1890. Bull. n° 2, p. 174.

les premiers, et, quel que soit le résultat de leurs efforts, il restera toujours à l'Angleterre le mérite d'avoir été l'initiatrice des autres nations dans la question des habitations ouvrières, et de leur avoir donné l'exemple. Nous allons voir comment elles l'ont suivi.

II. **Belgique et Hollande.** — Bien qu'elle soit aussi intéressée que l'Angleterre à la solution des problèmes industriels, la Belgique a mis bien longtemps à l'imiter. Il a fallu les grèves du Borinage, en 1886, pour appeler l'attention sur les habitations ouvrières. Le premier moment de stupeur passé, la répression terminée, le gouvernement s'adressa aux Chambres, pour leur demander leur concours, afin d'empêcher le retour de pareils désordres. Il les convia à s'occuper des problèmes sociaux intéressant les classes ouvrières et, avant de procéder aux réformes, il fit comme l'Angleterre et, par un arrêté royal du 15 avril 1886, il institua une grande commission dite *du travail*, composée de sénateurs, de députés, d'économistes, de négociants et d'industriels, auxquels il associa le conseil supérieur d'hygiène, pour la partie relative à la salubrité des habitations. Le ministre de l'agriculture et du commerce, qui présidait cette assemblée, esquissa à grands traits le programme des études à poursuivre et dressa le questionnaire d'après lequel les informations devaient être recueillies.

Le 13 novembre de la même année, la commission du travail adopta les conclusions extrêmement libérales qui lui furent soumises, et qui constituaient une réforme fiscale des plus importantes. Elles affranchissaient les constructions ouvrières des impôts, des taxes, des droits de mutation et autorisaient les administrations charitables à consacrer une partie de leurs fonds à des entreprises de ce genre (1).

Des mesures aussi bien comprises ne pouvaient par manquer de porter leur fruits. Sept compagnies se formèrent en Belgique (2) et bâtirent 869 maisons abritant 1863 ménages et 8547 personnes. La dépense s'éleva à huit millions, pour le premier établissement. Les capitaux engagés ne rapportent que 3 p. 100 en moyenne.

Les choses ont bien marché depuis cette époque. Une loi sur les *habitations ouvrières* et l'*institution des comités de patronage* a été présentée à la Chambre des représentants le 28 mars 1888. Renvoyée à la section centrale de cette Chambre, le 12 février 1889, elle a été discutée au mois de juillet, et promulguée le 9 août de le même année.

Cette loi réalise la plupart des vœux exprimés par la commission du travail. Elle facilite la construction de maisons ouvrières, en permettant à certaines administrations publiques de recevoir des dons et des legs dans ce but ; en facilitant la création de sociétés anonymes ou coopératives, sans leur faire perdre le caractère civil; en diminuant

(1) Voyez pour ces conclusions : A. Raffalovich, *le Logement de l'ouvrier et du pauvre*, 1887, p. 467.

(2) Deux à Bruxelles, deux à Liège, une à Anvers, une à Tournay et une à Verviers.

largement les droits d'enregistrement, en réglant enfin les conditions des emprunts que les sociétés de l'espèce, pourraient faire à la caisse d'épargne et de retraite dont les fonds sont mis à leur disposition Enfin, la loi crée des *comités de patronage* chargés : 1° de favoriser la construction, la location et la vente, soit au comptant, soit par annuités, d'habitations ouvrières salubres; 2° d'étudier tout ce qui concerne l'hygiène de ces habitations et des localités où elles sont construites; 3° d'encourager le développement de l'épargne et de l'assurance, ainsi que des institutions de crédit, ou de secours mutuels et de retraite (1).

Cette loi a déjà porté ses fruits, et M. Beernaert, le ministre des finances belges qui l'avait soutenue devant la Chambre, en lui prêtant l'appui de son autorité et de son talent, a eu la satisfaction de les faire connaître au pays. Dans un remarquable discours qu'il a prononcé le 29 mars 1890, à la Chambre des représentants, il leur a annoncé qu'il venait de faire relever le nombre des personnes propriétaires de la petite maison qu'elles habitent, et qu'on était arrivé au chiffre de 113684. Ce nombre, quelque considérable qu'il soit, est loin d'être complet. Il ne concerne que les maisons d'un revenu cadastral annuel inférieur à 30 francs et dont ne dépend pas un terrain de plus de 50 ares. Il laisse de côté celles qui ont plusieurs propriétaires, ainsi que celles qui appartiennent à une personne ayant d'autres immeubles (2).

En Hollande, les faubourgs de toutes les villes sont remplies de maisonnettes très propres, habitées par des ouvriers. Amsterdam a fait longtemps exception; mais, depuis quelques années, il s'y est formé des compagnies qui ont construit des petites maisons confortables et salubres, dont le loyer revient à 300 francs pour deux chambres. Quoique ce prix soit très élevé, les ouvriers se les disputent et désertent à l'envi les logements sordides qu'ils occupaient dans les combles des maisons bourgeoises, ou dans des caves sombres, humides et parfois inondées.

On rencontre également, aux environs des villes manufacturières et près des grandes fabriques, de véritables villages ouvriers, remarquables par l'ordre, la propreté et le confortable qui y règnent. Lors du Congrès d'hygiène de La Haye, en 1884, nous allâmes en visiter un à Delft et j'ai gardé le meilleur souvenir de cette excussion. Cette cité est située dans Agneta-Park, près de la distillerie et de la fabrique de levure de M. Van Marken. On y voit 78 petites maisons bâties sur le modèle des maisons ouvrières de Mulhouse. Chacune d'elles a son petit enclos; elles sont groupées autour d'une vaste pièce d'eau, près de laquelle s'élève une maison plus importante. C'est celle du directeur, qui vit

(1) A. Hamon, *les Habitations ouvrières en Belgique* (*Journal d'hygiène*, n° du 26 juin 1890, p. 304).

(2) *Bulletin de la Société française des habitations à bon marché*, 1890, n° 2, p. 172.

ainsi au milieu de ses ouvriers, dans ce parc élégant et confortable. C'est assurément un exemple à suivre (1).

III. **Allemagne.** — Il a quarante ans que la question des logements ouvriers s'agite en Allemagne, mais d'une façon purement spéculative. Victor-Aimé Huber l'a soulevée vers 1840, à l'époque où on se préoccupait vivement, en France et en Angleterre, de la condition des classes pauvres. Avec l'éloquence communicative qu'il puisait dans ses convictions, il fit ressortir les inconvénients sans nombre des habitations occupées par les ouvriers et les petites gens, dans les districts manufacturiers, et mit sous les yeux de ses compatriotes les efforts faits en France, en Angleterre et en Belgique, pour améliorer cette situation. Il n'eut pas de peine à faire partager ses idées, mais ce fut le seul résultat qu'il obtint.

La question fut reprise dans le Congrès des économistes allemands; les socialistes la traitèrent dans leurs réunions; des solutions furent proposées par Schultze-Delitzch, par Engel, par Brentano; enfin, en 1885-1886, une enquête fût faite par le *Verein für Social-Politik.* Cette société comptait dans son sein, des économistes distingués tels que les professeurs Nasse (de Bonn), Conrad (de Halle), Schmolle (de Berlin) et Miquel, bourgmestre de Francfort-sur-le-Mein, l'un des deux chefs du parti national-libéral, administrateur et financier de premier ordre, mais profondément dévoué à ce socialisme d'État dont le grand chancelier de l'empire poursuivait, à ce moment, l'application à toutes les questions économiques.

L'enquête, bien que dirigée par M. Miquel, n'eut pas de succès. La question est restée dans le domaine de la théorie et, en dehors des points sur lesquels l'intervention directe de l'État s'est manifestée, il a été fait peu de chose. Les efforts tentés par des sociétés plus ou moins philanthropiques n'ont pas produit de résultats sérieux. Lorsque l'Allemagne, grisée par ses succès militaires, rêva que Berlin allait remplacer Paris et devenir la capitale du monde civilisé, elle se lança dans des entreprises qui firent immédiatement hausser le prix des terrains et des loyers. Les ouvriers affluèrent dans la ville, et les logements y firent défaut. Le moment semblait favorable au développement des sociétés de construction; il s'en forma un assez grand nombre; mais elles ont presque toutes sombré. Elles prétendaient assurer à leurs locataires la propriété des immeubles au bout d'un temps donné, en comprenant l'amortissement dans le prix du loyer. Les salaires étaient fort élevés et les ouvriers gagnés, comme tout le monde, par la rage de la spéculation, contractèrent, à la légère, des engagements qu'ils ne purent tenir.

(1) M. Van Marken a fait figurer à l'Exposition internationale d'Amsterdam, qui s'est ouverte le 16 juin 1890, une réduction en relief coloriée et renfermée dans une vitrine, de sa cité ouvrière d'*Agneta-Park*, et il a obtenu un diplôme d'honneur.

Ces illusions aboutirent à une crise financière, dans laquelle les sociétés de construction se trouvèrent compromises. Elles avaient eu recours au crédit hypothécaire, et les intérêts absorbaient les bénéfices. Aussi les actionnaires furent-ils bientôt obligés de faire un sacrifice pour payer les dettes et liquider la situation. Quant aux ouvriers, ils continuèrent à être les plus mal logés de l'Europe.

Le mal est grand, et il est plus difficile d'y remédier à Berlin que partout ailleurs. « L'ouvrier allemand, dit M. Raffalovich, n'est pas encore parvenu à un degré d'instruction économique qui lui permette d'apprécier les bienfaits de l'association et il se défie de toutes les entreprises dont l'initiative vient des classes qui possèdent. Il est disposé à tout demander à l'État et c'est une tendance que le prince de Bismarck a favorisée, pendant tout le temps qu'il a été au pouvoir.

Lorsque la disette des logements se fait trop vivement sentir à Berlin, où on ne construit plus que pour la classe moyenne, les gens qui n'ont pas d'abri s'adressent à l'État, qui met à leur disposition des bâtiments dans lesquels ils s'entassent. En 1856, on leur a livré la caserne Witting, qui a reçu 800 ménages. En 1873, on a permis à 163 familles de camper hors de la porte de Cottbus, où elles se construisirent une cité en planches. On songe pourtant aux moyens d'empêcher de pareilles nécessités de se produire.

Ainsi, en ce moment, on s'occupe, au ministère du commerce de Berlin, de propositions relatives à la création de logements ouvriers à bon marché. Ces projets seront soumis à l'empereur, à son retour d'Autriche (1).

L'État s'est depuis longtemps préoccupé du logement des ouvriers qui dépendent de lui, et il a donné l'exemple près des mines qu'il exploite à son compte. Pour engager ses employés à se construire des maisons, il a organisé un système de primes qui leur donne de grands avantages.

Il leur concède le terrain à titre gratuit et leur fait des avances remboursables sans intérêts et par annuités, de façon qu'ils puissent s'acquitter en huit ou dix ans. Ce système a permis à la population ouvrière du bassin de Saarbrück de se construire, de 1842 à 1871, 3081 maisons. Pour couvrir la dépense, l'État a fourni, par ses primes, 2293000 francs, par ses avances 1130000 francs et la caisse de prévoyance 2536000 francs. Cet exemple a été suivi par les chefs d'industrie, dans la vallée du Rhin et dans la Prusse orientale. Autour des usines, on voit se grouper des maisonnettes confortables dues à la sollicitude et à la libéralité du patron (2).

C'est l'usine de Krupp, à Essen, qui a réalisé la conception la plus grandiose. Elle a suivi l'exemple du Creuzot, dont elle est la rivale.

(1) Journal *le Temps*, nº du 16 octobre 1890.
(2) René Lavollée, *les Classes ouvrières en Europe*, t. I, p. 151 et 185.

Son accroissement a été prodigieux. Fondée en 1810, elle n'avait encore que 72 ouvriers en 1848. Au recensement de 1881, elle en comptait 19 605, composant avec leurs familles, un total de 65 381 personnes, dont 18 698 sont logées dans des habitations appartenant à la maison Krupp. Pour ne pas augmenter la dépense et pour concentrer les ouvriers autour de l'usine, on a adopté le système de la maison collective. Chaque bâtiment renferme de 2 à 16 logements; mais chacun d'eux est complètement isolé, quoique la porte d'entrée soit commune. Ils contiennent de deux à quatre pièces et coûtent en moyenne 187 fr. 50 par an. Ce prix n'est pas trop onéreux, dans un établissement où le salaire annuel oscille entre 1000 et 1125 francs. Pour les ouvriers célibataires, on a construit de véritables casernes, dans lesquelles ils sont logés pour rien et nourris à très peu de frais. L'usine Krupp a de plus fondé, pour ses ouvriers, des institutions de bienfaisance semblables à celles de nos grands établissements manufacturiers. La Compagnie privée du chemin de fer d'Autriche et de Hongrie, qui occupe en Bohème près de 20000 ouvriers, leur a fait bâtir des maisons dans des endroits déserts où ils ne trouvaient pas à se loger. Elle a construit, sur trois points différents, 817 maisons contenant 1616 logements et abritant 8600 ouvriers. Le tout lui a coûté 1 313 349 florins, un peu plus de trois millions de francs.

IV. **Suisse et Danemark**. — De tous les pays de l'Europe, la Suisse est celui dans lequel les institutions et les entreprises relatives aux logements ouvriers sont le plus multipliées. Les conditions exceptionnellement salubres des chalets ont stimulé l'émulation. La comparaison entre les paysans et les ouvriers s'est faite et l'opinion publique n'a pas souffert que ces derniers fussent moins bien traités que les autres. Toutes les combinaisons pour les loyers ont été épuisées. Le développement prodigieux de l'esprit d'association qui est, en Suisse, comme partout, l'indispensable corollaire et le correctif de la démocratie, a servi la cause des ouvriers : maisonnettes, maisons-casernes, petites cités ouvrières, tout a été appliqué avec la persévérance et l'activité qui sont les qualités de la race (1). Il s'est formé, il y a vingt-trois ans, à Genève, une *Association coopérative immobilière* qui possède cinquante-quatre maisonnettes habitées par une seule famille, quarante-trois ont été vendues, dix-huit sont louées et rapportent un peu plus de 4 p. 100. L'Association a tenu, le 10 juin 1890, sa vingt-troisième assemblée générale annuelle et elle a entendu le rapport très satisfaisant de son directeur, M. Rehfous, sur l'exercice 1889.

Les sociétés de construction ont pris également un grand développement en Danemark. A Copenhague, depuis 1860, on est parvenu à fournir des logements à 4 p. 100 de la population entière et à 13 p. 100

(1) G. Picot, *Un devoir social, loc. cit.*, p. 53.

des classes indigentes. En dehors de Copenhague, M. Hansen, secrétaire de la chambre de commerce de Kiel, a constaté, en 1877, qu'il existait des sociétés de construction florissantes dans neuf villes. Celles qui s'est constituée, en novembre 1865, à Copenhague, sous le nom de *Société de construction des ouvriers*, vient de donner son bilan au 1er janvier 1890. Le nombre des membres, qui n'était que de 222 au 1er janvier 1867, est aujourd'hui de 16372. Actuellement, la Société a bâti et transféré aux acquéreurs, 795 maisons; en outre 413 propriétaires ont reçu les titres de leurs maisons et 101 maisons ont été payées intégralement; 22 maisons sont en ce moment en construction et seront terminées en avril 1891. Le terrain acheté primitivement sera alors couvert de bâtiments, mais on en a acheté un autre.

Ces maisons sont très salubres, la mortalité y est moindre que dans le reste de la ville (1).

Il s'est formé, à Copenhague, une association technique qui a constitué un comité d'études, lequel a pour objet d'ouvrir un concours public, pour des logements sains et à bon marché. Les concurrents doivent présenter des descriptions et des dessins d'une construction à élever dans une grande ville où le terrain est de prix élevé. Les logements devront contenir une, deux ou trois pièces, sans compter la cuisine, les cabinets d'aisances, et les installations communes à tous les locataires, telles que buanderie, bains, salles de lecture, etc. Le dépôt des projets est fixé au 1er mars 1891; des récompenses seront décernées à la suite de ce concours (2).

V. **Italie et Espagne**. — En Italie le mouvement est encore récent. Les caisses d'épargne et les sociétés de secours mutuels y ont puissamment contribué. A Bologne, la caisse d'épargne a pris, sur ses bénéfices, 50000 francs, pour augmenter le capital de la Société des maisons ouvrières. A Milan, une société s'est formée, en 1879, au capital de 40000 francs, chiffre qui s'est rapidement accru. Les maisons qu'elle a construites sont admirées de tous les hygiénistes.

L'État s'est également occupé de la question. Un décret royal, en date du 15 décembre 1889, a ouvert un concours de vingt prix de 500 francs chacun, pour la construction de maisons agricoles dans l'île de Sardaigne, et un arrêté du ministre de l'agriculture de l'industrie et du commerce a prescrit les règles à suivre pour l'attribution de ces prix. Je n'entrerai pas dans le détail des conditions imposées aux concurrents. Si j'ai parlé de ces actes, c'est qu'ils donnent la mesure de l'importance qu'on attache à ces questions dans la péninsule (3).

(1) Les plans et devis, les détails de construction et tout ce qui touche à la disposition de ces maisons, ainsi que les statuts de la Société sont exposés dans le n° 3 du *Bulletin de la société française des habitations à bon marché*, p. 232 et suiv.

(2) N° 2 du *Bulletin de la Société française des habitations à bon marché*, p. 172.

(3) Id., *Ibid.*, p. 175.

L'Espagne a fait également son effort. Il s'est formé, il y a quelques années, à Barcelone, une Société immobilière au capital de deux millions. Elle a acheté des terrains à côté des centres industriels et y a élevé des maisons, avec quatre pièces et une terrasse coûtant 3000 francs. Les ouvriers peuvent en devenir propriétaires à l'aide d'une combinaison financière que M. Vicente de Romero a exposée, au Congrès de Blois, en 1884 (1).

VI. **Amérique**. — La question des habitations ouvrières offre tout autant d'intérêts aux États-Unis qu'en Europe. A New-York surtout, elle présente un caractère plus grave peut-être que dans nos grandes villes, en raison de l'accroissement plus rapide et de la densité plus grande de la population. Celle-ci s'est accrue de 50 p. 100 de 1870 à 1880 et continue à augmenter, à raison de 30 à 40000 âmes par an. C'est l'émigration surtout qui cause cet encombrement, et les nouveaux débarqués ne sont pas riches. D'un autre côté, la situation insulaire de New-York ne lui permet pas de s'accroître en surface. Aujourd'hui encore, malgré la facilité des communications, malgré les chemins de fer et les ponts récemment construits, la population ne se déplace pas et ne veut pas sortir de l'île sur laquelle la ville est située. Il se bâtit peu de maisons nouvelles, ce sont les anciennes qui s'élèvent et, comme le nombre des étages n'est pas limité, elles atteignent des hauteurs phénoménales. On en cite de quinze étages avec un ascenseur à chaque coin.

La densité de la population est presque double de celle de Londres. Tandis que celle-ci n'a que 170000 habitants par mille carré, New-York en a 290. A Londres il y a, en moyenne 7 habitants par maison, à New-York, on en compte de 16 à 25, suivant le quartier. L'encombrement des maisons est excessif. Comme la ville est de création récente on n'y trouve pas, comme dans les nôtres, des quartiers infects, qui sont un héritage des siècles passés, qu'il faut démolir et reconstruire en entier ; mais cet entassement n'est pas moins menaçant.

La question n'est pas aussi simple qu'en Europe. Il n'y a pas à compter sur l'intervention du gouvernement, tout doit venir de l'initiative privée. New-York n'a été doté d'un *Board of Health* qu'en 1866 et ce n'est guère qu'en 1879 qu'on a fait exécuter rigoureusement les règlements concernant les constructions de nouvelles maisons. A cette époque une loi a investi le *Board* d'un droit de contrôle et d'inspection qui a été confirmé et développé par une loi nouvelle en 1881.

Les premières maisons ouvrières ont été bâties quelques années auparavant.

En 1877, un négociant de Brooklyn, M. Wythe, fit construire une série de cottages en briques, de six pièces, qui lui coûtèrent 4500 francs

(1) Vicente de Romero, *Habitations pour ouvriers* (*Compte rendu de la treizième section de l'Association française pour l'avancement des sciences*. Congrès de Blois, 1884, p. 266, 567).

chacun, sans compter le terrain, et qu'il louait 90 fr. par mois (1080 fr. par an). Avec l'aide de ses amis, il fit élever deux nouveaux groupes et, en 1869, ses immeubles abritaient 135 familles comprenant 529 personnes et lui rapportaient un revenu de 6 p. 100, grâce à des combinaisons très habiles.

A New-York, l'*Improved Dwellings Association* a été créée en 1879, avec un capital de 1 250 000 francs, qui a été porté en 1882 à un million et demi. Les terrains et les bâtiments ont coûté 1 400 000 francs. La construction a la forme d'un carré, avec 218 appartements et 12 boutiques, avec caves, lavoirs, salles de bains et salle de lecture. Les cours sont asphaltées, les lavoirs chauffés à la vapeur; il y a de l'eau à chaque étage, des monte-charges pour le charbon et les articles pesants, des vidoirs pour les cendres et les épluchures. Les appartements sont de deux à quatre pièces et de cinq avec un lavoir. Chacune des 635 pièces a une ou plusieurs fenêtres ouvertes à l'extérieur. On y loge 1200 personnes; les loyers y varient de 38 à 75 francs par mois (456 à 900 francs par an); ils se payent d'avance et les actionnaires touchent 6 p. 100 de dividende (1).

A New-York, comme à Londres et à Paris, les cottages ne peuvent être occupés que par l'élite de la population ouvrière; les maisons modèles elles-mêmes sont au-dessus de la portée des classes tout à fait inférieures. En Amérique, comme en Europe, celles-ci n'ont pour ressources que le système de miss Octavia Hill, qui a été inauguré à New-York par miss Collins. Elle a loué ou acheté des immeubles en très mauvais état et, grâce à ses efforts, le niveau moral de ses locataires s'est élevé, et elle a fini par retirer de ses fonds un intérêt raisonnable. Ce n'est pas la seule personne, dit M. Raffalovich, qui exerce à New-York cette charité pratique.

Le problème des logements à bon marché n'est pas aussi difficile à résoudre dans les autres villes des États-Unis. On en a trouvé la solution à Philadelphie, à Boston et dans quelques autres villes du Massachusetts, par l'association des petits capitaux.

Philadelphie, en particulier, présente avec New-York le contraste le plus frappant. Il y a à Philadelphie 170000 maisons pour une population de 900000 âmes, ce qui donne 13 habitants par maisons. Le nombre des ouvriers est de 185000 et on en compte 40000 ou 50000 qui sont propriétaires de l'immeuble qu'ils habitent.

Philadelphie n'est pas resserrée dans une île, comme New-York; le terrain permet une extension illimitée; aussi, chaque année, la cité s'entoure d'un nouvel anneau de petites maisons coquettes en briques rouges, à deux ou trois étages, bâties dans les faubourgs, et qui sont la demeure d'une seule famille, celle d'un ouvrier ou d'un commis,

(1) Raffalovich, *le Logement de l'ouvrier et du pauvre*, *loc. cit.*, p. 27.

de gens, en un mot, qui vivent d'un salaire quotidien ou mensuel. Lorsqu'on sort de New-York, qu'on a vu ses énormes casernes bondées de la cave au grenier, on contemple avec plaisir ces longues lignes de maisons proprettes, dont chacune renferme le *home* d'une famille. La santé publique est beaucoup meilleure à Philadelphie qu'à New-York et les dépenses de l'assistance publique y sont proportionnellement beaucoup moindres.

Les habitudes de la population ne sont pas les mêmes. A New-York, les ouvriers ne veulent pas s'écarter de leur atelier, de leur chantier; comme il faut qu'ils soient au travail à 7 heures du matin, ils craignent, s'ils s'en éloignent, d'être arrêtés par le brouillard ou le verglas. D'autres mobiles encore les retiennent au centre de la ville, et les facilités de communication ne profitent guère qu'aux commis, aux marchands. A Philadelphie, ces derniers ne craignent pas, pour avoir leur maison à eux, d'aller se loger dans les faubourgs et de faire, deux fois par jour, un trajet en chemin de fer de 3 ou 4 kilomètres. Le système des *Street railways* n'est nulle part aussi développé qu'à Philadelphie. Grâce à lui, toutes les parties de la ville sont en relation facile et commode et le trafic fait chaque année des progrès considérables.

C'est à l'aide de l'association des petits capitaux que la capitale de la Pensylvanie a obtenu ce résultat dont elle est fière et qui consiste à donner à tout homme industrieux, s'il veut faire l'effort nécessaire, la possibilité de devenir le propriétaire de sa maison, ou tout au moins le locataire d'une maison séparée. Cette association a produit le même résultat dans d'autres villes des États-Unis (1).

L'Amérique du Sud n'est pas aussi avancée; il est vrai que la question des logements à bon marché n'y a pas la même importance. Cependant, à Buenos-Ayres, le conseil municipal a fait élever, en 1887, une cité ouvrière dont les maisons forment des groupes parallèles séparés par des petits jardins de quinze mètres de largeur. Chaque groupe est composé de vingt logements qui n'ont qu'un rez-de-chaussée. Des entreprises particulières se sont également formées pour construire des maisons ouvrières, destinées à remplacer les logements insalubres qu'on désigne, dans le pays, sous le nom de *coventillos* (2).

§ 2. — Les habitations ouvrières en France.

I. **La Société mulhousienne.** — J'ai dit, plus haut que l'Angleterre avait été l'initiatrice des autres nations, dans la question des habitations ouvrières et qu'elle leur avait donné l'exemple; il y avait cependant eu, en France, une première application du principe, avant l'époque où les

(1) Pour les combinaisons financières qui ont permis d'atteindre ce résultat, voyez A. Raffalovich, *le Logement de l'ouvrier et du pauvre, loc. cit.*, p. 31.

(2) Émile Coni, *Progrès de l'hygiène dans la République Argentine*. Paris, 1887, p. 38.

Anglais s'en sont occupés. C'est à Mulhouse qu'elle avait eu lieu. Dès 1835, un industriel de cette ville, M. André Kœchlin, y avait fait bâtir, autour de son usine. trente-six petites maisons pour loger ses ouvriers. Elles contenaient deux chambres, une cuisine, un grenier, une cave et un jardin. Le prix du loyer était très modique; mais le locataire prenait l'engagement de cultiver lui même son jardin, d'envoyer ses enfants à l'école et de faire, chaque semaine, un dépôt à la caisse d'épargne. Cette organisation, qui constituait un si remarquable progrès, ne reçut tout son développement que seize ans plus tard, en 1851, lorsque la *Société mulhousienne des cités ouvrières* se fonda sous l'inspiration de M. Jean Dollfus.

Le but de cette association était de fournir aux ouvriers de ce grand centre industriel des habitations propres et riantes, et de leur donner le moyen d'en devenir propriétaires, en payant un prix de loyer dans lequel l'amortissement se trouvait compris, sans dépasser pour cela le taux des locations ordinaires. Dans cette intention, la Société forma un capital de 355 000 francs, ne devant rapporter que 4 p. 100 d'intérêts. L'État leur accorda une subvention de 300 000 francs destinée à solder les travaux d'utilité générale : trottoirs, alimentation d'eau, égouts, clôtures, lavoirs, plantations, etc. Elle commença ses travaux à la fin de 1853 et, dès la première année, elle construisit cent maisons qui coutèrent 256 400 francs et dont quarante-neuf trouvèrent immédiatement des acquéreurs. Leur nombre a toujours été croissant et, à la fin de l'année 1881, lorsque M. Jean Dollfus présenta ses comptes à l'assemblée générale de la *Société mulhousienne*, elle avait construit 996 maisons, dont 672 étaient entièrement payées. Les versements faits par les ouvriers acheteurs s'élevaient à 3 845 755 francs, dont les deux tiers environ en compte du prix de leurs maisons et le reste représentant les frais de contrat, intérêts, impositions, etc. Dans cette création, l'épargne de la population de Mulhouse entrait pour près de quatre millions.

Cet exemple a été suivi, et, presque partout où des sociétés analogues se sont formées, elles ont eu pour fondateur des Alsaciens, comme M. Jules Siegfried, qui a créé celles du Havre et de Bolbec, et qui vient de fonder la Société français des habitations à bon marché. D'un autre côté, les grandes compagnies industrielles ont voulu procurer à leurs ouvriers des avantages semblables et leur ont construit des habitations salubres autour de leurs usines. On peut placer en première ligne le Creuzot, qui loue à ses ouvriers une maison convenable pour 100 francs par an, ce qui ne constitue qu'une rémunération bien insuffisante du capital engagé, et l'usine de M. Menier, à Noisiel, dont les habitations ouvrières sont des modèles partout cités. Elles coûtent de 5000 à 6000 francs, mais l'ouvrier ne peut pas en devenir acquéreur, parce que le fondateur ne veut y loger que ses employés. Citons encore la Compagnie d'Anzin, celles de Commentry, de Blanzy, de Reaucourt, qui montrent la même sollicitude pour leurs ouvriers. Ce genre de création s'est tellement multiplié, depuis l'exemple donné par Mulhouse, qu'en 1875, dans la région du Nord seulement, dix-huit établissements de mines sur vingt-trois, avaient élevé 7000 maisons occupées par 31 500 personnes dont 11 500 ouvriers mineurs. Le loyer de ces habitations y est inférieur de 70 p. 100 à la moyenne des locations du pays.

Les entreprises dont je viens de parler concernent des usines situées à la campagne, des mines éloignées des centres d'habitation. Là le logement de l'ouvrier est une nécessité de l'exploitation. Il faut que la compagnie lui fournisse un abri, sous peine de paralyser le travail. Il n'en est pas de même dans les villes. Les ouvriers peuvent s'y loger, comme ils l'entendent, sans que le patron soit forcé de s'en mêler. Ils vont s'entasser dans des habitations malsaines et subissent toutes les conséquences morales et physiques de ce détestable milieu ; mais l'industrie n'en souffre pas.

II. **Les logements ouvriers à Paris.** — On a cependant essayé, en France, de construire, pour les classes laborieuses des grandes villes, des habitations comme celles que nous avons vu se multiplier en Angleterre. La première tentative a été faite à Paris, par M. Valladon. En 1848, il fit édifier le passage qui porte son nom et le borda de petites maisons qu'il vendit par annuités. Le passage est devenu une rue; les maisons ont été surélevées et n'appartiennent plus à des ouvriers.

En 1851, le président de la République fit bâtir la cité Napoléon, rue Rochechouart. Cette vaste construction, contenant 194 logements, ne put s'achever qu'à la faveur de la subvention de 200 000 francs qui lui fut allouée, sur les dix millions qui venaient d'être affectés, par les décrets des 22 janvier et 27 mars 1852, à l'amélioration des habitations ouvrières, dans les grands centres manufacturiers. Elle fut louée à 500 personnes ; mais ces locataires n'appartenaient pas à la classe ouvrière. C'étaient de petits rentiers, des employés à salaire restreint, attirés par la modicité du prix. On y vit accourir également de vieux pensionnaires de l'État, jouissant d'un revenu très modique, gens très dignes d'intérêt sans doute, mais auxquels on n'avait pas songé, en élevant cette construction coûteuse. Les ouvriers évitent en effet ces habitations auxquelles le bon sens populaire a donné leur véritable nom, celui de *cités-casernes*. Ils ont horreur de la vie en commun. Chaque ménage cherche un logement en rapport avec ses ressources, le siège de ses occupations, l'étendue de sa famille, et surtout il cherche à s'isoler. C'est la tendance qui fait, dans tous les pays, le succès des maisonnettes, et c'est une tendance qu'il faut respecter.

Malgré l'insuccès de sa première création, Napoléon III ne renonça pas à son entreprise. Il connaissait les efforts que le prince Albert faisait depuis dix ans en Angleterre et il tenait à l'imiter. Il fit construire quarante et une maisons, avenue Daumesnil, par M. E. Lacroix, sur les fonds de sa cassette, et offrit de les donner à une société composée d'ouvriers, à la condition que les membres de cette société souscriraient mille actions de cent francs. Cette condition fut remplie par la Société coopérative immobilière de Paris, et la donation fut faite ; mais, malgré les avantages de ce marché, ces petites maisons étaient encore d'un prix trop élevé pour la classe ouvrière. Avec leurs angles en pierre de taille et leur maçonnerie en moellons, elles avaient si bon aspect que l'architecte, M. Lacroix, s'en fit faire une toute pareille, pour son habitation personnelle.

Pour augmenter le chiffre de ses opérations, la Société coopérative emprunta 200 000 francs au Crédit foncier. Elle fit construire des maisons à étages à Grenelle et la villa des Rigoles à Belleville. Malgré ces éléments de succès, elle n'a jamais pu tirer 5 p. 100 de son argent.

Des dix millions consacrés, en 1852, par le gouvernement impérial, à l'amélioration des habitations ouvrières, deux millions furent absorbés par la construction de dix-sept maisons à étages boulevard Diderot. Elle n'étaient pas aménagées de façon à loger des familles pauvres. Seize d'entre elles ont été louées, il y a trois ans, au prix de 106 000 francs et sont occupées par des personnes très aisées.

Deux autres millions furent fournis, à titre de subvention, à des constructeurs de logements à bon marché, qui élevèrent dix-sept bâtisses dont le revenu s'élevait à peine à 5 p 100. Les frères Pereire, à l'aide de la subvention couvrant le tiers des dépenses, firent bâtir une maison de 204 chambres. Un hôtel garni pour ouvriers fut construit, boulevard Mazas, au compte de l'État. Des constructions analogues s'élevèrent à Clichy-la-Garenne, à Charenton; enfin la guerre de 1870 arrêta l'exécution d'un projet comprenant deux grands boulevards, ornés de maisons en façade, mais dont les fonds devaient être occupées par des habitations ouvrières.

Depuis cette époque, M. Cacheux, qui a consacré son activité et ses capitaux à cette entreprise philantropique, a réussi à loger convenablement et à des prix modérés, de nombreux ménages d'ouvriers. Il possède, entre autres, une maison qui en contient cent et qui n'a jamais de logement vacant. En combinant le système de Mulhouse avec celui des *Building Societies* d'Angleterre, il a créé, près de Paris, la cité des Lilas qui couvre 9000 mètres de terrain. L'opération a réussi au point de vue pécuniaire.

Le même ingénieur a construit, passage Boileau, dix maisons qu'il a revendues sans bénéfice à la Société d'Auteuil. Il a construit, boulevard Murat, des habitations qui sont revenues à 5000 francs chacune et qu'il a vendues avec un lot de terrain de 100 mètres, moyennant un loyer de 600 francs pendant quinze ans.

De toutes ces entreprises, celle qui a donné les meilleurs résultats, à cette époque, dans la ville de Paris, c'est celle de la *Société anonyme des habitations ouvrières de Paris-Auteuil.* Sur un terrain situé entre la rue Claude-Lorrain, la rue et l'impasse Boileau, elle a bâti cinquante maisonnettes habitées pas cinquante familles de choix. Les plus petites reviennent à 5500 francs tous frais compris et sont louées 220 francs, ce qui représente 4 p. 100 du capital. En y ajoutant 181 fr. 50 pour l'amortissement, on devient propriétaire de l'immeuble, en vingt ans, au prix d'un loyer de 440 fr. 50. Le loyer est calculé d'après les mêmes bases, pour les maisons plus grandes et qui coûtent à la compagnie de 6000 à 10 000 francs (1). La Société a pris des mesures pour éloigner de ses immeubles la spéculation et l'immoralité. Elle a étudié, avec le soin le plus minutieux, tous les détails de son entreprise, de manière qu'elle puisse servir d'exemple à celles qui pourront se former plus tard; mais ce n'est évidemment là qu'une expérience.

La Société d'Auteuil a réussi parce qu'elle s'est adressée à l'élite de la classe ouvrière, à des gens sobres, rangés, dont le salaire est élevé et qui peuvent, en signant leur contrat, verser un acompte d'au moins 500 francs. Ces ouvriers-là trouvent partout à se loger d'une manière convenable ; mais ils constituent une exception et c'est de la masse qu'il faut s'occuper. Pour celle-là, il ne faut pas songer à lui procurer une maison par famille. M. Cacheux en a donné la raison, dans les communications qu'il a faites, en 1880 et en 1883, aux Congrès de l'Association française pour l'avancement des sciences. Les frais de construction permettraient d'arriver à bâtir des maisons à 3000 ou 4000 francs; mais les frais accessoires (la canalisation d'eau potable, celle pour l'écoulement des eaux ménagères, les frais d'administration) en élèvent tellement le prix, qu'une maison, comprenant trois pièces avec cuisine et dépendances, ne peut pas être vendue moins de 8780 francs payables en vingt années par annuités de 439 francs (2).

De pareils immeubles sont inaccessibles à la majorité des ménages d'ouvriers. Il n'y en a pas un sur vingt qui soit en état de payer un loyer aussi élevé. Dans toutes les classes de la société, c'est du reste un grand luxe que d'habiter seul et de même qu'un hôtel modeste est plus dispendieux qu'un appartement de même étendue dans une maison de rapport, de même il sera toujours plus facile de loger les familles d'ouvriers dans des maisons collectives, que de donner à chacune d'elles une maisonnette isolée.

Il s'agissait donc, pour la masse de la population pauvre, de trouver un moyen terme entre les grandes casernes, comme la cité Napoléon et les cottages élégants que leur prix rend inabordables. C'est cette combinaison qu'on a trouvé le moyen de réaliser de nos jours, et c'est

(1) E. Cheysson, *Note sur la Société anonyme des habitations ouvrières de Passy-Auteuil*, 1886, p. 62.

(2) E. Cacheux, Congrès de Reims, 13 août 1880. *Comptes rendus du Congrès*, p. 1146.

en province qu'elle a reçu ses premières applications, ainsi que nous le verrons bientôt.

III. **Habitations ouvrières en province.** — Le mouvement en faveur des logements à bon marché a suivi pas à pas dans les grandes villes celui qui se produisait à Paris. Il a rencontré les mêmes difficultés et trouvé les mêmes dévouements pour les vaincre.

Je vais l'exposer très brièvement, en suivant l'ordre chronologique.

Lille. — De toutes les villes manufacturières, Lille était celle qui appelait le plus impérieusement une réforme de ce genre. Les caves dans lesquelles la population pauvre vivait enfouie, ont acquis une triste célébrité. Le mal était à son comble il y a quarante ans, alors que la ville, enserrée dans ses fortifications, ne pouvait s'étendre et que le courant de l'immigration, provoquée par le développement de l'industrie, allait toujours croissant. L'habitation humaine était sacrifiée à l'installation des filatures et des tissages. La démolition de l'enceinte fortifiée et l'extension de la ville permit de porter un remède à l'ancien état de choses qui était devenu un scandale public, et tous les dévouements secondèrent l'initiative municipale, pour hâter l'amélioration du logement ouvrier.

Une Compagnie immobilière se fonda, par acte du 7 novembre 1867, au moyen d'une souscription de 600000 francs et d'une subvention de 100000 francs. Elle construisit 343 maisons, sans avoir besoin de faire appel à la garantie d'intérêts promise par la ville et en payant régulièrement aux actionnaires 5 p. 100 de leur capital (1). Le bureau de bienfaisance, de son côté, bâtit un groupe important de maisons dans lesquelles la réduction du loyer fut appliquée à titre de secours donnés aux ouvriers indigents.

Reims. — Il existe à Reims deux sociétés qui s'occupent des logements ouvriers. La première est l'*Union foncière*, fondée en 1870, par des employés et des ouvriers de la ville, pour la construction de maisons à l'usage des classes laborieuses. Elle a commencé ses opérations en 1873, en édifiant des maisons sur de vastes terrains dont les uns avaient été acquis par elle dans les faubourgs et dont les autres appartenaient à des sociétaires. De plus, elle a acheté d'anciennes maisons qu'elle remet en état et qu'elle revend. Elle transforme et répare les habitations ; en un mot elle se livre à toutes les opérations nécessaires pour procurer à ses membres des logements sains, économiques et agréables. Pour faire partie de la société, il faut verser une mise d'entrée de trois francs non remboussables et acquitter une cotisation annuelle de 25 francs au minimum, qui en rapporte d'ailleurs 5 p. 100.

L'Union foncière comptait, en 1881, 450 membres. Elle possédait 48 maisons ayant coûté chacune de 4500 à 6000 francs et ayant toutes

(1) E. Cheysson, *la Question des habitations ouvrières*, *loc. cit.*, p. 56.

des jardins. L'annuité à verser, pour en devenir propriétaire, en vingt ans, varie entre 350 et 450 francs. Cette société offre de l'intérêt parce qu'elle prouve que les ouvriers peuvent faire leurs affaires eux-mêmes, quand ils savent s'entendre.

La *Société anonyme rémoise*, pour l'amélioration des logements à bon marché, s'est fondée par l'initiative d'actionnaires de bonne volonté, sans aucune subvention ni faveur, pas plus de la ville que de l'État. Elle opère avec ses seules ressources et à ses risques et périls. Elle a un capital social de 500000 francs, à l'aide duquel elle a fait construire, aux deux extrémités de la ville, dans des terrains qui lui appartiennent, quatre-vingts logements, avenue de Béthény et vingt-quatre, chemin de Bezannes. Les pavillons sont de huit logements complètement indépendants, avec entrées distinctes et water-closets séparés. La société compte 158 actionnaires ayant versé 375000 francs; elle ne fait pas de brillantes affaires et, en 1884, il n'a rien été versé comme intérêt (1).

Le Havre. — M. Siegfried, qui a tant fait pour l'hygiène et la prospérité de la ville du Havre, y a importé le système d'habitations ouvrières de Mulhouse. Il y a formé en 1871, la *Société havraise des cités ouvrières*, qui s'y est constituée au capital de 200000 francs. Elle a construit cent dix-sept maisons qui lui ont coûté 500 000 francs et dont les locataires peuvent devenir acquéreurs à l'aide de combinaisons financières très ingénieuses. Au 31 décembre 1884, cinquante-six de ces maisons avaient été vendues et, sur ce nombre, trente-huit étaient entièrement payées.

Le type des maisons est bien choisi. Elles sont groupées deux par deux, pour faire l'économie d'un mur par la mitoyenneté. Elles comprennent quatre chambres, deux au rez-de-chaussée servant de cuisine et de salle à manger et deux à l'étage. Elles ont un jardin sur le devant et derrière une petite cour qui sert de débarras. Elles coûtent de 3000 à 3600 francs et ce chiffre est bien peu élevé pour une ville où le terrain a coûté cinq francs le mètre, tandis qu'à Mulhouse, il n'était revenu qu'à un franc.

M. Siegfried, en 1878, a provoqué, à Bolbec, la fondation d'une société analogue qui a également prospéré.

Orléans. — Cette ville a donné, comme celle de Reims, la preuve de ce que peut l'initiative individuelle. En 1879, deux ouvriers maçons, ne disposant d'aucun capital, sans autre appui que le concours de quelques personnes désintéressées, ont fondé une société au capital nominal de 200 000 francs, mais, en réalité, avec une somme de 76 900 francs seulement. Ils ont émis 769 actions de 100 francs, et, grâce aux emprunts qu'ils ont pu contracter sur les constructions commencées, ils ont bâti deux cent quinze maisons, d'une valeur collective de deux millions, lesquelles étaient pourvues d'un acquéreur, avant même d'être achevées (2).

(1) A. Raffalovich, *le Logement de l'ouvrier et du pauvre*, *loc. cit.*, p. 341.

(2) *Notice sur le fonctionnement de la Société immobilière d'Orléans*, 1er avril, 1886, p. 10.

La *Société immobilière d'Orléans* est le second exemple d'une entreprise menée à bonne fin par des ouvriers livrés à eux mêmes. Elle n'a pas été à la charge de la ville, car celle-ci ne lui a fait grâce ni d'une taxe, ni d'un impôt. La Compagnie, au contraire, a offert à la commune le sol des rues et a contribué pour moitié aux dépenses de viabilité.

D'autres villes, telles que Bordeaux, Amiens, Saint-Quentin, Nancy, Nîmes, etc., ont aussi fondé des sociétés et construit des habitations ouvrières à la même époque ; puis il y a une lacune de quinze ans pendant laquelle le mouvement s'est complètement arrêté, comme si l'opinion publique s'était désintéressée de la question. Il y a, dans la vie sociale des nations, de ces périodes d'indifférence qui ne s'expliquent pas. La conscience humaine semble sommeiller; puis elle se réveille à l'occasion de quelque incident, de quelque catastrophe qui appelle de nouveau l'attention sur des misères qu'on semblait oublier. Le plus souvent l'initiative part de quelques hommes de bien, qui s'emparent de la question, l'exposent et la développent dans leurs écrits, dans leurs discours, en faisant appel à tous les moyens de propagande et de publicité dont on dispose de nos jours. C'est ce qui est arrivé, pour les habitations ouvrières.

IV. **L'enquête de la Société d'économie sociale et l'Exposition de 1889.** — Il y a quelques années, nous avons assisté à une véritable croisade contre les logements insalubres. Les hygiénistes et les économistes ont fait campagne côte à côte et sont parvenus à émouvoir l'opinion publique, sur un sujet dont elle semblait se désintéresser. Sous l'impulsion de MM. Georges Picot et Cheysson, qui avaient déjà exposé la question d'une manière magistrale, dans des ouvrages auxquels j'ai fait de nombreux emprunts (1), il se forma, au sein de la *Société d'économie sociale*, un comité composée de neuf membres (2) pour procéder à une enquête semblable à celles qui avaient eu lieu en Angleterre en 1884 et en Belgique en 1886. Un questionnaire fut rédigé sur le modèle de ceux qui avait été dressés dans ces derniers pays et répandu dans la France entière (3). Les communications ne tardèrent pas à arriver ; les plus intéressantes furent publiées dans la *Réforme sociale*, organe de la société.

Pendant ce temps, la France organisait l'Exposition universelle de 1889; elle y donnait une place à toutes les manifestations de l'activité humaine; l'*économie sociale* ne pouvait pas y être oubliée et une des

(1) Georges Picot, *Un devoir social et les logements des ouvriers*. Paris, 1885. — E. Cheysson, *la Question des habitations ouvrières, en France et à l'étranger. La situation actuelle, ses dangers et ses remèdes*. Paris, 1886.

(2) Le comité se composait de MM. Georges Picot, membre de l'Institut, président; E. Cheysson, A. Delaire, Claudio Jannet, René Lavollée, Jules Michel, Dr Jules Rochard, membres du comité; Pierre de Coubertin, J.-A. des Rotours, secrétaires.

(3) *Enquête sur la condition des petits logements en France et à l'étranger*, sous le patronage de la Société d'économie sociale. Paris, 6 février 1887.

quinze sections de ce groupe, la onzième, fut consacrée aux habitations ouvrières. L'exposition d'économie sociale, prenant à son compte l'idée qui avait déjà reçu un commencement d'exécution, fit paraître un questionnaire beaucoup plus complet que le précédent et l'envoya aux comités départementaux, avec des instructions détaillées, pour solliciter le concours de toutes les compétences et de toutes les bonnes volontés.

Cet appel fut entendu, en France comme à l'étranger. On ne se borna pas à envoyer des réponses aux questions adressées. Des plans, des modèles en relief, des devis, parvinrent également à la commission, et les membres de la onzième section virent bientôt s'élever, sur l'emplacement qui leur avait été réservé à l'esplanade des Invalides, des constructions élégantes et variées représentant les principaux types adoptés en France et à l'étranger. Il est inutile de dire que les maisonnettes et les cottages ont pu seuls y figurer. Les grandes compagnies industrielles ont fait les frais de cette coûteuse exhibition. On remarquait, au premier rang, une maison à deux logements séparés, composée d'un rez-de-chaussée sur cave, d'un premier étage, d'un grenier, avec hangar pour la lessive et *water-closet* à fosse mobile. C'est le modèle des habitations que l'usine Menier a fait construire, à Noisiel, pour ses ouvriers, et dont j'ai parlé plus haut. A côté, se trouvait la maisonnette de M. Fanien, de Lilliers (Pas-de-Calais), contenant cinq pièces; puis celles de la Société de la Vieille-Montagne et de la Compagnie des mines d'Anzin. Cette petite rue était complétée par les deux maisons ouvrières de Naeyer et Compagnie, qui sont semblables à celles que cette société a élevées pour les ouvriers de ses usines de Willebroek, en Belgique, et ressemblent beaucoup à celles de la Société des mines d'Anzin. Les ouvriers en deviennent propriétaires, au bout de dix-huit ans, moyennant un loyer de 15 francs par mois, qui représente un intérêt de 3 p. 100.

Ces petites constructions, d'une simplicité élégante, d'un aspect confortable et salubre, ont rendu plus de services que les plaidoyers les plus habiles, à la cause des logements ouvriers. Les millions de visiteurs qui les ont parcourues, en ont rapporté, dans leur pays, la plus salutaire impression. En voyant ces petites pièces claires, bien aérées, disposées avec intelligence, ces maisonnettes hospitalières, on se rend bien compte de l'attrait qu'une pareille demeure doit avoir pour son locataire et de l'influence qu'elle peut exercer sur sa conduite. On pressent que le désir d'en devenir propriétaire doit développer chez l'ouvrier le sentiment de l'épargne, le goût de la vie honnête et régulière. C'est là le grand avantage de ces leçons de choses. Elles parlent aux yeux et font entrer la conviction dans les esprits, sans efforts et sans travail.

Indépendamment de ces spécimens, on trouvait, dans l'*Exposition d'économie sociale*, des plans d'ensemble et des petits modèles de presque toutes les cités ouvrières de France et de Belgique, avec les indications relatives à leur installation et à leur fonctionnement. Les grandes maisons collectives y étaient également représentées. L'Angleterre avait envoyé un très beau plan de Londres où les immeubles de la société *The Improved Dwellings Company* étaient représentés par des points rouges. On en comptait 34, abritant 3915 familles. Une de ces immenses casernes renferme à elle seule 1046 logements. Enfin, on y remarquait les plans et les maquettes des maisons en commun, appartenant au nouveau système qui paraît définitivement adopté en France pour les grandes villes et dont il me reste à parler.

V. Maisons communes à plusieurs familles, avec logement individuel. — J'ai dit que ce type avait été d'abord réalisé en province. Rouen est la première ville qui en ait fait l'essai.

Rouen. — Il y a une dizaine d'années, la municipalité de cette ville, reconnaissant la nécessité de l'assainir, prit le parti de faire disparaître le légendaire quartier de Martainville. Les habitants des maisons qu'il fallut démolir se réfugièrent dans les faubourgs et y produisirent un encombrement dangereux. On songea alors à leur construire des habitations. Un jeune ingénieur de la localité, M. Botrel, présenta à la municipalité un projet de cité ouvrière qu'il proposait d'élever sur la rive gauche de la Seine, dans un lieu salubre et situé à la portée des usines. Au mois d'août 1883, il en soumit le plan en relief, avec les devis et les combinaisons financières qui permettaient de le réaliser, au Congrès de l'Association française pour l'avancement des sciences qui se tenait à Rouen cette année-là. C'était le système de Mulhouse très ingénieusement approprié aux exigences de la situation. Il ne fut pas donné suite à ce projet; mais, en 1887, il se forma, sous l'inspiration MM. G. Picot et Duchemin, une association qui a pris le nom de *Société anonyme immobilière des petits logements*. Elle a réuni un capital de 250 000 francs, avec lequel elle a acheté un terrain au centre de la ville et y a bâti de grandes maisons contenant cent logements et quatre cents personnes (1).

Ces maisons diffèrent essentiellement des cités-casernes que nous avons passées en revue, en ce qu'elles assurent à chaque ménage un logement individuel. Les familles, quoique habitant sous le même toit, y vivent séparées, dans d'excellentes conditions morales et hygiéniques. Les corridors sont supprimés partout. Chaque appartement a sa porte ouvrant sur l'escalier, et son water-closet particulier. Il y a de l'eau, et une buanderie à chaque étage.

Les maisons ont coûté 5000 francs par appartement, ce qui ne permet pas de les louer à des prix inférieurs à ceux des logements ordinaires.

(1) Voyez pour la *Société immobilière des petits logements à Rouen*, la *Réforme sociale*, nº du 15 septembre 1886, p. 319.

Ce n'était donc pas encore la solution complète du problème. La Société anonyme des petits logements ouvriers a rencontré des obstacles de plus d'un genre. Les rez-de-chaussée n'étant pas loués, il a fallu les remplacer par des chambres et jusqu'ici les fonds n'ont rapporté que 3 p. 100. Cependant, M. Jules Picard, président du conseil d'administration, dans son rapport du 25 mars 1890, considère le succès comme assuré.

Lyon. — La ville de Lyon s'est rapprochée du but de beaucoup plus près. On peut même considérer son succès comme complet et c'est le plus bel exemple des résultats que l'association peut produire. Il est dû au dévouement et au talent de MM. Aynard, Gillet, et Mangini frères, qui, le 16 juin 1886, ont créé la *Société anonyme des logements économiques de Lyon* (1).

Ils ont commencé par faire une enquête, dans les quartiers les plus pauvres et les plus peuplés. Ils ont constaté la même misère que dans les autres grandes villes et les mêmes prix exagérés de location. En moyenne, les logements d'ouvriers coûtent à Lyon 120 francs par pièce et par an. A Paris, c'est 150 et 180 quand il y a un cabinet noir. En 1889, la Société anonyme des logements économiques a construit d'abord cinq maisons de quatre étages, sur les mêmes bases que celles de Rouen, c'est-à-dire avec appartement indépendant, corridors supprimés et escaliers nombreux. Les logements, au nombre de soixante, renferment trois pièces, avec cuisine, évier, fourneau, plancher de chêne et papiers peints. Les cours sont asphaltées et garnies de fils de fer tendus, pour faire sécher le linge. Les maisons sont éclairées au gaz. Les cabinets, et c'est là un défaut, sont communs au troisième et au quatrième étage.

Les cinq maisons ont coûté 117315 francs. Le terrain est revenu à 27 fr. 38 le mètre, la construction à 42 francs par mètre carré et par étage, tandis qu'elle coûte 100 francs à Paris. Ces conditions exceptionnelles de bon marché ont permis de louer les logements à des prix sensiblement inférieurs à ceux du voisinage, c'est-à-dire à 75 francs la pièce en moyenne. Aussi ont-ils été enlevés. Il y avait deux cents demandes pour les soixante logements et les cinq maisons étaient louées et habitées dès le mois d'août 1887.

Encouragée par ce succès, la Société se constitua l'année suivante au capital d'un million, dont la caisse d'épargne fournit la moitié. Elle acheta un terrain de 7500 mètres, sur lequel elle a construit vingt nouvelles maisons semblables aux premières. M. Georges Picot est allé, le 28 avril de cette année, visiter les babitations de la Société immobilière. Il a constaté que les six groupes de maisons sont aujourd'hui occupés par 280 familles comprennant 1000 individus. Les loyers sont d'environ 25 p. 100 au-dessous du cours de la ville et, malgré cet

(1) L'historique de la Société, ses statuts, ses plans et les devis de ses immeubles, sont exposés dans le 3e *Bull. de la Société française des habitations à bon marché*, p. 204.

écart énorme, l'intérêt produit par le capital est encore assez élevé. Il est de 6 fr. 50 p. 100 brut, et, après la déduction des charges, le revenu net est de 4 fr. 80 p. 100. La Société a porté depuis son capital à deux millions; mais la faveur générale acquise à son œuvre permet d'affirmer qu'elle n'en restera pas là. « Au point de vue financier et technique, dit M. Picot, il est certain que le problème a été résolu à Lyon, mieux que nulle part ailleurs (1). »

Paris. — Le succès obtenu par la Société lyonnaise avait attiré, au plus haut degré, l'attention publique, lorsque l'occasion se présenta d'appliquer, à Paris, le système qui avait fait ses preuves dans la seconde ville de France. Au mois de janvier 1888, M. Michel Heine, dont tout le monde connaît la richesse et la libéralité, résolut de consacrer une somme considérable à la construction de maisons ouvrières. Il chargea la *Société philanthropique* de l'exécution de ses désirs et, le 18 juin 1888, nous assistions à la pose de la première pierre d'une maison qui allait s'élever rue Jeanne d'Arc, n° 45, sur les plancs de M. Chabrol, architecte de la compagnie. Elle était achevée et habitée au mois de décembre de la même année, de telle sorte que la *commission des habitations économiques* a pu rendre compte, à la *Société philanthropique*, des résultats de cette opération, pendant les douze mois de 1889, dans son rapport sur cet exercice (2).

La maison de la rue Jeanne d'Arc a sept étages dont un en mansardes, Elle contient, au rez-de-chaussée, trois boutiques, cinq logements à chacun des sept étages, soit 35 logements et 38 locataires. Les boutiques sont louées 600 francs; le loyer des logements varie, suivant l'étage et les dimensions, de 260 francs à 169. Ce qui fait ressortir à 227 francs la moyenne des logements composés de deux pièces, quelques-uns pourvus d'une cuisine, tous d'un cabinet d'aisances séparé. Le loyer de la chambre unique ressort à 125 fr. 40, au lieu de 150 qui est le prix minimum des taudis livrés aux ouvriers par la spéculation. La superficie des logements est de 24 à 29 mètres et le loyer du mètre carré ressort, suivant les logements, de 8 francs à 9 fr. 45, tandis que, dans la même rue, les 1500 chambres de la cité Thuilleux se louent 15 francs le mètre.

Le chiffre brut des loyers s'est élevé, pendant l'année 1889 à..	9.043 fr. 85
Les charges se montant à..	2.022 fr. 65
Le produit net est de.. ...	7.021 fr. 20

Or, comme l'immeuble a coûté 117097 fr. 85, l'intérêt n'a été que de 3,97 p. 100. Ce mécompte provient de la non-location d'une des bou-

(1) Communication de M. Georges Picot à la séance du 7 mai 1890 de la Société française des habitations à bon marché (*Bulletin de la Société*, n° 2, p. 102).

(2) Rapport adressé le 25 mai 1890 à la Société philanthropique, sur l'exercice 1889, par M. Georges Picot, président de la Commission des habitations économiques. (*Bulletin de la Société française des habitations à bon marché*, n° 2, p. 119).

tiques. Tous les logements ont été au contraire occupés sur-le-champ et la société n'a pas perdu un centime sur les loyers.

La maison de la rue Jeanne d'Arc n'avait absorbé qu'une partie de la donation de M. Michel Heine et la *Société philanthropique* songea à en construire une seconde, dans un autre quartier. Elle chercha un emplacement, entre le Champ de Mars et Javel et trouva un vaste terrain à sa convenance, boulevard de Grenelle, n° 65. L'expérience acquise dans la première construction devait bénéficier à la seconde. L'architecte, d'après les indications de la commission, augmenta la dimension des pièces et en assigna trois à chaque logement. C'est le chiffre indispensable pour assurer la séparation des sexes. Il remplaça, par des logements, les boutiques dont la location avait été difficile rue Jeanne d'Arc. La construction, commencée le 20 mai 1889, a été terminée fin novembre, inaugurée le 18 décembre et entièrement occupée le 31.

L'immeuble est divisé en deux corps de logis : l'un qui donne sur le boulevard contient trente et un logements, l'autre situé sur le boulevard et sur la rue Viala, en renferme treize. Les prix de location varient entre un minimum de 260 francs et un maximum de 351 francs. Le prix de location de la chambre unique ressort à 106 fr. 80. Le revenu net représente 4,16 p. 100 du capital engagé.

A part les légères différences que je viens d'indiquer, les deux maisons de la *Société philanthropique* ont été édifiées d'après le même programme et se ressemblent complètement. Elles sont toutes deux bâties sur caves et composées d'un rez-de-chaussée et de sept étages d'une hauteur uniforme de 2^{m},60. Elles ont été bâties sur une large voie, de façon à pouvoir monter les constructions à la plus grande hauteur autorisée. Toutes deux ont une cour qui occupe environ la moitié de la superficie du terrain. Les cours sablées et plantées de quelques arbres, sont une ressource précieuse pour les mères de famille qui y laissent jouer leurs enfants et y font sécher leur linge, sur des tringles soutenues par des poteaux qu'on a disposés à cet effet.

Les dispositions intérieures sont les mêmes. On trouve le gaz et l'eau dans tous les logements et une petite cave est affectée à chacun dans le sous-sol. Près des cages d'escalier sont des trémies par lesquelles les ménagères se débarrassent de tous leurs détritus. Ceux-ci sont reçus au niveau de la cour, dans un petit chariot roulant, à l'aide duquel le concierge les transporte, tous les matins, dans les voitures publiques qui font le service des rues.

Les murs des deux maisons sont en meulière et les distributions intérieures en chêne. Les murs de face sur rue et sur cour sont en briques apparentes avec corniches et appuis en pierre de taille ; les murs intérieurs en briques et les cloisons légères en remplissage. Les planchers sont en fer hourdés en plâtras; les parquets et toutes les menuiseries extérieures en chêne; les combles en bois couvert en zinc. Le principe du *tout à l'égout* est appliqué, dans les deux maisons, au service des cabinets d'aisances et à l'écoulement de toutes les eaux vannes, pluviales et ménagères de la propriété. Un réservoir dans les combles, contient la quantité d'eau nécessaire aux cabinets, pour le cas où une interruption momentanée viendrait à se produire dans les conduites de la ville.

Indépendamment des cheminées qui se trouvent dans chaque pièce, tous les logements sont pourvus d'un petit fourneau économique, avec coquemar, et d'une pierre d'évier au-dessus de laquelle existe un robinet d'eau de source. Tous les bois sont peints à l'huile, toutes les pièces tendues de papier. Le gaz, avec les appareils nécessaires, est installé partout et à la disposition des locataires qui consentent à souscrire un abonnement à la Compagnie parisienne.

Je suis entré dans quelques détails au sujet de ces deux maisons, parce qu'on peut les prendre pour modèles, parce que la façon dont cette entreprise a été conduite comporte plus d'un enseignement. Elle prouve notamment que, dans la ville de France où le terrain, les matériaux et la main-d'œuvre sont le plus chers, on peut élever des maisons d'une construction irréprochable et livrer à la population ouvrière, des logements sains, élégants et confortables, à des prix inférieurs à ceux de la spéculation.

Marseille. — La dernière grande ville qui se soit occupée de la question du logement ouvrier est Marseille; aussi a-t-elle pu profiter de l'expérience acquise par les autres et faire les choses d'une façon plus rationnelle et plus complète. Tout le monde connaît l'insalubrité de la grande cité provençale et les ravages qu'y font les épidémies. Parmi les moyens de l'assainir, l'un des plus pratiques consiste à faire disparaître les bouges, les cloaques, dans lesquels s'entasse cette population de malheureux et d'étrangers chassés de chez eux par la misère et qui viennent y chercher un refuge. La ville l'a compris. La *Société des habitations salubres et à bon marché de la ville de Marseille* s'est fondée, sous l'impulsion et avec le concours de la caisse d'épargne des Bouches-du-Rhône. Le directeur, M. Eugène Rostan, a été l'inspirateur de l'entreprise nouvelle et en a pris la présidence.

C'est au nom de toutes les deux qu'il a salué le président de la République, lorsqu'il est venu visiter, au mois d'avril 1890, le groupe d'habitations à bon marché de la rue Saint-Lambert.

M. Eugène Rostan a exposé très clairement au président de la République le système adopté par la société qu'il préside.

« Le trait original de l'effort marseillais pour l'amélioration des logements ouvriers, lui a-t-il dit, c'est que nous l'avons engagé sous des formes multiples :

« Pour la masse qui ne peut en bénéficier : allégement de l'acquit du loyer par une organisation spéciale d'épargne; les dépôts d'épargne de loyers;

« Pour ceux qui désirent bâtir eux-mêmes leur *home*, avances avec amortissement ;

« Pour les ménages à salaires réguliers, maisons de location semblables aux maisons de la bourgeoisie, avec des logements indépendants complets, à loyers modiques ;

« Pour les plus humbles, demeures appropriées à leurs ressources, assurant, à bas prix, des minima de sécurité, d'hygiène, de moralité domestique ;

« A l'échelon le plus élevé pour ceux qui peuvent atteindre à la propriété, habitations de famille, avec la gaieté du jardin.

« Ce programme date de 1888 à peine ; il est en voie d'exécution dans tous les sens (1). »

La dernière partie de ce programme, celle qui concerne l'aristocratie de la population ouvrière, est réalisée par un groupe de vingt-trois maisons avec jardin, situées au quartier de la Capelette. Elles reviennent à 7800 francs chacune et sont louées 295 francs, ce qui représente 4 p. 100 du prix de revient. Il y en a, en ce moment, dix-huit d'achevées et cinq en construction. Les locataires affluent. Elles sont envahies avant d'être complètement terminées.

Les habitations destinées aux ouvriers aisés sont situées rue Saint-Lambert, quartier des Catalans. Ce sont des maisons pour quarante ménages, louées à un prix assez modique pour ne rapporter que 3 1/2. Les façades, dont deux styles alternants rompent la monotomie, ne manquent pas d'élégance. Les escaliers sont très clairs. Chaque logement se compose d'une cuisine commode et pourvue d'eau, de trois chambres bien aérées et d'un cabinet d'aisances. La cour renferme un lavoir. Le prix du loyer est de 250 francs. Les statuts de la *Société des habitations salubres* a fixé le dividende maximum du capital à 4 p. 100. La caisse d'épargne se contente d'un intérêt de 3 1/2, pour les fonds qu'elle avance.

Ces deux espèces d'habitations ne font en somme que reproduire des types déjà connus ; la partie véritablement originale du système de Marseille réside dans la troisième. Il s'agissait, avons-nous dit, de loger les ouvriers les plus pauvres, les plus déshérités, de les retirer des bouges infects et malsains que leur livre l'usure, de ces huttes branlantes bâties avec des matériaux de rebut par des entrepreneurs sans conscience et que l'ironie populaire a qualifiées du nom de *Californies*.

La Société a détruit un de ces repaires. Elle a acheté, rue Guérin, dans le quartier de la Belle-de-Mai, un terrain sur lequel elle a construit, dans les conditions de prix les plus modiques, une rue contenant seize maisons de chaque côté. Ce sont des pavillons à un étage sur rez-de chaussée. Les bâtisses ont des dimensions suffisantes. On accède à

(1) Visite de M. le président de la République aux habitations ouvrières (*Journal de Marseille* des 18 et 19 avril 1890).

l'étage par un escalier extérieur. Chaque ménage a son cabinet d'aisances, dans une petite cour, derrière la maison. C'est un détail onéreux, mais d'une importance capitale. Des réservoirs automatiques opèrent, toutes les demi-heures, dans les conduites en grès, une chasse de cent litres d'eau qui entraîne le tout. La rue est large, pavée ; au milieu se trouve un canal couvert, constamment alimenté d'eau par une borne fontaine. Un lavoir est à la disposition des ménages. En lisant cette description, que j'emprunte au discours prononcé par M. Eugène Rostand, le jour de l'inauguration du groupe de la rue Guérin (1), on a peine à croire que la *Société des habitations salubres* ait pu réaliser le tour de force de livrer, dans cette rue, des logements de deux pièces au prix de 95 francs par an. Ces maisons ne sont assurément pas des modèles de confort. Elles ne ressemblent pas à celles du quartier de la Capelette ; mais ce sont des palais à côté des huttes qu'elles ont remplacées et qui étaient louées plus cher. La ville de Marseille a résolu, de cette façon, la partie la plus délicate, la plus poignante du problème du logement ouvrier.

VI. **La Société française des habitations à bon marché.** — L'exposé que je viens de faire montre ce qu'a pu produire l'effort individuel, agissant isolément, sans direction et sans unité, j'allais dire sans système.

Une pareille façon de procéder a l'inconvénient de faire perdre le fruit de l'expérience acquise. Chaque ville qui entre dans le mouvement, chaque société qui se forme, a le même apprentissage à faire, les mêmes fautes à commettre et, le plus souvent, elle n'est que très imparfaitement au courant de ce qui s'est fait ailleurs. La nécessité d'une entente, d'une union entre les bonnes volontés et les dévouements séparés par la distance, commençait à se faire sentir chez nous, lorsque l'Exposition de 1889 s'est ouverte ; ce besoin s'est affirmé, au sein du *Congrès international des habitations à bon marché* qui s'est tenu à Paris les 26, 27 et 28 juin 1889. Là, les économistes, les financiers, les hygiénistes qui dans tous les pays, se sont occupés de ce grand problème, vinrent exposer leurs vues et le résultat de leur expérience ; l'œuvre apparut alors, malgré la diversité des climats et des mœurs, dans son ensemble et dans son unité. Les points les plus obscurs furent élucidés au contact des opinions et des faits acquis. Des propositions importantes y furent faites par MM. Jules Siegfried, Raffalovich, Le Prince, Antony Rouillet ; enfin le Congrès, en se séparant, « recommanda, dans une résolution spéciale, comme l'un des meilleurs moyens d'arriver à l'amélioration du logement, la fondation de Sociétés nationales, ayant pour but d'encourager, par des conférences, publications, concours de plans, renseignements, etc., les industriels, les ouvriers par la coopération, ou des

(1) Voir *Journal de Marseille* des 18 et 19 avril 1890.

sociétés locales, à construire des maisons saines et peu coûteuses (1). »

Cette résolution a donné naissance à la *Société française des habitations à bon marché*. Le 17 décembre 1889, M. Jules Siegfried, président du Congrès international, réunissait chez lui les membres de ce Congrès demeurés en France, ainsi que ceux de la XIe section de l'exposition d'économie sociale. Il leur rappela le vœu exprimé le 28 juin précédent, leur exposa le but de la réunion et, comme toutes les personnes présentes étaient au courant de la question, l'approbation fut unanime. Les *statuts* furent rédigés et signés le même jour par le bureau provisoire (2) et présentés, le 1er mars 1890, à la première réunion générale des membres de la Société. Nous n'étions que 43 présents à cette première séance, mais 217 adhésions étaient déjà parvenues au bureau. Aux termes de ses statuts, la Société a pour but d'encourager, en France, la construction par les particuliers, les industriels ou les Sociétés locales, de maisons salubres et à bon marché. Elle cherche notamment à propager les moyens propres à faciliter aux employés, artisans et ouvriers, l'acquisition de leur habitation.

A cet effet, elle se propose de mettre à la disposition des particuliers ou sociétés, les plans, modèles de statuts et baux reconnus les meilleurs, ainsi que tous les documents et renseignements nécessaires. Elle s'interdit formellement toute opération d'achats de terrains ou de construction de maison.

L'association se compose de membres titulaires, de membres donateurs et de membres correspondants. Elle est administrée par un conseil de vingt-quatre membres, élus pour trois ans, en assemblée générale.

Ce conseil choisit, parmi ses membres, un bureau composé d'un président, d'un secrétaire général et de deux vice-présidents, d'un trésorier élu pour un an. Les ressources de l'association se composent :

1° Des cotisations et souscriptions de ses membres;

2° Des dons et legs dont l'acceptation aura été autorisée par le gouvernement;

3° Des subventions qui pourront lui être accordées;

4° Du produit des ressources créées, à titre exceptionnel, avec l'autorisation du gouvernement;

5° Enfin du revenu de ses biens et valeurs de toute nature.

Les moyens d'action de la Société consistent dans la communication aux intéressés de tous les documents, de toutes les informations qu'elle pourra recueillir; la publication d'un bulletin destiné à répandre ces renseignements dans le public ; l'organisation de conférences sur l'amé-

(1) *Compte rendu du Congrès international des habitations à bon marché*, tenu à Paris les 26, 27 et 28 juin 1889, par M. Antony Rouillet, secrétaire du Congrès. Paris, 1889, p. 194.

(2) Le bureau provisoire était composé de MM. Jules Siegfried, président ; Georges Picot et Cheysson, vice-présidents; Antony Rouillet, secrétaire général; Charles Robert, trésorier. Il est devenu définitif par un vote de l'assemblée générale.

lioration du logement ouvrier et la création de sociétés locales de constructions ouvrières ; enfin l'organisation de concours ayant pour objet les plans reconnus les meilleurs et les combinaisons financières les plus avantageuses (1).

La Société française des habitations à bon marché a été reconnue comme établissement d'utilité publique, par décret du 29 mars 1890. Son siège est à Paris, rue de la Ville-L'Évêque, n° 15.

L'assemblée générale, dans sa première séance, a confirmé les pouvoirs du bureau provisoire. Elle a conféré, par acclamation, la présidence d'honneur à M. Jules Simon et nommé membres d'honneur, MM. Auguste Dollfus, président de la Société industrielle de Mulhouse, le docteur Marjolin, président de la Société pour la protection de l'enfance et M. Dietz-Monin, sénateur. Les ressources actuelles de la Société sont constituées par les cotisations de ses membres et par une rente annuelle de onze mille francs qui lui a été allouée, par le gouvernement, sur le legs Giffard, avec l'approbation du conseil d'État.

La *Société française des habitations à bon marché* a déjà rendu des services depuis qu'elle existe. La presse a fait connaître à tout le monde son but et son organisation, et, dès le lendemain de sa première réunion générale, les demandes de renseignements ont afflué à son siège social. Elle a déjà été consultée par plusieurs compagnies en voie de se former; des offres lui ont été faites, et elle s'apprête à intervenir près des pouvoirs publics, pour obtenir les réformes législatives indispensables au succès de l'œuvre qu'elle a entreprise. Des sociétés analogues se sont formées à l'étranger, en la prenant pour modèle.

Enfin, le 19 juillet 1890, elle a ouvert un concours ayant pour but l'étude de logements de différents types et de petites maisons salubres à un ou deux étages, contenant trois ou quatre pièces au plus avec cave et jardinet, le tout d'une contenance de cent mètres carrés. Ces maisons, isolées ou diversement groupées, sont destinées à être louées (avec ou sans promesse de vente) aux petits employés et aux ouvriers, soit mariés, soit célibataires, habitant les communes de Saint-Denis, Aubervilliers ou les environs (2).

§ 3. — **La solution du problème.**

On voit, d'après l'exposé qui précède, que la question des logements ouvriers a fait des progrès considérables depuis qu'on s'en occupe. On peut même dire qu'elle est résolue en principe, depuis le jour où on a prouvé

(1) Les statuts de la Société ont été publiés, sous la forme d'une brochure qui est à la disposition du public, au siège de la Société.

(2) Le programme et les conditions du concours sont énoncés dans le *Bulletin de la Société française des habitations à bon marché*, 1890, n° 3, p. 193. Les plans adressés par les concurrents ont été exposés au mois de novembre 1890 à l'hôtel de ville où le président de la République est allé les examiner.

qu'il était possible, sans faire de sacrifices et en retirant de ses capitaux un revenu suffisant, de procurer aux travailleurs des logements salubres et confortables, à un prix inférieur à celui des plus détestables logis livrés par la spéculation. Cette démonstration n'a été donnée que dans ces derniers temps; elle ne peut pas manquer de devenir le point de départ d'un mouvement sérieux dans le sens de l'application. C'est en effet là ce qui manque encore. Les études théoriques sont aujourd'hui poussées assez loin pour qu'on puisse marcher d'un pas sûr et rapide. Il faut cesser de raisonner et se mettre à bâtir.

Nous avons vu qu'à Londres, c'est à peine si, après un demi-siècle d'efforts, on est parvenu à loger d'une manière convenable, le dixième de la population pauvre. En France, nous n'allons pas jusque-là, à beaucoup près. Il est vrai que les nécessités sont moins urgentes; mais tout ce que nous avons fait ne peut être considéré que comme une expérience réussie. Nous avons préparé l'avenir et voilà tout. Nous avons défriché le champ, il est temps de l'ensemencer. Il ne faut pour cela que de la bonne volonté et de l'argent, et nous avons vu que ni l'une ni l'autre ne manquaient en France. Il faut aussi être bien fixé sur la façon de procéder et faire une bonne fois justice de certaines illusions qui peuvent encore entraver le mouvement de l'opinion publique.

I. **Le socialisme d'État et l'initiative individuelle.** — En France on s'est, de temps immémorial, habitué à tout attendre de l'État, à tout lui demander et à se reposer sur lui du soin de toute chose. C'est une tradition que la monarchie nous a léguée et dont il est temps de nous défaire. Un souverain qui se dit le père de son peuple doit secours, protection et assistance à tous ses enfants; mais les démocraties ne doivent rien à personne que la justice et de bonnes lois. Tous les droits y sont égaux et il est souverainement injuste de contraindre les uns à travailler, pour nourrir les autres dans l'oisiveté. Il est encore plus insensé de supposer que tout le monde pourra vivre sur le fonds commun. Demander à la société de venir en aide à tous ceux de ses membres qui sont dans le besoin, de les loger, de les nourrir, de les assister dans toutes les phases de leur existence; exiger d'elle qu'elle assure du travail à l'ouvrier, pendant la période active de sa vie, une retraite sur ses vieux jours et qu'elle fasse une pension à sa famille après son décès, c'est la plus dangereuse des utopies.

L'école socialiste, en prônant ces doctrines comme une panacée, a soulevé contre elle le bon sens public, et fait le plus grand mal aux classes pauvres. Il faut laisser le *socialisme d'État* aux pays autocratiques où le gouvernement doit tout diriger et tout faire.

En ce qui concerne les logements des ouvriers, le rôle de l'État est extrêmement borné. Il ne doit pas plus se faire constructeur et propriétaire d'immeubles, qu'il ne doit être industriel, commerçant ou agriculteur. Toute intervention de sa part décourage l'initiative privée, favorise l'inertie et arrête le mouvement. Nous avons vu que le gouvernement impérial avait complètement échoué dans ses tentatives, lorsqu'il a voulu se substituer à l'action individuelle. Toutes les fois que la ville de Paris a fait entrevoir aux entrepreneurs la perspective d'une subvention directe ou indirecte, les travaux se sont arrêtés net; ils ont repris dès que cette perspective s'est évanouie. Toutes les fois que la collectivité nationale ou communale intervient en matière de production, elle crée la disette au lieu de l'abondance.

On ne saurait d'ailleurs demander à l'État de fournir des logements aux pauvres au-dessous du prix courant, sans commettre une injustice vis-à-vis de ceux qui ne participent pas à ses faveurs et sans démoraliser les classes indigentes. Pour construire ces habitations, il faudrait recourir aux impôts et, si les impôts retombent sur toute la nation, ils pèsent plus lourdement encore sur les classes pauvres. Ce sont là des principes d'économie sociale qui ne se discutent plus.

Toutefois le rôle de l'État ne consiste pas à se renfermer dans une indifférence inactive. Il a des devoirs à remplir dans cette affaire, comme dans toutes les autres. Il doit d'abord faire la guerre aux logements insalubres, veiller à l'application rigoureuse des lois qui les régissent et, lorsqu'elles ne suffisent pas, en demander aux Chambres de plus efficaces et surtout de plus expéditives.

Il peut également, sans porter atteinte aux principes économiques, faciliter les opérations de l'initiative privée, par des exemptions ou des modérations temporaires de taxe, au profit des sociétés ou des individus qui construisent des habitations ouvrières. Il serait juste surtout de les exonérer de l'impôt des portes et fenêtres, qui, comme le fait observer M. Raffalovich, semble avoir été inventé pour empêcher les propriétaires d'aérer et d'éclairer leurs immeubles.

Quelques économistes ont pensé que l'État pourrait faire davantage, et garantir l'intérêt des prêts que le Crédit foncier pourrait faire aux entrepreneurs de bâtisse, comme il le fait pour les obligations des Compagnies de chemins de fer. M. Leroy-Beaulieu, qui fait autorité en pareille matière, n'admet pas cette assimilation. « Lorsqu'il s'agit, dit-il, de construire des voies ferrées reconnues nécessaires, mais destinées à demeurer longtemps improductives, l'État donne sa garantie, parce que sans cela les lignes ne se feraient pas; mais en matière de constructions ouvrières, il n'en est pas ainsi. Ces immeubles sont immédiatement productifs; ils sont le plus souvent loués avant d'être terminés, et l'historique que nous avons fait de la question prouve que partout ils produisent un revenu suffisamment rémunérateur. »

M. Leroy-Beaulieu pense que le seul mode légitime et efficace de l'État pour amener la baisse des loyers, c'est la modération des impôts par la diminution des dépenses. Une économie annuelle de 200 millions, qu'il eût été possible de faire depuis 1880 et qui eût été appliquée à la réduction de certaines taxes, aurait favorisé, mieux que toutes les combinaisons socialistes, la multiplication des logements à bon marché et l'essor de l'industrie française. « Les vrais progrès, dit le savant économiste, sont ceux de l'hygiène et de l'économie publique et privée, c'est la suppression des travaux et des dépenses inutiles, et par suite l'allégement des impôts, notamment de ceux qui frappent les matériaux de construction et les transports. Il conviendrait aussi, dans l'intérêt des petits locataires, de réformer certaines prescriptions légales ou du moins certains usages, par exemple celui qui oblige les locataires à ne payer leur loyer que par trimestre, alors qu'ils pourraient plus aisément le payer par mois ou par semaine (1).

Il reste encore à l'État, ce me semble, un autre devoir à remplir. C'est celui de donner l'exemple sur son propre terrain. Il a conservé, et c'est chose fort regrettable, un certain nombre de monopoles ; il est demeuré fabricant de produits, tels que la poudre, le tabac, les allumettes chimiques; il a ses manufactures d'armes, de tapis, de porcelaine ; la marine a ses arsenaux ; la guerre a les siens ; tout cela emploie des quantités considérables d'ouvriers à l'égard desquels il a les mêmes devoirs que les autres chefs d'usine. Le premier de tous est de leur assurer la stabilité du foyer et la salubrité du logement. Ses meilleurs agents sont ceux qu'il abrite, comme les éclusiers, les gardiens, les concierges. Il devrait faire de même pour ses autres employés et suivre l'exemple donné par le gouvernement allemand dans les mines qu'il exploite.

Les municipalités ont un rôle plus actif à remplir, mais il ne faut pas non plus qu'elles bâtissent pour leur propre compte. Ce serait ouvrir la porte à tous les abus. Lors de l'épidémie de fièvre typhoïde qui régna à Paris, en 1882, on se préoccupa vivement de l'insalubrité des habitations pauvres. M. Joffrin proposa au conseil municipal de construire des maisons et de les louer aux familles des ouvriers. L'intention était excellente ; mais la mesure eût été déplorable. Le conseil municipal le comprit et le directeur des travaux de Paris, M. Alphand, fit observer qu'il suffirait d'exonérer les propriétaires de certaines charges pour les engager à construire.

Au mois de janvier 1883, le préfet de la Seine nomma une commission administrative, afin d'étudier les questions relatives à la création, à Paris, de logements à bon marché. M. Raffalovich a résumé, dans son livre, toutes les propositions qui furent soumises à cette occasion au conseil municipal; elles varient beaucoup dans la forme, mais toutes au fond font intervenir directement l'administration municipale dans les transactions, soit pour bâtir elle-même, soit pour accorder des subventions aux sociétés de construction ou leur faire des avances de fonds (2). La commission administrative exprima, au cours de ses travaux, le dé-

(1) Leroy-Beaulieu, *Comptes rendus de l'Académie*, 1884, p. 147.
(2) A. Raffalovich, *le Logement de l'ouvrier et du pauvre, loc. cit.*, p. 313.

sir de voir la ville entrer en pourparlers avec le gouvernement pour une entente commune. Ces négociations aboutirent à un projet de convention entre l'État et le Crédit foncier de France. Ce dernier s'engageait à prêter, sur première hypothèque et avec la garantie de la ville, les fonds nécessaires à toute personne bâtissant des maisons dans lesquelles la moitié au moins de la surface habitable serait affectée à des logements ne dépassant pas un loyer annuel de 300 francs. La ville exemptait les propriétaires de petits logements des droits de voirie, du remboursement des taxes de viabilité et elle exemptait en outre les matériaux de construction du payement des droits d'octroi. L'État approuvait la convention à intervenir entre la ville et le Crédit foncier et exemptait, pendant vingt ans, les terrains de construction et les maisons une fois construites, des droits de première mutation, de l'impôt foncier et de l'impôt des portes et fenêtres.

Ce projet très compliqué, quant à l'exécution, fut remanié à plusieurs reprises et finit par être repoussé; mais le conseil municipal paraît disposé à entrer encore dans cette voie. On peut le conjecturer du moins d'après l'accueil qu'il a fait à la proposition déposée sur son bureau, par M. Paul Brousse, le 23 juin 1890, et ainsi conçue : « Le conseil invite sa troisième commission à étudier et à lui présenter un projet tendant à assurer à la population parisienne des logements à bon marché et placés dans de bonnes conditions d'hygiène. » Le renvoi a été prononcé (1).

D'une autre part, il est question, dit le *Patriote* du 20 août 1890, d'élever des maisons ouvrières de grande dimension, pouvant contenir environ deux cents ménages dans le prolongement de la rue Monge, sur l'emplacement qu'occupaient les rues des Anglais, Galande, du Fouare et l'extrémité de la rue de la Huchette.

D'après les résultats que fournira ce mode de logements, l'administration verra s'il y a lieu d'en élever d'autres, en attendant qu'elle puisse bâtir, dans les quartiers excentriques, des maisonnettes, avec cour et jardin, pour une seule famille composée de cinq ou six personnes. Chaque demeure sera louée le quinzième de sa valeur, comme prix de revient et, au bout de vingt ans de loyers régulièrement acquittés, le père de famille en deviendra propriétaire.

Je me suis déjà expliqué sur les inconvénients d'un pareil système; je n'y reviendrai pas. La ville devrait, à mon avis, se borner à venir en aide aux sociétés de construction. Elle ne leur fait aucune concession sur les frais qu'entraîne la canalisation pour l'eau, les égouts, et ces dépenses entrent pour près de moitié dans le prix des immeubles. Elle devrait prendre ces dépenses à sa charge, faire exécuter les nivellements, créer les voix d'accès et, lorsqu'il s'agit d'habitations en voie de se for-

(1) *Bulletin municipal officiel de la ville de Paris*, 9e année, p. 1533.

mer dans des quartiers excentriques, prendre des arrangements pour y faire arriver un omnibus, un tramway, peut-être même un chemin de fer, lorsque l'agglomération en vaut la peine.

Tandis que le conseil municipal s'occupe de loger les ouvriers, l'administration de l'assistance publique, pour ne pas rester en arrière, cherche le moyen d'assurer, par un système de logement différent, un abri aux indigents, auxquels elle assure des secours de loyer. Elle espère y parvenir, en engageant les bureaux de bienfaisance des quartiers populeux à louer de grands immeubles destinés à loger cette catégorie de pauvres.

Les locaux pris à bail par l'administration seront d'abord consacrés aux vieillards et aux infirmes, puis aux familles nombreuses et aux veuves inscrites aux bureaux de bienfaisance. Ces indigents seront logés de la sorte, pendant un ou deux trimestres, et plus longtemps si cela est nécessaire.

L'intention est louable; mais elle rencontrera de grandes difficultés dans l'application (1).

En somme, l'assistance de l'État et des communes doit consister à dégrever les habitations ouvrières de certaines charges et à prendre à son compte les travaux de voirie. Le reste concerne l'initiative privée. Il ne faut pas compter sur les ouvriers pour mener à bonne fin une œuvre de cette importance. Ils n'ont pour cela ni les connaissances ni les capitaux nécessaires. Un jour viendra sans doute où ils pourront faire leurs affaires eux-mêmes; mais ils n'en sont pas encore là, et la façon dont ils comprennent aujourd'hui les problèmes sociaux ne permet pas de compter sur eux pour en trouver la solution.

L'œuvre que l'ouvrier ne peut pas accomplir, dont l'État et la commune ne doivent pas se charger et qu'il est dangereux de laisser entre les mains de la spéculation, cette œuvre, il est une puissance qui peut l'accomplir, et cette puissance essentiellement démocratique, c'est l'association. C'est elle qui doit réunir, pour une action commune, les classes laborieuses qui ne peuvent pas faire d'avances et celles qui possèdent le capital. La solution du problème social dépend de leur alliance et l'impulsion doit venir de celles qui occupent le premier rang. C'est à elles que l'initiative et le patronage appartiennent. Elles l'ont compris, en France comme ailleurs, et les nombreuses sociétés dont j'ai exposé l'organisation et le fonctionnement en sont la preuve.

Les sociétés ont des ressources et des facilités qui font défaut aux individus. Ce sont d'abord les dotations des personnes généreuses qui veulent bien leur venir en aide. Je sais que le nombre en est restreint. J'ai parlé de la dotation Peabody, de celle de M. Michel Heine, et c'est

(1) La question du logement à bon marché au conseil municipal de Paris et les projets de l'administration générale de l'assistance publique (*Bulletin de la Société française des habitations à bon marché*, 1890, n° 3, p. 266).

à peu près tout; mais, lorsque l'œuvre des habitations ouvrières sera mieux connue, les donations et surtout les legs deviendront plus nombreux. C'est là du moins ce qui arrive pour toutes les associations de bienfaisance.

Les sociétés de construction trouveront également un concours des plus utiles dans les fonds des caisses d'épargne. Nous avons vu que l'exemple avait été donné à Marseille et à Lyon et qu'il avait produit les plus heureux effets. Enfin les actionnaires ne leur manqueront pas. Les capitaux ne font pas défaut en France et ils se portent volontiers sur l'industrie du bâtiment. On voit s'élever, dans tous les quartiers de Paris, des maisons splendides qui ne trouvent pas de locataires. L'offre partout dépasse la demande et il est certain que les gens qui bâtissent ces édifices somptueux et d'un placement difficile, confieraient très volontiers leurs fonds à des sociétés qui leur assuraient un intérêt de 4 pour 100, garanti par des immeubles. Or, nous avons vu que c'est là le taux moyen du revenu des habitations ouvrières.

II. **Les différentes sortes de logements ouvriers.** — Les plaies sociales, dit M. Raffalovich, n'ont pas de panacée; une question aussi compliquée que celle du logement ouvrier ne peut être résolue qu'en mettant en œuvre des systèmes multiples. Il faut que l'habitation soit en rapport avec l'aisance du travailleur, avec le nombre de ses enfants et la nature de sa profession. Le problème se complique d'autant plus qu'on aborde les couches inférieures de cette classe si nombreuse, qu'on s'adresse aux catégories les plus pauvres et les plus déshéritées. Toutefois, les différents systèmes que nous avons passés en revue peuvent s'appliquer à toutes les catégories qui composent la population ouvrière.

Les petites maisons, avec ou sans jardin, constituent, nous l'avons déjà dit, la meilleure solution au point de vue de l'hygiène et de l'économie sociale. C'est aussi la plus facile à appliquer pour les sociétés de construction, parce qu'une fois la maison bâtie et le bail signé avec le locataire, elles n'ont plus à s'en occuper, si comme c'est le cas le plus fréquent, celui-ci paye, avec son loyer, un prix d'amortissement qui doit le rendre un jour propriétaire. Il a intérêt à bien entretenir son petit immeuble, puisqu'il sera bientôt à lui.

En général, ces cottages sont très bien tenus. L'ouvrier prend plaisir à embellir sa demeure, à l'orner, à cultiver son petit jardin, pour en tirer le meilleur parti possible. Les parcs anglais surtout sont remarquables sous ce rapport. Il y règne un confortable des plus séduisants. Dans Shaftesbury-Park, on trouve, au centre de l'agglomération, un grand *hall* qui sert de réunion pour le service religieux et dans lequel on donne des bals et des concerts. Les habitants ont formé entre eux une société musicale qui s'assemble à jour fixe, et parfois la réunion devient une soirée dansante. Tout auprès se trouve une bibliothèque dans laquelle les habitants peuvent emprunter des livres. Il y a une petite salle de lecture où sont reçus cinq ou six journaux, une salle de billard qui est ouverte à certains jours, si les ressources ne permettent pas de tenir le gaz allumé chaque soir. La consommation des boissons alcooliques et les jeux de hasard sont interdits dans ce cercle. La compagnie favorise de tout son pouvoir ces réunions qu'elle considère comme le complément de la vie de famille et comme le meilleur moyen de combattre l'influence du cabaret. Une des clauses des statuts interdit à la compagnie de louer aucune maison ou boutique, à destination de restaurant, taverne ou auberge, où seraient débitées des liqueurs fortes. Jusqu'à présent, il n'a pas été accordé une seule dérogation à cette prohibition formelle (1).

L'intérieur des cottages est extrêmement élégant. Le parloir est garni de meubles arrangés avec goût; on voit des livres sur la table, des plantes dans une jardinière, tout respire enfin le confortable et le goût de la famille. Les jardins sont l'objet de soins particuliers. Il y en a qui ont de petites serres. Au mois de juin, il se fait une exposition d'horticulture; des prix sont accordés aux fleurs les plus belles, aux jardins les mieux tenus, et la plus grande émulation se remarque parmi les concurrents.

En France, les ouvriers ne sont pas aussi avancés, aussi mûrs pour la vie en commun; mais, partout où on leur a construit des maisonnettes, elles sont très convenablement tenues. Seulement, ce mode d'habitation ne peut, comme je l'ai dit, convenir qu'à une fraction de la classe ouvrière que M. Cacheux évalue au vingtième de cette population tout au plus. Le prix du loyer n'est pas la seule considération qui l'interdise à la masse; mais ces petites maisons qui exigent un grand terrain ne peuvent s'élever qu'en dehors des villes, ou tout au moins dans les faubourgs où le terrain n'est pas cher; il faut par conséquent, pour se rendre chaque jour au travail, joindre au prix du loyer, celui du moyen de transport, tramway ou omnibus, et, de plus, il faut tenir compte de la perte de temps que ce double trajet entraîne.

Le type d'habitations qui convient à l'immense majorité des ouvriers, c'est la maison commune avec logements isolés, comme celles qu'on a construites à Rouen, à Lyon, à Paris et sur lesquelles nous nous sommes longuement étendu. Elles ont d'abord l'avantage du prix. Les appartements qu'elles renferment sont à la portée de tous les travailleurs. On estime en Angleterre qu'un ouvrier peut payer une journée de solde par semaine pour se loger, en d'autres termes, que le loyer doit représenter le sixième du salaire du chef de famille.

C'est en effet une base raisonnable; or, même à Paris, dans les immeubles de la rue Jeanne d'Arc, on trouve, dans les étages élevés, des

(1) Georges Picot, *Un devoir social*, *loc. cit.*, p. 118.

logements qui ne coûtent pas plus de 3 fr. 50 par semaine et il n'y a guère d'ouvrier, à Paris, dont le salaire ne s'élève pas à cette somme.

Ces petits appartements sont parfaitement hygiéniques et relativement confortables. Les gens qui les habitent sont, en somme, dans les mêmes conditions que les bourgeois aisés qui demeurent dans les grandes maisons des quartiers riches, où de nombreuses familles résident sous le même toit.

Les habitations communes ont pour l'ouvrier l'avantage d'être centrales et de ne pas exiger de frais de déplacement pour se rendre au travail. C'est une question de première importance. Elle a été bien comprise à Londres comme à New-York. Sir Sidney Waterlow, dont nous avons parlé à propos de la fondation de la Compagnie *The improved industrial dwellings Company*, sir Waterlow, qui fait à juste titre autorité de l'autre côté de la Manche, n'est pas partisan des logements situés aux environs de Londres. Il croit qu'au lieu de resserrer les liens de la famille, ce genre d'habitation a pour effet de les relâcher. Si le mari travaille seul à Londres, il fréquente la taverne pour ses repas; si la femme a quelque ouvrage à faire, le revenu est absorbé par les transports. A distance, tout devient difficile; la vie est plus chère au loin que dans le centre, où les marchés du samedi soir sont la ressource des ménages pauvres. Le travail y est plus avantageux. Il y a des professions qui sont soumises aux caprices de la mode et des commandes; tel ouvrier tailleur qui demeure à peu de distance du magasin du patron, recevra un travail urgent qui ne sera pas donné à l'ouvrier logé dans une maison aux environs de la ville. Il est des métiers dont l'exercice est incompatible avec l'éloignement: le gardien de police qui est de service deux fois par jour, le commis de magasin qui n'est libre que le soir fort tard, ne peuvent pas habiter des quartiers excentriques.

Quoique les distances soient moindres à Paris qu'à Londres, qu'on n'y connaisse pas la clôture du dimanche et le marché du samedi soir si précieux pour les pauvres ménagères anglaises, les avantages énumérés par M. Waterlow n'en existent pas moins. A New-York, les ouvriers ne veulent pas s'éloigner de leur atelier. Les femmes tiennent davantage encore à habiter dans le voisinage, parce que leurs maris peuvent rentrer pour dîner en famille et que ce retour régulier, qui sauve le mari du cabaret ou de la taverne, compense à leurs yeux toutes les augmentations de loyer possibles.

Pour toutes ces raisons, la maison commune à logements isolés est la solution la plus pratique, ou du moins celle qui s'applique au plus grand nombre de familles. C'est par conséquent celle qu'il faut développer. Elle a, pour les sociétés de construction, l'inconvénient de nécessiter une gestion difficile et dispendieuse. Dans les deux maisons bâties à Paris par la Société philanthropique, les charges absorbent 20 p. 100 du revenu brut. La gérance et l'entretien représentent 14 p. 100 du produit. La difficulté de faire rentrer les loyers à jour fixe est la plus grande de celles que rencontrent les associations.

La plaie de la classe ouvrière est l'imprévoyance. Les familles, même les plus honnêtes, ne savent pas équilibrer leur budget, ne songent pas à l'éventualité de la maladie, du chômage, des dépenses imprévues. On y vit au jour le jour et souvent, lorsque le moment est venu de payer son terme, l'argent n'est pas prêt; on demande des délais, on s'engage dans la voie des dettes et il est bien difficile d'en sortir. C'est la pierre d'achoppement du système que j'expose.

Les sociétés, se bornant à retirer 4 p. 100 de leur capital, ne peuvent pas supporter de pertes, et pourtant elles reculent devant les moyens rigoureux auxquels la spéculation a recours pour se faire payer. Jusqu'ici ces difficultés ne se sont pas fait vivement sentir. Dans toutes les villes dont nous avons parlé, les loyers rentrent régulièrement. La première année, la maison de la rue Jeanne d'Arc a compté deux locataires en retard pour cause de maladie; mais ils se sont acquittés le mois suivant et en somme, du chef de ses trente-cinq logements, la société, cette année-là, n'a pas perdu un centime. Cela se comprend sans peine. Jusqu'ici les sociétés ont pu choisir leurs locataires. C'est une sorte de privilège que d'être admis dans leurs maisons, une sorte de certificat de bonne conduite. On peut voir, par l'énumération des professions de ceux qui occupent l'immeuble du boulevard de Grenelle, qu'ils appartiennent à l'élite de la classe ouvrière (1); mais lorsque ces constructions seront plus répandues, lorsque l'œuvre aura fait des progrès et qu'elle atteindra des couches plus profondes, le choix ne sera plus aussi facile et les difficultés surgiront. Enfin on arrivera vite à des catégories qu'il sera impossible de loger dans ces immeubles.

Dans toutes les grandes villes, il y a un nombre considérable de malheureux qui, par suite de leurs infirmités, de l'étendue de leurs charges, de leur inaptitude aux professions lucratives ou de leur inconduite, sont dans l'impossibilité d'acquitter même le prix modique des maisons collectives dont nous venons de parler. C'est là ce que les Anglais appellent le *residuum*, la lie de l'indigence, suivant l'expression de M. Raffalovich et, comme ce sont des gens pratiques, ils ont renoncé à s'en occuper. Dans ce pays, les personnes les plus expérimentées considèrent comme une utopie la construction de logements pour les malheureux qui sont à la charge de la paroisse. En 1883 et 1884, on a fait un appel de fonds pour commencer des constructions à l'usage des plus misérables; la tentative a échoué faute de souscripteurs (2).

Nous avons déjà vu que les ouvriers qui ne pouvaient pas payer deux shillings de loyer par semaine n'avaient d'autre ressource que les loge-

(1) Voyez le rapport de M. Georges Picot, *Bulletin* n° 2 *de la Société française des habitations à bon marché*, n° 2, 1890, p. 128.

(2) Georges Picot, *Un devoir social*, *loc. cit.*, p. 168.

ments assainis et réparés par miss Octavia Hill. En France, où les difficultés sont moins grandes, on n'a pas complètement renoncé à créer des abris pour le *residuum*. A Marseille, M. E. Rostand l'a courageusement attaqué et les maisonnettes qu'il a édifiées rue Guérin, sur l'emplacement d'une cour des miracles dont il a détruit les masures, peuvent donner un asile suffisant à des familles pauvres, à raison de quatre-vingt-quinze francs par an. C'est un véritable tour de force, impossible à réaliser à Paris où le terrain, la main-d'œuvre et les matériaux sont beaucoup trop chers pour cela, mais qu'on peut reproduire dans certaines villes de province, en s'y prenant de la même façon. Toutefois, le procédé le plus pratique, le plus susceptible de généralisation pour loger les familles les plus pauvres, c'est encore celui qui consiste à réparer, à assainir de vieilles maisons, et à les leur louer à bas prix comme le fait miss Octavia Hill à Londres et miss Collins à New-York.

Il y a des degrés infinis dans la misère et il faut attaquer le *residuum* couche par couche. Comme on ne peut pas tout faire à la fois, comme la construction de logements ouvriers pour tous les ménages à salaires moyens réguliers, pour toutes les familles pouvant payer un loyer raisonnable, demandera bien des années, quelque activité que les sociétés y apportent, on a le temps, avant que cette partie de la besogne soit terminée, de trouver de nouveaux systèmes, des expédients encore plus pratiques, pour tâcher de loger le reste.

Il y a d'ailleurs des professions qui ne sauraient s'exercer dans des demeures confortables, une foule de métiers immondes qui redoutent la lumière et la propreté, que les bouges attirent et retiennent. Que voulez-vous par exemple que fassent des chiffonniers dans des cottages ou dans des maisons collectives comme celles qu'élèvent les sociétés de construction ? Placez-les dans le local le plus propre, le plus salubre, ils y entasseront les détritus, les rebuts qui font l'objet de leur commerce ; ils vivront sur ce fumier, avec leurs femmes et leurs enfants, comme ils en ont l'habitude, et leur logement deviendra un foyer d'infection pour la maison tout entière et tous les locataires demanderont leur expulsion. Il faut pourtant bien qu'ils se logent quelque part, et les cours des miracles auront longtemps encore une clientèle assurée.

Les chiffonniers ne sont pas les seuls locataires qui, pour la bonne tenue des maisons, aient besoin d'éducation et de surveillance. Dans les couches sociales dont je m'occupe en ce moment, la plupart des gens sont d'une malpropreté analogue. Avant de leur procurer des logements convenables, il faudrait d'abord leur apprendre à en user, leur inspirer le goût de l'ordre et de la propreté sans lesquels il n'y a pas de maison salubre. Or il est plus difficile de changer les habitudes des malheureux que de leur bâtir des maisons.

Pour obtenir qu'ils respectent le logement qu'on leur loue et qu'ils n'en fassent pas un taudis, il faut les surveiller constamment et les menacer de les expulser, après leur avoir fait payer les réparations locatives. Toutes les fois qu'on abandonne des logements à titre provisoire, à des gens, même de la classe aisée, qui n'auront pas à rendre compte du bon entretien du local, quand ils le quitteront, on est sûr de le trouver dans un état de désordre et de malpropreté révoltant. Pendant le siège de Paris, on réquisitionna les appartements vides, pour y loger les gens de la banlieue qui étaient venus chercher un refuge dans ses murailles. Les maisons les plus somptueuses furent ainsi mises à la disposition de ces hôtes de passage et, quand ils les quittèrent, ces beaux appartements étaient devenus sordides, infects, méconnaissables. On y avait fait tous les métiers, exercé toutes les industries. Il y avait des pièces qu'on avait converties en basses-cours; on y élevait des volailles et des lapins.

Il est enfin une catégorie de familles fatalement vouée aux bouges et aux taudis : ce sont celles qui ont un ivrogne pour chef. On a beau faire pour les retirer de leur abjection, pour les remettre à flot, c'est peine perdue. La société ne peut pas sauver les gens malgré eux. Ce qu'elle peut, ce qu'elle doit faire, c'est exercer une surveillance sévère sur ces logements, les assainir et les désinfecter, quand le cas l'exige, sans consulter ceux qui les habitent, de même qu'on nettoie les égouts, sans se préoccuper des rats qui en ont fait leur domicile.

III. **Le familistère de Guise**. — Dans ce qui précède je n'ai pas parlé des cités ouvrières qui entourent les grandes usines, parce que ce sont des entreprises particulières. Elles n'ont rien de commun avec l'œuvre des logements à bon marché et des sociétés de construction. Les manufacturiers trouvent avantageux de loger leurs ouvriers autour de leurs fabriques et leurs opérations sont assez fructueuses, pour qu'ils n'aient pas à regarder à un sacrifice, dans le but d'assurer la santé et l'aisance de leurs employés. Le logement rentre dans l'ensemble des mesures philanthropiques qu'ils prennent pour assurer leur avenir, celui de leurs familles et l'éducation de leurs enfants. Ces maisonnettes élevées loin des villes, ne laissent d'ailleurs rien à désirer, sous le rapport de l'hygiène, de la propreté et du confortable. Je ne puis pas toutefois laisser de côté ce sujet, sans dire quelques mots d'un système d'habitations collectives qui s'écarte absolument de tout ce dont j'ai parlé jusqu'ici et dont il n'existe qu'un spécimen. C'est le *familistère de Guise*. M. Godin, qui l'a élevé, a voulu réaliser le rêve de la vie en commun, que nous avons tous caressé dans notre jeunesse, lorsque Victor Considérant nous enthousiasmait, en nous exposant les brillantes théories de Fourier.

C'est en effet une sorte de phalanstère que M. Godin a fondé dans le département de l'Aisne, pour y loger les ouvriers qu'il a associés à sa fortune. Il s'était donné pour mission de mettre les *équivalents de la richesse* à la portée de tous ses employés, en les réunissant dans des locaux confortables, spécialement agencés en vue du bien-être des habitants et du facile fonctionnement des services publics nécessaires à la satisfaction des besoins de la vie humaine. Pour les satisfaire, il s'était chargé d'organiser des assurances mutuelles au profit des malades, des invalides, des vieillards, des veuves et des orphelins; de pourvoir aux approvisionnements de toute nature. Il avait poussé la sollicitude jusqu'à se préoccuper de leurs plaisirs et de l'éducation de leurs enfants. Enfin, l'association qu'il fondait était basée sur la répartition équitable des bénéfices industriels et commerciaux de l'entreprise entre tous ceux qui lui prêtaient leur concours (1).

Le *familistère* est situé dans le chef-lieu du canton de Guise (département de l'Aisne), près de l'usine de M. Godin. Il se compose de trois édifices dont le premier a été élevé en 1859 et habité en 1860. Il loge dix-huit cents ouvriers. Les autres travailleurs demeurent à Guise ou dans les villages voisins. Le palais social est construit au milieu d'un terrain de dix hectares que l'Oise contourne dans les deux tiers de son étendue, après l'avoir traversé. Une partie de la propriété est convertie en promenades, squares et jardins d'agrément; une autre partie est consacrée à la culture des légumes et cultivée par les membres de l'association.

Le familistère de Guise figurait à l'Exposltion universelle de 1889. Il y était représenté par un plan, des dessins, et par un petit modèle en relief où l'on voyait les trois palais, l'usine et ses dépendances, avec l'Oise passant au milieu.

Le palais compte douze cents portes ou fenêtres soumises à l'impôt. Sa façade a 180 mètres d'étendue. Il se compose de trois parallélogrammes dont chacun renferme une cour intérieure couverte d'un vitrage à hauteur des toits. Les logements sont disposés autour de ces cours. Au rez-de-chaussée, ils ouvrent directement sur elles; les étages supérieurs prennent accès sur des galeries extérieures. Les étages communiquent entre eux, par des escaliers placés aux quatre angles des parallélo grammes; c'est également là que se trouvent les lieux d'aisances, les chambres de débarras et les prises d'eau.

Les magasins coopératifs sont situés dans des bâtiments spéciaux. Ils comprennent la boucherie, la boulangerie, l'épicerie, les étoffes, la mercerie, les combustibles, la buvette, etc. Les bains, les lavoirs, la pharmacie, les écoles, la nourricerie, le pouponnat sont placés dans des annexes. Il en est de même du théâtre, du restaurant et des autres dépendances.

La mutualité est organisée d'une manière complète, dans le *familistère*, à l'aide d'institutions de crédit qui assurent, comme je l'ai dit, le nécessaire aux familles malheureuses, et, à tous les associés, des secours en cas de

(1) Voyez pour l'organisation et le fonctionnement du familistère : Urbain Guérin, *Monographie de l'usine et du familistère de Guise (Aisne)*. Paris, 1884.

maladie et une pension dans leur vieillesse. La participation aux bénéfices est fondée sur des bases qui n'ont rien à revoir avec l'hygiène. C'est la commune sociétaire, telle que la comprenaient les phalanstériens.

Je n'ai pas à rechercher jusqu'à quel point cette vie en commun est compatible avec le bon ordre, avec l'indépendance de la famille et la liberté de son chef. Je n'ai pas à me demander davantage si l'éducation des enfants en commun et en dehors de l'action de leurs parents, depuis le pouponnat jusqu'à l'atelier, ne porte pas une atteinte profonde à la vie de famille. Je n'ai à m'occuper que de l'hygiène de cet établissement et je la trouve déplorable.

Ces trois grands édifices, dans lesquels vivent 1800 personnes, prennent leur air dans l'intérieur des cours vitrées. Le renouvellement en est impossible et cet air doit être complètement vicié. Il serait impossible de concevoir un plan plus incompatible avec l'aération des logements. Je me demande quelles émanations, quelles odeurs on doit y respirer et je m'étonne que les maladies infectieuses n'y règnent pas en permanence. La promiscuité des cabinets d'aisances, leur situation dans les escaliers placés aux angles des bâtiments, sont également des causes d'insalubrité évidentes. L'exemple du *familistère de Guise* n'est donc pas à suivre, en ce qui concerne la disposition des édifices. Si j'en ai fait la critique, c'est parce que l'établissement de M. Godin constitue une expérience de premier ordre, que les principes sur lesquels il repose n'avaient encore été l'objet d'aucune application. En dépit des réserves que j'ai faites sur ses conditions économiques, l'entreprise a réussi. Il est vrai que le succès tient surtout à la capacité personnelle du fondateur. Il est à craindre que la mort encore récente de M. Godin et de son fils ne porte une sérieuse atteinte à la prospérité de l'établissement qu'ils ont fondé.

IV. **Conclusion.** — En résumé, la question des habitations ouvrières est résolue en théorie et même pour l'application. Les différentes solutions du problème sont suffisamment étudiées pour qu'on puisse choisir entre elles, suivant les conditions où on se trouve placé. Les documents qui peuvent éclairer les intéressés sont réunis et tenus à leur disposition par la *Société française des habitations à bon marché.* Il ne faut donc plus que des capitaux et de la bonne volonté.

Toutes les questions d'économie sociale sont au fond des questions d'argent. Celle qui nous occupe n'échappe pas à la règle, puisqu'il s'agit de dépenser des milliards; mais elle a cette supériorité sur les autres, c'est qu'elle n'implique pas la nécessité de sacrifices sans compensation immédiate, comme les grands travaux d'utilité publique que l'hygiène impose et qu'elle ne récompense que par la diminution des maladies et de la mortalité; la construction des logements ouvriers est une affaire comme une autre, un placement aussi assuré, aussi rémunérateur que les meilleures valeurs de portefeuille.

Quant aux bonnes volontés, il n'est pas besoin de les faire naître; il suffit de les stimuler, de leur montrer le but et les moyens de l'atteindre. Les classes éclairées comprennent aujourd'hui qu'il est de leur intérêt, comme de leur devoir, de diriger, d'aider les classes laborieuses. Si la direction des affaires publiques leur a échappé, pour passer aux mains de ceux qui ne sont pas capables de conduire leurs propres affaires, il est un terrain qu'on ne peut pas leur enlever, c'est celui des questions sociales. Les classes instruites ont seules les connaissances nécessaires pour les élucider et les capitaux qu'il faut mettre en œuvre, pour les faire passer de la théorie à la pratique. Il faut poursuivre cette entreprise difficile, jusqu'au jour encore éloigné où ceux qu'elle concerne pourront s'en charger à leur tour. Cette protection affectueuse, dévouée, est l'obligation qui incombe aux aînés, dans la famille sociale comme dans l'autre, et c'est en l'accomplissant sans découragement comme sans faiblesse, qu'on triomphera de la défiance et de l'hostilité qui animent encore les classes inférieures contre celles qui les dirigeaient autrefois, bien que la force des choses ait contraint celles-ci à abdiquer entre leurs mains.

ARTICLE V. — HABITATIONS COLLECTIVES.

Par M. Jules Rochard.

Nous comprendrons dans cet article les établissements habités en permanence par un grand nombre de personnes soumises à la même règle, livrées aux mêmes occupations et vivant par conséquent dans des conditions hygiéniques semblables. Ce sont les lycées, les collèges et les pensionnats, les séminaires et les couvents, les hôpitaux, les hospices, les asiles d'aliénés, les casernes, les établissements pénitentiaires.

Ces habitations diffèrent des autres édifices publics dont nous aurons à nous occuper plus tard, en ce que ceux qui y demeurent y passent leur vie, comme on le fait dans les habitations particulières, tandis que les églises, les théâtres, les salles de cours, les écoles, etc., ne sont fréquentés qu'à certaines heures de la journée, qu'on n'y mange et qu'on n'y couche pas. Au point de vue de l'hygiène la différence est capitale, et c'est pour cela que nous avons consacré un article à part aux habitations collectives.

Elles ont ce caractère commun qu'elles sont toujours plus ou moins encombrées et que, malgré toutes les précautions qu'on peut y prendre, les agglomérations qu'elles constituent sont particulièrement exposées aux maladies infectieuses. Les épidémies y débutent souvent et y prennent en général un caractère grave. Elles doivent donc être l'objet d'une surveillance particulière de la part de ceux qui sont chargés de la santé publique.

En France, par suite des transformations sociales qu'elle a subies, les habitations collectives ont souvent changé de destination. Avant la révolution de 1789, le pays était couvert d'églises, de couvents, de monastères entourés de dépendances considérables. Lorsque l'État s'empara des biens du clergé, la plupart de ces édifices furent transformés en hôpitaux, en collèges ou en casernes et cette destination a été conservée à la plupart d'entre eux. Il en résulte que nous avons aujourd'hui deux espèces distinctes d'habitations collectives ; les unes anciennes résultant de la transformation dont je viens de parler et qui sont souvent insalubres, les autres de construction récente et qui laissent en général peu de chose à désirer. Comme on a reconnu les vices de ces vieux établissements peu propres à la destination qu'on leur avait donnée, on les remplace, partout où on le peut, par des constructions nouvelles; mais chacune d'elles entraîne une dépense considérable et ce n'est que petit à petit que la transformation pourra s'achever dans le pays tout entier.

En attendant, il faut subir les inconvénients des vieux édifices, en les palliant dans la mesure du possible et s'efforcer de les éviter dans les constructions nouvelles, en observant les règles établies par l'hygiène contemporaine et que je vais exposer.

§ 1er. — Conditions hygiéniques communes aux habitations collectives.

I. **Situation.** — Tous les édifices destinés à contenir, en permanence, un grand nombre de personnes réunies, doivent être construits en dehors des grandes agglomérations urbaines. C'est là un principe sur lequel tous les hygiénistes sont d'accord. On ne peut trouver, au centre des villes, les grands espaces qui sont nécessaires dans des conditions de prix abordables; l'air pur, la tranquillité et l'isolement qui conviennent à de pareilles concentrations, y font également défaut. Toutefois, il ne faut pas que ces établissements soient situés à de trop grandes distances, pour ne pas exagérer les dépenses nécessitées par les transports et pour ne pas occasionner des fatigues trop grandes aux personnes qui sont obligées de s'y rendre tous les jours. On trouve généralement, dans les faubourgs, ou dans la zone suburbaine, des emplacements assez vastes et assez dégagés pour remplir le but qu'on se propose.

Il faut, autant que possible, choisir un coteau et s'établir sur une de ses pentes. On doit éviter la proximité des rivières, des étangs, des mares, des marécages, des plaines humides où les eaux peuvent séjourner. L'idéal consiste à les placer au milieu des champs, quand il ne faut pas trop s'éloigner pour cela.

L'orientation doit varier suivant les climats. Dans les contrées septentrionales, il faut se mettre à l'abri des vents du nord, des bourrasques et de la neige qui viennent de ce côté. Il est d'habitude, dans ces régions, de se placer, quand on le peut, sur le penchant d'un coteau tourné au midi, ou de se mettre à l'abri d'un pli de terrain, d'un bois, d'un bouquet d'arbres faisant écran du côté du nord. Sous ces latitudes, on dispose les édifices de manière qu'ils offrent au soleil leur plus large surface et c'est pour cela qu'on préfère diriger leur grand axe de l'est à l'ouest. Dans le Midi, c'est contre le soleil qu'il faut se prémunir et l'orientation est dirigée en conséquence. M. Émile Trélat est d'un avis opposé. Il estime que, dans les régions du Nord, il faut exposer les flancs des bâtiments à l'est et à l'ouest, dans les régions méridionales, au sud et au nord. « Dans les pays froids, dit-il, il s'agit d'emmagasiner de la chaleur et de sécher les murs ; or, avec l'exposition que je recommande, les édifices reçoivent plus longtemps le soleil et leurs deux faces y sont successivement exposées. Dans les régions méridionales, où les murs s'échauffent trop, il faut présenter leurs flancs au nord et au sud. De cette façon, lorsque le soleil est le plus ardent, vers le milieu du jour, il est tellement élevé au-dessus de l'horizon, que les rayons sont presque verticaux et ne pénètrent pas dans les appartements. Le matin et le soir, au contraire, ils y plongent d'une manière fatigante lorsque les édifices sont tournés vers l'est et l'ouest. Cette condition, indifférente dans les pays froids où le temps est généralement gris, est insupportable dans les contrées méridionales. M. Émile Trélat n'a émis cette opinion qu'au point de vue des hôpitaux; mais il est évident que son raisonnement s'applique à toutes les habitations collectives.

II. **Superficie**. — L'étendue du terrain doit être proportionnelle au nombre des personnes qui doivent occuper l'établissement; mais elle doit être également en rapport avec sa destination. Il est évident qu'il faut, à population égale, plus de surface pour construire un hôpital que pour élever une caserne, un lycée ou une prison. Aussi, tandis que les hygiénistes les plus modernes demandent, pour un hôpital, 100 mètres carrés de terrain par malade, on se contente de 50 pour une caserne. Quand il s'agit d'un lycée, il faut tenir compte des grands espaces que réclament les exercices et les jeux. Ces conditions seront fixées d'une manière plus exacte lorsqu'il sera question de chacun de ces établissements en particulier; mais, quelle que soit leur destination et quelle que soit l'étendue du terrain dont on dispose, il n'est pas nécessaire de disséminer les bâtiments sur toute sa surface. Il en résulterait des difficultés considérables pour le service, une perte de temps et une dépense inutiles. Autant il est préjudiciable à la santé et contraire à l'hygiène de serrer les édifices les uns contre les autres et de les entasser pour ménager l'espace, autant il est nuisible de les éparpiller sur tous les points de l'emplacement dont on dispose.

III. **Dispositions générales**. — Le principe qui domine aujourd'hui, dans la construction des habitations collectives, consiste à multiplier les bâtiments, plutôt que les étages, à les étendre en surface plutôt qu'en hauteur. On y trouve le double avantage de permettre au soleil de pénétrer partout et à l'air de se renouveler facilement.

Les édifices construits jusque dans ces dernières années, l'ont été en suivant des règles complètement opposées. Dans un but d'économie, on entassait les étages les uns sur les autres, on les groupait autour de cours étroites et profondes où le soleil ne pénétrait jamais, où l'air ne se renouvelait pas davantage. Les nombreuses fenêtres de toutes les chambres s'ouvraient sur ces puits. Elles ne pouvaient y puiser qu'un air déjà maintes fois respiré et par conséquent impur. Aujourd'hui, on multiplie les bâtiments, on les espace de façon que l'air puisse circuler librement dans leur intervalle, et on laisse entre eux une distance suffisante pour que les rayons du soleil puissent arriver jusqu'au pied des murs. Enfin, on ne leur donne en général qu'un rez-de-chaussée et un premier étage. Cela coûte plus cher ; mais la différence est bientôt compensée par les économies qu'on réalise sur les frais de maladie et sur les décès.

IV. **Capacité cubique.** — Les mêmes raisons ont conduit à augmenter très notablement l'espace, et par conséquent la ration d'air accordée à chaque individu. Ainsi, les règlements militaires la fixent à 12 mètres cubes par homme dans les casernes d'infanterie et à 14 mètres dans les quartiers de cavalerie ; or tous les pavillons du système Tollet construits à Bourges, Autun, Cosne, Mâcon, ont 18 mètres cubes par individu et, dans les prévisions du constructeur, le cube pourrait être porté à 25 mètres. Cet espace ne parait pas encore suffisant et M. le Dr Viry, dans son *Manuel d'hygiène militaire*, demande 32 mètres cubes par homme (8 mètres carrés de surface et 4 mètres de hauteur).

Pour les hôpitaux, on ne sait plus à quelle mesure s'arrêter. Autrefois, on se contentait de 20 à 30 mètres cubes par malade ; dans les constructions nouvelles, on ne descend plus au-dessous de 50 mètres. A Paris, Lariboisière a 58^{m3},900 ; l'Hôtel-Dieu près de 60 mètres. Le nouvel hôpital Saint-Éloi de Montpellier a 55 mètres par malade. Certaines salles de Kings-College-Hospital ont 70 mètres. M. Arnould estime qu'une hauteur de 5 à 6 mètres, et qu'une surface de 10 mètres par lit donnant un cube de 50 à 60 mètres sont largement suffisants dans tous les cas.

Dans les lycées et les écoles, les classes et les salles d'études étaient autrefois beaucoup trop petites. Le décret du 21 mars 1855 ne demandait que 2 mètres cubes d'air par enfant, dans les salles d'asile. Les circulaires du 30 juillet 1858 et du 14 mars 1872, n'en exigeaient que quatre pour les écoles primaires ; celui du 17 janvier 1880 fixe la hauteur des classes à 4 mètres et la superficie à 1^{m},25, ou 1^{m},50 par élève, ce qui donne pour chacun d'eux, un cube d'air de 5 à 6 mètres. Les dortoirs sont également trop petits, dans tous les anciens collèges ou lycées. Il n'est pas nécessaire d'y donner autant d'espace que dans les chambrées des casernes, parce que les élèves sont plus petits, que les dortoirs ne sont occupés que la nuit et que les fenêtres en sont largement ouvertes pendant toute la journée. Je ne crois pas cependant qu'on puisse tomber sans inconvénient au-dessous de 20 mètres par élève. C'est le chiffre que j'ai proposé dans mon petit livre sur l'éducation des garçons (1).

Les prisons ont également vu s'accroître leurs dimensions. On sait ce qu'étaient les cachots d'autrefois ; mais, sans remonter au moyen âge, il y a en France nombre de prisons où le cubage est absolument insuffisant. On en trouve même dans Paris. Les prisons les plus récemment construites sont mieux aménagées. Ainsi les cellules de Mazas ont 21 mètres cubes, et à la prison de Nanterre il y en a encore davantage. Comme l'air n'est pas une question d'agrément, mais une condition de santé, je crois qu'il faut traiter les prisons comme les casernes et accorder une moyenne de 30 mètres à chaque détenu dans celles qu'on construira désormais.

L'espace cubique ne doit pas dépasser une certaine mesure ; sans cela il deviendrait gênant. On ne peut pas non plus augmenter l'une des dimensions aux dépens des deux autres. La hauteur notamment ne peut pas compenser la surface. Au delà de quelques mètres, c'est de l'espace perdu. L'acide carbonique fourni par la respiration, les miasmes qui se dégagent des corps vivants, les poussières qui flottent dans l'atmosphère, tout cela est plus lourd que l'air et, lorsqu'il est en repos, ces éléments étrangers tombent dans les couches inférieures où se trouvent les personnes, de telle façon qu'elles respirent une atmosphère viciée, avec des quantités énormes d'air pur au-dessus de leurs têtes. C'est pour cela que les églises, avec leurs dalles, leurs murailles de pierre, leurs fenêtres très élevées et leurs hautes nefs, ne conviennent pas pour servir de casernement et encore moins de salles d'hôpital. On en a souvent fait l'expérience pendant les guerres, et elle a toujours donné de détestables résultats.

La hauteur ne peut pas, sans inconvénient, s'accroître dans la même proportion que la surface et cela pour la raison que je viens d'exposer. Qu'on suppose par exemple une salle cubique ayant 10 mètres dans ses trois dimensions et par conséquent 1000 mètres de capacité. Elle ne pourrait pas contenir trente-trois personnes bien que leur donnant 30 mètres à chacune, parce qu'elles n'auraient que 3 mètres de surface par tête, qu'elles seraient beaucoup trop rapprochées les unes des autres et placées dans les couches viciées de cette atmosphère confinée. La hauteur qui convient le mieux pour les salles des habitations collectives varie entre 4 et 5 mètres.

L'espace cubique doit du reste être en rapport avec le carré d'aération, c'est-à-dire avec la surface totale des ouvertures par lesquelles l'air

(1) Jules Rochard, *l'Éducation de nos fils*. Paris, 1890, p. 114.

peut se renouveler. Une salle immense qui ne serait éclairée et aérée que par des meurtrières, serait très insalubre, en dépit de ses dimensions : mais ce sujet sera traité d'une manière complète dans l'article consacré à l'aération.

V. **Eau potable.** — La première condition à remplir, dans les établissements de la nature de ceux qui nous occupent, consiste à leur fournir de l'eau de bonne qualité et en abondance. Presque toutes les épidémies de fièvre typhoïde qui y surviennent, y sont occasionnées par la mauvaise qualité des eaux, ainsi que nous l'avons montré dans le chapitre consacré à l'hydrologie. Le danger est plus grand pour les habitations collectives que pour les maisons particulières, parce qu'il s'augmente par l'encombrement et par la transmission plus facile des germes.

L'abondance de l'eau est également indispensable pour la propreté individuelle, et pour celle de l'établissement. Il faut qu'on puisse la gaspiller, qu'elle soit partout répandue et mise à la portée des gens.

VI. **Vidanges.** — Ce qui précède peut s'appliquer à l'évacuation rapide et complète des eaux ménagères, des eaux de lavage et des déjections. Le tout à l'égout, dont nous avons fait ressortir les avantages, convient encore plus spécialement aux établissements dans lesquels un grand nombre de personnes vivent côte à côte, et, comme ils doivent s'élever en dehors de l'enceinte des villes, il ne faut pas craindre de faire les frais d'une canalisation spéciale pour aller rejoindre l'égout le plus voisin, ou même, s'il y a lieu, pour conduire les eaux ménagères additionnées des vidanges, sur un terrain d'épandage spécial, comme cela s'est fait à la maison municipale de Nanterre.

Les cabinets d'aisances doivent être l'objet d'une surveillance spéciale. C'est la partie la plus défectueuse de tous les établissements publics. Dans les vieux édifices, ils sont le plus souvent immondes. Il y a quelques années à peine, on eut en vain cherché un lycée, une caserne, ou une école, où les latrines fussent proprement tenues. Aujourd'hui cela n'est pas rare. Une transformation s'opère à cet égard. Le signal en a été donné par Durand-Claye à la caserne Schomberg, dont les cabinets d'aisances pourraient servir de modèle pour les maisons particulières, comme pour les hôtels. Dans les hôpitaux et les lycées récemment construits, on peut constater le même progrès.

Ces considérations générales s'appliquent à toutes les habitations collectives ; mais il en est de spéciales à chacune d'elles et ce serait le moment de les indiquer, si ces établissements, par leur destination, ne rentraient pas dans des sujets qui seront étudiés dans d'autres livres de cette encyclopédie. Nous ne pourrions les en distraire sans manquer au plan que nous nous sommes tracé. Ainsi, les hôpitaux, les hospices, les asiles font partie du Ve livre (*Hygiène hospitalière et assistance publique*) ; les casernes appartiennent au VIe livre (*Hygiène militaire*) ; les lycées, collèges, pensionnats, séminaires rentrent dans le IXe livre

(*Hygiène infantile et scolaire*). Je ne traiterai donc dans cet article que des établissements pénitentiaires.

§ 2. — Établissements pénitentiaires.

On comprend, en France, sous cette dénomination commune :

1° Les prisons départementales;

2° Les maisons centrales;

3° Les pénitenciers agricoles;

4° Les colonies pénales;

5° Les établissements d'éducation correctionnelle.

Il convient d'y adjoindre les prisons et les pénitenciers militaires qui dépendent du ministère de la guerre et dont l'étude rentre dans l'hygiène militaire, ainsi que les prisons maritimes qui sont du ressort de l'hygiène navale.

I. **Prisons départementales.** — Elles comprennent trois divisions et trois catégories de détenus :

1° Les *maisons d'arrêt* ou sont enfermés les *inculpés* ou *prévenus* ;

2° Les *maisons de justice* qui renferment les *accusés*, c'est-à-dire ceux qu'une décision de la chambre des mises en accusation renvoie devant les cours d'assises;

3° Les *maisons de correction* où les *condamnés* à l'emprisonnement jusqu'à un an et un jour subissent leur peine.

Les *maisons d'arrêt*, de *justice* et de *correction* sont le plus souvent réunies dans le même établissement.

Le nombre des prisons s'élevait, lors du dernier recensement, à 382 et leur population à 22 985 personnes dont 18 977 hommes et 4008 femmes.

Les conditions hygiéniques auxquelles ce personnel est soumis étant toutes spéciales, je crois devoir les exposer avec quelques détails.

Les prisons ont été, de tout temps, les plus insalubres des établissements publics et cela se conçoit. Les gens qu'on y détient ne sont pas intéressants, et l'esprit de justice et d'humanité qui est le fruit d'une civilisation avancée peut seul plaider en faveur d'un personnel semblable. Le moyen âge ne connaissait pas ces scrupules. Il nous a laissé le souvenir de férocités inouïes et quelques spécimens de cachots dont l'aspect nous donne le frisson. On se demande comment des êtres humains ont pu vivre, pendant de longues années, dans les cavernes souterraines des vieux châteaux, dans les *in pace* des couvents, où de malheureux moines attendaient la mort dans l'obscurité du tombeau. Des hommes de notre temps n'y resteraient pas six mois.

Il n'y a pas besoin de remonter au moyen âge pour trouver de ces horreurs-là. Les prisons du siècle dernier n'étaient pas beaucoup moins effrayantes. Dans ses épaisses murailles, le Grand-Châtelet contenait de noirs cachots infects, où le prisonnier, enchaîné, ne pouvait se tenir ni debout ni couché, où les infiltrations de la Seine pénétraient de toutes parts, en lui baignant les pieds et où le malheureux n'avait pour compagnons que des crapauds et des reptiles (1).

Dans l'article Prisons du *Grand Dictionnaire des sciences médicales*, écrit en 1820, Villermé trace une peinture de celles de son temps qui nous donne la mesure du progrès accompli depuis lors : « La salubrité, dit-il, est, en général, ce qu'on a le moins considéré dans l'emplacement des prisons. Dans les places fortes, elles occupent souvent les bords des fossés humides ; ce sont de véritables casemates, des souterrains ténébreux, où rien de ce qui peut rappeler leur destination ne manque. Dans beaucoup de villes, on a converti en prisons les maisons les plus malsaines; ceux qui ont fait ce choix n'ont eu en vue que d'ôter aux prisonniers l'espoir de s'évader. C'est ainsi que d'anciens châteaux forts, des édifices à murs épais et toujours humides, de vieilles tours, des voûtes obscures, ont été pris de préférence ; on a même cru qu'il était prudent d'abandonner la partie supérieure de ces bâtiments aux hiboux, et de faire descendre les prisonniers dans les caves où des murs épais, des grilles plus multipliées, des verrous plus forts répondent mieux d'eux (2). Il n'y a pas, ajoute-t-il, en Europe de prisons qui soient disposées d'une manière conforme à leur destination. Quand on voit ces pièces si insalubres où l'on entasse, disons mieux, où l'on enterre tout vivants la plupart des prisonniers, on dirait que la justice, en faisant enfermer un homme, a voulu qu'il mourût dans un air empoisonné. » Il cite pour exemples quelques-unes des prisons qu'il a visitées et entre autres les caves de la citadelle de Boulogne-sur-Mer qu'il inspecta en l'an XIII. Une d'elles, de cinq toises de long sur quatre de large, contenait une vingtaine de militaires qui n'en étaient pas sortis depuis des mois entiers. Elle n'était éclairée que par un seul soupirail de dix-huit à vingt pouces en tout sens.

Le principe qui primait tout alors était l'intérêt public. Il fallait que la prison fût un épouvantail; il fallait surtout qu'on ne pût pas s'en évader. De là les grilles, les barreaux de fer, les fenêtres étroites et le reste. Quant au détenu, on ne s'en souciait guère. « Tout ce qu'on peut, tout ce qu'on doit exiger d'une prison, a dit Moreau Christophe, c'est qu'elle ne tue point (3). » Aujourd'hui, on lui demande autre chose. La société, en incarcérant un homme, n'entend le priver que de sa liberté ; elle ne doit ni altérer sa santé, ni lui infliger d'inutiles douleurs. On a été très loin dans cette voie, comme nous le verrons plus tard. La commisération, l'intérêt pour les prisonniers a parfois atteint les limites du ridicule ; mais cet excès vaut mieux que l'autre ; il est plus facile d'y remédier et c'est en somme une preuve de l'adoucissement de nos mœurs.

(1) Ad. Guillot, *Paris qui souffre*. Paris, 1890.
(2) Villermé, *Dictionnaire des sciences médicales*, 1820, t. XLV, p. 209.
(3) A. Proust, *Traité d'hygiène publique et privée*, 1877, p. 520.

L'hygiène de nos établissements pénitentiaires s'est considérablement améliorée depuis le commencement du siècle. On a partout abandonné les vieilles tours, les souterrains, les casemates dont parlait Villermé; mais on n'a pas pu remplacer encore toutes les anciennes prisons, et de même qu'il y a de vieux collèges, de vieilles casernes et de vieux hôpitaux qui laissent à désirer sous le rapport de l'hygiène, il y a des prisons, et c'est infiniment moins regrettable, qui ne sont pas des modèles de salubrité. Il en existe à Paris même.

Il y a trois ans, M. Léon Colin, inspecteur général du service de santé des armées, fut chargé de visiter les prisons de la Seine, en qualité de rapporteur d'une commission du Conseil d'hygiène publique et de salubrité, nommée par le préfet de police (1). Il signale dans son rapport bien des desiderata surtout en ce qui concerne l'espace et l'aération des locaux. C'est ainsi qu'au *Dépôt*, où s'entasse la masse des gens arrêtés chaque jour, l'encombrement est à son comble. Il se révèle non seulement dans les grandes chambres communes où, chaque nuit, sont entassées deux ou trois cents personnes; mais encore dans les promenoirs où les détenus sont serrés, les uns contre les autres sur le même banc, où ils sont obligés de circuler coude à coude, et où les latrines trop peu nombreuses ajoutent encore leurs odeurs à celle de l'air confiné. A la *Conciergerie*, il a trouvé des cellules où chaque détenu n'avait guère que 8 à 9 mètres cubes d'air. A *Sainte-Pélagie*, dont la population varie entre six cents et sept cents personnes, il a vu des mansardes dont le cubage ne donnait guère que 3 ou 4 mètres par lit, des ateliers où les travailleurs étaient littéralement accolés les uns aux autres, où la ration atmosphérique individuelle tombait à 2 mètres par tête. A *Saint-Lazare*, même disproportion entre le nombre des détenues et l'espace qui leur est réservé, partout des couloirs étroits, sombres, insuffisamment éclairés par la lumière artificielle, même en plein jour, des cours en forme de puits, profondes et humides.

Dans toutes les prisons de Paris, on ne donne aux détenus que de l'eau de Seine; elle n'est filtrée que dans quelques-unes d'entre elles. Nulle part on ne leur donne le moyen de se nettoyer; le savon et le linge y sont inconnus; mais on trouve des salles de bains dans presque toutes. Les latrines, les tinettes et les baquets laissent partout à désirer. Il n'existe nulle part de moyen de désinfection pour les vêtements des détenus qui en auraient cependant grand besoin. Parmi ces desiderata, il en est qui tiennent à la construction de ces vieux édifices et qu'il n'est pas possible de faire disparaître; mais la plupart d'entre eux pourraient être atténués à l'aide des mesures très simples que conseille M. Léon Colin (2).

(1) Cette commission se composait de MM. Lépine, Dujardin-Beaumetz, Goubaux Bunel, Levraud et Léon Colin rapporteur. Le rapport a été lu au Conseil d'hygiène et de salubrité et adopté dans la séance du 11 novembre 1887.

(2) Léon Colin, *rapport cité*, p. 14.

Les prisons de construction plus récente, telle que la *Grande* et la *Petite Roquette*, *Mazas* et la *Santé* sont beaucoup moins défectueuses.

Elles sont mieux isolées, plus vastes proportionnellement à leur population, et mieux ventilées. Les cellules sont propres, bien aérées, ouvertes chaque jour, mais elles ne sont pas chauffées, même à la *Petite Roquette*, où les jeunes détenus sont cependant soumis au régime cellulaire absolu.

Mazas se compose, comme on le sait, de cellules disposées en galeries, rayonnant autour d'un point central. La pureté de l'air y est artificiellement entretenue à l'aide de la ventilation par pulsion et on n'y respire pas de mauvaise odeur, malgré la présence de onze cents détenus. On trouve à la *Santé* des lavabos convenables et chaque détenu prend un bain tous les mois.

J'ai insisté sur l'hygiène des prisons de la Seine, parce que c'est celle qui a été le mieux étudiée. On peut juger par là de ce qui se passe dans celles des autres départements qui ne sont l'objet ni de la même surveillance, ni de la même sollicitude.

En province, comme à Paris, les prisons de date récente sont convenables et bien tenues. Dans quelques-unes les murs sont plus élevés, les fenêtres plus petites et les préaux plus étroits que ne l'exigerait l'hygiène; mais, en somme, toutes les fois que, dans le cours de ma carrière, j'ai été appelé à inspecter des établissements pénitentiaires, j'en suis sorti avec cette impression que, dans les prisons modernes, les détenus sont mieux logés que les soldats. Dans nos cinq ports militaires, les prisons sont plus confortables, plus hygiéniques et mieux tenues que les casernes. Certaines prisons départementales sont des modèles. J'ai été chargé, au mois de juin 1887, par le préfet de police, comme membre du conseil d'hygiène et de salubrité de la Seine, de visiter la maison municipale de Nanterre, en compagnie de M. le docteur Ollivier; nous en avons été absolument satisfaits. Cet établissement est destiné à contenir 1500 personnes et il couvre 12 hectares de terrain. Il comprend deux parties distinctes : une prison et un dépôt de mendicité. La prison se compose de quatre pavillons, deux pour les hommes et deux pour les femmes. Chacun d'eux peut contenir cent douze personnes. Les cellules sont doubles ou simples. Toutes sont spacieuses, claires et bien aérées. Les préaux sont immenses et entourés de grandes galeries couvertes. L'air et la lumière circulent à flots autour des bâtiments. La ventilation artificielle et le chauffage à vapeur sont opérés par une usine située en dehors de l'enceinte. Les cabinets d'aisances sont à siphon hydraulique, avec effet d'eau automatique; les salles de bains sont bien disposées. Le seul point qui laisse à désirer c'est la qualité de l'eau. Elle vient de la Seine et, bien qu'elle soit filtrée, elle ne peut pas être considérée comme pure. En somme, on n'a rien épargné pour faire de cette maison de répression un établissement modèle. Elle a coûté une douzaine de millions!

C'est à mes yeux une dépense exagerée. En matière d'établissement public et surtout quand il s'agit de prisons, la plus stricte économie doit présider à la construction et à l'entretien. On ne doit aux détenus ni le confortable ni le bien-être ; on ne leur doit que la salubrité. Je sais bien que Nanterre est un établissement mixte; mais il a coûté trop cher, même pour un dépôt de mendicité. La rente de cet énorme capital, jointe aux frais de nourriture et d'entretien, permettrait de constituer à chacun des mendiants qui y sont reçus, une rente annuelle de 800 francs.

Il est difficile aujourd'hui de se conformer à la règle que je viens de poser. Les prisons coûtent extrêmement cher depuis l'adoption du système cellulaire. On sait que le 5 juin 1875, l'Assemblée nationale a voté la loi qui institue le régime de la séparation individuelle, dans les *maisons d'arrêt*, de *justice* et de *correction*. Depuis lors, les prisons qu'on a construites sont édifiées en vue de l'application de ce système et conformément au programme arrêté dans ce but, le 27 juillet 1877, par le conseil supérieur des prisons. Ce programme, rédigé par Lunier, est aujourd'hui le code des constructions pénitentiaires.

Il établit d'abord la nécessité de faire converger tous les bâtiments vers un point central, afin de faciliter la surveillance. C'est la disposition adoptée à Mazas. Il fixe la dimension des cellules, pour que le détenu puisse y respirer, se mouvoir librement et se livrer au travail. Les cellules des valides doivent avoir au moins 4 mètres de longueur sur $2^{m},50$ de largeur et 3 mètres de hauteur ce qui donne un cube de 30 mètres. Quant à celles des malades, elles doivent avoir de 40 à 45 mètres cubes. Toutes doivent être ventilées, chauffées, éclairées, munies d'un appareil d'aisances et pourvues de la quantité d'eau nécessaire aux détenus, tant pour la boisson que pour les soins de propreté. La ventilation doit se faire par deux conduits spéciaux, l'un destiné à l'introduction de l'air pur, l'autre à l'extraction de l'air vicié. Ce dernier doit être muni de deux orifices à registres, l'un au niveau du sol de la cellule, l'autre à la naissance de la voûte, débouchant à son extrémité supérieure dans un collecteur horizontal et par cet intermédiaire à une cheminée verticale que traverse le conduit de fumée du calorifère. Dans chaque cellule doit être placé, près de la porte, un vase mobile, dans une niche ventilée au moyen d'un petit tuyau d'aération relié au système général de ventilation de la prison. Les murs doivent être peints à l'huile ou badigeonnés à la chaux, le sol en matière dure ou planchéié (1). La fenêtre doit être placée de façon que le détenu ait le plus de jour et le plus d'air possible, sans qu'il puisse regarder à l'intérieur des cours et préaux, ni à l'extérieur de la prison. D'après les instructions données par le mi-

(1) H. Napias et A. J. Martin, *l'Étude et les progrès de l'hygiène en France de 1878 à 1882*. Paris, 1888, p. 225.

nistère de l'intérieur, pour la construction des prisons cellulaires en France, les ouvertures doivent être à 2 mètres du sol, avoir 1^{m},20 de largeur sur 70 centimètres de hauteur, et le détenu doit pouvoir les ouvrir et les fermer.

La température des cellules est maintenue à 15 degrés. Elles sont éclairées de façon que le détenu puisse travailler le soir. Leur mobilier se compose d'un lit, d'une tablette, d'un siège à dossier et d'une étagère.

Les préaux doivent être en nombre proportionnel à l'importance de la prison, de telle sorte que chaque détenu ait au moins une heure de promenade par jour. Ils doivent être disposés par groupes en forme d'éventail et avoir 8 à 12 mètres de long sur 5 mètres de largeur à l'extrémité. Au centre de chaque groupe de promenoirs, un observatoire est ménagé pour le poste de surveillance.

On voit que la sollicitude du ministère de l'intérieur s'est étendue aux moindres détails et que rien n'a été omis de ce qui pouvait intéresser le bien-être et la santé du prévenu. On est pourtant allé plus loin encore à l'étranger. En Belgique, on réserve les cellules les plus confortables aux jeunes sujets et aux hommes qui ont une longue détention à subir. Les détenus prédisposés à la phthisie ou à la scrofule, et ceux de petite taille, sont placés dans la partie des bâtiments exposée au midi. Les cellules situées au nord et au rez-de-chaussée sont attribuées aux gens robustes et qui n'ont qu'un temps très court à faire (1).

Dans la prison de Plotzensee (Berlin), qui a obtenu le premier prix à l'exposition de Bruxelles de 1876, les cellules ont 9^{m},81 de surface et 35 mètres de cubage. Dans les ateliers, la surface de plancher et l'espace libre sont distribués avec la même libéralité et, dans l'infirmerie-hôpital, le cubage est de 38^{m},2, pour chacun des 118 lits. La quantité d'air neuf fournie à chaque occupant est de 25 mètres cubes dans les salles communes, de 40 dans les cellules, de 45 dans les dortoirs et de 60 pour les jeunes détenus. L'eau est distribuée à raison de 300 litres par tête. Chaque détenu prend deux, trois ou quatre bains par mois, suivant la nature de son travail; 120 litres d'eau par tête sont affectés aux lieux d'aisances. Les eaux ménagères et les vidanges sont refoulées, par un canal souterrain et à l'aide de deux machines à vapeur, sur des terrains d'épuration d'une surface de 8 hectares, tandis que les eaux météoriques sont conduites directement et à ciel ouvert, dans un canal qui passe à proximité (2).

Assurément l'hygiène ne peut qu'applaudir à de pareilles libéralités, elle ne peut pas cependant s'empêcher de trouver qu'elles coûtent un

(1) J. Stevens, *Rapport du directeur de la maison pénitentiaire cellulaire à Louvain de 1863 à 1865*. Bruxelles, 1872.

(2) Dr P. Bœrner (de Berlin), *Compte rendu de l'exposition générale allemande d'hygiène et de sauvetage* (*Analyse* in *Revue d'hygiène*, 1885, t. VII, p. 587).

peu cher. La cellule a coûté 5460 francs dans la prison de Sarlat, 5112 francs dans celle de Pontoise, et 7633 francs à Corbeil. L'administration pénitentiaire a fait tant de recommandations, relativement à la dépense, qu'on a fini par diminuer un peu les frais. A Bourges, la cellule n'est revenue qu'à 3781 francs ; celles de la prison de Chaumont n'ont coûté que 3380 francs et, à Besançon, on en a été quitte pour 3500 francs. Je trouve encore ces prix beaucoup trop élevés. En prenant la moyenne des trois derniers chiffres, on trouve que, pour appliquer la loi du 5 juin 1875 et étendre le bénéfice du système cellulaire à tous les détenus, il faudrait dépenser encore environ 80 millions de francs. C'est du reste ce qu'on avait prévu à l'aurore du système. En 1847, le ministre de l'intérieur évaluait la dépense à 101 millions, ainsi répartis :

	Fr.
Prisons départementales	26.000.000
Maisons centrales	54.000.000
Maisons de travaux forcés	21.000.000
Total	101.000.000 (1).

Cette dépense colossale ne semblait pas effrayer les partisans du système et cependant, lorsqu'on pense qu'il y a encore en France tant de lycées, tant de casernes insalubres, tant d'hôpitaux qui laissent à désirer, je trouve qu'il est plus juste, plus moral même, de songer d'abord à ceux qui les habitent. Ce sont nos enfants, c'est l'avenir du pays, et ils sont bien autrement intéressants à mes yeux que les criminels qui peuplent les prisons et qui ne seront jamais que des charges pour lui (2). Je reviendrai sur ce sujet à propos de l'emprisonnement cellulaire.

II. **Maisons centrales.** — Elles sont destinées à contenir les individus de l'un et de l'autre sexe dont la peine dépasse un an. Ceux qui sont condamnés à l'*emprisonnement* sont enfermés dans les *maisons centrales* de *correction*; les *maisons de force* sont réservées aux hommes condamnés à la réclusion et aux femmes condamnées aux travaux forcés. Il existe actuellement vingt maisons centrales, dont quinze pour les hommes et cinq pour les femmes. Il convient d'y joindre les deux maisons centrales d'Algérie.

Les prisons centrales ont été établies dans de vieux châteaux, dans

(1) Dr Aug. Bonnet, *Hygiène physique et morale des prisons, ou de l'influence que les systèmes pénitentiaires exercent sur le physique et le moral des prisonniers*. Paris, 1847, p. 89.

(2) L'État a compris l'impossibilité d'appliquer la loi du 5 juin 1875 et elle n'a encore reçu qu'un commencement d'exécution. Au 31 décembre 1884, c'est-à-dire dix ans après sa promulgation, il n'y avait encore que quatorze prisons cellulaires de construites et elles ne contenaient que 2859 cellules (Merry-Delabost, article SYSTÈME PÉNITENTIAIRE du *Dictionnaire encyclopédique des sciences médicales*, IIe série, t. XXII p. 653).

des couvents abandonnés et n'offrent rien de régulier dans leurs dispositions qui sont souvent défectueuses.

Cependant, elles ont en général un ensemble plus satisfaisant que les vieilles prisons départementales. Il en est, comme la maison centrale de Gaillon, ancien palais d'été des archevêques de Rouen, comme celle de Cadillac, ancienne propriété des ducs d'Épernon, qui occupent des situations admirables et répondent aux principales exigences de l'hygiène (1). Il en est, au contraire, où l'aération, l'éclairage et le volume d'air sont insuffisants.

Ces conditions varient suivant les établissements; mais tout ce qui touche au mobilier, aux vêtements est soumis à la même règle.

Les lits sont en fer, avec fond de treillis ou toile métallique ; ils sont garnis d'une paillasse ou d'un matelas, d'un traversin en paille, de draps, d'une couverture de coton en été, et de deux couvertures dont une de laine en hiver. A l'infirmerie, la couchette est garnie d'une paillasse, d'un matelas, d'un traversin, d'un oreiller de plume avec sa taie, de deux draps et de deux couvertures.

A leur arrivée dans la maison centrale, les détenus ont les cheveux coupés, ils sont dépouillés de leur linge, de leurs vêtements ; on leur fait prendre un bain et ils revêtent le costume de la maison. Les femmes sont traitées de la même manière ; seulement elles conservent leurs cheveux.

III. **Régime intérieur des prisons.** — Les règles relatives à la tenue intérieure des établissements sont uniformes et absolues dans les maisons centrales ; mais variables dans les prisons départementales.

A. Alimentation. — Dans les maisons centrales, la nourriture des détenus se compose de 850 grammes de pain par homme (y compris le pain de soupe) et de 650 grammes par femme. Les uns et les autres ont une soupe le matin, et le soir une soupe avec une pitance. Ils mangent de la viande deux fois par semaine. La ration est de 250 grammes de viande crue et non désossée. Dans les prisons départementales, l'alimentation est à peu près la même ; mais on ne délivre de viande que le dimanche et les jours de fête.

La boisson ordinaire est de l'eau. Dans les trois mois de l'été on donne aux détenus une sorte de piquette. A l'infirmerie, le régime des détenus est fixé par le médecin (2).

Cette alimentation est suffisante comme ration d'entretien, puisqu'elle représente, pour les maisons centrales, 13gr,89 d'azote et 318 grammes de carbone, d'après les calculs du docteur Hurel, et, d'après ceux de M. Delabost, 13gr,38 d'azote et 314 grammes de carbone, dans les

(1) Merry-Delabost, article Système pénitentiaire, du *Dictionnaire encyclopédique des sciences médicales*, t. XXII, p. 664).

(2) Pour tous les détails relatifs au régime intérieur des prisons, voyez Merry-Delabost, *loc. cit.*, p. 655.

maisons départementales. Elle est assez variée pour satisfaire le goût, sans être plus recherchée qu'il ne faut, et, par conséquent, elle convient pour le condamné à l'état de repos; mais elle est un peu faible lorsqu'il travaille, et le travail est la règle dans les prisons. Le détenu y supplée à l'aide d'aliments achetés à la cantine, avec son pécule entretenu lui-même par la rétribution de son travail, lorsque cette ressource ne lui est pas enlevée par mesure disciplinaire. En réalité, les détenus sont suffisamment nourris.

L'Angleterre, qui est entrée la première dans la voie des réformes pénitentiaires, à la voix du célèbre philanthrope John Howard, ne traite pas les détenus aussi bien que nous, sous le rapport alimentaire. La nourriture est réduite au strict nécessaire et il est défendu aux prisonniers de s'en procurer avec le salaire de leur travail.

B. Soins de propreté. — Les chemises, mouchoirs de poche et essuie-mains sont blanchis toutes les semaines, dans les maisons centrales; les draps de lit le sont tous les mois; le reste de la lingerie tous les quinze jours; les objets d'infirmerie toutes les fois que cela est nécessaire.

Nous avons vu que les lavabos faisaient défaut dans le plus grand nombre des prisons départementales, que presque partout le savon et le linge manquaient, et que ces desiderata s'observaient même dans les prisons de la Seine. En province, dans la plupart des établissements, les détenus sont obligés, le matin, de descendre dans la cour pour se laver dans l'eau des bassins. Ils remontent au dortoir pour achever de s'habiller et redescendent ensuite aux ateliers. Il en résulte une perte de temps fâcheuse et une promiscuité qui n'est pas sans danger pour la transmission des maladies contagieuses. De plus, dans l'hiver, quand il neige ou qu'il glace, les prisonniers ont une paresse bien naturelle à descendre dans les cours et ne se lavent pas.

L'installation de lavabos au voisinage des dortoirs est de première nécessité. Il faut que tous les détenus aient les moyens de se nettoyer chaque jour d'une façon convenable. La propreté n'est pas une affaire de luxe et de bien-être; c'est une question d'hygiène et de décence. Malheureusement, la plupart des prisons n'ont pas d'eau en suffisante quantité pour l'assurer. Aux termes de leur cahier des charges, les entrepreneurs doivent donner aux détenus des bains de pieds au moins tous les deux mois et des bains généraux au moins deux fois par an; ces prescriptions, bien qu'insuffisantes, ne sont que rarement exécutées dans les établissements qui renferment une population nombreuse, parce qu'on n'y dispose pas toujours de la quantité d'eau nécessaire. C'est un obstacle qu'il faut faire disparaître.

Il est inutile de fournir aux prisons 300 litres d'eau par jour et par tête, comme on le fait dans celle de Plotzensee dont j'ai parlé plus haut; mais il est indispensable de leur en donner ce qu'il faut pour entretenir la propreté individuelle et celle de l'établissement.

C'est pour remédier à cette insuffisance hydraulique que M. Delabost a imaginé, en 1872, et fait installer à la prison de Rouen, l'ingénieux système des *bains-douches* qui permet, avec une très faible dépense de liquide (16 à 20 litres par personne), de laver, en très peu de temps, une grande quantité de détenus. Ce système, décrit par son auteur dans les *Annales d'hygiène et de médecine légale* (2e série, XLIII, 1875) est extrêmement simple. De l'eau chauffée à 34° ou 35° descend d'un réservoir élevé de 14 mètres et tombe en pluie par six tuyaux terminés en pomme d'arrosoir et munis de robinets indépendants. En quatre ou cinq minutes, on donne au même détenu quatre ou cinq douches séparées par une demi-minute d'intervalle, pendant lesquelles on le frotte au savon noir. C'est un autre détenu qui manœuvre le robinet; on en douche six à la fois; puis chacun s'enveloppe d'un peignoir et va se rhabiller dans le vestiaire.

M. Delabost avait proposé d'appliquer son système à tous les établissements pénitentiaires : il n'a pas réussi; mais son heureuse invention a été reprise, quelques années après, par le Dr Haro, qui, de concert avec le colonel Louis, a institué, au 69e régiment d'infanterie, un mode d'ablutions analogue et grâce auquel on peut, dit le Dr Arnould, baigner tout un régiment en quinze jours, à raison d'un centime par tête (1).

L'emploi des bains tièdes par aspersion s'est généralisé dans l'armée par les efforts des médecins militaires et des officiers, et leur installation dans toutes les casernes a été prescrite par les circulaires du ministre de la guerre en date des 31 juillet 1879, 18 mai et 21 mai 1880, 12 août 1882, 8 mars 1886.

C. Travail. — Toutes les prisons sont astreintes au régime du travail et du silence absolus. Dans celles où les détenus vivent ensemble, il leur est défendu de s'entretenir entre eux, même à voix basse ou par signes, dans quelque partie que ce soit de la maison. Il est inutile de dire que, comme les écoliers, ils trouvent le moyen d'éluder cette défense et de communiquer entre eux, mais ils le font sans bruit et avec assez d'adresse pour que les surveillants ne s'en aperçoivent pas.

Le travail est le moyen de moralisation sur lequel on compte le plus. Le produit en est partagé entre le détenu et l'État, si l'établissement est soumis au système de la régie, entre le détenu et l'entrepreneur, dans le cas contraire. La part attribuée aux condamnés ne peut jamais être inférieure à un dixième. Les industries exercées dans les établissements pénitentiaires sont très nombreuses et varient suivant les régions. Certaines d'entre elles peuvent avoir quelques inconvénients pour la santé ; mais elles n'en présentent pas plus que lorsqu'elles sont exercées par des hommes libres. On prend même, pour les pallier, plus de précautions dans les prisons que dans les ateliers. Le travail, dont

(1) Jules Arnould, *Nouveaux éléments d'hygiène*. Paris, 1881, p. 700.

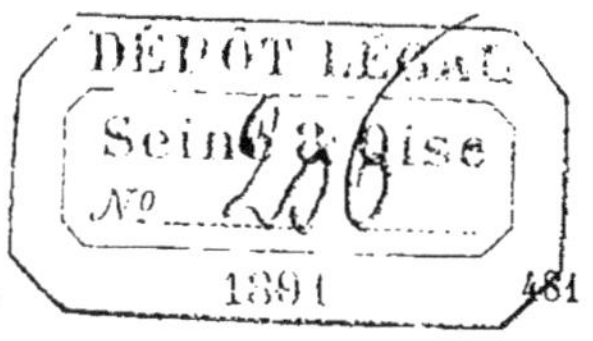

la durée n'est jamais excessive, est coupé par des temps de repos, par des promenades dans les préaux. L'inspecteur désigne, pour chaque genre de travail, les détenus qui lui semblent les plus propres à s'y livrer ; mais s'ils réclament, en invoquant une raison de santé ou d'invalidité, on les soumet à la visite du médecin qui prononce.

Le travail n'est pas le seul moyen auquel on ait recours pour ramener les condamnés au bien. L'instruction et les secours religieux sont également invoqués. Des prêtres des différents cultes et des instituteurs font partie du personnel des établissements pénitentiaires. Ils s'efforcent de faire pénétrer, dans ces esprits égarés, avec les éléments de l'instruction, les saines notions du devoir (1).

On a également installé dans les prisons, des bibliothèques dont les livres sont prêtés aux condamnés pour se distraire et s'instruire ; mais il faut bien reconnaître que tous ces efforts sont le plus souvent stériles, et qu'on perd son temps et sa peine à vouloir moraliser les condamnés.

D. Punitions. — La réunion d'un grand nombre de criminels, dans un même lieu, constitue un danger permanent pour ceux qui sont chargés de les conduire. Il faut, pour maintenir un semblable personnel, une discipline sévère, une fermeté inflexible et cependant les punitions rigoureuses sont depuis longtemps bannies des prisons françaises. Les châtiments corporels y sont sévèrement interdits. Il n'en est pas de même dans tous les pays d'Europe.

La bastonnade est appliquée en Allemagne et en Danemark. En Angleterre, c'est la peine du fouet, sous la forme du légendaire *chat à neuf queues*. Quelques menus supplices sont encore infligés à l'étranger. Ainsi, en Prusse, on a conservé la chambre *lattée*, dans laquelle le détenu, chaussé de bas de coton, marche sur un plancher composé de lattes à trois coins, sans pouvoir s'asseoir, se reposer, ni s'appuyer. Dans le grand-duché de Bade, à la prison de Bruchsal, on use de la *chaise de force*, espèce de fauteuil en bois, dans lequel les bras, le corps et les pieds du patient sont fixés par des courroies. Dans quelques-uns des États de la Confédération américaine, on administre des *douches*, dans d'autres, on a recours au *bonnet phrygien*. C'est un casque en tôle, dans lequel la tête est introduite jusqu'aux épaules et qui n'a d'ouverture que pour les yeux et le nez (2).

La question des châtiments corporels a été traitée au Congrès pénitentiaire de Stockholm, au mois d'août 1878 et leur abolition a été votée à l'unanimité moins onze membres (3).

En France, les punitions en usage sont : l'interdiction de promenade ;

(1) Merry-Delabost, *loc. cit.*, p. 661.
(2) Id., *ibid.*, p. 662.
(3) Fernand Desportes et Léon Lefebvre, *la Science pénitentiaire au Congrès de Stockholm*, 3 avril 1880.

la privation de toute dépense à la cantine; la défense au condamné de communiquer avec ses parents ou amis, les retenues sur le pécule ; la privation de vivres autres que le pain, mais seulement pendant trois jours consécutifs sur quatre ; la salle de discipline; la cellule ou le cachot, avec ou sans travail (il faut l'autorisation du ministre pour y maintenir un détenu plus de trois mois); la mise aux fers, strictement réservée aux cas prévus par l'article 614 du code d'instruction criminelle (fureur ou violence grave).

L'application de ces peines n'est pas laissée à l'initiative des agents subalternes. Elle dépend d'un tribunal nommé *prétoire*, présidé par le directeur, et composé de l'inspecteur, du greffier et du gardien-chef. Le prétoire reçoit le rapport écrit du gardien qui porte la plainte, entend le détenu, puis prononce la peine. C'est à lui que les réclamations des prisonniers sont adressées.

Les médecins sont chargés de veiller à ce qu'aucune de ces punitions ne soit préjudiciable à la santé. Celles qui concernent la réduction d'aliments et le séjour prolongé à la cellule ou au cachot, doivent surtout fixer leur attention, parce qu'elles peuvent contribuer à augmenter l'état d'anémie qui fait le fond de la constitution acquise d'un grand nombre de détenus. D'un autre côté, il faut craindre d'affaiblir la répression dans un milieu où la main de l'autorité doit se faire fortement sentir.

IV. **Systèmes pénitentiaires.** — En ce qui concerne l'hygiène, les systèmes pénitentiaires, actuellement en expérience chez les différents peuples, peuvent se ramener à trois types :

1° L'*emprisonnement en commun de jour et de nuit*, tel qu'il est pratiqué dans nos maisons centrales et dans la plupart des prisons départementales;

2° L'*emprisonnement en commun pendant le jour et cellulaire pendant la nuit*, connu sous le nom de *système d'Auburn* ;

3° L'*emprisonnement complètement cellulaire* (système de *Philadelphie* ou de *Pensylvanie*).

Enfin il existe, en Angleterre et en Irlande, des systèmes mixtes dans lesquels on fait intervenir tour à tour ceux qui précèdent.

On sait qu'il y a, en Angleterre, trois sortes de prisons : les prisons des *bourgs*, celles des *comtés*, celles de l'*État*. Dans ces dernières, sont détenus les condamnés aux peines les plus longues. Ils sont isolés pendant les premiers temps ; mais plus tard lorsqu'ils se conduisent bien, on leur permet de prendre part aux travaux en commun, qui ont lieu sur les routes, dans les mines ou les carrières appartenant à l'État.

Le système irlandais, éminemment philanthropique, a été imaginé par Sir Weralt Crofton, directeur des prisons d'Irlande, dans le but de préparer graduellement les détenus à reprendre leur place dans la société. Pour les peines de longue durée, le temps de l'expiation est divisé en une série d'épreuves : d'abord, l'*isolement* pour un temps qui ne peut excéder neuf mois; puis le *travail en commun*, dans de vastes ateliers de travaux publics, avec un système de classes réparties d'après la conduite des détenus. Pendant cette période, la bonne et la mauvaise conduite sont attentivement notées, et font gagner ou perdre, jour par jour, au condamné, des chances pour une libération prochaine. C'est ce qu'on appelle le système des marques. Un nombre déterminé de bons points (*marks*) donne droit, au bout d'un certain temps, à une abréviation de la peine. Arrive alors une troisième période, pendant laquelle on ouvre au détenus les *prisons intermédiaires*, où il doit rentrer tous les soirs et où il reçoit une hospitalité plus complète en cas de chômage. Enfin, dans une quatrième période, les condamnés qui se sont bien conduits pendant la première moitié de leur peine, sont *libérés conditionnellement*, avec un *ticket of leave*. Ils sont réintégrés à la moindre infraction (1).

Tout cela est très ingénieux, très philanthropique. En théorie, rien de plus rationnel que de faire concourir tour à tour la discipline, l'émulation et l'espérance au relèvement des condamnés; malheureusement, l'expérience a prouvé que toutes les tentatives auxquelles on a recours pour régénérer cette classe d'hommes échouent dans l'immense majorité des cas; que toutes les classifications de prisonniers sont trompeuses, que les plus dégradés sont les plus soumis et que ceux qui se font remarquer par leur bonne conduite et qui gagnent le plus de points sont souvent les plus dangereux.

Les différents systèmes pénitentiaires peuvent être envisagés à deux points de vue : l'un est du ressort des criminalistes, c'est celui qui concerne l'amendement des coupables, la diminution des récidives; l'autre envisage la santé physique et l'état intellectuel des détenus, c'est celui-ci qui nous regarde.

A. Emprisonnement en commun. — L'emprisonnement en commun, tel qu'il est appliqué en France à l'immense majorité des détenus, est le système le plus hygiénique. Le travail dans les ateliers, malgré le silence, qu'on trouve si bien le moyen d'enfreindre, est à la fois moralisateur et hygiénique, les promenades dans le préau, et le régime suffisamment réparateur des prisons, constituent un ensemble de conditions aussi favorables à la santé que celles dans lesquelles vivent les trois quarts des détenus quand ils sont en liberté. Il est si peu redouté, du reste, que beaucoup d'habitués des établissements pénitentiaires, se font incarcérer, à l'entrée de l'hiver, pour s'assurer le vivre et le couvert pendant la mauvaise saison.

L'état sanitaire des prisons prouve du reste que les conditions de salubrité n'y sont pas mauvaises. La mortalité y a sensiblement dimi-

(1) Merry-Delabost, *loc. cit.*, p. 662.

nué depuis un demi-siècle. La statistique officielle de la France donne, pour la période comprise entre 1831 et 1835, une proportion de 67 décès annuels pour 1000 détenus. Le même calcul donne, pour les trois années 1877-78-79, une moyenne annuelle de 36 pour 1000 (1).

M. Merry-Delabost a publié une statistique plus récente et un peu moins favorable. Il a fait le relevé des cas de maladie et des décès, dans les maisons centrales, pour la période décennale comprise entre 1870 et 1880. La mortalité a varié entre 23,60 p. 1000 et 64,30; soit 43,45. Le rapport du nombre des journées d'infirmerie aux journées de détention a varié de 21,80 à 71,30 p. 1000.

Ce chiffre de décès est notablement plus élevé que celui de la population libre d'un âge correspondant, mais cette différence n'a pas lieu de surprendre, si l'on tient compte de ce fait qu'une partie notable de la population des établissements pénitentiaires y arrive dans un grand état de délabrement. La vie de misère et de débauche qui a précédé et souvent motivé l'internement ne l'explique que trop facilement et les statistiques même en donnent la preuve.

Dans les établissements consacrés aux hommes, pour la même période, sur une population moyenne de 75 569 détenus et sur 49111 admis aux infirmeries, 4664 avaient été reconnus malades à l'entrée et 14122 avaient été désignés comme faibles de constitution. Sur 3087 décédés, 327 étaient déjà malades à l'entrée, et 1116 avaient été reconnus faibles de constitution.

Dans les maisons centrales de femmes, pour une population moyenne de 16 569 détenues et sur 9631 admises à l'infirmerie, 795 avaient été reconnues malades à l'entrée et 2579 avaient été désignées comme faibles de constitution. Sur 638 décédées, 95 étaient déjà malades et 236 reconnues faibles à l'entrée dans l'établissement.

Les maladies qui causent ces décès et ces entrées à l'infirmerie sont les mêmes que celles qu'on observe dans la population libre et y figurent à peu près dans la même proportion. Ce sont les maladies de poitrine et en premier lieu la phthisie qui marchent en tête. L'aliénation mentale et le suicide y sont communs. La durée de l'emprisonnement n'a pas d'influence marquée sur la production des maladies pas plus que sur le nombre des décès.

Le chiffre des maladies et des morts n'est pas toujours en rapport avec la salubrité apparente des établissements. Ainsi, à Loos, dont M. d'Haussonville a signalé les imperfections, la mortalité moyenne, pendant la période décennale 1871-1881, n'a été que de 29,24 p. 1000; tandis qu'à Melun, établissement modèle, elle atteint le chiffre de 42,78.

(1) Année 1877	24 036 détenus des deux sexes....	791 décès	32 p. 1000.
— 1878	22 984 — —	819 —	35 —
— 1879	22 542 — —	930 —	41 —
	Moyenne..............		36 p. 1000.

Le rapport des journées d'infirmerie aux journées de détention est de 25,51 pour 1000 à Loos et de 49,78 p. 1000 à Melun.

La statistique pénitentaire des prisons départementales n'est pas aussi complète que celles des maisons centrales; mais M. Merry-Delabost, au travail duquel j'ai emprunté les chiffres qui précèdent, a dressé celle de la prison de Rouen, pendant la période décennale, 1875-1884 et il a trouvé une moyenne de décès de 37,80 p. 1000 et un rapport de 20, 30 p. 1000 pour le nombre des journées d'infirmerie, comparé à celui des journées de détention. A Rouen, pendant ces dix années, ce n'est pas la phthisie qui a occupé le sommet de l'échelle de mortalité, ce sont les pleurésies et les pneumonies.

B. Système d'Auburn. — Le mode d'emprisonnement qui consiste à isoler les détenus, dans des cellules pendant la nuit, et à les laisser vivre en commun pendant le jour, a reçu le nom de *système d'Auburn*, à cause de l'essai qui en a été fait, en 1821, dans cette ville de l'État de New-York; mais il convient de dire que, dès 1772, il avait été introduit dans la maison de correction de Gand.

Le jour, les détenus travaillent en commun, sous la surveillance des gardiens et observent le silence comme dans nos maisons centrales. La nuit, ils sont isolés dans des cellules. Ce système a, sur le précédent, l'avantage de soustraire les détenus au danger de la contagion morale aux heures où elle offre le plus de danger. Elle prévient les désordres honteux dont les prisons en commun sont le théâtre pendant la nuit et que la surveillance la plus attentive est impuissante à prévenir.

Au point de vue de l'hygiène, l'isolement nocturne réalise également un progrès. Une cellule qui reste vide et qu'on aère pendant toute la journée, constitue un milieu bien plus salutaire, pour le sommeil de la nuit, qu'un dortoir où les condamnés sont réunis et échangent leurs odeurs et leurs miasmes.

Les autres conditions d'hygiène sont les mêmes dans les deux systèmes que nous venons d'examiner. En somme celui d'Auburn n'est qu'un perfectionnement de l'emprisonnement en commun et, en réalité, il n'y a de comparaison à établir qu'entre ce dernier et l'emprisonnement cellulaire.

C. Emprisonnement cellulaire. — Les établissements pénitentiaires sont, comme chacun le sait, des écoles de crime. Tous les ans, ils prennent, dans les rangs de la société, un certain nombre de coupables qui en sont à leur premier délit et, au bout d'un certain temps, ils lui rendent un nombre égal de scélérats accomplis. Il ne peut pas en être autrement. Dans les prisons, ce sont les criminels les plus pervertis qui font la loi, et leurs disciples sont d'une docilité à toute épreuve. D'ailleurs, lorsqu'ils rentrent dans la société, leur peine terminée, ils n'ont guère d'autre ressource que le crime; mais ces considérations-là ne sont pas du domaine de l'hygiène et, si je les ai brièvement formulées, c'est qu'elles ont été le mobile de la révolution pénitentiaire à laquelle la loi du 5 juin 1875 a donné sa consécration.

Le système cellulaire a pour but, en isolant le condamné, de le préserver de la contagion du vice et du crime, de permettre de le ramener au bien, et de l'affranchir, une fois rentré dans la société, de la tyrannie que ses anciens compagnons de peine font peser sur le prisonnier ordinaire et qui l'empêche de rentrer dans la bonne voie. C'est assurément un but louable. Il reste à déterminer dans quelle mesure il est atteint, et si ce n'est pas au détriment de la santé morale et physique de l'individu qu'on se propose de sauver. Ce point a été l'objet de nombreuses controverses. Il est absolument du ressort de l'hygiène.

L'homme est fait pour vivre en société. La solitude complète, absolue, est pour lui le pire des supplices et les premiers essais du système cellulaire l'ont bien prouvé. Au début, dans la période de tâtonnements, on eut recours au *solitary confinment*, à l'incarcération dans la cellule, sans travail, sans livres, sans visites. L'essai en fut fait en 1786, dans la prison de Valnut-Street à Philadelphie, pour les condamnés à mort, et c'est là ce qui a valu son nom au système cellulaire complet. Plus tard, on l'appliqua dans quelques autres États de l'Union, et notamment à Auburn, où devait surgir plus tard le mode d'emprisonnement mixte dont j'ai parlé plus haut. Partout, le système cellulaire, appliqué avec cette rigueur, fut fatal aux condamnés et il a fallu y renoncer.

Aujourd'hui le condamné reçoit, dans sa cellule, la visite et les encouragements du directeur, de l'aumônier, de l'instituteur, du gardien, du médecin, des membres de la commission de surveillance. Il travaille, on lui donne des livres; enfin il en est qui savent se procurer d'ingénieuses distractions. M. Merry-Delabost, cite le fait d'un détenu qui, tout en tressant le légendaire chausson de lisière, avait apprivoisé un moineau et un rat dans sa cellule, comme Pelisson avait fait l'éducation d'une araignée, dans son cachot de la Bastille. En Belgique, où l'emprisonnement cellulaire est appliqué pour de longues peines, on autorise le détenu à embellir sa cellule, à l'aide de quelques ornements et il se promène, une heure par jour, dans un préau dont une partie couverte lui permet de se mettre à l'abri de la pluie. En France, la promenade au préau ne dure que trois quarts d'heure.

Tous ces moyens de distraction sont un peu théoriques. Une courte promenade solitaire dans l'espace restreint d'un préau peut être bonne pour la santé, mais ne doit pas égayer le moral. Le travail n'est pas généralisé, parce qu'il est difficile de trouver des métiers qui puissent s'exercer en cellule, et de les apprendre aux détenus. Aux heures de crise industrielle ou commerciale, cette concurrence nuit au travail national et ce labeur irrégulier, interrompu, n'est rémunérateur ni pour le détenu ni pour l'entrepreneur.

Quant aux visites, aux encouragements, comment supposer que, dans des prisons comme Mazas, qui renferment un millier de détenus, ou comme la Santé, dont la population atteint parfois les chiffres de 1200, 1300 et 1370, comment supposer, dis-je, que les fonctionnaires de l'établissement, au milieu de leurs occupations sans nombre, trouveront le temps d'aller converser avec chacun des détenus. M. P. de Pietra-Santa estime qu'en réalité les entretiens moralisateurs ont, pour chaque détenu, une durée qui varie entre vingt et quarante-sept minutes par mois (1). Je ne parle pas des visites du dehors, de celles des membres du comité de surveillance, des sociétés de patronage, parce qu'en fait elles sont à peu près nulles. Cependant, la direction des prisons se loue des résultats produits par le système cellulaire. En 1885, le ministre de l'intérieur ordonna une enquête officielle pour l'année 1884, à l'effet de connaître la situation des prisons cellulaires en France et de constater les résultats de la première application décennale de la loi de 1875. Les réponses adressées au questionnaire officiel furent en général favorables au nouveau système (2).

Le plus considérable de ces rapports est celui de M. le docteur Beauvais, médecin en chef de Mazas. Il repose sur une pratique de quatorze années, s'étendant de 1871 à 1884, et il examine l'emprisonnement cellulaire sous toutes ses faces.

Il établit d'abord que ce genre de vie n'a aucune influence appréciable sur les individus bien portants ; que les maladies spontanées sont peu fréquentes à Mazas et que la mortalité y est moindre que dans les prisons en commun. Le régime cellulaire n'aggrave ni ne provoque les maladies et il protège les détenus contre les épidémies qui viennent du dehors. Le docteur Beauvais reconnaît toutefois que les individus sanguins, pléthoriques, à constitution apoplectique, le supportent difficilement et qu'il n'est pas rare de voir survenir chez eux des congestions cérébrales, des hémorrhagies nasales ou pulmonaires. Il ne réussit pas davantage aux anémiques et aux gens nerveux ; il détermine chez eux de la prostration, des palpitations, de l'inappétence, des hallucinations. Enfin, il est nuisible chez les scrofuleux et, s'il ne fait pas naître la tuberculose de toutes pièces, il favorise l'explosion de cette diathèse chez ceux qui y sont prédisposés et accélère son évolution, une fois qu'elle est déclarée. Il me semble que cela constitue déjà un assez joli chiffre de maladies aggravées par l'emprisonnement cellulaire ; mais ce n'est pas là le point important, le côté délicat de la question. Le terrain sur lequel ont combattu les partisans et les adversaires du système cellulaire, c'est le côté psychologique, c'est l'influence que cet isolement peut avoir sur l'état mental des détenus.

De tout temps, on a accusé l'emprisonnement individuel de conduire

(1) P. de Pietra Santa, *Étude sur l'emprisonnement cellulaire et son influence sur la folie* (1850-1855), in *Journal d'hygiène*, du 10 juin 1890, t. XV, p. 290.

(2) *Application du régime d'emprisonnement individuel en France*. Paris, 1885.

à la folie ou au suicide. Charles Dickens a été l'un des premiers à signaler les dangers du système de Philadelphie, lorsque l'on commença à l'appliquer en Angleterre. Il a fait, de la prison de Cherry-Hill, une peinture saisissante. « Les couloirs solitaires et le morne silence qui y règne, dit-il, sont affreux à contempler. De temps à autre, on entend le bruit monotone du métier du tisserand, ou du marteau du cordonnier; mais les murs épais et la lourde porte du cachot étouffent bien vite ce bruit et le silence vous pèse plus lourdement encore sur le cœur. »

Le livre du Dr Bonnet n'est qu'un long réquisitoire contre le système cellulaire. Il se termine par les conclusions suivantes :

« 1° Le régime de Philadelphie exerce une très fâcheuse influence sur le physique et le moral des détenus;

« 2° Il intimide peu et n'empêche pas la perpétration des crimes ;

« 3° Il n'a pas le privilège de moraliser les prisonniers, ni celui d'adoucir la pénalité souvent trop forte de nos lois, et ce n'est, en réalité, qu'un moyen cruel de répression (1). »

Lorsqu'il fut question d'appliquer en France, l'emprisonnement cellulaire, le Dr Collineau, qui comptait plus de cinquante ans de services dans les prisons de la Seine, présenta à l'Académie de médecine un rapport dans lequel il établissait que, si la détention en commun ne donne pas lieu à l'aliénation mentale, il n'en est pas de même pour la détention cellulaire, puisque, de l'aveu de Lélut lui-même, on la voit éclater cinq fois sur mille individus.

En Belgique, et notamment dans la prison de Louvain, on a observé que la plupart des individus isolés tombaient après un temps plus ou moins long, dans un état d'apathie, d'abrutissement voisin de l'idiotisme et qui finissait par y conduire.

En France, les médecins aliénistes ne sont pas de cet avis. Le Dr Beauvais, appuyant son expérience personnelle sur celle de son prédécesseur le Dr Jacquemin, qui a exercé cinquante ans dans les prisons, affirme que la folie, due exclusivement au régime cellulaire, est la rare exception. Il peut, dit-il, provoquer des accès, des crises violentes chez des détenus atteints antérieurement ou fortement prédisposés; il peut faire éclater une aliénation mentale qui était encore à l'état latent; mais, en général, il ne provoque que des accidents passagers, que des délires momentanés, chez les individus dont la santé, avant l'incarcération, était indemne de toute folie, soit héréditaire, soit apoplectique, soit épileptique.

Tout cela me paraît un peu subtil. Le fait certain, c'est que la cellule épouvante les gens les mieux trempés. Ses partisans en conviennent eux-mêmes. Dans un récent travail (2), le Dr P. de Pietra-Santa, qui a tou-

(1) Dr Aug. Bonnet, *Hygiène physique et morale des prisons*. Paris, 1847, *loc. cit.*

(2) P. de Pietra-Santa, *le Régime cellulaire à Mazas* (*Journal d'hygiène*, n° du 23 octobre 1890, t. XV, p. 505).

jours combattu ce système avec énergie, cite quelques-uns des passages du dernier rapport adressé par le Dr Beauvais au ministre de l'intérieur sur *l'Application et les effets du régime cellulaire à Mazas*. Il en est un entre autres, celui qui a trait aux *otages de la Commune* qui est caractéristique. Ceux-là étaient des gens d'un moral solide. Ils n'étaient déprimés ni par le remords ni par la crainte; ils ne redoutaient pas de se trouver en tête à tête avec leur crime, dans le silence de la cellule, et pourtant ils se plaignaient hautement de ce supplice. L'un d'eux disait à M. Beauvais : « Je perds l'habitude de la parole ; lorsqu'on me questionne, j'éprouve de la difficulté à m'exprimer, je suis comme abruti, anéanti. Je n'ai qu'une consolation, la lecture, et encore mes yeux se fatiguent-ils vite, par cette lumière diffuse et insuffisante qui vient par les vitres cannelées de la fenêtre. »

Lorsque Thiers fut conduit à Mazas, dans la nuit du coup d'État, il refusa obstinément de franchir le seuil de la cellule qui lui était destinée. En présence de cette exaltation d'esprit, le directeur de la prison se sentit désarmé et, avant même de prendre de nouveaux ordres à la préfecture de police, il offrit à l'illustre homme d'État son appartement particulier.

Si des esprits cultivés, des hommes faits aux luttes de la vie, forts de leur innocence et de la vigueur de leur esprit, redoutent à ce point l'isolement et se laissent abattre par lui, quel effet ne doit-il pas produire chez des êtres inférieurs par l'intelligence et déprimés par la crainte?

Le suicide est plus fréquent dans les maisons où le système cellulaire est appliqué; on ne le conteste pas. Dans les prisons en commun de la Vieille-Force et des Madelonnettes, on en compte 1 pour 12000 personnes. A Mazas, d'après les statistiques produites par les partisans, comme par les adversaires du système, la proportion oscille entre un suicide pour 1000 détenus (1850-1854) et un suicide pour 2500 à 3000 (1850-1884). En 1884, on a enregistré à Mazas, trois suicides accomplis et trente tentatives de suicide. En ne tenant pas compte de celles-ci, qui sont souvent des simulations, comme la population de Mazas est en moyenne d'un millier d'individus, cela fait un suicide sur 333 prisonniers environ. Les partisans de l'emprisonnement individuel attribuent cette fréquence plus grande aux facilités que l'isolement procure, pour se donner la mort, plutôt qu'à cet isolement lui-même. Il est certain qu'il est impossible, dans une prison cellulaire, d'empêcher un détenu de s'ôter la vie, quand il y est bien résolu et qu'il est au courant des habitudes de la maison. Quelle que soit l'explication le fait reste et n'est pas en faveur du système.

La statistique démontre que la grande majorité des prisonniers qui se suicident sont des prévenus, et que c'est dans les dix premiers jours de la détention qu'ils se donnent le plus fréquemment la mort.

Quant au résultat moral, tous les efforts de la Société de patronage, instituée pour donner aide et secours aux libérés de cette catégorie, n'est parvenue qu'à diminuer de moitié le nombre des récidives. Les partisans du système attribuent cet insuccès relatif à ce qu'il est mal appliqué, à ce que les détenus ne sont pas encore assez bien traités. « On obtiendrait de meilleurs résultats, dit Lélut, si on assurait à chaque détenu : 1° l'habitation d'une cellule ou plutôt d'une chambre de 30 à 36 mètres cubes d'étendue, qui lui permettrait le mouvement et l'exercice d'un métier ; 2° une heure ou deux de promenade au moins ; 3° des lectures instructives alternant avec le travail ; 4° des communications journalières, très fréquentes, avec des membres de la société honnête, directeurs, aumôniers, magistrats, membres des associations charitables, agents de travaux, gardiens de choix et capables de concourir à l'œuvre de moralisation ; 5° la formation prudente de catégories auxquelles ne serait pas appliqué l'isolement dans toute sa rigueur, toutes les fois qu'on aurait la certitude que la corruption réciproque ne naîtra pas de ces groupements (1). »

J'ai cité ce passage textuellement, parce qu'il est typique ; c'est un véritable comble ; mais je me demande si tous ces raffinements, toutes ces douceurs, tous ces petits soins ont bien leur raison d'être, quand il s'agit de criminels dont l'amendement est presque toujours une utopie ; s'il est bien permis de faire payer les frais de cette dispendieuse expérience à une société dont ils ont violé toutes les lois, quand elle compte dans son sein tant de gens qui n'ont pas commis une faute, qui fléchissent sous le poids d'une misère imméritée et auxquels il suffirait d'un petit secours, d'une main tendue à propos, pour les arracher au désespoir et parfois au crime. C'est une philanthropie mal entendue, que celle qui favorise une minorité révoltée aux dépens de la masse de la nation. Chez nous, la répression des crimes va toujours s'affaiblissant. On n'a pas aboli la peine de mort ; mais on l'applique si rarement que c'est la même chose. On a remplacé les bagnes par une villégiature agréable au sein d'une douce oisiveté. Si l'emprisonnement se transforme à son tour en une retraite confortable, je ne vois pas ce qui pourrait arrêter les assassins et les voleurs dans l'exercice de leur industrie. Or, il n'en est pas de plus insalubre, du moins pour ceux aux dépens desquels elle s'exerce.

V. **Pénitenciers agricoles.** — Les pénitentiers agricoles de Corse et d'Algérie sont, au point de vue juridique, assimilés aux maisons centrales. Le régime est semblable ; c'est celui de l'emprisonnement en commun ; mais le travail industriel est remplacé par les travaux des champs, ce qui constitue, au point de vue de l'hygiène, une différence capitale.

(1) *Lettre sur l'emprisonnement cellulaire.* Paris, 1855.

Les pénitenciers agricoles de Corse remontent à 1855. C'est à cette époque que M. Thuillier, préfet de cette île, conçut le projet de combattre ses deux fléaux, le banditisme et l'insalubrité, par l'extension des cultures et le défrichement des maquis, en utilisant pour ce service les bras des détenus. L'administration pénitentiaire s'y prêta de bonne grâce, espérant que les travaux des champs pourraient être un moyen de moralisation (1).

Trois pénitenciers furent successivement formés : les deux premiers, Chiavari et Castelluccio, au voisinage d'Ajaccio, le troisième Casabianca sur la côte orientale de l'île. Ce dernier a été supprimé, il y a quelques années. La population des pénitenciers de Corse s'élevait, au 31 décembre 1879, à 2198 détenus.

A. Castelluccio. — Cet établissement se compose de trois groupes de constructions situés à dès attitudes différentes ;

1° Castelluccio, proprement dit, où séjourne le personnel administratif avec la majeure partie des détenus, est à 120 mètres au-dessus du niveau de la mer. Il renferme l'école, les infirmeries, les ateliers industriels et les services généraux ;

2° Saint-Antoine, à une altitude de 60 mètres, comprend les services ruraux ;

3° La Pépinière, située au niveau de la mer, est habitée, en hiver seulement, par quelques détenus. L'été, ceux qui viennent y travailler dans la journée, remontent le soir à Castelluccio (2).

Lorsqu'on a créé le pénitencier, la presque totalité des terres était en friche, occupées par des maquis, des fourrés inextricables, refuges des fauves et des bandits, où le colon ne pouvait s'avancer que la hache et la torche à la main. On y voit aujourd'hui des plantations de toute espèce, des vignes, des oliviers, des amandiers, des pépinières de citronniers, d'orangers, de cédratiers. Ces résultats ont été payés cher. Indépendamment des frais qui s'élèvent chaque année à plus de 500 francs par détenu, compensation faite de son travail et sans tenir compte des frais de transfèrement, la population du pénitencier a payé un tribut considérable à la fièvre.

Le Dr Rousselin a dressé la statistique des entrées à l'infirmerie et des décès, pendant une période de six années, 1866-1871 (3).

Sur une population qui n'a jamais dépassé 350 détenus, il y a eu en moyenne par an, 389 admissions à l'infirmerie, 3544 journées de traitement et 9 décès.

Ce mouvement hospitalier est celui de tous les pays paludéens : beaucoup de malades et peu de décès. Là, comme dans nos colonies, le

(1) Merry-Delabost, *loc. cit.*, p. 679.
(2) Id., *ibid.*
(3) Rousselin, *Des colonies pénitentiaires de la Corse et des obstacles à la colonisation par l'insalubrité des pays*. Rouen, 1877.

chiffre des entrées à l'hôpital dépasse celui de l'effectif, parce que les mêmes hommes y entrent plusieurs fois pendant l'année. Le rapport du nombre des journées d'infirmerie à celui des journées de présence, est de 26 pour 1000 et la mortalité n'est que de 28 pour 1000, ce qui est très peu de chose, lorsqu'on la compare à celle des maisons centrales, que nous avons dit être en moyenne de 43,45 pour 1000.

Les maladies les plus fréquentes à Castelluccio sont les fièvres intermittentes. La statistique de 1880 indique 285 admission dues à cette cause, sur 423 entrées. Le reste est causé par la pneumonie, les pleurésies et les affections gastro-intestinales. En revanche, sur 14 décès enregistrés pendant le cours de la même année, aucun n'est imputé au paludisme, ce qui prouve que les fièvres sont assez bénignes. Elles n'ont pas le même caractère dans les autres pénitenciers.

B. Chiavari. — Ce pénitencier, qui renferme de 700 à 750 détenus, se compose aussi de trois parties : 1° un groupe de constructions situé au centre du domaine, à une altitude de 90 mètres, et renfermant tous les services généraux ; 2° la ferme de Laticapso à 228 mètres ; 3° une seconde annexe appelée Coti, à 500 mètres, qui servait autrefois de refuge d'été et qu'on a tansformée en magnanerie.

Le domaine de Chiavari était aussi inculte et plus malsain que celui de Castelluccio, lorsqu'on en a entrepris le défrichement. La malignité des fièvres de Chiavari était proverbiale à cette époque. « La mortalité, dit Bérenger (de la Drôme), fut d'abord effroyable. Je la trouve évaluée par certains documents à 42, par d'autres à 82 pour 100, pour la première année. Elle provoqua une sédition qui faillit compromettre, dès le début, l'existence du pénitencier. Quelques précautions prises, pendant les chaleurs, parmi lesquelles l'émigration à peu près totale et la rapide extension des défrichements, firent descendre, dès la seconde année, la moyenne des décès à 14,5 pour 100. Au bout de quelques années, elle ne fut plus que de 5. Aujourd'hui enfin, si un dixième de la population environ paye encore son tribut à l'influence locale, la fièvre ne paraît plus présenter le caractère de gravité qu'elle conserve malheureusement ailleurs et, bien qu'on n'émigre plus durant l'été, l'état sanitaire est sensiblement meilleur à Chiavari que dans la plupart de nos maisons du continent. La grande question de la salubrité du climat est donc aujourd'hui résolue (1). »

La statistique de 1880 porte le nombre des entrées à l'infirmerie à 736, dont 514 pour fièvre intermittente et le chiffre des décès, à 18 dont pas un n'a été causé par le paludisme. Pour une population moyenne de 725 détenus, cela donne une mortalité de 25 p. 1000.

Lorsqu'on la compare à celle des premières années, on se rend compte des efforts qu'il a fallu faire pour en arriver là. Chaque parcelle

(1) R. Bérenger (de la Drôme), *Rapport à l'enquête parlementaire sur les pénitenciers agricoles de la Corse*. Paris, Imp. nat., 1873.

de terrain mise en culture a dû être conquise pied à pied sur le maquis et sur le rocher. La plus grande difficulté a consisté à se procurer la quantité d'eau nécessaire pour faire face à tous les besoins pendant les chaleurs de l'été. Le problème estau jourd'hui résolu. On a établi un barrage, en pierres et chaux hydraulique, dans une vallée située à quelques centaines de mètres des pénitenciers et au fond de laquelle coulait un torrent. On a formé ainsi un réservoir contenant 30000 mètres cubes d'eau, dont le débit est régularisé par un système de vannes (1).

Casabianca a été abandonné à cause de son insalubrité. Pendant le cours de l'année 1880, sur 700 détenus, la mortalité a été de 71, c'est-à-dire de 10,97 p. 100 et 14 de ces décès ont été causés par les fièvres intermittentes.

Dans les heureux résultats obtenus à Castelluccio et à Chiavari, il faut faire entrer en ligne de compte, comme le fait observer M. Merry-Delabost, la supériorité du régime alimentaire des pénitenciers de la Corse, sur celui des maisons centrales auxquelles ils sont assimilés. Les détenus ont trois régimes gras par semaine et peuvent en ajouter deux autres, en les prenant à la cantine sur leur pécule disponible. Les jours de travail, on leur donne 20 centilitres de vin, qu'ils peuvent doubler de la même manière. L'été il leur est délivré du café sans sucre, le matin et de l'eau alcoolisée pendant les heures de travail. Enfin ils ont un kilogramme de pain par jour et 75 grammes dans leur soupe (2). Avec un pareil régime, ils peuvent triompher de l'anémie que le paludisme laisse à sa suite, dans un pays par ailleurs salubre et dont les saisons sont bien tranchées.

On ne saurait trop encourager ce genre d'établissements pénitentiaires, malgré les dépenses qui en résultent. C'est le travail des champs, hygiénique et moralisateur par excellence et c'est le travail utile, puisqu'il met en valeur des terres improductives et que le capital ainsi créé couvre une partie des dépenses causées par l'exploitation. Il est cent fois préférable de faire quelques sacrifices pour développer ce système pénitentiaire, que de dépenser des millions pour bâtir des prisons cellulaires où les gens deviennent fous, malgré les bonnes intentions des philanthropes et les exhortations des directeurs.

VI. **Colonies pénales.** — Les sociétés ont le droit de chasser de leur sein ceux qui en ont violé les lois, et l'exil a été appliqué de tout temps. La déportation elle-même a souvent été mise en usage à titre de punition exceptionnelle; mais l'utilisation des criminels dans les colonies est une mesure de date relativement récente.

C'est l'Angleterre qui y a eu recours d'abord. Les premiers essais de transportation pénale remontent au règne de Jacques Ier. En 1607, un certain nombre de condamnés furent débarqués dans l'Amérique du

(1) Rousselin, *Des colonies pénitentiaires de la Corse*, *loc. cit.*
(2) Merry-Delabost, *Système pénitentiaire*, *loc. cit.*, p. 681.

Nord, alors la Nouvelle-Angleterre. Les dissensions qui marquèrent le règne de Charles Ier furent suivies de nouvelles transportations de condamnés politiques. Celles-ci continuèrent sous le protectorat de Cromwell, qui envoya les partisans du roi, par milliers, à la Nouvelle-Angleterre ; mais, c'est seulement à partir de 1718 que la transportation pénale fut inscrite dans la loi anglaise. Les abus de tout genre qu'entraînait cette mesure, la façon barbare dont étaient traités les déportés, le trafic dont ils étaient l'objet, les dangers que causait leur présence, excitèrent des réclamations sans nombre de la part des colons de la Nouvelle-Angleterre; mais elles restèrent sans effet, jusqu'au jour où cette colonie se révolta et proclama son indépendance.

L'Angleterre dut chercher alors un nouveau lieu de transportation et fit choix de la Nouvelle-Hollande. Ce vaste continent était encore à peu près inconnu, lorsque le premier convoi de *convicts* fut dirigé vers l'Australie, sous la direction du capitaine de vaisseau Philip, nommé capitaine général et gouverneur en chef de la Nouvelle-Galles du Sud. Il débarqua à Port-Jackson et s'y établit avec son convoi, composé de 565 hommes, 192 femmes et 18 enfants. Ce fut là le point de départ de cette admirable colonie qui, un siècle après, comptait trois millions d'habitants.

Les débuts avaient été difficiles. A diverses reprises, ce petit groupe d'Européens jetés si loin de la mère patrie et presqu'abandonnés par elle, avait failli mourir de faim. La mortalité était énorme parmi les *convicts*, dans ce pays dont la salubrité est si remarquable aujourd'hui. En 1792 il en mourut 165 sur 1695 qu'ils étaient en tout (97 p. 1000). Ils ne cherchaient qu'à s'enfuir, à s'en retourner en Angleterre; ils ne montraient aucun goût pour le travail, aucun intérêt pour la colonie naissante, et pas le moindre désir de s'y créer une situation définitive.

On ne colonise pas avec des criminels. Aussi, le développement et la prospérité de l'Australie n'ont commencé que lorsque les colons libres y ont afflué. Cette prospérité est leur œuvre, et aussitôt qu'ils y ont constitué l'élément prépondérant, ils ont protesté contre l'envoi de nouveaux convicts. A partir de 1839, c'est-à-dire du jour où l'extension de la colonie a été un peu avancée, la Nouvelle-Galles du Sud, a refusé de recevoir des déportés, et l'Angleterre a été obligée de les expédier ailleurs.

Elle en a envoyé en Tasmanie, dans le Queensland, dans l'Australie occidentale et toutes ces possessions ont repoussé les convicts, lorsqu'elles ont atteint un certain degré de développement, de telle sorte que l'Angleterre a renoncé à la transportation pénale, parce qu'elle n'a plus de colonie qui consente à recevoir ses criminels (1).

A. Transportation a la Guyane. — Les colonies pénales françaises

(1) J.-L. de Lanessan, *l'Expanion coloniale de la France, étude économique, politique et géographique sur les établissements français d'outre-mer*. Paris, 1886, p. 843.

sont de date bien plus récente. Des essais de déportation avaient eu lieu au siècle dernier, mais la première disposition légale qui ait consacré ce mode de répression, c'est la loi du 24 janvier 1850 qui choisit l'Algérie. Le décret du 31 janvier plaça l'établissement disciplinaire à Lambessa. La même année, la loi du 8 juin désigna les îles Nouka-Hiva et Waïtahu, comme siège de la déportation à deux degrés; enfin le décret du 8 décembre 1851 vint autoriser la transportation, pour une période de cinq à dix ans, *dans une colonie pénitentiaire, à Cayenne ou en Algérie, de tout individu placé sous la surveillance de la haute police qui se sera rendu coupable de rupture de ban, et des individus reconnus coupables d'avoir fait partie d'une société secrète.*

Par l'article 7 de ce décret, les transportés étaient assujettis au travail, dans l'établissement pénitentiaire, privés de leurs droits civils et politiques, et soumis à la juridiction militaire.

L'année suivante, on eut la pensée d'appliquer la même mesure aux condamnés de droit commun, en substituant la transportation à la peine des travaux forcés. Le ministre de la marine fit faire une enquête dans les bagnes et trois mille forçats déclarèrent immédiatement qu'ils étaient prêts à partir pour la Guyane. On avait choisi cette colonie un peu à la légère et, bien entendu, sans consulter les médecins de la marine qui avaient habité le pays, et qui auraient pu édifier le gouvernement sur son insalubrité.

La Guyane, à part la ville de Cayenne et les petites îles du Salut, n'est qu'un grand marais de 500 kilomètres de longueur, borné par des forêts inaccessibles et dont les limites sont inconnues. Ce terrain d'alluvion, avec sa température moyenne de 28 degrés, ses pluies équatoriales qui tombent pendant six ou sept mois de l'année, est le type des pays chauds paludéens. Les fièvres intermittentes, les affections du tube digestif y sont à l'état endémique et la fièvre jaune y fait souvent son apparition. Il est inutile d'ajouter que la race européenne ne peut ni s'y développer, ni surtout s'y livrer à la culture du sol.

Toutes les tentatives de colonisation à la Guyane avaient eu un résultat désastreux, depuis la fameuse expédition de Kourou, partie de Rochefort le 14 novembre 1763 et dont les 12000 colons sont morts, sans laisser de traces, après avoir coûté à l'État une trentaine de millions, jusqu'aux déportés du 18 Fructidor, dont la moitié a succombé en quelques années. On avait oublié tout cela. On se borna à consulter la statistique de mortalité des garnisons de nos colonies; on constata que c'était à Cayenne qu'il mourait le moins de soldats, que les pertes ne s'élevaient qu'à 2,72 p. 100 de l'effectif, chaque année, et on en conclut à la salubrité de la Guyane tout entière. Or la ville de Cayenne s'avance dans la mer et est battue par les vents du large; le sol en a été assaini par des canaux dont l'un sépare la ville de la terre ferme et la transforme en un îlot. C'est, avec les petites îles du Salut, le seul point salubre de la Guyane et c'était sur la terre ferme qu'on devait établir les pénitenciers, car il s'agissait d'*assainir ces parages, par des travaux conduits avec intelligence et de relever la prospérité territoriale de la colonie.*

Le 27 mars 1852, un décret fut rendu en vertu duquel les condamnés aux travaux forcés, détenus jusque-là dans les bagnes, devaient être désormais envoyés à la Guyane, pour y subir leur peine et y être employés aux travaux de la colonisation. Quatre jours après la signature de ce décret, un premier convoi de 301 forçats partait de Brest, sur la corvette l'*Allier*, à destination de la Guyane. J'étais alors médecin en chef du bagne de ce port et chargé, à ce titre, de visiter les forçats avant leur départ, afin de m'assurer de leur validité. Tous auraient voulu partir à la fois. Je comprenais leur empressement. Le régime des bagnes était très dur, surtout à Brest dont le climat est rude et où les règlements étaient appliqués dans toute leur rigueur. Les 3000 forçats que le bagne renfermait, et parmi lesquels se trouvaient tous les condamnés à perpétuité, étaient logés dans quatre immenses salles humides et sombres. Ils couchaient sur des lits de camp auxquels ils étaient enchaînés, comme leurs devanciers aux bancs des galères. Ils sortaient par tous les temps, accouplés deux par deux, pour aller remplir dans le port les fonctions les plus pénibles et les travaux les plus dangereux.

Ils n'avaient pour nourriture que des vivres ayant fait campagne, du lard salé, des gourganes, des fayots, du fromage, le tout un peu avarié, et du pain très grossier. La discipline était des plus sévères. Il y avait là des cachots d'un autre âge et la bastonnade n'y était point épargnée. Cependant la mortalité n'était pas très élevée. En dehors des épidémies, nous ne perdions pas annuellement, plus de 5 p. 100 de la chiourme. Ce séjour n'avait rien d'agréable et la transportation s'offrait à l'esprit des forçats sous les plus riantes couleurs.

Dès le second convoi, l'enthousiasme s'était refroidi. On put cependant le former encore avec des hommes de bonne volonté; mais la répugnance devint de plus en plus grande, à mesure que les envois se succédèrent et que les nouvelles arrivèrent de la colonie pénitentiaire. A la fin les condamnés ne savaient à quelles ruses, à quels subterfuges, à quelles supplications recourir, pour échapper à leur sort.

C'est qu'en effet, les récits n'étaient pas rassurants. On avait déposé le premier convoi aux îles du Salut. L'agglomération y fit éclater la dysenterie et la fièvre typhoïde; on installa alors, sur l'îlot de la Mère, les invalides, les infirmes et les valétudinaires; mais il fallut bien en venir à occuper le continent. On forma successivement les pénitenciers de la Montagne d'Argent, de Saint-Georges, de la Comté, de Saint-Laurent-du-Maroni, de Montjoly, de Kourou; on établit trois pénitenciers flottants et des chantiers forestiers, de telle sorte que le nombre des établissements pénitentiaires s'éleva à dix-sept.

Tous ces postes étaient ravagés par la fièvre intermittente et bientôt la fièvre jaune vint se ruer sur eux. Dans le cours des années 1855 et 1856, le personnel libre perdit 886 hommes sur 4254 et en renvoya 358 en France. Sur 6915 transportés, il en mourut 2528, du 11 mai 1852, jour de l'arrivée du premier convoi sur l'*Allier*, au 31 décembre 1856. Les pénitenciers les plus insalubres se vidèrent d'eux-mêmes; on en évacua quelques autres et la mortalité diminua sensiblement. Cependant les résultats de cette expérience ont été lamentables. Sur 23087 condamnés envoyés à la Guyane, il en est mort 11486; 3723 ont été libérés et rapatriés; 2815 se sont évadés ou ont disparu; 1501 ont achevé leur peine et résident volontairement à la Guyane; 3562 sont en cours de peine ou astreints à la résidence dans la colonie (1). La durée probable de la vie du forçat à la Guyane était au début, pour tout arrivant, de sept ans, six mois et sept jours.

On a vainement tenté d'atténuer la portée de ces statistiques. Elles sont irréfutables et le témoignagne de tous les médecins en chef qui se sont succédé dans la colonie, depuis quarante ans, est venu confirmer l'exactitude des faits sur lesquels elles s'appuient. Il en a du reste été tenu compte.

Par un décret du 2 septembre 1863, la Nouvelle-Calédonie avait été choisie pour recevoir, à titre d'essai, des condamnés aux travaux forcés astreints à la résidence perpétuelle, c'est-à-dire condamnés à plus de huit ans de travaux forcés. En 1867, l'administration décida qu'il ne serait plus dirigé de convois d'Européens sur la Guyane, et qu'ils seraient tous envoyés en Nouvelle-Calédonie. Depuis lors, la Guyane est réservée aux Arabes et aux indigènes des colonies. Sur dix-sept pénitenciers, on n'en a conservé que quatre: Cayenne, les îles du Salut, Kourow et Saint-Laurent-du-Maroni. Les pontons ont été évacués. La mortalité est tombée à 62 p. 1000 (2). Réduite à ces proportions, ne s'appliquant plus qu'aux races colorées qui supportent beaucoup mieux que les Européens le climat de la zone torride, la transportation à la Guyane pouvait être maintenue sans inconvénient; mais voici qu'on revient sur ce parti si sage et qu'on y envoie les récidivistes, en vertu d'une récente loi. Il est probable qu'ils ne supporteront pas mieux le climat que ne le faisaient les forçats. C'est bien en effet au climat seul, quoi qu'on en ait dit, qu'il faut attribuer la mortalité effrayante qui a sévi sur ces derniers, car ils étaient incomparablement mieux traités à la Guyane qu'ils ne l'avaient été jusque-là dans les bagnes. Débarrassés de leurs fers, vêtus d'un costume gris plus commode et moins voyant que la casaque rouge, le pantalon jaune et le bonnet vert, ils étaient incomparablement mieux nourris qu'en France. Ils avaient, chaque semaine, un repas de

(1) J.-L. de Lanessan, *l'Expansion coloniale de la France*, *loc. cit.*, p. 857.

(2) C'est la moyenne des quatorze années comprises entre 1865 et 1879, telle que la donne la statistique officielle du ministère de la marine et des colonies pour 1885.

viande fraîche, deux de conserves, deux de lard et deux de morue. A l'hôpital, ils étaient traités comme des hommes libres. Rien n'était épargné pour leur donner les soins que comportait leur état, et les dépenses de ce chapitre s'élevaient parfois à des sommes invraisemblables. Quant au travail qu'on exigeait d'eux, c'eût été plutôt une distraction qu'une fatigue, si le climat n'avait pas été si meurtrier.

Aujourd'hui, les transportés de Saint-Laurent-du-Maroni, le plus considérable des pénitenciers qui existent encore, sont occupés à l'entretien des routes, à la construction des cases et à la fabrication de la plupart des objets employés par la colonisation. L'admission dans le pénitencier est considérée comme une récompense, comme un acheminement vers la liberté. Au bout d'un certain temps, lorsque la conduite du condamné est bonne, on lui accorde une concession rurale, ou bien on l'autorise à exercer une industrie dans le village.

Les concessionnaires ont été jusqu'à 900; mais le nombre en a diminué, depuis quelques années, soit par la mort, soit parce que les libérés ont préféré aller travailler aux mines d'or, soit parce que l'administration a été obligée de retirer leurs concessions à ceux qui n'en étaient plus dignes.

La principale culture de la colonie pénitentiaire est la canne à sucre. En 1867, l'administration fit construire une usine dans laquelle on utilisait les cannes cultivées par les concessionnaires, à qui on les payait 8 fr. 10 le stère. En 1872 on leur a abandonné cette usine. Ils la font marcher à leur profit, sous la surveillance d'un directeur nommé par l'État. On s'occupe aussi au Maroni de l'élève du bétail; mais c'est à Kourou que sont les troupeaux les plus importants, parce que les savanes, dépendant de l'établissement fournissent, aux animaux une nourriture excellente.

Le pénitencier de la Guyane est un établissement fermé, comparable aux maisons centrales de France, mais ne comportant pas d'ateliers intérieurs. Les transportés en sortent le matin, y viennent prendre leur repas et y rentrent le soir. Cet établissement fournit des corvées aux différents services publics, aux travaux de la transportation et des ouvriers aux habitants de la ville, a raison de 2 fr. 10 par jour.

Les îles du Salut renferment une tannerie et des ateliers de confection pour la chaussure, l'habillement, la coiffure, et le couchage des transportés de tous les pénitenciers. On y trouve un service de travaux comprenant tous les ateliers qu'emploie l'industrie du bâtiment (1).

B. Nouvelle-Calédonie. — Nous avons dit que cette colonie pénitentiaire avait été instituée par le décret du 2 septembre 1863. L'année suivante, un premier convoi de 250 condamnés y arriva par la frégate l'*Iphigénie*. Ce fut le noyau du pénitencier de l'île Nou. Depuis cette

(1) *Notices coloniales* publiées à l'occasion de l'Exposition universelle d'Anvers en 1885. Paris, Imprimerie nationale, t. III, p. 154.

époque, les convois se sont succédé à intervalles égaux, et au mois de juin 1885, l'administration des colonies évaluait à 14500 le nombre des criminels ainsi expatriés.

L'île Nou est restée le dépôt principal des condamnés. C'est là que sont remis, à leur arrivée, tous ceux qui ont des professions industrielles et ceux qui se sont mal conduits pendant la traversée. Située tout près de Nouméa, cette île a 318 hectares de superficie. Son pénitencier, composé de cases nombreuses et bien bâties, peut contenir 1320 hommes. A côté, s'élève un bel hôpital qui reçoit tous les malades de la transportation. On y voit également les prisons, le presbytère, la chapelle, les logements des surveillants, l'habitation du commandant du pénitencier, les magasins, la caserne dans laquelle loge un détachement de cinquante hommes et les ateliers de tout genre, dans lesquels se fabriquent tout ce qui en nécessaire à la transportation. Derrière ces bâtiments, se trouve le camp Est qui peut recevoir 900 hommes et dans lequel on a creusé des citernes qui peuvent contenir 12 000 hectolitres d'eau.

A mesure que les convois se sont succédé et que le chiffre des transportés s'est accru, on a créé de nouveaux établissements. Il y en a maintenant une vingtaine. Les principaux sont : Montravel où les condamnés sont placés en arrivant de France et où s'opère le classement, Koé, Teremba, Bourail, la presqu'île Ducos, désignée par la loi du 23 mai 1872 pour servir de lieu de déportation aux condamnés de la commune dont le nombre s'élevait à 800, quelque temps avant l'amnistie. C'est à la presqu'île Ducos que sont internés les libérés des travaux forcés qui encourent une condamnation de moins d'un an d'emprisonnement; c'est là que vivent les libérés, âgés, maladifs ou impotents. C'est également à l'île Nou que se trouvent les Arabes déportés à la suite de l'insurrection de 1871. Ils ne sont plus que quarante-cinq. Dociles et nonchalants, ils élèvent des volailles et des chèvres qu'ils viennent vendre à Nouméa.

L'île des Pins, désignée pour servir de lieu de déportation, se trouve en face et à peu de distance de la presqu'île Kuto. On y avait construit, par avance, l'habitation du commandant, les logements des officiers et employés, de grands magasins, des casernes, des prisons, l'hôpital et l'église. On y a débarqué 3000 déportés environ, de 1872 à 1878, époque à laquelle ils ont été presque tous amnistiés. L'île des Pins sert maintenant de dépôt pour les condamnés invalides ou trop âgés pour travailler. On y trouve aussi deux grands ateliers de tailleurs et de cordonniers.

Les condamnés sont répartis dans les vingt pénitenciers et s'y livrent pour la plupart aux travaux des champs. La douceur du climat, son extrême salubrité le permettent. On les occupe à faire les routes et à les entretenir. On les emploie à la culture des terres. La canne, le tabac, le café, les haricots, les pommes de terre, les plantes oléagineuses réussissent parfaitement à la Nouvelle-Calédonie. D'autres exploitent les forêts de l'intérieur, ou travaillent aux mines de cuivre et de nickel. L'élève du bétail et la conduite des troupeaux en emploie un certain nombre. Ceux dont on est le plus sûr sont mis à la disposition des colons et en retirent un salaire; enfin, les usines et les ateliers dans lesquels se fabriquent tout ce qu'emploie la colonie, utilisent un très grand nombre de bras.

L'existence des condamnés à la Nouvelle-Calédonie est aussi douce qu'elle est hygiénique. Ils sont logés dans des cases confortables, vêtus convenablement pour le pays et bien nourris. Ils reçoivent chaque jour 250 grammes de viande fraîche de bœuf ou de mouton, 750 grammes de pain, 80 grammes de légumes secs, 15 grammes de café et de sucre, 8 grammes d'huile d'olives, 13 centilitres de vin trois jours par semaine; 6 centilitres de tafia quatre fois par semaine; 6 grammes de sel et 3 centilitres de vinaigre.

A l'île Nou, deux grands jardins bien entretenus fournissent aux hôpitaux des légumes en abondance. Les camps de l'intérieur ont aussi leurs jardins. Les transportés n'ont que huit heures de travail par jour, quatre le matin et quatre le soir; ils ont neuf heures de sommeil pendant la mauvaise saison et huit heures et demie pendant la belle. Ils lavent leur linge, pendant les heures de repos et reçoivent pour cela 300 grammes de savon par mois.

La discipline n'y est pas rigoureuse. Les peines sont, comme dans les maisons centrales, infligées par un *prétoire* composé du commandant, président, et de deux assesseurs. Le surveillant principal remplit les fonctions de ministère public, un surveillant lettré celles de greffier. Ils ne peuvent être enchaînés qu'après y avoir été condamnés par le *prétoire*.

Le gouvernement, pour faciliter les mariages, envoie en Nouvelle-Calédonie, des femmes et des filles détenues sortant des maisons de force ou de correction. Il en arrive tous les ans. A leur débarquement, on les dirige sur le couvent de Bourail, où elles sont retenues dans un établissement spécial, jusqu'à leur mariage.

Les concessions sont nombreuses, comme nous l'avons vu. Leur étendue est de deux hectares pour les célibataires, de quatre pour les hommes mariés, et de six pour ceux qui ont plus de deux enfants. Pour stimuler le zèle des concessionnaires, on a institué des concours agricoles, et chaque année des récompenses sont accordées à ceux qui se distinguent par les meilleurs produits.

Dans de pareilles conditions et sous un climat aussi remarquablement salubre, les transportés n'ont pas de grands risques à courir. La santé n'a pas cessé d'être excellente depuis la fondation de la colonie pénitentiaire. Le nombre des malades est en moyenne de 2,61 p. 100 et le chiffre annuel des décès de 2,55 p. 100.

Les maladies les plus communes parmi les transportés sont celles du tube digestif et notamment la dysenterie et la diarrhée. Il en est de même dans tous les pays chauds et la moyenne annuelle de la température à la Nouvelle-Calédonie est de 22°,5. La phthisie vient ensuite, dans l'ordre de fréquence et l'anémie en troisième lieu. Les fièvres intermittentes comptent à peine. Leur absence, dans nos possessions de l'Océanie, est un fait difficile à expliquer, mais qui n'en est pas moins certain.

En résumé, on a tout fait, à la Nouvelle-Calédonie, pour atténuer les rigueurs de la transportation. Tous les gouverneurs s'y sont appliqués. On a même souvent poussé l'indulgence jusqu'à la faiblesse et les conséquences s'en sont fait sentir en France dans le monde des criminels. Il est certain qu'à l'infamie près, la condition des transportés est infiniment plus heureuse que celle de la majorité des paysans et des ouvriers français. Ils vivent sous un climat enchanteur, se portent bien, sont suffisamment nourris, conduits avec douceur, ne travaillent guère et ne déploient quelque activité que lorsqu'on les paye. Ils peuvent amasser un pécule, devenir propriétaires, se marier et faire souche d'honnêtes gens, s'ils le veulent. Mais, comme je l'ai déjà dit, l'amendement des criminels est une illusion, une utopie, et, en voyant la façon dont on les traite là-bas, en se souvenant de ce qu'était le régime des bagnes que la transportation a remplacés, on trouve une inégalité flagrante entre la condition des scélérats que la loi a voulu punir le plus sévèrement et celle des détenus des maisons centrales, qui sont relativement moins coupables. Le régime des maisons centrales, avec la réclusion et le silence est extrêmement dur ; il est si redouté que j'ai entendu souvent des forçats préférer le bagne, parce qu'ils allaient travailler, au dehors, qu'ils jouissaient ainsi d'une liberté relative et qu'ils n'étaient pas condamnés au silence.

Il n'y a donc pas lieu de s'étonner que le nombre des assassinats aille croissant, que les voleurs, qui autrefois ne tuaient qu'à la dernière extrémité, n'hésitent plus maintenant à donner la mort à leurs victimes, parce que l'assassinat conduit à la Nouvelle-Calédonie qui est l'Eldorado des scélérats, tandis que le vol simple les mènerait à la maison centrale. L'envoi des récidivistes à la Guyane achève de renverser la hiérarchie des peines. Je n'ai aucune sympathie pour eux, mais je me demande pourquoi on les envoie mourir là, tandis que les grands criminels vont se refaire à la Nouvelle-Calédonie.

VII. **Établissements d'éducation correctionnels.** — Avant 1831, les enfants des deux sexes, condamnés pour des délits et des crimes, subissaient leur peine dans les prisons départementales, ou dans les maisons centrales, côte à côte avec les détenus adultes et en sortaient, il est inutile de le dire, irrévocablement pervertis.

En 1831, un premier essai d'isolement fut fait à Paris; on réunit dans un quartier spécial de la prison de Sainte-Pélagie, puis aux Madelonnettes, les enfants jusqu'alors dispersés dans les différentes prisons de la capitale. Quelques années après, en 1835, on commença, à la Petite-Roquette, l'expérience de l'emprisonnement cellulaire, sur de jeunes détenus. Bientôt des établissements correctionnels pour les enfants se fondèrent en province. En 1839, MM. Demetz et Brétignières de Courteilles fondèrent la colonie de Mettray, dont le nom est devenu célèbre dans l'Europe entière. C'est là qu'on appliqua, pour la première fois, l'heureuse idée d'employer les jeunes détenus à l'agriculture. Plus tard, M. Charles Lucas fonda, dans le même but, la colonie du val d'Yèvre. Ces deux établissements donnèrent des résultats si excellents, que l'exemple fut suivi par l'administration, par des sociétés et des particuliers. Enfin, la loi du 5 août 1850 coordonna tous ces efforts isolés et donna à cette expérience la sanction législative (1).

Les établissements d'éducation correctionnelle sont de trois sortes : 1° les *colonies pénitentiaires* pour les garçons jugés pour crimes ou délits commis avant l'âge de seize ans, ou bien acquittés comme ayant agi sans discernement, mais remis à la tutelle de l'administration, ou bien condamnés à un emprisonnement de six mois à deux ans. Ils y sont élevés en commun et appliqués aux travaux de l'agriculture, ainsi qu'aux principales industries qui s'y rattachent ; 2° les *colonies correctionnelles* pour les garçons condamnés à plus de deux ans et pour les détenus des colonies pénitentiaires renvoyés comme insoumis; 3 les *maisons pénitentiaires*, pour les filles de toutes les catégories.

Les colonies et les maisons pénitentiaires peuvent être des établissements privés ; mais les colonies ou quartiers correctionnels ne peuvent être que des établissements publics. Les détenus y sont soumis à l'emprisonnement et appliqués à des travaux sédentaires pendant les six premiers mois. A l'expiration de ce terme, le directeur peut les admettre aux travaux agricoles.

Le nombre des établissements publics était, au 31 décembre 1880, de onze pour les garçons (six colonies pénitentiaires et cinq quartiers correctionnels), et celui des établissements privés de trente-quatre. Il y avait pour les filles un quartier correctionnel et vingt-deux maisons pénitentiaires privées. La population de ces établissements réunis s'élevait à 9117 enfants dont 7359 garçons et 1758 filles.

Il existe, entre les établissements d'éducation correctionnelle publics et privés, de très grandes différences au point de vue du traitement des enfants. Toutefois, le règlement général du 10 avril 1869 en a fixé les bases. Les règles de l'hygiène (salubrité et propreté, régime alimentaire des malades et des valides, vestiaire, service de santé) y sont déterminées avec soin. Elles sont les mêmes que dans les prisons d'adultes; on a tenu compte toutefois de l'âge des détenus. Le mouve-

(1) Merry-Delabost, *Système pénitentiaire, loc. cit.*, p. 691.

ment des malades, le chiffre proportionnel des décès sont à peu de chose près les mêmes, que les établissements soient publics ou qu'ils soient privés; mais les quartiers correctionnels ont une mortalité plus forte. Cela tient à ce qu'ils sont surtout peuplés par les insoumis des colonies pénitentiaires et à ce que les enfants y vivent enfermés.

Les maladies les plus communes sont celles des voies digestives, la scrofule, la phthisie et la fièvre typhoïde. La plus fréquente est la phthisie. Sur 263 décès survenus en 1879 et en 1880, dans tous les établissements correctionnels des deux sexes, la phthisie en a causé 107; la fièvre typhoïde 31; les maladies des voies digestives 31; le reste est compris sous la dénomination générale de « maladies diverses ».

Nous avons vu qu'on avait, en 1835, tenté d'appliquer le système cellulaire aux jeunes détenus, dans la prison de la Petite-Roquette et, bien que cela fut contraire à la loi du 5 août 1850 qui prescrit l'éducation en commun, l'essai a continué jusqu'en 1865. Depuis cette époque, la Petite-Roquette ne sert plus que de maison d'arrêt pour les jeunes détenus prévenus et accusés, de maison de correction pour ceux qui y sont envoyés par l'autorité paternelle et pour ceux qui sont condamnés à moins de six mois d'emprisonnement (1).

Les partisans les plus convaincus du système cellulaire pour les adultes, le repoussent pour les enfants. Cependant, de l'avis du docteur Motet et de M. Brandreth, directeur de la Petite-Roquette, l'essai tenté dans cette prison a été satisfaisant. Il n'a pas été nuisible à la santé des enfants et n'a pas porté d'atteinte fâcheuse à leur moral. Il est vrai que l'emprisonnement individuel ne leur a jamais été appliqué dans toute sa rigueur. Ils recevaient de fréquentes visites et sortaient de leur cellule plusieurs fois par jour, pour se rendre aux divers exercices de la maison : promenade, école, etc. Ce régime se rapproche beaucoup plus du système d'Auburn que de celui de Philadelphie et, dans ces comditions, il est assurément préférable à l'emprisonnement en commun, où les enfants les moins pervertis se gâtent au contact des autres. « Il y aurait en effet grand profit pour les mœurs et pour la santé, dit M. Merry-Delabost, à appliquer, aux jeunes détenus, le premier de ces deux systèmes : travail, repas, jeux, promenade, études en commun, mais isolement sévère pendant la nuit. »

Dans cette étude des établissements pénitentiaires, il m'est arrivé, malgré moi, de mettre plus d'une fois le pied sur le terrain réservé aux criminalistes ; il est donc nécessaire de terminer cet article par quelques conclusions exclusivement hygiéniques.

Il est démontré aujourd'hui que les Européens ne peuvent pas cultiver le sol sous la zone torride. Vouloir les employer à des travaux agricoles, dans des contrées palustres situées sous l'équateur, c'est les

(1) Merry-Delabost, *loc. cit.*. p. 695,

envoyer à une mort certaine, sans aucun bénéfice pour la colonie. La société a certainement le droit de disposer de leur existence ; mais elle ne doit pas la sacrifier en pure perte, et nous avons bien assez de travaux pénibles et même dangereux à accomplir, sous des latitudes où le climat n'est pas meurtrier, pour ne pas choisir précisément celles où les Européens ne peuvent pas vivre.

La transportation dans les pays salubres, comme la Nouvelle-Calédonie, est la pénalité la plus douce et en même temps la plus salubre au point de vue moral comme au point de vue hygiénique.

Les travaux des champs sont préférables à tous les autres, au point de vue de la santé. Après eux viennent les occupations auxquelles on se livre au grand air.

Le régime des maisons centrales, avec la claustration et le silence, est plus préjudiciable à la santé que celui des colonies pénitentiaires et des pénitenciers agricoles, et l'emprisonnement en commun vaut encore mieux que le système cellulaire complet.

ARTICLE IV. — INSTALLATIONS COMPLÉMENTAIRES DE L'HABITATION.

Par MM. Richard et Jules Rochard.

Après avoir passé en revue les différentes parties qui constituent l'habitation, il faut étudier maintenant le fonctionnement des services qui l'animent et la font vivre et nous allons parler successivement de la distribution de l'eau, de la ventilation, du chauffage et de l'évacuation des résidus impurs. Quant à l'éclairage, il fera l'objet d'un chapitre spécial, à la fin de ce livre.

§ 1er. — Distribution de l'eau.

Tout ce qui a trait aux dérivations, à l'amenée de l'eau et à sa distribution dans la ville, a été exposé dans un des chapitres précédents (1); il nous reste à parler de son introduction dans les habitations, de sa circulation et de ses usages.

I. **Branchements et colonnes montantes.** — L'eau arrive aux maisons par des conduits qui peuvent être soit dichotomiques soit à réseaux : ce deuxième système est préférable à tous égards, d'abord parce que les dépressions occasionnées dans les conduites aux heures de forte consommation s'équilibrent plus vite, puis, surtout, parce que les répara-

(1) *Encyclopédie d'hygiène et de médecine publique*, t. III, p. 106 et suiv.

tions nécessitées en un point quelconque du réseau n'entravent l'arrivée de l'eau que dans un groupe très restreint d'habitations.

Les nécessités budgétaires ne permettent, pas dans bien des villes, de fournir gratuitement l'eau à toutes les maisons : dans ce cas, il est du devoir strict des municipalités d'établir des points de puisage gratuits sur la voie publique et il faut que ces bornes-fontaines soient à une distance telle les unes des autres, que les habitants des maisons les plus éloignées n'aient pas à parcourir plus de 75 mètres pour aller chercher de l'eau. Ce mode d'alimentation d'eau potable sera toujours précaire : il ne suffit pas de faire passer l'eau devant la maison, il faut la faire pénétrer *dans* la maison. Elle y arrive, soit par afflux direct, soit par charroi ou bien portée à bras. Le premier mode est de beaucoup le plus conforme aux exigences de l'hygiène publique, parce que seul il permet la dépense de grandes quantités d'eau, pour le lavage et pour l'entraînement des immondices de toute nature. Le devoir le plus impérieux de toute municipalité est de faire arriver l'eau libéralement dans toutes les maisons, à la portée des consommateurs; cela suppose une distribution publique d'eau, un réseau de canaux qui la portent dans toutes les rues, une pression suffisante pour la faire monter aux étages les plus élevés des maisons et la gratuité de la fourniture.

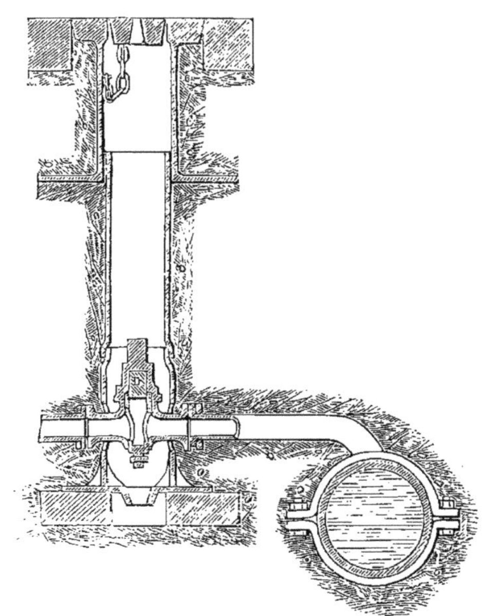
Fig. 35 (d'après Richard).

L'eau empruntée aux origines diverses qui ont été étudiées dans les précédents chapitres de cette *Encyclopédie*, et amenée dans les villes, tombe d'abord dans les réservoirs dont il a été parlé plus haut et passe de là dans la canalisation.

Pour la faire arriver dans la maison, on établit, sur la conduite de la rue, un branchement en plomb. Pour raccorder la conduite de plomb à la canalisation en fonte, on établit des prises au moyen de colliers en fer dits *colliers à lunette* (fig. 35). Un collier à lunette est une sorte de bague mobile, en fer, en deux parties réunies par des boulons : il présente en un point une partie élargie, renforcée et percée d'un trou. On dispose le collier de manière que la lunette soit placée exactement au point où le percement doit avoir lieu. Puis on arrête l'écoulement de l'eau dans la conduite, on la vide et on procède au percement, après quoi on y adapte le tuyau de plomb dont le bout a été introduit d'abord dans la lunette et rabattu en un collet destiné à être serré entre le tuyau et le collier.

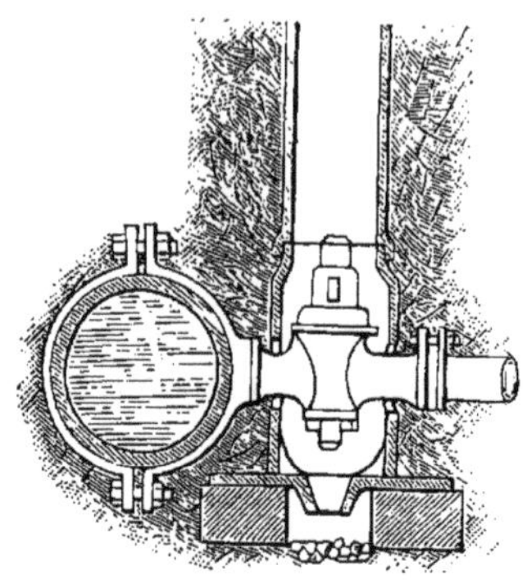

Fig. 36.

L'arrêt d'eau nécessaire pour faire une prise avec le collier à lunette, constitue une gêne qu'on évite en faisant une prise en charge. Au moyen d'un appareil à percer on peut faire la prise sur le tuyau sans avoir à vider la conduite (fig. 36).

Le branchement d'eau pénètre, dans la maison, en traversant horizontalement le mur de façade, à un mètre environ au-dessous du niveau du sol; il se prolonge dans la même direction sous la maison, soit en tranchée, soit en traversant la cave, jusqu'au moment où il prend la direction verticale et devient ce qu'on appelle la colonne montante.

II. **Robinets d'arrêt et compteurs.** — Dans son trajet horizontal, le branchement porte deux organes importants: le robinet d'arrêt et le compteur.

Le robinet d'arrêt est un robinet à deux eaux, muni d'une clef à tête ou mieux d'un carré. Les bouts sont ordinairement unis et se relient, par des nœuds de soudure, au tuyau de plomb sur lequel le robinet est disposé.

Le compteur est disposé dans une petite niche ou sur une planchette portée par des consoles.

Le compteur est un petit moteur hydraulique qui enregistre automatiquement le volume d'eau qui le traverse. Un bon compteur doit être très sensible, c'est-à-dire réagir sous l'action d'un courant extrêmement faible; il doit être d'un entretien et d'un prix peu élevé. Les compteurs fonctionnent sous pression; il y en a de deux catégories : les compteurs de vitesse et les compteurs de volume.

Les compteurs de vitesse sont de petites roues hydrauliques. « Ces compteurs ont reçu des formes et des dispositions très variées. L'organe noyé dans l'eau en pression et auquel l'écoulement communique un mouvement de rotation, est tantôt une roue à réaction ou une turbine, tantôt une roue à palettes ou à ailettes planes, courbes, hélicoïdales. L'arbre de rotation traverse un des fonds de la boîte, où se trouve placé l'organe mobile et vient actionner un système d'engrenages qui commande les aiguilles destinées à enregistrer, sur un indicateur à cadran, le nombre d'hectolitres ou de mètres cubes d'eau qui passent par l'appareil. Par hypothèse, ce nombre est considéré comme proportionnel au nombre de tours de l'organe mobile.

« Le compteur Siemens et Halske paraît être, de tous les compteurs avec roues à palettes, celui qui a reçu le plus d'applications. L'eau y arrive par le bas et frappe les quatre palettes d'un disque tournant autour d'un axe vertical; l'arbre plein, qui porte ce disque, se prolonge hors de la caisse à eau et met en mouvement la minuterie, placée dans une caisse à air et dont la première seule est baignée d'huile (1). »

Les autres compteurs de vitesse sont ceux de Tylor, de Faller, de Leopolder, de Rosenkranz. Tous ont les avantages et les inconvénients du système : d'un côté ils sont peu coûteux, simples et n'occasionnent aucune perte de charge appréciable, de l'autre, ils pèchent au point de vue de l'exactitude, ne réagissent pas aux faibles passages de l'eau et ne s'arrêtent pas immédiatement lorsque l'eau cesse de les traverser. Aussi la tendance actuelle est de les remplacer par les compteurs de volume, qui sont d'une exactitude à peu près mathématique et dont la construction a fait dans ces dernières années de très grands progrès. Ces compteurs se composent essentiellement d'un petit cylindre dans lequel l'eau fait mouvoir un piston : chaque évolution du cylindre s'enregistre sur une minuterie, et, pour avoir le débit, il suffit de multiplier le nombre de ces évolutions par la capacité du cylindre. Les systèmes employés sont très nombreux; il y en a à un, à deux, à trois, à quatre cylindres : les plus connus et les plus appréciés sont ceux de Kennedy, de Frost, de Frager, de Worthington, de Schmid, de Schreiber, de Pamain et Badois. Citons encore le *crownmeter* ou compteur à couronne, dans lequel l'organe mobile est un disque denté, tournant à l'intérieur d'une couronne également dentée; ces pièces d'égale épaisseur sont comprises entre deux plateaux, percés de petits conduits pour la distribution de l'eau, et forment deux capacités qui se vident et s'emplissent successivement sans empêcher l'écoulement continu du liquide. Cet appareil, très apprécié aux États-Unis, est très exact, tant qu'il est neuf, mais il est exposé ultérieurement à des écarts dus à l'usure des pièces.

La colonne montante s'élève jusqu'au point le plus haut de la maison et sur son parcours sont greffés des branchements horizontaux qui portent l'eau dans les points où besoin est : elle est fermée à son extrémité supérieure. Cette disposition très simple ne convient que pour les villes où l'eau est laissée constamment à la discrétion du consommateur : elle est représentée par la figure 37.

III. **Réservoirs**. — Dans les villes où la fourniture est intermittente,

(1) Bechmann, *Salubrité urbaine, Distribution d'eau, Assainissement*, p. 442.

il devient nécessaire d'emmagasiner l'eau dans des réservoirs, aux heures de distribution, pour l'avoir à sa disposition dans les intervalles qui séparent ces heures. La canalisation domestique est alors plus compliquée. La colonne montante ne porte aucun branchement et dessert un réservoir placé dans les combles. De ce réservoir part une colonne descendante de distribution qui porte l'eau aux points de puisage (fig. 38).

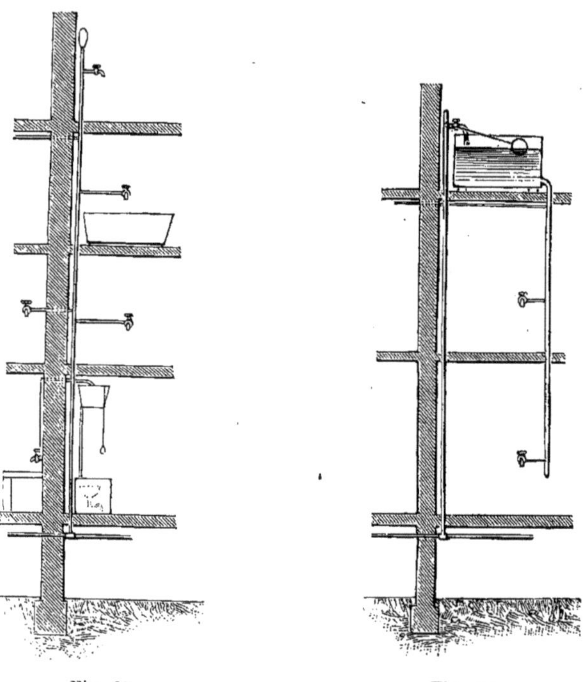

Fig. 37. Fig. 38.

On peut aussi, dans ce cas, faire servir la colonne montante comme colonne de distribution : l'eau arrive alors aux robinets soit directement, soit après avoir passé par le réservoir. Dans ce cas la pression varie à chaque instant dans la colonne (fig. 39).

D'autres fois, au lieu d'un réservoir supérieur d'alimentation, il en existe un à chaque étage : chaque réservoir est alimenté par le trop-plein du réservoir de l'étage situé au-dessus (fig. 40). Avec cette disposition on n'a jamais qu'une très faible pression et on ne peut pas se servir du robinet à flotteur, ce qui occasionne une grande déperdition d'eau, aux heures de faible consommation.

Les réservoirs domestiques sont ordinairement en métal : le zinc ne convient pas pour cet usage, parce qu'il est rapidement corrodé ce qui est peu économique d'abord ; de plus, s'il était plombifère, il pourrait communiquer à l'eau des propriétés toxiques. Les réservoirs en tôle galvanisée sont préférables; mais le revêtement de zinc ne tarde pas non plus à être attaqué par l'eau et alors le fer mis à nu donne à l'eau un goût et même une couleur de rouille : il vaut mieux recouvrir la tôle d'une couche de goudron appliquée à chaud. La peinture au minium doit être proscrite comme revêtement de la face interne des réservoirs,

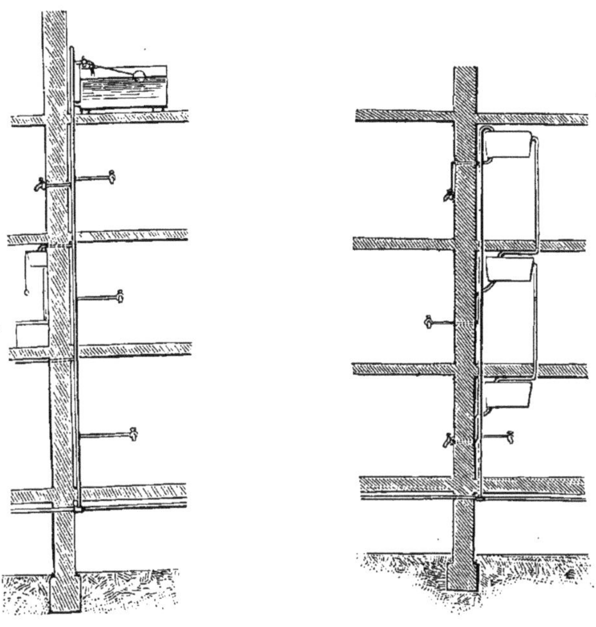

Fig. 39. Fig. 40.

ne fût-ce qu'à cause des accidents saturnins auxquels elle expose les ouvriers qui manipulent la couleur et dont l'un de nous a cité un exemple (*Revue d'hygiène*, 1880). Les réservoirs de plomb, autrefois assez répandus, ont été abandonnés, plutôt pour des motifs économiques, car ils coûtent très cher, qu'à cause d'accidents auxquels ils auraient donné lieu.

Pour Hellyer (*la Plomberie au point de vue de la salubrité des maisons*, traduction Poupard, p. 297) tous les réservoirs d'eau à boire devraient être en ardoise. Ceux en ciment rendent également de grands services.

L'alimentation se fait à l'aide d'un robinet à flotteur.

La capacité des réservoirs doit être telle qu'ils puissent emmagasiner le volume d'eau nécessaire à la maison entre deux distributions : elle doit, suivant certains, être le double de ce volume pour les cas de chômage imprévu. Mais, de toutes façons, elle ne doit pas être plus grande.

On n'oubliera jamais que les réservoirs sont un mal nécessaire inhérent à certains modes de distribution d'eau; que les plus petits sont les meilleurs au point de vue de la salubrité, car l'eau de boisson perd toujours de ses qualités, lorsqu'elle n'est pas en mouvement.

Tout réservoir d'eau doit être couvert, pour empêcher l'accès des poussières, la chute ou la projection des immondices, des cadavres d'animaux. Trop souvent, pour avoir manqué à cette règle, on a vu des réservoirs arriver à un degré de souillure dont on se ferait à peine une idée. Cette règle n'est d'ailleurs qu'un cas particulier de la loi générale suivant laquelle l'eau doit être aveuglée, dès son point d'origine, être maintenue dans des conduites fermées jusqu'aux appareils de puisage et ne voir le jour qu'au moment d'être mise en consommation.

Le couvercle du réservoir doit être mobile pour permettre le nettoyage.

Chaque réservoir est muni d'un tuyau de trop-plein siphoné qui conduit l'excès d'eau dans le tuyau de chute des eaux pluviales : on donnera, à ce tuyau de trop-plein, une section supérieure au tuyau d'alimentation, si l'on veut éviter ces débordements. Il est encore plus simple d'avoir un trop-plein formé par un simple tuyau traversant le mur de façade et débouchant à l'air libre : aux premières gouttes qui s'échappent, on est averti que le robinet à flotteur fonctionne mal.

Les réservoirs doivent, comme les cheminées, être nettoyés périodiquement, mais plus fréquemment. Voilà encore une règle à laquelle on contrevient trop souvent. Bien des épidémies ne reconnaissent pas d'autre cause : l'épidémie sévère d'ictère infectieux de la Nouvelle-France, à Paris, en 1883 (Thèse de Rouffignac) a dû son origine à un bassin qui n'avait pas été curé depuis longtemps, MM. Brouardel et Chantemesse ont trouvé le bacille typhique dans le réservoir d'eau d'une maison où la fièvre typhoïde venait de sévir (1886). « Ce réservoir est en métal et peut contenir 250 litres d'eau. Il est fixé à 2 mètres au-dessus du sol de la cuisine, sans aucune connexion avec les fosses d'aisances et constamment recouvert avec une planche en bois qui déborde de chaque côté son orifice supérieur. Un conduit y amène l'eau venant directement du réservoir des Roches, un autre conduit enlève le trop-plein; et à la partie inférieure du réservoir est un tuyau de plomb terminé par un robinet. C'est là qu'était prise l'eau potable en usage dans la maison. Une petite fille qui buvait cette eau à son goûter, a eu la fièvre typhoïde. Le réservoir n'avait pas été nettoyé depuis deux ans. Dans l'eau de ce réservoir, le bacille typhique avait continué à vivre et à se développer.

Pour que les nettoyages soient possibles, il faut d'abord ménager un accès facile au réservoir; puis il faut que la pièce où il est disposé soit bien éclairée. Il faut de plus que le réservoir ait une bonde de fond pour la vidange et que cette bonde occupe le point le plus déclive.

Les réservoirs aux divers étages ont de nombreux inconvénients : en été l'eau s'y échauffe et devient un milieu très favorable à la pullulation des germes; en hiver elle est exposée à geler. Il vaut infiniment mieux se servir de réservoirs dits accumulateurs de pression : comme type de ces accumulateurs, nous décrirons le réservoir élévateur d'eau du système Carré.

Cet appareil se compose d'un réservoir cylindrique en tôle, étanche et hermétique, placé dans le sous-sol : l'eau amenée sous pression par le branchement particulier, débouche dans le réservoir par la partie inférieure et comprime l'air jusqu'à ce que la pression fasse équilibre à celle de la canalisation : un clapet empêche le retour de l'eau dans la conduite d'alimentation, en cas de baisse anormale de la pression. La colonne montante est greffée sur un point voisin du fond et porte une clef de fermeture. Si l'on ouvre cette clef, le réservoir étant plein d'eau sous pression, l'eau s'élèvera et se rendra aux appareils de puisage des divers étages. Le fond du réservoir porte un robinet de vidange qu'il suffit d'ouvrir pour nettoyer le réservoir.

Ces réservoirs sont d'un fonctionnement très simple et ont de nombreux avantages au point de vue de l'hygiène. D'abord ils sont d'une herméticité absolue et maintiennent l'eau à l'abri des poussières et de toutes les autres chances de contamination. De plus ils sont placés au sous-sol et conservent à l'eau sa fraîcheur en été et la garantissent contre une multiplication exagérée des germes ; en hiver ils la protègent contre les gelées.

Ils offrent en outre la possibilité d'avoir partout de l'eau sous pression : pour cela il suffit d'annexer à l'appareil une pompe aspirante et foulante.

Bechmann a raison de dire que ces réservoirs accumulateurs de pression sont intéressants à tous égards, qu'ils ne sont pas assez connus et qu'ils sont appelés sûrement à se répandre.

III. **Appareils de puisage.** — L'eau doit être distribuée dans tous les points de la maison de manière à être partout à la portée de la main : moins on aura à se déplacer pour se la procurer, plus on s'en servira; or l'hygiène a à gagner à ce qu'on s'en serve largement. Les appareils de puisage doivent être établis notamment dans la cour ou dans un vestibule du rez-de-chaussée, sur les éviers, dans les cabinets de toilette et les salles de bains, les buanderies, les offices. Quels qu'ils soient, ils doivent tous remplir une condition primordiale, c'est d'éviter le gaspillage de l'eau. L'eau dans la maison se gaspille de deux façons : ou bien les robinets fuient ou bien on néglige de les fermer. La construction a fait, dans ces dernières années, de grands progrès et il est possible d'avoir des robinets bien étanches. On peut se servir de robinets à boisseau (fig. 41), ou mieux de robinets à vis qui ont l'avantage d'annihiler les effets du coup de bélier au moment de la fermeture (fig. 42). Il vaut mieux encore faire usage des robinets à fermeture automatique, dits robinets à repoussoir (fig. 43), qui s'ouvrent en pressant sur un piston horizontal ou vertical, qui débitent tant que la pression continue et qui se ferment par l'action d'un ressort aussitôt qu'elle cesse.

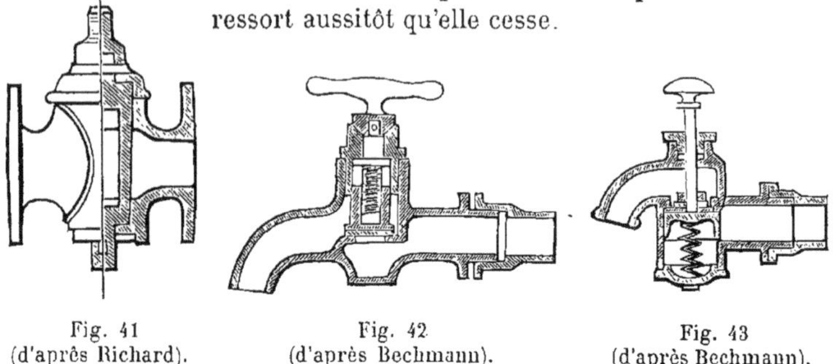

Fig. 41 (d'après Richard). Fig. 42 (d'après Bechmann). Fig. 43 (d'après Bechmann).

Les points de puisage doivent être assez multipliés, dans la maison, pour que l'eau soit partout facile à avoir sans fatigue ni grand déplacement. Les appareils usités sont les fontaines et les postes d'eau.

Dans les petites maisons, il suffit d'installer, dans la cour ou dans un vestibule, une petite fontaine formée d'un simple robinet fixé sur le branchement domestique. On peut orner à volonté cette fontaine, la munir d'une vasque, etc., bref la rendre en tout semblable aux bornes-fontaines en usage sur la voie publique.

Dans les maisons à plusieurs étages, on dispose sur les paliers, ou dans l'intérieur des appartements, des *postes d'eau* qui se composent d'un simple robinet en saillie sur un mur, au fond d'une petite niche pratiquée dans l'épaisseur du mur et garnie d'un enduit ou d'un revêtement métallique, avec une cuvette au-dessous, laquelle est reliée au tuyau de descente des eaux pluviales par un tuyau de décharge en plomb portant à son origine un siphon en plomb formant occlusion hydraulique.

Il ne suffit pas qu'il arrive dans la maison de l'eau d'excellente qualité, il faut encore que l'on s'en serve et qu'on ne se serve que de celle-là, pour l'alimentation du moins. Il arrive trop souvent que des personnes peu au courant de l'étiologie des maladies infectieuses, ayant à leur portée de l'eau irréprochable fournie par la distribution de la ville, donnent la préférence à l'eau d'un puits parce qu'elle est plus fraîche ou parce qu'on lui attribue gratuitement des qualités spéciales, quelque peu mystérieuses. Annuellement, on enregistre de nombreux cas de fièvre typhoïde, de diarrhée, etc., dus à ce préjugé funeste. Le remède est de condamner tous les puits d'une maison, le jour où celle-ci est dotée d'eau en quantité suffisante par la canalisation de la ville. Lorsque cette quantité est insuffisante et qu'on est forcé de la compléter par de l'eau de puits, il faut réserver celle-ci au lavage et à tous les usages autres que la boisson ou la préparation des aliments ; on mettra, sur les appareils de puisage de l'eau de la ville, une étiquette avec cette inscription : *Eau à boire.*

L'eau joue dans la maison un double rôle; elle sert d'aliment et elle est un moteur qui doit entraîner mécaniquement les matières usées. Son rôle, comme aliment, a déjà étudié dans une autre partie de cette *Encyclopédie*, nous aurons peu de choses à ajouter à ce qui a été dit. Quant à son rôle comme organe d'évacuation, il nous suffit, pour le moment, d'avoir indiqué comment on la conduit jusqu'aux appareils où elle doit recevoir les matières usées et les incorporer dans son sein pour les entraîner : ces appareils récepteurs sont les points initiaux de la canalisation des eaux-vannes; ils forment le trait d'union entre cette canalisation et celle d'eau pure : ce sont l'évier, le lavabo, la baignoire, les siphons de cour; nous les décrirons plus loin en traitant de l'ensemble de l'égout domestique.

IV. **Filtres.** — L'idéal est de fournir à la maison une eau suffisamment pure pour qu'elle puisse être consommée sans manipulation préalable. Lorsque cela n'est pas le cas, et cela arrive malheureusement encore dans beaucoup de villes et pas des plus petites, il devient nécessaire de soumettre l'eau à une correction préalable. La meilleure correction est l'ébullition qui tue tous les germes et rend la consommation de l'eau absolument inoffensive ; mais l'ébullition est entourée d'un certain nombre d'inconvénients : elle demande du temps et du combustible; il faut du temps pour que l'eau se refroidisse, et toute la manipulation, simple quant au principe, est assez compliquée dans l'exécution : l'ébullition doit par conséquent être réservée aux seuls cas où on a affaire à une eau fortement suspecte et où on n'a pas à sa disposition des appareils de filtration suffisants.

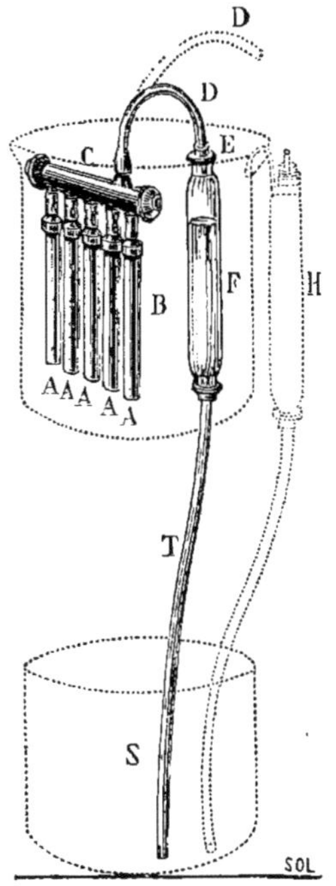

Fig. 44.

La filtration en général a été décrite dans une autre partie de cette *Encyclopédie* et nous n'avons rien à ajouter à ce qui a été dit sur ce sujet (t. II, p. 416) : nous croyons seulement devoir ajouter quelques détails relatifs aux filtres de ménage. Les meilleurs de ces filtres, les seuls qu'il faille employer, sont ceux du système Chamberland avec ou sans pression. Ces filtres sont applicables partout, faciles à installer et à entretenir, et donnent une sécurité absolue s'ils sont bien soignés. La figure ci-contre (fig. 44) représente un filtre Chamberland, dit par aspiration, qui est des plus simples. C'est une sorte de siphon dont la courte branche est représenté par une bougie A ou par plusieurs bougies réunies en batterie et reliés par le tube collecteur C; la longue branche du siphon est formé par un tube DT qui déverse son contenu dans le réservoir S. En F ce tube est interrompu par un tube amorceur. Le récipient B étant rempli avec l'eau à filtrer, cette eau pénètre par infiltration dans les bougies (A). A ce moment on remplit d'eau bouillie ou d'eau filtrée antérieurement le tube amorceur dans la position H et on le fixe en E au tube D. L'eau de ce tube s'écoule par le tube T et détermine une aspiration qui entraîne l'eau filtrée de l'intérieur des bougies dans le collecteur C et dans le tube D. Une fois le siphon ainsi amorcé, la filtration se poursuit d'elle-même et fournit un écoulement continu. Le rendement d'un filtre de ce genre peut être évalué à cinq litres par bougie. En plaçant l'appareil dans un endroit frais, dans une cave par exemple, on a toujours à sa disposition de l'eau filtrée à une température convenable. Nous avons vu fonctionner ces filtres dans beaucoup de maisons avec un plein succès.

Dans les cas où on a besoin d'avoir instantanément de l'eau filtrée pour la boisson, et dans les saisons où le fonctionnement de l'appareil

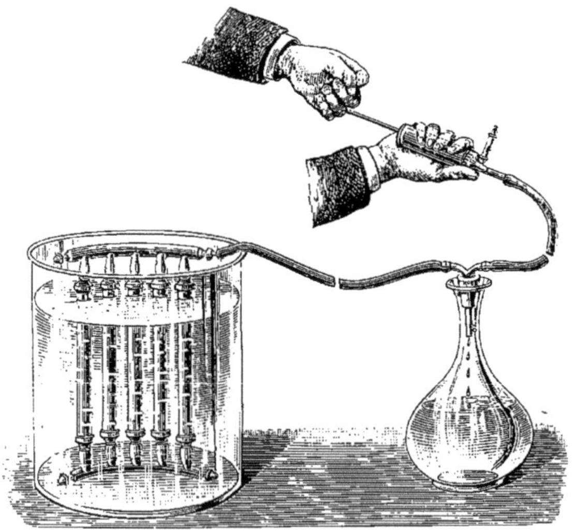

Fig. 45.

indiqué donne de l'eau à une température trop élevée on peut y remédier en aspirant l'eau au moyen d'une petite pompe à main analogue à celle qui sert à faire les ponctions avec l'aspirateur Potain. Comme dans ces ponctions, l'eau pure est reçue dans une bouteille et une carafe qui se remplit en quelques minutes (fig. 45).

Dans les fontaines dites de ménage (fig. 46 et 47) les bougies, en nombre variable, sont appendues à un collecteur linéaire ou en couronne qui se continue par un tube d'écoulement en forme de siphon. Dans le

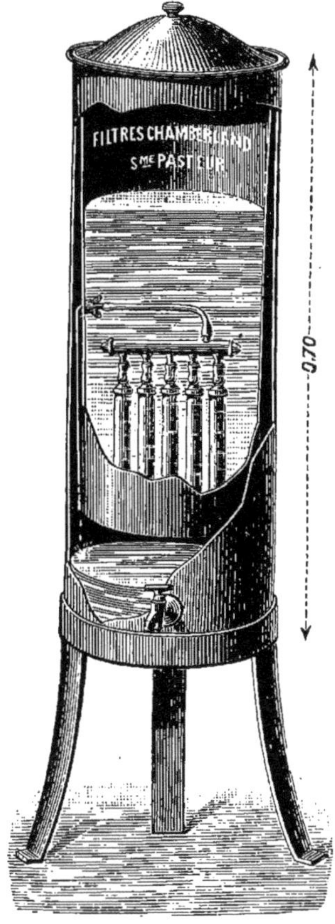

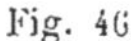
Fig. 46.

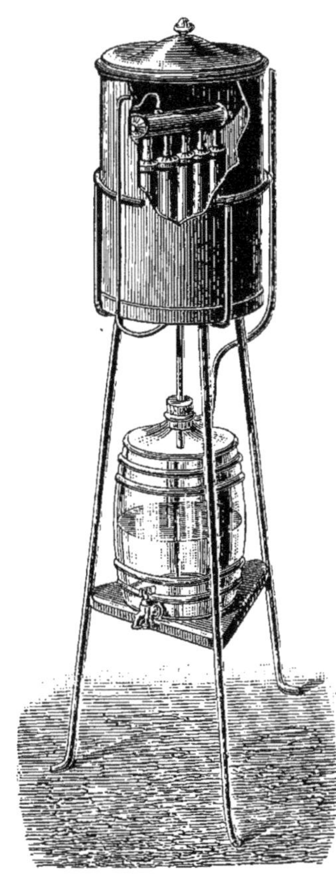

Fig. 47.

type représenté par la figure 46, il y a deux récipients qui s'emboîtent l'un dans l'autre. La batterie de bougies est placée dans le récipient intérieur. Lorsque ce récipient est rempli avec l'eau à filtrer, celle-ci pénètre dans les bougies et s'écoule dans le récipient extérieur qui forme réservoir et qui est muni d'un robinet. Dans le type représenté par la figure 47, l'eau filtrée se collecte dans un tonnelet en cristal. Cette dernière disposition est plus parfaite, parce que le nettoyage est plus facile.

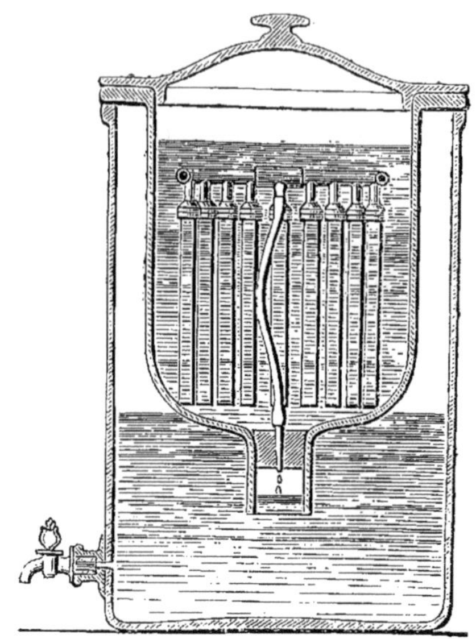

Fig. 48.

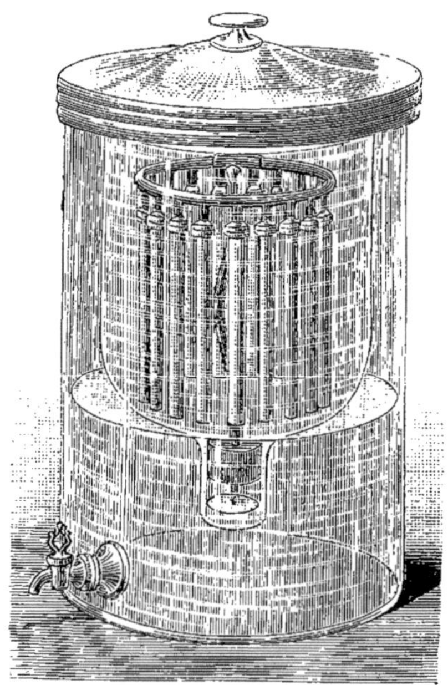

Fig. 49.

Dans le type représenté par les figures 48 et 49, les deux récipients à emboîtement, sont en cristal : l'intérieur renferme l'eau à filtrer et l'appareil filtrant : l'eau filtrée tombe dans le vase extérieur par une tubulure qui passe à travers un bouchon perforé à fermeture bien hermétique.

Lorsqu'il s'agit de fournir de l'eau filtrée non plus à un ménage isolé mais à une maison d'habitation tout entière et qu'on ne dispose pas d'une pression d'eau suffisante, on peut se servir des accumulateurs de pression, comme cela se fait dans l'armée depuis le mois de février 1890,

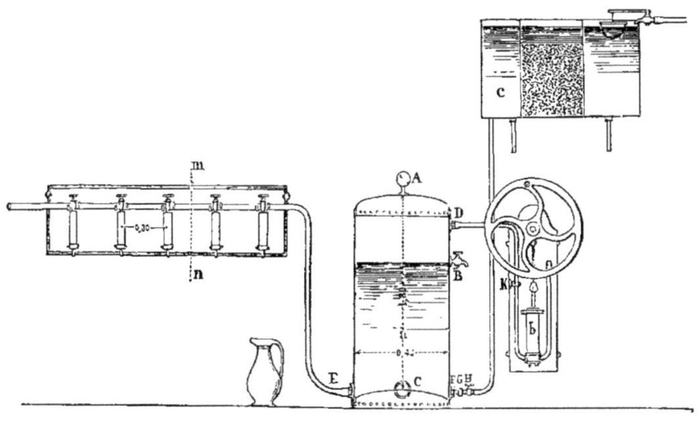

Fig. 50.

A, manomètre. — B, robinet de jauge. — C, bouchon de vidange. — D, raccord pour l'arrivée de l'air. — E, raccord pour la sortie de l'eau. — F, raccord pour l'arrivée de l'eau. — G, clapet de retenue. — H, robinet à deux eaux. — K, robinet de la pompe à air. — *a*, accumulateur. — *b*, pompe à air montée sur plateau en chêne. — *c*, bâche d'alimentation servant en même temps de filtre dégrossisseur.

à la demande de la Direction du service de santé (*Bulletin officiel du ministère de la guerre*, 1890, n° 9) (fig. 50). Dans les établissements où le système fonctionne, chaque accumulateur est muni des accessoires suivants :

1° Un manomètre système Bourdon A, gradué à l'atmosphère ;

2° Un robinet de jauge B ;

3° Un bouchon de vidange C ;

4° Un raccord D pour l'arrivée de l'air et deux raccords E, F, pour l'arrivée et la sortie de l'eau ;

5° Un clapet de retenue G et un robinet H placés sur le raccord d'arrivée de l'eau.

Une pompe à air, destinée à comprimer l'air dans l'accumulateur, forme le complément indispensable de l'installation. Le tuyau de refoulement de cette pompe vient se souder sur le raccord D, il est muni d'un robinet K.

L'eau à filtrer est amenée d'abord dans un bassin ou bâche d'alimentation C d'où elle passe dans l'accumulateur.

On commence par remplir l'accumulateur jusqu'au niveau du robinet B on ferme ce robinet, ainsi que le robinet H et on ouvre le robinet K. Au moyen de la pompe on comprime l'air dans la partie supérieure de l'accumulateur jusqu'à une pression de 2 ou 3 atmosphères et on ferme le robinet K. Sous l'influence de cette pression, la filtration s'établit dans les bougies placés dans les divers endroits de la maison et se poursuit avec une grande régularité, surtout si on a soin de rétablir de temps à autre la pression dans l'accumulateur par quelques coups de piston.

§ 2. — Viciation de l'air et moyens propres à y remédier.

I. **Considérations générales**. — Pour maintenir l'intégrité absolue de sa santé, l'homme aurait besoin de respirer un air pur, tel qu'on le trouve en rase campagne ou au bord de la mer, loin de toute habitation et de toute industrie. L'idéal à ce point de vue serait de le faire vivre toujours, sinon à l'air libre, du moins dans une atmosphère qui soit exactement semblable à l'air extérieur. Car l'homme n'est pas comme les plantes d'appartement, il prospère surtout en plein air. Or l'air de nos habitations diffère notablement de l'air extérieur, parce qu'il est exposé à des causes nombreuses de viciation : c'est là le point noir dans l'hygiène de nos maisons; notre préoccupation constante doit être d'atténuer les causes et les résultats de cette viciation : tout doit converger vers ce but primordial: *faire respirer aux habitants un air qui soit aussi semblable que possible à l'air du dehors*. Ce dernier est sans doute, dans nos villes, aussi bien que l'air de nos appartements, constamment altéré dans sa composition par le mélange d'une grande quantité de matières étrangères; on peut même dire que l'air extérieur est soumis à beaucoup plus de chances de contamination que l'air intérieur, mais il y a entre les deux une différence énorme : le premier est constamment ramené à sa composition normale par l'apport de larges flots d'air neuf; les pluies, les vents brassent sans cesse l'atmosphère, mêlent l'air oxygéné des forêts à l'air vicié des villes, le diluent et font que le mélange est toujours à peu près semblable à l'air normal, car le volume d'air vierge qui vient diluer sans cesse l'air corrompu des villes est immense. Il n'en est pas ainsi dans nos demeures où l'espace est clos et limité : là cette dilution salutaire fait défaut; si on ne la remplace, cet air confiné ira constamment se chargeant de plus en plus de matières étrangères. La première conséquence de ce qui vient d'être dit est qu'en règle générale il y a toujours avantage à échanger l'air de nos appartements contre l'air du dehors; cette règle souffre très peu d'exceptions.

Nous allons examiner successivement les causes de souillure de l'air de nos appartements, les effets de cette souillure, les conséquences qui en résultent pour la santé et les moyens d'y remédier.

Causes de souillure de l'air des locaux habités. — L'air de nos maisons peut être souillé par le voisinage d'industries insalubres, de dépôts de matières organiques, d'ordures ménagères, de cours mal entretenues ou encombrées de fumiers et de détritus de tous genres, d'égouts défectueusement construits ou fonctionnant mal, de puisards et fosses d'aisances établis sous la maison ou dans son voisinage immédiat.

Le sol sur lequel reposent les habitations à une atmosphère à lui qui constamment entretient des échanges avec l'atmosphère des caves et des rez-de-chaussées : l'air du sol est surtout riche en acide carbonique : quand le sol est fortement souillé de matières organiques, il peut aussi dégager de l'ammoniaque, de l'hydrogène sulfuré, des gaz odorants, mais les cas sont rares heureusement où la souillure atteint ce degré extrême. Le gaz d'éclairage peut, lorsqu'il y a une solution de continuité à une conduite, filtrer à travers le sol et pénétrer dans les habitations; cela arrive plus facilement en hiver, lorsque la terre est gelée et que les maisons bien closes et chauffées exercent un appel sur l'air du sol comme ferait une ventouse.

Le gaz d'éclairage se dépouille dans le sol de ses parties odorantes et n'est plus perçu par l'odorat, ce qui constitue un grand danger : en effet, il renferme de 3 à 15 p. 100 d'oxyde de carbone qui n'est pas retenu par le sol et occasionne la mort des habitants. Ces accidents sont arrivés fréquemment, toujours au rez-de-chaussée, parfois à des distances considérables (jusqu'à 35 mètres) du point où la conduite de gaz s'était rompue.

Il arrive trop souvent que la canalisation domestique du gaz n'est pas étanche et que des fuites empoisonnent d'une façon aiguë ou chronique l'atmosphère de la maison.

Les matériaux de construction, abreuvés de liquides organiques en décomposition, les murs humides souillés par des infiltrations, les entrevous comblés de matières putrescibles et humides, répandent dans l'air des gaz infects.

Une cause de souillure puissante est l'homme lui-même: par sa respiration il déverse constamment dans l'atmosphère un air renfermant 4 p. 100 d'acide carbonique et saturé de vapeur d'eau. Du canal intestinal s'échappent des gaz complexes formés surtout d'hydrogène, d'acide carbonique, butyrique et acétique, de phénol, de scatol. Les sécrétions sudorale et sébacée, leur mélange et leur macération avec les squames épidermiques, là où la peau fait des replis profonds (gland, racine des bourses, vulve, anus, ombilic, aisselle, orteils) donnent naissance à des acides gras volatils et à des produits odorants très abondants.

L'éclairage consomme de l'oxygène et déverse dans l'air de l'acide carbonique, de la vapeur d'eau et une quantité plus ou moins grande de produits âcres et de noir de fumée dus à une combustion défectueuse.

Certains modes d'éclairage, notamment celui au gaz, vicient encore d'une autre façon l'atmosphère des lieux habités, en élevant outre mesure leur température. Chacun connaît les atmosphères surchauffées des salons, des salles de bal et de réunion.

Le chauffage peut mélanger de la fumée à l'air des chambres et, ce qui est plus grave, de l'acide carbonique et de l'oxyde de carbone. Les petites cheminées, les calorifères à air chaud, les poêles à pleine combustion et ceux à combustion lente salissent l'air, le vicient, le dessèchent et parfois le rendent toxique. De plus l'habitude de fumer dans les maisons est une source de gaz et de fumée. Une source bien plus grande de viciation de l'air réside dans les odeurs et les buées des cuisines et des buanderies.

Bien autrement importants que ces flots de produits gazeux, sont les déchets solides de la vie animale, les excrétions, les crachats, le mucus nasal, les squames épidermiques, les sécrétions de la peau et des muqueuses malades, le sang et le pus des plaies mal pansées, les impuretés adhérentes aux habits, la boue apportée du dehors avec les vêtements, surtout avec les chaussures, les débris alimentaires, les cadavres des animaux grands et petits, depuis les insectes morts jusqu'aux rats crevés sous les planchers, voilà les sources les plus puissantes de la souillure de l'atmosphère des lieux habités.

De plus, des étoffes se détachent de fines fibrilles, les peintures s'écaillent, les débris de toute nature tombent sur le parquet. Toutes ces matières plus ou moins nocives sont réduites par le piétinement en une fine poussière qui se soulève en tourbillons et se mêle à l'atmosphère de l'appartement.

Plus les habitants sont nombreux dans une maison et plus la pureté de l'air y est compromise. « De la densité anormale de la population dans les maisons modernes, dit Uffelmann (1) dépend la viciation extraordinaire de l'air dans ces maisons. Combien cet air ressemble peu à celui qu'on respire à la campagne, c'est ce que nous apprennent et notre odorat et le malaise qu'on éprouve souvent dans de telles atmosphères, et qui nous poussent à aller respirer aussi souvent que possible l'air des champs, et aussi les analyses chimiques, physiques et microscopiques. Aux produits de la respiration et des autres exhalaisons du corps s'ajoutent les odeurs des cuisines, des mets que l'on prépare, les émanations du sous-sol, des fosses et des égouts, les produits considérables de l'éclairage, le gaz d'éclairage provenant des fuites, les poussières minérales et organiques que les habitants transportent des

(1) *Vierteljahrschrift für Œffertliche Gesundheitspflage*, année 1889.

rues dans l'intérieur des maisons, les provisions de toutes sortes, les légumes, les épluchures, la boue qui y adhère, les émanations des buanderies, ateliers, écuries. Ce mélange de gaz, de poussières et de germes, toujours en mouvement, s'élève ou s'abaisse suivant la température du sol, des chambres chauffées ou non, de l'air extérieur, et suivant la force des vents. Une partie, petite ou grande, suivant les différences d'humidité et de température entre l'intérieur et l'extérieur, s'échappe plus ou moins vite par les fissures des portes et des fenêtres, ou par les murs poreux vers la rue ou la cour. Une bien plus grande partie pourrait être évacuée par l'ouverture des portes et des fenêtres, mais les habitants en hiver tiennent à conserver leur air chaud, ont peur des courants d'air et des soi-disant refroidissements, beaucoup aussi ont l'odorat émoussé et ne cherchent même pas à mettre en œuvre un moyen si commode de ventilation. Il en résulte que l'échange entre l'air intérieur et l'air extérieur se fait avec une lenteur extrême. De plus, l'air qui s'échappe au dehors est remplacé par de l'air du dedans tout aussi vicié, car les sources de viciation coulent toujours aussi actives et aussi ininterrompues que la respiration et la vie. A cela on peut ajouter que souvent l'air de la cour est abominable et que celui de la rue ne vaut parfois guère mieux. Il y a dans tout cela de grandes variations, des degrés qui tiennent aux saisons, aux vents, à l'altitude, au sous-sol : d'une façon générale la viciation de l'air est en raison directe de la densité de la population. Un pareil air est nocif, cela est certain ; d'abord il n'est plus vivifiant : l'ozone y fait défaut ; déjà l'on ne le décèle qu'exceptionnellement dans des maisons surpeuplées où, selon les recherches de Wolffhügel, il est consommé par les nombreux gaz étrangers, par les composés azotés et plus spécialement par les poussières azotées qui recouvrent les murs, les plafonds, les meubles. Or l'ozone active l'hématose, favorise la désassimilation et la nutrition.

« La poussière, dans cet air, est abondante ; elle provient de roches porphyrisées, de fumiers de déjections d'hommes et d'animaux, de particules charbonneuses, suies, cheveux, laine, coton provenant des étoffes, grains de fécule. Lorsque l'air est agité la poussière tourbillonne ; quand il est calme elle se dépose. Dans les maisons surpeuplées la poussière est considérable, parce que le mouvement est actif et que les corridors, les paliers et les escaliers sont difficiles à tenir propres. »

Nous avons tenu à reproduire ce tableau, qui n'est malheureusement pas trop chargé, parce qu'il est le résumé très fidèle de la situation.

On peut se rendre facilement compte à quel point l'air de beaucoup de maisons est empesté, lorsque, par une belle journée de printemps, on parcourt certaines rues de nos villes. A ce moment, l'air des maisons étant plus froid que l'air extérieur, s'écoule à travers les corridors dans la rue où il excite le dégoût du passant. D'autre part, en se plaçant à l'orifice d'un tuyau qui évacue l'air vicié d'un local où sont réunies un grand nombre de personnes, on se rend compte que cet air a une odeur absolument fétide, qu'il est *méphitique*, pour nous servir d'un terme générique que les procédés d'analyse plus rigoureux que nous possédons aujourd'hui font graduellement tomber en désuétude.

II. **Composition de l'air confiné.** — Toutes les causes que nous venons d'énumérer mélangent à l'air des produits gazeux (acide carbonique, vapeur d'eau, gaz odorants provenant de matières organiques en décomposition) et des produits solides (poussières minérales ou organiques). Elles changent son degré hygrométique ; elles le surchauffent.

Les facteurs auxquels on a attribué une influence plus ou moins pernicieuse sont : la température de l'air, sa teneur en acidité carbonique, en vapeur d'eau, en matières organiques, en poussières, surtout en poussières organiques, enfin en germes.

Voyons d'abord les procédés à l'aide desquels on décèle et mesure ces divers éléments.

A. Température. — On peut mesurer la température de l'air au moyen des thermomètres ordinaires. Mais ceux-ci nécessitent des lectures fréquentes et demandent une grande exactitude de la part des observateurs ; il est bien préférable de se servir de thermomètres enregistreurs, par exemple de celui du système Richard qu'il suffit de remonter une fois par semaine. Pour avoir des renseignements utilisables, il faut prendre la précaution de faire des mensurations en des points et à des hauteurs diverses de l'appartement. Le niveau dont il est le plus important de connaître la température est celui compris entre 0 mètre et 2 mètres de hauteur, parce que c'est dans cette zone que nous vivons et respirons.

B. Dosage de l'acide carbonique. — Diverses méthodes sont mises en usage pour mesurer la quantité d'*acide carbonique* de l'air qui normalement, est de 0,3 à 0,4 p. 1000.

Le procédé le plus rigoureux consiste à faire passer, au moyen d'un flacon aspirateur, un volume donné d'air à travers quatre tubes en U remplis de pierre ponce, imbibée dans les deux premiers d'acide sulfurique pour retenir la vapeur d'eau et dans les deux derniers d'une solution concentrée de potasse caustique. L'augmentation de poids des deux derniers tubes donnera CO^2 absorbé.

Ce procédé est long, nécessite une grande habileté opératoire et n'est guère utilisable, dans la pratique, lorsqu'il s'agit de faire des mensurations fréquentes.

Procédé de Pettenkofer. — On remplit, avec l'air à analyser, une bouteille cubant de 3 à 6 litres. Puis, au moyen d'une pipette graduée, on introduit dans la bouteille 100 centimètres cubes d'une solution titrée de baryte renfermant de 6 à 7 grammes d'hydrate par litre. On bouche la bouteille, au moyen d'un bouchon de caoutchouc, et on agite de temps en temps. Au bout de trente minutes au plus, tout l'acide carbonique de l'air est absorbé par l'eau de baryte. On transvase ensuite l'eau de baryte dans un flacon bouché à l'émeri et on la colore au moyen de quelques gouttes d'une solution d'acide rosolique. On sait que cet acide se décolore dès que la solution où il se trouve devient légèrement acide. On a préparé à l'avance une solution acide, en faisant dissoudre $2^{gr},8636$ d'acide oxalique cristallisé dans un litre d'eau : cette solution est calculée de telle façon que 1 centimètre cube neutralise une quantité égale de baryte à celle qui est neutralisée par 1 milligramme d'acide carbonique.

Au moyen d'une pipette graduée, on ajoute de cette dernière solution au liquide en expérience, autant qu'il en faut pour que la teinte rose disparaisse. On déduit de la quantité d'acide oxalique employée la quantité d'acide carbonique absorbée par l'eau de baryte.

Ce procédé est moins rigoureux que le précédent; néanmoins il a donné, entre les mains de son inventeur, des résultats très appréciables. Nous n'avons pu le décrire ici que dans son ensemble : si l'on avait à s'en servir on le trouverait décrit d'une manière très détaillée dans l'ouvrage de Flügge (*Lehrbuch der hygienischen Untersuchungsmethoden*, p. 129).

Procédés de Wolpert. — Wolpert a inventé deux appareils destinés à déterminer approximativement la teneur de l'air en acide carbonique.

Le premier de ces appareils se compose essentiellement d'un tube à expériences que l'on remplit jusqu'à une certaine hauteur, avec une solution saturée de chaux à travers laquelle on fait barboter, au moyen d'une poire en caoutchouc, l'air à analyser. L'acide carbonique de cet air trouble l'eau de chaux et, quand le trouble est tel qu'il ne permet plus de lire un indice placé dans le fond du tube, on arrête l'expérience.

On connaît le volume d'air qu'il a fallu faire passer à travers le liquide pour amener ce trouble et sur une table on peut lire, en regard de ce volume, la proportion d'acide carbonique à laquelle il correspond.

Le deuxième appareil de Wolpert a été décrit par M. Arnould, dans la *Revue d'hygiène* (année 1887, page 79). Pour cet appareil, Wolpert a utilisé la propriété que possèdent les solutions alcalines colorées en rouge par la phénolphtaléine de se décolorer sous l'influence de l'acide carbonique.

Une cordelette de lin recouverte de fil, à laquelle on a communiqué une certaine raideur par l'immersion répétée dans une forte solution de phénolphtaléine, est fixée dans le tube terminal d'un petit entonnoir de verre et suspendue verticalement au-dessus d'une cuvette. A côté et sur le même plan que l'entonnoir repose un vase cylindrique plus large que haut, renfermant la solution alcaline (soude) rouge. Celle-ci est recouverte d'une mince couche d'huile minérale inodore pour prévenir l'évaporation. Dans la solution, au moyen du flotteur auquel il est fixé, plonge un tube capillaire recourbé en siphon, qui verse une goutte de la liqueur rouge dans l'entonnoir tous les cent secondes, à la température ordinaire des appartements. — L'écoulement est un peu plus rapide quand la température s'élève. — Comme on le prévoit, la cordelette recevant presque incessamment de la liqueur colorée, se décolorera, s'il y a assez d'acide carbonique dans l'air, dans la partie la plus éloignée de l'entonnoir et sur une longueur proportionnée à la richesse de l'atmosphère en CO^2. L'expérience prouve en effet qu'il en est ainsi. Il ne reste donc qu'à monter sur un cadre approprié la cordelette, l'entonnoir, le siphon, le récipient de la liqueur alcaline rouge et la cuvette qui en recueille l'excès à l'extrémité libre de la cordelette, en fixant en même temps sur le cadre, derrière le fil indicateur, une règle plate avec des divisions convenables, à peu près comme on fait des thermomètres.

En pratique, la règle dont M. Wolpert a pensé devoir se servir a 40 centimètres de longueur ; elle comporte cinq grandes divisions; la première, en comptant de bas en haut, marque 0,7, c'est-à-dire correspond à la proportion de 0,7 p. 1 000 de CO^2 dans l'air ; on a écrit au-dessous : Air pur. Les autres divisions sont marquées 1, 2, 4, 7, signifiant 1 p. 1,000, etc., d'acide carbonique, avec les mentions : *Passable*, *Mauvais*, *Très mauvais*, *Extrêmement mauvais*, inscrites au-dessous. Pour la lecture, il suffit de noter la division correspondante au point où la bandelette cesse d'être colorée.

On peut, évidemment, faire varier en plus ou en moins la concentration de la liqueur sodique colorée, selon qu'il s'agit de locaux renfermant plus ou moins d'acide carbonique que les pièces habitées. Chacun de ces *Luftprüfer* (essayeurs d'air) est accompagné d'une indication sur le degré de la solution de soude et sur la manière de préparer la liqueur rouge.

C. Hygrométrie. — Pour déterminer le *degré d'humidité* de l'air on se sert soit de l'hygromètre à cheveu, soit du psychromètre : le premier de ces instruments est assez infidèle et ne doit servir qu'après avoir été bien contrôlé. Le psychromètre d'August se compose essentiellement de deux thermomètres, l'un à boule sèche, l'autre à boule humide. Des températures indiquées par chacun de ces thermomètres, on déduit, soit par le calcul, soit au moyen d'une table à double entrée, l'état hygrométrique de l'air. On a même réussi à supprimer l'emploi de cette table, en construisant des psychromètres graphiques qui permettent de lire l'état hygrométrique cherché sur un diagramme faisant partie de l'appareil lui-même. Une modification très heureuse de cet appareil consiste à fixer chacun des deux thermomètres au bout d'une ficelle longue de 1 mètre et à leur faire décrire 100 tours dans l'air, à raison de un tour par seconde, ce qui représente une vitesse de $6^m,3$ à la seconde,

Les résultats deviennent ainsi plus précis et les opérations nécessitant peu de temps peuvent être renouvelées fréquemment.

Il faut apporter aussi une modification à la notation usuelle du degré hygrométrique : ce qu'il nous importe en effet de savoir, ce n'est pas seulement la quantité absolue ou relative de vapeur d'eau que renferme un air donné, mais la quantité qu'il peut encore absorber, c'est-à-dire son pouvoir desséchant, *son déficit de saturation*. Prenons comme exemple un air ayant une humidité relative de 10 p. 100 : à une température de + 10° cet air exigera, pour être saturé, une quantité de vapeur d'eau dont la tension est représentée par une colonne de mercure de $8^{mm},25$; à + 40° son déficit de saturation équivaudra à une colonne de $49^{mm},42$. Des tables spéciales permettent de calculer rapidement le déficit de saturation à une température quelconque.

D. Dosage de la matière organique. — Pour doser la *matière organique* de l'air tant gazeuse que solide, on s'est servi de deux procédés :

1° Ira Remsen (de Baltimore), a lavé l'air à travers de la pierre ponce préalablement chauffée au rouge, pulvérisée et mouillée. Il a lavé cette pierre ponce avec de l'eau distillée et a traité l'eau de lavage par le réactif de Nessler et le procédé de Wanklyn et Chapmann. Il a trouvé que 100 mètres cubes renfermaient $0^{gr},50$ de matières organiques. Ce procédé est long et difficile.

2° Angus Smith a trouvé que, pour décolorer la même quantité de permanganate de potasse, il fallait :

5,662 m³ d'air pris à la campagne;
1,680 m³ d'air pris dans une chambre à coucher bien tenue ;
226 m³ d'air pris dans un wagon hermétiquement fermé.

Ces dosages chimiques de la matière organique prise en bloc nous apprennent peu de chose. On arrive à des résultats plus pratiques en dosant la poussière de l'air et, dans cette poussière, la partie qui doit nous intéresser le plus, les germes.

Les poussières atmosphériques sont bien plus abondantes dans les lieux habités qu'au dehors. A l'extérieur Fodor a trouvé :

En hiver	$0^{mgr},24$	de poussière par mètre cube.
Au printemps	$0^{mgr},32$	— —
En automne................	$0^{mgr},43$	— —
En été.........................	$0^{mgr},55$	— —

tandis que, dans une chambre occupée par des enfants, il y en a $1^{mgr},6$ et, dans une fabrique de chaussures de feutre, 176 milligrammes (Hesse).

La plus forte proportion des poussières extérieures est d'origine minérale. Tissandier (*les Poussières de l'air*, 1877) a trouvé qu'à Paris 70 p. 100 de la poussière ne se perdent pas au rouge. Au contraire

Wolfinger (Munich, 1877) a trouvé 73,4 p. 100 de perte au rouge, pour la poussière d'une salle d'hôpital.

La poussière de nature organique se décompose : 1° en partie morte (squames épidermiques, crachats et autres sécrétions desséchées, fibrilles d'étoffe, etc.); 2° et en partie vivante (spores de champignons et germes de bactéries), qui est la partie la plus importante, puisqu'à côté des germes indifférents il peut s'en trouver de pathogènes.

E. Recherches des germes. — L'analyse qualitative des germes de l'atmosphère se fait d'une manière très simple. On expose à l'air, pendant un certain temps, un milieu nutritif dûment stérilisé, soit du bouillon, soit de la gélatine, une tranche ou de la pulpe de pomme de terre cuite et au bout de quelques jours on examine les colonies qui se sont développées.

Nous n'insisterons pas sur ces procédés très élémentaires qui ne sont que des moyens d'orientation.

L'analyse quantitative des germes de l'air a été imaginée par Pasteur, perfectionnée et appliquée en grand par M. Miquel. La méthode consiste à faire barbotter, à travers des ballons à deux tubulures renfermant du bouillon stérilisé, une quantité déterminée d'air. On ensemence un certain nombre de ballons, chacun avec une ou plusieurs gouttes de ce premier bouillon. Le nombre des ballons pour chaque essai est d'une trentaine environ, de toutes façons il doit être tel que placés à l'étuve la moitié seulement se trouble, c'est-à-dire ait reçu un germe qu'on suppose être unique. Du nombre des ballons qui se sont troublés, on déduit le nombre des germes contenus dans le volume total d'air ayant traversé les ballons.

Cette méthode a donné, entre les mains de M. Miquel, des résultats d'autant plus importants que ses travaux sont les premiers en date ; mais elle nécessite un outillage compliqué, de longues manipulations et les résultats ne sont pas rigoureux, en ce sens que chacun des ballons ensemencés a pu l'être par plusieurs germes aussi bien que par un germe unique. Elle doit céder la place aux analyses sur milieux de culture solides, à la fois plus simples, plus commodes et plus exacts.

Procédé de Hesse. — Un tube en verre de $0^m,70$ de long et de $0^m,04$ de diamètre porte, à l'une de ses extrémités, un bouchon de caoutchouc fermant bien hermétiquement : ce bouchon est perforé à son centre et porte un petit tube en verre de $0^m,10$ de long, bouché à ses deux extrémités par des tamponnets d'ouate pas trop serrés. L'extrémité opposée du gros tube est fermée par deux capsules de caoutchouc superposées, dont l'interne présente à son centre une fenêtre de un centimètre carré environ. On introduit dans le tube 50 centimètres cubes de gélatine peptone et on le stérilise, pendant une heure, dans un courant de vapeur à 100°, ce qui se fait le mieux avec un appareil composé d'une petite marmite cylindrique de $0^m,2$ de haut sur autant de diamètre; le couvercle porte un tuyau de tôle de 0m,01 de diamètre sur 0m,08 de long; ce tuyau est enveloppé d'une étoffe de feutre ou de laine, pour éviter la déperdition de la chaleur et est fermé, à son extrémité supérieure, par un couvercle mobile percé de deux trous destinés l'un à l'échappement de la vapeur, l'autre à un thermomètre. Les tubes à gélatine sont placés verticalement (les capsules en bas) dans cette sorte de cheminée et reposent inférieurement sur un double fond percé de trous qui est placé à mi-hauteur dans la petite chaudière et au-dessous duquel se trouve l'eau destinée à engendrer la vapeur. A partir du moment où celle-ci s'échappe à 100° par l'orifice supérieur, on laisse séjourner le tube à gélatine pendant une heure dans l'appareil. Lorsque le tube est à moitié refroidi, on le retire et on le place horizontalement sur une table jusqu'à ce que la gélatine soit sur le point de se figer : à ce moment on tourne le tube lentement autour de son axe horizontal, pour imprégner de gélatine toute sa surface intérieure, puis on laisse reposer jusqu'à solidification complète : une couche de gélatine plus épaisse occupe la partie inférieure du tube. Pour se servir du tube ainsi préparé, on le fixe horizontalement au moyen d'un support, on le relie, par le petit tube que porte le bouchon de caoutchouc, à un flacon aspirateur et on enlève la capsule extérieure. L'air aspiré par le flacon pénètre à travers la fenêtre de la seconde capsule et, en passant, il laisse déposer les germes qui tombent par leur poids sur la partie la plus déclive de la gélatine. Il faut régler le débit à 1 litre par deux minutes : si le courant était plus vif, tous les germes n'auraient pas le temps de se déposer; s'il était plus lent, ils se déposeraient dans la partie du tube avoisinant immédiatement la capsule et la numération pourrait être rendue difficile. On fait passer habituellement 10 litres d'air à travers l'appareil. On coiffe l'extrémité avec la capsule pleine et on laisse séjourner le tube bien horizontalement à la température habituelle du laboratoire. Au bout de cinq à sept jours on peut compter les colonies.

Les tubes de Hesse sont d'un transport difficile; aussi, d'après les conseils de Miquel, lorsque nous avons à analyser de l'air dans un point éloigné du laboratoire, nous préferons le procédé suivant. A la place d'un gros tube on prend un petit tube de quelques millimètres de diamètre intérieur et de 15 centimètres environ de longueur. On introduit, jusque vers le milieu, un petit bouchon d'ouate; on ajoute par-dessus une couche de grès pulvérisé de 3 centimètres environ et on bouche l'autre extrémité avec un tamponnet d'ouate. On stérilise le tube, soit directement à la flamme soit dans le four à gaz. On le fixe au tuyau de l'aspirateur, on le maintient verticalement, tandis qu'on enlève avec une pince flambée le tamponnet d'ouate et qu'on fait fonctionner l'aspirateur de manière à faire passer environ 3 litres d'air en six minutes. On rebouche soigneusement le tube et, de retour au laboratoire, on ensemence le sable à travers lequel a filtré l'air dans un ballon à fond plat, dans de la gélatine fluidifiée à 35°. Au bout de six jours, les germes ont levé et sont faciles à compter; les colonies se distinguent aisément des grains de sable.

Ce procédé est semblable à celui de M. Petri (1) qui emploie un double filtre formé de sable fin emprisonné entre deux culots de toile de cuivre à mailles très fines, le tout engagé dans un tube de verre. La résistance au passage de l'air étant très grande, il est nécessaire d'employer une trompe ou une pompe à main pour faire l'aspiration. L'air se dépouille de tous ses germes dans le sable, qui est, ainsi que les culots de cuivre, reparti dans des godets de verre et arrosé de gélatine nutritive. Lorsque toutes les colonies se sont développées, on en fait la numération.

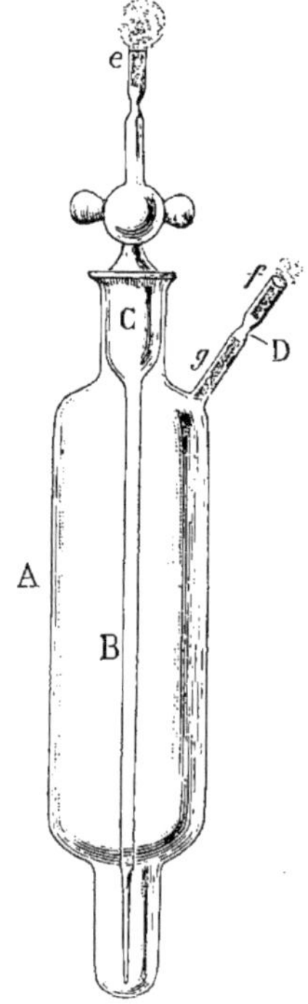

Fig. 51.

Un autre procédé assez pratique est dû à MM. Strauss et Wurtz (2); il consiste à faire barboter un volume déterminé d'air à travers de la gélatine nutritive. L'appareil (fig. 51) se compose d'un tube de verre A avec un fort renflement cylindrique à sa partie moyenne et mesurant 15 millimètres de diamètre à ses deux extrémités. Au fond de ce tube, plonge un second tube B en forme de pipette, portant à sa partie supérieure un renflement rodé qui bouche hermétiquement le tube A. Celui-ci porte latéralement une tubulure de dégagement D, muni d'un étranglement qui reçoit deux bourres d'ouate; on garnit également d'ouate l'orifice supérieur (*e*) du tube B. On stérilise à la chaleur sèche. Après avoir retiré le tube B, on verse, dans le tube A, 10 centimètres cubes de bouillon gélatiné à 10 p. 100 et *une goutte d'huile stérilisée.* Cette dernière précaution est *absolument indispensable*, elle empêche la gélatine de mousser pendant le barbotage et de sortir par le tube de dégagement. Le tout est stérilisé à l'autoclave à 115° pendant un quart d'heure.

Pour faire fonctionner l'appareil, on tient le tube dans la main (pendant toute l'opération), pour maintenir la gélatine liquide et on relie le tube latéral D par un tube de caoutchouc à un aspirateur. On enlève le petit tamponnet d'ouate et on fait barboter à travers la gélatine

(1) *Nouvelle méthode de recherche et de numération des bactéries et des spores de moisissures de l'air* (*Zeitschr. f. Hyg.*, 1887, t. III, p. 1, 146).

(2) *Sur un procédé perfectionné d'analyse bactériologique de l'air*, par MM. J. Strauss et R. Wurtz (*Annales de l'Inst. Pasteur*, t. II, p. 171).

un volume d'air déterminé. On peut, sans faire mousser la gélatine, faire passer 50 litres d'air en un quart d'heure à travers le tube. L'opération terminée, on replace le tampon d'ouate ; puis, en soufflant par la tubulure latérale D, on fait monter à plusieurs reprises la gélatine à l'intérieur du tube A, pour entraîner les germes qui ont pu rester adhérents. On retire alors la bourre extérieure de la tubulure D et au moyen d'un fil de platine stérilisé, on pousse, dans le tube A, la bourre intérieure qui peut renfermer des germes ayant échappé au barbotage.

On procède alors, avec la gélatine, comme pour l'analyse de l'eau : on peut l'étaler sur cinq plaques stérilisées, ou bien, suivant le procédé d'Esmarch, placer le tube horizontalement et le faire tourner rapidement sous le jet d'un robinet d'eau froide, pour que la gélatine adhère également à toute la face interne du tube.

Le nombre des colonies développées, au bout de quatre à six jours, est celui des germes de bactéries et moisissures contenus dans le volume d'air aspiré.

Ce procédé l'emporte sur celui de Hesse à tous égards : il permet d'analyser, en un temps plus court, des volumes d'air plus forts; et surtout il dissocie les agrégats de germes qui sont la règle dans l'air, tandis que les germes isolés constituent l'exception : aussi sait-on, grâce aux recherches de MM. Strauss et Wurtz, que le nombre des germes est bien supérieur à celui trouvé précédemment. Sans doute tous les germes ne sont pas décelés par cette méthode, parce que le milieu de culture ne convient pas à tous également. Ce desideratum reste encore à combler.

Le nombre des germes de l'air est très variable suivant les locaux. Uffelmann a compté dans l'air :

De son cabinet	2.900	germes au mètre	cube.
De sa salle à manger	3.200	—	—
D'une pièce d'habitation	7.500	—	—
D'une mansarde inhabitée	2.600	—	—
De la chambre d'habitation d'une famille d'ouvriers	31.000	—	—

Le tableau suivant donne le nombre des germes de moisissures et de bactéries trouvés par MM. Strauss et Wurtz à l'hôpital Tenon, dans un mètre cube d'air :

	Germes.	Bactéries.	Spores de champignons.
I. Salle A	20.700	20.017	683
II. Salle B	15.300	14.750	550
III. Salle A	19.500	19.040	460
IV. Parloir des malades	17.600	17.240	360
V. Salle B	233.800	227.300	6.500
VI. Salle B	466.100	446.700	17.300
VII. Salle A	24.400	23.270	1.110
VIII. Parloir des malades	27.600	25.766	840

On voit donc que, dans l'hôpital Tenon, la teneur en germes varie de 15 à 466 par litre, et que, pour une spore de champignons, il y a 30 bactéries. On voit aussi l'énorme différence suivant les circonstances : ainsi, l'air de la salle B contient tantôt 15, tantôt 233, tantôt 466 germes par litre. Cela tient à ce que, dans l'expérience V, on a fait balayer la salle pendant toute la durée de l'expérience, et battre les rideaux et les édredons de lit de façon à soulever beaucoup de poussière ; dans l'expérience VI, on a agi de même, après avoir fait gratter préalablement les fentes des parquets.

Ces expériences sont absolument concordantes avec celles que l'un de nous a exécutées au Val-de-Grâce en 1885 (*Rev. d'hyg.*, 1886, p, 309). On a aspiré à travers un tube de l'aéroscope de Hesse, 20 litres d'air d'une salle dont les fenêtres étaient ouvertes et où tout était au repos, et on a obtenu 52 colonies de bactéries et 7 moisissures. Puis, on a fait passer dans un autre tube le même volume d'air, les fenêtres étant fermées, tandis qu'on agitait vivement la literie et on a obtenu 360 colonies. Dans cette recherche, comme dans celles de Strauss et Wurtz, l'air renfermait 30 fois moins de germes lorsqu'il était au repos que lorsqu'il était agité. On voit que si, comme le démontre couramment l'expérience de Hesse, les germes ont de la tendance à tomber par leur propre poids, ils sont sans cesse remis en circulation par les mouvements des habitants, les coups de brosse et de balai, la manipulation des habits et de la literie. Il y a des endroits où ils sont pour quelque temps soustraits à ces déplacements incessants : ce sont les rugosités et interstices des murailles, des boiseries et des meubles, les étoffes, celles de laine surtout, les couvertures, tapis, descentes de lit, les sommiers. Tous ces corps sont comme les aboutissants, les réservoirs naturels où tous les germes mélangés aux poussières finissent par s'emmagasiner. Les couvertures de laine les retiennent comme de véritables éponges : pour s'en convaincre, il n'y a qu'à donner de la main un coup sec sur un lit sur lequel tombe un rayon de soleil.

L'humidité fixe les poussières et les germes : la terre humide, les crachats frais, les matières fécales récentes n'abandonnent ni à l'évaporation ni aux courants d'air le moindre de leurs germes. Le tourbillon ne commence que lorsque ces substances sont desséchées et pulvérisées. De même, l'air expiré n'entraîne aucune des bactéries ou spores existant sur la muqueuse respiratoire.

III. **Mode d'action de l'air confiné.** — L'homme et les animaux meurent rapidement quand ils continuent à respirer dans un milieu dont l'air ne se renouvelle pas.

A quoi est dû cet empoisonnement aigu?

Ce n'est pas à la diminution d'oxygène, car la mort n'arrive que quand ce gaz est descendu de 21 à 4 ou 3 p. 100. Or, dans l'air expiré, il en reste encore 16 p. 100 et dans l'air très confiné, on en trouve encore 19 p. 100.

Ce n'est pas davantage l'acide carbonique qui est l'élément toxique ;

en effet, dans des locaux presque inhabitables, d'odeur repoussante, la proportion de CO^2 dépasse rarement 10 p. 100. Or, Pettenkofer à pu, pendant des heures, séjourner, sans le moindre malaise, dans une atmosphère renfermant 10 p. 100 de ce gaz et Fœrster n'a observé ni sur lui, ni sur d'autres personnes, un effet quelconque, après un séjour de dix minutes dans une cave où la proportion de CO^2 était de 40 p. 100. Regnault et Reiset ont fait vivre des animaux dans l'air confiné auquel ils ajoutaient 10 p. 100 de CO^2 artificiel.

Leblanc, membre d'une commission chargée, en 1849, d'étudier l'hygiène des casernes, a commis l'erreur capitale de considérer l'acide carbonique de l'air confiné comme l'élément nuisible et est parti de cette donnée que personne aujourd'hui n'admet plus, à savoir qu'un air ne doit être considéré comme vicié que lorsqu'il renferme 1 p. 100 de CO^2.

Le *degré hygrométrique* de l'air n'est pas sans influence sur notre santé et notre bien-être. Le degré le plus compatible avec l'un et l'autre est de 72° suivant d'Arcet : les limites physiologiques varient entre 40° et 80°. On ne peut pas vivre sans inconvénient dans un air saturé d'humidité, lorsque cet air est froid, parce qu'il est très bon conducteur de la chaleur et refroidit beaucoup. D'autre part, l'air saturé d'humidité est extrêmement incommode, lorsqu'il est chauffé et surtout lorsqu'il est surchauffé. Les torrents de vapeur d'eau que l'éclairage au gaz déverse dans une pièce, contribuent, autant que les gaz chauds, produits de la combustion, à rendre intolérable le séjour dans cette pièce. L'évaporation cutanée et pulmonaire cesse de se faire, le corps ne se débarrasse plus de son excès de calorique, et il en résulte un malaise qui aboutit à une sensation d'angoisse et finalement à la syncope.

D'autre part, on ne séjourne pas sans inconvénient dans un air trop sec, et l'expérience apprend que, dès que le déficit de saturation de l'air dépasse 5^{mm},3, nos organes s'en ressentent. Or il arrive souvent, notamment dans les maisons desservies par des calorifères à air chaud, que ce déficit s'élève jusqu'à 12 millimètres, degré de sécheresse qui ne trouve son égal à l'extérieur que sous le climat saharien ; aussi dans ces locaux les meubles craquent, les muqueuses se dessèchent, la peau devient sèche et on finit par éprouver un malaise indéfinissable, mais extrême.

Nous avons dit que l'air de nos habitations est souvent surchauffé par les appareils d'éclairage et parfois par ceux de chauffage ; il contraste alors avec l'air vivifiant que nous respirons dans la nature et qui est toujours relativement frais. Aussi éprouve-t-on, dans les intérieurs surchauffés, l'allanguissement des saisons chaudes et des pays chauds, et tout le monde sait avec quelle avidité on aspire, en sortant de ces locaux, les premières bouffées d'air frais, c'est-à-dire d'air plus dense pour combler le déficit de l'hématose. Si l'habitation dans ces atmosphères surchauffées se répète fréquemment, comme cela arrive par exemple aux personnes qui en hiver courent les bals et les soirées, on comprend qu'à la longue ces actions nocives s'ajoutent et que le résultat n'est pas précisément favorable à la santé.

L'air des locaux habités contient, dissous dans la vapeur d'eau, des principes volatils organiques odorants dont la nature est encore inconnue, mais dont la présence se révèle à l'odorat, lorsqu'on entre dans ces locaux, ou qu'on respire l'air s'écoulant par les cheminées d'appel. On a pensé que ces principes étaient le véritable élément toxique de l'air confiné, qu'il s'agit là de véritables ptomaïnes volatiles, ce que tend a démontrer l'expérience suivante de Hammond. On place une souris dans un grand flacon dont l'orifice est muni d'un tube ouvert permettant le renouvellement de l'air : dans le fond sont déposés quelques fragments de chlorure de calcium; dans le vase sont suspendues des éponges imbibées d'eau de baryte pour absorber CO^2 au fur et à mesure qu'il est exhalé. La souris repose sur une planchette de bois. Malgré la communication avec l'air libre, elle meurt aussi rapidement que dans un flacon complètement bouché.

D'autre part, MM. Brown-Séquard et d'Arsonval ont pensé fournir la démonstration expirimentale directe de la toxicité des matières organiques qui sont contenues dans l'air expiré et qui, si elles ne sont pas déjà putréfiées, en sortant des voies broncho-pulmonaires, ont une grande tendance à s'altérer rapidement, même à des températures peu élevées. En injectant, dans la carotide de lapins, de 4 à 7 centimètres cubes du liquide obtenu par condensation des vapeurs pulmonaires entraînées avec l'air expiré par l'homme, ils ont obtenu des effets nettement toxiques : dilatation des pupilles, ralentissement très marqué des mouvements respiratoires, abaissement rapide de la température variant entre 1/2 et 5 degrés, faiblesse paralytique, le plus souvent excessive, des membres postérieurs. De plus, le cœur acquiert les jours suivants une activité morbide consistant en accélération et faiblesse des battements et pouvant durer jusqu'à trois semaines. En injectant, à un lapin vigoureux, 15 centimètres cubes du liquide absolument frais provenant de l'air expiré par un gros chien, les mêmes expérimentateurs ont obtenu un tétanos violent suivi rapidement de mort.

Ce poison, d'origine pulmonaire, est soluble dans l'eau car il passe rapidement à travers un filtre en papier (1).

Les matières hygroscopiques, la laine, les plumes, le papier humide (tapisseries), les murailles humides, la paille, s'en imprègnent particulièrement.

Mais les effets redoutables de ces ptomaïnes volatiles n'ont pas été

(1) *Démonstration de la présence toxique des exhalaisons pulmonaires provenant de l'homme et du chien*, par Brown-Séquard et d'Arsonval (*Comptes rendus hebd. de la Société de biologie*, 1887, p. 814).

constatés dans des expériences contradictoires : ils ne sont en outre jamais observés à l'état aigu; il semble même qu'il se fasse à leur égard, une espèce d'assuétude.

Rien ne prouve non plus que le poison agisse chroniquement en s'accumulant dans l'organisme.

Pour Renk, l'air vicié agit par une sorte de réflexe, en provoquant un dégoût respiratoire, causant des inspirations superficielles et une hématose incomplète. De même que nous inspirons profondément, avidement, l'air balsamique des forêts, de même, dans un air infect, la respiration reste d'instinct superficielle et c'est cette insuffisance respiratoire qui, pour Renk, constitue le vrai danger de l'air confiné. En d'autres termes, cet air, s'il n'est pas toxique, a cessé d'être vivifiant, il n'est peut-être pas cause directe de malaise, mais il n'est plus la source de la santé. Quelque peu définissable que soit cette action nuisible, elle est certaine; dans un pareil air, l'hématose se fait mal; on y souffre de malaises auxquels on finit pas s'accoutumer, qui ont pour conséquence cet étiolement des individus, spécial aux grandes villes. De plus les humeurs organiques perdent leurs propriétés bactéricides, à l'égard de certains germes, d'où la facilité déplorable avec laquelle se développent notamment les germes de la suppuration. Cette déchéance des qualités bactéricides du sang donne probablement la raison pour laquelle les habitants des grandes villes sont si vulnérables à l'égard d'un grand nombre de germes pathogènes. Depuis longtemps, on considérait comme acquise cette vérité, à savoir que si l'air vicié ne tue pas comme poison l'individu sain, il exerce une influence des plus nocives sur l'individu soumis à une infection quelconque. Brown-Séquard et d'Arsonval ont inoculé la tuberculose à de nombreux animaux et ont fait vivre, les uns à l'air libre, les autres dans un air confiné : la première série n'a pas été atteinte de tuberculose, tandis que les animaux de la seconde sont presque tous devenus tuberculeux. Ils ont vu également que des animaux inoculés avec des matières septiques fournissaient beaucoup moins de cas de septicémie, lorsqu'on les faisait vivre dans un local bien aéré, que lorsqu'on les laissait dans un air confiné (1).

L'air vicié prépare-t-il aussi le terrain à l'infection à venir : en d'autres termes, met-il les hommes et les animaux en état de réceptivité pour les germes pathogènes ? Cela n'est pas rigoureusement démontré, mais est infiniment probable. Nous devons donc concevoir le mode d'action de l'air vicié comme étant le suivant : l'intoxication chronique favorise la réception et la multiplication des germes morbides. Ces deux facteurs semblent également importants. De plus l'air confiné est

(1) *Recherches sur l'importance d'un air non vicié pour les exhalaisons pulmonaires*, par Brown-Séquard et d'Arsonval (*Comptes rendus de l'Acad. des sciences*, 1887, t. CV, p. 1056).

infectieux, il apporte à l'organisme de nombreux germes pathogènes ; c'est ce rôle infectieux qu'il convient d'étudier à présent.

Si les impuretés gazeuses de l'air sont toxiques à la longue, les impu-tés solides sont plus dangereuses, parce qu'elles renferment des éléments *infectieux* qui sont directement cause de maladie.

Les germes de l'atmosphère se divisent en inoffensifs, de beaucoup les plus nombreux, et en pathogènes. Parmi les germes pathogènes, on n'a encore trouvé expérimentalement dans l'air que le *staphylococcus pyogenes aureus* ; mais il est certain que l'air sert de véhicule à des bactéries pathogènes très diverses et à leurs spores ainsi qu'aux germes, non encore découverts, de la rougeole, de la variole, de la scarlatine et de bien d'autres maladies encore.

La plupart de ces germes empruntent la voie de l'air pour se déposer sur la peau intacte ou excoriée et sur nos muqueuses. Quel que puisse être le danger lié à l'inhalation des ptomaïnes volatiles, nous n'hésitons pas à déclarer que c'est dans les particules pulvérulentes que réside le grand, le véritable danger de l'air vicié.

Sur la muqueuse respiratoire d'un adulte, passent chaque jour en contact très intime, 14 000 litres d'air qui renferment chacun en moyenne 20 germes et qui peuvent en renfermer éventuellement bien davantage (jusqu'à 500!). Autrefois, avec les moyens imparfaits d'analyse, on croyait l'air plus pauvre de germes et on avait fini par déclarer que cette voie d'infection était négligeable.

Cela a été une grande erreur, erreur d'autant plus grande, que sur ce nombre de germes que respire l'habitant d'un hôpital ou d'une caserne, soit 280 000 en moyenne et 7 000 000 au maximum, tous restent collés sur la muqueuse respiratoire.

Les expériences de Tyndall ont démontré que l'air qui sortait des poumons était optiquement pur et celles plus récentes de Strauss ont prouvé que sur 609 germes inspirés, un seul, en moyenne, ressort du poumon avec l'air expiré (1).

La liste des maladies par inhalation est longue ; elle comprend : la variole, la rougeole, la scarlatine, la diphthérie, mais, en tête, doit figurer la tuberculose, la plus meurtrière des maladies infectieuses. On sait qu'en faisant flotter dans l'air de la poussière de crachats tuberculeux désséchés puis pulvérisés, on rend tuberculeux les animaux qui inspirent cet air rendu virulent expérimentalement.

Or, il n'arrive que trop fréquemment que des tuberculeux séjournent dans des chambres en communauté avec d'autres personnes ; ils crachent par terre et mêlent, à la poussière des chambres, nombre de bacilles tuberculeux avec ou sans spores, qui vont contaminer les sujets sains. Voici un exemple qui fera comprendre l'étendue du dan-

(1) *Absence de microbes dans l'air expiré*, par M. Strauss (*Annales de l'Institut Pasteur*, t. II, p. 181).

ger. Vers la fin de 1884, entrait dans un établissement pénitentaire composé de huit pavillons parallèles, allongés, à quarante places chacun, un détenu atteint d'une tuberculose à marche rapide ; il fut placé vers l'extrémité d'un des pavillons et y séjourna jusqu'à la fin de mars 1885, toussant et crachant, sans demander la visite du médecin. A cette date, il se décide enfin à se faire soigner ; il arrive à l'hôpital avec des cavernules nombreuses au sommet du poumon droit et meurt au bout de deux mois. Peu après son entrée, cinq de ses codétenus couchant tous dans la même extrémité du pavillon occupé par lui, entrent successivement à l'hôpital pour tuberculose pulmonaire ou pleurale ; l'autre moitié de ce pavillon et les sept autres pavillons ne présentaient en ce moment rien de spécial dans leur état sanitaire.

Les conditions d'aération étaient très défectueuses et la poussière tuberculeuse élaborée par le premier malade était restée confinée dans un court rayon.

Cette transmission de la tuberculose à son entourage par un tuberculeux se répète fréquemment dans les familles nombreuses, les bureaux, les ateliers, les hôtels, les garnis, etc.

Mais, avec la phthisie pulmonaire, la liste des affections tuberculeuses dues à l'inhalation n'est pas épuisée. Les adénites cervicales chroniques, si fréquentes, sont vraisemblablement dues à des germes tuberculeux déposés par l'air sur la muqueuse du pharynx et du vestibule du larynx, muqueuse doublée d'un réseau lymphatique extrêmement développé. Il est à peine besoin, pour cette genèse, de faire justice des causes banales invoquées encore naguère.

De plus, il est démontré que, si les bacilles introduits dans les bronches terminales et les alvéoles pulmonaires y déterminent des effets sur place, les spores peuvent passer à travers l'épithélium alvéolaire dans le courant lymphatique ou sanguin, sans produire de lésion locale (1). Les tuberculoses pleurale, péritonéale, méningée, etc., quand elles sont primitives, reconnaissent fréquemment, peut-être habituellement, pour cause l'inhalation des spores tuberculeuses.

Nous nous sommes occupés spécialement de la tuberculose parce qu'elle fait les plus grands ravages dans nos populations, mais la fièvre puerpérale, l'érysipèle, l'ophthalmie purulente, le goitre épidémique, la fièvre typhoïde, dans bon nombre de cas les oreillons, sont souvent transmis par l'air impur. Il est démontré même que le charbon peut se transmettre de la même façon.

IV. **Des moyens de maintenir la pureté de l'air dans les locaux abrités.** — On obtient la pureté de l'air dans les habitations : 1° *par la propreté* ; 2° *par la ventilation*. Naguère on pensait que le second de ces moyens était le plus efficace et que le nettoyage de l'air

(1) Buchner, *Sur la preuve expérimentale de l'absorption des microbes infectieux par les voies respiratoires* (*Munchener mediz. Wochenschrift*, 1888).

ne pouvait mieux se faire que par l'air. On reconnaît aujourd'hui que le rôle de l'aération, tout important qu'il est, a été fort exagéré : la raison en est que les produits gazeux mélangés à l'air sont loin d'avoir l'action toxique qu'on leur attribuait ; la seconde est qu'on prêtait à la ventilation une puissance d'action qu'elle n'a pas. La science, ainsi qu'il a été dit, est en voie de faire justice de cette double erreur, et il n'est pas hors de propos d'y insister ici, ne fût-ce qu'en passant. Nous avons vu que la nocivité de l'air confiné est réelle, mais qu'elle doit être attribuée pour la plus grande partie aux germes qui en sont l'élément infectieux, plutôt qu'aux ptomaïnes volatiles et aux autres gaz, qui sont l'élément toxique. Il est plus important, par conséquent, d'agir sur les particules solides que sur les gaz.

Il y deux ans, R. Koch, parlant de la prophylaxie des épidémies dans les armées, s'exprimait ainsi (*Revue scientifique*, année 1888) : « Toutes les mesures tendant à empêcher le développement des substances gazeuses, par exemple des produits volatils de la putréfaction, ne servent à rien quand il s'agit de se défendre contre une épidémie. Éloigner la poussière qu'on soupçonne infectée de germes, tel est le but principal de la ventilation, dans les locaux renfermant des individus atteints de maladies infectueuses : et c'est pour ce but que la ventilation doit être organisée. *L'évacuation des divers produits gazeux, qui était jusqu'ici sa raison d'être, ne doit plus jouer qu'un rôle tout à fait accessoire.* »

Depuis 1888, les opinions se sont encore modifiées, et si Koch avait à se prononcer aujourd'hui sur le rôle de la ventilation, il ne le ferait probablement plus de la même façon. En effet, des expériences récentes de Stern sont venues démontrer, d'une part, que, pour chasser les germes d'un local habité, il faut une ventilation tumultueuse, énergique, qui ne peut se faire qu'en l'absence des habitants du local ; et, d'autre part, que cette ventilation, si elle a quelque prise sur les germes flottant dans l'air, est tout à fait impuissante sur ceux, infiniment plus nombreux, déposés sur les parois, les meubles, dans les étoffes, etc. En d'autres termes, la ventilation, telle qu'on peut la pratiquer habituellement est impuissante pour débarrasser un local des germes qu'il renferme : une simple serpillière humide promenée sur le parquet, enlève bien plus de germes qu'une ventilation même énergique ne pourrait en entraîner en plusieurs heures.

Si nous venons à envisager à présent les produits gazeux, nous trouvons que le rôle de la ventilation peut aussi être grandement soulagé et restreint dans la plupart des cas par une propreté scrupuleuse. Ce ne sont pas les gaz qu'il faut enlever, mais les produits solides qui leur donnent naissance : la technique inverse est puérile : une comparaison vulgaire le fera aisément comprendre. Une personne a l'haleine fétide parce qu'elle a dans la bouche une dent cariée : elle aura beau faire passer par sa bouche, en soufflant, le volume d'air qu'il lui plaira, cet air sera toujours malodorant. Qu'au contraire elle se présente chez un dentiste, se fasse panser et obturer ou extirper sa dent malade, et voilà aussitôt la pureté de l'haleine obtenue d'une façon simple et durable, résultat que le sujet n'aurait pas atteint, en passant son temps à souffler par sa bouche pour la ventiler.

L'impureté de l'air d'un lieu habité est fonction de l'impureté accumulée dans l'enceinte du lieu. Ayez un local entretenu dans un parfait état de propreté, où les tissus, couvertures, rideaux, habits sont toujours bien battus et brossés au grand air, dont les habitants sont toujours soigneusement lavés, rien ne sera facile comme de conserver à l'air d'un pareil local, une pureté sinon idéale, du moins compatible avec la santé. Qu'on passe d'un salon élégant, où se trouvaient entassées cent personnes, dans un abri où sont installés cent pauvres diables logeant à la nuit, et on verra la différence. L'expérience démontre que, dans les écoles où on baigne les enfants, dans les casernes où les hommes prennent chaque semaine un bain par aspersion, où les vêtements et les couvertures sont battus deux fois par semaine, où les chaussures et la sellerie sont placées en dehors des chambres, dans des réduits à part, il suffit d'une ventilation peu active pour avoir une atmosphère exempte d'odeurs, tandis que, dans les conditions opposées, au moyen de la ventilation la plus coûteuse, on n'arrive pas à avoir un air pur. Roth nous apprend que, dans les casernes saxonnes, l'air est devenu incomparablement meilleur depuis que les soldats passent régulièrement à la douche. L'observation faite dans les hôpitaux apprend également que, toutes choses égales d'ailleurs, entre autres le cubage et la ventilation, l'air de deux chambres présente des différences très marquées suivant que les malades sont ou ne sont pas baignés.

En principe, le nettoyage de l'air ne doit donc pas se faire par l'air, mais au moyen de l'eau, par les lavages et par l'enlèvement mécanique des déchets, quels que soient leur siège et leur nature. Mais si la propreté reste la méthode maîtresse pour empêcher l'air d'être infectieux et malodorant, la ventilation vient immédiatement après, et son rôle, bien que restreint, est encore très important. Et d'abord la propreté scrupuleuse, telle que nous la comprenons, exige beaucoup de main d'œuvre et coûte en somme encore assez cher : puis, quelque minutieuse qu'elle soit, quelques précautions qu'on mette en œuvre, il existe des causes de souillure de l'air qu'on ne peut empêcher. La respiration lance constamment ses produits dans l'atmosphère ; les mouvements des habitants font constamment flotter des poussières dans l'air du local le plus soigneusement entretenu. Cet air sera toujours inférieur à l'air extérieur, et il y aura avantage à le remplacer par ce dernier, à l'aide d'une ventilation méthodique. La ventilation servira donc à neutraliser les causes de viciation permanentes et inévitables, à diluer les souillures dans de forts volumes d'air et mieux encore à les entraîner vers l'extérieur. C'est un lavage de l'atmosphère de la chambre qui substitue à l'air intérieur, de l'air neuf, pur, vivifiant et appétissant à respirer.

De plus, il arrive trop fréquemment, ainsi qu'il a été dit, qu'on fait vivre des personnes dans un air surchauffé; il appartient encore à la ventilation d'échanger cet air contre l'air frais puisé au dehors.

La première condition de toute ventilation est que l'air destiné à prendre la place de l'air vicié soit aussi pur que possible. De là la règle de puiser cet air à des sources pures, dans des jardins, dans des lieux plantés d'arbres; quand on le puise au-dessus du toit, il faut éviter le voisinage des tuyaux de fumée; il ne faut jamais le prendre dans des cages d'escalier, des corridors ou dans une pièce voisine. Il faut que les chambres soient indépendantes l'une de l'autre, pour que l'air vicié de l'une ne pénètre pas dans la voisine : là où il existe des corridors, cette disconnexion est obtenue en les aérant largement par l'ouverture constante des fenêtres. A cet effet, il faut renoncer définitivement à une disposition vicieuse donnée fréquemment dans les cages d'escalier aux fenêtres condamnées par la rampe et qu'on ne peut jamais ouvrir.

Il faut aussi éviter de laisser s'installer à proximité des maisons d'habitation, des dépôts de matières infectes qui forcent les habitants à clore hermétiquement leurs demeures, pour se soustraire à des émanations fétides. On sait combien les odeurs infectes qui se dégagent des usines où l'on traite des matières de vidange et des débris animaux ont suscité de justes plaintes de la part des habitants du nord-est de Paris, qui sont souvent obligés de s'enfermer en plein été chez eux, pour échapper aux odeurs horribles que le vent leur apporte.

Il est d'autant plus indiqué de prendre l'air neuf à des sources pures, que nous ne disposons que de moyens précaires pour purifier l'air impur. On a bien imaginé les filtres à air, à lames de flanelle ou à tampons d'ouate; mais les mailles du tissu opposent une grande résistance au passage de l'air et diminuent dans une mesure considérable le cube d'air introduit : de plus, comme la plupart des filtres, ceux à air ne retirent que les grosses impuretés et laissent passer les germes, c'est-à-dire les éléments qu'il y aurait surtout intérêt à retenir. Enfin, quand ces filtres sont mal entretenus, ils salissent l'air plutôt qu'ils ne le nettoient.

On a essayé avec un peu plus de succès, de faire barboter l'air à travers de l'eau avant de le laisser pénétrer dans l'intérieur des maisons.

Enfin on peut faire passer l'air dans un tambour où les poussières sont abattues par l'eau pulvérisée à l'aide d'un spray, d'un tourniquet hydraulique, ou d'un appareil pulvérisateur quelconque.

Pour se rendre compte de la masse d'air qui passe à travers un conduit donné, on se sert du *manomètre différentiel* ou de l'*anémomètre*. Dans les deux cas, il faut connaître la section du conduit et la température de l'air.

a) Comme il s'agit de noter des différences de niveau très faibles, le *manomètre différentiel*, au lieu d'avoir ses deux branches verticales, a l'une d'elles presque voisine de l'horizontale : il est à pétrole, liquide de faible densité et se déplaçant facilement dans des tubes de verre de faible diamètre. Le manomètre étant mis en communication avec un point donné du conduit d'évacuation, on observe la surpression w en millimètres et on calcule la vitesse d'après la formule suivante,

$$N = 2\sqrt{\frac{gw}{3s}}$$

dans laquelle g représente l'accélération de la pesanteur $= 9{,}8$ et s le poids exprimé en kilogrammes du mètre cube de l'air qui circule dans le conduit d'évacuation.

b) L'anémomètre de Combes, modifié par Ferrini, se compose de quatre ailettes en mica qui font tourner un axe d'acier, portant à son milieu une vis sans fin laquelle actionne un système de deux roues dont l'une marque les unités et l'autre les centaines de tours. Deux rubans diversement colorés permettent, par un jeu de leviers, d'établir ou de rompre à volonté la communication du rouage avec la vis sans fin.

Pour se servir de l'instrument, on commence par amener les deux roues au 0 et on rompt la communication avec la vis sans fin. On place l'instrument dans l'axe du courant d'air à mesurer; si c'est dans un orifice, il faut le mettre, non au centre où la vitesse est la plus forte, mais en un point également éloigné du centre et de la paroi, où cette vitesse représente la moyenne de l'ensemble de la section de l'orifice. Lorsque les ailettes ont pris un mouvement régulier, on tire sur l'un des rubans, pour engrener le rouage avec la vis sans fin, et au bout de 30 secondes à 3 minutes, on rompt la communication, en tirant sur l'autre ruban. On lit sur les roues le nombre de tours effectués et on obtient le nombre de mètres v parcouru par la colonne d'air au moyen de la formule suivante :

$$v = a + b \times n$$

dans laquelle a et b sont des constantes pour chaque instrument.

L'anémomètre de Casella joint à une grande simplicité une sensibilité extrême. Cet instrument, établi sous la direction de Parkes, est d'un usage général en Angleterre et mérite d'être connu en France. Les ailettes, contenues dans un anneau de 68 millimètres de diamètre, font mouvoir une aiguille qui marque, sur un cadran principal divisé en 100 unités ou mètres, la vitesse par seconde de l'air auquel les ailettes font obstacle. Cinq autres cadrans plus petits, portant 10 divisions, indiquent les centaines, les mille, les dizaines de mille, les millions de mètres parcourus ; de sorte qu'avec une vitesse déjà très grande de 5 mètres par seconde, l'observation pourrait durer sans aucune interruption pendant 10 millions de secondes, c'est-à-dire plus de 23 jours. L'instrument numéroté et exactement contrôlé évite à peu près tout calcul ; il est assez sensible pour traduire des vitesses de 5 à 6 centimètres par seconde, tandis que la plupart des instruments de ce genre sont à peine actionnés dans un courant d'air de 10 centimètres.

Recknagel a construit un anémomètre de poche avec montre à remontoir. En pressant sur le bouton, on met en action l'anémomètre et la montre à seconde. Au bout de 1000 tours, les deux s'arrêtent spontanément.

Avec l'anémomètre, on fait plusieurs épreuves, en mesurant la vitesse du courant d'évacuation, d'abord au centre du conduit puis à la périphérie et enfin en un point intermédiaire entre le centre et la périphérie, et on prend la moyenne entre ces trois vitesses. Cette vitesse moyenne, multipliée par la section du conduit, donne le volume d'air évacué en un temps donné. Chaque observation anémométrique doit durer de 30 secondes à 3 minutes.

A. Quantité d'air neuf et espace cubique nécessaires. — Dans quelle proportion l'air du dehors devra-t-il être mélangé à l'air intérieur pour que le mélange puisse être inspiré à longue échéance sans détriment pour la santé? Car on comprend facilement que notre idéal, qui tend à faire vivre l'homme enfermé, dans la même atmosphère que l'homme au dehors, ne puisse jamais être atteint. En effet, que dans une chambre remplie par de l'air absolument pur il pénètre une seule personne : au bout de quelques secondes déjà la composition de cet air sera changée ; et pourtant on ne peut raisonnablement songer à remplacer immédiatement tout l'air de cette pièce par de l'air absolument neuf. La question délicate, sur laquelle on est loin d'être d'accord, ainsi qu'on va le voir, consiste à savoir jusqu'à quel degré on peut laisser aller la viciation commençante, sans que la santé en souffre, et surtout à quel indice on reconnaîtra que ce degré est atteint.

Une grande confusion règne dans la doctrine de la ventilation : pour nous en assurer nous n'avons qu'à voir la quantité d'air neuf qui est réclamée par les divers hygiénistes. MM. Trélat et Somasco demandent de 12 à 15 mètres cubes par heure : Brown-Séquard et d'Arsonval demandaient 600 litres ; pour Leblanc il n'en fallait guère que 2 mètres cubes ; pour Putzeys et M. Herscher, il en faudrait 8 à 10 mètres cubes ; le général Morin demande 60 mètres cubes pour les malades ordinaires, 100 mètres cubes pour les blessés et les femmes en couches ; Sutherland demande 127 mètres cubes pour les blessés qui suppurent et 170 mètres cubes pour les malades atteints d'affections épidémiques, de pourriture d'hôpital, d'érysipèle, de pyhémie. D'autres s'en tiennent à une formule d'un vague extrême, à une sorte de maxime : *Il faut qu'il y ait trop d'air pour qu'il y en ait assez*, qui exprime une idée vraie, mais qui n'est susceptible d'aucune application pratique.

On admet généralement aujourd'hui que la limite de viciation est atteinte au moment où cette viciation commence à se révéler à notre odorat, c'est-à-dire au moment où l'air commence à *sentir le renfermé*. Il est admis, d'autre part, que, d'une façon générale, la quantité des matières organiques qui donnent à l'air cette odeur spéciale, est proportionnelle au volume de CO^2 qu'il renferme, et comme on peut mesurer ce volume d'une façon précise, on s'en est servi comme index de la viciation. Il importe donc de ne pas se méprendre : lorsqu'on déclare un air vicié, parce qu'il renferme, par exemple 3 p. 1000 de CO^2 on n'entend, pas dire que 3 p. 1000 de ce gaz compromettraient la santé, mais qu'avec cette proportion de CO^2 coexistent dans l'air d'autres produits dont la présence est loin d'être indifférente pour la santé.

Pettenkofer, après une première série d'expériences, a déclaré qu'un air a l'odeur de renfermé lorsqu'il contient 1 p. 1000 de CO^2; plus tard il a trouvé que la limite était plus basse, à 0,7 p. 1000. Degen a trouvé que les salles d'hôpital avaient mauvaise odeur avec 0,66 pour 1000 d'acide carbonique.

Dès 1867, M. de Chaumont a établi qu'il y a un rapport constant entre : 1° l'odeur; 2° l'acide carbonique; 3° la matière organique. Dans des expériences faites dans les casernes d'Aldershot, il a trouvé que l'air était pur, inodore, jusqu'à 0,6 p. 1000 de CO^2; qu'à 0,8 p. 1000 il y a une légère odeur de renfermé, qu'à 1,03 p. 1000, il y a une odeur de renfermé désagréable, qu'à 1,3 p. 1000, on a l'odeur infecte des chambrées.

Un homme adulte respire 18 fois à la minute, et à chaque expiration exhale un demi-litre d'air renfermant 4 p. 100 de CO^2, c'est-à-dire qu'il rend par minute $0^l,36$ de CO^2. Normalement, l'air contient entre 3 et 4 pour 10000, c'est-à-dire $0^l,30$ et $0^l,40$ de ce gaz. Si donc nous supposons qu'un homme respire dans un espace clos cubant 1 mètre, l'air renfermera au bout de la minute, outre la quantité initiale normale de CO^2 que nous fixerons à 0,34, la quantité ajoutée par la respiration, soit 0,36 ce qui fait $0,34 + 0,36 = 0^l,70$ p. 1000 litres; c'est-à-dire que l'homme aura exactement vicié 1 mètre cube d'air par minute si l'on s'en tient à la fixation la plus récente de Pettenkofer (0,7 p. 1000), soit 60 mètres cubes par heure. Si, avec M. de Chaumont, nous fixons à 0,6 p. 1000 la limite de viciation et à 0,4 p. 1000 la teneur de l'air extérieur en CO^2, la quantité d'air vicié sera par heure de 100 mètres cubes. C'est entre ces limites de 60 et 100 mètres cubes que se meuvent les appréciations des hygiénistes; dans les hôpitaux, où les causes de viciation sont plus grandes, on admet 100 mètres cubes; dans les habitations la viciation est calculée à 60 mètres cubes par homme et par heure.

Telle est la doctrine régnante, que nous avons tenu à exposer dans son entier. Il est clair que si l'on est arrivé à demander des volumes d'air neuf si considérables c'est parce qu'on a voulu charger la ventilation du rôle qui incombe à la propreté ; or, nous le répétons, ce nettoyage de l'air par l'air est très laborieux et très coûteux. Ainsi, si l'on veut donner à 100 malades 60 mètres cubes d'air par heure et par tête, il faut déplacer par vingt-quatre heures 187 200 kilogrammes d'air ! Aussi il y a une chose remarquable, c'est la différence qui existe entre l'importance qu'on attache à la ventilation dans les traités d'hygiène et le sans-façon avec lequel on néglige cette ventilation dans la pratique. Que de fois ne voit-on pas des appareils compliqués et ingénieux de ventilation rester des mois entiers sans fonctionner, et cela pour une raison bien simple, c'est que le fonctionnement en est excessivement coûteux et laborieux.

Sous l'influence des données nouvelles fournies par la bactériologie, les exigences sont allées en diminuant : au lieu d'élever des prétentions exorbitantes, auxquelles nulle technique ne pouvait satisfaire, on a demandé des cubes d'air neuf de plus en plus modestes, qu'on peut fournir presque toujours sans grande dépense. Ce n'est plus 100 et 200 mètres cubes, qu'on demande par tête et par heure, mais 15 mètres cubes. Qu'on ne l'oublie pas, il faut d'autant plus d'air neuf que la propreté est plus négligée : lorsqu'une atmosphère confinée sent mauvais, c'est aux bains, à la buanderie, à la serpillière qu'il faudra recourir en premier lieu.

Il y a un cas où le cube d'air neuf nécessaire est de beaucoup supérieur au taux fixé ci-dessus : c'est lorsque l'atmosphère intérieure est surchauffée par les appareils d'éclairage. Mais, alors, on a affaire à de l'air chaud qui tend à s'évacuer spontanément, en vertu de son faible poids spécifique, sans moteur et sans dépense : on n'a qu'à lui ouvrir des orifices assez larges et le problème est relativement simple.

La capacité des pièces dans lesquelles se passe une bonne partie de la vie humaine a une grande importance au point de vue économique et au point de vue hygiénique. L'économie réclame l'espace le plus restreint possible; l'hygiène, au contraire, demande une certaine capacité, pas trop grande pour qu'elle puisse être échauffée en hiver, mais assez grande pour garantir le libre fonctionnement de nos organes et pour neutraliser, dans la mesure du possible, les dangers d'infection. Cette question a déjà été abordée précédemment, mais il importe d'y revenir au point de vue de l'aération.

L'espace cubique doit être assez grand pour permettre le libre jeu de la ventilation. La grandeur de cet espace n'est nullement fonction du cube d'air neuf à introduire. En effet, supposons un instant que le cube d'air neuf reconnu nécessaire soit de 15 mètres cubes à l'heure. Si l'on fait vivre un homme dans un espace cubant 1 mètre, il faudra remplacer toutes les quatre minutes la totalité de l'air; dans un espace cubant 2 mètres, le changement devra se faire toutes les huit minutes et, dans un espace cubant 60 mètres, toutes les quatre heures. Il semblerait donc indifférent de loger un homme dans un petit ou dans un grand espace, pourvu qu'on ait soin de renouveler l'air dans le délai fixé. Mais d'abord l'air d'un local ne peut être renouvelé plus de trois fois par heure, sans incommoder beaucoup les occupants. Partant de ce principe et admettant, comme nous l'avons fait, que le cube d'air neuf nécessaire est de 15 mètres cubes à l'heure, il faudrait un espace cubique de 5 mètres par personne. Mais, outre que l'on peut rarement compter dans la pratique que l'air de la pièce sera renouvelé plus d'une fois par heure, d'autres considérations militent pour fixer l'espace cubique à un chiffre plus haut que 5 mètres cubes. Et d'abord, si la chambre ne cube que quelques mètres, les ouvertures seront très voisines de l'homme : si elles sont grandes, il en résultera un refroidissement considérable du corps et par rayonnement et par conduction. Si elles sont petites, le courant d'air auquel elles donneront passage aura une vitesse très grande : or l'homme supporte déjà malaisément un courant dont la vitesse dépasse $0^m,50$ par seconde ; et un courant de 1 mètre est presque intolérable en hiver, dans une chambre. Avec un courant de 2 mètres, on n'y peut plus tenir.

A l'extérieur, sans doute, on supporte sans inconvénient des courants plus forts, mais à la condition de se donner du mouvement et d'être bien couvert.

De plus, il flotte constamment, par suite des mouvements des habitants, une certaine quantité de poussière dans l'atmosphère de la pièce ; cette quantité est d'autant plus grande qu'il y règne plus d'animation. Elle est très forte au moment du lever, lorsque les enfants prennent leurs ébats, lorsqu'on fait le ménage, etc. Que l'espace soit grand ou petit, la quantité absolue de poussière sera la même, mais, s'il est grand, elle est diluée dans un plus grand volume d'air. Autrement dit, la souillure, dans ces moments, est en raison inverse de l'espace cubique et, dans un local de 10 mètres cubes, l'homme inspirera deux fois plus de poussières et de germes pathogènes, que dans un local de 20 mètres cubes.

La forme du cube alloué a une grande influence sur la dilution des poussières. Celles-ci ne montent pas au delà d'une certaine hauteur, au delà de 4 à 5 mètres ; la plupart même vont beaucoup moins haut. Il ne faut donc pas exagérer les dimensions en hauteur, aux dépens de la surface de plancher. Il ne faut pas non plus les diminuer outre mesure : les entresols ayant au plus deux mètres de haut sont extrêmement insalubres, parce que les poussières n'ont pas d'espace pour se diluer. Une hauteur de 4 mètres à $4^m,50$ est indiquée pour les besoins de l'hygiène.

Il faut surtout que l'homme dispose d'un espace cubique raisonnable, de manière que son corps ne soit pas rapproché des parois qui le refroidiraient en hiver, qui l'échaufferaient en été, et qu'il ne soit pas exposé, à chaque mouvement qu'il fait, à frôler ces parois et à faire flotter dans l'air les poussières qui y sont adhérentes. L'espace cubique réglementairement accorde aux soldats dans les casernes des différents pays, est en moyenne de 15 mètres cubes. C'est précisément le cube d'air neuf que nous avons considéré comme le chiffre le plus pratique. Il faut, comme nous l'avons dit plus haut, aller au delà, dans les habitations privées; mais on ne doit guère descendre au-dessous et 10 mètres cubes constituent la limite inférieure qu'on puisse concéder, pour les cas où les considérations d'ordre économique sont les plus pressantes, à savoir pour les logements des pauvres (1).

B. Ventilation. — La *ventilation* consiste à évacuer, hors d'un local donné, un certain volume d'air vicié et à le remplacer par un volume égal d'air neuf pris au dehors. Il y a à distinguer entre la ventilation insensible et la ventilation tumultueuse : cette dernière ne peut se faire qu'en l'absence des habitants du local; elle est une véritable chasse d'air comparable aux chasses d'eau; elle convient très bien pour les locaux à occupation intermittente.

Au contraire, au moment où les locaux sont occupés, il faut que la ventilation se fasse sans incommoder les personnes présentes. Dès qu'elle se fait gênante, on la supprime. Aussi s'est-on ingénié, de toutes parts, pour rendre insensible le courant d'air entrant et sortant.

Pour changer l'air d'un local, il y a deux procédés : ou bien extraire une certaine quantité d'air vicié qui, en vertu de la pression atmosphérique, sera instantanément remplacée par de l'air neuf, c'est la ventilation par aspiration; ou bien refouler dans le local une certaine quantité d'air neuf qui, en provoquant une surpression, déterminera la sortie d'une quantité égale d'air vicié, c'est la ventilation par pulsion. On comprend que l'air vicié s'extraira d'autant plus aisément que la diminution de pression qu'il occasionnera dans le local se comblera plus rapidement; que, d'autre part, l'air neuf trouvera d'autant plus facilement accès dans le local dans lequel il sera refoulé, que l'augmentation de pression sera plus vite équilibrée. Il est donc indiqué, lorsqu'on extrait de l'air, de ménager des ouvertures pour l'arrivée de celui qui doit le remplacer, et, lorsqu'on fait arriver de l'air, de ménager des ouvertures pour le départ de celui qui est en trop. Toute ventilation doit tenir compte de cette double condition. Supposons qu'on vienne à extraire de l'air, par un procédé quelconque, sans ménager des orifices d'admission pour l'air neuf du dehors : cet air, en raison de la dépression opérée dans l'atmosphère de l'appartement, se précipite par toutes les fissures, par les maljoints des portes et des fenêtres, formant des vents

(1) A l'article *logements garnis*, on a vu que la préfecture de police de Paris exigeait un espace cubique de 14 mètres par personne, toutefois, lorsque la pièce est bien aérée, on abaisse la tolérance jusqu'à 10 mètres.

coulis très désagréables et qui sont la cause de bien des rhumatismes musculaires et de beaucoup d'autres maladies occasionnées par le refroidissement.

Par conséquent, pour que l'air se déplace facilement dans une pièce, il faut qu'il trouve deux issues, une pour entrer et une pour sortir. On pèche souvent contre cette vérité en apparence si simple qu'il semble puéril de l'énoncer. Nous verrons bientôt, à propos de l'aération naturelle par les fenêtres, le procédé le plus facile et le plus énergique de ventilation, que, lorsqu'on n'ouvre à l'air qu'une issue unique, il se meut très paresseusement et pourtant, combien commune est l'erreur, qui consiste à croire qu'il suffit d'ouvrir une fenêtre dans une pièce, pour renouveler l'air de la pièce.

Pour que le renouvellement de l'air se fasse aussi intégralement que possible, il faut que les ouvertures d'entrée et de sortie soit placées sur deux parois opposées, et en diagonale si le système employé le permet.

On a beaucoup discuté pour savoir si la ventilation doit se faire directe ou renversée, c'est-à-dire si l'air neuf doit déboucher dans le bas et s'échapper par le haut de l'appartement, ou bien s'il faut lui imprimer une marche inverse. La question n'est pas susceptible d'une solution générale; elle doit être tranchée pour chaque cas en particulier. Prenons par exemple la ventilation à l'aide des appareils de chauffage. Quand on se sert du chauffage rationnel, celui qui consiste à chauffer les parois refroidissantes, en plaçant à leur base des surfaces de chauffe, l'air qui a léché ces surfaces est chauffé à une faible température : il s'élève vers le plafond et se refroidit au fur et à mesure qu'il monte. Arrivé au haut de sa course, il a cédé à peu près toute sa chaleur et il peut être évacué sans perte. Dans ce cas, la place des orifices d'évacuation est tout indiquée; elle est à la partie supérieure, au voisinage du plafond. D'ailleurs, si l'on s'avisait de vouloir extraire l'air par le bas de la pièce, on créerait forcément des courants descendants froids, au lieu d'avoir des courants ascensionnels chauds, ce qui irait à l'encontre du système. L'expérience a, du reste, démontré que l'évacuation de l'air par le haut n'entraîne aucun supplément de dépense de chauffage.

Au contraire, là où l'on chauffe à l'air chaud (poêles, calorifères), cet air, au moment où il abandonne les surfaces de chauffe, s'élève directement vers le plafond, en raison de sa faible densité : si on lui ouvrait une voie au voisinage du plafond, il s'écoulerait en entier par là, sans avoir contribué au chauffage qui dès lors serait compromis. Ce serait un non-sens et un vrai gaspillage, de chauffer ainsi de l'air, pour le jeter immédiatement au dehors. Il faut, par conséquent, dans ces cas, évacuer l'air qui est au voisinage du parquet, parce que c'est le moins chaud. C'est une mesure d'économie qui s'impose, de par le système de chauffage employé, et le seul remède est d'adopter un mode de chauffage plus rationnel.

En somme, on voit que la ventilation directe est la seule rationnelle et que la ventilation renversée est imposée par des considérations spéciales.

On distingue une ventilation *naturelle* et une ventilation *artificielle*.

La ventilation naturelle se subdivise en spontanée et provoquée, suivant que la volonté de l'homme intervient ou non pour le renouvellement de l'air. La ventilation artificielle met en œuvre des engins plus ou moins puissants, plus ou moins compliqués et des moteurs variés.

1° *Ventilation spontanée.* — L'air de nos habitations se renouvelle sans cesse spontanément, par les maljoints des portes et des fenêtres, par les fissures, par les conduits de cheminée et enfin par les parois. Ce renouvellement qui se fait en dehors de toute intervention, parfois même malgré nous, est loin de constituer une quantité négligeable. Ainsi, le général Morin a trouvé, en juillet, que, sur 403 mètres cubes d'air évacués à l'heure par une cheminée non chauffée, 246 mètres cubes c'est-à-dire les 3/5, s'étaient introduits par les joints. Cette ventilation spontanée est d'autant plus énergique que la différence de température entre l'extérieur et l'intérieur est plus considérable : à température à peu près égale, elle est moitié moindre de ce qu'elle est avec une différence de température de 10°. Lorsque pour une raison ou pour une autre, il y a dépression dans l'atmosphère d'une pièce, l'introduction spontanée par les maljoints augmente énormément au point de devenir fort gênante; c'est l'inconvénient des cheminées à fort tirage. Dans une salle d'hôpital de quinze lits, munie d'une porte close, de huit fenêtres toutes fermées, et de quatre orifices d'admission pour l'air neuf, Wilson a trouvé que l'appel déterminé par le feu brûlant dans deux cheminées, donnait issue à 88^{m^3},800 d'air par heure et par lit: sur un cube égal d'air neuf entrant, 24^{m^3},800 soit un peu plus du quart seulement, avaient pris la voie des orifices d'admission; les 64 autres mètres cubes s'étaient introduits par les fissures de l'encadrement de la porte et des fenêtres et, en partie aussi sans doute, à travers les parois.

Il convient de dire ici notre manière de voir sur cette ventilation par les parois à laquelle on a attribué, dans ces quinze dernières années, une importance qu'elle est loin d'avoir. Lang et Recknagel ont, par des expériences précises, démontré que la quantité d'air qui s'introduit réellement à travers les pores des matériaux de construction est relativement minime et que c'est surtout par les maljoints que l'air prend sa voie. Ainsi Recknagel a trouvé que, dans une pièce d'habitation, la quantité d'air qui avait passé à travers les pores des matériaux, était égale au plus à 10 mètres cubes par heure. Tout en constatant qu'il y a là un appoint pour la ventilation, on devra convenir que cet appoint est faible et qu'une ressource aussi précaire entre à peine en ligne de compte.

Si donc nous voulons, pour nos habitations, des murs perméables à l'air, c'est parce que l'air est très mauvais conducteur de la chaleur et que, plus un mur en contiendra, plus il constituera une barrière efficace pour rendre la température du dedans indépendante de celle du dehors.

Une ventilation très énergique peut être *provoquée* par l'*ouverture des fenêtres*, des portes et de tous les orifices qui font communiquer l'air d'une pièce avec l'air extérieur; cette ventilation a pour agents les vents régnants et la différence de température entre l'air extérieur et l'air de la maison.

La plus importante de ces ventilations, celle qui constitue en quelque sorte la clef de voûte de la ventilation des habitations, est celle qui se fait par les fenêtres. « On se fait difficilement une idée de la quantité d'air qui parcourt une salle, dans un temps donné, lorsque les fenêtres sont largement ouvertes. Cette quantité est hors de toute proportion avec ce qu'on obtient par les appareils de ventilation les plus puissants. Supposons en effet un courant d'air qui fasse seulement 10 *mètres à la minute*, il est à peine sensible et c'est tout au plus s'il incline légèrement la flamme d'une bougie. Si ce courant est produit par deux fenêtres opposées largement ouvertes, ayant $1^m,5$ de large et 3 mètres de haut, le cube d'air qu'il introduit par minute dans la salle est égal à $1^m,5 \times 3 \times 10 = 45$. En une heure il est égal à

$$1^m,5 \times 3 \times 10 \times 60 = 2700 \text{ mètres cubes}$$

et six fenêtres ouvertes nous donneront 16 200 mètres cubes à l'heure. C'est un véritable lavage à grand courant de tout l'atmosphère de la salle; il laisse bien loin derrière lui les résultats obtenus par les appareils ventilateurs. » (Ch. Sarazin, *Dictionnaire de méd. et de chir. prat.*, t. XVII, p. 728.)

Cette ventilation est particulièrement énergique dans certaines conditions, lorsque le vent souffle avec une certaine force et dans les saisons extrêmes, lorsqu'il y a une différence notable de température entre l'air de la rue et celui de la maison. On peut se rendre compte de son action salutaire, lorsqu'on parcourt une des vieilles rues de Paris par une chaude journée de printemps, quand l'air tiède pénètre dans les maisons par les étages supérieurs et que l'air froid et malodorant de la maison s'écoule par le bas, par la porte d'entrée donnant sur la rue, comme un ruisseau infect et froid qui vous glace et vous blesse l'odorat lorsque vous le traversez, en marchant sur le trottoir.

En hiver c'est le contraire qui arrive : dès qu'on ouvre une fenêtre, l'air froid et pesant du dehors se précipite par le bas dans la chambre dont l'air chaud s'échappe vivement par la partie voisine du plafond : en peu d'instants l'échange est effectué et tout l'air intérieur est remplacé par l'air froid du dehors.

La ventilation spontanée par le vent ne s'établit bien que lorsqu'on a soin de ménager deux ouvertures, l'une pour l'entrée, l'autre pour la sortie de l'air. Pour s'en convaincre il n'y a qu'à se placer avec un anémomètre devant une fenêtre unique ouverte sur l'extérieur. C'est à peine si la roue est mise en mouvement par-ci par-là, et encore très faiblement, même si l'appareil est très sensible comme celui de Casella par exemple. Qu'au contraire on vienne à ouvrir une porte ou une fenêtre située sur la paroi opposée, aussitôt la roue est actionnée très vigoureusement et on constate que le courant d'air entrant ou sortant est bien plus actif que celui que nous avons supposé tout à l'heure avec M. Sarazin : sa vitesse atteint facilement $0^m,80$, 1 mètre et plus à la seconde. On voit que de temps à autre le courant se renverse et que la même fenêtre qui servait l'instant d'auparavant d'orifice d'introduction, est devenue orifice d'extraction. Peu importe, c'est toujours de l'air neuf du dehors qui se substitue à l'air du local.

L'ouverture périodique des fenêtres, à des heures déterminées, est le procédé de ventilation le plus simple, le moins coûteux et le plus efficace. Il est particulièrement utile aux heures où l'air de la chambre est très agité, au moment où se fait le ménage, où on balaye : il est le complément de la propreté, c'est un véritable balayage de l'atmosphère. Pour l'apprécier à sa juste valeur, il n'y a qu'à comparer les chambres où il est possible et pratiqué consciencieusement, avec celles où il est irréalisable, c'est-à-dire à comparer les chambres à rangée unique de fenêtres avec celles à fenêtres opposées. « Pour qui a pu faire la différence entre l'atmosphère invinciblement fade des salles d'hôpital qui n'ont qu'une rangée de fenêtres, dit M. Arnould (*Nouveaux éléments d'hygiène*, p. 431) et l'air presque toujours tolérable des salles à fenêtres opposées, même quand elles n'ont pas d'autre système sérieux de ventilation, l'efficacité du renouvellement de l'air par les fenêtres ne saurait faire l'objet d'aucun doute. »

Toute chambre destinée à servir de séjour prolongé à des hommes doit être munie de fenêtres s'ouvrant directement à l'extérieur ; malheureusement il existe un grand nombre de logements d'indigents qui ne reçoivent l'air et la lumière que par les paliers et les escaliers.

La surface de fenêtre doit être au moins de 1 mètre carré par 30 mètres cubes d'espace cubique intérieur. Dans les corridors, les latrines, on fixera le chiffre pour chaque cas particulier.

Pour que l'aération soit bien efficace, il faut que la fenêtre descende au minimum jusqu'à 1 mètre au-dessus du parquet : il vaut bien mieux la faire descendre encore plus bas, soit au ras du parquet, soit à 40 centimètres au-dessus : une barre sert d'appui et un grillage donne la sécurité contre les chutes.

Au grand jamais, on ne devra faire descendre les fenêtres jusqu'à $1^m,50$ ou 2 mètres au-dessus du parquet, sous peine de transformer la partie inférieure de la chambre, celle où se tiennent les occupants, en une caisse pleine dans laquelle l'air stagne à peu près fatalement.

On peut reprocher à la ventilation par les fenêtres de refroidir les appartements en hiver : à cela nous répondrons que, plus le temps est froid, plus l'échange se fait rapidement; que la puissance calorifique de l'air est très faible et que la quantité de chaleur perdue est petite, si on ne prolonge pas l'ouverture des fenêtres au delà du temps nécessaire pour le renouvellement de l'air. Dans ces conditions, ce procédé de ventilation procure au contraire l'avantage de respirer, au moins pendant un certain temps, un air frais dans un local dont les parois sont restées chaudes; il n'y a que dans les saisons et dans les climats très froids, qu'il ne convient pas, attendu qu'il ne serait pas prudent de faire arriver de l'air à 15 degrés directement sur les occupants.

Quoi qu'il en soit, la ventilation directe par les fenêtres est plus ou moins du ressort de la ventilation tumultueuse : elle ne peut être qu'intermittente dans les saisons et les climats à température extrême.

Pour renouveler l'air d'une *façon continue et insensible*, on utilise, soit la différence habituelle de température entre l'air des appartements et l'air extérieur, soit la force du vent, soit les appareils de chauffage et d'éclairage; très exceptionnellement on a recours à la ventilation artificielle, parce qu'elle nécessite l'emploi de moteurs spéciaux qui entraineraient une dépense assez considérable et parce que le but peut être atteint en général par des procédés gratuits.

Pour évacuer l'air vicié, en mettant à profit la différence normale de la température entre l'air du dehors et celui du dedans, on ménage dans l'épaisseur des murs, des *gaines* verticales, qui partant de la pièce à ventiler, débouchent dans le grenier. Si on les faisait déboucher librement au-dessus du toit, il y aurait à craindre des refoulements d'air froid, ce qui serait désagréable. Pour éviter cet inconvénient, il faut les coiffer d'une des capes que nous apprendrons à connaître plus tard. Les parois de ces gaines doivent être aussi lisses que possible; le mieux serait de les faire en tuyaux de poterie vernissés à l'intérieur, semblables à ceux qui servent pour les égouts à petite section. Le prix n'en serait pas extrêmement élevé; on leur préfère les conduits en briques qui coûtent encore moins cher, mais qui opposent au passage de l'air une plus forte résistance due au frottement. Il est important de faire à ces gaines le moins de coudes possible et d'éviter absolument les contre-pentes.

La vitesse de l'air dans ces gaines, dépend : 1° de la différence de température entre l'air intérieur et l'air extérieur; 2° de la hauteur du conduit; 3° de la résistance due au frottement dans les conduits; 4° de la facilité avec laquelle l'air qui doit remplacer celui qu'on extrait pénètre dans les chambres.

Comme ces conduits d'évacuation doivent toujours être aussi chauds que possible, il faut les placer dans les murs de refend et non dans les murs extérieurs, où ils seraient exposés à de perpétuels refroidissements.

On peut compter sur un assez fort débit dans ces gaines, lorsque la différence de température entre l'intérieur et l'extérieur est insuffisante. Avec une différence de 13°, Recknagel a obtenu, dans une gaine de 20 centimètres de diamètre, un débit de 90 mètres cubes à l'heure, ce qui suppose une vitesse de l'air dans la gaine, d'un peu plus de 0m,75 par seconde. C'est en effet sur cette vitesse qu'on peut compter couramment dans la pratique.

De quelle hauteur dans l'appartement ces gaines doivent-elles partir? Cela est affaire d'économie ainsi qu'il a déjà été dit. Il est rationnel de placer l'orifice d'évacuation vers le haut de la pièce où est l'air le plus chaud, c'est-à-dire celui qui s'écoulera avec la plus grande vitesse par la gaine; aussi, en été, où il y a tout avantage à se débarrasser de l'air chaud, aucune hésitation n'est possible. De même, lorsque la pièce est chauffée par un procédé rationnel, c'est-à-dire par des rubans de chaleur ceignant le bas des murs, il y a avantage à évacuer l'air qui, après s'être chauffé au contact des surfaces de chauffe, a léché et chauffé les murs et est arrivé au bout de la pièce après avoir cédé sa chaleur.

Mais il est loin d'en être toujours ainsi. Dans nos habitations, la tendance est au chauffage local par des poêles dits économiques à faible tirage : la grande préoccupation est de ne pas gaspiller l'air chaud, et de le conserver précieusement comme une denrée ayant une valeur commerciale. Dans ces conditions, ce serait aller à l'encontre du système, que d'évacuer cet air, et il est indiqué au contraire d'évacuer l'air le moins chaud, c'est-à-dire celui qui se trouve au voisinage du plancher : c'est donc au ras de celui-ci qu'il faut alors placer les orifices d'évacuation. Le mieux, dans ce cas, est de munir la gaine de deux orifices, au voisinage l'un, du plancher, l'autre du plafond et munis chacun d'une valve se maniant au moyen d'une crémone unique. Le mécanisme est arrangé de telle façon que, lorsque la valve du bas est fermée, celle du haut est ouverte et inversement. Au commencement de la saison froide, on ouvre l'orifice inférieur et, au retour de la belle saison, on ouvre l'orifice supérieur.

On peut faire déboucher les gaines dans les combles, ce qui a l'avantage de les soustraire aux refoulements et aux bruissements désagréables occasionnés par le vent. On peut aussi les faire déboucher toutes dans un collecteur unique à grande section, qui se rend lui-même au pied d'une cheminée d'évacuation. A mesure que l'air est évacué de l'appartement, il faut qu'il soit remplacé par un volume égal d'air venant du dehors et il est nécessaire de ménager à cet air de remplacement une voie facile; autrement il se produirait, dans la pièce, une dépression qui aurait pour conséquence une pénétration de l'air par les fissures et les maljoints des portes et des fenêtres; ces petits courants rapides et froids seraient intolérables. Il faut donc que l'air arrivant par *les orifices d'admission*, ménagés *ad hoc*, ne cause aux habitants aucune gêne, ni aucune impression désagréable et ne lèse pas la santé. Ce problème de la ventilation insensible est d'autant plus difficile à résoudre que l'air extérieur est plus froid; il a exercé la sagacité des constructeurs et de nombreux appareils ont été imaginés pour arriver au but. On peut les diviser en deux catégories, suivant que l'air emprunté à l'extérieur n'est pas chauffé, ou, au contraire, est chauffé avant d'être déversé dans l'appartement. Avec les appareils de la première catégorie, on doit surtout se préoccuper de faire entrer l'air, à une distance des habitants et avec une direction telle qu'il ne soit par perçu : les appareils de la deuxième catégorie présentent cette avantage qu'on peut faire déboucher l'air neuf directement à la hauteur des personnes qui occupent le local. Parmi les appareils de la première catégorie les plus usités sont les tubes de Tobin, la corniche ventilatrice, la valve de Sheringham, les briques et les vitres perforées.

Pour faire entrer l'air neuf, sans occasionner d'incommodité et sans léser la santé, il faut en règle générale admettre l'air par plusieurs orifices d'introduction de forme carrée, qui ne doivent jamais avoir plus de 0^m,30 de côté : des orifices dont les dimensions sont moitié moindres sont préférables, car l'air entrant se trouve mieux divisé. On calcule que, pour chaque occupant du local, il faut une section d'admission de un décimètre carré et demi, de sorte qu'un carré de 0^m,30 de côté suffit pour six personnes.

D'une manière générale, il convient de faire remarquer que ces orifices d'introduction d'air neuf doivent être d'autant plus multipliés et mieux agencés qu'on extrait plus d'air par l'un des procédés quelconques dont il a été question, et, à ce point de vue, on peut dire que les besoins sont loin d'être égaux partout. En Angleterre, où le combustible est à très bas prix, on fait bon marché de l'air chaud des appartements et on l'écoule à flots au dehors : aussi est-il nécessaire dans ce pays de ménager de larges orifices d'admission à l'air du dehors. C'est précisément en Angleterre que les appareils appropriés à cet usage, sont les plus connus et les plus usités. En France, où le combustible est quatre ou cinq fois au moins plus cher, on conserve l'air chaud des appartements comme une denrée ayant un prix assez élevé, et on sent moins le besoin de pratiquer des orifices d'admission pour l'air neuf, ou du moins il n'est pas besoin chez nous de donner à ces orifices une importance et des dimensions aussi considérables.

Les *orifices d'admission d'air neuf froid* doivent remplir avant tout deux conditions primordiales : ils doivent être placés assez haut pour ne pas laisser arriver l'air froid à la hauteur des habitants du local et ils doivent imprimer à l'air entrant une direction ascendante, toujours dans le but de soustraire les habitants au contact de cet air. Pour que cette direction soit maintenue assez longtemps, il faut que la différence de température entre l'air du dehors et l'air du dedans ne soit pas trop grande ; car si l'air entrant est très froid, il retombera aussitôt comme une cascade glacée sur la tête des personnes. Aussi on peut dire que, dans les climats et les temps très froids, il serait impossible, voire même dangereux, d'introduire ainsi de l'air qui n'aurait pas été préalablement chauffé.

Les *tubes de Tobin* (fig. 52, 53 et 54) sont des conduites en métal, en bois ou en terre cuite de $1^m,60$ à 2 mètres de haut : leur section qui est rectangulaire a des dimensions variables depuis 20 centimètres sur 8 centimètres jusqu'à 30 centimètres sur 12 centimètres. Ils sont coudés en équerre, la branche horizontale étant beaucoup plus courte que la verticale. Ces tubes sont encastrés dans le mur de façade, la petite branche débouchant à l'extérieur où elle est fermée par un léger grillage. La branche verticale porte un registre permettant de régler l'entrée de l'air ; elle s'ouvre à $1^m,80$ ou 2 mètres au-dessus du parquet. Elle est décorative par elle-même, ou masquée par un ornement quelconque. Sous l'influence de la dépression occasionnée par le départ de l'air à travers les gaines d'évacuation, l'air neuf entrant prend une direction ascendante marquée et se dirige vers le plafond où il s'étale en éventail et se mélange à l'air chaud de la pièce, au contact duquel il s'échauffe suffisamment pour ne pas incommoder les occupants du local lorsque, en vertu de sa densité, il est descendu dans la zone où ils se trouvent (fig. 55 et 56).

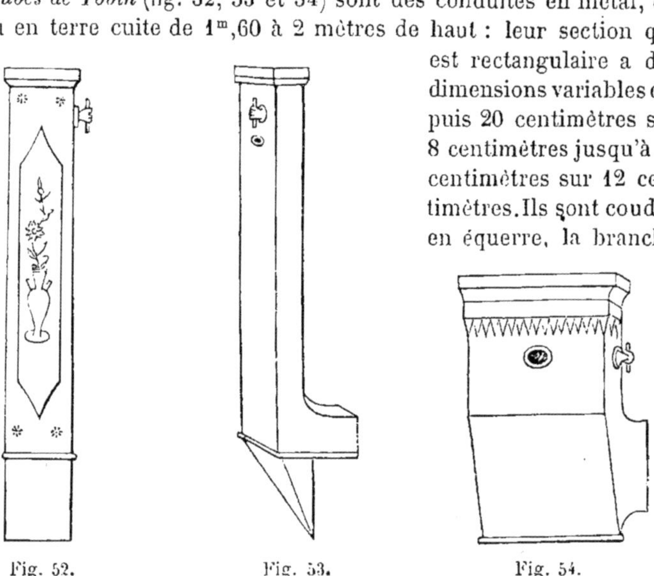

Fig. 52. Fig. 53. Fig. 54.

On construit de ces tubes qui sont moins longs et qui alors sont placés plus haut vers le plafond.

Les tubes de Tobin sont très usités et très appréciés en Angleterre où en effet, avec le mode de chauffage large employé dans ce pays, ainsi qu'il a été dit, ils fonctionnent très bien.

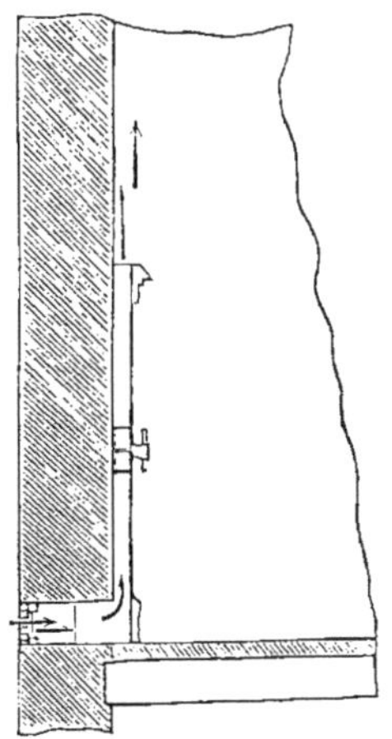
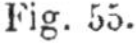

Fig. 55.

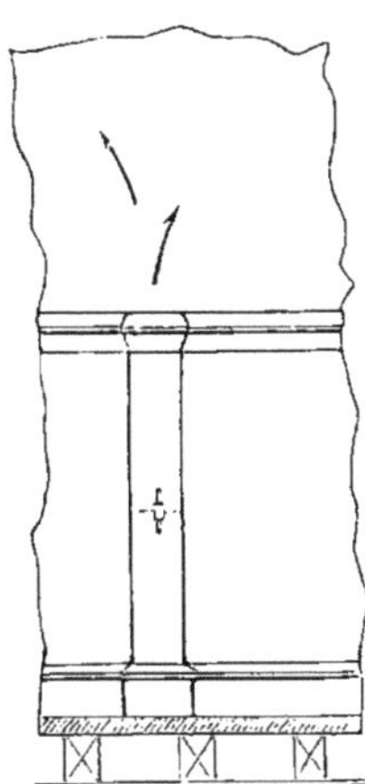

Fig. 56.

Le *ventilateur de Sheringham* (fig. 57) se compose d'une valve mobile sur un cadre mesurant 25 à 30 centimètres de longueur traversant la muraille. Un cordon de tirage, se réfléchissant sur deux petites poulies, permet de relever et d'abaisser à volonté la valve; il porte un contrepoids grâce auquel la valve est maintenue en équilibre, dans quelque position qu'on l'ait placée au moyen du tirage. La valve et le cadre sont en fonte. L'appareil doit être encastré assez haut dans les murs de façade, mais jamais au voisinage du plafond.

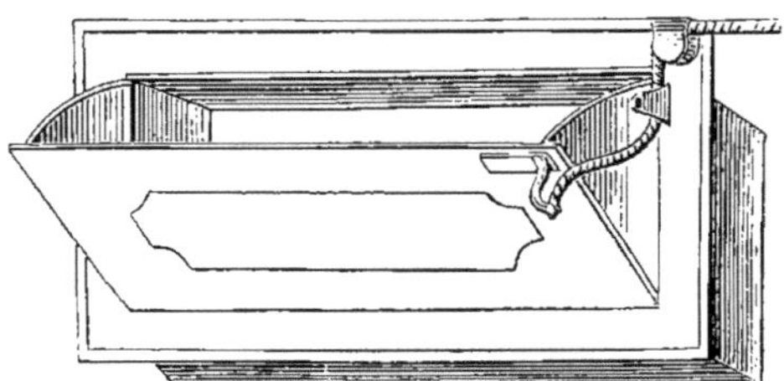

Fig. 57.

La *corniche ventilatrice* (fig. 58) se compose d'un conduit pratiqué dans le mur et dont l'orifice interne peut s'ouvrir et se fermer à volonté et être maintenu ouvert, au degré voulu, par une valve basculante qui se manœuvre au moyen d'un cordon à tirage portant un contrepoids. L'air qui a traversé ce conduit est dirigé vers le plafond par une sorte de hotte dont la base, regardant vers le haut, est en zinc perforé de nombreux trous par lesquels le courant d'air se brise et pénètre : pour briser plus sûrement le courant, la partie de la hotte, qui est au regard de l'orifice d'admission, est pleine au lieu d'être trouée, de sorte que l'air entrant est d'abord obligé de s'infléchir à droite et à gauche. Pour débarrasser l'air des poussières qu'il charrie, on peut le filtrer dans un filtre à air du système Möller, formé d'une lame de flanelle qui se réfléchit en plusieurs plis sur un cadre, de manière à augmenter la surface filtrante. Ces filtres à air sont toutefois d'une utilité très discutable, attendu qu'ils opposent un obstacle considérable à l'arrivée de l'air : ils ne doivent être employés que là où l'on est sûr d'une grande dépression dans l'atmosphère de la pièce, par suite d'une évacuation énergique de l'air vicié.

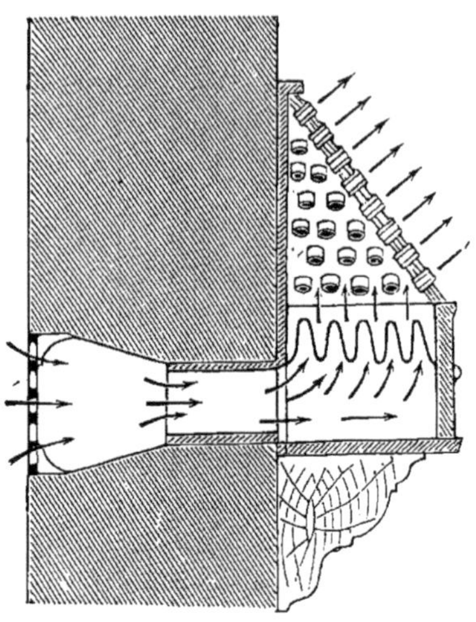
Fig. 58.

Le *ventiloteur à tiroir* se compose simplement d'nn tiroir pratiqué dans la muraille et communiquant avec l'extérieur, la partie du fond manquant; le bouton du tiroir est tourné vers l'intérieur de la pièce à ventiler. En le tirant d'une certaine longueur, on ménage à l'air neuf un orifice d'entrée qu'on peut élargir ou rétrécir à volonté.

En Angleterre on introduit aussi l'air neuf par *des rainures dans le dormant des croisées*. On sait que, dans presque tous les pays du Nord, on se sert de fenêtres à coulisse : or, il est facile de disposer ce genre de fermeture de telle façon que les châssis s'entr'ouvrent plus ou moins. Si donc l'appui de la croisée est assez élevé, pour qu'en soulevant le châssis inférieur à la hauteur de la traverse de son bâti, un courant d'air ascendant vienne lécher, pour ainsi dire, les parois vitrées et ensuite les murailles et le plafond, on obtient ainsi une ventilation qui ne gêne nullement les habitants de la chambre. Cette prise d'air peut même, grâce aux feuillures creusées assez profondément, être obtenue pendant les grandes pluies. Cette disposition a assurément ses avantages ; elle augmente, il est vrai, le prix de revient des fenêtres et nécessite une fabrication qui n'est pas habituelle, en général, dans cette partie de la menuiserie.

Les *vitres perforées* sont en verre d'une épaisseur de 2 à 3 millimètres 1/2, percé, par mètre carré, de 5000 trous tronconiques dont le petit orifice tourné vers le dehors mesure 3 millimètres de diamètre, tandis que le grand orifice tourné vers le dedans a 6 millimètres de diamètre. Les trous sont disposée en quinconce, espacés de 15 millimètres d'axe en axe : l'ensemble des petites ouvertures représente $0^{m2},035$ soit 3 1/2 p. 100 de la surface totale du verre.

L'industrie fournit encore une deuxième espèce de verre perforé d'une épaisseur de 5 millimètres, avec 2900 trous au mètre carré, mesurant 4 millimètres de diamètre sur leur petite ouverture et $7^{mm},5$ sur la grande. Les trous sont espacés d'axe en axe : ici encore l'ensemble des orifices représente 3 1/2 p. 100 de la surface totale.

Ces vitres doivent être placées à $2^{m},50$ au-dessus du parquet, et être masquées par un carreau mobile en verre plein, parce que, dans certaines conditions, l'air froid qui pénètre par là dans l'appartement peut se faire sentir désagréablement aux occupants : cela arrive notamment lorsque cet air est très froid, ou qu'il est animé d'une grande vitesse. On peut aussi superposer deux vitres de verre perforé qu'on peut faire glisser l'une sur l'autre par un mécanisme très simple. Lorsque les trous se trouvent en regard, l'air passe ; dans le cas contraire, son arrivée est interrompue. Ces vitres perforées conviennent surtout très bien avec le chauffage rationnel à l'aide de rubans de chaleurs ceignant le bas des surfaces de refroidissement : en disposant un tuyau à ailettes au bas d'une fenêtre portant des vitres perforées, l'air froid du dehors descendant en nappe le long de la fenêtre, est échauffé par le courant d'air chaud qui arrive en sens inverse.

De toutes façons, les vitres perforées conviennent très bien pour l'aération permanente de locaux occupés d'une façon temporaire, tels que les vestibules, les latrines, etc.

A la place de vitres perforées, on peut, à l'exemple de M. Gromelle, munir chaque fenêtre, dans ses traverses supérieures, d'un certain nombre de passages, dont la section est calculée en vue d'un débit déterminé. Ces débits sont fermés, sur les deux faces de la traverse, par des plaques de cuivre perforées de petits trous carrés de 3 millimètres de côté. Ces orifices grillagés sont faciles à nettoyer, ne s'obstruent pas et sont bien supérieurs aux toiles métalliques, qui sont sujettes à se colmater et qui bientôt ne livrent plus passage qu'à de très faibles quantités d'air : ils ont l'avantage d'être petits et multipliés, ce qui est une bonne condition pour réaliser le problème de la ventilation insensible. Ils sont bien supérieurs également aux briques perforées de trous tronconiques (système Ellison) qui sont d'un nettoyage difficile et qui n'offrent, pour une large surface, qu'une section relativement très restreinte pour l'admission de l'air.

Disons enfin qu'on utilise largement les *fenêtres* et les *portes* pour y pratiquer des orifices d'admission auxquels on a donné les dispositions les plus variées et qu'il serait impossible d'énumérer toutes. Les principales sont les suivantes :

Une vitre entière, de celles du haut, encadrée dans son châssis, est rendue mobile autour d'un axe horizontal ou vertical : en général cet axe forme l'un des côtés de la vitre ; il peut la couper en deux. La disposition la plus généralement employée est celle en forme de tabatière, dans laquelle le carreau, mobile autour de son bord inférieur, est garni sur les côtés d'un soufflet ou de bajoues en métal, de manière à ce que l'air entrant soit obligé de prendre d'abord une direction oblique dans le sens du plafond.

On règle, au moyen d'une tringle en fer ou d'une corde passant dans une poulie, le degré d'inclinaison du châssis qu'un contrepoids tend continuellement à fermer. Une ou plusieurs vitres du haut sont remplacées par des jalousies en verre que l'on ferme ou que l'on ouvre par un mécanisme quelconque.

Sarazin vante beaucoup un système qui fonctionne en Angleterre. La fenêtre est fermée par trois châssis mobiles qui basculent en soufflet vers l'intérieur de la salle et forment avec la verticale un angle de 45°. Une manivelle d'un mécanisme très simple règle l'inclinaison des châssis.

Un autre système également très en faveur en Angleterre est le suivant. Dans une vitre, sont découpés des vides que l'on peut masquer ou démasquer à volonté par des verres pleins mus au moyen d'un simple bouton. On fait ces découpures suivant des dessins très élégants et on obtient ainsi à la fois un instrument d'aération et un motif de décoration : tel est le ventilateur Cooper à rosace.

Tout le chassis supérieur d'une fenêtre peut être rendu mobile autour d'un de ses axes. Les mécanismes les plus divers ont été imaginés pour ouvrir et fermer facilement ces impostes. Les plus simples sont les meilleurs.

Le système que nous préférons est le suivant. Le compartiment supérieur de chaque croisée est fermé par un chassis mobile autour de son axe horizontal médian : une tringle rigide en fer s'articule par un simple anneau avec un anneau correspondant fixé à l'un des angles supérieurs du châssis ; inférieurement cette tringle porte un petit crochet qui peut s'engager et se fixer dans l'un des trous d'arrêt, percés dans une plaque de tôle fixée de champ à portée de la main, au tiers inférieur de l'embrasure de la fenêtre. En abaissant plus ou moins la tringle, on peut faire très aisément basculer le châssis et le fixer au degré d'ouverture voulu. Jamais ce système ne se dérange et la manœuvre est des plus aisées.

Ces châssis basculants peuvent également être établis au-dessus des portes.

On peut aussi pratiquer, dans les allèges des fenêtres et dans le bas des portes, des orifices que l'on peut fermer à volonté par des volets pleins, des jalousies, des portes à glissières, etc.

Les doubles fenêtres peuvent servir d'orifice d'introduction, si on a le soin de ménager un espace libre dans la fenêtre externe, le long de son bord inférieur et dans la fenêtre interne, le long de son bord supérieur.

Les moulinets, enchâssés dans un carreau de vitre, ont pour effet de briser la colonne d'air froid qui entre dans la pièce : leur vitesse de rotation est en raison directe de celle du courant entrant dont ils neutralisent assez bien les effets désagréables.

Dans les ventilateurs à mica, on masque l'orifice d'admission par une légère valve de mica qui est fixée sur son bord supérieur et que le moindre souffle d'air suffit à soulever ; l'air peut pénétrer de l'extérieur vers l'intérieur mais non suivre la marche inverse. Ces ventilateurs ont l'avantage de régler le sens du courant et de le maintenir toujours dirigé dans le même sens. L'un des meilleurs types de ce genre est le ventilateur Bayle.

Nous devons ajouter qu'on a essayé de briser le courant d'air pénétrant par les orifices d'admission, en masquant ces orifices au moyen de toiles métalliques à mailles fines. Ce système a été reconnu très défectueux et on y a renoncé, d'abord parce qu'il ne brise nullement la colonne d'air, puis surtout parce que la toile métallique se colmate rapidement par les poussières qui se déposent dans les mailles du tissu.

On peut accélérer la marche de l'air, dans les conduits d'aération, en se servant de la *force du vent* ou de la chaleur dégagée par les *appareils de chauffage et d'éclairage*.

Pour utiliser la *force du vent*, on fait déboucher les gaines au-dessus du faîte des toits et on les coiffe de *mitres* ou *capes à vent*, qui sont destinées à exercer une aspiration sur l'air des gaines et en tous cas à empêcher les refoulements désagréables de l'air lorsqu'il fait beaucoup de vent. On distingue deux espèces de mitres : les mitres fixes et les mitres mobiles. Dans ces dernières, nous ne comprenons pas les mitres tournantes, dans lesquelles une espèce de turbine mue par le vent est censée exercer une succion sur l'air de la gaine, parce que les expériences anémométriques ont démontré qu'avec ces appareils, la quantité d'air évacuée était inférieure de 20 à 25 p. 100 à celle qu'écoule un tuyau s'ouvrant librement à l'air sans mitre aucune.

L'usage des mitres est basé sur la propriété qu'ont les gaz, lorsqu'il arrivent sur une surface, de s'étaler sur elle, de continuer leur marche en suivant la direction qui leur a été imprimée et en entraînant par frottement les molécules voisines : il se produit ainsi une pression négative, un vide qui appelle l'air d'un conduit contigu.

Parmi les *capes à vent fixes*, nous citerons celles de Bayle, de Buchan, de Weaver, de Wolpert, de Brunning, de Hellyer, de Hamilton. De tous ces appareils c'est celui de Buchan qui donne les plus forts rendements : celui de Hellyer lui est presque égal sous ce rapport, et est plus simple et moins coûteux. Le plus répandu et le plus connu semble être celui de Wolpert.

Les meilleurs *capes à vent mobiles* sont celles de Banner et surtout l'aspirateur-ventilateur Levallois (de Rouen) qui a donné, entre les mains de M. Coindet, d'excellents résultats contrôlés par des expériences anémométriques précises.

La *capuchon ventilateur de Banner* a la disposition suivante. Le tuyau d'extraction est surmonté par un coude mobile, entouré à distance par une sorte d'entonnoir horizontal qui le déborde dans les deux sens. L'extrémité évasée de l'entonnoir correspond à la convexité correspondante à la partie pleine du coude et, grâce à une girouette, est toujours orientée vers le vent. L'air s'engouffre dans l'entonnoir, traverse l'espace annulaire qui sépare les deux tuyaux et s'échappe par l'extrémité opposée, en exerçant un appel sur l'air contenu dans la gaine d'extraction.

L'*aspirateur-ventilateur Levallois* (de Rouen) est analogue au précédent mais lui est supérieur à bien des égards. Le capuchon repose, par un godet de cristal, sur son pivot et est d'une mobilité parfaite : cette articulation n'est pas sujette à s'oxyder et n'expose ni à des grincements désagréables ni à des dérangements. L'appel de l'air de la gaine se fait par une double succion, grâce à une disposition très ingénieuse. Cet appareil est d'un prix très peu élevé : l'inventeur en construit six modèles différents, dont le diamètre varie entre 9 et 30 centimètres.

Lorsqu'on cherche à ventiler une pièce par un tuyau simple, l'air plus lourd du dehors tend à y pénétrer par le haut, tandis que l'air plus léger du dedans tend à y pénétrer par le bas : ces courants se contrarient et la circulation ne se fait bien dans aucun sens dans le tuyau.

Mais, si l'on vient à diviser le tuyau en deux par un diaphragme, dans toute sa longueur, aussitôt, l'air chaud monte par l'une des sections, l'air froid descend par l'autre et la circulation s'établit régulièrement et aisément, absolument comme sur un pont où, un jour de grande affluence, une police bien faite fait prendre la droite aux passants allant dans un sens et la gauche à ceux allant en sens inverse. Le ventilateur de Watson représente ce tuyau dans toute sa simplicité; celui de Machinell plus perfectionné, se compose de deux tuyaux concentriques, dont l'intérieur, plus long, servant à l'échappement de l'air vicié, porte à son extrémité inférieure, un plateau circulaire, contre lequel vient frapper et se disperser le courant d'air pur extérieur qui passe dans l'espace annulaire laissé entre les deux tubes.

Le *ventilateur de Muir* se compose d'une cheminée carrée divisée en quatre compartiments, par deux cloisons verticales qui se coupent à angle droit. Cette cheminée part du plafond de la pièce et monte au-dessus du toit, où elle se termine par une lanterne garnie de persiennes sur ses quatre côtés. Le vent pénètre par une de ces gaines;

de quelque coin de l'horizon qu'il souffle, l'air neuf descend dans la pièce et provoque l'issue, par les gaines opposées ou par les maljoints des portes et fenêtres, d'un volume égal d'air usé.

Dans le *système Hammond* deux tubes ouverts partent l'un du plancher de la salle, l'autre du plafond, et se rendent au-dessus du toit où ils se recourbent à angle droit. Leur extrémité supérieure est garnie d'une girouette tournée, pour le premier, de façon à présenter son ouverture au vent, tournée en sens inverse pour le second. Le courant atmosphérique pénètre dans le tube qui aboutit au plancher, se dégage par de nombreux orifices qui y sont pratiqués, traverse la salle de bas en haut et sort par le tube qui part du plafond.

Le *système de Wüttke* a pour but, dans l'esprit de son inventeur, d'utiliser la force du vent, mais en supprimant les fluctuations dues aux variations dans son intensité et dans sa direction. Voici en quoi consiste ce système, d'après la description qu'en a donnée Viry (1) (fig. 59).

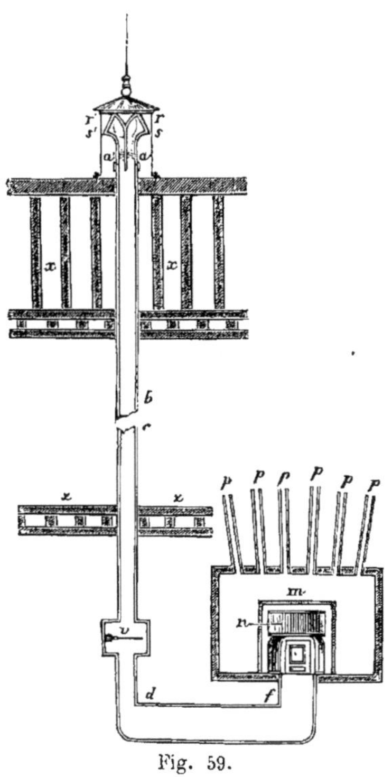

Fig. 59.

De la partie culminante du toit, sur lequel on établit au besoin une tourelle, part un conduit ou gaine verticale *ab*, *cd*, destiné à amener l'air dans la cave ; de là, cette gaine, se courbant à angle à peu près droit, et s'élargissant, constitue une sorte de réservoir *d*, *f*, où l'air dépose ses poussières et d'où il passe dans la chambre de chauffe M, par des tuyaux s'ouvrant au voisinage du fourneau N; l'air échauffé est conduit dans les différentes parties de la maison à l'aide des conduits *p*, *p*, *p*.

A son extrémité supérieure, la gaine verticale est surmontée d'une cape à vent spéciale qui constitue une des parties essentielles du système. Elle est formée par la juxtaposition de 8 à 12 tuyaux dont les pavillons *r s*, *r' s'* regardent tous les points de l'horizon; chacun de ces pavillons a un diamètre au moins égal à celui de la gaine verticale; le tuyau qui y fait suite va en s'amincissant de haut en bas et débouche dans la gaine, chaque tuyau

(1) Viry, *le Système de ventilation et chauffage de Wütke* (*Revue d'hygiène*, 1884, p. 832.

renferme une petite soupape s'ouvrant de haut en bas et fonctionnant à l'aide d'un contrepoids, sans ressort. Ces soupapes empêchent le reflux de l'air hors de la gaine.

De la disposition indiquée, il résulte que, de quelque côté que souffle le vent, l'air sera refoulé dans l'un des tuyaux au moins, pressera sur la soupape qu'il fera basculer et arrivera dans le tuyau central, d'où il ne pourra plus s'échapper, grâce à l'action des diverses soupapes. Cette introduction constante d'air nouveau a pour conséquence d'entretenir en permanence, dans la gaine, une légère surpression qui est suffisante pour amener l'air dans le réservoir *d*, *f*, dans la chambre de chauffe et dans les diverses pièces de l'habitation.

Cependant les variations un peu brusques dans la vitesse du vent, feraient sentir leur effet fâcheux dans toutes les parties de l'appareil, si l'on n'y obviait par un mécanisme quelconque. A cet effet, la gaine verticale porte, au sous-sol, tout près de son extrémité inférieure, un renflement dans lequel se trouve une soupape *v* analogue à celles de la cape à vent. Cette soupape, qui rétrécit plus ou moins le calibre de la gaine sans pouvoir l'oblitérer complètement, est destinée à régulariser le courant d'air introduit. Lorsqu'elle s'abaisse complètement sous l'influence d'un vent trop impétueux, elle diminue considérablement la section libre de la gaine et modère l'intensité du courant. Au contraire, plus le vent est faible, plus la soupape reste relevée et plus elle livre un large passage à l'air entrant.

L'air qui a servi à la ventilation s'échappe de la maison, par les fissures des portes et des fenêtres, à moins qu'on ne ménage spécialement des orifices d'évacuation. De toutes façons, il y a toujours une légère surpression dans l'appartement et les vents coulis sont supprimés.

Les éloges et les critiques n'ont pas manqué à l'appareil de Wüttke. L'installation elle-même est facile et se fait à peu de frais, au moment où l'on construit la maison. Le rendement est naturellement en corrélation avec l'intensité du vent. Il est facile de chauffer l'air dans la chambre de chauffe, ce qui a pour effet d'augmenter sa force de progression.

Il va sans dire qu'il faut observer quelques règles élémentaires dans l'installation. Ainsi, le chapeau ventilateur ne doit pas être dominé par des édifices voisins, ni être placé à proximité de tuyaux de fumée. D'autre part, la section totale des canaux de distribution doit être moindre que la section de la gaine verticale, autrement l'air ne serait jamais en tension dans cette gaine.

2° *Ventilation artificielle.* — Il est des cas où les différences de pression et de température, où la force du vent elle-même sont impuissantes pour renouveler, d'une manière efficace, l'air des locaux habités, surtout quand il s'agit d'habitations collectives. Il faut alors faire intervenir une force artificielle. Ce peut être la chaleur, l'eau, le travail de l'homme et des animaux, et les machines mues par la chaleur ou l'électricité.

De ces moteurs, le plus usité, c'est la chaleur; mais lorsqu'on y a recours pour renouveler l'air, on s'en sert en même temps pour chauffer le local et, comme dans ce cas, cette dernière fonction est la plus importante, nous parlerons sur ce double usage dans le paragraphe suivant.

Ventilateur à eau. — Ils sont d'un emploi facile et permettent de mettre à profit la force hydraulique permanente qu'on a à sa disposition dans la canalisation de l'eau de la ville. Grâce à la suppression des robinets de jauge et à l'emploi des compteurs, on peut utiliser la pression intégrale des conduites (en moyenne de 3 à 4 atmosphères). Les avantages de ces ventilateurs sont qu'ils sont actionnés par une force constante et puissante, qu'ils sont rapidement mis en action par le simple jeu d'un robinet; que l'eau qui a servi a les faire mouvoir peut être utilisée pour les besoins domestiques; qu'ils fonctionnent été comme hiver, ce qui n'est pas le cas pour les appareils de chauffage qu'on fait concourir à la ventilation. Enfin, il y a beaucoup de villes où on a à sa disposition de l'eau en quantité, sous une forte pression et où on peut, avec une dépense insignifiante, entretenir une aération très libérale.

Mais tout en tenant compte de ces avantages réels et très appréciables, il faut se méfier des promesses des constructeurs, qui, en général, exagèrent énormément le débit de ce genre d'appareils.

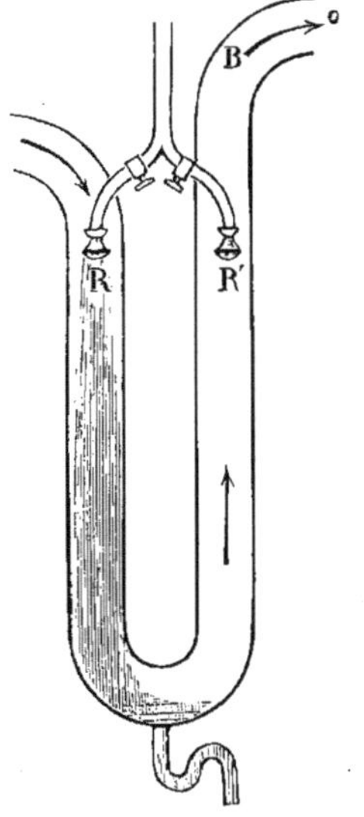

Fig. 60.

Il y a deux manières de faire contribuer l'eau à la ventilation. On bien on se sert de l'eau pour faire trompe, ou bien on l'emploie pour faire mouvoir une turbine. Les premiers de ces ventilateurs s'appellent les *ventilateurs en* U, à cause de leur forme (fig. 60). Ils se composent d'un grand tube en forme d'U, dont les deux branches ne sont pas nécessairement égales et peuvent avoir des longueurs et des diamètres variables, suivant les besoins et suivant la disposition des bâtiments à desservir : il ne faut pas exagérer leur longueur, pour ne pas augmenter inutilement le frottement de l'air contre les parois et finir par perdre ainsi une portion notable de la force dont on dispose. Dans chacune des branches de l'U, à une distance aussi grande que possible au-dessus du coude, est placée une pomme d'arrosoir, branchée sur la canalisation de l'eau : celle-ci doit être habituellement sous la pression minimun de 3 atmosphères. Chacune de ces pommes d'arrosoir est destinée à fonctionner isolément, ainsi qu'il va être dit. L'une des extrémités de l'U débouche à l'air extérieur, l'autre s'ouvre dans le local à ventiler à une petite distance du plafond. Supposons ouvert le robinet du branchement qui dessert la partie de l'U qui débouche à l'extérieur; l'eau s'échappera sous la forme d'une fine pluie qui entraînera dans sa chute une certaine quantité d'air; autrement dit, elle fera trompe. Elle tombera sur le fond du coude, d'où elle s'écoulera à l'égout par un tuyau siphoné dont le calibre est calculé en prévision du débit le plus fort. Quant à l'air que l'eau a entraîné, il continue sa route par la voie qui lui est ouverte, c'est-à-dire qu'il remonte par la branche opposée de l'U et s'échappe, par le haut, dans l'intérieur du local à ventiler. On garnit ordinairement l'orifice d'introduction d'un opercule qui se meut autour d'une charnière horizontale et qu'on abaisse à volonté au moyen d'un cordon qui se réfléchit sur une poulie : lorsqu'il est placé obliquement en regard de l'orifice du ventilateur, il rompt la colonne d'air et la dirige vers le plafond.

Si, au lieu d'introduire de l'air neuf, on veut extraire de l'air vicié, on ferme la première pomme d'arrosoir et on fait fonctionner celle qui est placée dans la branche de l'U, communiquant avec le local à ventiler. Dans ces conditions, c'est l'air intérieur que l'eau entraîne dans sa chute et qu'elle dirige vers l'extérieur.

Il arrive parfois que la chute des gouttelettes d'eau contre le métal du tube produise un bruissement qui est peu intense, il est vrai, mais qui, à la longue, peut devenir gênant. Pour obvier à ce léger inconvénient, on peut doubler la paroi interne du tube d'une chemise en toile contre laquelle l'eau vient frapper, ce qui rend la marche de l'appareil absolument silencieuse.

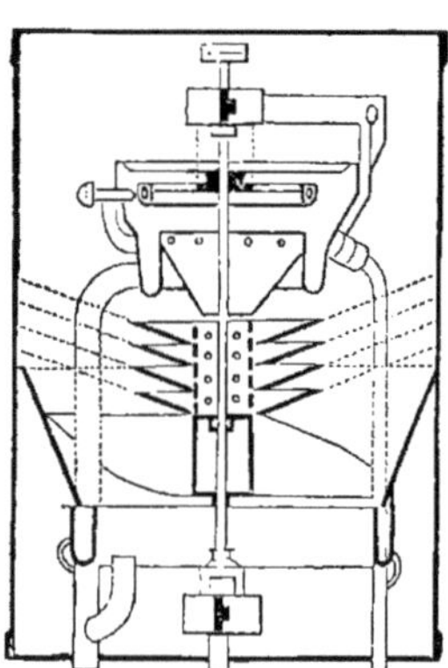
Fig. 61 (d'après Richard).

La maison Banner, de Londres, construit de ces ventilateurs modifiés de la façon suivante : les branches de l'U sont écartées et ont une direction voisine de l'horizontale; on leur conserve tout juste la déclivité voulue pour l'écoulement de l'eau. L'appareil ainsi modifié peut se placer partout et n'est nullement encombrant.

L'*aérophore* (fig. 61) est un ventilateur à eau composé d'une roue horizontale mue par de l'eau s'échappant d'une canalisation sous pression à 4 atmosphères. L'eau frappe normalement, par plusieurs jets, les dents de la roue à laquelle elle communique un mouvement rapide de rotation. Sur l'axe du moteur est disposée une hélice qui déplace l'air dans un sens ou dans l'autre, suivant le sens dans lequel tourne la roue. L'appareil peut, cela va sans dire, fonctionner à volonté pour refouler de l'air neuf ou extraire de l'air vicié; cela dépend du sens de la rotation.

Le *cosmos* (fig. 62) est semblable à l'aérophore ; il en diffère en ce que ses dimensions sont plus réduites et qu'il est moins encombrant. Il y en a de deux modèles différents : les uns étant destinés a être placés horizontalament, et les autres verticalement.

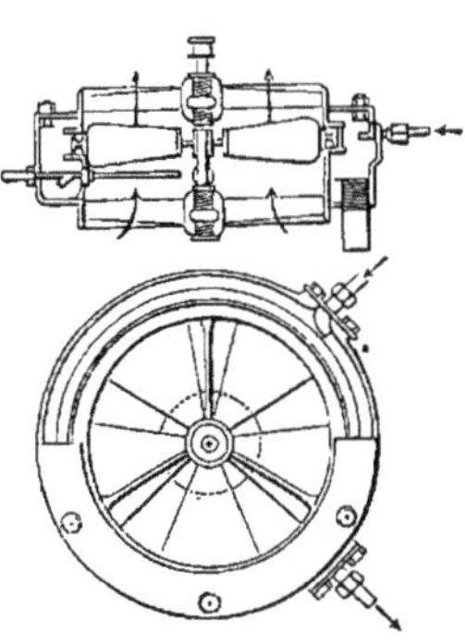

Fig. 62 (d'après Putzeys).

La ventilation par l'eau a l'avantage de revenir à assez bon marché. Un aérophore déplace 1000 mètres cubes, avec une dépense de 120 à 150 litres d'eau, c'est-à-dire avec une dépense de trois centimes environ. Le ventilateur en U de l'Institut d'hygiène de Munich injecte 1200 mètres cubes d'air neuf pour la somme de quatre centimes.

Au contraire, la ventilation par le gaz, quand elle n'est pas un sous-produit de l'éclairage, cesse d'être avantageuse, parce qu'elle coûte très cher. Il ne faut pas compter sur plus de 500 mètres cubes d'air introduit par mètre cube de gaz brûlé. Souvent on n'en introduit que 200 mètres cubes. Mais, en prenant le rendement le plus favorable et en comptant le gaz au prix de 30 centimes par mètre cube, la dépense d'extraction coûte encore 60 centimes pour 1000 mètres cubes. La ventilation par l'eau coûte par conséquent 15 à 20 fois moins que celle par le gaz et devra être préférée chaque fois qu'on disposera d'eau sous une pression suffisante.

Nous ne parlons pas de la ventilation par un jet de vapeur ou d'air comprimé, attendu qu'il est reconnu aujourd'hui que l'effet d'entraînement exercé sur l'air est très faible et que ces deux modes de ventilation occasionneraient des dépenses excessives, absolument hors de proportion avec l'effet obtenu.

Ventilateurs mécaniques. — La ventilation mécanique dispose d'appareils plus économiques et bien autrement efficaces. Les premiers auxquels on a eu recours consistaient en une roue à palettes tournant dans un tambour. On s'en servait déjà, au XVe siècle, dans les mines d'Allemagne. Le physicien Désaguliers, après avoir construit, en 1727, pour l'aération des mines, une triple pompe à la fois aspirante et foulante, inventa, en 1734, sous le nom de roue centrifuge, le premier ventilateur mécanique qui ait servi dans les lieux d'habitation (fig. 63, 64, 65). En installant son ventilateur centrifuge au palais du Parlement britannique, il indiquait déjà qu'il pouvait, à volonté, aspirer l'air vicié, ou refouler l'air frais. Cette machine était mue par un homme appelé *ventilator*. Au dire de Parker, le ventilateur de Désaguliers a été introduit dans l'Inde par le docteur Rankin. Il y est d'un usage fréquent, sous la désignation de thermantidote, dans les maisons particulières comme dans les hôpitaux (1).

Après le ventilateur centrifuge, on trouve, dans l'ordre chronologique, le *double soufflet* de Hales, construit en 1741, et qui fut appliqué à l'hôpital de Winchester; puis les *cloches plongeantes* dont la *pompe d'Arnott*

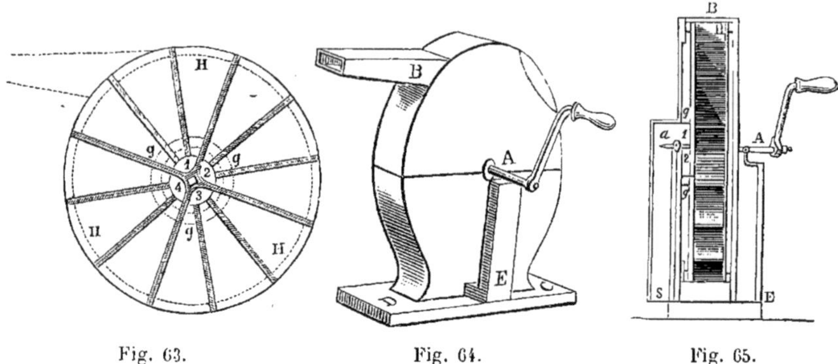

Fig. 63. Fig. 64. Fig. 65.

Fig. 63 à 65. — Ventilateur Désaguliers.

Aa, axe de rotation. — E, support de l'axe. — B, tuyau de refoulement. — H, H, H, g, g, g, rondelles d'étoffe destinées à empêcher l'air de s'échapper ailleurs que par le tuyau B. — 1, 2, 3, 4, ouverture centrale du ventilateur destinée à admettre l'air extérieur (*Philosoph. transact.*) (d'après Bez).

est le type. Elle fonctionna en premier lieu à l'hôpital d'York. Elle était mue par une force hydraulique, et refoulait 3809 mètres cubes d'air neuf par heure. Plus tard, la *pompe d'Arnott* fut employée à l'hôpital des phthisiques de Londres; mais on y renonça, au dire de J. Bex, à cause de son action saccadée. Enfin, à une époque plus rapprochée de nous, on a imaginé les ventilateurs à hélice. En 1834, un ingénieur des constructions navales du port de Toulon, Sochet, eut l'idée de l'employer à la ventilation des navires. Son idée fut reprise en 1840 par Motte, ingénieur belge, et l'appareil a conservé son nom. La vis de Motte, appelée aussi vis pneumatique, se compose d'un cylindre dans lequel, à l'aide d'un essieu et d'une poulie de renvoi, un moteur quelconque met en rotation une vis d'Archimède. Le cylindre, communiquant par une de ses extrémités avec les tuyaux d'extraction, et s'ouvrant par l'autre dans l'atmosphère libre, attire l'air souillé et le chasse au dehors. On pourrait retourner le travail, en renversant les rapports du cylindre, ou la rotation de la vis et faire servir à la ventilation par refoulement cet appareil destiné à la ventilation par appel.

La vis de Motte, dans sa constitution fort simple, mais un peu rudimentaire, présentait des imperfections assez sérieuses. Plusieurs ingé-

(1) J. Berr, article VENTILATION du *Nouveau Dictionnaire de médecine et de chirurgie pratiques*, t. XXXIX, p. 29.

nieurs, et dans le nombre, Combes, Pasquet, Guérin, Lesoinne, ont cherché les moyens de les faire disparaître; mais ils n'y sont qu'imparfaitement parvenus, de telle sorte que les appareils à hélice ne se sont pas généralisés. Cependant, en 1853, on a fait, en France, la première application d'un ventilateur de cette espèce à l'hôpital Lariboisière, dans le service des hommes. Il fut construit par Farcot, suivant le système fusionné des ingénieurs Thomas, Lanvers, et Grouvelle. Cet appareil, mis en mouvement par une machine à vapeur de 10 chevaux, prend l'air au sommet de la tour qui surmonte la chapelle, pour l'avoir plus frais et plus pur; il l'injecte dans un tuyau principal qui se ramifie dans toutes les pièces à ventiler. Au moment où il entre dans les salles, cet air s'échauffe au contact des tuyaux de vapeur et des poêles à eau chaude.

L'air est porté à chaque étage par des canaux en maçonnerie, couverts de plaques de fonte, et dans lesquels circulent les tuyaux à vapeur qui vont chauffer les poêles à eau placés dans chaque salle. Il s'échappe par des grilles ménagées dans les plaques de fonte qui correspondent à l'intérieur des poêles. L'air vicié sort par des ouvertures d'appel percées dans les murs.

Les salles du pavillon n° I reçoivent 132 mètres cubes d'air pur par heure et par malade. Le pavillon n° II en reçoit 120, le pavillon n° III, 88. L'air sortant donne à l'analyse $0^{gr},0011$ d'acide carbonique. Lorsque l'air est trop sec, on augmente son degré hydrométrique en injectant de la vapeur d'eau dans le ventilateur.

Le système que nous venons de décrire est le type de la ventilation par propulsion, qui est employée dans un grand nombre d'usines. Son application à l'hôpital Lariboisière a été l'objet de critiques sévères émanant d'hommes compétents et notamment du général Morin. On lui reproche surtout la dépense considérable qu'il entraîne. Les frais d'installation ont coûté 480 000 francs; ceux d'entretien montent, chaque année, à plus de 80 000 francs.

Lorsqu'on a construit l'hôpital Lariboisière, la ventilation artificielle était en grande faveur. On espérait lutter par ce moyen contre l'encombrement, l'amoncellement des étages et le milieu urbain. On discutait sur la valeur comparative de l'appel et de la propulsion, et on voulut mettre les deux systèmes en présence dans le nouvel hôpital, sans tenir compte de ce que pourrait coûter leur installation, car on n'a pas regardé à la dépense, pour ce Versailles de la misère, comme l'appelait Malgaigne. Lariboisière a coûté 10 445 443 francs, et comme il renferme 600 lits, cela fait 17 409 francs par lit (1). On comprend que lorsqu'on entre dans une voie de prodigalité aussi insensée, on ne regarde pas à un ventilateur de 480 000 francs.

(1) Armand Husson, *Étude sur les hôpitaux considérés sous le rapport de leur construction, de la distribution de leurs bâtiments, de l'ameublement, de l'hygiène et du service des salles des malades*. Paris, 1862.

Celui que nous venons de décrire a été appliqué aux pavillons du service des hommes ; de l'autre côté, fonctionne le système par aspiration, qui a été perfectionné par M. Léon Duvoir. Il consiste à faire arriver l'air chaud par le haut de la pièce, afin d'égaliser la température. L'aspiration se fait au niveau du plancher, à l'aide d'une bouche d'appel qui communique avec le foyer du calorifère. Les parties de l'édifice situées à plus de 30 mètres de l'appareil, sont ventilées par des tuyaux particuliers qui, partant du fond du réservoir supérieur, descendent dans un des angles des pièces échauffées et finissent par se réunir, au retour d'eau, dans la partie inférieure de la chaudière. Ces tuyaux de ventilation sont logés dans une enveloppe de zinc, percée d'ouvertures au niveau du plancher des chambres. L'air vicié sort par là, se dilate au contact du tuyau d'eau chaude et s'élève jusqu'aux combles où il est rejeté au dehors. Le reflux de l'air vicié d'une chambre dans une autre est empêché à l'aide de cloisons qui partagent la cavité intermédiaire à l'enveloppe de zinc et au tuyau, en autant de compartiments qu'il y a de pièces à ventiler. Lorsque la température extérieure n'exige pas de chauffage, le système de Léon Duvoir permet encore de ventiler; l'air frais étant appelé par le déplacement de l'air vicié dont la température est plus élevée; mais, en été, c'est surtout par l'ouverture des portes et des fenêtres qu'on renouvelle l'air (1).

Ce système fonctionne, comme on le voit, à l'aide de la chaleur, et ne constitue pas une ventilation mécanique. Un système de cette dernière espèce imaginé par l'ingénieur belge Van Hecke, a été appliqué, en 1855, à Beaujon et à Necker. Il fonctionnait avec une machine de deux chevaux; il a eu son moment de vogue et ses admirateurs engoués; mais il n'a pas trouvé d'imitateurs et est tombé dans un juste dédain.

Il procédait aussi par pulsion, et ce moyen de ventilation n'a jamais séduit les médecins. Il ne fait que diluer l'air au lieu de le renouveler. Il a cependant été appliqué au théâtre de la Monnaie à Bruxelles, à l'Opéra de Vienne, à l'Hôtel-Dieu de Paris, à l'hôpital Tenon, à l'Hôtel-de-Ville, et à la maison de détention de Nanterre. Dans ces établissements, on joint, du reste, à la *pulsion* d'air pur par les machines, l'appel de l'air vicié par des cheminées d'évacuation. Il en est ainsi à l'hôpital Tenon. L'injection a lieu par deux ventilateurs centrifuges placés chacun dans une galerie d'arrivée d'air distincte et actionnés par une machine de six chevaux. L'appel se fait par des coffres d'évacuation situés sur les faux planchers du comble, communiquant avec une cheminée centrale de 6 mètres de hauteur et de $4^{m},50$ de diamètre, à la base de laquelle se trouve un calorifère à tuyaux de vapeur (2).

Le *John Hopkins Hospital*, de Baltimore, est ventilé par la réunion de deux cheminées d'appel, avec un ventilateur à pulsion.

(1) A. Proust, *Traité d'hygiène publique et privée*, *loc. cit.*, p. 559.
(2) Arnould, *Nouveaux éléments d'hygiène*, *loc. cit.*, p. 454.

On a complètement renoncé à tous ces systèmes compliqués pour les hôpitaux à construire désormais. On a reconnu que, pour la ventilation, rien ne valait l'ouverture des fenêtres, à la condition qu'elles fussent grandes, multipliées, montant jusqu'au plafond et opposées les unes aux autres, que les hôpitaux fussent situés à la campagne et composés de petits pavillons à un seul étage et suffisamment espacés. La ventilation mécanique conserve ses avantages pour les édifices dans lesquels on n'habite pas, mais qui sont encombrés pendant quelques heures, comme les théâtres, les salles de cours, dans celles où se tiennent des assemblées délibérantes; mais ce sujet ne rentre pas dans le cadre de cet article.

La ventilation artificielle, à l'aide d'appareils comme ceux que nous venons de décrire, n'est guère employée que dans les habitations collectives. Dans les maisons des particuliers, on se borne d'habitude à la ventilation naturelle, c'est-à-dire à l'ouverture des fenêtres. On n'y a même pas recours d'une manière rationnelle et suffisante dans les cas où l'aération serait le plus nécessaire, c'est-à-dire les jours de réception. Dans l'immense majorité des cas, les jours de bals, de soirée, on ne se préoccupe pas d'assurer le renouvellement de l'air et c'est bien à tort, car la chaleur est presque toujours suffocante, par suite du grand nombre des invités et de la multiplication des appareils d'éclairage. Cette incurie est très préjudiciable à l'hygiène, attendu qu'une bonne partie de l'existence d'une certaine classe de la société se passe dans de pareils locaux, nous pourrions dire dans de pareilles fournaises. Le fait a d'autant plus lieu d'étonner qu'on a, dans les dispositions très simples que nous avons décrites, combinées avec l'emploi des lampes à gaz à récupération, d'excellents moyens pour abaisser la température et pour activer la ventilation.

Heureusement que l'éclairage électrique est arrivé à point pour corriger un peu le vice que nous signalons : mais qu'on ne l'oublie pas, à lui seul il ne suffit pas ; il faut encore y ajouter des appareils d'aspiration, par le gaz par exemple, ne fût-ce que pour enlever une partie de la vapeur en excès, que dégagent la respiration et la perspiration cutanée de tant de personnes pressées dans un local presque toujours trop étroit. Elle se condense sur les vitres et coule en ruisseaux sur le parquet, tandis que l'atmosphère des salons en demeure saturée.

§ 3. — **Chauffage et réfrigération des habitations.**

L'homme et les animaux à sang chaud trouvent, dans leur organisme, les moyens de produire de la chaleur, et de maintenir leur température indépendante de celle du milieu ambiant. Ils peuvent réagir contre les influences extérieures, et conserver leur équilibre; toutefois cette résistance a des limites et l'homme, qui n'a pas comme les animaux une fourrure épaisse pour se garantir du froid, est obligé de recourir à des moyens artificiels, pour produire le supplément de calorique nécessaire au réchauffement de sa demeure, dans les pays où la température s'abaisse assez pour compromettre sa santé ou même pour lui causer une sensation désagréable.

Le chauffage d'une habitation est donc une affaire de latitude. La nécessité s'en fait sentir d'autant plus vivement qu'on s'éloigne davantage de l'équateur. Nulle entre les tropiques, elle commence à se manifester à la limite des pays chauds et des pays tempérés, pendant quelques jours ou pendant quelques semaines seulement; elle devient de plus en plus impérieuse à mesure qu'on se rapproche des pôles et que l'hiver devient plus long et plus rude.

La question du chauffage comprend l'étude du combustible, des appareils et de leur application aux différents genres d'habitations.

I. **Combustible.** — En chimie, on désigne sous le nom de combustible, tout corps susceptible de se combiner avec l'oxygène; en hygiène, on le réserve pour les substances qui peuvent, en brûlant au contact de l'air atmosphérique, donner lieu à un dégagement de chaleur susceptible d'être utilisé. Pour être d'un bon emploi, les combustibles doivent remplir certaines conditions essentielles. Il faut qu'ils puissent brûler facilement dans l'air, en développant une chaleur suffisante pour amener leur combustion totale, de façon à ne laisser pour résidu que des cendres; il faut de plus qu'ils soient faciles à se procurer en abondance, et d'un prix peu élevé. L'hydrogène et le carbone sont les seuls corps simples qui remplissent ces conditions et ce sont eux qui forment la base de tous les combustibles employés. Ces deux corps sont admirablement appropriés à cet usage par la quantité considérable de chaleur mise en jeu pendant leur combustion. Péclet a calculé la puissance calorifique des principaux combustibles et l'a exprimée dans le tableau suivant (1) :

Puissance calorifique de quelques corps combustibles.

1° Hydrogène	34.462	calories (2).
2° Hydrogène protocarboné	13.063	—
3° Hydrogène bicarboné	11.857	—
4° Essence de térébenthine	10.805	—
5° Cire	10.496	—
6° Huile d'olive	10.435	—
7° Suif	10.035	—
8° Éther sulfurique	9.027	—
9° Carbone (passant à l'état d'acide carbonique)	8.080	—
10° Graphite	7.800	—
11° Alcool	7.185	—
12° Sulfure de carbone	3.400	—
13° Carbone (passant à l'état d'oxyde)	2.473	—

(1) Péclet, *Traité de la chaleur considérée dans ses applications*, 3e édit. Paris, 1840.

(2) La calorie est l'unité de chaleur adoptée par les physiciens. C'est la quantité de calorique nécessaire pour élever d'un degré, un kilogramme d'eau. La puissance calorifique d'un combustible est le nombre de calories qu'un kilogramme de ce combustible est susceptible de développer, en brûlant.

La puissance calorifique de l'hydrogène est énorme, ainsi qu'on le voit, et explique celle de tous les combustibles qui en contiennent. Le carbone lui est bien inférieur et il faut noter la différence de chaleur qu'il développe, lorsqu'il passe à l'état d'acide carbonique et lorsqu'il se transforme en oxyde de carbone. Nous aurons l'occasion de revenir sur ce fait lorsque nous parlerons des poêles à combustion lente.

Plusieurs combustibles contiennent de l'oxygène. La cellulose est dans ce cas; elle est composée de carbone, uni à des quantités d'hydrogène et d'oxygène, dans les proportions nécessaires pour faire de l'eau. D'autres, tels que le bois, la tourbe, contiennent de l'eau interposée. Elle nuit au chauffage, parce qu'elle dissipe en pure perte tout le calorique nécessaire à sa votilisation.

Tout combustible, en brûlant, dégage de la chaleur sous deux formes différentes. D'une part il échauffe les molécules de gaz qui sont en contact avec la flamme et qui devenues plus légères forment un courant ascendant au dessus du foyer; de l'autre, il émet, dans toutes les directions, des rayons calorifiques qui se comportent absolument comme les rayons de lumière. On se fait une idée exacte des deux modes de propagation, en plaçant successivement la main au-dessus, puis à côté d'une bougie allumée. Dans le premier cas, on perçoit tout à la fois, la chaleur transmise par le courant de gaz chauffé au contact de la source calorifique et la chaleur rayonnante; dans le second on ne perçoit que celle-ci. Chacun sait que la chaleur qui accompagne le courant d'air chaud est bien plus puissante que l'autre. D'après Péclet cette dernière ne représente guère que 25 p. 100 de la chaleur totale pour le bois, 50 p. 100 pour le charbon de bois, et 18 p. 100 pour l'huile (1).

Lorsque la combustion est complète, ses produits gazeux sont l'eau et l'acide carbonique; mais il est rare qu'il en soit ainsi; un grand nombre de produits pyrogénés échappent, grâce à leur volatilité et se répandent dans l'atmosphère. Il en est de même d'une certaine quantité de carbone divisé. C'est lui qui rend la fumée visible, qui forme en grande partie la suie et finit par obstruer les tuyaux. Les meilleurs combustibles sont ceux qui se prêtent le mieux à une combustion complète. Celle-ci dépend également de la forme du foyer.

Les combustibles sont solides, liquides ou gazeux.

A. Combustibles solides. — Les seuls usités sont le bois, le charbon de bois et la tannée; la tourbe et le charbon de tourbe; la houille, la lignite et l'anthracite; le coke et les agglomérés.

1. *Bois.* — Le bois est formé, d'après Payen, d'une trame commune à tous les végétaux, c'est la cellulose, et d'une matière incrustante dont la composition varie suivant les espèces. Cette matière incrustante est

(1) Coulier, article Chauffage du *Dictionnaire encyclopédique des sciences médicales*, 1re série, t. XV, p. 534.

plus riche en carbone que la cellulose; elle est plus abondante dans le cœur que dans l'aubier du bois, dont elle accroît la dureté et la densité, en même temps que le pouvoir calorifique. Il y en a davantage dans les bois durs, lourds et compacts comme le chêne, le hêtre, le charme, le frêne, le noyer, que dans les bois blancs, légers, mous ou poreux comme le peuplier, le sapin, le bouleau, le tremble.

Les bois, quelle que soit leur nature, contiennent toujours, à l'état frais, de 38 à 45 p. 100 d'eau, dont une partie seulement s'évapore à l'air libre. Après un an de coupe, époque à laquelle on les livre à la consommation, ils contiennent encore 25 p. 100 d'eau hygrométrique. Il est des industries, celle du verre par exemple, pour lesquelles il est nécessaire de débarrasser le bois de l'eau qu'il contient. On est obligé pour cela de le faire sécher à l'étuve; mais, lorsqu'il en est retiré, s'il est exposé à l'air, il reprend 10 et 12 pour 100 de l'eau qu'on lui a fait perdre. Les bois secs brûlent beaucoup mieux et avec une flamme plus vive que les bois humides qui dégagent une fumée noire et épaisse. Les bois blancs et légers donnent une flamme plus vive et plus intense, ce qui les fait préférer pour certains usages; mais ils se consument plus vite et laissent un charbon plus léger que les bois durs, compacts, qui brûlent plus lentement, produisent un charbon plus volumineux et conservent plus longtemps leur chaleur. Ceux-là sont généralement préférés pour le chauffage; cependant, les avantages se compensent et, d'après les expériences de Berthier, malgré les proportions différentes de la matière incrustante qui renferme, sous un poids donné, plus de carbone et d'hydrogène, les puissances calorifiques des différentes espèces de bois sont sensiblement les mêmes.

Les produits essentiels de la combustion du bois sont, comme nous l'avons dit, de la vapeur d'eau et de l'acide carbonique, lorsque la combustion est complète; mais, quand elle se ralentit sur un point du foyer, on voit se produire de la fumée formée d'eau, d'acide acétique, d'huile essentielle empyreumatique et de goudron qui se retrouvent dans la suie. Il se forme en outre un résidu solide auquel on donne le nom de cendres, dont la proportion, plus grande pour les fagots que pour les bûches, ne représente que quelques millièmes du poids du bois qui les a produites (1).

2° *Charbon de bois.* — C'est le produit de la combustion incomplète ou de la carbonisation du bois. On l'obtient en soumettant le bois, à l'abri du contact de l'air, à une température inférieure à 450 degrés. Il y a pour cela deux procédés : d'abord celui de la meule qui consiste à calciner incomplètement de menus morceaux de bois réunis en masses régulières et recouverts de terre et de mousse; c'est celui que les charbonniers emploient dans les forêts; ensuite la distillation en

(1) T. Gallard, article Chauffage du *Nouveau Dictionnaire de médecine et de chirurgie pratiques*, t. VII, p. 206.

vase clos. Celle-ci donne de 12 à 28 p. 100 de charbon, suivant qu'elle est conduite rapidement ou avec lenteur et son produit est moins estimé que celui des meules, parce qu'il est plus léger, plus friable, qu'il brûle plus vite et ne permet pas d'atteindre des températures aussi élevées que celui des charbonniers. Ce dernier ne représente que 15 à 18 p. 100 du bois employé et laisse perdre les autres produits de la distillation, tels que l'acide pyroligneux et le goudron. Lorsqu'il est bien préparé, il se présente sous la forme de petits cylindres noirs, fragiles, sonores et d'une cassure brillante.

Le charbon de bois renferme de 87 à 88 p. 100 de carbone pur, un peu d'eau que la calcination lui enlève, quand on le réduit à l'état de braise et un léger excès d'hydrogène. Il brûle à l'air, avec une toute petite flamme bleue due à la combustion de l'oxyde de carbone. Il fournit une très petite quantité de cendres renfermant des sels fixes variables suivant la nature du végétal qui l'a fourni. Les produits gazeux de la combustion du charbon de bois, sont en théorie de l'acide carbonique et de l'hydrogène, mais, dans la pratique, la combustion n'est pas assez parfaite pour ne donner que ces gaz; il s'y mêle des hydrocarbures et surtout de l'oxyde de carbone, lequel est comme on le sait, toxique au plus haut degré. Il résulte des expériences de F. Leblanc qu'il suffit d'un centième d'oxyde de carbone, mélangé à l'air contenu dans un espace clos, pour déterminer, en deux minutes, la mort d'un animal qui vit beaucoup plus longtemps, dans le même espace, alors que celui-ci renferme 30 p. 100 d'acide carbonique. Le malaise, la céphalalgie, le vertige qu'on éprouve dans une pièce où l'on brûle du charbon, sont dus à l'oxyde de carbone. Il en est de même des accidents mortels causés par les réchauds, par les poêles à combustion lente et de la plupart des morts qui surviennent dans les incendies.

Le charbon de bois n'est guère employé comme moyen de chauffage. On s'en sert surtout pour la cuisson des aliments, pour le repassage et pour certaines industries qui exigent un petit foyer de chaleur facile à déplacer et très intense. On y a recours, également, dans les laboratoires de pharmacie et de chimie; cependant l'emploi des fourneaux à gaz tend à remplacer les réchauds au charbon.

La braise s'obtient en éteignant, dans un étouffoir, des fragments de menus bois léger comme le bouleau, le peuplier portés à un degré de calcination plus avancé que celui qu'exige la fabrication du charbon. Celle dont on se sert d'habitude provient du four des boulangers. La braise est, d'après Ebelmen, le combustible qui dégage le plus d'oxyde de carbone.

3° *Tannée.* — Les écorces de chêne qui ont été épuisées de leur acide tannique, pour la préparation des peaux, forment ensuite un résidu dans lequel se retrouve toute la partie ligneuse. Ce résidu, encore humide, est comprimé dans des moules de forme annulaire, et y prend la forme de disques qu'on fait sécher à l'air libre et qui portent, dans le commerce, le nom de *mottes*.

La tannée, dérivant du bois, donne les mêmes produits que lui à la combustion. Les mottes brûlent lentement et presque sans flamme, ce qui provient sans doute de la difficulté que l'air éprouve à traverser les couches d'un combustible aussi tassé, et de l'humidité qu'il conserve toujours. On peut admettre que les mottes renferment, sur 100 parties, 30 parties d'eau et 10 de cendres. Leur pouvoir calorifique est égal à 2380. Elles dégagent une fumée âcre, épaisse, donnent une fumée abondante et exhalent toujours une odeur de tannerie. La lenteur de la combustion fait qu'on les emploie pour entretenir et conserver le feu. C'est un moyen de chauffage très économique; les mottes coûtent moins cher, à poids égal, que le bois et que la houille.

4° *Tourbe.* — La tourbe est un intermédiaire entre les combustibles végétaux et les combustibles, minéraux. Elle est constituée par des débris de plantes aquatiques herbacées souvent reconnaissables, malgré leur état d'altération; mais on l'extrait du sol comme les combustibles minéraux. On en distingue deux sortes : l'une compacte noire ou d'un brun foncé, ressemblant tellement aux lignites qu'on a peine à les distinguer; l'autre, herbacée, spongieuse, d'un brun clair, entièrement formée de débris de végétaux parfaitement reconnaissables, mêlés à des matières argileuses.

L'importance de ce combustible est très grande en certains pays. On en connaît des gisements de 4 à 10 mètres d'épaisseur et qui couvrent jusqu'à 16 000 hectares.

La tourbe s'exploite, au printemps, sous forme de briquettes qui éprouvent, en se desséchant, un retrait variable des trois cinquièmes aux quatre cinquièmes. Elle brûle mal et donne une fumée épaisse, suffocante, fétide, dans laquelle on trouve de l'acide carbonique, de l'acide acétique, de l'ammoniaque, de l'acide sulfureux et de l'huile empyreumatique. Cette fumée exerce une action particulièrement irritante sur les muqueuses bronchique et oculaire (1).

La puissance calorifique moyenne de la tourbe desséchée est, d'après Péclet de 5349; mais il faut défalquer, dans la pratique, la quantité d'eau qu'elle contient. Cette soustraction faite, le pouvoir calorifique tombe à 3750 (2).

5° *Charbon de tourbe.* — On fait, avec la tourbe, et par les mêmes procédés que ceux qui sont mis en usage pour le bois, un charbon très poreux et laissant beaucoup de cendres; il s'enflamme très facilement et continue, même isolé, à brûler seul, avec une flamme légère et sans dégager d'odeur. Le mètre cube de charbon de tourbe pèse 350 kilo-

(1) T. Gallard, article CHAUFFAGE, *loc. cit.*, p. 208.

(2) Péclet, *Traité de la chaleur considérée dans ses applications*, 3e édition. Paris, 1860-1861.

grammes et représente un tiers du volume du combustible employé à sa fabrication. La chaleur développée par ce charbon varie avec la quantité de cendres qu'il contient. Celui d'Essones, qui donne 18,2 pour 100 de cendres, a un pouvoir calorifique de 6610.

6° *Charbon de terre.* — Le combustible le plus important de tous, celui qu'on nomme avec raison le pain de l'industrie et qui joue un si grand rôle dans les sociétés modernes, est une conquête toute récente. Elle ne remonte pas à plus d'un siècle. C'est en 1769 que le charbon de terre a été employé pour la première fois en France, pour le chauffage. On avait bien tenté, deux siècles auparavant, sous le règne de Henri II, de le faire entrer dans la consommation ; mais les docteurs en Sorbonne l'avaient excommunié pour ses vapeurs malignes et sulfureuses. Un édit royal avait défendu aux maréchaux ferrants d'employer, sous peine d'amende, *le charbon de terre ou de pierre.* C'est Henri IV qui leva l'interdit. Il exempta même la houille de la dîme que les exploitants payaient à la couronne, en vertu du droit régalien (1). Toutefois son usage ne s'était pas répandu. En 1769, le bois coûtait très cher à Paris ; quelques marchands eurent l'idée, pour y suppléer, de faire venir du charbon des mines anglaises. Les bateaux, partis de Newcastle, remontèrent la Seine et arrivèrent à Paris. Le nouveau combustible fut d'abord essayé par les gens du peuple ; puis les bonnes maisons s'en servirent pour chauffer les poêles et les cheminées des antichambres ; mais le charbon de pierre ne réussit pas à ses débuts. On lui reprocha de vicier l'air, de salir le linge jusque dans les armoires et de causer des maladies de poitrine. Ces accusations étaient fondées. Pour se servir de la houille, sans inconvénients, il faut des appareils spéciaux et les cheminées qu'on avait alors, ne se prêtaient pas à la combustion d'un produit qui dégage une si épaisse fumée (2).

Peu à peu les appareils se perfectionnèrent : l'emploi de la vapeur, comme force motrice, augmenta considérablement la consommation de la houille et donna, à l'industrie minière, un essor qui ne s'est pas arrêté depuis. En 1811, la France consommait 30 kilogrammes de houille par tête ; en 1881 elle en brûlait 760 kilogrammes par individu (3). Depuis un demi-siècle, la production du combustible minéral double, tous les quinze ans en Angleterre, en France et en Belgique, tous les dix ans en Prusse, tous les cinq ans aux États-Unis. En 1864, l'Angleterre atteignait le chiffre formidable de 93 millions de tonnes. Il est vrai qu'elle en fournit au monde entier et l'opinion publique commence à se demander ce qu'elle deviendra lorsque ses mines seront épuisées. Notre production annuelle n'est que de 19 361 564 tonnes. Nous en empruntons 9 484 736 à l'étranger.

(1) E. Simonin, *la Vie souterraine.* Paris, 1867, p. 4.
(2) Jules Rochard, *Traité d'hygiène sociale.* Paris, 1888, p. 593.
(3) *Annuaire statistique de la France*, 1883, n° 12, p. 342.

On distingue trois espèces de combustible minéral : la *lignite*, la *houille* et l'*anthracite*.

Lignites. — Ce combustible est de formation bien plus ancienne que la tourbe et appartient à des couches géologiques plus profondes. On en trouve, en France, des gisements assez importants. Il présente encore des traces d'organisation végétale, tandis qu'on n'en trouve plus dans certaines houilles, ni dans les anthracites. Des tourbes les plus légères, aux anthracites les plus compacts, la dégradation se fait d'une manière insensible, de telle sorte qu'on est conduit à penser que tous ces combustibles ont la même origine et ne diffèrent entre eux que par l'ancienneté de leur formation. La tourbe appartient aux terrains d'alluvion, les lignites aux terrains tertiaires et à la partie supérieure des terrains secondaires; la houille ne se trouve que dans les couches inférieures de ces mêmes terrains, à l'étage des grès houilliers, tandis que l'anthracite se rencontre exclusivement dans les terrains intermédiaires et appartient aux premières couches sédimentaires déposées à la surface du globe.

Les lignites sont bruns ou noirs, à structure fibreuse homogène et compacte. Ils donnent, par la potasse, de l'acide ulmique, ce qui les distingue des houilles. Certains lignites sont pyritifères. Ils s'allument facilement, brûlent avec une flamme longue, fumeuse et répandent une odeur spéciale, bitumineuse ou fétide. Leur pouvoir calorifique varie de 5000 à 6800. Ils conviennent pour le chauffage des poêles.

Houilles. — Les nombreuses variétés de houilles peuvent se réduire à deux principales : les houilles grasses et les houilles maigres. Les premières s'agglutinent pendant la combustion, donnent une flamme très vive et une chaleur intense. Leur pouvoir rayonnant est plus considérable que celui du charbon de bois et deux fois plus grand, suivant d'Arcet que celui du bois lui-même. Les houilles maigres, dont le pouvoir calorifique est sensiblement inférieur à celui des précédentes, brûlent plus difficilement, décrépitent au lieu de s'agglutiner pendant la combustion, et laissent un résidu pulvérulent.

Les houilles dégagent une fumée épaisse, charbonneuse, qui contient les mêmes produits que la fumée de bois, et de plus de l'hydrogène sulfuré et de l'acide sulfureux, provenant de la combustion des pyrites qu'elles renferment toujours en plus ou moins grande quantité. Ces gaz la rendent plus suffocante encore que la fumée du bois; c'est pour cela qu'on ne peut brûler le charbon de terre que dans des appareils munis d'un excellent tirage. Lorsqu'il en est ainsi la houille constitue un excellent combustible, surtout pour les habitations collectives dont le chauffage exige un grand développement de température.

Anthracite. — L'anthracite est un charbon noir, à cassure brillante, compacte, analogue à la mine de plomb des crayons. Il produit peu de flamme et brûle difficilement. Cette propriété qui l'avait fait rejeter jusqu'ici des usages domestiques, le fait rechercher aujourd'hui pour les poêles à combustion lente dont l'usage tend à se répandre de plus en plus. C'est un heureux emploi d'un combustible très abondant aux État-Unis et en France, où on en trouve des bancs de dix mètres d'épaisseur. Il renferme de 89 à 94 p. 100 de carbone, mais il se délite et la cendre très fine qu'il produit se répand dans les appartements, sous forme de poussière impalpable, même avec des appareils bien fermés.

La puissance calorifique des nombreuses variétés de houille et d'anthracite, oscille autour du chiffre de 8000, qui correspond exactement à de la houille renfermant 0,82 de carbone, 0,04 d'hydrogène, 0,12 d'hydrogène et d'oxygène, en proportion convenable pour faire de l'eau et 0,02 de cendres. (1)

7° *Coke et agglomérés.* — Le coke est le résidu que la houille laisse dans les cornues, où on la distille pour fabriquer le gaz d'éclairage. C'est par conséquent de la houille privée de ses principes volatils. On l'obtient encore par conbustion en meules, ou dans des fours spéciaux, et dans ce cas, il est plus riche en matière combustible. Celui qui provient des usines à gaz est à peu près le seul employé pour le chauffage des habitations. Il renferme de 45 à 75 p. 100 du poids du combustible primitif, suivant que l'opération a été poussée plus ou moins loin. Il est formé par du carbone presque pur et par les substances fixes que renferme la houille. Il se présente sous la forme de fragments irréguliers, noirs, sonore, très poreux et ne tachant pas les doigts. Il brûle avec une petite flamme due à l'oxyde de carbone et donne peu de suie. Son pouvoir rayonnant est considérable; aussi ne peut-il brûler qu'en masse et à la faveur d'un tirage puissant. Il s'allume difficilement et, dès qu'on éparpille les morceaux en combustion, la grande quantité de chaleur qu'ils rayonnent les refroidit tellement qu'ils s'éteignent.

Pour apprécier sa valeur comme combustible, on détermine sa teneur en cendres. S'il en donne plus de 10 à 12 p. 100, on le considère comme de mauvaise qualité. Sa puissance calorifique est égale à celle du carbone qu'il renferme. Elle varie de 6800 à 7900, suivant la quantité de cendres qui reste après la combustion.

Les *agglomérés de houille* s'obtiennent en agglutinant la poussière de charbon de terre, au moyen de terre glaise, de goudron, de houille ou de ses dérivés, le brai gras, et le brai sec; fréquemment on ajoute au charbon du tan épuisé. L'argile employée représente ordinairement le dixième de la poussière de houille; aussi la proportion de cendres peut s'élever de 15 à 20 p. 100. Il est inutile d'insister sur les inconvénients de ce ciment. Aujourd'hui, le goudron et le brai gras ne sont plus guère utilisés et on fait surtout usage du brai sec qui a l'avantage de fournir des briquettes dures dégageant peu d'odeur et de fumée.

(1) P. Coulier, *loc. cit.*, p. 537.

(2) F. et E. Putzeys, *l'Hygiène dans la construction des habitations privées*, *loc. cit.* p. 124.

La masse ainsi composée est comprimée dans des moules et y prend la forme de *briquettes*, qui brûlent moins bien que la houille, mais infiniment mieux que la tourbe et donnent sensiblement les mêmes produits à la combustion. Les *agglomérés* doivent être durs, homogènes, peu hygrométriques, à peu près dépourvus d'odeur et être fabriqués avec des menus de bonne qualité, de fraîche extraction, et lavés avec soin. Leur densité ne doit pas être inférieure à 1,19. Ils doivent s'allumer facilement et brûler avec une flamme vive et claire, sans se désagréger au feu et en ne produisant qu'une fumée grise et légère. La proportion des cendres et des résidus ne doit pas dépasser 6 ou 7 p. 100 Le pouvoir calorifique des briquettes de l'usine de Gosselies serait d'après de Marsilly cité par Valérius, de 7362 calories et celui des briquettes de l'usine de Montigny-sur-Sambre de 7289 calories.

Les matières goudronneuses qui entrent dans la composition des briquettes exercent une action irritante sur la peau et surtout sur les muqueuses des ouvriers employés à leur fabrication.

L'usage de ce combustible, pour le chauffage des habitations privées, se répand de plus en plus. Il a l'avantage de pouvoir être employé dans les cheminées ordinaires, en même temps que le bois, qui sert à les allumer. Les briquettes perforées qu'on emploie pour cet usage, produisent une chaleur élevée et soutenue, ce qui permet d'obtenir dans les pièces de grande dimension telles que les salons, une température qu'on ne peut que difficilement atteindre avec le bois, à moins d'en faire une consommation ruineuse.

Le *charbon de Paris* est fabriqué avec du goudron et des débris de charbon de bois. Les briquettes qu'on obtient ainsi sont calcinées en vases clos jusqu'au rouge, pour enlever tous les principes volatils. Elles brûlent lentement et ne dégagent pas d'odeur.

Il faut enfin mentionner, à propos des combustibles, les boules pyrogènes, les préparations résineuses, les allume-feux dont on fait aujourd'hui grand usage. Ils n'ont pas d'importance au point de vue de l'hygiène ; mais la fumée épaisse et fuligineuse que ces préparations produisent, encrasse rapidement les conduites de fumée et y dépose une couche de suie très inflammable qui donne fréquemment lieu à des feux de cheminée.

B. Combustibles liquides et gazeux. — Les seuls liquides usités pour le chauffage sont le pétrole et l'huile lourde de houille. Les huiles, les alcools, qui sont également combustibles, ne servent que pour l'éclairage, les usages culinaires et les expériences de laboratoire.

Le pétrole, dont le pouvoir calorifique est considérable, n'a guère été employé jusqu'ici que pour les locomotives et les machines des bateaux à vapeur. Cependant M. Sainte-Claire Deville a prouvé que toute la partie des pétroles qui distille au-dessus de 280° peut être avantageusement utilisée pour le chauffage, au même titre que l'huile lourde des usines à gaz. Ce liquide présente les avantages suivants : la combustion, réglée par un robinet, s'opère sans l'intervention d'un chauffeur ; elle ne laisse pas de cendres, ne produit pas de fumée et utilise, à deux centièmes près, tout l'oxygène de l'air employé. Enfin la puissance calorifique du pétrole est considérable ; M. Sainte-Claire Deville a trouvé des nombres qui oscillent entre 9963 (huile légère de Pensylvanie) et 11 460 (huile du Caucase) (1). Le pétrole joint à tous ces avantages, celui d'être peu encombrant, et de pouvoir s'allumer instantanément. Toutefois, son prix relativement élevé, son transport et son maniement dangereux, ont empêché son usage de se répandre; on sait, en effet, combien d'accidents causent chaque jour les lampes à pétrole.

Les gaz employés pour le chauffage sont le gaz d'éclairage et l'oxyde de carbone. L'usage du premier commence à se répandre. Beaucoup d'appartements sont chauffés de cette façon, soit par une rampe de becs Bunsen, allumés dans une sorte de caisse en cuivre ouverte par devant, soit dans les cheminées ordinaires à l'aide d'un appareil en fonte qui simule des bûches enflammées. Le gaz sort par une multitude de petits trous dont ces bûches artificielles sont percées et fait rougir, en brûlant, de petits pinceaux d'amiante, engagés dans les orifices. Ces deux dispositifs sont les plus répandus en France ; mais il en existe d'autres à l'étranger. On les trouve décrits dans l'ouvrage de F. et E. Putzeys, ainsi que plusieurs modèles de poêles ventilateurs à gaz qui sont particulièrement recommandables, parce que le gaz met en liberté, lorsqu'il brûle, des quantités considérables d'acide carbonique et de vapeur d'eau et que le dégagement d'oxyde de carbone n'est évité que si l'on fournit à l'appareil, par mètre cube de gaz brûlé, 53 mètres cubes d'air neuf (Péclet) (2).

Le chauffage au gaz est commode parce qu'il peut être allumé et éteint instantanément; il est propre, ne laisse ni cendres, ni fumée et peut développer une température aussi élevée qu'on le désire. Ces avantages l'ont fait adopter dans un certain nombre de maisons, malgré son prix élevé, compensé en partie par son pouvoir calorifique, qui est de 13 000 calories. Certains poêles à gaz utilisent jusqu'à 94 p. 100 de la chaleur produite. Un mètre cube de gaz, dont le prix oscille suivant les localités entre 20 et 30 centimes, élève, en brûlant, de 31°,6 la température de mille mètres cubes d'air (3). On réalise également une économie sur les frais de transport, qui sont assez dispendieux lorsqu'il faut faire monter le bois ou le charbon à un quatrième étage. Enfin on n'a pas besoin de coffres ni de caves pour le renfermer : la possibilité de l'allumer et de l'éteindre instantanément évite la perte qu'on éprouve avec les combustibles solides qu'il faut allumer à l'avance et qu'on est obligé de laisser brûler

(1) P. Coutier, *loc. cit.*, p. 538.
(2) F. et E. Putezys, *loc. cit.*, p. 159 et suiv.
(3) Gallard, *loc. cit.*, p. 210.

sans nécessité au moment où on n'en a plus besoin. Ces raisons ont fait préférer les fourneaux à gaz aux réchauds à charbon, pour les préparations pharmaceutiques et pour les travaux de laboratoire. On a même proposé d'appliquer le gaz d'éclairage au chauffage en grand des villes.

La combustion du gaz d'éclairage est assez complète; cependant elle donne lieu au dégagement d'une petite quantité d'acide carbonique, d'acide sulfureux, d'acide sulfhydrique et de vapeurs de carbures de soufre, qu'il serait imprudent de laisser dégager au milieu des pièces à chauffer. Il faut donc s'assurer, lorsqu'on en fait usage, que la cheminée dans laquelle on le brûle tire bien, ou que l'appareil spécial dont on se sert est installé de façon à conduire sûrement aux dehors les produits de la combustion. On ne fait ainsi que se soumettre à une règle obligatoire pour tous les combustibles; mais elle demande plus de surveillance avec le gaz, parce qu'on n'a pas de fumée pour servir d'avertissement.

On a également proposé d'employer le gaz hydrogène pour le chauffage en grand. C'est, à ce qu'il paraît, le plus économique de tous les combustibles. Dans une communication que le professeur Fischer (du Hanovre) a faite en 1880, à Hambourg, au VIIIe congrès des hygiénistes allemands, il a avancé que, d'après ses expériences, il fallait dépenser, pour obtenir 10 000 calories :

	Fr. c.
Avec les poêles	16,25
Avec l'hydrogène	13,75
Avec le gaz	32,50
Avec la vapeur	58,00

Le chauffage le moins cher serait, d'après cela, celui que fournit l'hydrogène, mais ce procédé est si peu expérimenté qu'il faut faire quelques réserves au sujet du prix de revient. On lui a préféré le gaz d'éclairage, parce que l'hydrogène est plus dangereux. Sa présence n'est pas décelée par l'odeur et les fuites sont plus difficiles à découvrir; mais, comme le faisait observer Zuber en rendant compte de la communication du professeur Fischer, ces défectuorités sont secondaires, et rien ne serait plus facile que d'adjoindre à l'hydrogène un gaz odorant qui en décelerait la présence (1).

Il nous reste enfin à dire un mot de l'oxyde de carbone, bien qu'il n'ait jamais été employé jusqu'ici au chauffage des habitations. On s'en sert, dans l'industrie, pour produire à bon marché de hautes températures. C'est lui qui sert à brûler les cadavres, dans le crématoire installé au Père-Lachaise, d'après le système Toisoul et Fradet, et dont il sera parlé plus tard.

II. **Appareils de chauffage**. — Le premier moyen que les hommes ont trouvé pour se chauffer, c'est d'entas r des branches, des copeaux

(1) C. Zuber, *Compte rendu du huitième congrès des hygiénistes allemands*. Session de Hambourg en 1880 (*Revue d'hygiène*, 1881, t. III, p. 882).

et d'y mettre le feu. C'est encore le procédé suivi par les soldats au bivouac.

« Les arbres des environs du campement sont abattus, dit Coulier, et débités grossièrement en longues bûches, qu'on brûle par un bout et qu'on avance dans le foyer, au fur et à mesure qu'elles se consument. Les hommes se réunissent autour de ces feux improvisés, dont les lueurs rougeâtres éclairent les objets voisins. Les uns s'endorment auprès du feu, ou sur la cendre chaude, la terre échauffée et sèche d'un feu récemment éteint. Les autres, moins favorisés, se couchent plus loin et viennent de temps en temps se réchauffer, lorsque le froid les engourdit. C'est ainsi que se passent les longues heures de la nuit et que le soldat peut, sans succomber, supporter en plein air une température qui sans feu lui serait mortelle (1). »

Les sauvages réchauffent leur hutte de la même façon. Ils allument du feu au centre et la fumée s'échappe par une ouverture ménagée au sommet, comme chez les Fuégiens, ou par des fentes et des interstices, comme chez les Esquimaux. On sait que ces derniers sont tous atteints d'ophthalmies causées par la fumée âcre et épaisse qui remplit leurs huttes.

Ce moyen, par trop primitif, de chauffer les habitations, a dû demeurer, pendant bien des siècles, le seul mis en usage; puis on l'a perfectionné, en plaçant au-dessus du foyer une sorte de hotte verticale pour diriger la fumée au dehors; on a peu à peu relégué le foyer dans un coin de la pièce; on l'a adossé à la muraille, en prolongeant latéralement les montants de la hotte renversée et évasée par en bas. Dès lors le foyer n'a plus été ouvert que d'un côté, et la cheminée a été constituée. Il faut arriver au XVIe siècle pour en trouver une mention. L'antiquité ne les connaissait pas. On ne voit pas de traces de cheminées dans les maisons de Pompéi et d'Herculanum.

Les Romains, habitant un pays où le chauffage n'est pas indispensable, se contentaient de *braseros*. La clôture imparfaite des appartements, l'absence de vitres aux fenêtres diminuaient les dangers de ce mode de chauffage qui est encore en usage en Espagne, en Corse, en Italie, dans l'Amérique du Sud et surtout dans le Levant, où il s'appelle *mangal*. « A Constantinople, dit Michel Lévy, dans un hôtel de premier ordre, je n'avais pas, en 1855, d'autres ressource pour lutter contre le froid avec portes et fenêtres ouvertes; en Corse (1835), dans une hôtellerie isolée, à Casta, entre l'île Rousse et Saint-Florent, j'ai passé la nuit auprès d'un *brasero* au milieu d'une grande pièce dont le plafond était percé pour le passage de la fumée. Dans l'ancien sérail de Stamboul, comme dans le palais pontifical du Quirinal, à Rome, deux *mangals* ou vases métalliques très larges et richement ornés, sont disposés dans la

(1) P. Coulier, *loc. cit.*, p. 531.

salle du trône, pour recevoir, en hiver, un combustible sans fumée (1). »

En Espagne, comme en Italie, on alimente les *braseros* avec de la poussière de charbon qu'on étale en couches minces. On conduit, autant que possible la combustion, de manière à produire plutôt de l'acide carbonique que de l'oxyde de carbone ; mais les deux gaz ne se répandent pas moins dans l'appartement et y constitueraient un danger considérable, sans le mauvais état de toutes les fermetures.

La *chaufferette* qu'on alimente avec de la braise et trop souvent avec de la poussière de charbon, n'est qu'un *brasero* renfermé dans une boîte et en a tous les dangers. On l'a reconnu, du reste, et on lui a substitué les boules d'eau chaude, et plus récemment des carreaux céramiques faits exprès, qu'on chauffe dans le four dont sont munis les fourneaux de nos cuisines.

Tous les appareils dans lesquels on laisse les produits de la combustion se répandre librement, dans une atmosphère confinée comme celle d'une chambre, sont affreusement dangereux et, si la pièce est bien fermée, l'empoisonnement par l'oxyde de carbone est à peu près inévitable. On a cependant répandu dans Paris, il y a quelques années, un propectus prônant un poêle portatif, *fumivore* et *sans tuyau*. « Tous les gaz combustibles, disait cette surprenante annonce, étant constamment ramenés au foyer fumivore et complètement brûlés, il en résulte qu'il ne peut exister aucun gaz délétère tel que l'oxyde de carbone, » et l'on présentait ce poêle comme un excellent appareil de ventilation (2). Il est probable que l'autorité a défendu la vente de cet instrument homicide, car on n'a pas entendu parler de cas de mort dus à son emploi. Il n'en est pas de même des poêles à combustion lente, dont nous parlerons plus loin.

Les moyens de chauffage se sont considérablement perfectionnés de nos jours ; on peut dire que c'est là un art tout moderne. On distingue aujourd'hui deux modes de chauffage : le *chauffage local* et le *chauffage central*, le premier se fait au moyen de cheminées et de poêles, le second à l'aide de calorifères et d'installations compliquées que nous examinerons plus loin.

A. Cheminées. — La première mention certaine de l'existence des cheminées remonte, avons-nous dit, au XIVe siècle. Elle consiste dans une inscription de 1347, dans laquelle il est question d'un tremblement de terre survenu cette année-là à Venise, et qui en renversa un grand nombre. Les premiers ramoneurs qui vinrent en France provenaient de la Savoie et du Piémont, et la tradition s'en est conservée jusqu'à nos jours.

Les cheminées, pendant près de cinq cents ans, ont été construites d'après le plan primitif que nous avons indiqué plus haut. On en trouve

(1) Michel Lévy, *Traité d'hygiène publique et privée*, 5e édit., 1809, t. I, p. 605.

(2) *Revue d'hygiène*, 1884, p. 1084.

encore de splendides spécimens dans les châteaux de cette époque.

A l'une des extrémités des grandes salles de réception de ces demeures princières, on voit une cheminée monumentale, assez haute pour qu'on puisse s'y tenir debout, assez longue pour que de véritables troncs d'arbres puissent y trouver place. D'immenses chenets en garnissent l'entrée et, au-dessus de la caisse si largement ouverte, un puits vertical et quadrangulaire, presque aussi large qu'elle, s'élève jusqu'au haut de l'édifice.

On entassait, dans ce vaste foyer, des monceaux de bûches énormes ; mais ce brasier ne suffisait pas pour réchauffer la grande salle. L'air, qui pénétrait par les fenêtres et les portes mal jointes, entretenait le tirage, empêchait la cheminée de fumer, lorsque le vent et la pluie ne s'engouffraiaient pas dans son ouverture supérieure; mais la température de la pièce ne s'élevait pas d'une manière sensible. Pour se réchauffer, il fallait venir se placer devant l'âtre, dont la chaleur ne rayonnait pas à plus de deux ou trois mètres. Aussi avait-on toujours froid, dans ces demeures aristocratiques, et cela explique l'usage des vêtements fourrés et des épais tissus de laine portés même dans les appartements. Quant à la façon dont on se chauffait dans le peuple, il n'en faut pas parler. Il existe encore aujourd'hui, particulièrement en province, beaucoup de cheminées semblables à celles du moyen âge aux dimensions près, et construites d'après la même absence de principes. Une cavité carrée dans la muraille, une conduite de même forme et à peu près de même dimension, allant s'ouvrir sur le toit et se prolongeant au-dessus par une souche couronnée ou non d'une mitre, constituent cette installation dont le mécanisme est fort simple. Le bois soulevé par des chenets, est allumé par en dessous; la fumée et les gaz chauffés et par conséquent plus légers que l'air, montent verticalement dans la conduite, si rien ne vient s'y opposer, et aspirent l'air de l'appartement, qui se renouvelle par les fissures et les maljoints, en produisant ainsi de petits courants d'air perfides, qui vous arrivent dans les jambes et à l'abri desquels nos pères se mettaient en s'entourant d'un paravent.

Les cheminées ainsi construites fument par la plupart des temps, si on ne tient pas la porte où la fenêtre entr'ouverte. Franklin en avait donné six raisons, et F. E. Putzeys en indiquent douze; nous ne les énumérerons pas, parce que ces détails intéressent plutôt l'art du fumiste que l'hygiène et qu'on est parvenu à faire disparaître, des maisons modernes, les vices de construction qui causaient ce grave inconvénient.

1° *Cheminées modernes.* — Les perfectionnements les plus importants sont dus à Rumfort. C'est lui qui a eu le premier l'idée de rétrécir le passage de l'âtre à la cheminée en ne lui donnant que 12 à 15 centimètres d'ouverture, de façon à diminuer la perte de calorique, tout en augmentant le tirage. C'est lui qui a incliné à 45 degrés les parois latérales de ce foyer pour accroître le rayonnement. Grâce à cette disposition, une partie de la chaleur, qui dans les anciens foyers carrés s'échappait par le tuyau de la cheminée, est réfléchie vers l'intérieur de l'appartement. Lhomond a inventé le tablier mobile, grâce auquel on peut régler à volonté le volume de la colonne d'air qui traverse le foyer et augmenter le tirage. Bronzac a imaginé les foyers mobiles qui, en s'avançant dans la pièce à chauffer, présentent une plus grande surface de rayonnement.

Toutefois les cheminées ainsi disposées gaspillent encore énormément de calorique ; c'est à peine si elles utilisent 12 p. 100 de la chaleur produite et cela parce qu'il n'y a que celle qui rayonne dans l'appartement qui soit profitable. Le général Morin a bien fait comprendre ce défaut. « Si, dit-il, au lieu d'être engagés complètement dans la maçonnerie, les foyers des cheminées étaient faits entièrement en fonte, garnis intérieurement de pierres réfractaires et entièrement isolées des murs, il serait facile, même quand on ne pourrait pas adopter complètement le dispositif des cheminées ventilatrices, de laisser, à l'extérieur, des passages assez larges pour qu'ils puissent absorber et utiliser une partie notable de la chaleur qui passerait à travers les parois du foyer (1). »

La cheminée inventée par Ch. Joly est construite d'après ces principes.

Cheminée Joly. — Elle se compose d'un âtre en fonte dont la coupe horizontale affecte la forme d'un trapèze à angle arrondis. Les trois faces

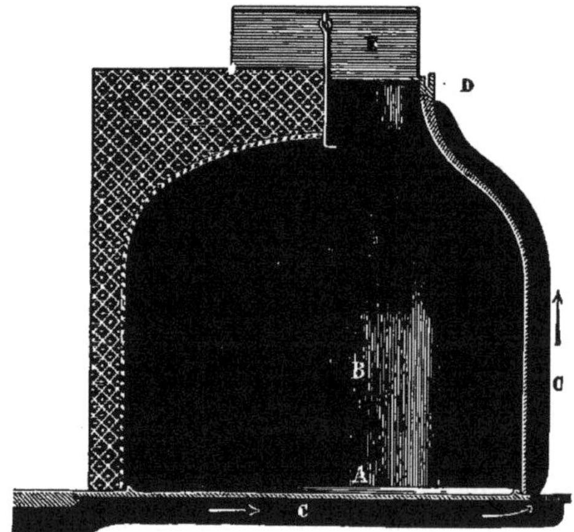

Fig. 66. — Cheminée Joly. Coupe verticale (d'après Putzeys).

se recourbant en forme de dôme, se réunissent vers le haut, pour constituer un conduit rectangulaire mis en communication soit avec une chambre de chaleur, soit directement avec la cheminée (fig. 66 et 67).

(1) Général Morin, *Manuel pratique du chauffage et de la ventilation*, *loc. cit.*, p. 64.

La surface de l'âtre ou coquille est lisse à l'intérieur; à l'extérieur, elle est ondulée et munie de nombreuses nervures qui ont pour but d'augmenter les surfaces de transmission et d'empêcher que le métal ne soit porté au rouge. Une trappe permet de régler le tirage. La figure 66 représente une cheminée pour brûler du bois; mais la forme de l'âtre

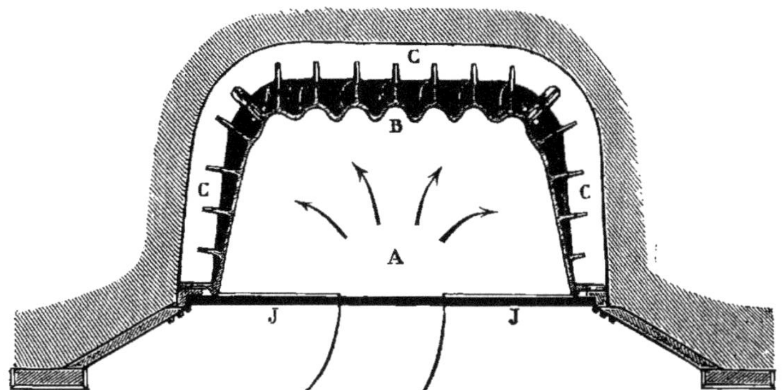

Fig. 67. — Cheminée Joly. Coupe horizontale (d'après Putzeys).

est combinée de manière à pouvoir recevoir une grille; on peut donc également se servir pour combustible de la houille ou du coke (1).

Dans les installations de cette espèce, la section à donner aux cheminées et aux mitres, pour assurer le tirage et obtenir un renouvellement d'air suffisant, doit se régler sur la capacité des pièces. Le général Morin a dressé pour cela des tables que les architectes peuvent consulter avec fruit, mais qui sont sans intérêt pour les hygiénistes (2). Elles sont calculées de façon à renouveler complètement l'atmosphère de l'appartement cinq fois par heure. Les conduites d'entrée pour l'air neuf doivent déboucher à la partie supérieure des appartements. Ils peuvent être verticaux ou horizontaux; dans le premier cas la vitesse de l'air introduit ne doit pas dépasser 50 centimètres par seconde, tandis que, dans le secomd, elle peut aller à un mètre.

2° *Cheminées ventilatrices.* — Les cheminées ordinaires, même avec les perfectionnements indiqués, chauffent peu et ventilent mal; au point de vue de l'aréation, elles ne produisent pas l'effet désiré. Elles provoquent un appel énergique; mais l'air se rend trop vite et trop directement du point d'entrée à la cheminée qui l'attire; aussi, malgré l'introduction de volumes d'air considérables, le renouvellement complet laisse souvent à désirer. Lorsque l'expérience eut démontré ces inconvénients dans cheminées à foyers ordinaires, les constructeurs s'ingénièrent à découvrir les moyens de les faire disparaître et ces recherches

(1) F. et E. Putzeys, *loc. cit.*, p. 128.

(2) Général Morin, *Manuel pratique de chauffage et de ventilation, loc. cit.*, p. 46.

conduisirent aux différents types de cheminées ventilatrices. Le principe a en été posé par le capitaine du génie français Belmas et appliqué, d'une façon simple et pratique, par le capitaine du génie anglais Douglas Galton (fig. 68 et 69).

Dans cette cheminée, l'air neuf pris à l'extérieur par une ouverture

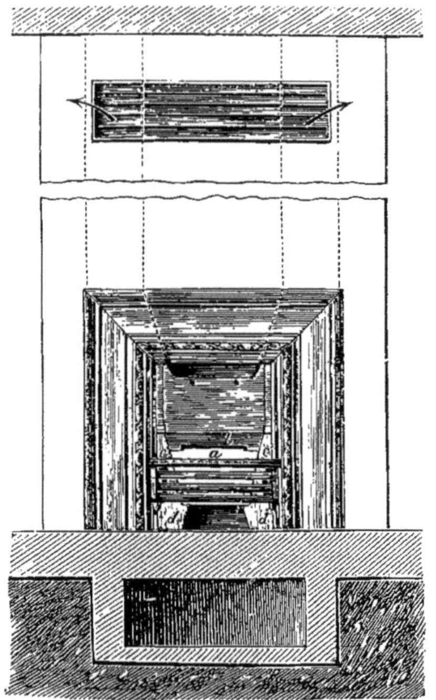

Fig. 68. — Cheminée Douglas Galton (d'après Putzeys).

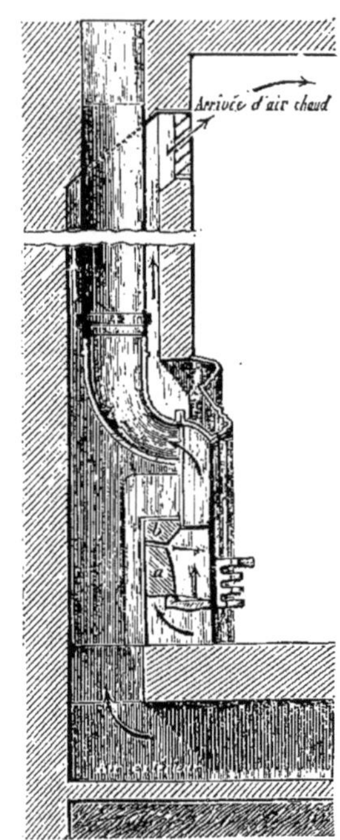

Fig. 69. — Cheminée Douglas Galton (coupe verticale).

dont la position varie suivant les appartements, arrive dans une chambre placée derrière le foyer. Il y est amené à une température modérée, par une large surface de chauffe; de là il s'élève dans une gaine en maçonnerie, au centre de laquelle monte le tuyau de fumée, et il vient se dresser dans l'intérieur de la chambre par une ouverture garnie d'une valve ou de jalousies mobiles qui permettent de l'ouvrir ou de la fermer à volonté.

La ventilation qui s'opère ainsi est plus modérée qu'avec la cheminée ordinaire, tout en suffisant largement aux besoins. Le volume d'air extrait par le foyer est sensiblement égal à celui qui est introduit par la gaine d'apport d'air neuf et il ne se produit en général aucun vent coulis désagréable. Le général Morin a trouvé, dans des expériences au Conservatoire des arts et métiers, qu'une de ces cheminées, du petit modèle, introduisait par heure 400 mètres cubes d'air à 30 degrés et consommait, pour la combustion 500 mètres cubes d'air. Un modèle plus grand introduisait par heure 800 mètres cubes d'air et en évacuait à peu près autant.

Mais, pour que ces résultats soient atteints, il faut que le feu brûle constamment.

Le type de cheminée ventilatrice le plus répandu, celui qu'on trouve aujourd'hui dans la plupart des maisons neuves à Paris, c'est la cheminée avec bouches de chaleur, du système Fondet (fig. 70, 71, 72).

Elle consiste en une série des tubes en métal, prismatiques, disposés

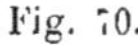
Fig. 70.

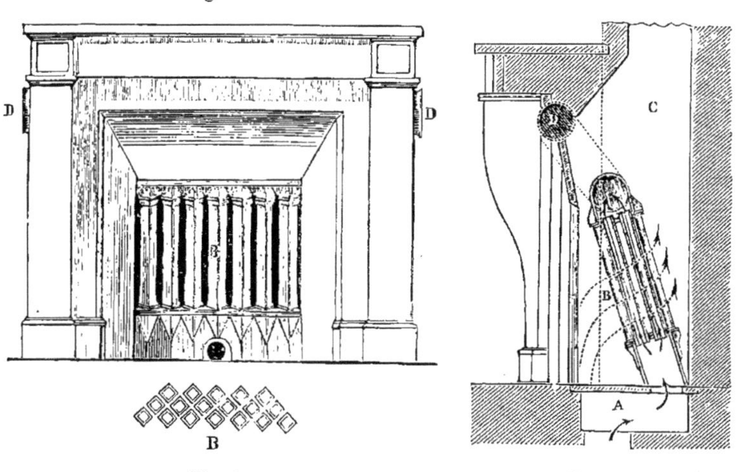

Fig. 71. Fig. 72.

Fig. 70, 71, 72. — Cheminée avec bouches de chaleur (système Fondet).

La figure 70 représente l'appareil vu de face. — La figure 72 la coupe verticale. — La figure 71 la coupe horizontale des tubes à air. — A, prise d'air extérieur. — B, tuyaux ou tubes prismatiques disposés en quinconces, dans lesquels circule l'air à chauffer. — C, coffre de la cheminée. — D, bouches de chaleur (d'après Gallard).

en quinconce, dont la figure 72 représente la coupe verticale et la figure 71 la section horizontale. Ces tubes creux s'ouvrent en haut et en bas, sur une traverse également creuse et également en métal. Le tout forme un ensemble qui se place au fond de la cheminée, à la place de la plaque de fonte qui se trouve d'habitude derrière le foyer (B, fig. 70, 72). Seulement au lieu d'être vertical comme cette plaque, l'assemblage de tubes est incliné d'arrière en avant et de haut en bas, afin que la fumée et la flamme puissent passer entre les tubes prismatiques, pour se rendre du foyer dans le corps de la cheminée. Cette direction est indiquée dans la figure 72 par des flèches ponctuées.

L'air neuf entre par une ouverture spéciale (A, fig. 72) qui communique avec l'extérieur, il passe par les tubes prismatiques dans l'intérieur desquels il est facilement chauffé et s'échappe ensuite par deux bouches de chaleur placées de chaque côté de la cheminée (D, fig. 70, 72). Celles-ci le versent dans la pièce qui est déjà chauffée par le rayonnement du foyer incandescent et dont il élève fortement la température. La disposition en quinconce des tubes prismatiques a pour but de rendre facile le nettoyage des intervalles qui les séparent et que la suie ne tarderait pas à boucher.

Les cheminées du système Fondet ne fument pas lorsqu'elle sont bien construites et constituent un bon appareil de chauffage. Elles peuvent être alimentées à l'aide du bois, du coke et de la houille. Elles opèrent une ventilation satisfaisante et laissent perdre beaucoup moins de chaleur que les cheminées ordinaires. D'après les tableaux dressés par le général Morin, elles utilisent de 33 à 35 p. 100 de la chaleur produite, au lieu de 10 à 12 p. 100.

Il faut noter enfin un des perfectionnements les plus heureux qui aient été apportés à ce mode de chauffage. Ce sont les cheminées dites *à la prussienne*. Elles sont mobiles, construites en tôle, garnies de briques à l'intérieur et munies d'un tuyau de poêle qu'on peut engager dans la conduite de fumée d'une cheminée ordinaire, mais qu'il vaut mieux faire monter jusqu'au haut de la pièce et diriger par un trou fait dans le mur, dans ce même tuyau qu'on a soin alors de fermer par le bas. La partie antérieure de ces cheminées mobiles est garnie d'un tablier de tôle pouvant s'élever et s'abaisser à volonté, au moyen d'une manivelle latérale.

Ces appareils servent de transition entre les cheminées proprement dites et les poêles. Ils chauffent par rayonnement, permettent de voir le feu et de tisonner, comme les premières; et ils échauffent, comme les seconds, l'air en contact avec leur coffre et leur tuyau. Les cheminées à la prussienne étaient très à la mode il y a une trentaine d'années. On y a renoncé parce qu'elles tiennent de la place et qu'elles fument souvent. Du reste, elles ont partagé le sort des poêles ordinaires qui cèdent la place, peu à peu, aux systèmes à combustion lente dont nous parlerons plus tard.

B. Poêles. — Les poêles sont des appareils de chauffage qui diffèrent des cheminées en ce que la combustion se produit dans une cavité close. Le plus souvent ils sont placés à l'intérieur de la pièce et peuvent être déplacés. Dans ce cas, la fumée et l'air brûlé s'échappent par un tuyau en tôle qui se rend à l'extérieur directement, ou par l'intermédiaire d'un coffre de cheminée, après avoir parcouru dans l'appartement un trajet plus ou moins étendu.

Quelquefois les poêles sont encastrés dans la muraille, où le tuyau de fumée peut être dissimulé.

Les poêles chauffent par rayonnement, non pas du foyer puisqu'il est couvert, mais de leurs parois et aussi en élevant la température de l'air qui les touche et qui entoure leurs tuyaux. La construction des poêles a subi les mêmes perfectionnements que celle des cheminées et les types usités aujourd'hui sont tout aussi nombreux.

1° *Poêles ordinaires.* — Les matériaux qui servent à construire les poêles sont la fonte ou la tôle et les briques réfractaires revêtues souvent de carreaux de faïence. La disposition intérieure est toujours la même. Le combustible repose sur une forte grille en fer, par les interstices de laquelle arrive l'air et qui livre passage aux cendres. Ces dernières tombent dans le cendrier, qui doit être assez grand et communique avec la chambre au moyen d'une porte à coulisse, qui permet de modérer l'arrivée de l'air et de régler, avec la plus grande précision, l'activité de la combustion.

L'air brûlé parcourt souvent un chemin assez long, avant de sortir de la pièce et les circuits décrits par le tuyau permettent, en chauffant l'air qui la traverse, d'utiliser une plus grande partie du calorique produit. Le tuyau est ordinairement muni d'une clef à l'aide de laquelle on peut l'obturer en partie ou complètement. Dans ce dernier cas, les gaz de la combustion passent dans la pièce et peuvent devenir causes d'asphyxie pendant le sommeil. Il faudrait échancrer ce diaphragme, de manière à empêcher une fermeture absolue, ou le supprimer.

F. et E. Putzeys repoussent les soupapes perforées comme les autres et proposent de leur substituer le *tuyau de ventilation de M. Meidinger*, qu'ils décrivent de la manière suivante : « Au niveau de son premier coude, le tuyau de fumée est prolongé vers le bas et muni inférieurement d'un couvercle. Celui-ci, comme la partie du tuyau qui s'y adapte, présente des fentes latérales de même forme et de même dimension, qui se recouvrent complètement lorsqu'on fait tourner le couvercle. Ces fentes constituent des orifices de ventilation. Lorsqu'elles sont ouvertes, l'air de la chambre pénètre par là dans le tuyau de fumée, ce qui diminue d'une manière marquée le tirage du poêle. On a toutefois reproché à ce dispositif de permettre, dans certaines circonstances, la pénétration de la fumée et de la suie dans les appartements (1).

Le mode de chauffage des poêles diffère complètement, suivant qu'ils sont en métal ou en maçonnerie. Les premiers s'échauffent rapidement et se refroidissent de même ; les autres sont lents à s'échauffer, mais conservent plus longtemps le calorique.

Poêles en métal. — Ce sont eux qui laissent perdre la moindre quantité de la chaleur produite. Lorsqu'ils sont bien construits, que la longueur des tuyaux est convenablement réglée, ils peuvent en utiliser jusqu'à

(1) F. et E. Putzeys, *l'Hygiène dans la construction des habitations privées*, *loc. cit.*, p. 147.

94 p. 100; mais, à côté de cet avantage, ils ont des inconvénients sérieux et peuvent même devenir une source de dangers,

Quand les surfaces métalliques atteignent une température un peu élevée, que les parois des poêles de fonte passent au rouge sombre, il en résulte une odeur de roussi qui est due à la combustion de la matière organique contenue dans l'air. En même temps, les parois deviennent perméables à l'oxyde de carbone et l'atmosphère de la pièce se dessèche à un haut degré.

L'odeur de l'air surchauffé est plutôt désagréable que malsaine, mais il n'en est pas de même des deux autres phénomènes qui accompagnent celui-là.

L'oxyde de carbone pénètre dans la fonte portée au rouge, absolument comme un gaz soluble pénètre dans l'eau. Il s'y dissout et se diffuse à l'intérieur. Il ne faut pas s'exagérer le danger de cette pénétration. La solubilité du gaz dans la fonte rouge est faible; la quantité que le poêle en contient n'est pas considérable et il faut un temps assez long pour que cette sorte de transsudation s'opère.

MM. Sainte-Claire Deville et Troost ont fait des expériences qui le démontrent péremptoirement (1).

Les poêles en fonte ont été pendant très longtemps en usage, dans les casernes, les lycées et les écoles, sans qu'on ait jamais signalé d'accidents sérieux; mais il est certain que le séjour des salles ainsi chauffées est désagréable. Les personnes très impressionnables y éprouvent du malaise, des nausées, du mal de tête, des vertiges. Leur face se congestionne, leurs yeux deviennent brillants et des congestions céphaliques se produisent, chez les vieillards d'un tempérament sanguin. Ces phénomènes sont vraisemblablement dus à la présence d'une petite quantité d'oxyde de carbone et à l'odeur de roussi; mais il faut aussi faire la part de la sécheresse de l'air. La tôle et le fer laminé n'étant pas perméables aux gaz, on a proposé, pour remédier aux inconvénients relatés plus haut, de substituer la tôle à la fonte dans la fabrication des poêles (2).

La sécheresse de l'air, avons-nous dit, entre pour sa part dans les symptômes pénibles que produit le séjour dans une atmosphère surchauffée par un poêle métallique. Cet effet s'explique facilement. Un certain degré d'humidité de l'atmosphère est nécessaire aux fonctions de la peau et à la respiration ; or, la quantité de vapeur d'eau que l'air peut dissoudre varie avec la température. D'après les calculs de Pouillet, un mètre cube d'air contient, lorsqu'il est saturé et que la pression barométrique est normale, les quantités de vapeur d'eau suivantes :

(1) *Comptes rendus de l'Académie des sciences*, 13 janvier 1868.
(2) *Bulletin de l'Académie de médecine*. Séance du 11 août 1868.

Température.	Poids de la vapeur d'eau.
	gr.
0°	5,4
5°	7,3
10°	9,7
15°	13,0
20°	17,1
25°	22,5
30°	29,4

Si nous supposons que l'air doive renfermer à l'état normal, les trois quarts de l'eau nécessaire pour le saturer et qu'on introduise, dans un appartement, de l'air à 0° pour le porter à 15° à l'aide du chauffage, l'air froid, en entrant dans l'appartement, contient 5gr,4 × 3/4 ou 4 grammes de vapeur d'eau par mètre cube et ce même mètre devra en contenir, pour que son état hygrométrique ne change pas, 13gr × 3/4 ou 9gr,75 lorsqu'il aura été porté à 15 degrés. La différence entre ces deux chiffres exprime la quantité d'eau qu'il faudra vaporiser par mètre cube, pour que les habitants de la salle chauffée soient dans les mêmes conditions hygrométriques : cette quantité est de 5gr,75 ou, pour une chambre de 150 mètres cube, 862 grammes.

Si l'air de cette chambre est renouvelé trois fois par heure, il faudra, pendant cet espace de temps, vaporiser 2586 grammes ou plus de deux litres et demi d'eau.

Le moyen le plus simple, pour rendre à l'atmosphère la vapeur d'eau qu'elle a perdue, c'est de placer, sur le couvercle du poêle, un vase en métal à fond plat ; mais, pour que la vaporisation soit suffisante, il faut que la surface du liquide soit égale au quart de la surface de chauffage active de l'appareil (1).

Le poêle en fonte a un inconvénient moins grave que les précédents, mais qui doit pourtant entrer en ligne de compte, c'est l'irrégularité de son fonctionnement. S'il s'échauffe vite quand on l'allume, il se refroidit tout aussi promptement, et son action cesse dès qu'il s'éteint. Dans le nord de la France où ces poêles sont alimentés avec de la houille, on ralentit la combustion en recouvrant le feu d'une espèce de pâte faite avec des cendres, du charbon menu et de l'eau. Le feu se conserve ainsi toute la nuit et, le lendemain matin, il suffit souvent de quelques coups de fourgon dans le cendrier, pour le faire reprendre.

Poêles en terre. — Ils diffèrent des précédents par la conductibilité moindre des matériaux dont ils sont formés et par l'épaisseur de leurs parois, qui exigent un temps fort long avant de s'échauffer et de rayonner dans l'appartement. Ces deux conditions font qu'ils n'utilisent pas autant de calorique que les poêles en fonte ; aussi pour remédier à cet inconvénient, on leur adapte des tuyaux en fonte d'un grand développement.

(1) P. Coulier, *loc. cit.*, p. 548.

Lorsque ces parois épaisses et peu conductrices sont échauffées, elles constituent un réservoir de chaleur qui se dépense pendant la nuit, alors que le feu s'éteint et cet avantage est en rapport avec la dimension du poêle. Aussi ceux dont on se sert dans le nord de l'Europe, et surtout en Russie, sont énormes et se construisent en même temps que les maisons. Ce sont des prismes, à base rectangulaire, de 2 à 3 mètres de hauteur sur $1^{m^2},25$ de superficie. La capacité du foyer est considérable et peut recevoir une grande quantité de combustible. Le matin on y fait un feu très vif; lorsque tout le bois est transformé en braise, on ferme la porte du foyer, et on tourne presque complètement la clef du tuyau de fumée. La masse ainsi échauffée maintient une température douce, pendant vingt-quatre heures. Dans le Nord, où le bois ne fait pas défaut, ces grands poêles constituent un excellent mode de chauffage.

2° *Poêles perfectionnés.* — Les perfectionnements qui ont été apportés aux poêles ont eu pour but d'augmenter leur pouvoir de calorification et d'en faire des appareils de ventilation. Dans ce but, les poêles en maçonnerie sont munis de tubes qui traversent le foyer, puis la paroi, pour venir s'ouvrir à la surface par des ouvertures qu'on désigne sous le nom de *bouches de chaleur*. Ces tubes prennent l'air par leur extrémité inférieure dans la salle même ou au dehors. Dans ce dernier cas, c'est de l'air neuf qu'ils puisent et ce sont de petits appareils de ventilation. Seulement, ils ne jouent ce rôle que d'une façon très imparfaite, parce que les ouvertures sont beaucoup trop étroites et qu'elles sont munies de grillages et d'opercules qui nuisent encore à la circulation de l'air.

Dans les poêles en fonte on a recours à un autre artifice. Le poêle est enveloppé d'une chemise cylindrique en tôle, d'un diamètre supérieur au sien. Elle repose sur le parquet, est fermée en haut par un couvercle et présente des ouvertures en haut et en bas. L'air circule dans l'espace compris entre le poêle et la gaine, s'échauffe et s'échappe par les trous. Cette disposition ne peut pas être considérée comme un perfectionnement. L'air qui se distribue dans la salle est surchauffé, desséché et sent le roussi, comme celui qui est en contact avec les poêles de fonte ordinaire. Le résultat est meilleur, lorsqu'un tuyau placé sous le plancher va puiser l'air à l'extérieur et l'amène dans la gaine.

Une foule d'autres dispositions ont été adoptées pour améliorer ce mode de chauffage; il serait sans intérêt de les reproduire ici, parce qu'en réalité, elles ne sont pas recommandables. Nous ne citerons que le poêle *thermo-conservateur* de Geneste et Herscher (fig. 73, 74).

Extérieurement, ce poêle ressemble à tous les autres; mais, à l'intérieur, il présente des dispositions ingénieuses. Il est formé d'une double enveloppe de tôle, dont l'intervalle est rempli par une substance poreuse, telle que de la brique pilée ou de l'argile sèche qui conservent longtemps la chaleur. Les parties métalliques, protégées par cette couche réfractaire, ne peuvent pas être portées à une température suffisante pour brûler les poussières organiques de l'air et lui donner une mauvaise odeur. La fumée, en circulant dès sa sortie du foyer dans un grand nombre de tubes verticaux (*c*), s'y refroidit rapidement, en échauffant l'air qui environne ces tuyaux et qui est destiné au chauffage de la salle. Cet air est maintenu dans un état hygrométrique suffisant, au moyen d'un

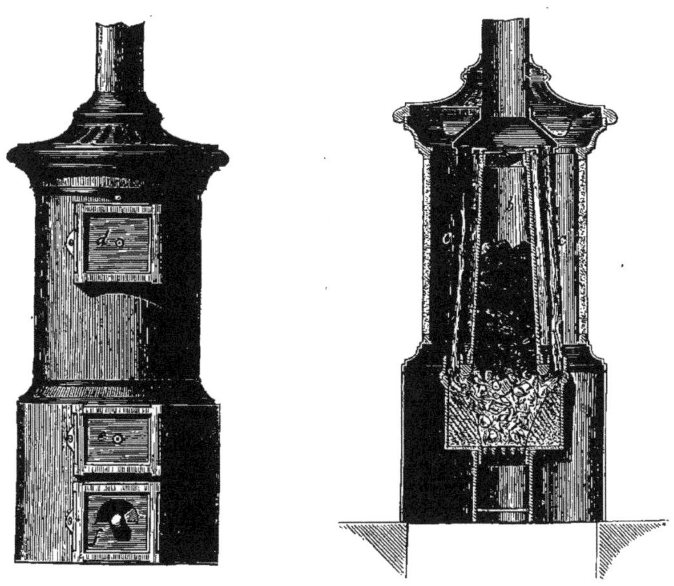

Fig. 73. Fig. 74.

Fig. 73 et 74. — Poêles thermo-conservateurs (système Geneste).

a, foyer. — *b*, réservoir du combustible. — *c*, *c*, tubes de chaleur traversant la chambre à air et servant de tuyaux de fumée. — *d*, porte de chargement. — *e*, porte d'allumage. — *f*, cendrier avec coulisse d'air (d'après Gallard).

vase annulaire rempli d'eau qui entoure l'origine de la cheminée. L'air qui alimente le foyer est pris dans la pièce même et s'introduit par la coulisse du cendrier *f*; mais celui qui circule autour des tubes *c*, et qui vient, après s'être réchauffé et s'être imprégné d'humidité, renouveler l'atmosphère de l'appartement, celui-là est de l'air neuf pris au dehors, au moyen d'une conduite disposée sous le plancher. Enfin, la ventilation est encore activée par un tuyau spécial qui n'est pas représenté dans les figures, mais qui prend l'air vicié près du sol et le déverse dans le conduit de fumée. Le combustible est introduit dans l'appareil par en haut et le poêle s'alimente ainsi de lui-même; il suffit de le charger une couple de fois par jour.

Ce poêle a été adopté pour les écoles de la ville de Paris. Il réalise tous les perfectionnements proposés pour combattre les inconvénients inhérents à ce mode de chauffage et c'est à ce titre que nous l'avons décrit et figuré. Nous croirions sortir de notre cadre si nous représentions tous les appareils de même espèce qui présentent des avantages analogues. Nous préférons renvoyer le lecteur aux ouvrages spéciaux, et notamment à celui de F. et E. Putzeys, que nous avons déjà cité plus d'une fois (1).

3° *Poêles mobiles à combustion lente.* — Les appareils de chauffage dont nous avons parlé jusqu'ici, ont tous été conçus dans le but d'obtenir, à l'aide d'un tirage très actif, un échauffement rapide de la pièce où ils sont placés, en même temps que le renouvellement complet de l'air ; ceux dont nous allons nous occuper, se proposent un but diamétralement opposé.

Les anciens poêles avaient de grandes ouvertures pour l'entrée de l'air neuf. En 1829, d'Arcet demandait qu'on leur donnât, soit par la grille, soit par la porte d'entrée, une ouverture de 40 centimètres sur 30 soit de 1^{m2},20. De cette façon on faisait passer, à travers le foyer, des centaines de mètres cubes d'air qui en sortaient après avoir absorbé d'innombrables calories qu'ils allaient perdre dans l'atmosphère extérieure, sans aucun profit pour la température de l'appartement. En dépensant beaucoup de combustible, on arrivait à le chauffer tout de même et la ventilation était énergique ; mais il en résultait une dépense considérable et le prix du combustible est une question qui a son importance, dans tous les ménages. Aussi a-t-on cherché le moyen de se chauffer en dépensant le moins possible, et on a sacrifié la question d'hygiène à la nécessité économique. C'est de ce besoin que sont nés les poêles à combustion lente et à faible tirage.

Il y a une vingtaine d'années qu'ils ont commencé à se répandre en France, sous le nom de *poêles américains*. Ces appareils consistent en un cylindre à double enveloppe, dont la partie intérieure est occupée par une colonne de coke en petits fragments et dont l'autre partie, qui communique en haut avec la première, laisse redescendre les gaz provenant de la combustion, jusqu'à un tuyau de sortie fixé assez bas, dans les flancs du poêle et mis en communication avec une cheminée ordinaire d'appartement. Le cylindre se charge par le haut et est ensuite bouché, au moyen d'un couvercle pesant qui s'enfonce dans une rainure pleine de sable fin. On allume le poêle, en plaçant, dans le conduit, à la base de la colonne de coke, une pelletée de charbon de bois incandescent (2). Dans ces conditions, le tirage est très faible, le combustible brûle très lentement, et c'est ce qui fait l'économie du procédé, mais il

(1) F. et E. Putzeys, *l'Hygiène dans la construction des habitations privées*, *loc. cit.*, p. 151 et suiv.

(2) E. Boutmy, *le Poêle américain; ses dangers* (*Annales d'hygiène*, 3e série, 1880).

ne se produit qu'une combustion très incomplète du coke. Il se dégage des quantités notables d'oxyde de carbone et ce gaz peut refluer dans l'appartement, si, pour une raison ou pour une autre, il y a refoulement des gaz dans la cheminée. Il s'échappe même par la rainure du couvercle, si la couche de sable n'est pas suffisamment épaisse. C'est donc un moyen de chauffage malsain et même dangereux. Ces inconvénients furent signalés dès le début, et quelques accidents mortels survenus à la suite de son emploi le firent frapper de réprobation par les hygiénistes, ce qui ne l'empêcha pas de conquérir la faveur du public.

Le modèle la plus répandu chez nous est le poêle Choubersky. C'est un appareil commode et séduisant par la modicité de son prix. On y brûle de l'anthracite et il marche jour et nuit, pourvu qu'on le charge une fois dans les vingt-quatre heures. Avec une dépense de cinquante centimes par jour, on chauffe un appartement de petite dimension. Grâce à son volume peu considérable et aux roulettes sur lesquelles il repose, on peut le transporter d'une pièce à l'autre et chauffer ainsi celle où on se trouve actuellement. Avant d'opérer ce transport, on bouche, avec un couvercle, le tuyau très court par lequel s'échappe la fumée. On introduit ce tuyau dans la cheminée de la pièce où on désire se fixer. Cette cheminée doit être munie d'une plaque d'obturation ne présentant que l'ouverture strictement nécessaire pour laisser passer ce petit bout de tuyau. Le réglage s'opère à la sortie, à l'aide d'une clef que porte le tuyau de fumée. Pour marcher à grande vitesse, on met la clef dans l'axe; pour la petite vitesse, on la place à angle droit, mais le diaphragme obturateur est échancré et ne bouche pas complètement le calibre du tuyau. On active la combustion en ouvrant le cendrier et en manœuvrant le mâchefer qui glisse sur la grille et la nettoie. Il n'y a pas à craindre qu'elle dépasse la mesure et fasse rougir le poêle, parce que la plaque dans laquelle passe le tuyau et qui obture la cheminée, est munie d'un large clapet qui s'ouvre, dès que le tirage dépasse deux mètres et le ramène à cette vitesse.

Le poêle Choubersky, très apprécié pour ses qualités économiques, s'est répandu très rapidement. En 1887 et 1888, on en a vendu de trente à trente-cinq mille, dont le tiers environ est demeuré dans Paris. Depuis cette époque, le nombre en a considérablement augmenté, car on en trouve aujourd'hui dans presque toutes les maisons.

Un succès semblable a tout naturellement encouragé les imitations et nousavons vu apparaître une foule de poêles construits d'après les mêmes principes et dans lesquels on s'est efforcé de remédier aux inconvénients reprochés au premier modèle. Nous ne décrirons ni ne figurerons ces appareils, parce que les murs sont couverts d'affiches qui les représentent d'une manière très exacte et sous de grandes dimensions. On les appelle la Salamandre, l'Orientale, la Française, la Sénégalienne, le Pluton, l'Éclair, le Flamboyant : ce sont les poètes Cadé, Viville, etc.

Dans quelques-uns de ces appareils, on a remplacé le couvercle par une porte placée en haut et par laquelle on introduit le combustible. La paroi antérieure est rendue transparente par des vitres en mica qui rendent le feu visible et permettent d'apprécier l'intensité du tirage. Enfin, comme nous venons de le dire, on s'est efforcé d'éviter les inconvénients inhérents au poêle mobile ; mais, en s'éloignant de ce type pour se rapprocher des poêles ordinaires, on a diminué les avantages en même temps que les dangers. Ce n'est pas en effet dans la forme ni dans la construction des appareils que réside le danger des poêles mobiles à combustion lente; il est tout entier dans les deux principes sur lesquels ils reposent : la mobilité et la lenteur de la combustion ; or ce sont eux qui en font l'économie, la commodité et qui les font rechercher.

Qu'on place un de ces appareils à poste fixe dans une bonne cheminée, du tirage de laquelle on soit bien sûr, qu'on le fasse marcher jour et nuit à grande vitesse et il n'offrira plus de péril ; mais alors ce ne sera plus qu'un poêle ordinaire.

Nous n'avons pas l'intention d'apprécier la valeur relative de chacun de ces appareils ; nous ne nous occuperons que du système en lui-même, c'est-à-dire des dangers que présentent la combustion lente et la mobilité des poêles appliqués au chauffage des habitations privées, qui sont à peu près les seules à s'en servir.

Le chiffre des accidents mortels s'est élevé d'année en année. En 1889 M. Michel Lévy, le fils de l'illustre hygiéniste que nous avons si souvent cité, s'appuyant sur les statistiques des années précédentes, estimait que l'emploi des poêles mobiles à combustion lente, causait, chaque année, en France, de 15 à 20 décès, sans compter les nombreux cas d'intoxications n'ayant pas entraîné la mort immédiate des victimes (1). Cette proportion est aujourd'hui dépassée, si l'on en juge par le nombre des accidents que les journaux ont relaté au commencement du dernier hiver. Ce ne sont pourtant pas les avertissements qui ont manqué. Dès 1880, les dangers ont été signalés dans les revues et dans les journaux d'hygiène ; la question a été discuté à fond dans les sociétés dont ces publications sont les interprètes.

La même année, le conseil d'hygiène et de salubrité de la Seine approuva le rapport d'un de ses membres, M. du Souich, et ce rapport fut suivi de l'instruction du 16 avril 1880 sur le chauffage des habitations. De nouveaux accidents continuaient pourtant à se produire et à tenir le public médical en haleine. Au mois de février 1889, M. Lan-

(1) *Revision de l'instruction sur le chauffage des habitations.* Rapport au préfet de police lu le 25 février 1889, au conseil d'hygiène et de salubrité de la Seine, par M. Michel Lévy, au nom d'une commission composée de MM. Lancereaux, Armand Gautier, Bunel et Michel Lévy, rapporteur.

cereaux (1) fit, sur ce sujet, à l'Académie de médecine, une communication qui donna lieu à une discussion des plus importantes.

Le conseil d'hygiène et de salubrité de la Seine s'en émut pour la seconde fois. Une commission fut nommée dans son sein pour reviser l'instruction du 16 avril 1880, et, sur le rapport de M. Michel Lévy, auquel nous avons déjà fait allusion, le conseil vota des conclusions nouvelles. Enfin, au mois de novembre de l'année dernière, le comité consultatif d'hygiène publique s'en est ému à son tour, à l'occasion d'une série d'accidents survenus au moment des premiers froids, et en a fait l'objet d'une de ses délibérations.

Nous allons essayer de résumer ces intéressants débats.

Les poêles mobiles, à combustion lente, présentent deux inconvénients ou plutôt deux dangers : l'un qui est commun à tous les systèmes de chauffage, mais qu'ils offrent à un plus haut degré que les autres, c'est le dégagement d'oxyde de carbone ; le second qui leur est propre et qui est dû à leur mobilité.

L'oxyde de carbone est, comme nous l'avons dit plus haut, un gaz éminemment toxique. Claude Bernard a fait connaître le mécanisme de cette intoxication. Les globules sanguins absorbent l'oxyde de carbone avec une extrême rapidité ; ce gaz se substitue à l'oxygène de façon à ne plus permettre à celui-ci de s'unir à l'hémoglobine d'où il l'a chassé et s'oppose à l'hématose. Il en résulte, par conséquent, ce que les anciens appelaient l'*asphyxie positive*, par opposition à l'*asphyxie négative* due à la simple privation de l'air.

Ce n'est pas ici le lieu de retracer les symptômes de cet empoisonnement et les moyens de le combattre ; ce qu'il importe à l'hygiène de savoir, c'est qu'il peut se produire pendant le sommeil, sans que le sujet en ait conscience et que, dans les cas où celui-ci se réveille, il est souvent dans l'impossibilité de fuir le danger, parce que ses jambes lui refusent le service. On a souvent trouvé des personnes mortes entre leur lit et leur fenêtre qu'elles avaient vainement essayé d'atteindre, dans un suprême effort. Ce qu'il faut savoir encore, c'est que, contrairement à ce qui se passe pour l'asphyxie par simple privation de l'air, tout n'est pas dit lorsqu'on a fait cesser l'état de mort apparente. Les victimes succombent souvent au bout de quelques heures, et, lorsqu'elles se rétablissent, elles sont longtemps encore sous le coup de l'empoisonnement. Les symptômes cérébraux et l'anémie surtout, persistent pendant longtemps, ainsi que M. Laborde en a cité d'intéressants exemples, au cours de la discussion académique (2).

Ces phénomènes peuvent également se produire, sans prendre les

(1) Lancereaux, *Communication sur l'empoisonnement oxycarboné par les poêles mobiles* (*Bulletin de l'Académie de médecine*). Séance du 5 février 1889. t. XXI, p. 161.

(2) *Bulletin de l'Académie de médecine*, séance du 2 avril 1889, 3e série, t. XXI, p. 477.

proportions précédentes, chez les personnes qui vivent habituellement dans une atmosphère contenant de très petites quantités d'oxyde de carbone. Ils constituent alors une sorte d'empoisonnement chronique.

L'oxyde de carbone est donc un gaz des plus dangereux, et les poêles à combustion lente en dégagent plus que les autres, à cause de leur faible tirage, dû, lui-même, à l'étroitesse des orifices servant à l'introduction de l'air et à l'issue de la fumée.

M. Vallin a constaté, par des recherches anémométriques très précises, que, dans un poêle mobile du modèle ordinaire, le tirage ne fait arriver au foyer que 4 mètres cubes d'air, par kilogramme de coke brûlé, alors que cette quantité de combustible exige au moins 9 mètres cubes d'air pour que tout le carbone soit transformé en acide carbonique. Il n'est donc pas étonnant qu'on trouve de l'oxyde de carbone en excès, parmi les gaz de la combustion (1).

Les quantités produites par les poêles mobiles ont été différemment appréciées.

E. Boutmy (2), dans le mémoire que nous avons cité, a donné, en 1840, les chiffres suivants : Au sortir du poêle américain, on trouve, en volume.

Oxyde de carbone	16,7050
Acide carbonique	9,3400
Acide sulfureux	0,0004
Azote / Hydrogène / Vapeur d'eau	73,9546
Total	100,0000

Cette analyse avait été acceptée par tout le monde; cependant, à la même époque, M. Gabriel Pouchet avait obtenu les résultats suivants, qui diffèrent sensiblement de ceux de M. Boutmy :

	PETITE MARCHE. — Grille remuée toutes les heures.		GRANDE MARCHE. — Grille non remuée depuis huit heures.
Acide carbonique	12	14	13
Oxygène	3	4	4
Oxyde de carbone	9	10	10
Azote et autres gaz non dosés	76	72	73
	100	100	100

(1) E. Vallin, *Autour d'un poêle, recherches anémométriques* (*Revue d'hygiène*, 1884, n° 6, p. 457).

(2) E. Boutmy, *le Poêle mobile américain, ses dangers* (*Annales d'hygiène publique et de médecine légale*, 1880, 3e série, t. III, p. 480).

Dans cette analyse, la quantité d'acide carbonique l'emporte sur celle de l'oxyde de carbone, au lieu de lui être inférieure, et on y voit figurer l'oxygène, qui fait défaut dans celle de E. Boutmy.

Tout récemment, à l'occasion de la discussion académique dont j'ai parlé, M. Dujardin-Beaumetz a repris ces analyses, avec l'aide du docteur G. de Saint-Martin et ils ont obtenu des résultats plus surprenants encore. Ils ont trouvé de l'oxygène comme M. Pouchet; ils ont constaté que l'oxyde de carbone n'était pas beaucoup plus abondant dans les poêles à combustion lente que dans les foyers ordinaires et que sa quantité est de beaucoup inférieure à celle de l'acide carbonique; enfin, ils ont reconnu qu'en petite marche, la proportion d'oxyde de carbone est moindre dans le jour, c'est-à-dire lorsqu'on remue la grille du foyer, que la nuit, lorsque l'appareil est en repos et que les cendres ne sont pas enlevées. En grande marche, c'est tout le contraire; la plus grande quantité d'oxyde de carbone se produit dans le jour, quand on remue le foyer toutes les heures, et la plus petite pendant la nuit, alors qu'on n'y touche pas.

Après avoir contrôlé leurs chiffres, par des expériences nouvelles, MM. Dujardin-Beaumetz et G. de Saint-Martin les ont consignées dans le tableau suivant :

	PAR LA COMBUSTION DU COKE						PAR LA COMBUSTION DE LA HOUILLE MAIGRE DITE ANTHRACITE.							
	EN PETITE MARCHE.			EN GRANDE MARCHE.		TIRAGE forcé.	EN PETITE MARCHE.						TIRAGE FORCÉ.	
	I	II	III	IV	V	VI	VII	VIII	IX	X	XI	XII	XIII	XIV
CO	0,55	0,60	3,94	1,17	0,75	7,20	0,51	1,26	0,68	1,19	1,17	2,28	1,01	1,67
CO^2	15,26	16,54	4,00	9,64	3,10	14,20	13,56	9,65	17,15	17,77	13,23	5,57	15,00	13,47
O	4,93	3,61	12,76	9,64	17,00	2,70	5,27	8,65	1,38	0,89	5,99	13,34	2,99	2,20
Az, etc.	79,26	79,25	79,30	79,14	79,14	75,90	80,45	80,44	80,79	80,15	79,61	78,71	81,00	82,66
CO : CO^2	0,036	0,036	0,985	0,121	0,240	0,507	0,038	0,130	0,039	0,067	0,088	0,427	0,067	0,124

I. Marche normale le jour, grille remuée toutes les heures.
II. Marche normale le jour, sans plaque obturatrice.
III. Échantillon prélevé le matin, le poêle n'ayant pas été touché depuis douze heures.
IV. Grande marche normale le jour, cendres enlevés toutes les heures.
V. Id. échantillon prélevé le matin dans les mêmes conditions qu'en III.
VI. Tirage exagéré par la suppression de la plaque mobile et de la soupape régulatrice, et leur remplacement par des tuyaux de 2 mètres de hauteur totale avec trois coudes, grande marche.
VII. Petite marche normale le jour.

VIII. Échantillon prélevé dans la chambre supérieure par une ouverture pratiquée dans le couvercle. (Le poêle tire mal par accumulation de pierres.)
IX. Échantillon prélevé par la base. } Petite marche normale le jour; grille remuée tous les quarts d'heure.
X. Échantillon prélevé simultanément par le couvercle. }
XI. Échantillon prélevé au milieu de la nuit. — La grille n'a pas été agitée depuis six heures.
XII. Échantillon prélevé le matin. — On n'a pas touché au poêle depuis douze heures.
XIII. Tirage exagéré comme en VI, mais avec l'anthracite (petite marche).
XIV. Tirage exagéré comme en VI, mais avec l'anthracite (grande marche).

Première remarque. — Lors des prélèvements III, V et XII, le poêle était presque éteint et ne s'est rallumé ensuite que difficilement, ce qui explique la grande quantité d'air mêlée aux produits de la combustion. Dans ce cas, la masse d'air qui traverse le poêle ne rencontre que quelques points en ignition.

Deuxième remarque. — Le résidu de l'action des trois réactifs, potasse, pyroxalate de soude, protochlorure de cuivre dissous dans HCl, est compté comme azote. Il renferme des traces d'hydrogène carboné quand il provient du coke. Ces gaz sont, au contraire, abondants parfois avec l'anthracite.

Les résultats qui précédent sont contraires aux idées qu'on avait admises jusqu'ici; ils ont pourtant été en partie confirmés par M. Marié-Davy, qui a obtenu les résultats suivants sur un poêle mobile perfectionné (1) :

POÊLE N° 1.	CHAMBRE DE CHAUFFE.		COLONNE DE CHARGEMENT.	
	OXYDE DE CARBONE.	ACIDE CARBONIQUE.	OXYDE DE CARBONE.	ACIDE CARBONIQUE.
En petite marche	0,44	13,20	0,78	13,05
En grande marche	0,60	10,14	1,07	9,25
Le matin, sans avoir remué	1,04	8,07	1,98	8,56
Refoulement par obstruction du tuyau de fumée	»	»	0,64	6,00
Refoulement par coups de vent artificiels	»	»	0,06	3,05
Cheminée avec feu vif	»	»	0,32	2,87
Cheminée venant d'être chargée	»	»	0,62	1,80

Des analyses aussi peu concordantes demandent évidemment à être reprises et contrôlées. Le sujet en vaut la peine. C'est un de ceux qui intéressent le plus vivement la santé publique; mais, au point de vue pratique, on peut se contenter des résultats acquis. Ce n'est pas en effet parce qu'ils produisent plus ou moins d'oxyde de carbone que les poêles mobiles sont dangereux, c'est parce qu'ils sont susceptibles de le laisser se répandre dans les appartements.

Les anciens poêles, avec leur grand tirage, en fournissaient autant peut-être; mais il était rapidement entraîné au dehors, par l'air qui s'engouffrait en quantités énormes dans le foyer. « Dans une bonne cheminée, dite de la Compagnie parisienne du gaz, en plein tirage, au-dessus de la grille, où brûle un joli feu de coke, on voit dit M. Vallin, danser la flamme bleue et uniforme de l'oxyde de carbone et cependant, aucun danger n'est à craindre, parce que le tirage est énorme et qu'un courant d'air violent entraîne ce gaz dans le tuyau de la cheminée (2). » Dans le poêle à combustion lente au contraire, le tirage est presque nul; les gaz toxiques ne sont pas dilués, comme dans le cas précédent, dans une énorme quantité d'air et entraînés avec elle. Ils sont par conséquent plus denses et plus froids. Ils demeurent en équilibre; le courant, quand rien ne s'y oppose, se détermine vers la cheminée;

(1) Ferdinand Marié-Davy, *Contribution à l'étude des poêles à combustion lente ou poêles mobiles* (*Journal d'hygiène*, 25 avril 1889, p. 199).

(2) E. Vallin, *les Poêles mobiles et à combustion lente* (*Revue d'hygiène et de police sanitaire*, n° du 20 mai 1889, t. XI, p. 385).

mais le moindre reflux refoule, dans la chambre habitée, le gaz redoutable engendré dans le poêle. Ce reflux peut se produire dans les circonstances les plus diverses, et c'est ainsi qu'arrivent les accidents.

Il suffit que la température de la pièce soit plus élevée de quelques degrés que celle de la cheminée dans laquelle on introduit le poêle, pour que le courant se renverse. Les gaz ne sont ni assez abondants, ni assez chauds pour faire monter la température de la grande colonne d'air que renferme la cheminée. Ils sont encore refroidis par l'air qui s'introduit par la soupape de la plaque d'obturation, lorsqu'elle se soulève sous l'influence d'un tirage un peu trop actif. La nuit, lorsque la marche est trop lente et le tirage au minimum, s'il survient brusquement un abaissement de température, l'air froid du dehors a de la tendance à descendre par la cheminée, en refoulant les gaz devant lui. Le même phénomène peut se produire par un coup de vent; il est plus à craindre encore dans les cheminées qui rabattent et ce phénomène est la règle lorsque les conduites de fumée se rejoignent et se réunissent, comme cela arrive dans les vieilles maisons. Depuis 1875, il est interdit à Paris d'employer ce système dans les constructions nouvelles; mais il existe encore, d'après M. Léon Colin, dans 2500 vieilles maisons et c'est seulement en cas d'incendie que la séparation des conduites peut être imposée aux propriétaires.

Ce danger est d'autant plus redoutable qu'il n'est pas possible de le prévoir. Vous êtes solidaire de ce qui se passe dans la maison voisine. Vous avez laissé s'éteindre le feu de votre cheminée et vous vous endormez tranquille; mais votre voisin a placé son poêle mobile dans la cheminée qui communique avec la vôtre; les gaz remontent de son côté jusqu'au point de jonction et, rencontrant là l'orifice de votre conduite, ils descendent dans votre appartement et vous êtes empoisonné pendant votre sommeil, sans que le voisin s'en doute.

Ces faits, il faut bien le dire, ne sont pas particuliers aux poêles mobiles; il s'en observait de temps en temps, avant qu'ils fussent inventés. Tous les traités de médecine légale en citent des exemples; il n'est guère de médecin qui n'en retrouve dans ses souvenirs; mais ils sont plus communs avec le nouveau système de chauffage, et cela pour les raisons que nous venons d'exposer.

Ce ne sont pas seulement les accidents à distance qui sont communs à tous les systèmes de poêles. Des asphyxies peuvent être également produites par les poêles ordinaires, dans les pièces même où ils sont allumés, lorsqu'on en ferme la clef et qu'on force ainsi les gaz à refluer dans l'appartement. C'est ce qui vient de se produire à l'hospice de Moreuil, où on a trouvé sept vieilles femmes mortes, dans un dortoir chauffé par un poêle calorifère dont la clef était restée fermée toute la nuit.

La mobilité des poêles en augmente considérablement le danger.

Lorsqu'on roule un poêle américain dans une pièce voisine de celle qu'on vient de chauffer et qu'on le place dans une cheminée froide, il a de grandes chances, avant d'y avoir produit un courant ascendant, d'en rencontrer un marchant en sens inverse. L'air a tout naturellement de la tendance à se diriger vers la pièce préalablement chauffée ; un petit courant insensible s'établit dans ce sens ; il entraîne les gaz toxiques dans l'appartement. Ce danger se renouvelle toutes les fois qu'on roule le poêle d'une pièce dans une autre. Il suffit, pour y remédier, d'allumer un feu clair et rapide dans la cheminée qu'on va utiliser, avant d'y placer le poêle ; mais c'est ce qu'on ne fait presque jamais.

Nous n'avons parlé jusqu'ici que des dangers inhérents au système ; mais il en est d'autres qui tiennent à sa mauvaise application, à l'usure des appareils, à l'imprudence des personnes qui en font usage. Les appartements trop petits et mal ventilés, les cheminées tirant mal et communiquant avec celles de la maison voisine ne doivent pas être seuls mis en cause ; les appareils eux-mêmes laissent souvent à désirer. La tôle s'use, il s'établit des fissures, des éraillures dans l'enveloppe et les gaz s'échappent par là. Les bords du couvercle s'oxydent ; il s'y produit de petites échancrures qui ne lui permettent plus d'obturer exactement l'orifice supérieur. Le moindre corps étranger qui se rencontre dans le sable, soulève ce couvercle sur un point et les gaz toxiques passent dessous. C'est ce qui est arrivé chez deux vieillards qu'on a trouvé morts dans leur lit, ainsi que leur petit-fils, le matin du 1er janvier 1891. L'enquête a constaté que le couvercle du poêle qui chauffait leur chambre ne bouchait qu'incomplètement l'ouverture.

A tout cela vient se joindre l'ignorance des gens auxquels ces engins sont confiés et l'imprudence de ceux qui s'en servent. Les uns oublient de remettre le couvercle après avoir chargé le poêle, comme ce malheureux dont M. Michel Lévy a raconté le fait, dans son rapport au conseil d'hygiène. Il s'était couché et endormi, sans fermer son poêle Choubersky, dont le couvercle fut trouvé sur la table voisine lorsqu'on pénétra dans la chambre. Il respirait encore ; mais il mourut le lendemain, de congestion cérébrale, à l'hôpital Lariboisière.

Dans une autre observation qui figure dans le même rapport, il s'agit d'une jeune femme qui, après avoir transporté le poêle roulant dans sa chambre, avait oublié d'engager son petit tuyau dans l'ouverture du tablier de la cheminée.

Les personnes habituées à traîner leur poêle partout avec elles, ne prennent pas toujours la précaution de faire appliquer des plaques obturatrices à toutes leurs cheminées. Lorsqu'elles doivent séjourner peu de temps dans une pièce, elles se bornent à introduire le tuyau de leur poêle dans l'ouverture béante et laissent les gaz aller où ils veulent. Comme ces imprudences se commettent habituellement dans le jour, il n'y a guère de danger, parce que si les gaz entrent dans la chambre, on en est prévenu par le malaise qu'ils causent et même auparavant, par l'odeur désagréable de l'anthracite ; mais, pendant la nuit, il en est tout autrement et c'est alors qu'arrivent les catastrophes.

D'après ce qui précède, il semblerait que ces accidents doivent se présenter tous les jours et on s'étonne en voyant qu'ils sont si rares. Il y a certainement, à Paris seulement, plus de 50 000 poêles à combustion lente et il n'arrive, comme nous l'avons dit, que 20 à 25 décès par an. C'est beaucoup trop sans doute ; mais il n'y a pas de jour où on ne soit exposé à des dangers plus sérieux dans le cours ordinaire de la vie. Il ne faut donc pas exagérer le péril, il ne faut pas surtout lui opposer des mesures tyranniques.

On a proposé de proscrire ce mode de chauffage. C'est aller beaucoup trop loin. Où s'arrêterait-on, si l'on voulait interdire toutes les innovations qui peuvent, dans une certaine mesure, compromettre la santé et la vie de quelques individus ? Nous nous bornerons, pour ne pas nous écarter de notre sujet, à rappeler que les allumettes chimiques ont causé plus d'incendies et brûlé plus de gens que les poêles mobiles n'en ont asphyxié et cependant personne ne songe à défendre la vente et la fabrication de ces allumettes, pour nous ramener au silex, au briquet et à l'amadou. Les lampes à pétrole sont bien autrement dangereuses que les poêles du système américain et cependant on les laisse vendre et débiter sans que l'autorité intervienne.

La réglementation des appareils de chauffage me paraît elle-même bien difficile. Faire porter la responsabilité sur le propriétaire, lorsqu'on découvre, dans son immeuble, quelque vice de construction ayant pu causer le sinistre, aurait pour résultat immédiat de faire insérer, dans tous les baux, une clause défendant de se servir de poêles aussi compromettants. Imposer cette responsabilité aux compagnies qui fabriquent et vendent ces appareils ; exiger qu'elles s'assurent, avant de les mettre en place, des bonnes conditions de la cheminée et de l'appartement, serait plus juste, mais parfaitement illusoire. Comment constater qu'une cheminée n'a pas de fissures, qu'elle ne communique avec aucune autre et qu'elle ne rabat jamais ? Il est impossible de savoir à quoi s'en tenir, même dans une maison bien tenue. Le propriétaire n'a pas de plan ; l'architecte est nouveau dans la maison, le fumiste affirme invariablement qu'il n'y a pas de danger et le locataire reste dans le doute. L'enquête proposée par la commission du Comité consultatif d'hygiène publique et devant précéder l'installation de tout poêle à combustion lente, afin de bien préciser les responsabilités, nous semble une inspiration fâcheuse, pour les motifs qui précèdent. Les compagnies, si on voulait leur imposer cette charge, fermeraient leurs ateliers, ou bien elles accepteraient le risque et se résigneraient à payer les dommages et intérêts en cas de sinistre. Elles feraient passer cela au chapitre des profits et pertes; mais la sécurité ne serait pas plus grande pour l'acheteur.

D'ailleurs, ce n'est pas à l'hygiène à réclamer ces mesures vexatoires. « Il faut craindre, disait M. Vallin, en répondant à M. Lancereaux, de compromettre l'hygiène par l'abus de la réglementation et des prohibitions. On doit réserver celles-ci pour l'hygiène publique, et la police sanitaire doit empiéter le moins possible sur le domaine de l'hygiène privée. Éclairons le public sur le danger des appareils mal construits; mais n'imposons pas l'estampille officielle aux divers objets nécessaires à la vie commune, que fabrique le commerce et que chacun est libre d'acheter ou de ne pas acheter (1). » Nous sommes exactement du même avis. Notre rôle consiste à faire connaître aux pouvoirs publics et aux individus les inconvénients et les dangers inhérents à telle ou telle pratique, en leur indiquant les moyens de s'en préserver; mais il s'arrête là. C'est ainsi que les corps savants ont jugé la question dans le cas qui nous occupe, et ils se sont bornés à rédiger des instructions dont les conclusions sont à peu près identiques. Nous nous bornerons à reproduire celle qui a été approuvée par le conseil d'hygiène et de salubrité de la Seine, le 29 mars 1889 (2), et à la faire suivre des conclusions que l'Académie de médecine y a ajoutées :

« 1° Les combustibles destinés au chauffage et à la cuisson des aliments, ne doivent être brûlés que dans des cheminées, poêles et fourneaux qui ont une communication directe avec l'air extérieur, même lorsque le combustible ne donne pas de fumée. Le coke, la braise et les diverses sortes de charbon qui se trouvent dans ce dernier cas, sont considérés à tort par beaucoup de personnes, comme pouvant être brûlés impunément à découvert, dans une chambre abritée. C'est là un préjugé des plus fâcheux; il donne lieu, tous les jours, aux accidents les plus graves, quelquefois même il devient cause de mort. Aussi doit-on proscrire l'usage des braseros, des poêles et des calorifères portatifs de tout genre, qui n'ont pas de tuyaux d'échappement au dehors. Les gaz qui sont produits, pendant la combustion, par ces moyens de chauffage, et qui se répandent dans l'appartement, sont beaucoup plus nuisibles que la fumée de bois.

« 2° On ne saurait trop s'élever contre la pratique dangereuse de fermer complètement la clef d'un poêle, ou la trappe intérieure d'une cheminée qui contient encore de la braise allumée. C'est là une des causes d'asphyxie les plus communes. On conserve il est vrai la chaleur dans la chambre; mais c'est aux dépens de la santé et quelquefois de la vie.

« 3° Il y a lieu de proscrire l'emploi des appareils et poêles économi-

(1) E. Vallin, *les Poêles mobiles et à combustion lente* (*Revue d'hygiène*, 1889, t. XI, p. 385).

(1) *Revision de l'instruction sur le mode de chauffage des habitations*, *loc. cit.*, p. 6.

ques à faible tirage, dits *poêles mobiles*, dans les chambres à coucher et dans les pièces adjacentes.

« 4° L'emploi de ces appareils est dangereux dans toutes les pièces dans lesquelles des personnes se tiennent d'une façon permanente et dont la ventilation n'est pas largement assurée par des orifices constamment et directement ouverts à l'air libre.

« 5° Dans tous les cas, le tirage doit être convenablement garanti par des tuyaux ou cheminées présentant une section et une hauteur suffisantes, complètement étanches, ne présentant aucune fissure ou communication avec les appartements contigus et débouchant au-dessus des fenêtres voisines. Il est indispensable, à cet effet, avant de faire fonctionner le poêle mobile, de vérifier l'isolement absolu des tuyaux ou cheminées qui le desservent.

« 6° Il ne suffit pas que les poêles portatifs soient munis d'un bout de tuyau destiné à être simplement engagé sous la cheminée de la pièce à chauffer. Il faut que cette cheminée ait un tirage convenable.

« 7° Il importe, pour l'emploi de semblables appareils, de vérifier préalablement l'état de ce tirage, par exemple à l'aide de papier enflammé. Si l'ouverture momentanée d'une communication avec l'extérieur ne lui donne pas l'activité nécessaire, on fera directement un peu de feu dans la cheminée, avant d'y adapter le poêle, ou au moins avant d'abandonner ce poêle à lui-même. Il est bon d'ailleurs, dans le même cas, de tenir le poêle un certain temps en *grande marche* (avec la plus grande ouverture du régulateur).

« 8° On prendra scrupuleusement ces précautions chaque fois que l'on déplacera un poêle mobile.

« 9° On se tiendra en garde, principalement dans le cas où le poêle est en petite marche, contre les perturbations atmosphériques qui pourraient venir paralyser le tirage, et même déterminer un refoulement des gaz à l'intérieur de la pièce. Il est utile, à cet effet, que les cheminées ou tuyaux qui desservent le poêle, soient munis d'appareils sensibles indiquant que le tirage s'effectue dans le sens normal.

« 10° Les orifices de chargement doivent être clos d'une façon hermétique, et il est nécessaire de ventiler largement le local, chaque fois qu'il vient d'être procédé à un chargement de combustible. »

A ces conclusions, qu'elle a adoptées, l'Académie de médecine en a ajouté deux autres, qu'elle a formulées ainsi :

« Tout poêle à combustion lente, qui présente des bouches de chaleur, devra être rejeté, car celles-ci suppriment l'utilité de la chambre de sûreté constituée par le cylindre creux intérieur, compris entre les deux enveloppes de tôle ou de fonte, et permettent au gaz oxyde de carbone de s'échapper dans l'appartement.

« L'emploi de cet appareil de chauffage, doit être proscrit dans les crèches, les écoles et les lycées, etc. »

L'Académie, en terminant, a appelé l'attention des pouvoirs publics sur les dangers des poêles mobiles à combustion lente ; elle a émis le vœu que l'administration supérieure voulût bien faire étudier les règles à prescrire pour y remédier.

Ces instructions sont précises, complètes, pratiques et suffisent pour éclairer le public spécial qui fait usage des poêles mobiles. Ce n'est pas, en effet, comme on l'a dit, le mode de chauffage du pauvre. Il est encore trop dispendieux pour lui. Dans les pauvres logements, on trouve un petit fourneau économique, dont le tuyau sort à travers un carreau ou va s'aboucher avec le tuyau de quelque cheminée voisine. Cet appareil, le plus souvent défectueux, sert tout à la fois à faire cuire les aliments et à réchauffer la chambre. Le poêle mobile a surtout été adopté par la classe moyenne, qui est la plus nombreuse. C'est aujourd'hui le meuble indispensable de tout ménage modeste, obligé d'économiser le combustible. On en trouve dans le cabinet de travail de tous les savants qui sont sans fortune et chacun sait que c'est le plus grand nombre. Enfin il commence à figurer dans les grands appartements, pour chauffer l'antichambre et parfois les salons dans lesquelles on ne parvient que difficilement à entretenir une température suffisante, à l'aide de feux de bois. Dans ces milieux-là, tout le monde lit les journaux et se tient au courant de ce qui se passe. Les instructions des corps savants ne sont donc pas inutiles, et la preuve qu'elles servent à quelque chose, c'est que les accidents sont surtout communs au commencement de l'hiver. La publicité qui leur est donnée éveille l'attention et fait qu'on prend plus de précautions. On suit les conseils donnés par la presse et les cas d'asphyxie diminuent de nombre.

C. Calorifères. — On ne doit désigner sous ce nom que les appareils situés en dehors des pièces qu'il s'agit de chauffer. C'est à tort qu'on a donné ce titre à certaines variétés de poêles à circulation d'air chaud. Ce qui caractérise les calorifères, c'est, ainsi que leur nom l'indique, le transport de la chaleur à distance. Ce sont les agents du *chauffage central*, comme les cheminées et les poêles sont les agents du chauffage local. Le transport du calorique s'effectue en chauffant un gaz ou un liquide qu'on fait circuler ensuite, à l'aide de tuyaux, dans les locaux qu'on désire chauffer. C'est un perfectionnement du chauffage local; il est d'une installation plus difficile et exige plus d'habileté de la part des constructeurs; cependant il paraît remonter à une origine fort ancienne.

Chez les Romains, les maisons des personnages importants étaient chauffées par en dessous. Sous le dallage, se trouvaient des tuyaux en brique traversés par la fumée d'un foyer placé en contre-bas. Celle-ci remontait dans l'épaisseur des murs et s'échappait au dehors. Le système tout entier portait le nom d'*hypocaustum*. C'est, ainsi que le fait observer M. Arnould, la première application du principe qui semble prévaloir aujourd'hui et qui consiste à chauffer les parois des habitations, au lieu de s'adresser à l'air qui y est contenu. D'après cet auteur, on a retrouvé l'*hypocauste* à la *Carrière du roi*, dans la forêt de Compiègne et dans l'abbaye de *Saint-Gall*, qui date du IXe siècle. Les calorifères sont, dit-il, en usage, chez les Chinois de temps immémorial, sous le nom de *kangs* (1).

Les calorifères varient suivant la nature du corps qui sert à transporter le calorique.

On en distingue quatre espèces :

1° Calorifères à air chaud ;

2° Calorifères à eau chaude ;

3° Calorifères à vapeur ;

4° Calorifères mixtes.

Quel que soit le système adopté, les calorifères présentent deux avantages considérables : 1° l'appareil à combustion étant loin des locaux à chauffer et sans communication avec eux, ceux-ci ne reçoivent jamais de fumée; 2° un seul foyer permet de chauffer toutes les pièces d'un grand établissement, comme un collège, un hôpital ; un seul chauffeur suffit à cette besogne, pour laquelle il eût été complètement insufffsant, avec le mode de chauffage ordinaire.

La dépense est assez minime pour qu'on puisse entretenir le feu pendant la nuit, et obtenir la température à peu près constante que réclame l'hygiène.

1° *Calorifères à air chaud.* — Ce sont de très grands poêles situés dans les caves des habitations qu'ils doivent chauffer. Ils se composent

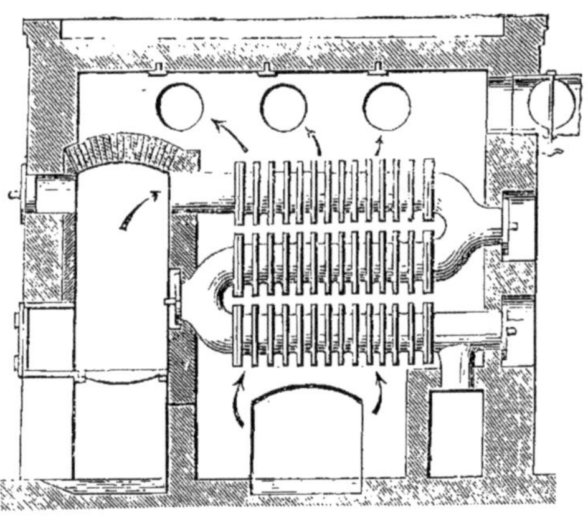

Fig. 75. — Calorifère à air chaud.

d'un foyer avec son tuyau de fumée, d'une chambre de chaleur limitée par une enveloppe, d'une prise d'air et de conduites pour l'air chaud.

(1) J. Arnould, *Nouveaux éléments d'hygiène*, *loc. cit.*, p. 491.

Il y a, comme on le voit, dans cet appareil, une double circulation : d'abord celle de l'air pris dans la cave qui pénètre dans le foyer, alimente la combustion et s'échappe par le tuyau de fumée, avec les produits de la combustion; puis celle de l'air pur qui entre directement dans la chambre de chauffe par la conduite dont l'orifice est à l'extérieur, qui s'y échauffe, et se répand, par une canalisation spéciale, dans toutes les pièces de l'appartement et s'y distribue par des bouches de chaleur qu'on peut tenir ouvertes ou fermées à volonté (fig. 75).

Pour éviter la surchauffe de l'air, le foyer doit avoir des dimensions restreintes, et il faut y entretenir un feu lent. Les surfaces de chauffe doivent, par contre, avoir un grand développement. Elles sont métalliques ou céramiques. Les premières ont généralement deux mètres carrés par kilogramme de houille brûlée par heure, les secondes ont de six à dix mètres carrés pour le même poids de combustible.

Pour la construction des calorifères métalliques, on emploie généralement la fonte; mais, lorsqu'elle est portée au rouge, elle brûle les poussières organiques et donne à l'air cette odeur de roussi dont nous avons parlé à propos des poêles de même métal.

Il suffit que la température de la chambre de chauffe soit portée à 150 degrés, pour qu'une odeur désagréable se fasse sentir, même alors qu'il n'existe dans l'air chauffé qu'une très petite quantité de poussières organiques.

Pour obvier à cet inconvénient, on applique à l'intérieur un revêtement en terre réfractaire, ou l'on arme les parois d'ailettes métalliques qui empêchent la fonte de rougir et qui facilitent la transmission de la chaleur.

Certains calorifères en fonte sont coulés en plusieurs pièces; on évite ainsi les dilatations inégales qui pourraient provoquer la rupture du métal; mais, en dépit de toutes les précautions qu'on peut prendre pour la réunion des segments, l'oxyde de carbone se glisse par les fissures et peut pénétrer, avec l'air échauffé, dans les appartements. Mieux vaut donc, quand on se sert de calorifères en fonte, qu'ils soient coulés d'une seule pièce.

Les calorifères céramiques bien construits sont exempts des inconvénients qui viennent d'être signalés; mais ils en ont d'autres. Ils sont plus fragiles et exigent un espace plus considérable (1).

La chambre de chauffe doit être visitable et se prêter à des nettoyages périodiques, tout au moins mensuels. Lorsqu'on ne prend pas ce soin, il s'amasse, sur les parois, une grande quantité de poussière qui est entraînée par le courant ascendant, lorsqu'il a une certaine force.

La prise d'air doit se faire dans un point tel qu'on soit sûr de la pureté de l'atmosphère. Dans aucun cas, il n'est permis de la placer dans les

(1) F. et E. Putzeys, *l'Hygiène dans la construction des habitations privées, loc cit.*, p. 164.

caves, où l'on ne pourrait puiser qu'un air vicié par son mélange avec les gaz souterrains, les émanations des cuisines, etc. Il faut éviter également de placer l'orifice extérieur à la surface du sol, dans les cours ou les jardins, parce que, dans ce cas, il s'introduit dans le comduit des poussières, des feuilles mortes, des débris de toute nature qui s'y décomposent et altèrent la pureté de l'air. Il faut prolonger le conduit, qui est habituellement formé de tuyaux de poterie, jusqu'à une certaine hauteur, et l'y conduire par la voie la plus courte. Il importe qu'il ait une section considérable et la chambre de chauffe une grande ampleur, parce que, sans cela, on s'exposerait à renverser le courant, à attirer l'air des chambres dans le calorifère et à l'envoyer au dehors après l'avoir chauffé. La prise d'air doit être fréquemment nettoyée, comme la chambre de chauffe, et pour la même raison.

Les conduites d'air chaud ne doivent pas s'écarter sensiblement de la direction verticale, et c'est une raison pour que les calorifères soient aussi profondément enfouis que possible dans les sous-sols, à la condition toutefois que leur base ne puisse pas être atteinte par l'eau souterraine.

La disposition et l'installation de ces conduits est le point délicat de la construction des calorifères. La canalisation doit être aussi simple, aussi directe et former aussi peu de coudes que possible ; elle doit être protégée contre le refroidissement et, pour cela, placée dans les murs de refend ou dans les murs mitoyens. Les conduites en poterie vernissée ou en ciment comprimé sont préférables aux tuyaux de métal. Ceux-ci s'oxydent à la longue, permettent une déperdition plus grande de chaleur et exposent au danger d'incendie. Pour empêcher leur usure, certains constructeurs les enduisent d'une peinture au minium, à l'extérieur et à l'intérieur. C'est une pratique des plus dangereuses. Sous l'action de la chaleur, l'enduit s'écaille et se réduit en poussière. Celle-ci, entraînée par le courant d'air chaud, est respirée par les habitants de la maison et peut causer des intoxications saturnines. M. Fonsny (de Verviers) a disposé, devant une des bouches d'un calorifère établi depuis trois mois et dont les tuyaux étaient peints au minium, un linge séché destiné à tamiser l'air chaud, et à retenir la poussière au passage. Il a pu recueillir, en dix-huit heures, 15 centigrammes de plomb, sans compter celui qui avait pu passer à travers les mailles du tissu, sous forme de poudre impalpable (1).

Les tuyaux en poterie vernissée ont encore cet avantage que leurs parois sont lisses, et peuvent se nettoyer sans démonter l'appareil, comme une cheminée, à l'aide d'une brosse circulaire, que l'on attire au moyen d'une corde. Ces nettoyages doivent être renouvelés fréquemment, ssou peine de voir la canalisation obstruée par la poussière. Les conduites

(1) *Annales de la Société médico-chirurgicale de Liège*, 1883, p. 12.

d'air chaud, ramifiées dans l'édifice, doivent s'ouvrir par des orifices munis de valves qu'on peut ouvrir ou fermer à volonté. Les constructeurs et les hygiénistes ne sont pas d'accord sur la position que ces orifices doivent occuper.

Dans la plupart des établissements publics, dans les églises, les musées, les salles de réunion, c'est dans le plancher même que s'ouvrent les bouches de chaleur; parfois c'est dans le mur, au niveau du parquet ou à la hauteur de la cymaise. Pour les habitations privées, certains hygiénistes préfèrent qu'elles soient placées à 2 mètres ou $2^m,50$ de hauteur, afin que le courant d'air chaud passe au-dessus de la tête des personnes qui se trouvent dans l'appartement. F. et E. Putzeys préfèrent que les ouvertures d'entrée soient en bas et celles de sortie en haut. De cette façon, l'air chaud et pur entraîne, vers le plafond, celui que la respiration a vicié et le fait sortir par les orifices qui s'y trouvent, tandis que, quand les ouvertures d'entrée sont à 2 mètres ou $2^m,50$, il ne se produit qu'un courant supérieur qui laisse dans l'oubli la couche d'air dans laquelle séjournent les habitants et leur souffle de l'air chaud sur la tête. Nous avons déjà dit qu'avec la disposition des orifices recommandés par F. et E. Putzeys, il s'établit des courants rapides de bas en haut; que l'air chaud est promptement rejeté au dehors et qu'il en résulte un véritable gaspillage. La vitesse du courant ne doit pas dépasser 50 centimètres à 1 mètre. Les dimensions des orifices sont calculées en conséquence. Dans les calorifères qu'on installe aujourd'hui, le chauffeur est prévenu que la température d'une pièce est suffisante, par une sonnerie qu'actionne le thermomètre de cette pièce, aussitôt que la température y atteint 16 degrés (1).

Les dimensions des calorifères sont calculées de façon à pouvoir fournir un volume d'air chaud suffisant pour maintenir la température à un degré convenable, même pendant les froids les plus rigoureux; il en résulte qu'en temps ordinaire il faut modérer l'activité du chauffage. On y arrive, soit en réglant le tirage du foyer, soit en faisant arriver de l'air froid pris à l'extérieur, dans une chambre de mélange placée au-dessus ou à côté de la chambre de chaleur. On peut également faire déboucher, dans chaque conduite d'air chaud, une conduite d'air froid, en plaçant, à l'orifice d'abouchement, une valve permettant de mélanger les deux airs dans la proportion requise pour l'instant, ou de n'admettre que l'air chaud seul, ou l'air froid seul, lorsque cela est nécessaire.

En parlant des poêles, nous avons montré que l'air chauffé n'avait jamais un degré d'humidité suffisant et qu'il fallait le lui rendre à l'aide d'une évaporation artificielle.

Cette nécessité est encore plus impérieuse avec les calorifères, et on y parvient beaucoup plus difficilement. C'est là ce qui explique la mul-

(1) E. Richard, *Précis d'hygiène appliquée*. Paris, 1891, p. 497.

tiplicité des moyens auxquels les constructeurs ont eu recours. Le plus souvent, on se borne à placer dans la chambre de chauffe un bassin plein d'eau auquel on donne parfois la forme d'un cône renversé. On peut ainsi, en le remplissant plus ou moins, augmenter ou diminuer la surface d'évaporation. D'autres emploient des mèches qui plongent dans l'eau par une de leur extrémités et qui abandonnent à l'air le liquide dont elles se chargent par capillarité. Dans l'usine de Kaiserslautern, le calorifère est muni d'une petite roue garnie de minces palettes de tôle et reposant sur un flotteur dans un bassin plein d'eau. L'appareil étant placé dans l'orifice de la conduite de chaleur, est mis en mouvement par le courant d'air, et les extrémités des palettes projettent de toutes parts de fines gouttelettes de liquide. M. Müller emploie des cartons d'*asbeste*, qu'il dispose dans les orifices des canaux d'air frais. Ces cartons plongent dans des vases pleins d'eau et cèdent de l'humidité à l'air qui passe entre eux. Le même effet peut être obtenu à l'aide d'un appareil automatique imaginé par MM. Rietschel et Henneberg (de Berlin). Il met en jeu un pulvérisateur ou en arrête l'action, suivant les nécessités. Cet effet est obtenu au moyen d'un hygromètre à cheveu qui forme un courant électrique (1).

Toutes ces inventions sont très ingénieuses, mais elles n'atteignent pas complètement leur but et l'air chaud répandu par les calorifères n'est jamais suffisamment imprégné d'humidité. Il arrive souvent à un degré de siccité insupportable. Dans les locaux ainsi chauffés, on éprouve un malaise indéfinissable, de l'oppression, de la céphalalgie, des nausées ; on ne sait si l'on doit attribuer tout cela à la sécheresse de l'air ou à l'oxyde de carbone qui se glisse parfois par des fissures dans les conduites d'air chaud. Cet air, qui a circulé à travers de longs conduits noirs, malgré toutes les précautions qu'on peut prendre pour les nettoyer à la brosse, ainsi que nous l'avons dit, est toujours un peu chargé de poussière lorsqu'il débouche dans les appartements.

L'air est un détestable moyen de transport de la chaleur. En effet, pour obtenir une température suffisante, il faut, si on ne veut pas donner aux conduites de chaleur des dimensions considérables, chauffer fortement la petite quantité d'air qu'on peut distribuer et alors il devient sec, étouffant et s'imprègne de mauvaise odeur. Si, pour éviter cet inconvénient, on augmente le diamètre des conduites, de façon à distribuer un grand volume d'air chauffé d'une manière modérée, on est forcé d'installer des appareils nombreux, encombrants et coûteux.

Les calorifères à air chaud ont enfin le double inconvénient, d'exposer à l'incendie et d'exiger la présence d'un chauffeur expérimenté n'ayant pas d'autre occupation. Comme en général, on ne veut pas faire cette dépense, il en résulte que, partout, la marche des calorifères

(1) E. Richard, *Précis d'hygiène appliquée*. Paris, 1891, p. 499.

est mal réglée. Il fait trop chaud ou trop froid, dans les pièces ainsi chauffées; lorsqu'on y travaille, on a les pieds glacés et la tête en feu.

La seule application véritablement hygiénique de ces appareils, c'est celle qu'a proposée M. Émile Trélat, et qui consiste à lancer, dans les locaux qui ne sont occupés que d'une manière intermittente, de l'air chauffé à 75° ou 80° dans le calorifère. Il échauffe les murs, les meubles, toutes les surfaces libres, et quand il est refroidi, il retourne se chauffer au calorifère et revient de nouveau déposer ses calories dans le local. L'opération se fait pendant que ce local est vide, et, lorsque les occupants arrivent, on y introduit de l'air frais qu'ils respirent, tout en bénéficiant de la chaleur que les murs leur envoient. Pour que cet effet puisse se produire, il faut que les murs soient épais et la température de l'air introduit très élevée; il faut de plus que le local ne soit occupé que pendant un très petit nombre d'heures, car les murs ne pourraient pas emmagasiner assez de chaleur pour en rayonner pendant longtemps.

Dans ce procédé, l'air sert uniquement de véhicule à la chaleur; on se garde bien de l'utiliser pour la respiration; mais, ajoute M. Trélat, que dire des calorifères à air chaud sans circulation d'air, où le même air retourne au calorifère après avoir servi à la respiration? Faire respirer cet air qui a servi à transporter la chaleur est aussi irrationnel que de faire boire l'eau de condensation souillée par la graisse des pistons d'une machine à vapeur (1).

Nous nous sommes étendus sur les calorifères à air chaud, parce que, malgré tous leurs inconvénients, ce sont à peu près les seuls qui soient usités. On en trouve dans tous les édifices publics et ce côté de l'hygiène appelle des perfectionnements.

2° *Calorifères à eau chaude.* — On les divise en calorifères à basse et à haute pression, suivant qu'ils communiquent ou non avec l'atmosphère.

Le type du premier est le thermosiphon dont on se sert pour chauffer les serres des jardins. Lorsqu'il s'agit d'habitations, le système se compose d'une chaudière placée dans le sous-sol, et du sommet de laquelle part le tuyau d'*ascension* qui conduit le liquide au sommet de l'édifice. De là, il est ramené à la chaudière par la conduite de *retour*, après avoir traversé les tuyaux de *distribution* et abandonné aux surfaces chauffantes une partie de son calorique. A la partie supérieure du circuit, est un vase d'*expansion* qui permet la dilatation du liquide et le dégagement de l'air; à sa partie inférieure se trouve un robinet de vidange.

Les foyers sont de formes très variables. La chaudière peut être remplacée par un système de tuyaux étamés que lèche la flamme et dont les deux extrémités se raccordent avec les tuyaux d'arrivée et de départ

(1) F. et A. Putzeys, *loc. cit.*, p. 166.

de l'eau. Celle-ci circule en sens inverse de la fumée, et on peut, à l'aide de tubes de dérivation et de robinets, la conduire partout où elle est utile (1).

Lorsqu'un point du trajet doit être plus fortement chauffé, il est facile d'obtenir ce résultat, soit en contournant le tuyau en spirale, soit en y ménageant une dilatation de manière à augmenter les surfaces. Cette dilatation peut prendre différentes formes et donner naissance à des appareils de chauffage dont les uns portent le nom de *poêles d'eau* et sont cylindriques ou tubulaires ; les autres celui de *registres* et les derniers celui de *tuyaux*.

Les *poêles d'eau cylindriques*, généralement en forme de colonne creuse, sont constitués par deux enveloppes en tôle, dans l'intervalle desquelles circule l'eau chaude; ils présentent ainsi deux grandes surfaces de chauffe, l'une intérieure, l'autre extérieure. Suivant les dimensions du local, le diamètre du poêle varie entre 40 et 65 centimètres. Sa hauteur est proportionnée à son diamètre. L'eau entre dans l'appareil par le haut et en sort par le bas. Des robinets adaptés aux tuyaux d'arrivée et de départ permettent d'en régler la dépense, d'obtenir par suite un chauffage plus ou moins actif et enfin d'exclure certains poêles de la circulation, ou même de les enlever pour les réparer.

Dans le but de mieux utiliser la chaleur, on fait traverser le poêle par un certain nombre de tuyaux (de 5 à 14) destinés au passage de l'air frais pris au dehors. La température de la surface de chauffe étant toujours inférieure à 100 degrés, l'air n'atteint jamais à son contact qu'une température modérée.

Les *poêles d'eau tubulaires* sont constitués pas des faisceaux de tuyaux dans lesquels l'eau suit également une direction ascendante. Ils peuvent, comme les précédents, être utilisés pour l'introduction de l'air neuf.

Les *registres* sont des tuyaux en fer forgé, horizontaux ou verticaux réunis dans des caisses communes en fonte. On les applique contre les murs, dans des niches, ou dans des embrasures de fenêtres. L'eau entre par le haut et sort par le bas. Le réglage et la fermeture sont obtenus au moyen d'une clef à vis. Une grille soustrait le registre à la vue.

On emploie les *tuyaux* dans les cas où la disposition des lieux, ou des motifs d'économie, ne permettent pas de recourir à l'usage des poêles ou des registres. Lorsqu'on ne peut pas développer suffisamment les conduits, on substitue aux tuyaux lisses des tuyaux à ailettes qui portent le nom de *batteries* (2).

Le mode de chauffage que nous venons de décrire a de grands avantages. Le thermosiphon a pour le calorique une capacité qu'il doit à la masse d'eau qu'il contient. Celle-ci, en raison de son faible équiva-

(1) Pour les différents dispositifs à adopter, voy. F. et E. Putzeys, *loc. cit.*, p. 185.
(2) F. et E. Putzeys, *loc. cit.*, p. 186.

lent chimique, a une chaleur spécifique très grande, qui la rend éminemment propre à remplir le rôle de réservoir de chaleur. Celle qu'elle répand est douce et agréable, mais elle est lente à se produire, elle exige qu'on mette en circulation de grands volumes d'eau et cela pour deux raisons. La première, c'est que le nombre de calories que ce liquide peut emmagasiner, entre 20 et 100 degrés, n'est que de 80 par litre; il en faut par conséquent un bien grand volume pour mettre en liberté un nombre un peu considérable de calories ; la seconde, c'est la lenteur avec laquelle l'eau circule dans la canalisation. Le mouvement, dans les appareils, n'est obtenu que par la différence entre les températures de la colonne qui monte et de celle qui descend. Or, dans le chauffage à basse pression, cette différence est nécessairement très faible; la vitesse de progression ne dépasse pas 3 à 4 centimètres par seconde et n'est parfois que de 1 centimètre. C'est là le vice capital du système. Cette lenteur force à exagérer le diamètre des conduites et alors elles sont encombrantes, difficiles à placer, à dissimuler et forcent à percer dans les murs, pour les laisser passer, de larges brèches qui en diminuent la solidité.

Par suite de la grande masse d'eau à échauffer, la mise en train est très longue. Une élévation suffisante de température ne s'obtient souvent qu'au bout de six à douze heures, et l'eau met un temps tout aussi considérable à se refroidir, ce qui constitue souvent un inconvénient sérieux. Enfin ce mode de chauffage présente un danger, lorsque le même appareil fonctionne à plusieurs étages, c'est le poids de ces colonnes d'eau. La pression peut aller jusqu'à deux et même trois atmosphères. Il faut alors que la canalisation ait une résistance considérable pour ne pas éclater et produire une inondation, ainsi que cela est arrivé à l'église Saint-Sulpice et à l'hôpital de Munich. Dans le premier cas, un poêle d'eau, placé dans la chapelle de la Vierge, vint à céder et projeta un jet d'eau bouillante sur les personnes voisines, dont quelques-unes succombèrent à leurs brûlures. Il est vrai que le vase d'expansion, situé au sommet de l'édifice, était fermé à l'aide d'une soupape chargée d'un poids, que la température de l'eau était portée à 120 degrés, et que la vapeur avait acquis un certain degré de tension.

Les calorifères à eau chaude et à basse pression sont très hygiéniques. Comme la température de la surface de chauffage est toujours inférieure à 100 degrés, la distillation des poussières organiques est impossible; l'altération de l'air par l'oxyde de carbone est évitée et le degré hygrométrique de l'air est moins modifié que dans les calorifères à air chaud. L'eau se refroidissant très lentement, une douce chaleur est entretenue dans les locaux après l'extinction des feux.

Ce mode de chauffage est peu dispendieux, il ne donne pas de poussière; il est simple et applicable aux vieux bâtiments. Pour toutes ces raisons, il peut être employé avec avantage dans les hôpitaux et, d'une manière plus générale, dans tous les locaux habités d'une manière permanente.

Il convient aussi pour le chauffage des maisons particulières et on peut réaliser une économie, en faisant concourir le foyer de la cuisine au chauffage de l'eau.

Les *calorifères à eau chaude et à haute pression* ont été imaginés par Perkins. Ils diffèrent des précédents en ce que le vase d'expansion est fermé. La chaleur est transportée au moyen de l'eau emprisonnée dans de petits tuyaux de fer forgé de 15 à 25 millimètres de calibre et de 4 à 6 millimètres d'épaisseur. Avec des dimensions pareilles, ces tuyaux peuvent résister aux plus fortes pressions. Ils sont essayés à 200 atmosphères.

Dans ce système, la chaudière est remplacée par une partie de la canalisation, enroulée en serpentin et encastrée par un foyer qui est tantôt indépendant et tantôt commun avec celui de la cuisine. Cette dernière disposition, très économique l'hiver, est fort gênante l'été, lorsqu'il devient nécessaire d'interrompre le chauffage.

Quand le fourneau est indépendant, il est constitué par une chambre en maçonnerie ou en métal, suivant l'importance de l'habitation. Il est cylindrique pour les petits appartements, à section rectangulaire pour les grands. Dans ce dernier cas, le foyer renferme plusieurs serpentins dont chacun est relié, par sa partie inférieure, avec une canalisation de retour de l'eau refroidie et, par sa partie supérieure, avec une canalisation de départ de l'eau chaude. Celle-ci, en sortant du premier serpentin, monte et se distribue à un certain nombre de surfaces chauffantes; elle revient par la canalisation descendante dans le serpentin suivant, s'y réchauffe et retourne échauffer d'autres surfaces, pour redescendre dans le troisième serpentin, et continue ce va-et-vient jusqu'au bout, pour revenir à la fin de ces circuits, dans le premier serpentin d'où elle est partie. L'ensemble des serpentins du foyer, des surfaces chauffantes et des tuyaux d'eau chaude et d'eau froide, forme une canalisation continue fermée et, à chaque section du circuit comprise entre deux serpentins, correspond un vase d'expansion en fer forgé.

Dans le système Perkins, dit *à haute pression*, on chauffe sans se préoccuper de la tension intérieure qui peut s'élever jusqu'à 60 kilogrammes; mais, dans ce système modifié, dit *à moyenne* pression, on maintient celle-ci à 6 kilogrammes en moyenne. Cette limitation est obtenue au moyen d'une double soupape imaginée par Bacon et faisant communiquer le circuit avec le vase d'expansion. L'une de ces soupapes s'ouvre, dès que la pression atteint 8 ou 10 kilogrammes (il y en a même qui sont réglées à trois atmosphères) et permet l'issue d'une certaine quantité d'eau. L'autre s'ouvre au moment du refroidissement et permet la rentrée de l'eau dans le circuit.

La température de l'eau oscille par conséquent, entre 158 degrés, qui correspondent à une pression de 5 kilogrammes, et 183 degrés, qui correspondent à une pression de 10 kilogrammes. A part cela, il n'y a aucune différence essentielle entre les systèmes à haute et à basse pression. La circulation de l'eau dans les tuyaux se fait comme dans les thermosiphons, seulement avec une vitesse bien plus grande et qui peut être évaluée, en moyenne, à 80 centimètres par seconde (1).

Lorsque ces appareils sont bien construits, il n'y a pas de fuite à craindre. Les tuyaux sont très solidement joints et, grâce à leur petit calibre, la pose en est fort simple. Ils se laissent conduire aisément dans toutes les parties du bâtiment et on peut disséminer les surfaces de chauffe partout où besoin est, à la base de chaque paroi refroidissante. Ces surfaces de chauffe sont des tuyaux en partie lisses, en partie garnis d'ailettes rapportées. Cette adjonction a pour but d'augmenter, dans une large mesure, l'émission de la chaleur et de permettre de la graduer.

Chaque fois que les exigences de la décoration ne s'y opposent pas absolument, les surfaces de chauffe ne doivent être masquées par aucune enveloppe, ni écran ajouré. On bénéficie bien mieux ainsi du rayonnement direct et cela facilite la surveillance et le nettoyage.

La mise en train est très rapide. Il suffit de trois quarts d'heure à une heure pour élever l'eau à la température nécessaire au chauffage. Cette température, dans les premières applications faites par Perkins avec les tuyaux de très petit diamètre, était poussée de 232 à 393 degrés. L'augmentation du diamètre des conduites permet d'abaisser à 150 ou 200 degrés la température initiale ; avec la double soupape de Bacon, on ne dépasse plus 150 et même 120 degrés. Comme la pression à laquelle cette soupape est réglée ne dépasse pas 6 atmosphères et que les tubes sont éprouvés à 140 degrés, il n'y a pas d'explosion à redouter. Lorsque des ruptures se produisent, elles ont lieu dans les foyers où elles sont sans danger, parce qu'en ce point les tuyaux sont entourés de maçonnerie. La soudure s'ouvre et une partie de l'eau s'écoule dans le foyer qu'elle éteint.

Ce système est d'un fonctionnement simple et facile. Il suffit, pour l'entretenir, d'ajouter, de temps en temps, un peu d'eau par le vase d'expansion, surtout dans les premiers temps. Son rendement est excellent ; on utilise jusqu'à 90 p. 100 de la chaleur du combustible.

Le seul reproche fondé qu'on lui adresse, c'est le danger de laisser l'eau se congeler dans les conduites, lorsque le chauffage est interrompu pendant les nuits très froides. Il suffit, pour y remédier, de chauffer légèrement pendant ces intervalles. Quant à la sécurité du système, elle est telle que l'administration compétente le dispense de tout appareil de sûreté. Il est bon toutefois de le munir d'un manomètre déterminant la mise en jeu d'une sonnerie électrique, dès que la pression limite est atteinte.

(1) E. Richard, *Précis d'hygiène appliquée*, *loc. cit.*, p. 508.

2° *Calorifères à vapeur.* — La vapeur est l'agent le plus puissant que l'on connaisse du transport de la chaleur. Il est infiniment supérieur à l'air et à l'eau. En effet, tandis qu'un kilogramme d'air porté de zéro à 100 degrés, n'emmagasine que 24 calories et qu'un kilogramme d'eau, porté à la même température, n'en emmagasine que 100, ce même kilogramme d'eau, pour passer à l'état de vapeur, absorbe 537 calories, qu'il abandonne par le seul de fait de sa condensation. Donc, en employant la vapeur, on chauffe avec la chaleur latente qui est une réserve autrement riche que la chaleur sensible.

La vapeur est un agent commode de transport pour la chaleur. Son emploi permet de placer la chaufferie à une distance presque illimitée des locaux. Il y a des installations dans lesquelles la vapeur est transportée à 2000 mètres, sans déperdition sensible. Elle circule avec une grande rapidité, même sous une faible pression, dans des tuyaux de très petit diamètre. En général, cette pression n'est que très peu supérieure à celle de l'atmosphère, de sorte que la température des surfaces de chauffe est au maximum de 100 à 120 degrés et l'air qui circule au contact de ces surfaces ne s'élève jamais à plus de 40 ou 50 degrés.

Les appareils comprennent : 1° un générateur de vapeur ; 2° des conduites qui distribuent la vapeur dans les divers locaux ; 3° des condensateurs ou appareils de chauffe, dans lesquels la vapeur se condense et abandonne son calorique ; 4° des tuyaux de retour de l'eau condensée au générateur.

Les générateurs multitubulaires inexplosibles doivent être préférés. Ils contiennent moins d'eau, ce qui est favorable à la mise en marche du chauffage, et ne présentent pas de danger, parce que la rupture d'une de leurs parties ne pourrait pas causer d'accident grave.

Les tuyaux sont généralement en fer étiré, quelquefois en cuivre. Leur diamètre ne doit pas être trop petit, si l'on veut éviter les résistances inutiles que détermine le frottement. Sur leur parcours, et pour les préserver du refroidissement, on les entoure de lisières de drap, de feutre, de tresses de paille, ou bien encore de ciment non conducteur de Spence.

Le tuyau ascendant principal, auquel on donne le plus fort diamètre, se rend directement de la chaudière aux combles; il répartit ensuite la vapeur dans les conduites horizontales pour la distribuer enfin, par des tuyaux verticaux, aux différents condensateurs ou appareils de chauffe. L'eau qui se condense dans le tuyau principal retourne à la chaudière, celle des conduites horizontales coule dans les tuyaux verticaux, celle des appareils de chauffage est ramenée aux générateurs, par des conduites qu'on peut faire en fonte, parce qu'elles n'ont à supporter aucune pression.

Pour éviter les effets dangereux de la dilatation longitudinale, on a recours à des tuyaux en cuivre d'un petit diamètre désigné sous le nom de *compensateurs* (fig. 76 et 77).

Ils sont fortement courbés sur eux-mêmes et réunissent les extrémités des deux conduites, de telle sorte que leur rapprochement et leur écartement peuvent se faire sans rupture.

Pour expulser l'air des tuyaux et

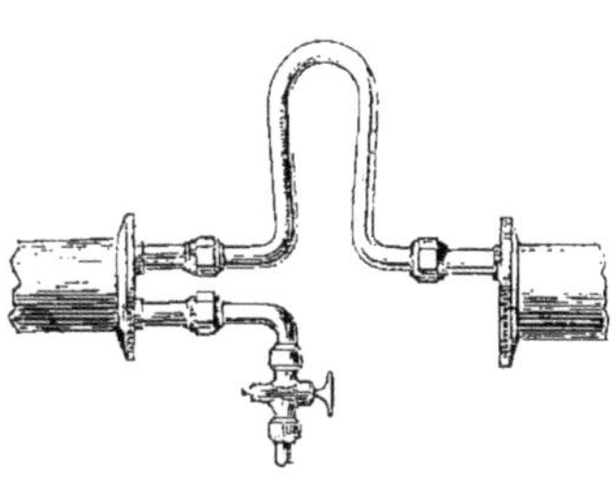

Fig. 76.

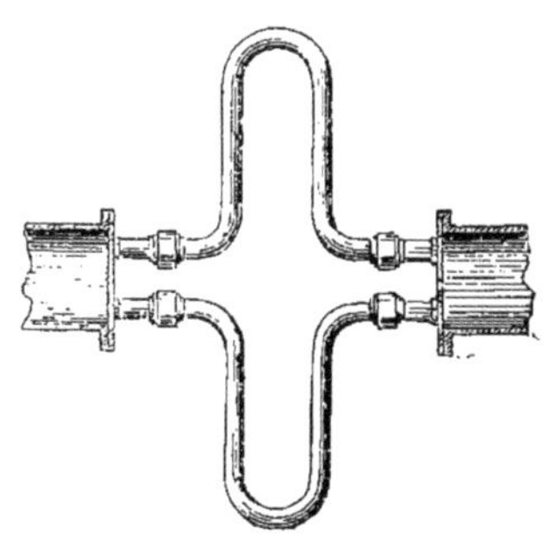

Fig. 77.

des condensateurs, au moment où la vapeur y arrive, on dispose, à l'extrémité des grandes lignes des tuyaux de chauffe et à leur partie supérieure, de petits tubes garnis de robinets qu'on nomme *souffleurs* (fig. 78). Ouverts au début du chauffage, ils doivent être fermés quand le dégagement de la vapeur commence.

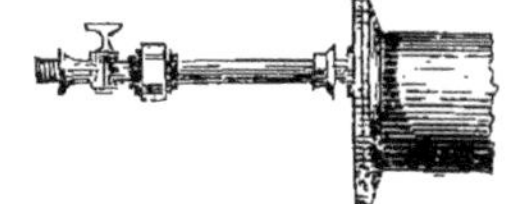

Fig. 78.

L'air doit être exclu des conduites, pendant que l'appareil est en activité; mais il doit y rentrer aussitôt que le chauffage est interrompu ou ralenti, parce que la condensation subite de la vapeur détermine la formation d'un vide et que la pression atmosphérique pourrait écraser les tuyaux, lorsqu'ils sont en cuivre minces. Des *soupapes à air* ou *reniflards*, s'ouvrant lorsque la pression extérieure l'emporte, garantissent contre cet accident.

L'évacuation de l'eau de condensation peut être obtenue par des tuyaux garnis de robinets dont on règle l'ouverture, de telle sorte que l'écoulement soit sensiblement égal à la production.

Entre chaque surface de chauffe et de retour d'eau, MM. Geneste et Herscher interposent un *purgeur automatique d'air et d'eau* qui garantit le fonctionnement indépendant des surfaces de chauffe, quel que soit leur nombre et avec les plus faibles pressions (fig. 79 et 80).

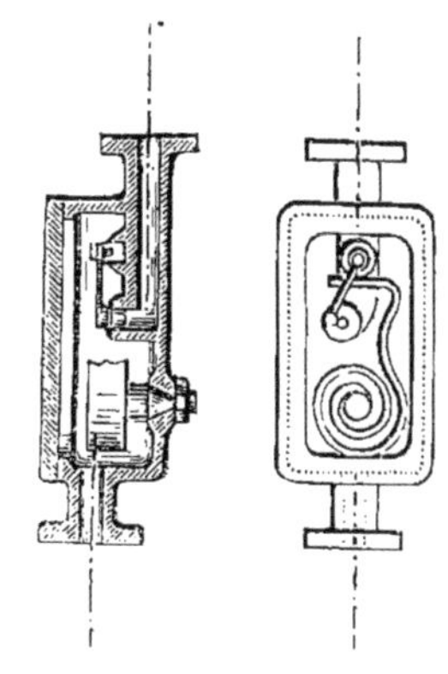

Fig. 79. Fig. 80.

Ce petit appareil est, à proprement parler, un robinet thermométrique toujours ouvert pour l'air et l'eau à évacuer, mais qui se ferme de lui-même quand la vapeur se présente. La chaleur agit alors sur une lame double (acier et cuivre soudés) enroulée en ressort et qui commande un tiroir d'occlusion.

Pour les conduites distributives de vapeur, les mêmes constructeurs emploient un système de purgeur différent basé sur le principe de la balance hydrostatique (fig. 81).

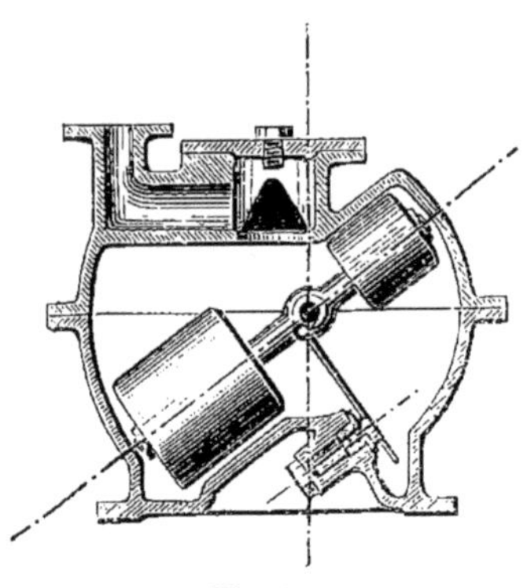
Fig. 81.

Il se compose d'une boîte en fonte dans laquelle se trouvent un flotteur et un contrepoids placés aux extrémités d'une tige fixée sur un arbre horizontal. Cet arbre porte une petite manivelle agissant sur une bielle à l'extrémité de laquelle est disposé un petit tiroir qui ouvre ou ferme un orifice de sortie. Lorsque l'eau condensée s'accumule dans l'appareil, elle soulève le flotteur; le tiroir s'ouvre et l'eau s'échappe par l'orifice; lorsqu'au contraire c'est la vapeur qui remplit l'appareil, l'orifice reste fermé.

Pour obtenir une pression toujours égale, faible et réglée à l'avance, MM. Geneste et Herscher placent, en tête des conduites principales, des détendeurs très ingénieux (1).

Les appareils de condensation diffèrent peu de ceux qui sont employés dans le chauffage par l'eau. Ils consistent également en *poêles*, en *registres*, en *tuyaux* avec ou sans ailettes. Les poêles sont placés dans les locaux à chauffer; les registres et les tuyaux peuvent être dissimulés dans des colonnes, des piédestaux, ou des consoles qui contribuent à l'ornementation des appartements. Les uns et les autres doivent être construits de telle façon que l'air puisse s'échapper du côté opposé à l'entrée de la vapeur et que celle-ci le chasse devant elle sans se mêler à lui.

Les poêles cylindriques sont pleins, annulaires ou traversés par des tuyaux verticaux réservés au passage de l'air et pouvant être mis en relation avec une prise d'air extérieur. La vapeur remplit complètement leur capacité; mais, en fermant la soupape d'écoulement de la vapeur, on permet à l'eau de s'y accumuler. D'autres appareils ressemblent aux poêles tubulaires et consistent en un certain nombre de tuyaux en cuivre ou en fer disposés verticalement et fixés par leurs deux extrémités dans des caisses en fonte.

Dans ce système, comme dans celui de l'eau chaude, on doit s'atta-

(1) Ils sont décrits et figurés dans l'ouvrage de F. et E. Putzeys, *loc. cit.*, p. 198.

cher le plus possible à laisser apparentes les surfaces de chauffe, ou tout au moins à ne les recouvrir que d'enveloppes très facilement démontables, permettant de procéder au nettoyage sans aucune difficulté. On ne doit jamais, à moins d'y être absolument forcé, les enfoncer dans des recoins inaccessibles au nettoyage, dans des enveloppes fixes où les poussières ne tardent pas à s'accumuler et qui deviennent de véritables boîtes à ordures, parce qu'on y jette les chiffons, les vieux papiers, les débris de toute espèce.

Le chauffage à la vapeur a pour principal avantage, comme le chauffage à l'eau, de placer les surfaces chauffantes dans les locaux eux-mêmes. Il se prête admirablement au chauffage des parois, il permet de supprimer les gaines malpropres auxquelles condamne le calorifère à air chaud, et d'assurer, de la manière la plus facile, l'indépendance des locaux à chauffer.

Avec ce système, on peut élever très rapidement la température; le chauffage peut être ralenti ou interrompu à volonté par des mouvements très simples. On lui reprochait au début de produire des bruits désagréables, au moment de la mise en marche ou de l'arrêt du chauffage. Ces claquements étaient causés par la rencontre brusque de la vapeur et de l'eau de condensation non écoulée. On les prévient aujourd'hui, en ouvrant complètement, lors de la mise en train, les souffleurs et les robinets d'écoulement de l'eau de condensation, et en faisant arriver la vapeur d'une manière lente et progressive. L'emploi des souffleurs et des purgeurs automatiques permet d'atteindre le but plus aisément encore.

Le chauffage à la vapeur supprime toutes les causes d'incendie et il a une portée presque illimitée, puisqu'on transporte couramment la chaleur à une distance de 300 ou 400 mètres. C'est là ce qui le fait rechercher dans les habitations situées au voisinage d'établissements industriels ou fonctionne en tout temps une machine à vapeur. Tomlinson a calculé qu'il suffisait d'augmenter très faiblement la dimension des chaudières pour chauffer de très grands locaux. Une chaudière, pouvant faire marcher une machine d'un cheval, suffit pour chauffer un espace de 1400 mètres cubes. La consommation du combustible n'est donc pas très dispendieuse; ce qui coûte cher c'est l'installation des appareils et leur entretien. Ces rouages sont très délicats; ils se dérangent facilement, nécessitent de fréquentes réparations et exposent par conséquent à des chômages; enfin, la présence constante d'un chauffeur est nécessaire pour diriger le feu.

Ce ne sont pas là des inconvénients de premier ordre; ils diminueront avec le perfectionnement du système et avec l'extension de son emploi. Lorsqu'un même appareil chauffera un groupe d'habitations, les frais généraux restant les mêmes, la dépense diminuera d'autant. La facilité de transporter au loin la chaleur rend facile cet emploi du chauffage à la vapeur sur une grande échelle. Le chauffage en grand des villes n'est évidemment qu'une question de temps et des essais ont déjà été faits en Amérique.

L'idée n'est pas neuve du reste. En 1810, un ingénieur du nom de Buchanan recommandait déjà la vapeur d'eau, pour le chauffage de plusieurs maisons, ce qui, disait-il, *épargnerait de la domesticité*. Berdsill-Holly réalisa ce vœu en 1878. La vapeur, dans son système, est distribuée par des conduits analogues à ceux du gaz, munis comme eux de robinets et de compteurs. En 1867-1869, Fütsh et Westphal ont voulu chauffer Berlin au moyen de l'hydrogène, et Graz conseilla tout simplement de se servir pour cela du gaz d'éclairage (1). Cette proposition n'a pas eu de suites, tandis qu'à New-York et à Boston le chauffage à la vapeur surchauffée est déjà appliqué à un certain nombre de quartiers.

A New-York, il existe une distribution de chaleur et de force à domicile, au moyen d'une canalisation de vapeur à haute pression établie dans les rues. Elle fournit la vapeur aux habitations, aux magasins, aux ateliers et même à des machines. En novembre 1887, on a achevé à Boston, l'installation d'une entreprise semblable; mais, cette fois, par la distribution d'eau surchauffée. Dans l'hiver de 1888, la canalisation a dû atteindre 4000 mètres de développement. Elle est formée de deux tuyaux parallèles, mais isolés dans le sol. L'un deux porte l'eau à domicile, l'autre la ramène à l'usine. Son refroidissement dans le trajet ne fait perdre que 2 pour 100 de la chaleur. L'une des grandes difficultés d'une pareille entreprise, c'est qu'on ne sait que faire de cet énorme matériel, pendant les six mois où l'on ne chauffe pas. Avec la vapeur sous pression, l'inconvénient est moindre, parce que, pendant le chômage, l'usine peut servir à faire marcher de petites machines, pour ascenseurs, imprimeries, ateliers (2). En résumé le chauffage à la vapeur est le système hygiénique par excellence et c'est à nos yeux le système de l'avenir.

Calorifères mixtes. — Nous avons dit qu'un des désavantages du chauffage par la vapeur est le refroidissement rapide qui suit l'extinction du foyer; on peut obvier à cet inconvénient à l'aide des calorifères mixtes, à eau et à vapeur. Il y en a de deux sortes. Dans les uns, la vapeur circule dans des tubes où l'on a conservé l'eau de condensation; elle l'échauffe, s'y mêle et en augmente la quantité en se refroidissant. Lorsque celle-ci est trop considérable, le tuyau de retour de la vapeur sert en même temps de trop-plein pour la conduire au dehors. Dans les autres, la vapeur ne se mêle pas à l'eau, elle circule dans un serpentin au milieu des poêles remplis d'eau qu'elle échauffe et

(1) C. Zuber, *Compte rendu du huitième congrès des hygiénistes allemands* en 1880, session de Hambourg (*Revue d'hygiène*, 1881, t. III, p. 881).

(2) Le chauffage à domicile, à Boston, au moyen d'une distribution générale d'eau surchauffée (*Génie civil*, 14 janvier 1888, p. 163).

qui conserve ensuite la température plus longtemps que ne le fait la vapeur elle-même.

Dans les deux cas, des dispositions ingénieuses permettent de faire baisser le niveau de l'eau et de se soustraire aux effets du calorique accumulé par elle. Ce système a été appliqué pour la première fois, par Grouvelle, à l'hôpital Lariboisière et depuis à la prison de Mazas. L'hôpital Tenon est chauffé par un calorifère à eau chaude et à vapeur, du système Gaillard-Haillot. Il existe une foule d'autres appareils du même genre. Nous ne les décrirons pas, parce que ces détails intéressent plutôt les constructeurs que les hygiénistes, et qu'il suffit à ces derniers de bien connaître les principes sur lesquels ces systèmes sont basés (1). Ce que nous en avons dit suffit pour faire apprécier ce mode de chauffage qui n'est du reste qu'une modification du précédent, qu'un perfectionnement, si l'on veut, du chauffage à la vapeur.

III. **Appréciation des différents systèmes de chauffage.** — Le problème du chauffage consiste à entretenir une chaleur constante et indépendante des vicissitudes atmosphérique, dans les locaux habités; il faut donc préciser d'abord quel est le degré de température le plus convenable pour le bien-être et la santé de ceux qui y demeurent. Ce degré n'est pas le même pour tout le monde; il varie avec l'âge, la susceptibilité individuelle, l'habitude, l'état de santé ou de maladie. Les vieillards sont beaucoup plus sensibles au froid que les adultes, et le supportent moins facilement. Les enfants, les femmes, les valétudinaires, tous les faibles en un mot, ont besoin d'une température plus élevée que les valides et les forts. Une existence, sédentaire, les travaux de cabinet rendent très impressionnable, tandis que la vie au grand air, les exercices corporels et l'hydrothérapie donnent à ceux qui s'y livrent une résistance remarquable au froid. Certaines maladies exigent le séjour dans une atmosphère d'une température élevée; il en est d'autres et elles sont plus nombreuses, qui réclament surtout un air frais et pur.

Comme les hygiénistes ne peuvent pas tenir compte de toutes ces nuances, pour régler la température des habitations, ils se sont efforcés d'indiquer un chiffre moyen et ils ne sont pas tombés d'accord à cet égard. E. et F. Putzeys disent qu'en l'état de santé l'homme se trouve bien d'une température de 10 à 20 degrés centigrades. Cela n'est pas compromettant. Bouchardat y met un peu plus de précision : il demande de 12 à 18 degrés. Robertson ne veut pas qu'il y ait moins de 10 degrés de chaleur dans les chambres à coucher et plus de 15 à 18 dans les salles de réception. Il est certain qu'il faut surtout fixer un maximum à ces dernières. Dans tous les lieux publics, on exagère la température, au grand détriment de la santé de ceux qui y séjournent. Beaucoup

(1) Voyez pour ce qui concerne les calorifères mixtes : E. Richard, *Précis d'hygiène appliquée*. Paris, 1891, p. 517 et suiv.

d'entre eux y éprouvent des vertiges, de la pesanteur de tête, parfois des syncopes ou des phénomènes de congestion. Fleury a signalé, il y longtemps déjà, l'influence fâcheuse qu'exerce sur la constitution, la relégation dans un appartement surchauffé, comme le sont la plupart de ceux des hôtels de Paris. Cette influence se traduit par la diminution du ressort et de la vitalité de la peau, par l'alanguissement des fonctions respiratoires, de l'hématose, de la calorification, par l'affaiblissement de la circulation capillaire périphérique, et par l'altération du sang; de là certaines variétés de chlorose, d'anémie, de névropathies, des débilités générales, etc., maladies si répandues dans les classes élevées de la société. Le fait est incontestable, mais est-il dû à l'excès de température? n'est-il pas plutôt la conséquence de la sécheresse et de l'impureté de l'air que répandent dans presque toutes les maisons modernes, les calorifères à air chaud qu'une déplorable méprise a répandus, depuis quarante ans, dans la France entière et qu'on trouve aujourd'hui partout?

Quoi qu'il en soit, nous pensons qu'on peut préciser davantage et fixer à 15 degrés centigrades la température des habitations privées, sauf à élever d'un degré de plus celle des pièces dans lesquelles on passe de longues heures dans l'immobilité, comme les cabinets de travail, et à l'abaisser d'un ou deux degrés dans les chambres à coucher, en ouvrant les fenêtres pendant quelques instants au moment de se mettre au lit, ce qui a l'avantage de remplir d'air pur la pièce dans laquelle on va dormir. Il n'y a pas à craindre de trop la refroidir, parce que les parois chauffées pendant tout le jour et le feu qui meurt dans la cheminée suffisent largement pour rétablir l'équilibre désiré.

Dans les habitations collectives, la question prête moins à l'arbitraire et demande à être serrée de plus près. Il y a trente ans, on demandait aux appareils de chauffage un minimum de 14 degrés; depuis on en a exigé 15, 16, 17, 18, 19, et aujourd'hui, dans certains cahiers des charges, on va jusqu'à 20 et 21 degrés (1). C'est beaucoup trop. Le général Morin, dont nous avons plus d'une fois invoqué l'autorité en matière de ventilation et de chauffage, estime que les températures intérieures, dans les édifices publics et les habitations collectives, ne doivent pas dépasser les fixations suivantes :

Crèches, salles d'asile, écoles	15	degrés.
Hôpitaux	16 à 18	—
Ateliers, casernes, prisons	15	—
Salles de spectacle, amphithéâtres; Salles d'assemblées prolongées	19 à 20	—

Michel Lévy fait observer, avec raison, qu'il vaudrait mieux élever de deux degrés le taux thermométrique dans les crèches, et le diminuer

(1) Emile Trélat, *Aérage et chauffage des habitations* (*Revue d'hygiène*, 1886, t. VIII, p. 471).

d'autant dans les locaux de la dernière catégorie ; mais c'est là que gît la difficulté. Le chauffage des locaux habités d'une façon intermitente par un grand nombre de personnes est un problème presque insoluble, en raison de la rapidité avec laquelle la température s'élève, sous l'influence de la chaleur que dégagent ces corps réunis et qu'augmente encore l'éclairage. Les soirées et les bals en fournissent l'exemple le plus frappant. Si l'on ne chauffe pas les salons, les femmes y grelottent en entrant, dans leurs toilettes légères, et on a beau laisser tomber les feux au moment de l'arrivée des invités, au bout d'une heure ou deux, l'air n'est plus respirable et la température est accablante. On ne peut songer à ouvrir ni les fenêtres, ni même les vasistas, lorsqu'il y en a, parce que l'air glacé du dehors, soufflant par ces ouvertures sur les épaules nues et moites des danseuses placées dans le voisinage, serait pour elles du plus grand danger.

Les salons où l'on reçoit ne sont nulle part disposés pour une aération méthodique, et c'est une des lacunes que l'hygiène aurait le plus d'intérêt à combler.

Pour maintenir la température d'une habitation à un degré voulu, il faut d'abord qu'elle s'y prête. Il est absolument impossible d'y parvenir dans les vieilles maisons, où l'air froid se glisse par d'innombrables fissures, où toutes les ouvertures ferment mal. On éprouve également de la difficulté à chauffer convenablement les maisons dont les murs sont trop peu épais, les pièces dans lesquelles il y a de nombreuses fenêtres et surtout celles qui ont de larges baies ou des toitures vitrées. A travers ces parois si minces, le refroidissement est considérable et c'est là ce qui fait que l'eau ruisselle sur les vitres dans les salles de bal et qu'à la suite des nuits très froides, on trouve les carreaux des chambres couverts de fleurs de givre à l'intérieur. On remédie à ce refroidissement trop facile, à l'aide de doubles fenêtres, interceptant entre elles une couche d'air de dix ou douze centimètres et de volets en bois plein qu'on ferme le soir, dès que la lumière du jour fait défaut.

Le refroidissement, à travers des murailles trop minces, est tout aussi rapide. En parlant de la construction des habitations, nous avons indiqué les moyens d'y obvier (1). Lorsque c'est chose faite, on peut pallier cet inconvénient grave, en recouvrant les murailles de tentures et les parquets de tapis, en garnissant les ouvertures de portières et en mettant des bourrelets aux fenêtres.

Lorsqu'on a remédié, autant que possible, à la déperdition de la chaleur, on peut s'occuper des moyens de se produire et choisir entre les différents systèmes.

Pour le chauffage local, nous avons déjà exposé nos préférences. Elles

(1) Tome III, p. 353.

sont toutes en faveur de la cheminée, de sa chaleur franche, lumineuse et gaie, du coin du feu qui tient compagnie et console des rigueurs de l'hiver. La cheminée chauffe par rayonnement; elle ventile activement par son tirage, et, quand elle est bien construite, elle n'a qu'un inconvénient, c'est la quantité de combustible qu'elle dévore pour fournir très peu de chaleur. C'est un chauffage de luxe et, comme tel, à la portée de peu de monde.

Les poêles restent le seul système abordable pour les classes laborieuses et pour les familles de petite aisance. Nous avons longuement indiqué les inconvénients qu'ils présentent, ainsi que les moyens de les prévenir, en insistant spécialement sur les dangers des poêles mobiles : il est par conséquent inutile d'y revenir. Dans les grands appartements, on est souvent obligé de faire concourir les deux modes de chauffage. Les chambres et le salon conservent leurs cheminées avec le feu de bois, l'antichambre et la salle à manger sont chauffées à l'aide de poêles ; enfin, dans le plus grand nombre des maisons importantes, il existe de plus un calorifère et cela nous conduit à parler du chauffage central. C'est en lui que réside tout l'intérêt du problème.

Les idées relatives au chauffage des habitations collectives ont complètement changé, depuis qu'on approfondit les questions d'hygiène publique et qu'on les étudie d'une manière scientifique.

Il y a trente ans, on ne trouvait rien de mieux que de souffler dans les appartements de l'air chauffé par des calorifères et de faire marcher ensemble et à l'aide des mêmes appareils, la ventilation et le chauffage. Nous vivons encore sous le règne de ce système. On a dépensé des millions pour en doter les édifices publics; on en a rempli Paris et la province. « L'omnipotence du calorifère est générale, dit M. Trélat, et l'on peut dire qu'au moins dans les grandes villes et certainement à Paris, la génération actuelle, au lieu de bénéficier du précieux avantage des contrées à saisons, condamne ses poumons à s'alimenter toute l'année d'air tiède. Encore si l'hiver il n'était que tiède, cet air ! mais il n'arrive dans les locaux fermés que sali et poussiéreux, après avoir lentement voyagé dans de longs conduits sombres et jamais nettoyés (1). »

Aujourd'hui on a d'autres idées, et la plupart des hygiénistes se sont ralliés à celle de M. Émile Trélat.

Il est généralement admis maintenant que ce n'est pas l'air de l'appartement, mais bien ses parois qu'il faut chauffer, parce qu'elles sont la principale cause du refroidissement des personnes qui s'y trouvent. Elles les refroidissent par rayonnement d'abord, et ce rayonnement est d'autant plus intense qu'on est plus rapproché du mur et qu'il est plus froid, puis elles abaissent la température de l'air qui les touche; celui-ci augmente de densité et retombe, le long du mur, en nappes froides qui

(1) Émile Trélat, *l'Aérage et le chauffage des habitations* (*Revue d'hygiène*, 1886, t. VIII, p. 471).

glacent les jambes de ceux qui s'en approchent. C'est le contraire qu'il faut faire; il faut vivre entre des murailles dont la température ne s'abaisse pas au-dessous d'une limite variant entre 25 et 18 degrés et se chauffer à leur rayonnement, tout en respirant un air frais, puisé immédiatement dans l'atmosphère extérieure, introduit par les voies d'accès les plus larges et les plus directes, et dont la température ne dépasse par 8, 10 ou 12 degrés.

Quant aux moyens d'obtenir ce résultat, ils sont multiples. Le premier et le plus agréable de tous, dit l'hygiéniste dont nous reproduisons les idées, c'est d'avoir, à portée du corps, un foyer brillant qui rayonne de la chaleur lumineuse, ardente, et auquel on puisse, à volonté, exposer une partie du corps, les jambes et les pieds par exemple. Cette excellente solution n'est guère applicable qu'aux pièces occupées simultanément par un petit nombre de personnes.

Le second procédé consiste à faire circuler, tout autour de la partie basse des murs des salles, un ou plusieurs rubans de chaleur. Les calorifères à eau chaude et surtout à vapeur conviennent parfaitement pour cela. Leurs petits tuyaux se contournent, serpentent, se multiplient comme nous l'avons vu, et s'accommodent avec la plus grande facilité à la forme des appartements.

On est allé plus loin. On a cherché à chauffer les habitations par l'intérieur même des murailles, en leur donnant une double paroi. En 1885, M. Somasco a construit, à Creil, dans ces conditions, un pavillon comportant deux étages et un comble servant de hall (1).

Les murs sont en brique ; l'extérieur a 22 centimètres d'épaisseur, l'intérieur en a 11 ; il existe, entre les deux, un intervalle de 20 à 22 centimètres, de telle sorte que la maison est limitée par deux enveloppes placées l'une dans l'autre.

Une cloison intérieure, contournant tout le sous-sol, forme un couloir fermé, en avant des orifices d'introduction des murs creux et mis en communication avec le dehors par de grands orifices établis à 1m,50 du sol. Des tuyaux remplis d'eau chaude, placés dans ce couloir, permettent d'élever la température de l'air qui doit circuler dans l'épaisseur des murs. L'air extérieur est admis dans les pièces par des orifices naturels, sans avoir subi aucune préparation et évacué par des cheminées spéciales à chaque pièce.

Cette maison, habitée pendant l'hiver de 1884-1885, a donné lieu aux observations suivantes :

La température de l'air circulant à l'intérieur des murs creux a varié de 45 à 50 degrés et leur surface interne s'est maintenue dans les limites de 30 à 36 degrés au rez-de-chaussée, de 32 degrés au premier étage. L'air introduit du dehors, sans préparation, n'est jamais tombé au-dessous

(1) Ch. Somasco, ingénieur civil, *Une maison à double paroi, avec chauffage à l'intérieur des murailles* (*Revue d'hygiène*, 1885, t. VII, p. 899 et 1886, t. VIII, p. 272).

de 4 degrés, avec les fenêtres fermées, et de 8 degrés quand elles étaient ouvertes.

La première réflexion qui se présente à l'esprit, lorsqu'on lit ces observations, c'est qu'en plaçant les tuyaux entre les deux murailles, on chauffe bien inutilement l'extérieure et qu'il en résulte une perte considérable de calorique. M. Coignet a calculé qu'il s'en perdait plus de la moitié ; ce n'est donc pas un système économique, mais cette expérience prouve qu'on peut rendre habitable un appartement qui n'est chauffé que par le rayonnement des murs et que celui-ci élève suffisamment la température de l'air renfermé dans les pièces. Cette constatation a son importance, car la grande objection au principe posé par M. Trélat, c'est que, dans l'hiver, lorsqu'on introduit l'air du dehors sans préparation, et qu'il est au-dessous de zéro, il doit produire un courant glacial dans les pièces et se mettre difficilement en équilibre de température. MM. Geneste et Herscher, pour remédier à cet inconvénient, font arriver l'air extérieur au niveau des tuyaux remplis de vapeur, de manière qu'il s'échauffe en passant à leur surface et arrive sans avoir rien perdu de sa pureté, mais attiédi, dans l'intérieur des appartements.

Quelle que soit la façon dont on élève la température des parois, c'est le moyen le plus parfait et le plus hygiénique de chauffer les appartements. C'est à peu près le seul qui convienne dans les locaux habités en permanence et dont la température doit être constamment maintenue.

Il existe toutefois un troisième procédé de chauffage en grand, mais il n'est applicable qu'aux locaux occupés d'une manière intermittente. Celui-là permet d'utiliser les calorifères ordinaires.

En l'absence des habitants, on clôt tous les orifices et on fait fonctionner un calorifère à air surchauffé et à circulation fermée. L'air arrive dans la salle à 75 ou à 80 degrés ; il chauffe fortement les murs et, quand ce résultat est obtenu, on ferme la circulation ; on ouvre les fenêtres et, quand les occupants arrivent, ils éprouvent le bien-être de respirer un air frais et pur, au milieu de murailles qui les réchauffent. Il a déjà été question de ce procédé. En somme, le principe consiste à ne pas confondre le chauffage du corps et l'alimentation des poumons. Il entraîne cette autre conséquence, également posée par M. Émile Trélat, comme une règle absolue, c'est que l'aérage et le chauffage doivent être deux opérations *distinctes*, *séparées* et *indépendantes*.

Ce principe ne s'applique bien entendu qu'au chauffage artificiel de grands établissements comme les hôpitaux, les lycées, les salles de réunion, les amphithéâtres. C'est la condamnation des systèmes adoptés presque partout, il y a une quinzaine d'années, et qui consistent à souffler, dans des locaux dont les ouvertures naturelles sont fermées, un certain nombre de mètres cubes d'air chauffé à une température déterminée. Il y a vingt ans, Michel Lévy s'exprimait encore ainsi : « La ventilation continue et régulière, c'est-à-dire établie à l'aide de machines ou d'appareils qui assurent en même temps et régularisent le chauffage, est désormais la condition fondamentale de la salubrité des habitations publiques. Le rationnement de l'espace a été un premier progrès; mais il est bien démontré que, dans les locaux toujours habités, il est impossible d'allouer à chaque homme, sain ou malade, le cube d'air vital autrement que par une ventilation factice. A la détermination de la capacité des salles, il faut donc substituer la base plus exacte de la fixation du volume d'air à fournir à chaque individu (1). »

Ce volume, on avait été conduit à l'augmenter sans cesse. Péclet se contentait de 6 à 10 mètres cubes par heure pour les écoles, Tardieu demandait 20 mètres cubes pour les cellules des prisons et les chambres des casernes; on donnait 40 mètres cubes par heure et par malade au nouvel Hôtel-Dieu, 60 mètres à Necker; on parlait d'hôpitaux ventilés à 70 mètres; enfin, comme nous l'avons dit en parlant de la ventilation, les appréciations des hygiénistes oscillaient entre 60 et 100 mètres cubes. On élevait la température de l'air en même temps qu'on en augmentait le volume et il serait difficile de dire où les exigences se seraient arrêtées si l'on ne s'était pas aperçu qu'on faisait fausse route. On avait fini par reconnaître en effet que cette atmosphère factice était incompatible avec la salubrité des habitations et qu'il fallait rendre la ventilation et le chauffage indépendants l'un de l'autre; mais la condamnation de ces grandes machines à double effet dont nous avons parlé dans le paragraphe précédent, n'a rien de commun avec l'application de la chaleur au renouvellement de l'air dans les habitations privées. C'est le moyen de ventilation le plus simple et le plus naturel. Tous les appareils de chauffage renouvellent l'air des appartements, les cheminées plus que les autres et c'est ce qui fait leur supériorité. Un grand feu dans une chambre mal close n'est pas le comble du bien-être, mais cela vaut beaucoup mieux, pour la santé, qu'un poêle à combustion lente, dans une pièce bien fermée.

On peut également utiliser la chaleur d'une manière plus savante pour renouveler l'atmosphère des chambres, tantôt en faisant arriver l'air vicié dans les conduites de fumée, tantôt en l'amenant au voisinage des tuyaux des calorifères à eau chaude ou à vapeur, sur le point de leur parcours où ils sont verticaux et peuvent communiquer à cet air leur force ascensionnelle. On peut enfin faire contribuer à son évacuation les appareils d'éclairage, c'est-à-dire les becs de gaz comme nous l'avons vu dans le paragraphe précédent.

IV. **Réfrigération.** — S'il est agréable et utile de chauffer l'intérieur des habitations, dans les pays froids et pendant l'hiver, il serait

(1) Michel Lévy, *Traité d'hygiène publique et privée*, t. II, p. 484.

tout aussi important de les rafraîchir pendant l'été et dans les climats torrides, mais l'art de la réfrigération est beaucoup moins avancé que celui du chauffage, peut être parce que tous les grands centres de civilisation sont aujourd'hui situés dans la zone des climats tempérés. Les seuls moyens en usage consistent à demander la fraîcheur, à l'ombre et à l'évaporation de l'eau.

Dans toutes les colonies, on abrite les maisons sous de grands arbres; on fait précéder les pièces habitées de larges vérandas qui empêchent les rayons solaires d'y parvenir et on s'entoure de fontaines, de jets d'eau dont l'évaporation entretient l'humidité de l'air et en abaisse la température. On a vu plus haut qu'au Bengale, les Anglais s'enferment dans de vastes demeures aux murs épais, aux larges galeries dont les stores sont incessamment arrosés, pendant que l'air est doucement agité par les lentes oscillations du *panca*. Dans le Pendjab, les gens riches vivent l'été dans des grottes à l'intérieur desquelles on fait croître des plantes qu'on arrose sans cesse et qui sont incessamment agitées par des courants d'air habilement entretenus. On arrive à abaisser ainsi la température de ces réduits d'une façon telle que le séjour en devient dangereux. Le Dr Bennet-Deperraud, qui nous a donné ces renseignements, attribue à cette cause la fréquence des rhumatismes articulaires qui règnent, pendant la belle saison, dans les classes élevées de la société. C'est à une affection de cette nature que succomba le roi de Lahore, Rundjet-Sing, dont il était le médecin.

Dans nos climats, on se borne en général à fermer les fenêtres, les persiennes et les rideaux pendant la journée, mais, si l'on échappe aux ardeurs du soleil, on se condamne à vivre dans une demi-obscurité et dans une atmosphère non renouvelée. La question a pourtant été étudiée par les savants. Les physiciens qui se sont occupés du chauffage ont également songé au refroidissement. Péclet indique les quatre moyens suivants de l'obtenir : l'évaporation de l'eau, le passage de l'air sur de la glace ou à travers un circuit souterrain et enfin la compression de l'air.

L'évaporation de l'eau est le plus simple et le plus usité de ces quatre moyens. Elle a l'avantage d'humecter l'air. On la produit, en général, en arrosant de temps en temps le sol des pièces; mais ce procédé, praticable sur les dalles et le carrelage, n'est pas inoffensif pour les planchers. Dans tous les procédés de ventilation artificielle, on a recours, comme nous l'avons dit, à des moyens plus ou moins compliqués, pour donner à l'air qu'on introduit, le degré d'humidité nécessaire. Tantôt on interpose une toile mouillée devant la gaine d'accès, tantôt on projette de l'eau sur les ailes d'un pulvérisateur. Le général Morin propose de faire passer l'air, avant son entrée dans les conduits, à travers un jet d'eau pulvérisée. On obtient un effet analogue, par l'arrosage des toits, pendant la durée de l'irradiation solaire. La température des combles se trouve notablement abaissée ; mais il suffit d'énoncer ces moyens pour montrer combien ils présentent de difficultés dans l'application. Baumhauer (d'Amsterdam) a présenté, à l'Exposition de 1855, un appareil pour refroidir l'air des appartements, également basé sur le passage d'un courant d'air à travers de l'eau finement pulvérisée. C'est sur le même principe que repose *l'appareil ventilateur et rafraichisseur d'air* de Garlandat et Nézereaux qui fonctionne à l'usine de Noisiel, pour rafraîchir les caves au chocolat ; seulement, au lieu de diviser l'eau en la projetant en pluie dans la colonne d'air, c'est l'air insufflé par le ventilateur qui se divise, en passant à travers les innombrables trous d'une plaque métallique sur laquelle l'eau fraîche glisse en nappe mince et uniforme (1).

La glace est un puissant moyen de réfrigération de l'air. Tous ceux qui se sont trouvés sous le vent d'un glacier ou d'un *iceberg* le savent ; mais c'est un moyen coûteux. On y a pourtant recours dans certaines fêtes. Tout le monde a vu, aux bals de l'Hôtel-de-Ville, d'énormes blocs de glace sur lesquels se reflétait la lumière électrique et qui étaient tout à la fois un moyen de rafraîchir l'air et un élément de la décoration.

Le passage de l'air à travers un conduit souterrain est un moyen moins dispendieux. C'est celui que le général Morin avait appliqué dans le cabinet de la direction du Conservatoire. Il consistait à renouveler l'air deux fois par heure, au moyen d'un tirage exercé sur l'air d'une cave salubre, par un bec de gaz allumé dans la cheminée. On obtenait ainsi un abaissement de température de quatre degrés sur l'air extérieur pris à l'ombre.

Un procédé plus savant et plus compliqué est dû à MM. Geneste et Herscher. M. Arnould le décrit de la manière suivante : « On place dans une cheminée d'appel, une colonne formée de vases cylindriques annulaires dont la paroi intérieure est en métal et l'extérieure poreuse. Un espace reste libre entre cette paroi extérieure et la paroi de la cheminée, de telle sorte qu'il y a deux tuyaux l'un dans l'autre séparés par les vases annulaires. On forme à ceux-ci une seconde enveloppe également cylindrique et annulaire, dont la paroi, en contact avec la surface poreuse, est une toile métallique et dont l'autre est métallique et pleine. On place, dans ce dernier manchon, du chlorure de calcium, de l'eau dans les vases et l'air circule dans le canal extérieur, aussi bien qu'entre la paroi et le manchon extérieur. Mais l'eau, suintant à travers la paroi postérieure, fait fondre le chlorure de calcium, le refroidit fortement et refroidit l'air du canal intérieur qui, par conséquent, descend et pénètre dans la pièce tandis que le chlorure de calcium s'échauffant par absorption de la vapeur d'eau (dégagement de chaleur latente), l'air de la gaine extérieure l'échauffe et prend le courant ascendant (2). » Tout cela me paraît fort ingénieux mais très peu pratique. J'en dirai autant

(1) Arnould, *Nouveaux éléments d'hygiène*, 1881, p. 503.
(2) Id., *Ibid.*

de l'autre appareil imaginé par ces constructeurs et dans lequel l'air à refroidir passe par quatre tubes de 30 centimètres de diamètre qui traversent, dans sa longueur, une caisse de fonte contenant un mélange réfrigérant d'eau et d'azotate d'ammoniaque.

Des quatre procédés imaginés par Péclet, le dernier, basé sur la compression de l'air, est peut-être celui qui a le plus d'avenir. En effet, quand il se détend, l'air comprimé produit un froid tellement intense que la vapeur qu'il renferme se dépose instantanément sous forme de flocons de givre. On a utilisé déjà cette propriété pour la conservation des viandes, et les procédés mis en usage dans ce but ont été exposés dans le livre consacré à l'hygiène alimentaire (1). Il existe aujourd'hui, dans presque toutes les grandes villes, des chambres de froid dans lesquelles les viandes se conservent indéfiniment, dans une température qui varie de — 5 à — 15 degrés. Des chambres analogues sont installées à bord des navires qui rapportent des moutons d'Australie et des bœufs de la Plata.

Du moment où on peut, à l'aide de l'air comprimé, entretenir, dans de vastes locaux, des températures aussi basses, pendant de longues traversées, il n'y a pas de raison pour qu'on n'arrive pas un jour à rafraîchir de quelques degrés, par le même moyen, l'air de nos habitations.

§ 4. — Évacuation des résidus impurs.

La propreté est la première condition de l'hygiène dans une maison : sans elle la maison bâtie suivant toutes les règles de la salubrité deviendra rapidement un foyer d'infection et d'épidémies. On a pu dire avec raison que la salubrité d'une maison est proportionnelle au nombre de balais qu'on y consomme.

La propreté consiste d'abord à ne pas salir, puis à enlever constamment les matières usées répandues soit par négligence, soit par les nécessités de la vie, sur les surfaces de nos habitations : cette seconde forme de la propreté est le nettoyage; elle est le correctif obligé des infractions faites à la première. Celle-ci est avant tout affaire d'éducation; l'autre est affaire d'éducation et de technique; c'est celle dont nous allons nous occuper.

Le nettoyage consiste dans l'éloignement permanent et aussi rapide que possible des matières usées : ces matières sont ou solides ou liquides.

I. **Matières solides**. — Les matières solides consistent dans la poussière, les déchets de la cuisine, les cendres des foyers et les débris divers.

A. Poussières. — La poussière est composée de matières solides de

(1) *Encyclopédie d'hygiène et de médecine publique*, t. II, p. 849.

toute espèce (matières minérales, fibres végétales, fibres d'étoffes, squames épidermiques, germes de toute nature) qui sont réduites à un état très ténu, en quelque sorte porphyrisées, et que leur poids peu élevé maintient flottantes dans l'atmosphère, pendant un temps plus ou moins long. La poussière se divise en poussière *dormante* et en poussière *flottante* : la première est celle qui est répandue sur et derrière les surfaces qui limitent la pièce habitée ; elle est la réserve de la seconde ; celle-ci est la plus dangereuse, puisque c'est la poussière flottante que nous respirons et que cette poussière est une grande source de maladies. Mais ce n'est pas à elle que le nettoyage doit s'adresser, c'est à la poussière dormante ; là où celle-ci est réduite à un strict minimum, l'air restera toujours exempt de poussière ; et inversement, dans un appartement insuffisamment nettoyé, les habitants vivront en permanence dans une atmosphère poussiéreuse, quoi qu'ils fassent.

La première règle du nettoyage est donc de saisir la poussière dormante ; la seconde est de la saisir par des procédés qui n'en transforment pas une certaine partie en poussière flottante. A cet égard nous avons à distinguer deux sortes de procédés : la voie sèche et la voie humide.

Nettoyage à sec. — Il se fait à l'aide de balais, de plumeaux, de brosses, de chiffons qui sont promenés sur les surfaces : il ne répond que très imparfaitement aux conditions d'un bon nettoyage : d'abord il n'enlève qu'une partie de la poussière existante, puis il est insalubre pour l'opérateur. Sans compter que celui-ci est en général peu familiarisé avec les questions d'hygiène et procède rarement avec la douceur et les précautions voulues, il est certain que le balayage, par exemple, même pratiqué avec une très grande douceur fera toujours tourbillonner dans l'air une certaine quantité de poussière. Ces procédés à sec sont par conséquent mauvais, et, lorsqu'on est obligé d'y avoir recours, il faut bien se garder de faire, comme on le voit trop souvent, c'est-à-dire de balayer et de nettoyer portes et fenêtres fermées. Il faut au contraire ouvrir toutes grandes les portes et les fenêtres, de manière à déterminer un fort courant d'air qui entraînera les poussières flottantes au fur et à mesure de leur production.

Il est un procédé de nettoyage à sec qui est indispensable, c'est celui des habits par le battage et le brossage : nous devons nous y arrêter, d'abord parce que ce nettoyage est de la plus haute importance, puis parce qu'il comporte un certain nombre de règles auxquelles doit se soumettre l'opérateur.

La poussière des étoffes constitue une grande partie, en général la plus grande, de la réserve de poussière dormante. Nous n'avons sur ce point qu'à rappeler ce que l'un de nous a dit dans une communication à la Société de médecine publique : « Les allées et venues, les courants d'air, les ébats des enfants, les coups de balai soulevant la poussière de l'appartement, la font flotter dans l'air où elle reste suspendue quelque temps, pour retomber finalement soit sur le lit, soit sur les meubles, les murs ou le parquet. La partie qui tombe sur le lit est de beaucoup la plus stable; la couverture de laine est comme une éponge qui emmagasine la poussière avec une facilité prodigieuse. Celle des meubles et des murs est déplacée souvent, et chaque fois qu'elle sera soulevée à nouveau, une portion ira grossir la réserve de la couverture de laine : finalement, celle-ci peut être considérée comme l'aboutissant, le réservoir naturel de toute la poussière de l'appartement. Pour s'en convaincre, il n'y a qu'à assister au battage d'une de ces couvertures, ou, plus simplement, qu'à frapper de la main sur un lit sur lequel tombe un rayon de soleil. Vous pensez si, au moment où on remue la literie, il s'échappe de ces couvertures d'épais nuages de poussière chargés de germes de toute nature. Malheureusement la literie n'est pas seule capable d'emmagasiner à un si haut degré les germes infectueux : chacun sait quelle tendance on a de nos jours à multiplier dans les appartements, les tapis, les tentures, les portières, les paravents en étoffe, etc. On recouvre tout le parquet d'un épais tapis, doublé luimême d'une épaisse thibaude; on tend les murs avec de la toile d'Andrinople ou de la bourrette; on garnit les portes d'épaisses portières de Caramanie, de sorte qu'au lieu d'un parquet ciré, facile à nettoyer, d'un mur en boiserie ou revêtu de papier peint sur lequel la poussière n'a pas prise, on a partout des surfaces laineuses, spongieuses, qui retiennent la poussière et se la renvoient. Dans de pareils appartements, la poussière est vraiment chez elle; pathogène ou non elle n'a aucune chance de s'échapper, elle est sûre de ses quartiers d'hiver. Aussi, malgré les soins d'entretien qui ne manquent pas, il existe dans ces appartements une poussière fine, impalpable dont on ne peut se débarrasser; elle se soulève dès qu'on fait un pas ou qu'on touche aux tentures ou aux rideaux. Lorsqu'à la fin de la saison, on décloue les tapis, on trouve audessous une épaisse couche de ponssière; quand on change les tentures, l'espace qui existe entre le mur et elles, est occupé par un amas incroyable de cette même poussière accumulée depuis des mois et des années; et, pendant tout ce temps, elle a pu se tamiser à son aise à travers l'étoffe dans l'intérieur de l'appartement. Nous croyons trouver, dans cet oubli des lois de l'hygiène, l'explication de ce fait surprenant signalé par les bureaux statistiques de Brunswick, Bostou, Dantzig et Budapesth, à savoir que la coqueluche, la scarlatine, la diphthérie sont communs dans la classe aisée, dont les conditions hygiéniques ne laissent rien à désirer en apparence, du moins. Ne peut-on pas expliquer de la même façon ces tuberculoses qui frappent, parfois coup sur coup, des membres de familles riches qui, par leur alimentation, leurs occupations, leur bonne santé habituelle, sembleraient devoir échapper à cette maladie de la misère. Il est temps de signaler aux classes riches le danger que ce luxe mal raisonné fait courir à elles et à leurs enfants et à les rappeler à des principes plus conformes aux exigences de l'hygiène. »

Le battage et le brossage des étoffes ne doit jamais se faire dans un local clos, mais dans un hangar, et mieux, à l'air libre : en tous cas il doit être banni absolument des pièces d'habitation. Il ne doit pas se faire dans des endroits abrités du vent, dans des cours étroites, mais au contraire sous le vent, l'opérateur se déplaçant en amont du torrent de poussière entraîné par l'air. Il serait à désirer qu'il y eût, dans toutes les maisons, une hotte de dessous laquelle l'air soit fortement aspiré par un fort ventilateur mû à bras ou autrement : le battage et le brossage se feraient sous cette hotte, absolument comme pour les autres métiers à poussières, et celles-ci seraient entraînées dans une cheminée où elles seraient brûlées, ou dans une chambre de dépôt d'où elles seraient extraites après avoir été humectées. Il faut aussi s'ingénier pour substituer, au battage à la main, des moyens moins primitifs et offrant toute sécurité pour ceux qui sont chargés de pratiquer cette opération : on pourrait construire des batteuses à bras analogues aux batteuses en grand décrites comme il suit par L. Colin (1) :

« Un industriel, après avoir suivi plusieurs années les errements ordinaires, opère aujourd'hui dans un manchon hermétiquement clos et à l'intérieur duquel tourne un axe muni de fléaux. Non seulement les poussières sont retenues dans le manchon pour être aspirées par les cheminées qui les brûlent, mais le bruit est tellement assourdi que cette exploitation, qui auparavant motivait de fréquentes plaintes, n'en a pas occasionné depuis cette transformation. »

Nous pouvons affirmer que, dans l'usine visée, les ouvriers opèrent dans un air absolument pur et ne respirent que la poussière dégagée par le dépliage des étoffes. Le gros de la poussière reste dans le manchon, le surplus se dépose dans un vaste tambour qui fait comme un vestibule à la cheminée et il en passe très peu dans cette dernière. La quantité de poussière retirée du manchon et du tambour est telle qu'elle s'enlève, chaque année, par tombereaux et est vendue pour servir d'engrais. Nous croyons qu'on pourrait aisément construire des modèles en réduction de la batterie décrite ci-dessus qui rendraient de très grands services à l'hygiène domestique. On a déjà fait quelque chose d'approchant par l'invention du balai mécanique dont on se sert aujourd'hui, pour brosser, sur place, les tapis d'appartement. C'est une caisse rectangulaire de 35 centimètres de largeur sur 25 de longeur et 10 de hauteur. Elle est montée sur un manche et portée sur des roulettes. A l'intérieur se trouve une brosse cylindrique dont l'axe est mis en rotation, par le mouvement des roulettes, lorsqu'on pousse le balai devant soi. Cette brosse n'est visible que dans le tiers moyen de la paroi in-

(1) Léon Colin, *Paris, sa topographie, son hygiène*, etc., p. 258.

férieure de la caisse. Les poussières, les fibrilles, les morceaux de papier, que soulève la brosse, sont recueillis par la boîte et s'y amassent, jusqu'à la fin de l'opération. On les projette alors, dans les flammes du foyer, à l'aide d'un encliquetage qui fait ouvrir brusquement la boîte.

Pavage. — Le nettoyage à l'eau se divise en nettoyage à grande eau et en nettoyage simplement humide.

Le nettoyage à grande eau est l'idéal, partout où il est possible : partout où il y a des surfaces imperméables et où il y a surtout des parquets imperméables, rien ne vaut ce mode de propreté. Il se pratique à l'aide d'un seau d'eau pure ou savonneuse, et l'action du liquide est aidée par des frictions énergiques au moyen d'éponges, de brosses, de raclettes. On peut se servir de pompes rotatives ou autres qui projettent sur les surfaces un jet d'eau plus ou moins fort : cette manière de faire est très avantageuse parce qu'on agit avec de forts volumes d'eau et que l'eau arrive sans cesse pure, ce qui n'est pas le cas avec le seau. Nous l'avons vu appliquer avec beaucoup de succès dans les réfectoires de l'école Monge et au collège Sainte-Barbe à Paris. Malheureusement, sauf les réfectoires et les cuisines, peu de pièces, dans les habitations de nos climats, se prêtent au nettoyage à grande eau, parce que les parquets imperméables y sont très rares.

Nous ne comptons pas l'arrosage parmi les procédés de nettoyage humide ; c'est un moyen bâtard qui ne fait que détremper la poussière sans l'enlever et qui ne la fixe qu'imparfaitement. Le nettoyage humide se fait soit avec des poudres soit avec des chiffons. Avec le premier de ces moyens, on répand sur le parquet une poudre telle que la sciure de bois, la graine de moutarde ou de lin pulvérisée; cette poudre a été au préalable fortement humectée avec de l'eau pure, ou au besoin avec une solution désinfectante ou désodorante. La sciure de bois, humectée avec une émulsion de crésyl à 2 ou 3 pour 100, constitue un excellent moyen à la fois de nettoyage et de désodorisation. La poussière de l'appartement s'incorpore à la poudre et s'y fixe; on n'a qu'à pousser le tout devant soi, à l'aide d'un balai, le produit est jeté dans la boîte aux ordures ou brûlé dans un foyer.

Un procédé de nettoyage à la fois hygiénique et pratique est celui qui consiste à promener doucement sur la surface un chiffon imbibé d'eau. Tandis que le balayage déplace et étale la poussière, avec ce procédé elle est capturée sûrement. C'est celui que M. Lucas-Championnière emploie dans son pavillon de chirurgie à l'hôpital Saint-Louis et c'est le seul qui soit vraiment recommandable.

Pour que le nettoyage soit efficace, il faut qu'il soit complet; il faut atteindre la poussière dans les repaires où elle se niche le plus volontiers et qui sont d'abord toutes les surfaces tournées vers le haut et sur lesquelles la poussière tend à tomber par son propre poids : tels sont les dessus des gros meubles et des corniches, puis ce sont les coins, le derrière et le dessous des meubles fixes: ceux-ci doivent être déplacés à des époques périodiques assez rapprochées pour permettre d'effectuer un nettoyage complet.

B. Ordures ménagères. — Les déchets de la cuisine se composent de matières végétales (épluchures de légumes), de matières animales (intestins, viscères, écailles, plumes, carapaces, etc.) et de matières minérales telles que les cendres.

Tous ces déchets doivent, avec les produits du balayage sec, trouver leur place dans la boite à ordures. Les boîtes à ordures doivent exister dans chaque ménage, et lorsque plusieurs ménages habitent la même maison, il doit y avoir une boîte commune recevant la vidange des boites particulières. Les conditions que doivent remplir toutes ces boîtes sont les mêmes. Elles doivent être en métal ou au moins doublées en métal, de manière à ne pas être imprégnées par les liquides organiques: les meilleures sont celles qui sont en tôle galvanisée. Leurs dimensions doivent être appropriées à leur destination ; de toutes façons, les plus grandes boîtes communes ne doivent jamais cuber plus de 50 litres, parce que le déversement dans les voitures qui font la collecte, serait difficile et se ferait moins soigneusement. D'autre part, s'il est bon que chaque boite particulière puisse recevoir la totalité des déchets, il ne faut pas non plus qu'elle soit trop grande, parce qu'on pourrait négliger de la vider à chaque collecte, sous prétexte qu'elle n'est pas pleine. D'une manière générale, toute boite doit être assez petite pour avoir besoin d'être vidée au moins tous les deux jours.

La boîte particulière doit être remisée dans chaque ménage en un endroit aussi aéré que possible, et peu chaud, de manière à retarder les fermentations : si elle est placée dans la cuisine, il faut l'éloigner autant que possible du fourneau. Mais, quoi qu'on fasse, ces boites sont, en été surtout, la source d'émanations plus ou moins incommodes, parfois littéralement infectes. Il n'est pas difficile de remédier à cet inconvénient. D'abord il faut chaque matin, après avoir vidé la boîte, la laver et la laisser sécher, avant d'y verser une nouvelle charge d'ordures. Puis, il est bon de garnir le fond d'une couche de cendres sur laquelle seront versés les détritus mous ou humides. Enfin, et c'est là le remède le plus radical, il faut autant que possible ne pas mettre, ou au moins ne pas laisser séjourner ces détritus dans les boîtes, mais les brûler dans le foyer de la cuisine. Corfield conseille de placer le soir les épluchures de légumes sur les restes du feu : elles sèchent pendant la nuit et peuvent servir pour allumer le feu le lendemain. La facilité d'incinérer ces débris dépend évidemment du système de fourneau dont on dispose ; mais, avec un peu de soin et d'intelligence, une bonne ménagère pourra faire qu'il ne tombe, dans la boite aux ordures, que de la cendre et des poussières.

M. Leschewitch, ingénieur constructeur à Saint-Pétersbourg, construit des appareils dits « destructeurs brûleurs des rejets » facilitant l'incinération des ordures ménagères et même des balayures de la cour et de la rue, que ces résidus soient secs ou humides. Ce sont des sortes de hottes pouvant s'ajuster à la paroi de chaque foyer, quelle que soit son affectation (bains, cuisine, générateur à vapeur, etc.) : elles sont fermées à leur partie supérieure au moyen d'une valve qu'on soulève lorsqu'on veut introduire les ordures dans le foyer, où elles arrivent latéralement, se dessèchent avant de se brûler et finissent par brûler et par servir de combustible.

La boîte à ordures commune doit être accessible à tous les locataires et à toute heure; elle doit être placée dans un endroit aéré, mais abrité.

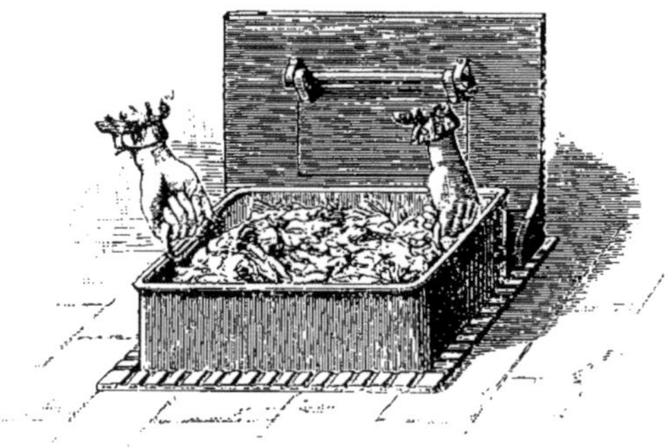

Fig. 83.

Dans certaines villes d'Allemagne, elle est placée dans une niche dans la cour; dans quelques villes anglaises, elle est logée sous le trottoir, ainsi que l'indique la figure ci-jointe (fig. 83).

On a eu l'idée de relier la boîte à ordures avec les divers étages de la maison, au moyen d'une canalisation en poterie de 26 centimètres de diamètre. Le conduit s'ouvre au-dessus du toit, où il est garni d'une mitre mobile (système Levallois, de Rouen), qui détermine une aération suffisante. Sur chaque palier est placé un regard fermé par une porte et dans lequel sont déversées les ordures ; celles-ci tombent par leur propre poids dans la boîte commune qui est disposée dans une niche fermée. On pourrait craindre que les substances molles n'adhérassent aux parois du conduit et ne dégageassent à la longue des odeurs infectes ; il n'en est rien, attendu qu'elles sont enrobées et desséchées par les cendres des foyers, qui forment toujours une notable partie des déchets. Ainsi desséchées, les matières adhèrent très peu aux parois du conduit ; elles sont constamment détachées et précipitées en bas par l'arrivée de matières nouvelles qui forment comme une chasse ou un écouvillonnage.

Dans toute maison un peu importante, il est bon d'avoir un double jeu de boîtes, parce que tandis que l'une des séries attend devant la porte le passage de la voiture qui fait la collecte, il est bon qu'une autre série soit en place pour recevoir les matières dont l'arrivée est interrompue, surtout dans les premières heures du jour. De plus, on peut ainsi laver à fond chaque boîte qui vient de servir; au besoin la désinfecter et la laisser sécher pour lui faire reprendre son tour de service le lendemain.

La question de l'enlèvement et de l'utilisation des ordures ménagères a été traitée dans le chapitre consacré à la voie publique (1).

II. **Matières liquides.** — La maison doit être débarrassée également des résidus liquides, qui sont les eaux pluviales, les eaux ménagères, les matières fécales et les urines. Sur l'ensemble de ces résidus liquides la majeure partie 92,792 p. 100 revient aux eaux pluviales et ménagères, 5,44 p. 100 aux urines et 0,432 aux matières fécales. En général, on se fait une idée très fausse sur l'importance relative qu'il y a à éloigner ces diverses matières. Et d'abord, on est loin d'attacher à l'évacuation des eaux ménagères l'intérêt qu'elle a réellement. Pourtant, si l'on visite un puisard qui ne reçoit que des eaux additionnées ou non d'eaux pluviales, et qui n'est pas vidangé très fréquemment, on peut se rendre compte des odeurs horribles qui s'en dégagent et juger par là quels graves éléments de souillure ces eaux sont capables d'incorporer au sol. En second lieu, si on attache en général une assez grande importance à l'évacuation des matières fécales, on en agit bien plus légèrement avec les urines, que l'on considère comme plus inoffensives. Or, l'analyse chimique démontre que, tandis que l'homme n'évacue annuellement par les fèces que 500 grammes environ d'azote, il en évacue de 5 à 6 kilogrammes par les urines. De même les phosphates et la potasse sont rendus en bien plus grande abondance par les urines que par les fèces. Il en résulte que les éléments de souillure, apportés au sol par les urines, sont environ onze fois plus considérables que ceux apportés par les matières fécales.

La quantité absolue d'excréments à évacuer est de 90 grammes de matières fécales et de 1200 grammes d'urine en moyenne par habitant et par jour, suivant Frankland, ou de 34 kilogrammes de matières fécales et de 428 kilogrammes d'urine par individu et par an, suivant Pettenkofer. A cela il faut ajouter 30 litres d'eaux ménagères par tête et par jour.

L'éloignement des matières liquides, quelles qu'elles soient, se fait soit d'une manière intermittente, après un emmagasinage plus ou moins long des matières, soit d'une manière continue et immédiate. Ce dernier est de beaucoup le plus conforme aux exigences de l'hygiène, et c'est toujours celui qu'il faudra employer si les circonstances le permettent. L'emmagasinage avec évacuation intermittente est un procédé de nécessité qui exige de grands soins. Il ne donne jamais que des résultats imparfaits et, lorsqu'il est insuffisamment surveillé, il a des conditions redoutables d'insalubrité.

(1) *Encyclopédie d'hygiène et de médecine publique*, t. III, p. 119 et suiv.

On emploie encore un autre mode pour se débarrasser des matières liquides infectes : il consiste à les perdre dans le sol. Ce mode-là est malheureusement très répandu et nous sommes forcés d'en parler, pour le condamner d'une manière absolue,

A. Puisards. — La déperdition des liquides infects dans le sol se fait d'une façon très simple, à l'aide de *puisards absorbants*. On creuse dans le sol un simple trou dans lequel sont déversés les liquides qui s'infiltrent dans le terrain environnant, ou bien on se sert d'un réservoir construit en maçonnerie ayant un radier et recouvert d'une voûte, qui est au niveau du sol : à un mètre du fond, sont disposées des barbacanes ou des tuyaux inclinés qui laissent s'écouler dans la terre les matières liquides, tandis que les matières lourdes et pâteuses s'accumulent dans le fond.

D'autres fois, on déverse les liquides infects dans des *puits d'absorption* qui sont des puits ordinaires tubés, en maçonnerie, n'ayant pas de radier ou n'ayant pour radier qu'une maçonnerie de pierres sans mortier, descendant jusqu'à une couche de terrain perméable et destinés à perdre, dans ce terrain, toutes les eaux qu'ils reçoivent. Il arrive trop souvent que d'anciens puits sont transformés en puisards absorbants et même en fosses d'aisances (puits punais).

Ces puisards non étanches, quelle que soit leur forme et leur construction ont pour effet de souiller gravement le sous-sol environnant et les eaux souterraines. Pour se rendre compte jusqu'à quel point est portée la souillure occasionnée par ces puisards, on n'a qu'à creuser dans le voisinage et on trouve, sur une étendue de plusieurs mètres, le sol noir, gras et dégageant une odeur infecte. L'analyse chimique y révèle l'existence de quantités énormes de matières organiques. La nappe d'eau souterraine, dans ses fluctuations, délaye ces impuretés, les étend en surface et souvent les étale jusque sur le sol des caves. On s'imagine aisément ce que doit être l'eau empruntée à une pareille nappe, et celle-ci est la base d'alimentation en eau de boisson de beaucoup de maisons. Il n'est pas étonnant qu'on rencontre dans ces eaux jusqu'à 400, 800 et même 880 milligrammes de matière organique par litre, de 101 à 130 milligrammes d'ammoniaque et jusqu'à 700 milligrammes de chlore.

Beaucoup d'épidémies typhoïdes, cholériques, dysentériques, ne reconnaissent pas d'autre origine que cette souillure du sous-sol et de l'eau des puits. En parcourant la liste des épidémies signalées dans le rapport annuel de l'Académie de médecine, on est frappé par ce fait que ces épidémies surviennent surtout dans les endroits où il existe beaucoup de puisards absorbants et de fosses d'aisances non étanches; ces dernières constituent la variété la plus dangereuse des puisards absorbants. R. Emmerich s'exprime ainsi dans sa relation de l'épidémie cholérique de Naples en 1884 : « Ce n'est pas la saleté de la surface, celle que l'on constate à première vue, qui favorise l'expansion du choléra; mais les infiltrations d'eaux ménagères, d'urines et de matières fécales dans le sein de la terre y accumulent les éléments de nutrition nécessaires au développement des schyzomycètes. L'épidémie a fait ses premières victimes et sévi avec une violence et une ténacité inouïes, partout où il existait des terrains en contre-bas, recevant les infiltrations des eaux ménagères et autres, comme dans les douze rues parallèles situées au fond de la dépression qui sépare le cours Garibaldi de la rue del Lavinaro, ou encore dans le voisinage du pont de la Madeleine, de l'Arenaria et dans le quartier situé entre les deux rivières Sebeto et Fiume Reale. Tous ces points sont humides, souillés par les infiltrations des fumiers, des tanneries, de l'abattoir et des fabriques de savon et bougies. »

Les puisards absorbants ou bétoires, ou boit-tout, constituent des installations dangereuses dont la suppression doit être poursuivie par tous ceux qui ont souci et charge de la santé publique. Cette doctrine est admise par la plupart des conseils d'hygiène de France et elle a été affirmée par le Comité consultatif d'hygiène publique à la suite d'un rapport présenté par l'un de nous (*Recueil des travaux du Comité cons. d'hyg. publ. de France*, t. XV, année 1885, p. 244).

Quand on ne peut pas se débarrasser des eaux ménagères par écoulement direct à l'égout, soit parce qu'il n'existe pas d'égout, soit parce que le sol de la maison est en contre-bas de l'égout, il devient nécessaire d'emmagasiner les matières de vidange et les eaux ménagères; dans ces cas, ces dernières doivent être reçues dans des puisards parfaitement étanches, analogues aux fosses fixes dont il sera bientôt question, assez grands pour n'être pas exposés à déborder, pas trop grands afin de ne pas emmagasiner des matières putrescibles pendant de trop longues périodes. Ils seront bien maçonnés, bien cimentés, recouverts, bien ventilés et vidangés fréquemment; les eaux vannes pourraient être préalablement absorbées par de la cendre, de la sciure de bois, de la tourbe, de la chaux, du plâtre. Chaque puisard sera distant de 5 mètres au moins de toute habitation, de 6 mètres du puits le plus voisin ou de toute conduite servant à l'eau d'alimentation.

B. Fosses fixes. — Tout ce qui a trait aux vidanges a été exposé dans le chapitre précédent, mais seulement au point de vue de la voirie (1); il est par conséquent indispensable de revenir sur certains détails qui intéressent plus particulièrement l'hygiène de la maison. Les fosses fixes sont de ce nombre. Elles constituent, comme nous l'avons, dit un pis aller, et tout ce qu'on peut faire, lorsqu'on en est réduit à recourir à l'emmagasinage à long terme, c'est de prendre les dispositions nécessaires pour réduire au minimum les inconvénients et les dangers inhérents à ce système.

(1) *Encyclopédie d'hygiène et de médecine publique*, t. III, p. 276 et suiv.

La fosse ne doit jamais être située sous l'habitation même, toujours en dehors des murs de fondation, et il ne faut jamais que les murs constituent une des parois de la fosse. Sa capacité doit être aussi faible que possible, de manière à obliger à des vidanges fréquentes. A Stuttgart, les vidanges sont faites régulièrement chaque mois, par les soins de la municipalité et les redevances sont proportionnelles au cube de matières extraites. Grâce à cette réglementation, les propriétaires ont tout intérêt à ne pas donner à leurs fosses des dimensions exagérées.

L'étanchéité doit être le grand souci du constructeur et cette condition est extrêmement difficile à réaliser, comme on l'a vu dans le chapitre précédent. C'est un fait reconnu par tout le monde ; mais on apprécie rarement à sa juste valeur la quantité de matières que ces fosses laissent filtrer dans le sol environnant. On pourra se faire une idée de ces déperditions en lisant les considérations suivantes de Pettenkofer (*Ueber Canalisation und Abfuhr*, p. 22) : « L'enlèvement intégral des matières fécales et des urines par charroi est tellement dispendieux qu'on ne peut le réaliser. Si l'on croyait qu'à Munich (en 1875, époque des fosses fixes) cet enlèvement s'était effectué réellement, on se ferait une étrange illusion. La ville, comptant 200 000 habitants, produit journellement 92 400 000 kilogrammes de matières fécales et d'urines. En admettant 1000 kilogrammes pour une charge ordinaire, il faudra par an 92 400 voyages, soit 253 voitures circulant chaque nuit dans les rues. Or le nombre de voitures qui sont employées effectivement permet d'enlever à peine le dixième de la production totale. Que deviennent donc les neuf autres dixièmes ? La majeure partie se perd dans le sol et une portion minime se dégage dans l'atmosphère. »

De nombreuses recherches ont démontré que le sol peut, au voisinage de fosses fixes, atteindre un degré de souillure considérable : nous ne donnerons ici comme exemple que les résultats auxquels est arrivé Wolfhügel, en analysant des échantillons de terre pris au pourtour des fosses d'aisances. Cet expérimentateur a trouvé, en kilogrammes, par mètre cube :

	MATIÈRES SOLUBLES DANS L'EAU FROIDE.				MATIÈRES INSOLUBLES.	
	RÉSIDU d'évaporation.	PERTE au rouge.	SUBSTANCE organique.	CHLORE.	PERTE au rouge.	AZOTE.
Au voisinage de fosses cimentées.........	0.603	0.185	1.257	0.110	5.461	0.060
Au voisinage de fosses non cimentées.....	4.710	1.500	2.230	0.330	39.772	0.956
Sol normal..........	0.211	0.052	0.118	0.010	1.504	0.014

Lorsque le terrain est perméable, les matières ne s'arrêtent pas au voisinage de la fosse, mais gagnent de proche en proche et arrivent à la nappe souteraine qui souvent fournit l'eau d'alimentation de la maison. Que de fois n'arrive-t-il pas que le fond de la fosse plonge directement dans cette nappe? Que de fois n'arrive-t-il pas que d'anciens puits servent de fosses d'aisances et alors la contamination de l'eau est on ne peut plus directe? Des épidémies innombrables de maisons (fièvre typhoïde, diarrhée, ictère infectieux, choléra, dysentérie, etc.), ne reconnaissent pas d'autre cause. La conséquence est qu'il faut, à tout prix, lorsque l'on n'a pas d'autre ressource que celle de la fosse fixe, rendre celle-ci aussi imperméable que le permet la technique de la construction.

Le meilleur moyen est de construire les parois avec une double rangée de briques dures et vernissées, reliées par un ciment de qualité excellente. Cette maçonnerie sera doublée latéralement et inférieurement d'un revêtement d'argile corroyée de 30 centimètres d'épaisseur. Les angles seront arrondis et le fond sera en forme de voûte renversée, au cas où l'on donnerait à la fosse une section rectangulaire. Il vaut mieux que cette section soit circulaire et alors on donnera au fond la forme d'une calotte. La profondeur sera toujours inférieure à la largeur. Les parois, en bois ou en maçonnerie ordinaire, sont naturellement à rejeter, parce qu'elles s'imprègnent rapidement. Même le ciment, à la longue, ne résiste pas, parce que sa silice se combine avec les bases que renferment les matières de décomposition. Pour atténuer cet inconvénient le mieux sera de faire des vidanges fréquentes, de vérifier souvent l'état de la fosse et de refaire le revêtement de ciment dès qu'il cesse d'être en bon état. Pour ces vérifications, il ne faut jamais compter sur les propriétaires eux-mêmes; ils ne les entreprendraient pas, de peur des frais qu'entraîneraient les réparations. Elles doivent être faites par les soins des employés de l'administration municipale. Quelles que soient les précautions prises, une fosse ne peut jamais inspirer qu'une sécurité incomplète, avec quelque soin d'ailleurs qu'elle ait été construite : les tassements du terrain, les tremblements de terre et autres ébranlements, détermineront toujours à la longue des fissures qui compromettront son étanchéité. Les opérations de vidange et de nettoyage sont elles-mêmes une cause de détérioration, surtout lorsqu'elles sont faites avec peu de soin, ce qui est trop souvent le cas.

Les matières fécales subissent déjà un commencement de décomposition putride dans l'intestin : les substances hydrocarbonées non absorbées sont, à l'exception de la cellulose, transformées en acides lactique, butyrique et acétique ; les matières albuminoïdes fournissent, par la putréfaction, du phénol, de l'indol et du scatol, de la leucine, de la tyrosine. Lorsque les matières fécales sont conservées isolément, après leur émission, la putréfaction se continue lentement. Il en est de même de l'urine qui, recueillie isolément, ne subit que lentement la fermentation. Par contre, lorsque les urines et les matières fécales sont mélangées, ce qui est le cas quand elles tombent dans des fosses, la putréfaction est très accélérée. Les acides gras, combinés à l'ammoniaque et à d'autres bases, deviennent libres et, en se décomposant, produisent de l'acide carboniqne, de l'hydrogène et de l'hydrogène sulfuré, des hydrogènes carbonés, le tout s'accompagnant d'un abondant dégagement d'ammoniaque. Or tous ces gaz se répandent dans la maison dont ils empestent l'atmosphère. On se rend difficilement un compte exact du volume réel de ces gaz. Il résulte des recherches d'Erismann qu'un volume donné de matières de vidange dégage par jour un volume égal de gaz. Cet auteur a trouvé les volumes suivants de gaz dégagés par une fosse renfermant 18 mètres cubes de matières :

	Mèt. cubes.
Acide carbonique	5,670
Ammoniaque	2,670
Hydrogène sulfuré	0,020
Acides gras volatils	10,430
Total	18,790

Ce dégagement se fait, que la fosse soit largement ou parcimonieusement ventilée ; et il se poursuit pendant une longue période. Des matières de huit et dix semaines fournissent autant de gaz que dans les premiers jours, et cela à la température de 15 degrés. Si la température est plus élevée, par exemple à 25 degrés, le dégagement des gaz est trois fois plus abondant.

Ces gaz se diluent dans une quantité d'air plus ou moins considérable qui arrive à la fosse par des opercules joignant mal, et ce mélange gazeux a, quel que soit son degré de dilution, une odeur infecte. La quantité de ce mélange malodorant varie suivant que l'installation est plus défectueuse. Erismann a constaté, dans une maison à trois étages, que, sur chaque lunette, il refluait dans les cabinets de 1159 à 1172 mètres cubes d'air infect, dans les 24 heures. Pettenkofer a vu, dans une autre maison, la lunette d'une fosse exhaler 129 000 mètres cubes par 24 heures, et ailleurs une seule lunette rejetait dans l'habitation 518 400 mètres cubes par jour. D'ailleurs il n'est pas rare de trouver des latrines où les papiers jetés dans le siège sont rejetés en l'air par le courant gazeux remontant de la fosse à travers le tuyau de chute et la lunette.

Pour empêcher l'infection de l'habitation par les gaz des fosses d'aisances, deux moyens se présentent : le premier consiste à imprimer à ces gaz une direction telle qu'au lieu de s'échapper dans la maison ils soient rejetés à l'extérieur ; le second consiste à empêcher la production de ces gaz dans la fosse même par l'addition de substances désinfectantes. Voyons donc ce qu'on peut obtenir avec la ventilation et la désinfection des fosses.

Ventilation. — C'est un bon moyen (c'est de beaucoup le meilleur des deux ainsi qu'on le verra), à la condition d'être bien compris. Si, par exemple, pour remédier à l'infection, on s'avise, comme cela se voit trop souvent, de ventiler largement les latrines par une gaine d'appel, on augmente le mal parce qu'on exerce aussi une véritable succion sur les gaz de la fosse qui remontent à flots plus abondants dans les cabinets, lesquels, suivant la judicieuse remarque de Pettenkofer, représentent alors le tuyau de chute élargi au centre duquel s'accroupit le visiteur.

Il faut absolument empêcher l'air des fosses de pénétrer dans les cabinets, et, pour cela, le meilleur procédé est celui de Pettenkofer. Il consiste à prolonger le tuyau de chute verticalement jusqu'au dessus du toit, en lui conservant une section uniforme depuis le bas jusqu'en haut. Dans le bout supérieur et aussi bas que possible, on tient allumé, soit un bec de gaz, soit une lampe à pétrole. On détermine ainsi un courant ascendant qui, de la fosse et de l'intérieur des cabinets à travers la lunette, se dirige vers le tuyau de chute fonctionnant comme tuyau d'évent, et, en aucun cas, le courant ne se trouvera renversé et les gaz de la fosse ne pourront pas, à travers la lunette, prendre leur chemin vers les cabinets et de là vers l'intérieur de l'habitation.

Ce système fonctionnera d'autant mieux que l'aspiration s'exercera sur l'air de la fosse à l'exclusion de l'air extérieur. A cet effet, il faut d'abord que la dalle recouvrant la fosse soit à joint bien hermétique et que chaque siège soit muni d'une valve à tirage qui diminue la section par laquelle l'air extérieur est admis dans le tuyau de chute. Pour rendre hermétique le joint de la dalle, on le lute avec du plâtre ou de la glaise. Si ces conditions sont bien remplies, les gaz de la fosse seront aspirés intégralement à mesure qu'ils se développeront et lancés dans l'atmosphère par-dessus les toits; comme ils se diluent dans de forts volumes d'air ils sont peu gênants; en tous cas, ils ne sont pas dangereux. Pour diminuer l'inconvénient, il faut ne pas faire déboucher le tuyau au-dessous ni à proximité des fenêtres et le prolonger à une certaine hauteur au-dessus du toit.

Lorsqu'il sera nécessaire de brûler les gaz avant de les déverser dans l'atmosphère, on pourra recourir à l'appareil dit « brûleur de gaz délétères », inventé par M. Page, ingénieur civil à Nantes.

Cet appareil se compose d'un tuyau en fonte de 20 centimètres de diamètre partant de la fosse et débouchant à 1 mètre au-dessus de la toiture des latrines. Sur le trajet de ce tuyau et dans son intérieur, est disposé un bec de gaz coiffé de trois cloches en fonte superposées et munies de trous qui font communiquer chaque cloche avec celle qui est située au-dessus. Au-dessous du bec de gaz est tendue une toile métallique qui est destinée à empêcher les explosions, s'il s'en produisait, de se propager aux gaz de la fosse.

La chaleur du bec de gaz détermine dans le tuyau un courant ascendant; la flamme est réglée de telle sorte que l'ascension soit assez lente pour obliger les gaz malodorants à séjourner dans les cloches suffisamment longtemps pour que, sous l'action de la température de 200° environ qui y règne, la destruction de ces gaz soit complète. D'autre part, la ventilation doit être assez énergique pour que tous les gaz infects de la fosse soient entraînés au fur et à mesure de leur production.

Il résulte d'expériences qui ont été faites avec cet appareil dans un établissement militaire, à Nantes, que la désodorisation des latrines est complète et que les gaz qui ont traversé le brûleur ont perdu leur odeur caractéristique et n'ont conservé qu'une légère odeur rappelant vaguement celle des matières ayant servi à l'épuration du gaz d'éclairage. Il faut surveiller la toile métallique qui pourrait se colmater et qu'il vaudrait mieux supprimer, l'expérience ayant appris que, lorsqu'une fosse est ventilée régulièrement, aucun danger d'explosion n'est à craindre. Il va de soi que si la désodorisation et l'aspiration des gaz n'étaient pas complètes, il suffirait d'augmenter un peu la flamme du brûleur pour activer le tirage et la combustion.

Ici encore il faut luter hermétiquement la dalle de vidange qui recouvre la fosse et réduire au minimum la section béante des orifices de chute, soit au moyen de valves, soit au moyen de tampons de bois. Moins sera grand le volume d'air extérieur qui viendra se mélanger aux gaz infects provenant de la fosse et plus l'aspiration et la destruction de ces derniers sera complète.

Le prix de l'appareil est de 300 francs; celui de l'installation est de 100 francs environ; soit 400 francs en tout. En déduction il y a à porter le tuyau d'évent qui devient superflu avec l'appareil que nous venons de décrire et qui sert lui-même d'évent.

La dépense de gaz, pour une fosse cubant 250 mètres, est estimée à raison de 30 litres à l'heure ce qui, en supposant le prix du gaz à 30 centimes le mètre cube représente une dépense de 21 centimes par heure.

La désinfection des fosses a été étudiée dans le chapitre précédent, au point de vue de l'opération de la vidange, et dans le but de prévenir les accidents, au moment où elle s'effectue ; mais on peut également y recourir dans l'intervalle, dans le but de neutraliser l'odeur, et il nous reste quelque chose à dire sur les moyens pratiques d'arriver à ce but, avec le moins de frais possible.

Des nombreux désinfectants qui ont été proposés, nous n'en citerons que quatre; le *sulfate de fer* et *l'huile lourde de houille*, dont il a été question à l'article Vidanges, le *crésyl* et le *lait de chaux*, qui n'y ont pas été mentionnés.

Le sulfate de fer s'emploie en solution dans l'eau, à 1/10, à raison de 250 centimètres cubes de cette solution, par jour, pour chaque personne qui fréquente les cabinets.

On emploie l'huile lourde de houille soit à dose massive, à raison de

3 litres par mètre cube de matières, soit mieux, à doses fractionnées, en versant, chaque jour, dans la fosse, 3 centimètres cubes d'huile lourde, par personne faisant usage des cabinets.

Le crésyl s'emploie en émulsion à 10 p. 100; on verse, par le tuyau de chute, 10 litres d'émulsion par mètre cube de matières; il vaut mieux procéder par doses fractionnées et verser, chaque jour, dans la cuvette, 10 centimètres cubes de l'émulsion à 10 p. 100, par personne faisant usage des cabinets.

Le lait de chaux, qui est un excellent désinfectant des matières fécales, est également un bon désodorisant. On pouvait craindre qu'il ne provoquât le dégagement de vapeurs ammoniacales. Mais il a été reconnu qu'il empêche le développement de l'ammoniaque, à la condition d'être versé sur les matières, journellement, à doses fractionnées. Le meilleur lait de chaux est celui à 20 p. 100. Pour le préparer, on fait d'abord déliter de la chaux, maigre ou grasse, en l'arrosant petit à petit avec une moitié de son poids d'eau. On obtient de la sorte une poudre qui peut être conservée quelque temps dans un récipient soigneusement bouché et placé dans un endroit sec. Un kilogramme de chaux, ayant déjà absorbé 500 grammes d'eau pour se déliter, a acquis un volume de $2^{l},20$ qu'il suffit de délayer dans le double de son volume d'eau, soit $4^{l},40$, pour obtenir un lait de chaux à 20 p. 100. Le lait de chaux ne conserve ses qualités désinfectantes que dans un vase bien bouché et pendant peu de jours. Il faut 4 centimètres cubes de lait de chaux par jour et par personne faisant usage des cabinets.

On voit par ce qui précède qu'avec le sulfate de fer, la désodorisation coûterait $2^{fr},50$ par jour pour mille hommes; $0^{fr},51$ avec l'huile lourde de houille, $1^{fr},10$ avec le crésyl, $0^{fr},04$ avec la chaux, $0^{fr},41$ avec le brûleur Page, tandis qu'elle reviendrait à $0^{fr},50$ environ avec un bec de gaz dans un tuyau d'évent ordinaire.

Le sulfate de fer est par conséquent l'agent le plus cher et le moins efficace, le crésyl désodorise mieux que la chaux et que l'huile lourde de houille mais coûte plus cher. La meilleure désodorisation est sans contredit celle qui s'obtient par le gaz ou une source de chaleur quelconque; elle seule peut mettre complètement à l'abri des émanations infectes, seulement, comme la dépense est permanente, ce moyen finit, comme les autres du reste, par devenir assez onéreux.

C. Tinettes mobiles. — A l'emmagasinage à long terme représenté par le système des fosses fixes, on tend à substituer de plus en plus l'emmagasinage à court terme dans des *fosses mobiles*. Celles-ci ont deux avantages principaux : leurs dimensions sont beaucoup plus restreintes que celles des fosses fixes ; leur étanchéité est bien plus facile à obtenir et à contrôler.

Les fosses mobiles se divisent en deux catégories, suivant que les matières y sont ou non absorbées par des poudres sèches.

La fosse mobile simple se compose d'un récipient cylindrique en bois imprégné d'huile ou de goudron, ou mieux, en tôle galvanisée, d'une capacité qui varie entre 80 et 300 litres, suivant le chiffre de la population à desservir. Les récipients de 100 litres et au-dessous sont les meilleurs, parce qu'ils sont le plus maniables. Deux poignées latérales servent au transport. Le tuyau de chute aboutit à un couvercle mobile qui glisse sur lui et qui coiffe la tinette à laquelle il se fixe par le mode de fermeture dit à baïonnette. Ce tuyau se prolonge avec son plein calibre, jusqu'au-dessus du toit, pour évacuer les gaz malodorants, absolument comme pour la fosse fixe.

Il faut un double jeu de tinettes, parce que la vidange doit se faire par remplacement de la tinette pleine par une tinette vide, jamais par transvasement, cette dernière opération s'accompagnant toujours de déversement d'une certaine portion de matières sur le sol. Il est surtout indispensable d'emporter la tinette pleine avec son contenu, pour qu'on puisse la nettoyer et au besoin la désinfecter, après qu'elle a été vidée. Là où il y a une tinette unique, sans rechange possible, elle s'encrasse rapidement d'une épaisse couche de matières fécales.

On est averti de la nécessité de la vidange, par un tuyau de trop-plein qui plonge dans un seau placé au-devant de la tinette. Celle-ci doit être disposée sur une surface très légèrement concave et imperméable : une couche de béton revêtue d'asphalte coulé convient très bien pour cet usage.

Le contenu des tinettes ne gèle jamais parce que la fermentation des matières maintient constamment leur température au-dessus de zéro.

Pour faciliter la vidange, il faut disposer la tinette dans un réduit au niveau du sol; lorsque le réduit est en sous-sol, ce qui arrive lorsqu'on place la tinette dans une ancienne fosse fixe, l'extraction devient une opération laborieuse, et il est difficile de maintenir propre le réduit, comme aussi de contrôler son état de propreté. Or cette surveillance est très nécessaire, parce que la tinette mobile ne constitue un progrès qu'à la condition d'être l'objet de très grands soins. Elle doit être vidangée fréquemment, et si cette opération n'est pas faite à temps, il se produit des débordements qui font, du réduit et de ses abords, un lieu plus infect et plus dangereux qu'une fosse fixe. Il faut aussi avoir soin, après chaque vidange, de s'assurer que la tinette est disposée bien exactement au-dessous du tuyau de chute, afin d'éviter que les matières tombent à côté.

De toutes façons, les tinettes mobiles dégagent des gaz infects, et, sous ce rapport, commandent les mêmes soins et les mêmes dispositions que celles que nous avons appris à connaître à propos des fosses fixes.

Au lieu de tinettes simples, on peut se servir de tinettes garnies d'une poudre absorbante : celle-ci peut être de nature très variable, à la condition d'avoir une grande avidité pour l'eau.

La terre ordinaire de jardin et en général toute terre, à l'exclusion de la chaux et du sable pur conviennent très bien. Comme elle renferme en général une quantité d'eau plus ou moins forte, il faut d'abord l'en débarrasser par la dessiccation. Celle-ci peut se faire au soleil dans les contrées et les saisons chaudes, ou dans un four. En Angleterre, où ce système (*dry earth system*) a rencontré une assez grande faveur, les établissements qui s'en servent possèdent des fours spéciaux pour dessécher la terre : ces fours coûtent de 35 à 50 francs. Une fois que la terre est desséchée, il faut la pulvériser et la cribler, car plus elle est divisée mieux elle agit; elle n'agit même très bien que sous la forme pulvérulente. La quantité de cette terre nécessaire pour une défécation complète d'adulte (150 grammes de matières fécales, 300 grammes d'urine), est de 750 grammes de terre sèche. La même terre peut servir plusieurs fois de suite : on n'a qu'à la mettre en un endroit sec et aéré. Au bout d'un mois, elle a recouvré toutes ses propriétés absorbantes. On peut lui faire subir ainsi trois, quatre et même cinq passages par la tinette.

Toutes les poussières sèches, celles des routes, les cendres des foyers, les cendres de coke, celles des fours crématoires pour ordures ménagères, les cendres d'industries diverses, en particulier des tuileries, etc., peuvent servir à la place de terre. Si elles n'ont pas la même valeur, elles ont comme avantage de pouvoir servir sans préparation aucune. En particulier la poussière sèche des routes existe en abondance dans les pays chauds, et en été et elle a donné, à notre connaissance, de fort bons résultats, pour les latrines de certaines casernes en Algérie.

La poudre de tourbe est une substance douée d'une très grande puissance d'absorption pour l'eau, dont elle peut absorber jusqu'à huit fois son volume. Elle est peu chère et existe à profusion dans certains pays. Elle coûte environ 5 centimes le kilogramme et cette quantité suffit pour vingt défécations d'adultes. La désodorisation est parfaite. Il est certain qu'aucune des autres substances mentionnées ici ne vaut celle-là.

Les substances inertes et peu absorbantes, telles que la paille hachée, ne conviennent nullement, encore moins la paille en brins entiers sur lesquels la matière s'étale, ce qui augmente la surface d'évaporation et d'infection.

La poussière de coke et le charbon de varech constituent au contraire des matières absorbantes d'une réelle valeur.

Les tinettes à poudre absorbante sont, avant d'être mises en service, garnies d'une couche de poudre de 15 centimètres d'épaisseur sur laquelle tombent les matières qui, de cette façon, n'adhèrent pas au fond. En outre, après chaque défécation, les matières nouvelles sont recouvertes d'une couche de poudre. Celle-ci est versée simplement, au moyen d'une pelle à main par le visiteur lui-même, ou bien elle tombe d'une trémie placée à la partie postérieure du siège. Le fond de cette trémie s'ouvre, soit par un tirage actionné directement à la main ou automatique à la sortie du visiteur, soit par un mécanisme automatique : dans ce dernier cas le siège est à bascule, il s'abaisse au moment où le visiteur s'assied et se redresse brusquement, au moment où il se relève, et, à ce dernier moment, une certaine quantité de poudre tombe en s'éparpillant sur les matières. Nous avouons qu'à tous ces systèmes compliqués, à engrenages et à tirage, dont le fonctionnement est bruyant, qui sont sujets à se déranger, nous préférons le simple déversement à la main.

Si l'on veut que le système à poudre sèche fonctionne bien, il faut que la vidange soit faite à temps et sans que la poudre ait reçu un excès de liquide. Le transport est très facile et la vidange se fait à la pelle.

Cette facilité du transport et l'absence d'odeurs, dans la maison, sont les avantages à inscrire à l'actif des latrines dont nous nous occupons. Mais ces avantages sont contre-balancés par des inconvénients dont le principal est que la forme pulvérulente donnée aux matières fécales est celle qui est le plus propice à la dissémination des germes pathogènes qu'ils peuvent recéler et qui ne sont, les spores du moins, nullement détruits par la dessiccation. Nous ne saurions par conséquent, en aucune façon, être partisans du système consistant à faire sécher la terre à proximité de l'habitation, pour la faire servir de nouveau. Ces manipulations nous semblent dangereuses, car, provenant de l'homme sain ou de l'homme malade, la matière fécale est toujours suspecte, et on ne peut, en aucun cas, affirmer qu'elle ne renferme pas de germe pathogènes, car ceux-ci peuvent fort bien traverser l'intestin d'un individu donné, sans produire la maladie.

Le système à poudre absorbante a encore un autre grave inconvénient ; c'est, ou d'exclure les urines au moins celles émises en dehors des défécations, c'est-à-dire la plus grande quantité des urines, ou, si on admet les urines dans les tinettes, d'exiger de très forts volumes de terre pour les absorber. Or un système de vidange qui n'admet pas les urines est essentiellement imparfait et manque son but : les urines, en effet, renferment à peu près les 11/12 de l'azote total excrété par les déjections : il est certain qu'au moment de l'émission les urines sont beaucoup moins riches en microbes que les matières fécales ; mais il n'en demeure pas moins vrai que, par leur teneur en urée, phosphates, etc., elles offrent un milieu de culture bien autrement favorable à la pullulation des germes pathogènes ou autres. Tout mode d'éloignement doit par conséquent contenir les urines au moins autant que les matières fécales et, pour le système dont il est question, l'absorption des urines constitue une autre difficulté extrême, attendu que les quantités de terre ou de poudre nécessaires seraient excessives. On a conseillé d'évacuer les urines par une canalisation spéciale et de réserver la terre sèche pour les matières seules : mais, du moment qu'on admet, dans une canalisation, une matière aussi nocive que l'urine, on ne voit pas pourquoi on en exclurait les matières fécales qui n'apporteraient qu'un faible surcroît de souillure : nous reviendrons d'ailleurs sur cette question à propos du système diviseur.

Le grand point faible du système à terre sèche, au point de vue technique, est la quantité de terre qu'il faut amener, sécher et remporter ; le charroi est tellement coûteux et compliqué que le système n'est susceptible, quant à présent, d'aucune application en grand permanente : il peut convenir transitoirement pour des camps et en général pour des rassemblements exceptionnels d'un grand nombre d'individus, sur un point donné ; mais, pour une ville, même pour un village d'une certaine importance, les dépenses d'exploitation sont tellement fortes qu'on a bien plus d'avantages à recourir au tout à l'égout, bien préférable au point de vue économique comme au point de vue hygiénique. L'application reste donc bornée à des maisons ou à des groupes de maisons isolées, à des établissements éloignés des centres habités, où on a à proximité la terre nécessaire pour servir aux tinettes et des terrains suffisants pour l'épandage de la terre extraite des tinettes. Il convient cependant d'ajouter que, là où on a de la poudre de tourbe à bon marché, le système devient pratique, même pour des centres de quelque importance, et que, d'ailleurs, il est de toutes façons préférable à celui à tinettes simples.

Nous passons maintenant au système d'éloignement par excellence, à celui que les particuliers et les municipalités devront toujours avoir pour objectif, au *tout à l'égout*, qui consiste à évacuer, par une canalisation unique, bien étanche, les matières de vidange, les eaux ménagères et les eaux pluviales. C'est la substitution du système de la circulation continue à celui de la stagnation représenté par les fosses fixes et de l'emmagasinage représenté par les fosses mobiles.

Nous n'avons à nous occuper du tout à l'égout qu'en ce qui concerne l'habitation : nous avons à prendre les matières liquides usées et à les conduire dans la rue au droit de l'égout public : cette technique constitue ce qu'on appelle le *drainage domestique*.

D. Appareils dilueurs. — Avant d'aborder la question, nous devons parler d'un système bâtard, de l'écoulement indirect à l'égout. Cet écoulement se fait à l'aide d'appareils dits *dilueurs*, qui sont destinés à délayer les matières fécales, avant leur projection définitive à l'égout. L'utilité d'appareils spéciaux pour opérer cette dilution est extrêmement contestable, parce que, dans les appareils à écoulement direct que nous apprendrons bientôt à connaître, les matières sont soumises à des remous, à des brassages qui les désagrègent, et en tout cas elles achèvent de se délayer complètement en cheminant dans l'égout. Là où il n'est pas possible d'admettre dans ce dernier les matières non diluées, il n'est pas plus rationnel d'admettre celles qui ne le sont pas, et il faut réformer l'égout lui-même. Les municipalités n'ont donc jamais raison d'imposer les appareils dilueurs.

Quoi qu'il en soit, il y a encore des distinctions à faire pour les divers modèles de ces appareils. La tinette filtrante est le plus détestable de tous, parce qu'elle est sujette à déborder, et parce qu'elle nécessite des vidanges assez fréquentes et qui ne vont jamais sans une souillure du réduit des tinettes.

Les fosses du genre Mouras, dont il a été déjà dit un mot (page 282), se composent essentiellement d'un récipient plein d'eau au moment de sa mise en service : les matières tombent dans cette eau et s'y diluent. Le tuyau de chute a une plongée de quelques centimètres, suffisante pour empêcher le reflux des gaz de la fosse : le tuyau d'écoulement vers l'égout s'amorce à un niveau supérieur de quelques centimètres, à l'extrémité du tuyau de chute. Ces fosses sont, en somme, d'énormes siphons dans lesquels les matières séjournent, où elles ont le temps de se déposer en partie et de fermenter ; de plus il se forme généralement, à la surface du liquide, une croûte pâteuse dite « le chapeau ». La vidange des matières déposées dans le fond s'accompagne de dégagements de gaz extrêmement infects et tellement concentrés qu'on peut craindre qu'ils n'asphyxient les égoutiers. En somme, ces fosses sont des siphons, et, nous pouvons ajouter, de détestables siphons, ainsi que nous aurons l'occasion de nous en convaincre, en traitant des siphons en général.

Aussi, si jamais on avait à faire le choix d'un appareil dilueur, faudrait-il se décider pour celui qui se rapproche le plus, par sa construction, du siphon parfait et qui nous semble être le *dilueur Herscher* (fig. 84). Ce dilueur a, sur les autres appareils similaires, l'avantage d'emmagasiner peu de matières, d'avoir des angles arrondis qui permettent la circulation facile des matières et de pouvoir se raccorder avec un réservoir de chasse. Les matières arrivent, par la tubulure A, dans le réservoir C, où elles tombent dans le liquide que contient ce réserrvoi. Le trop-plein se déverse à l'égout par la branche B. Les branches d'arrivée et de sortie sont disposées de telle façon que le liquide fasse occlusion hydraulique et que les gaz ne puissent pas remonter à travers le tuyau de chute. La branche d'arrivée des matières se termine par une bride

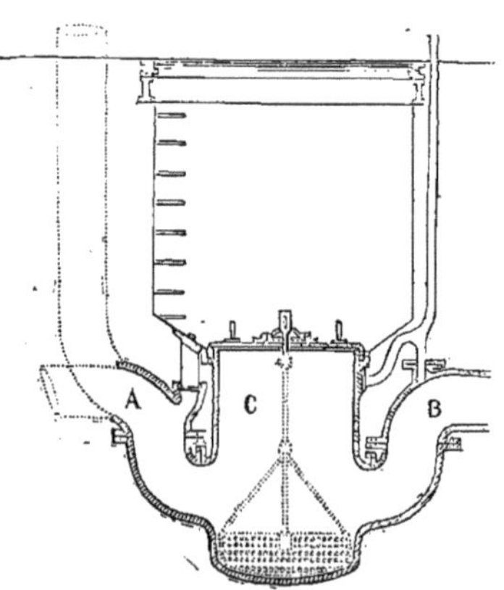

Fig. 84. — Dilueur Herscher.

horizontale sur lesquelles on peut fixer directement le tuyau de chute : on peut y adapter des coudes pouvant être orientés dans une direction quelconque : une tubulure de visite fermée par un tampon est ménagée sur cette branche d'arrivée. Dans le récipient même, un panier ramasse-boue retient les objets lourds et insolubles : la tige de ce panier traverse le couvercle qui est à joint hermétique. Le récipient porte une tubulure qui se raccorde avec un tuyau de ventilation. Enfin, lorsque cela est possible, la branche d'arrivée est munie d'une tubulure qui se raccorde avec un réservoir de chasse.

Le grand point est de faire passer le plus d'eau possible, à travers cet appareil, pour le laver le plus souvent et le plus à fond possible : aussi faut-il le mettre en communication avec le tuyau de descente des eaux pluviales : on est sûr ainsi que le contenu sera renouvelé intégralement, au moment des fortes averses et les jours de pluie persistante, ce qui est quelque chose. Le mieux sera toujours de se passer de tout appareil dilueur, comme d'un mécanisme inutile, souvent dangereux, encastré entre le tuyau de chute et l'égout.

E. Tout a l'égout. — L'ensemble du drainage domestique est représenté (fig. 85) par un conduit branché sur l'égout public et qui envoie des ramifications vers les divers points de la maison où il y a des matières liquides usées à évacuer. Ces matières tombent d'abord dans une sorte d'entonnoir que nous appelons l'*appareil récepteur*, d'où un tuyau vertical dit *tuyau de chute* ou de *descente* les conduit dans une des ramifications terminales de l'égout domestique. Entre l'appareil récepteur et le tuyau de chute, est interposé un *siphon* destiné à isoler l'atmosphère de la maison de toutes les sections de la canalisation. Enfin, tout à fait à l'origine des divers points du système, sont disposés les moteurs qui sont les *réservoirs de chasse*.

Nous avons donc à étudier les *réservoirs de chasse*, les *siphons*, les *appareils récepteurs pour les matières fécales*, les *urines*, les *eaux ménagères*, les *eaux de lavage*, les *eaux de toilette*; les *tuyaux de chute*, enfin la canalisation souterraine jusqu'à sa jonction avec l'égout public.

1° *Réservoirs de chasse*. — L'eau est l'âme même du système du tout à l'égout, c'est le premier élément dont il faille s'occuper, c'est le premier à créer, là où il n'existe pas. Une maison desservie par ce système peut être comparée à un moulin à eau, et le fonctionnement n'est possible qu'à la condition que l'eau ne fasse jamais défaut. Mais cela ne suffit pas : comme l'eau coûte cher, il faut lui faire rendre son maximum d'effet utile : pour continuer notre comparaison, nous dirons que la maison peut être assimilée à un moulin, à la période des basses eaux, alors que le courant normal n'est pas suffisant pour actionner le moteur. Dans ce cas, le meunier accumule soigneusement l'eau qui arrive dans un bief et l'utilise, au moment où la masse est suffisante, pour faire tourner la roue. De même, dans la maison, on ne fait pas passer directement l'eau de sa canalisation propre dans les appareils récepteurs : on commence par l'accumuler dans des réservoirs en quantité suffisante pour que, lancée dans les appareils, en un temps très

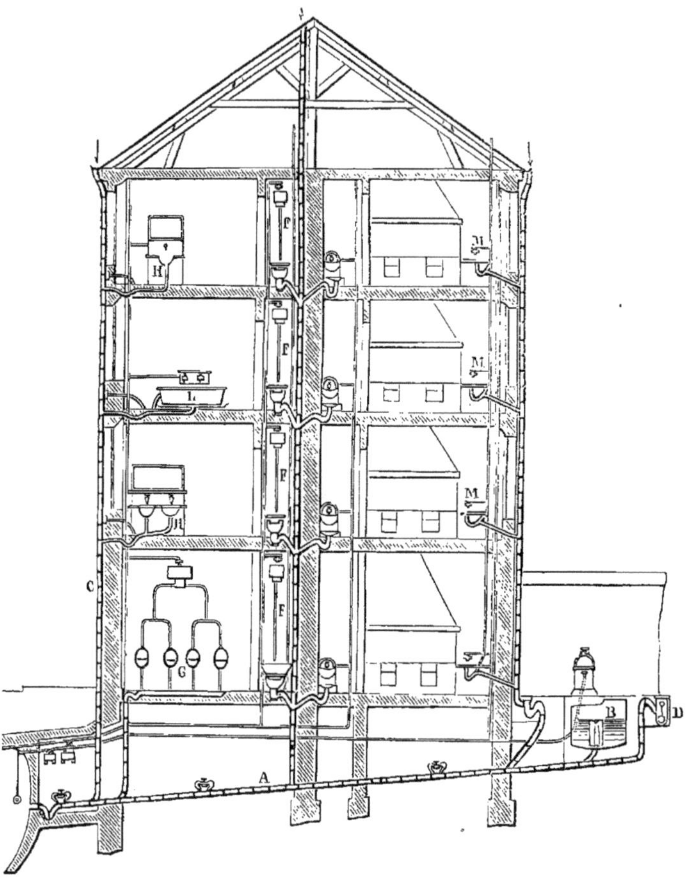

Fig. 85. — Coupe en élévation d'une maison desservie par le tout à l'égout.

court, elle y fasse progresser les matières qui y sont contenues : ces réservoirs sont les réservoirs de chasse.

Il y a deux espèces de réservoirs de chasse : ceux qui se vident d'eux-mêmes lorsqu'ils sont pleins et ceux que l'on vide au moyen d'un tirage : les premiers sont les réservoirs de chasse automatiques, les seconds, les réservoirs de chasse à tirage, dits encore petits réservoirs de chasse. Tous, aussi bien les premiers que les seconds, reposent sur le même principe, qui est une application de l'appareil de physique connu sous le nom de *vase de Tantale;* nous devons cependant faire une exception pour une certaine catégorie d'entre eux, qui se vident simplement par le jeu d'une vanne. Les réservoirs de la première catégorie sont tout simplement des siphons s'amorçant d'eux-mêmes, dès que l'eau a atteint dans le réservoir un niveau déterminé.

Un des points les plus importants dans un appareil de chasse à siphon est le procédé d'amorçage. Il est essentiel en effet que, dés le début, l'écoulement se fasse à pleine section, de manière à éviter le débit, en pure perte, d'une partie de l'eau contenue dans le réservoir, car l'eau n'agit que lorsqu'elle arrive avec une certaine masse et une certaine vitesse. Lorsque le réservoir est alimenté par un filet d'eau d'une section comparable au diamètre du siphon, l'amorçage peut s'obtenir sans difficulté; mais ce cas ne se présente à peu près jamais dans la pratique. Le plus souvent le réservoir est alimenté par un robinet à débit limité.

Dans ce dernier cas, l'eau du réservoir, lorsqu'elle a atteint le coude du siphon, commence à se déverser dans la longue branche, sans déterminer immédiatement l'écoulement à pleine section, c'est-à-dire sans amener le résultat à obtenir.

Prenons par exemple le plus simple des siphons et aussi le premier en date, celui de Rogers Field. Il se compose, comme tous les appareils similaires, d'un réservoir avec tuyau d'écoulement central, coiffé d'une cloche. Si l'eau arrive doucement, ou si le bord supérieur du tuyau d'écoulement n'est pas parfaitement horizontal, le déversement se fera, sans entraîner l'air qui est contenu dans la calotte supérieure de la cloche et l'amorçage n'aura pas lieu. Pour remédier à ces inconvénients, il a fallu recourir à des artifices déterminant l'amorçage, dans tous les cas, sans gaspillage d'eau.

Les principaux réservoirs de chasse automatiques sont ceux de Geneste et Herscher, de Doulton et d'Aimond.

Réservoir automatique Geneste et Herscher (fig. 86.) — Soit un siphon à cloche A. dont la longue branche B plonge dans un récipient formant retenue d'eau et est terminée par un orifice de sortie C.

Sur la longue branche, et en communication avec elle, est fixé un petit siphon d'amorçage P, constamment immergé.

Une petite ouverture est pratiquée en F, vers le haut de la cloche et un tube, placé sur le tuyau de sortie, facilite, après chaque chasse, le rétablissement de la pression atmosphérique dans la retenue d'eau.

A partir du moment où le niveau de l'eau aura dépassé, dans le réservoir, le point F, l'air, à la pression atmosphérique, contenu dans la longue branche va se comprimer et il se produira une dénivellation, d'une part, entre les niveaux C D et M N; d'autre part, entre les niveaux K et K'.

L'eau continuant à monter dans le réservoir, il arrivera un instant où le niveau K s'abaissera au niveau de l'extrémité inférieure du siphon d'amorçage.

A ce moment, l'air comprimé dans la longue branche s'échappera brusquement par le petit siphon, en chassant la colonne d'eau et reviendra forcément à la pression atmosphérique. Dès lors, le niveau de l'eau dans la cloche tendra immédiatement à remonter à la hauteur de l'eau

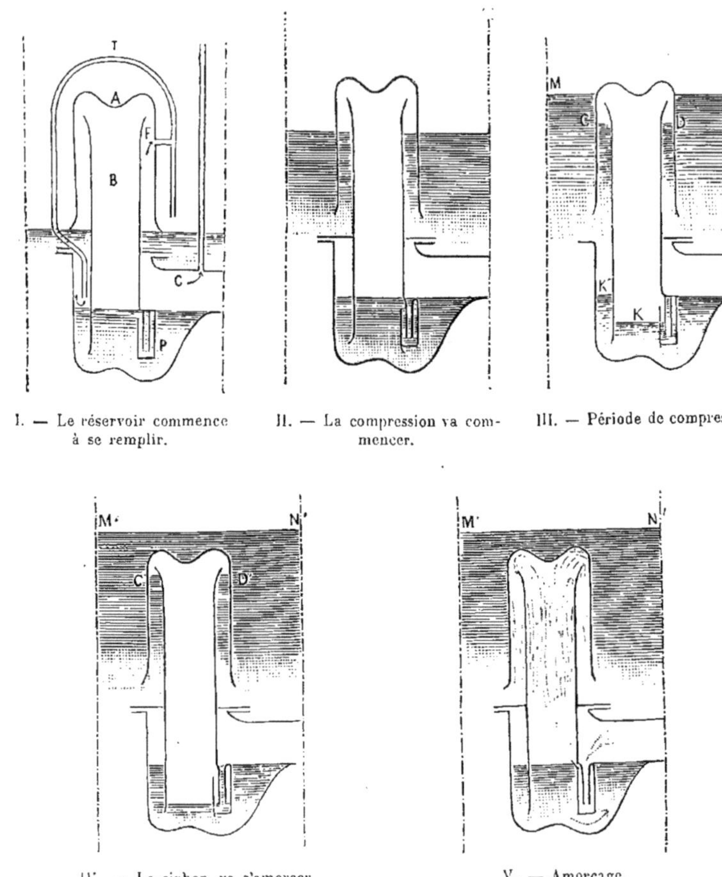

I. — Le réservoir commence à se remplir.

II. — La compression va commencer.

III. — Période de compression.

IV. — Le siphon va s'amorcer.

V. — Amorçage.

Fig. 86. — Tracé schématique des diverses phases d'amorçage du réservoir de chasse (système Geneste, Herscher et Casette).

dans le réservoir et déterminera ainsi l'amorçage instantané et automatique du siphon, lequel videra le réservoir, en projetant l'eau à pleine section par la conduite de départ.

Le réservoir se remplissant de nouveau, les choses se passent comme on vient de l'indiquer et une nouvelle chasse se produit quand l'eau a atteint le niveau convenable dans le réservoir, et ainsi de suite.

Le *réservoir automatique de Doulton* est muni d'un artifice d'amorçage analogue au précédent.

Réservoir automatique Aimond. — La figure 87 représente la coupe verticale de cet appareil. Les deux parties qui constituent un siphon à cloche ordinaire, savoir la branche ascendante et la branche descendante, sont dédoublées et formées chacune de deux cylindres concentriques CC-CC, d'une part, AA-AA, d'autre part. Supposons le réservoir au moment où il vient de se vider : il reste dans l'espace A C A une certaine quantité

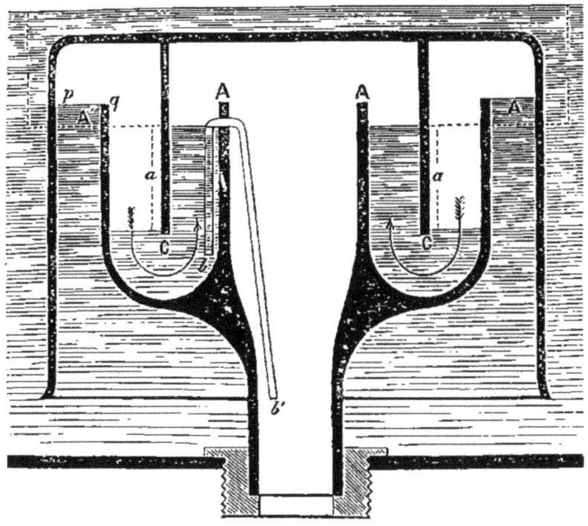

Fig. 87. — Réservoir de chasse automatique du système Aimond.

d'eau jusqu'en *a*. A mesure que le réservoir se remplit, l'eau monte dans la cloche et refoule l'air vers le haut de la cloche. Il en résulte qu'une masse d'air comprimé s'oppose au passage de l'eau du réservoir dans la branche descendante du siphon. A un certain niveau, marqué sur la figure, le petit siphon *b b'* s'amorce spontanément et enlève quelques tranches d'eau de la retenue C, ce qui permet à la masse d'air comprimé de s'échapper suivant le sens de la flèche. A ce moment l'eau en *p q*, qui n'est plus équilibrée par l'air suit le même chemin que ce dernier et l'amorçage se produit.

Les autres réservoirs de chasse automatique sont analogues à celui qui vient d'être décrit. Ce qui distingue ces appareils, c'est l'artifice employé pour assurer l'amorçage.

Les petits réservoirs de chasse sont, comme les réservoirs de chasse automatiques, basés sur le principe du vase de Tantale, ou bien ils fonctionnent au moyen de vannes qu'on lève pour obtenir l'écoulement. Ils sont nombreux, et en général bien construits; les plus connus sont ceux de Geneste et Herscher, Aimond, Hanoteaux, Doulton, Herbert et Le Breton. Les meilleurs sont les plus simples et ceux qui, tout en assurant un lavage parfait de la section de la canalisation en tête de laquelle ils se trouvent, consomment la plus faible quantité d'eau, et n'exposent à aucune déperdition par siphonage ou trop-plein. Pour la description des divers réservoirs de chasse nous renvoyons à un ouvrage spécial publié récemment par l'un de nous (1).

Siphons. — Ce sont des organismes destinés à rompre toute communication entre l'atmosphère de deux sections de canalisation qui se suivent. Naguère on demandait cette isolation à des valves sèches ou baignées d'une faible couche d'eau : l'expérience a démontré que ces valves n'opposaient qu'une barrière illusoire au passage des gaz, et on les a remplacées définitivement par l'occlusion hydraulique au moyen des siphons.

Il règne une certaine divergence au sujet de l'opportunité d'une occlusion quelconque entre les diverses sections de la canalisation. Les uns attachent à cette occlusion une importance de premier ordre ; les Anglais notamment sont les défenseurs convaincus de cette doctrine ; pour les autres, au contraire, les diverses sections de la canalisation doivent être construites et entretenues de telle façon qu'il ne s'y développe jamais d'odeurs mauvaises et qu'aucune d'entre elles ne puisse recevoir des gaz infects provenant de sa voisine. Entre les deux extrêmes il y a place pour la vérité. Sans doute, des conduits toujours bien lavés ne dégageront pas d'odeurs infectes ; mais il n'en est pas moins vrai que des matières organiques peuvent s'attacher momentanément aux parois, y fermenter et donner naissance à une certaine quantité de gaz ; cela est vrai notamment des conduits verticaux des tuyaux de chute. On peut donc dire que les siphons, sans répondre à des besoins sanitaires de premier ordre, sont des organismes utiles pour séparer l'atmosphère de la maison de l'origine de la canalisation et qu'ils ont leur place marquée à la sortie des appareils.

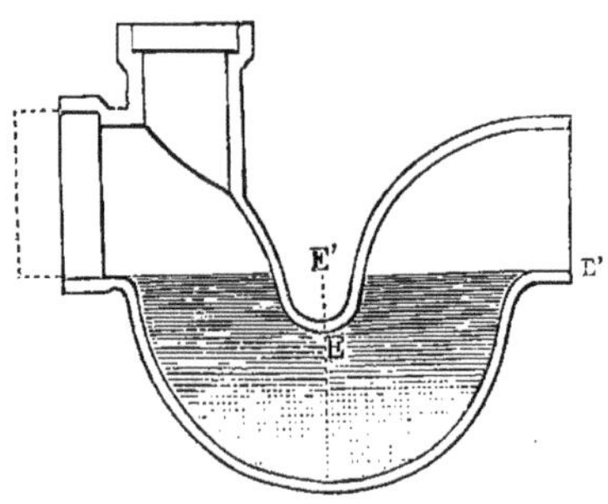

Fig. 88. — Siphon.

Les siphons ne sont autre chose qu'une inflexion en ꟿ du conduit d'évacuation (fig. 88). Leur construction est sujette à certaines règles. Ils ne doivent présenter aucune anfractuosité ni poche, où les matières puissent stagner ; ils doivent pouvoir être nettoyés à fond par les chasses d'eau ; ils ne doivent pas être trop grands, étant donné la capacité du réservoir de chasse qui les lave et celle de la conduite dans laquelle ils se vident. Enfin, et c'est là un des points les plus essentiels, la hauteur de la

(1) E. Richard, *Précis d'hygiène appliquée*. (Paris, 1890.

colonne d'eau que les gaz auraient à déplacer pour refluer à travers le siphon, doit être de 5 centimètres au moins ; cette hauteur s'appelle la *plongée* du siphon. Le coude supérieur du siphon doit être en communication avec l'air libre, pour s'opposer au phénomène du siphonage par lequel, sous l'influence de la succion opérée dans le tuyau de descente par la chute d'un certain volume d'eau au moment d'une chasse, le siphon se vide en entier, d'où suppression de l'occlusion hydraulique. Ajoutons que tout siphon doit porter une tubulure munie d'un opercule mobile, de manière à permettre de lever les obstructions qui viendrait à se produire.

Les siphons peuvent être faits en grès, en fonte ou en plomb. Ce dernier métal est réservé aux siphons de petit calibre, qui sont aujourd'hui construits avec une perfection qui ne pourra guère être dépassée. Quant aux siphons de grès, il y en a beaucoup de défectueux, en ce sens que la plongée, au lieu d'avoir la hauteur indiquée ci-dessus, est insuffisante ; on en trouve qui n'ont qu'une plongée de 1 à 2 centimètres, et d'autres qui n'ont pas de plongée du tout.

3° *Appareils récepteurs de matières fécales.* — Ces appareils sont placés dans des réduits spéciaux, qui sont les *cabinets d'aisances*. Pour beaucoup de personnes, peut-être pour la généralité du public, les cabinets d'aisances sont des réduits infects et insalubres, qu'il faut reléguer dans la partie la plus éloignée de la maison. C'est là une conception fausse qu'il faut abandonner. Le cabinet d'aisances ne doit être ni infect, ni insalubre ; il doit être installé et entretenu de telle façon qu'il puisse être placé, sans le moindre inconvénient pour la santé, à côté d'une chambre habitée : s'il était permis, au point de vue de l'hygiène, d'établir des degrés dans la propreté, nous dirions volontiers que le cabinet d'aisances doit être l'endroit la plus propre et le mieux tenu de toute la maison.

La première condition à remplir est un éclairage parfait de jour et de nuit. Lorsque le cabinet est mal éclairé, la propreté est difficile à maintenir et l'inspection est presque impossible. Une large fenêtre laissera pénétrer partout la lumière du jour; dès qu'il fera nuit, un bec de gaz ou une autre source de lumière, éclairera en plein toutes les parties du cabinet. Comme celui-ci est à occupation essentiellement intermittente, le gaz offrira de grands avantages, parce qu'on peut le laisser brûler en veilleuse, avec consommation presque nulle, pendant le temps où le cabinet est inoccupé.

Il faut que tous les points soient accessibles au nettoyage, qu'il n'y ait ni anfractuosités ni arrière-cavités. Les appareils ne doivent pas être enveloppés de chemises en bois ; ils sont simples, résistants et on n'a pas à craindre de détériorations intentionnelles; ils sont par eux-mêmes, tels qu'on les fabrique aujourd'hui, bien plus décoratifs que les enveloppes en bois qui servent en général à les masquer et qui, outre les appareils, masquent le plus souvent des souillures, des immondices et des plâtras, dont des ouvriers peu scrupuleux se sont débarrassés pendant la période d'installation. Lorsqu'au contraire les appareils sont à jour libre au milieu des cabinets, lorsque par tous les points ils sont accessibles à la surveillance et au nettoyage, il n'y a jamais à craindre aucune infraction durable à la propreté.

Les parois doivent être simples et imperméables, les angles arrondis, pour permettre des nettoyages complets. Nous ne pouvons entrer ici dans les détails de construction permettant d'assurer l'imperméabilité des surfaces. Disons simplement que le meilleur parquet sera celui en grès cérame vitrifié ; que les parois peuvent être revêtues de carreaux émaillés ou faits en briques émaillées; que certains enduits tels que le stuc à la fresque et certaines peintures, telles que les peintures à l'huile à base de zinc et surtout les peintures vernissées de la Société des gommes nouvelles, donnent des revêtements excellents.

Une aération permanente est nécessaire pour entraîner les gaz qui s'échappent au moment de la défécation. Cette ventilation est assurée le mieux par des vitres perforées qui occupent la partie supérieure du châssis des fenêtres. En cas d'insuffisance de ces orifices, on pourra faire partir, de l'un des angles supérieurs du cabinet, un conduit d'aération qui débouchera à la partie supérieure du toit. En plaçant un bec de gaz à la partie inférieure de ce conduit, on assure et on active le tirage, mais, ainsi que nous l'avons dit à propos de la ventilation, ce moyen d'aération est coûteux ; nous pouvons ajouter qu'heureusement, dans la plupart des cas, il est superflu avec les cabinets desservis par le tout à l'égout.

La condition essentielle pour avoir des cabinets hygiéniques est que les visiteurs respectent la propreté du local; ayant tout, il est de nécessité absolue qu'ils renoncent définitivement à la défécation accroupie. Dans cette posture, l'homme darde son jet d'urine en avant et inonde le parquet qui est ainsi constamment recouvert d'un liquide infect ; car, ainsi que le fait remarquer M. le professeur Vallin, c'est l'urine, plus encore que les matières fécales, qui est la cause des latrines mal tenues. Or l'urine est loin d'être indifférente, ainsi qu'on semble le croire en général, attendu qu'elle renferme au moins les 9/10 de l'azote excrété par les urines et les matières fécales réunies. On peut donc dire que, dès que les visiteurs ne veulent pas se soumettre à la défécation assise, la cause de l'hygiène est bien compromise. De toutes les objections qu'on oppose à ce mode de défécation aucune n'est fondée. La transmission des maladies vénériennes cutanées par cette voie, si tant est qu'elle soit sérieusement à craindre, peut être absolument évitée, si le visiteur a soin d'interposer son pantalon ou une feuille de papier, entre sa peau et le siège.

Il faut ensuite que le visiteur trouve toujours à sa portée du papier pour s'essuyer, autrement il maculera les murs. Dans les casernes anglaises et dans les hôpitaux militaires de Berlin, il est distribué régulièrement du papier de propreté aux hommes: cette coutume est excellente et on remarque que, partout où elle est suivie, le linge de corps se maintient plus longtemps propre, tandis que, dans les conditions contraires, il devient souvent et rapidement d'une saleté repoussante.

Le choix du papier de propreté n'est pas indifférent. En Angleterre ce papier est toujours du papier neuf et il va sans dire que c'est ce qu'il y a de plus désirable. De toutes façons, s'il avait servi à d'autres usages, il faut qu'il n'ait pas été contaminé par des germes pathogènes. Dans les cas douteux, il sera facile de placer le papier (journaux, vieux imprimés, etc.) dans une étuve à vapeur, à l'occasion d'une opération de désinfection, attendu qu'il est peu encombrant et supporte sans se détériorer le passage à l'étuve.

Il doit se trouver, dans tout cabinet, une disposition permettant à l'homme d'uriner debout : pour cela, il faut que tout cabinet soit garni d'une cuvette-urinoir, ou mieux encore que la cuvette servant à la défécation soit à siège relevé par un ressort et puisse servir également à la miction.

Il ne faut pas croire que la propreté soit impossible ni même difficile à obtenir dans les cabinets. Il suffit d'une surveillance constante, qui rectifie les infractions qui peuvent survenir. La propreté appelle la propreté, et lorsqu'un visiteur entrera dans des cabinets propres, il sera engagé à les respecter : au contraire, s'il les trouve souillés, il aggravera l'infection sans pitié ni remords. Nos mœurs, en France, sont sous ce rapport en infériorité vis-à-vis de certaines nations voisines, et ne fût-ce que par amour-propre national, même en dehors de toute considération d'hygiène, nous devons faire tous nos efforts pour accomplir une réforme réclamée autant par notre dignité que par notre santé.

L'ingénieur Belgrand a constaté à Paris que lorsqu'on affectait à chaque ménage d'ouvriers un cabinet avec effet d'eau, on obtenait des latrines tenues avec la même propreté que dans une maison bourgeoise, et pourtant on avait accusé ces ouvriers d'habitudes de malpropreté incurables! Bien plus, M. le Dr Bourneville a obtenu, à l'hospice de Bicêtre, dans la section des enfants idiots et épileptiques, des cabinets d'aisances tenus avec une propreté irréprochable. M. le médecin principal Charles Sarazin est parvenu, sans trop de difficultés, au Nouvel Hôpital de Bourges, à faire asseoir les hommes sur les sièges dans les latrines, où dès lors n'a cessé de régner la plus grande propreté. L'un de nous est arrivé, dans un service de malades au Val-de-Grâce, à faire fonctionner, sans la moindre souillure ni la moindre odeur, des latrines situées entre deux salles de malades. On arrivera au même résultat chaque fois qu'on le voudra : cela est affaire de surveillance et d'éducation.

Il faut surtout, ainsi que le recommande à juste titre M. Vallin, veiller à la *propreté sèche* : il faut bannir absolument des latrines ces lavages à grande eau qui ne sont indiqués que là où les hommes urinent sans soin devant eux. Toute l'hygiène des latrines peut se résumer en ces trois mots : propreté, sécheresse, aération. Avec le mode de défécation assis, cette propreté sèche est très aisée à obtenir : le parquet étant toujours respecté, il suffira de passer tous les matins, sur le sol, dans un rayon de un mètre autour de la cuvette, un linge imprégné d'eau, ou si l'on veut d'une solution phéniquée, pour laver les quelques gouttes d'urine qui, par mégarde ou accident, auraient été projetées en dehors de l'appareil.

Les appareils récepteurs des matières rendues au moment de la défécation sont composés de la *cuvette* et du *siphon*.

Les cuvettes fournies par l'industrie sont presque toutes faites d'après deux types principaux : le type conique et le type à retenue d'eau.

Dans le premier type (fig. 89) la cuvette a la forme d'un tronc de cône irrégulier dont la paroi postérieure se rapproche de la verticale de

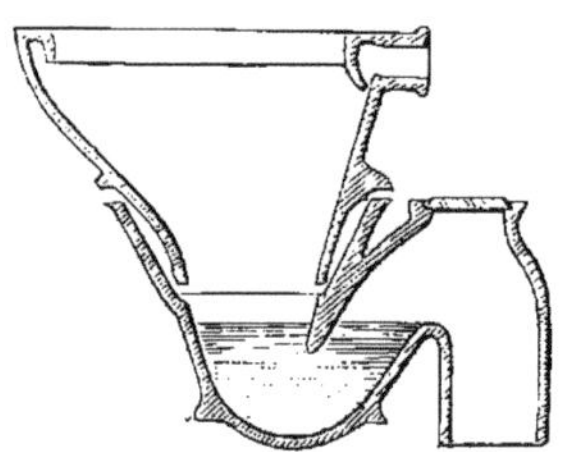

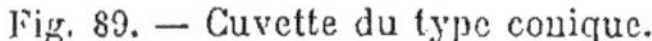

Fig. 89. — Cuvette du type conique.

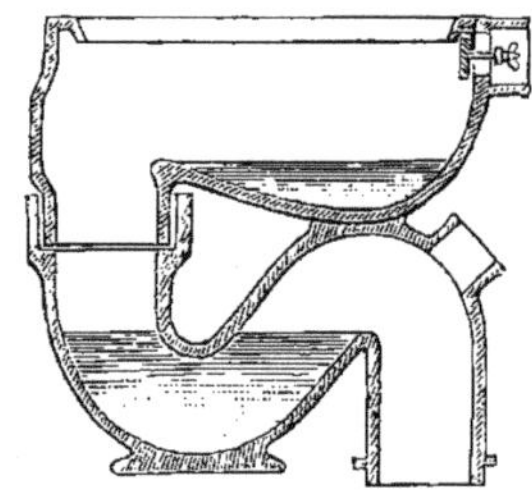

Fig. 90. — Cuvette à revenue d'eau.

manière que le bol fécal ne la touche pas dans sa chute. Le sommet du cône se raccorde avec le siphon.

Dans le second type (fig. 90) la cuvette a la forme d'un bassin dont le fond, très légèrement concave, peut retenir une couche d'eau de $0^{m},035$ de profondeur. C'est dans cette eau que tombe le bol fécal qui, aussitôt, s'humecte à la surface et perd la facilité d'adhérer aux parois de la cuvette.

Dans les deux types, le bord supérieur de la cuvette forme un bourrelet dans lequel est pratiquée une rainure qui distribue, sur toute la surface interne de la cuvette, l'eau provenant du réservoir de chasse et cette rainure communique en arrière avec un tuyau de plomb qui la raccorde à un réservoir. Ce tuyau a 4 centimètres de diamètre intérieur; il doit être vertical et présenter le moins de coudes possible, de façon que l'eau, en se brisant contre les coudes, ne perde pas une bonne partie de sa force vive. Pour qu'elle soit animée d'une vitesse suffisante, au moment où elle débouche dans la cuvette, il faut qu'il y ait, entre celle-ci et le réservoir de chasse, une différence de niveau de 2 mètres au moins.

Les cuvettes sont fabriquées en grès vernissé ainsi que les siphons qui les supportent : elles sont très solides et faciles à nettoyer. Le choix entre les deux types est à peu près indifférent : cependant les cuvettes à bassin ont l'avantage de demander des chasses d'eau d'un volume moindre; par contre elles coûtent environ 5 francs de plus que les autres.

Les cuvettes sont munies de petits réservoirs de chasse à tirage : des réservoirs de chasse automatiques ne conviendraient pas, parce que, si la chasse venait à se produire pendant que le visiteur occupe le siège, il pourrait être atteint par des rejaillisements désagréables. Mais le tirage simple n'est pas pratique partout, parce que des personnes peu soigneuses ou peu scrupuleuses, des enfants pourraient oublier de l'actionner ou pourraient tirer trop brutalement sur la chaîne et détériorer l'appareil. Pour éviter cet accident on a imaginé des tirages qui fonctionnent par l'intermédiaire du visiteur, mais en dehors de sa volonté. Le mouvement est imprimé au tirage soit par le dessus du siège, soit par la porte. Ainsi, dans le système Jennings, le dessus du siège est muni d'un contrepoids qui le ramène dans la position verticale, au moment où le visiteur se relève et ce mouvement détermine la chasse. Quand le tirage est actionné par la porte, il faut qu'il le soit à la sortie seulement du visiteur, parce que, s'il fonctionnait à l'entrée et à la sortie, la dépense d'eau serait doublée sans nécessité. Le système Geneste et Herscher et le système Aimond, pour ne parler que de ceux-là, réalisent bien cette condition. Dans le système Aimond, on obtient le tirage au moment de la sortie du visiteur, en supprimant, dans l'intérieur du cabinet, le bouton de la serrure et en le reportant sur la gâche qui est elle-même une serrure. Lorsqu'on ouvre la porte, pour sortir du cabinet, le pène de la gâche repousse le pène de la serrure et le même mouvement actionne le tirage du réservoir de chasse.

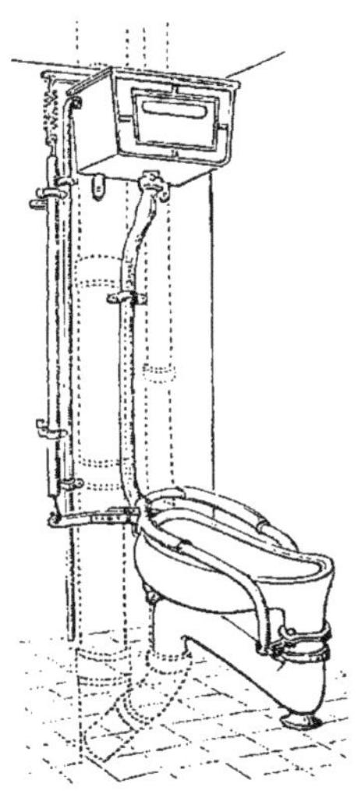

Fig. 91. — Siège muni d'un tirage actionné par le poids du visiteur (système Aimond).

M. Aimond a encore imaginé un mode de tirage qui est actionné par le poids du visiteur au moment où celui-ci quitte le dessus du siège. Celui-ci, en forme de bidet allongé (fig. 91), est mobile autour d'une charnière et relié au réservoir de chasse. Au moment où le visiteur arrive dans le cabinet, ce réservoir est rempli aux trois quarts : au moment où le visiteur s'assied, le robinet flotteur du réservoir se rouvre et ce dernier achève de se remplir. Lorsque le visiteur quitte le siège, l'amorçage se produit.

Les cuvettes de grès sont garnies de dessus de siège, parce que le contact du grès serait trop froid. Ces dessus de siège sont en bois ciré ou en ébonite : ils sont fixes ou mobiles.

Les dessus de siège fixes ont la forme du bourrelet supérieur de la cuvette sur laquelle ils se fixent, soit au moyen de ciment, soit par un mastic à base de caoutchouc.

Les dessus de sièges mobiles se composent d'une tablette évidée par le milieu qui tourne autour d'une charnière. De ces tablettes, les unes sont maintenues relevées constamment par un contrepoids, où par un ressort, les autres sont maintenues relevées ou abaissées à volonté. Notre préférence, est pour les premières, parce que la cuvette, toujours dégagée et accessible, peut servir de vidoir et d'urinoir. M. Doulton a, pour cette raison, donné à ces appareils le nom de « combinaison ».

Les cuvettes reposent, par leurs siphons, sur le parquet, qui peut être garni d'un terrasson en plomb auquel on donne une très légère pente, vers un orifice muni d'un tuyau qui débouche à l'extérieur, sur la rue ou sur une cour. Ce tuyau, dit « indique-fuite », reçoit les liquides qui, par suite de casse, d'obstruction, de manque d'étanchéité du joint entre la cuvette ou le siphon, se seraient échappés de l'appareil : on est ainsi averti immédiatement de toute fuite, et on peut y porter remède, sans que les matières fécales aient pu imprégner un point quelconque du bâtiment.

On peut aussi être averti des fuites, en donnant au parquet une très légère pente qui descend de la partie postérieure du cabinet vers la partie antérieure. Tout liquide extravasé apparaît alors instantanément à la partie antérieure et indique la nécessité d'une réparation.

Les appareils pour la défécation accroupie, au lieu d'être simples et parfaits comme ceux que nous avons appris à connaître, sont compliqués et toujours imparfaits, quoi qu'on fasse. En projetant les urines devant lui, l'homme commet une faute qu'il ne parvient à corriger qu'à force d'ingéniosité et à grands frais, car les installations deviennent tout de suite bien plus onéreuses.

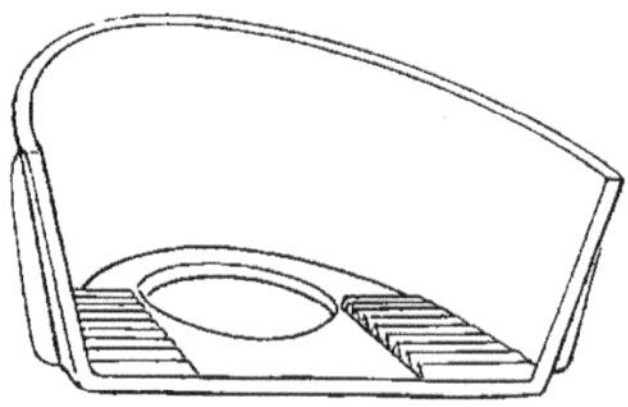

Fig. 92. — Coquille en grès vernissé, pour siège de cabinet d'aisance (d'après E. Richard).

Pour la défécation accroupie, on dispose au-dessus des cuvettes en grès, des coquilles en matière dure, inattaquable aux acides, comme le verre, le grès vernissé ou émaillé, la lave émaillée, etc. C'est toujours le grès vernissé qui remplit les meilleurs conditions de solidité et de bon marché. Ces coquilles (fig. 92) sont percées d'un trou correspondant à la cuvette ; des plaques cannelées indiquent la place des pieds. Les coquilles sont encastrées dans la paroi à laquelle elles sont rattachées par un mortier de ciment recouvert d'un enduit hydrofuge.

Pour recevoir les urines, on dispose, devant le siège, un terrasson à retenue d'eau, recouvert d'une grille à barreaux méplats en fer galvanisé. Ce réservoir aplati, très peu profond, est relié par un des côtés à un réservoir de chasse automatique qui balaye le contenu, à des périodes déterminées, ou bien l'eau y est renouvelée, d'une manière continue, par un robinet dont le débit se règle à volonté. Cette seconde pratique est inférieure à la première, les chasses sont plus efficaces tout en consommant moins d'eau, ainsi que nous aurons occasion de le faire remarquer, en parlant des urinoirs. Par le côté opposé, le contenu du terrasson se déverse à l'égout par l'intermédiaire d'un siphon. Ces terrassons sont en bois, en ardoise, en fonte émaillée ou en verre. Ces derniers portent des cannelures ou des saillies faisant corps avec le fond, ce qui dispense de la grille métallique.

La maison Geneste et Herscher construit un terrasson spécial, en fonte émaillée, qui se compose d'une cuvette à fond plat ayant à droite et à gauche des plans inclinés destinés à ramener l'eau et à la pousser vers l'orifice de sortie. Cet orifice est légèrement relevé, de manière à retenir dans la cuvette une hauteur d'eau de 20 à 25 centimètres. Devant l'orifice de sortie, une grille verticale, formée par des pointes venues de fonte empêche l'obstruction dudit orifice. Du côté opposé à la sortie de de l'eau, un canal percé de petits trous permet à l'eau d'arriver dans la cuvette. Ce canal est mis en communication avec un réservoir de chasse, qui sert en même temps pour le lavage de la cuvette. Une grille en fonte galvanisée recouvre l'appareil. L'emploi de la fonte émaillée semble justifié ici à titre d'exception, parce que la cuvette n'est pas exposée à des chocs et que l'urine y est toujours diluée dans une grande quantité d'eau.

Quoi qu'on fasse, les latrines à défécation accroupie ne doivent jamais être placées dans des maisons d'habitation, parce qu'elles donnent toujours lieu à des émanations gazeuses incommodes. Elles seront toujours installées dans des pavillons isolés, ou dans des bâtiments non habités. Les latrines banales des édifices publics, des gares de chemin de fer, etc., peuvent être à défécation accroupie, mais, nous le répétons, jamais ce système, plus que médiocre, ne devrait figurer dans les habitations privées.

4° *Urinoirs*. — Il existe trois types d'urinoirs : 1° ceux à plaque ; 2° ceux à auge ; 3° ceux à bassin.

L'*urinoir à plaque* se compose d'une plaque imperméable contre laquelle l'urine est projetée au moment de son émission ; elle coule le long de la plaque, tombe dans une rigole disposée au pied de celle-ci et s'écoule à l'égout, par un tuyau d'évacuation siphoné. Les plaques peuvent être planes ou demi-cylindriques ; l'essentiel est qu'elles soient imperméables et que les angles et les raccords soient à joints hermétiques. Ces plaques peuvent être en verre, en ébonite, en lave émaillée. Malheureusement, le verre subit des dilatations et des retraits qui sont incompatibles avec un bon jointoiement et qui exposent à des ruptures fréquentes. La lave émaillée et l'ébonite coûtent extrêmement cher. Aussi est-on obligé, pour la plupart des urinoirs, de revenir à un corps qui n'est pas imperméable, l'ardoise, mais qui a l'avantage de ne pas être très coûteux et de se prêter à un jointoiement absolument étanche. Pour que l'ardoise n'absorbe pas l'urine et ne donne pas lieu à des fermentations, il faut qu'elle n'ait jamais le temps de se sécher, par aucun de ses points. Ceci nous conduit à parler de l'entraînement de l'urine par l'eau. On peut disposer, à la partie supérieure de la plaque, un tuyau percé de petits trous par lesquels l'eau s'écoule en larmes le long de la plaque; mais, avec ce système, on a l'inconvénient que des trous se bouchent par des impuretés contenues dans l'eau, par des algues, et alors la plaque reste à sec et l'urine n'est plus entraînée et se putréfie. Il vaut mieux disposer, à la partie supérieure de la plaque, une augette avec un bord bien dressé par-dessus lequel l'eau se déverse ; mais, ici encore, le lavage est inégal et sujet à des dérangements. Le meilleur procédé consiste à disposer au-dessus de la plaque un réservoir de chasse automatique et à remplacer le lavage continu par le lavage intermittent, au moyen de chasses, bien autrement sûr et efficace.

Malgré tous les perfectionnements qu'on pourra y apporter, l'urinoir à plaque est un appareil médiocre qui ne doit figurer que dans un pavillon séparé, jamais dans un bâtiment habité, et il vaudra toujours mieux le remplacer par l'un des deux suivants.

L'*urinoir à auge* se compose d'une auge horizontale formée d'un caniveau de grès demi-cylindrique de 15 à 20 centimètres de diamètre. Cette auge est fixée dans une boîte en maçonnerie; il est important que son bord ne soit pas trop élevé, parce que l'urine serait projetée, non dans l'auge, mais contre la paroi antérieure du bâti : il faut que le bord ne soit pas plus élevé que le bord supérieur de la rotule des visiteurs les plus petits auxquels l'urinoir est destiné. Il est d'ailleurs indispensable de garnir la paroi antérieure du bâti de carreaux de grès vernissé, ou d'un revêtement imperméable qui permette de laver fréquemment les portions d'urine qui par mégarde ou négligence auraient été projetées contre elles. Le sol est revêtu de ciment et incliné en pente douce vers une rigole plate, formée de tuiles de grès émaillé, exactement jointoyées au ciment : cette rigole court le long du bord intérieur du bâti ; elle est lavée par un courant d'eau d'une manière continue ou intermittente.

Derrière et au-dessus de l'auge, est appliqué un revêtement imperméable de 40 centimètres de hauteur, destiné à protéger le mur contre les rejaillissements et les infiltrations d'urine.

L'auge est constamment pleine d'eau, laquelle arrive par l'une de ses extrémités, s'échappe par un tuyau de trop-plein disposé à l'autre extrémité, après avoir parcouru toute la longueur de l'auge et entraîne les urines avec elle. Ce tuyau de trop-plein communique avec l'égout dont il est séparé par un siphon.

On peut faire arriver l'eau d'une manière continue, au moyen d'un tuyau branché sur la canalisation et permettant de régler à volonté le débit. Il suffit d'entretenir un courant très faible, parce qu'il est ininterrompu et qu'on est toujours sûr d'entraîner intégralement la totalité de l'urine. Il est préférable de se servir d'un réservoir de chasse dont la capacité sera égale au volume que peut contenir l'auge. On peut, avec ce système, diminuer la consommation de l'eau, et, en cas de pénurie, la réduire à une quantité très faible, attendu qu'une chasse, toutes les deux et même toutes les trois heures, peut être suffisante et cela quel que soit le nombre des personnes faisant usage de l'urinoir. On peut même dire que plus ce nombre est élevé, mieux l'urinoir fonctionne, attendu que l'urine fraîche vient s'ajouter à l'eau pour renouveler le contenu de l'auge.

L'auge a un autre avantage très appréciable, c'est qu'elle peut, comme les cuvettes indépendantes, servir de vidoir, ce qui rend ce dernier appareil superflu : ainsi nous resterons fidèles à notre principe qui est de rendre les surfaces d'infection et les appareils récepteurs des eaux vannes aussi peu multipliés que possible.

L'*urinoir à bassin* se compose d'une cuvette en porcelaine dont l'ouverture est dirigée en avant et en haut. Il doit être fixé à une hauteur qui varie suivant la catégorie de sujets auxquels il est destiné. La plupart des cuvettes existant dans le commerce conviennent également. On devra pourtant accorder la préférence à celles qui présentent, à leur partie antérieure, une sorte de bec, parce que le visiteur peut, en écartant légèrement les jambes, se placer au-dessus de ce bec dans lequel seront reçues les gouttes d'urine tombant verticalement. Il existe également des cuvettes avec retenue d'eau formant occlusion hydraulique, ce qui est une bonne précaution, parce que, quoi qu'on fasse, le petit bout de tuyau de plomb qui conduit l'urine vers le siphon également en plomb d'où elle tombe dans le tuyau de chute, finit toujours par se tapisser d'une membrane qui donne naissance à quelques gaz. L'amorce du tuyau d'évacuation dans la cuvette est ordinairement en porcelaine ajourée, formant un petit grillage destiné à s'opposer au passage des objets volumineux qui pourraient obstruer le siphon ou le tuyau de plomb. Il faut que ce petit grillage soit toujours libre, parce que des corps étrangers, notamment du papier, venant à s'appliquer à sa surface, le passage est interrompu et la cuvette est exposée à déborder. La cuvette est en communication avec un petit réservoir de chasse automatique de 3 à 5 litres de capacité.

Au point de vue de l'hygiène, il est indiqué de ne pas multiplier inutilement les urinoirs; il faut éviter également de développer inutilement les surfaces que l'urine peut toucher : les séparations, notamment, nous semblent parfaitement inutiles et défavorables, parce qu'elles augmentent la surface d'infection,

F. Eaux ménagères. — *Éviers.* — Les éviers doivent, comme tous les appareils recepteurs pour les eaux usées, être formés de substances non poreuses et ne se laissant pas imprégner par les matières organiques. Ils sont faits, soit en une pierre dure d'une seule pièce, soit en ciment, soit, mieux, en grès vernissé. L'industrie fournit aujourd'hui de ces éviers en grès vernissé très solides et absolument imperméables. L'évier est solidement fixé dans une encognure; le support ne doit pas être en bois, mais en maçonnerie revêtue de carreaux émaillés. Le dessous de l'évier ne doit pas être fermé, autrement il devient un dépôt d'ordures et entretient l'humidité. La partie du mur qui surmonte l'évier doit être, sur une hauteur de 0m,40 au moins, protégée par un revêtement analogue facile à laver et destiné à empêcher les éclaboussures de s'infiltrer dans le mur. Toute espèce de menuiserie doit être proscrite du voisinage de l'évier. Celui-ci porte, en son point le plus déclive, un siphon de plomb qui se raccorde avec un tuyau également en plomb du même calibre, lequel est branché sur le tuyau de descente des eaux pluviales. Ce branchement ne doit pas faire avec la verticale un angle de plus de 15 degrés, autrement la pente serait insuffisante (fig. 93). Une grille ferme l'accès du siphon aux débris de légumes et aux corps volumineux.

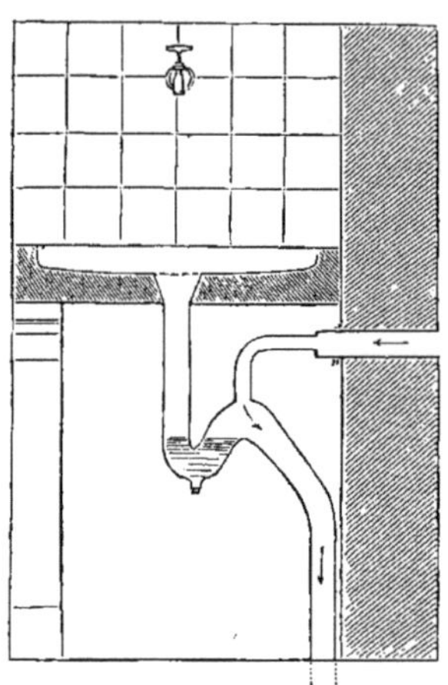

Fig. 93. — Évier avec tuyau de vidange siphonné et ventilé (d'après E. Richard).

La graisse contenue dans les eaux ménagères peut se figer pendant la descente et adhérer aux parois des canaux qu'elle encrasse et finit par obstruer; l'adhérence de cette couche de graisse est telle qu'aucune chasse ne suffit pour la détacher. Toutefois, lorsque les eaux n'en sont que peu chargées, comme cela arrive dans les cuisines ordinaires, on peut éviter les engorgements, en lançant dans le siphon, après chaque usage, de l'eau chaude ou mieux une lessive chaude de soude ou de cendres de bois : cette précaution est particulièrement à recommander pour la saison froide. Mais, si elle suffit pour les cas ordinaires, on ne saurait pas s'en contenter pour les maisons dont les eaux ménagères sont fortement chargées de graisse; tels sont les restaurants, les triperies, etc. Dans ces cas on emploie, et les règlements de certaines municipalités l'imposent, des appareils destinés à figer et à retenir les graisses à leur passage.

Ces trappes à graisse font en général corps avec un évier en fonte émaillée : elles se composent d'un cylindre en tôle, à enveloppe, avec circulation d'eau froide; la grille de l'évier forme le couvercle du cylindre intérieur et sert de support à une cloche en tôle de cuivre, descendant presque jusqu'au bas du vide intérieur. Le tuyau de décharge part du voisinage du fond du cylindre, puis se recourbe pour former occlusion hydraulique.

Lorsque les eaux grasses arrivent dans le cylindre intérieur, elles se refroidissent en contact de l'enveloppe : les graisses se figent et viennent s'accumuler dans la cloche : quant à l'eau ainsi dégraissée elle s'écoule à l'égout par le tuyau de décharge.

Pour extraire la graisse accumulée sous la cloche on enlève celle-ci avec la grille. Enfin un tampon à vis, formant le fond du cylindre, permet de vider l'appareil et de nettoyer facilement l'intérieur.

2° *Vidoirs.* — Des vidoirs spéciaux, pour les eaux ménagères et les eaux de toilette, ne sont pas utiles en général dans les maisons particulières desservies par le tout à l'égout, surtout dans les petits logements. En effet la cuvette des cabinets d'aisances est le meilleur des vidoirs : il y a, ainsi que nous avons déjà eu occasion de le dire, tout avantage à faire passer par une cuvette ou un appareil récepteur quelconque, le plus d'eau possible. Plus la circulation est active dans une section donnée de la canalisation et plus cette section aura de chances d'être toujours nette et exempte d'odeurs. Le proverbe qui dit : « La clef dont on se sert habituellement est toujours neuve », trouve son application ici. Mais il est important que toute cuvette destinée à servir normalement de vidoir, ait son dessus de siège toujours relevé par un ressort ou un contrepoids : autrement il pourrait arriver que la personne chargée de vider les eaux sales, négligeât de relever le dessus du siège, le souillât et forçât les visiteurs qui viendraient après à monter sur le siège. On risquerait de créer ainsi une situation des plus insalubres.

Dans les logements qui ont une certaine importance, dans ceux où il y a des fosses fixes ou mobiles ne pouvant pas recevoir les eaux de toilette et autres, il est nécessaire de ménager, pour celles-ci, des appareils récepteurs spéciaux qui doivent remplir certaines conditions. Nous ne citerons que pour les condamner les appareils dits *plombs*, qui sont encore en usage dans beaucoup de maisons et qui réunissent tous les défauts imaginables. Il n'est peut être aucun autre appareil d'évacuation dans la construction duquel les plombiers aient commis plus de fautes; manque d'étanchéité, manque de surface lisse, manque d'un organe intercepteur, tout est réuni. Mais passons. Le vidoir, tel que nous le comprenons, est une cuvette en porcelaine ou en grès vernissé, munie d'un siphon en plomb et d'un tuyau d'évacuation également en plomb, branché sur le tuyau de descente des eaux pluviales. L'appareil peut être placé extérieurement ou intérieurement au bâtiment; peu importe, l'essentiel c'est qu'il soit d'un accès facile, de manière que les eaux ne soient pas déversées à côté. Un grillage placé à l'origine du siphon, au fond de la cuvette, est destiné à retenir les corps volumineux, susceptibles de faire obstruction. Pour assurer le bon fonctionnement du système et éviter le dégagement des mauvaises odeurs, on peut faire des chasses journalières, soit en déversant dans le vidoir un ou deux brocs d'eau propre, soit, en disposant, à 2 mètres au-dessus de la cuvette, un petit réservoir de chasse à tirage ou mieux automatique. Des vidoirs communs à plusieurs ménages et placés sur le palier, ne sont pas plus à recommander que les cabinets d'aisances communs. Il vaut mieux ne pas partager les responsabilités et doter chaque famille d'un vidoir à la propreté et à l'entretien duquel elle sera directement et uniquement intéressée.

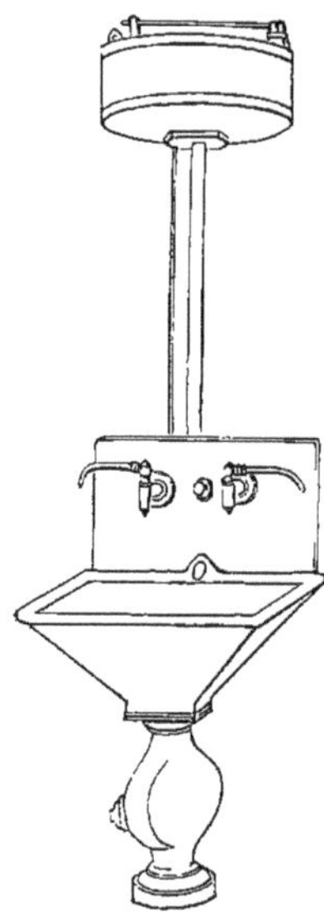

Fig. 94. — Vidoir, système Flicoteaux (d'après E. Richard).

La maison Flicoteaux construit des vidoirs de toutes les dimensions qui remplissent très bien les condition indiquées et qui conviennent pour toute espèce d'installation. Ils se composent d'une cuvette en grès, en forme de pyramide quadrangulaire à base tournée vers le haut : cette cuvette est d'un seul morceau et munie inférieurement d'un tuyau de décharge siphoné. La figure 94 montre un de ces vidoirs auquel est annexé un réservoir de chasse.

3° *Cabinet de bains.* — Ces cabinets doivent êtres spacieux; ils doivent cuber au moins 25 mètres et avoir au minimum 3 mètres de hauteur. Ils doivent être bien éclairés, bien ventilés, de manière que les buées et les vapeurs d'eau soient constamment entraînées. Les parois doivent présenter partout des surfaces lisses, imperméables et susceptibles d'être lavées à grande eau. Les carreaux de faïence émaillée, ou de grès vernissé, ou encore mieux de grès cérame, conviennent très bien pour le revêtement des murs : le grès cérame ou le ciment conviennent pour le parquet. Celui-ci doit avoir, en un point quelconque, une ouverture d'évacuation pour les eaux de lavage : dans cette ouverture, on encastre un petit siphon de cour en grès, qui se continue par un tuyau de décharge débouchant à l'air libre et pouvant servir d'indique-fuite.

L'alimentation de la baignoire doit se faire par le haut, jamais par dessous ou par côté. Quelquefois on fait arriver l'eau par le fond de la baignoire, de manière qu'une même ouverture serve à l'alimenta- et à la décharge. Cette disposition est mauvaise, parce qu'il pourrait en résulter, dans certains cas, des rentrées d'eau sale ou savonneuse, dans les canaux de distribution de l'eau, et elle est à proscrire absolument.

La quantité d'eau chaude nécessaire pour un bain est d'environ 180 litres : elle est amenée à la température voulue, dans une petite chaudière spéciale,placée à côté de la baignoire et chauffée par un foyer au charbon, au coke ou par la flamme du gaz. Cette eau est amenée, par un tuyau branché sur la chaudière, à un robinet spécial placé au-dessus de la baignoire. D'autres fois, l'eau est chauffée par un foyer latéral dont la chaudière est mise en communication avec la baignoire par deux tuyaux un supérieur et un inférieur : il s'établit, en vertu de la différence de température, une circulation continue dans ce thermo-siphon. On peut aussi chauffer l'eau au moyen d'un foyer portatif qui est immergé dans la baignoire même, pendant le temps voulu. D'autres fois enfin, l'eau en pression provenant directement de la distribution, traverse un bouilleur ou un serpentin placé au-dessus d'un foyer dans une salle voisine. Ce dernier procédé est particulièrement avantageux, lorsqu'on utilise, pour le chauffage, les gaz perdus du fourneau de la cuisine, ce qui permet, en outre, d'établir une circulation d'eau chaude dans d'autre parties de la maison, tels que les cabinets de toilette, les buanderies, les offices.

L'orifice d'évacuation de la baignoire est placé sur le fond : il est fermé, soit par une bonde rodée retenue par une chaînette, soit par un large robinet : il doit, ainsi que le tuyau de vidange, avoir un calibre assez fort pour que l'écoulement se fasse énergiquement et détermine une véritable chasse qui contribue au lavage de la canalisation. Un tuyau de trop-plein prévient tout débordement de la baignoire et limite la montée de l'eau à un niveau donné. Ce trop-plein se greffe sur le tuyau de vidange : immédiatement au delà, ce dernier porte une inflexion siphoïde et enfin il aboutit au tuyau de descente des eaux pluviales.

Il est à recommander de munir chaque baignoire d'une douche en pluie qui permette de distribuer des bains par aspersion, à un grand nombre de personnes, avec une faible dépense d'eau, ce qui peut être précieux dans les cas où on est limité pour la consommation.

L'installation des salles de bains dans les maisons privées est d'un usage général en Angleterre; chez nous cette habitude commence à se répandre; mais c'est encore un luxe réservé aux classes privilégiées et qui constitue l'exception. Malheureusement l'exiguïté des appartements ne permet pas d'espérer de longtemps l'amélioration de cette situation : le remède est dans la création de nombreux établissements publics, confortablement installés, et distribuant des bains à bon marché.

A cette condition, le public aura vite appris le chemins de ces établissements.

4° *Lavabos.* — Les lavabos sont de modèles très différents : on peut dire d'eux, comme des appareils pour cabinets d'aisances, que les plus simples sont les meilleurs. La figure 95 empruntée à Bechmann (*Salubrité urbaine*, p. 473) représente un lavabo type, tel que nous le concevons.

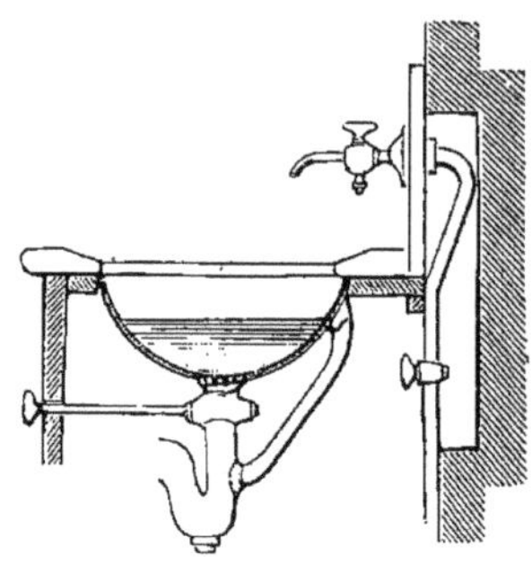

Fig. 95. — Lavabo (d'après Bechmann).

Le robinet d'alimentation est à une certaine hauteur au-dessus de la cuvette, car lorsqu'on le place sur le bord même de la cuvette, comme cela se voit souvent, il devient impossible de l'utiliser pour le remplissage d'un vase mobile quelconque. Le robinet doit être placé à portée de la main et son jet doit se diriger exactement vers le centre de la cuvette. Celle-ci est libre, accessible par conséquent partout à l'inspection et au nettoyage; de plus elle est fixe; il faut rejeter les lavabos formés d'une caisse fermée, au milieu de laquelle bascule une cuvette hémisphérique, parce que cette caisse, qui reçoit et écoule les eaux sales n'est pas facile à atteindre pour la nettoyer et devient le point de départ d'odeurs infectes.

Le départ de l'eau se fait par le fond, au moyen d'une soupape qui se manœuvre par l'intermédiaire d'un bouton. Ce mode d'occlusion est préférable à celui de la bonde rodée retenue par une chaînette. Le tuyau de décharge qui est en plomb, porte un petit siphon de même métal, muni d'un regard pour lever les obstructions et, autant que possible, d'un tuyau d'aération débouchant à l'intérieur. Un trop-plein, branché sur le tuyau de décharge, en amont du siphon, prévient les débordements.

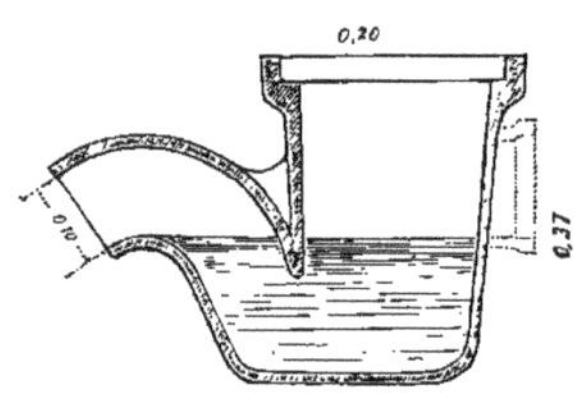

Fig. 96. — Moyen siphon de cour en grès (d'après E. Richard).

Le mur, au-dessus de la cuvette, est protégé par un revêtement de carreaux émaillés.

Les eaux de lavage des parquets, des cuisines, buanderies, etc., les eaux de lavage et les eaux pluviales des cours tombent dans des appareils récepteurs appelés siphons de cours. Pour cela, on donne aux surfaces correspondantes, une pente doucement inclinée, le siphon se trouvant naturellement à la partie la plus déclive. Ces siphons sont en grès ou en fonte, ils se composent d'une cuvette (fig. 96), qui déverse son trop-plein dans un tuyau de décharge en poterie branché sur l'égout domestique : les conditions de plongée d'un bon siphon sont requises ici. L'appareil est muni d'une grille, pour empêcher l'accès des corps volumineux. Il faut enlever ces grilles périodiquement, au moins tous les huit jours, pour procéder à un nettoyage radical de la cuvette.

Les divers appareils récepteurs qui ont été décrits se raccordent, avec les tuyaux de descente, au moyen de branchements en plomb de petit calibre qui doivent avoir une forte pente : le règlement de la ville de Paris, du 10 novembre 1886, spécifie que les branchements des cabinets d'aisances, ainsi que les chutes, ne peuvent être placés sous un angle supérieur à 45 degrés avec la verticale.

G. Tuyaux de chute. — Ainsi qu'on l'a vu, par ce qui précède, les tuyaux de descente sont de deux espèces : les uns sont réservés aux matières fécales et aux urines ; les autres sont communs aux eaux pluviales et aux eaux des éviers, baignoires, lavabos, etc. Les uns et les autres doivent être placés extérieurement au bâtiment et très accessibles à l'inspection et au nettoyage. On les dissimule par un ornement architectural quelconque; il faut que cet ornement soit mobile. Naguère, on croyait que plus les tuyaux de descente étaient larges, mieux ils remplissaient leur but. C'était là une erreur dont on est revenu depuis. Le règlement visé ci-dessus stipule que « les conduites d'eaux ménagères, les conduites d'eaux pluviales et les tuyaux de chute destinés aux matières de vidanges, ne pourront avoir un diamètre inférieur à $0^{m},08$ et supérieur à $0^{m},16$. En Angleterre on ne dépasse pas le calibre de $0^{m},12$ et on a vu, d'autre part, des tuyaux de chute de $0^{m},06$ fonctionner durant des années sans aucune obstruction : il faut en effet se rendre compte que, plus le calibre d'un tuyau est faible, plus il sera nettoyé intégralement à chaque chasse.

Les tuyaux de poterie vernissée qui sont d'un emploi si avantageux pour la canalisation souterraine, ne conviennent pas pour les tuyaux de chute, parce que leurs joints exposés à l'ar libre et à la dessiccation ne seraient pas suffisamment étanches. Le zinc est également impropre pour les tuyaux de chute, parce qu'il se corrode trop facilement et ne présenterait aucune garantie de durée. Aujourd'hui il est admis que les tuyaux de chute doivent être fabriqués soit en plomb, soit en fonte.

1° *Tuyaux de chute des cabinets d'aisances.* — Les meilleurs de beaucoup sont ceux en plomb, étirés à la presse hydraulique : ce métal ne s'oxyde pas et est très peu attaqué par l'urine ; il est très ductile et se laisse étirer par bouts de 2 mètres et plus encore. Cette dernière propriété est des précieuses, parce qu'elle diminue le nombre des joints; or on sait que, dans toute canalisation, les joints constituent le point faible. De plus, les tuyaux de plomb se prêtent bien à toutes les inflexions qu'on veut leur faire subir et aux réparations : leur surface est très lisse et les matières y glissent facilement sans avoir de tendance à y adhérer. Il est reconnu aujourd'hui, que lorsqu'on donne à ces tuyaux une épaisseur suffisante, de 3 à 4 millimètres, et lorsque les soudures sont soignées, on peut compter sur une durée presque illimitée. On trouve de ces canaux en plomb qui, après de nombreuses années d'usage, ont conservé toute leur intégrité. Grâce aux progrès que fait la plomberie en France, sous l'impulsion persévérante et éclairée de M. L. Masson, on peut espérer que, bientôt, on saura travailler le plomb, chez nous, avec la même perfection qu'en Angleterre.

Les tuyaux de chute des cabinets d'aisances ne doivent pas être faits en fonte nue, parce que les produits de la décomposition de l'urine attaqueraient rapidement ce métal, qui serait détruit extérieusement par l'oxydation due à l'humidité. Par contre, on peut employer les tuyaux de fonte protégés par une couche isolante quelconque. La maison Scellier, de Voujaucourt (Doubs), produit des tuyaux de fonte, émaillés à l'intérieur et peints à l'extérieur, qui feraient un excellent usage. La maison Flicoteaux, de Paris, se sert de tuyaux de fonte inoxydés par le procédé Barff et Bower, qui sont absolument inattaquables aux matières de vidanges; ces tuyaux sont raccordés entre eux par un joint en plomb très serré et parfaitement étanche.

Les tuyaux de chute des cabinets d'aisances doivent être prolongés jusqu'au faîtage du toit au-dessus duquel ils s'ouvrent librement. Comme l'air peut pénétrer par les boîtes d'aérage dont sont munis les siphons placés sous les cuvettes, il en résulte une circulation continue de cet air à travers les tuyaux, et toujours dans le même sens, c'est-à-dire dans la direction du toit. Comme toutes les sections des tuyaux sont constamment lavées à fond, il en résulte que l'air qui s'échappe par-dessus les toits, non seulement ne peut entraîner aucun germe, mais n'a aucune odeur. Pour activer la circulation, ou plutôt pour empêcher le courant de se renverser, on coiffe le sommet libre du tuyau d'une mitre fixe ou mobile.

Les tuyaux de descente des eaux pluviales reçoivent toutes les eaux ménagères, quelle que soit leur nature et leur provenance. Comme ces eaux sont beaucoup moins souillées que les liquides de vidanges, on peut prendre à l'égard des tuyaux de descente, des précautions moins sévères. Ainsi on peut, sans inconvénient, exagérer un peu le calibre, qui peut être porté jusqu'à 16 centimètres de diamètre; on peut également employer des tuyaux de fonte peints extérieurement; les joints sont faits à la céruse. Ces tuyaux de descente sont ouverts à leurs deux extrémités. Par leur extrémité inférieure, ils déversent librement leur contenu dans un siphon de cour qui le porte à l'égout domestique.

Pour contrôler l'étanchéité des conduits de descente et de leur branchements, on peut se servir de plusieurs moyens.

Le plus simple consiste à jeter dans leur intérieur des tubes minces en verre remplis d'essence de menthe et soudés à la lampe : le tube se brise en tombant, et. s'il y a quelque maljoint ou quelque fuite, on en est averti par l'odeur de menthe.

On peut employer un appareil dit *asphyxiator*, au moyen duquel on refoule, dans la canalisation hermétiquement bouchée, une épaisse fumée obtenue en faisant brûler du foin humide dans une boîte bien close. S'il existe un défaut en un point quelconque, il se révèle par l'issue d'un jet de fumée.

L'épreuve la plus concluante est celle par l'eau. Elle consiste à remplir d'eau le tuyau de descente et ses branchements, après avoir fermé le bout inférieur et l'orifice de tous les branchements. Pour peu qu'il y ait une fuite ou un maljoint, on voit le plan d'eau s'abaisser plus ou moins lentement.

Nous prenons à présent les eaux, au bas des tuyaux de chute, pour les conduire à l'égout public par l'intermédiaire de l'*égout domestique*.

G. Égout domestique. — Il est de règle aujourd'hui que les eaux vannes doivent être évacuées par une canalisation souterraine, contrairement à la pratique presque généralement suivie jusqu'ici de l'évacuation par des rigoles à ciel ouvert. Cette dernière a de très nombreux inconvénients; les caniveaux à ciel ouvert sont rarement étanches, ou du moins il est difficile de les maintenir intacts, les chances de bris étant trop nombreuses. De plus les hommes, les animaux domestiques, les insectes disséminent, chacun à sa manière et à qui mieux mieux, les eaux vannes qui circulent à fleur de terre : les hommes les emportent avec leurs chaussures dans l'intérieur de la maison, les animaux y piétinent et les répandent sur le sol environnant, les insectes y souillent leurs organes et vont se poser ensuite sur les habitants ou sur les aliments. De plus, le passage des voitures ébranle les caniveaux et occasionne des éclaboussures : en temps de gelée, le courant est interrompu et les eaux sales s'étalent sur le sol environnant pour s'y infiltrer au moment du dégel. Pour ces raisons, auxquelles on pourrait en ajouter d'autres, notamment le dégagement des mauvaises odeurs, il est indispensable de faire prendre aux eaux usées la voie souterraine.

L'ensemble de l'égout domestique se compose d'une conduite maîtresse qui va rejoindre l'égout public au droit du mur de façade et qui envoie, par son extrémité opposée, des ramifications vers chaque tuyau de descente ou chaque siphon de cour. Le tracé de cet égout est très simple; il est imposé par la configuration du terrain et la disposition des bâtiments. Sa profondeur est commandée par celle de l'égout public au droit de la maison; aussi est-il à souhaiter que partout l'égout public ait une profondeur assez grande pour que toutes les eaux usées de la maison puissent y être conduites par leur propre poids et ne soient pas exposées à séjourner en contre-bas.

Il faut donner à l'égout domestique la section la plus faible compatible avec une évacuation intégrale des eaux, au moment des plus fortes averses. Une canalisation en poterie, dont la conduite maîtresse aura une section de 15 à 25 centimètres, sera suffisante dans presque tous les cas ; elle a le double avantage de se laver très facilement dans son entier, à chaque chasse, et de coûter quatre à cinq fois moins cher qu'un égout maçonné. On peut faire des canalisations en ciment, à la condition de ne pas leur donner une section exagérée. Il est inutile de faire passer ces canalisations de faible diamètre par des branchements particuliers sous trottoir qui coûtent très cher et ne sont d'aucune utilité. Sous ce rapport, le règlement de la ville de Paris impose aux propriétaires des dépenses non motivées.

A chaque changement de direction, la canalisation porte un regard qui se compose d'un puits en maçonnerie assez large pour qu'un homme puisse y descendre : les crampons sont scellés, dans un angle ou sur la paroi, pour la descente et la montée. Le fond est constitué par l'égout, qui est réduit ici à un demi-canal où les eaux circulent à découvert. Le bord supérieur de ce demi-canal est relié aux parois du puits par un plan doucement incliné en ciment. Les deux parois portent chacune une conduite d'aération qui débouche à l'air libre, où elle est fermée par une grille. Quant au regard même, il est fermé par une trappe de fer.

Sur la conduite maîtresse, avant sa sortie de la maison, est fixée une inflexion siphoïde qui est destinée à rompre toute communication directe entre l'air de la maison et celui de l'égout. Ce siphon est en général en grès ; il est muni d'une tubulure de visite avec fermeture étanche placée en amont du siphon.

Il ne suffit pas qu'une maison soit installée suivant toutes les règles de l'hygiène, il faut encore qu'elle soit entretenue en bon état ; il faut notamment que le mécanisme destiné à l'évacuation des matières nocives soit toujours intact ; les canaux qui le composent doivent toujours permettre la libre circulation de ces matières vers l'égout et les empêcher de s'infiltrer dans les matériaux de construction et dans l'intérieur de la maison. Il faut, en d'autres termes, que ces canaux aient toujours leur parois parfaitement intactes et que l'on pare immédiatement à toute obstruction qui viendrait à se produire. Cela est affaire de surveillance et de soins qui, sans être minutieux, nécessitent une connaissance exacte de l'ensemble et des détails du mécanisme. Il faut, lorsqu'une obstruction vient à se produire, qu'elle soit reconnue et signalée aussitôt ; on doit chercher à désobstruer en retirant l'obstacle et non pas, comme cela arrive trop souvent, à refouler le bouchon plus loin, ce qui ne fait que déplacer mais non lever l'obstacle ; il faut encore moins, par des manœuvres brutales, briser les canaux et les siphons.

Il est recommandé de veiller périodiquement à l'entretien de toutes les sections de l'égout domestique, suivant un plan méthodique. Voici ce plan, tel qu'il est prescrit aux habitants des maisons de Londres.

Soins hebdomadaires. — Nettoyer et laver les siphons de cour et le siphon qui fait la disconnexion entre l'égout domestique et l'égout public. Visiter les réservoirs de chasse, les cuvettes, les siphons et tout le mécanisme des cabinets d'aisances, pour s'assurer que le tout fonctionne bien.

Soins mensuels. — Passer l'inspection des regards placés sur le trajet de la canalisation, nettoyer ces regards et s'assurer que leurs trappes jouent et ferment bien.

Soins trimestriels. — Laver les canalisations au moyen de fortes chasses d'eau, pour les rendre aussi nettes qu'elles l'étaient au premier jour où elles ont été mises en service. Nettoyer et laver tous les réservoirs; vérifier le fonctionnement de leurs soupapes et de leurs flotteurs.

Soins annuels. — Lessiver et repeindre, au moins à une couche à l'huile, les grilles des siphons de cour, les grilles des prises d'air et les trappes de fermeture des regards. Se rendre compte de l'état et du fonctionnement de la distribution d'eau.

Au cas où les habitants s'absentent momentanément, ils doivent nettoyer d'abord à fond tous les appareils récepteurs et leurs siphons et remplir d'eau tous les siphons; car, lorsqu'un appartement reste inhabité pendant plusieurs semaines ou plusieurs mois, l'eau des siphons s'évapore et l'occlusion hydraulique est rompue, au détriment des autres habitants de la maison. On peut se prémunir contre cet accident, en laissant en fonction des réservoirs de chasse automatique, ou en alimentant les siphons par un écoulement d'eau extrêmement faible, mais ininterrompu, qui leur restituerait sans cesse l'eau enlevée par l'évaporation. Mais cette pratique entraine des dépenses d'eau hors de proportion avec le but à atteindre, ou elle expose aux avaries par suite de fuite d'eau, notamment par les grands froids, l'eau pouvant se congeler dans les tuyaux et les faire éclater. Aussi il vaut mieux, en cas d'absence, boucher l'orifice supérieur de chaque tuyau de décharge avec un tampon en bois ou en métal, après avoir nettoyé à fond le tuyau et le siphon.

Dans toute maison desservie par le tout à l'égout, on doit trouver les instruments nécessaires pour la désobstruction des conduits, c'est-à-dire l'hameçon à charnière, le tire-bourre, les griffes, la pelle à charnière, le disque coupant, la brosse circulaire; tous ces outils pouvant s'emmancher sur une même tige de la longueur voulue. Il faut s'assurer également, de temps à autre, que les tuyaux d'aération de la canalisation ne sont pas obstrués par des dépôts de feuilles mortes, de la paille, des nids d'oiseaux, etc.

Une excellente pratique que nous devrions emprunter aux Anglais est celle des *Associations sanitaires*, telles qu'elles fonctionnent à Édimbourg, Glasgow, Londres, Liverpool, etc. Ces associations ont été créées par des propriétaires désireux de conserver intacte la salubrité de leurs maisons. Chaque abonné verse une cotisation annuelle de 25 francs; l'Association se charge, en retour, de veiller au bon entretien de la canalisation de l'eau, des cabinets d'aisances et de toilette, des éviers, des lavabos et de toute la canalisation aérienne et souterraine de l'égout domestique. Chaque fois qu'un nouvel abonné entre dans l'Association, tout le système sanitaire de la maison est inspecté, les ingénieurs de l'Association dressent un plan de la canalisation et indiquent les défectuosités auxquelles il faut remédier. Les modifications indiquées sont exécutées, par un constructeur, qui est au choix et à la charge du propriétaire. Ces travaux terminés, les inspecteurs de l'Association procèdent à un nouvel examen et la prise en charge définitive n'est prononcée que lorsqu'il est dûment constaté que les divers organes de la canalisation fonctionnent bien et sont rigoureusement étanches.

Ces Associations fonctionnent avec un plein succès. En moyenne, il suffit d'un inspecteur pour surveiller trois cent cinquante immeubles.

CHAPITRE V.

ÉTABLISSEMENTS PUBLICS

Par MM. Jules Rochard et E. Vallin.

Nous désignons sous ce titre, faute d'un meilleur, les établissements affectés à des services publics intéressant l'hygiène et différant des habitations collectives en ce qu'on n'y réside pas en permanence, et qu'ils ne sont occupés qu'à certains moments et pour des usages spéciaux.

Ces annexes indispensables à toute agglomération urbaine, diffèrent trop essentiellement les unes des autres pour se prêter à des considérations générales.

Il y en a cependant dans le nombre qui forment un groupe assez naturel : ce sont les édifices dans lesquels un grand nombre de personnes se réunissent de temps en temps et qui restent inoccupés dans l'intervalle. Tels sont les églises, les temples, les amphithéâtres de cours, les salles de réunions publiques.

Ces établissements intéressent l'hygiène au point de vue de l'éclairage, de la ventilation, du chauffage et des dangers d'incendie qu'ils peuvent offrir. Ces questions offrent leur maximun d'intérêt dans les théâtres, aussi les prendrons-nous pour type de ce groupe.

ARTICLE Ier. — THÉATRES.

Nous ne nous attarderons pas à traiter ici de l'hygiène morale du théâtre et des spectacles en général; c'est affaire au philosophe, non au médecin. On a déjà écrit là-dessus beaucoup de phrases, quelques-unes un peu creuses. Le théâtre est comme le livre ; bon et utile quand il élève la pensée, ignoble, plus encore que le livre, quand il l'abaisse ou la salit, quand il se complaît dans la figuration des actes bas de la vie journalière. Son rôle est de nous distraire du labeur quotidien, de provoquer la réflexion et la discussion sur des problèmes philosophiques et sociaux, d'en proposer des solutions. Il doit nous égayer, car le rire est sain pour le corps et l'esprit; nous émouvoir, car on est meilleur quand on a pleuré; on y éveille et on y affine son esprit au contact de l'esprit de l'auteur, on apprend à vivre en voyant comment ont vécu les autres, comment ils ont agi dans telle situation délicate ou difficile : c'est la leçon de choses appliquée à la psychologie.

Nous avons à parler ici non du théâtre, mais des théâtres.

Chez les anciens, les spectacles se donnaient en plein air, au cirque, dans les arènes, au théâtre proprement dit. Le nombre des spectateurs s'élevât-il à quarante mille, on avait le ciel au-dessus de sa tête, tout au plus un *velum* pour se protéger contre l'ardeur du soleil; on constituait une foule qui n'était pas exempte de dangers pour la salubrité publique; mais le problème ne ressemblait guère à celui que nous nous posons, nous, gens du Nord et des pays tempérés. Chez nous, le théâtre implique agglomération et confinement; nous nous encombrons la nuit dans des salles couvertes et fermées, qu'il faut éclairer, chauffer et ventiler.

L'objectif de l'entrepreneur de spectacles ne diffère pas autant qu'on le dit d'ordinaire de celui de l'hygiéniste. Avant tout, il importe que le spectateur soit à l'aise, qu'il trouve du bien-être et de la sécurité, là où il vient payer et payer fort cher son plaisir. Incontestablement, c'est la question principale à résoudre; c'est presque la seule, et l'hygiène y a son rôle. Il faut n'avoir ni trop chaud ni trop froid, bien voir la scène et les acteurs sans que les yeux soient fatigués, n'être pas exposé aux dangers qui résultent des incendies, non plus qu'aux germes de maladies que peut produire une promiscuité si étroite, pendant plusieurs heures, avec des personnes de toute provenance, dont la santé actuelle ou antérieure est complètement inconnue. Ce sont ces divers points que nous examinerons successivement, en laissant de côté toutes les considérations qui se rapportent à la ventilation, au chauffage, à l'éclairage en général.

§ 1er. — **Ventilation et chauffage.**

Par sa forme demi-circulaire, par la disposition des places superposées en galeries appliquées contre les parois latérales, toute salle de théâtre est un local sombre, où jamais ne pénètrent directement les rayons vivifiants et purificateurs du soleil; l'air y est stagnant, confiné de une heure du matin à six heures du soir, c'est-à-dire pendant seize heures sur vingt-quatre : l'air neuf n'y peut pénétrer que lorsque le rideau est levé, que les portes intérieures et extérieures des corridors, des loges et des couloirs sont ouvertes. L'on sait quelle odeur insupportable développent au bout d'une heure plusieurs centaines de personnes réunies dans une salle de cours ou de réunion mal ventilée : au moment où l'on baisse la toile et où l'on éteint le gaz à la fin du spectacle, la salle est encore imprégnée, malgré la ventilation qui s'est faite par le lustre et les portes ouvertes pendant la représentation, des émanations dégagées par plus d'un millier de personnes ; au bout d'une demi-heure, toutes les issues sont rigoureusement fermées et pendant les quinze à seize heures qui vont suivre, les miasmes humains s'imprègnent, avec la vapeur d'eau que le froid condense, dans les étoffes des fauteuils, des banquettes, des tentures. Les poussières soulevées le lendemain par le balayage seront déplacées, non expulsées: par quelle voie, en effet, pourrait-on chasser dans l'atmosphère extérieure les poussières du parterre et de l'orchestre?

Cette stagnation de l'air vicié est encore plus manifeste sur la scène quand le rideau est baissé, surtout quand ce rideau est massif, hermétique, en tôle de fer. On comprend aisément la mauvaise odeur qui se répand dans la salle tout à fait au début de la représentation ou pendant les répétitions, et surtout celle qui se dégage de la scène au moment où la toile se lève. Le courant d'air appelé par la cheminée du lustre projette dans la salle à ce moment toutes les émanations stagnant dans les recoins des coulisses, des culs-de-sac et des dépendances de la scène. En un mot, toute salle de théâtre est une cave qui ne se ventile que pendant la durée de la représentation.

Comment pourrait-on modifier ces dispositions générales ? Comment laisser pendant le jour entrer la lumière qui assainit, détruit les moisissures, oxyde et brûle les matières organiques, et l'air largement renouvelé qui enlève toute trace d'humidité, balaye les recoins, entraîne les odeurs adhérentes aux étoffes, aux papiers de tentures, aux murailles? Nous avouons notre incompétence, mais nos architectes réussiraient sans doute, s'ils le voulaient, à résoudre ces difficultés. Comment assurer, d'autre part, la propreté de ces planchers sur lesquels on crache, on écrase des débris de fruits, on apporte avec les chaussures les boues et les poussières de la rue. Les planchers sonores et bruyants sont un danger en cas d'incendie : ce sont des réceptacles de poussières qui s'élèvent, dès qu'on les frappe du pied ou de la canne, pour applaudir ou pour manifester son impatience ; ils contribuent pour une bonne part à la mauvaise odeur de la salle. Ils devraient être partout remplacés par un sol sur briques creuses, couvert en mosaïques, silencieuses, faciles à laver chaque jour avec un linge humide, donnant toute sécurité contre l'incendie, et en même temps infiniment plus saines. La question est de savoir si la sonorité de la salle n'en serait pas un peu modifiée.

Ajoutons qu'après la représentation on se préoccupe de protéger les tentures et les fauteuils en les recouvrant de housses ; on ne songe guère à assainir et à ventiler la salle rendue à son repos.

En 1829, d'Arcet, dans un mémoire très remarquable sur la ventilation des théâtres, disait que l'on devait faire arriver l'air frais le plus près possible des spectateurs et extraire l'air usé le plus loin de ceux-ci. Pendant longtemps cette idée a été réalisée, en faisant venir l'air du dehors sous les pieds des assistants au parterre et à l'orchestre ; l'air chaud et humide, souillé par les respirations humaines et les produits de l'éclairage, était entraîné par la cheminée qui surmonte le lustre. M. Émile Trélat, en 1861, dans une étude importante intitulée *le Théâtre et l'architecte*, montrait les inconvénients de ce système. « La ventilation par le lustre, disait-il, est un mouvement d'air produit en pure perte, qui n'aère pas le spectateur : elle ne permet pas d'assurer à celui-ci une température convenable et régulière, résultat qu'on ne peut obtenir que par un renouvellement d'air porté à une température réglée, dans le voisinage des places occupées ; elle est un double obstacle à la répartition égale : 1° par le courant qui entraîne directement hors de la salle les couches d'air que la voix de l'acteur met les premières en vibration ; 2° par les différences de densité qu'elle entretient dans l'atmosphère de la salle, conence de la répartition inégale de la température. »

La ventilation de haut en bas, en effet, a l'inconvénient de se faire presque exclusivement et directement de la scène vers la cheminée du lustre sans avoir en rien bénéficié au public. La scène ressemble à une immense porte, largement ouverte, par laquelle le lustre aspire un volume d'air énorme, qui entraîne vers l'ouverture béante au sommet de la coupole la voix des acteurs et des chanteurs. L'aspiration s'exerce toujours par la voie la plus large et la plus facile : l'air neuf pénétrera donc par la large baie que le lever du rideau rend béante, bien plus que par les orifices nombreux et relativement très étroits placés sous les pieds des spectateurs. Si l'on pouvait, dit M. Trélat, teindre en couleur éclatante toutes les particules d'air mises en mouvement dans nos salles de théâtre, en verrait constamment une masse compacte et colorée embrasser toute l'ouverture de la scène et s'avancer au-dessus du parterre jusqu'aux deux tiers de la profondeur de la salle, en s'infléchissant et se rétrécissant pour aller verticalement s'engager dans la cheminée du lustre. Cette masse d'air colorée serait rejointe par quelques linéaments partant de points régulièrement épars dans la salle et se confondant dans le courant vertical. A l'ancien Opéra, à Paris, par exemple, plus de 100 000 mètres cubes d'air sortaient toutes les heures par la cheminée qui surmontait le lustre ; la salle contenant douze cents spectateurs, cela équivalait à plus de 50 mètres cubes par personne et par heure. Mais cet air, à quoi servait-il ? plus des neuf dixièmes servaient à ventiler, assainir sans utilité aucune et avec certains inconvénients, l'atmosphère centrale du vaisseau, atmosphère non habitée ; le dernier dixième provenait des bouches distribuées dans la salle, sous les banquettes du parterre et au pourtour des loges.

A cette ventilation verticale, dirigée de la scène vers le lustre, M. Trélat proposait de substituer une ventilation horizontale, venant de la scène, pénétrant dans la salle en s'épanouissant régulièrement de tous côtés, puis s'échappant derrière les spectateurs. On y gagnerait au point de vue de la fraîcheur de l'air comme au point de vue de la portée de la voix et du chant, presque toujours insuffisante dans un vaisseau réunissant d'ordinaire de quinze cents à dix-huit cents spectateurs.

Les observations de M. Émile Trélat sont très ingénieuses et conservent une grande partie de leur valeur. Toutefois, il ne faut pas oublier que la scène est un lieu sombre et encombré, souillé d'une façon inévitable par les produits de la respiration, les sécrétions, voire les déjections d'un nombre considérable de machinistes et d'ouvriers employés à tous les étages qui la composent; cet air est échauffé et attiré par les produits de combustion d'un éclairage intensif; assainir et ventiler la salle avec l'air venant de la scène, c'est imiter ceux qui alimentent un calorifère avec l'air impur emprunté à des caves ou à des cours intérieures où se trouvent les rigoles des eaux ménagères, les fosses d'aisances, les urinoirs et les latrines; c'est envoyer aux spectateurs l'air qui a déjà été ruminé par toute la population qui s'agite et travaille autour de la scène.

On pourrait amener dans la salle, par de larges tuyaux s'ouvrant de chaque côté de l'encadrement du rideau, de l'air très pur pris sur l'autre façade du bâtiment; mais comment empêcher cet air venant des profondeurs de la scène ou de la rue voisine, de s'élever directement vers la cheminée du lustre, à moins qu'on ne supprime complètement ce dernier, et qu'on le remplace par l'électricité ou par un plafond lumineux. L'expérience faite dans quelques théâtres a démontré que les bouches d'arrivée de l'air neuf sur les côtés de la scène gênaient beaucoup les acteurs.

M. Trélat écrivait son mémoire en 1861 sous l'influence de l'enthousiasme qu'excitait à ses débuts la ventilation mécanique par pulsion combinée avec l'aspiration, qu'on venait d'installer à l'hôpital Lariboisière, un établissement, disait-il, qui devrait faire l'admiration du monde entier, par la parfaite salubrité dont une ventilation artificielle a pourvu les nombreuses salles qui y sont affectées au soulagement des malades.

Ainsi qu'on l'a vu à l'article de la ventilation en général, notre ami, M. Émile Trélat est bien revenu, comme nous tous, de l'admiration et des espérances que provoquait alors la ventilation *artificielle* par les appareils mécaniques ; sans rejeter l'emploi de ces moyens exceptionnels, il est devenu l'un des plus fervents promoteurs de la ventilation naturelle, et l'enseignement qu'il fait depuis plus de vingt ans dans ce sens nouveau, au Conservatoire des arts et métiers, est aujourd'hui classique. Nous reconnaissons cependant qu'en ce qui concerne la ventilation des théâtres, il est impossible de se passer des aspirateurs ou des injecteurs.

Ses observations conserveront néanmoins une grande part de vérité : il ne faut pas compter exclusivement sur la ventilation par le lustre, qui d'ailleurs est destiné à disparaître et à être remplacé par l'éclairage électrique.

Nous avons dit qu'une salle de théâtre est par excellence un local encombré; on y entasse le plus de spectateurs qu'il est possible de le faire, sans trop compromettre leur bien-être et leur commodité. Or chacun de ces spectateurs est un foyer de chaleur, dont on oublie souvent la puissance d'émission. M. le professeur Bertin-Sens (1) a très judicieusement insisté sur l'importance de cette donnée. D'après les calculs de Helmholtz, un adulte immobile mais éveillé émet 154 calories par heure; une partie de ces calories est transformée en travail, mais il en reste 80 environ qui sont disponibles et qu'il verse dans l'atmosphère ambiante. Il peut élever de la sorte en une heure 240 mètres cubes d'air de 0 à + 1 degré, à raison de 3 calories par mètre cube. Si l'on suppose une salle d'une capacité de 10 000 mètres cubes, mille spectateurs pourraient donc en une demi-heure élever la totalité de l'air de l'enceinte à 12 degrés au-dessus de la température initiale de celle-ci. De sorte que si l'air de cette salle marque + 15 degrés avant l'arrivée des spectateurs, la température de l'enceinte atteindrait théoriquement + 27 degrés au bout d'une demi-heure, si le renouvellement de l'air était complètement nul. Heureusement, cette ventilation est toujours très active, et nous verrons tout à l'heure que, dans un théâtre éclairé par l'électricité, malgré la suppression du tirage énorme occasionné par la chaleur du lustre, Pettenkofer a trouvé par une température extérieure de + 17°,6 à + 15 degrés, une température intérieure aux dernières galeries de + 18°,5 avant la représentation et de + 23° seulement à la fin de celle-ci.

A cette cause d'élévation de la température vient s'ajouter celle qui résulte de la combustion du gaz servant à l'éclairage. Un mètre cube de gaz produit par sa combustion 6800 calories, et peut élever de 0 à + 1 degré 2270 mètres cubes d'air; or l'on consomme bien plus de 100 mètres cubes de gaz dans une soirée théâtrale. Un bec consommant 140 litres à l'heure pourrait élever en ce temps 154 mètres cubes d'air de 0 à + 100 degrés. L'échauffement de l'air par les calories qui se dégagent de l'homme et du gaz d'éclairage serait donc théoriquement énorme, si la différence même de température de l'air intérieur et de l'air extérieur ne déterminait pas, en dehors d'autres causes, un renouvellement très rapide de l'atmosphère de la salle. Ajoutons que l'échauffement par le gaz dépasse de beaucoup celui qui résulte de la présence des spectateurs.

(1) Bertin-Sens, art. Théatres du *Dictionnaire encyclopédique*.

Le gaz en brûlant, comme l'homme par sa perspiration cutanée et son expiration pulmonaire, dégagent autour d'eux une grande quantité de vapeur d'eau; cette eau se condense et ruisselle sur les murailles refroidies; l'air d'une salle de théâtre est donc habituellement chargé d'humidité, mais l'air étant très chaud, la fraction de saturation est d'ordinaire de 50 à 55 centièmes. L'air chaud et humide étant plus léger est entraîné vers les parties supérieures de la salle, et c'est aux places élevées qu'on trouve le maximum de chaleur, d'impureté et d'humidité. Toutefois Benk, analysant l'air du Grand-Théâtre de Munich, a constaté, contrairement à ce qui été signalé dans d'autre théâtres, que la différence de chaleur et d'acide carbonique aux étages supérieurs est surtout marquée pendant les deux premières heures qui suivent le commencement de la représentation; au bout de deux heures, la température et l'impureté du parterre ou de l'orchestre se sont progressivement élevées et ont atteint le même degré qu'aux étages supérieurs :

Composition de l'air au Grand-Théâtre de Munich.

	AU PARQUET.		AUX GALERIES.	
	Température.	CO^2 p. 1000.	Température.	CO^2 p. 1000.
A 5 h. 15	+15°	0.3	+16°	0.3
5 h. 30	+16	1.0	+17	1.4
6 h.	+17	1.7	+20	2.7
6 h. 30	+19	2.5	+27.2	4.0
6 h. 45	+20	2.8	+29	3.9
7 h.	+21.5	3.1	+28	3.8
7 h. 30	+24	3.3	+24.5	3.6
8 h.	+25.6	3.5	+26.8	3.7
8 h. 30	+26.8	3.6	+25.8	3.8
9 h.	+27	3.7	+26.5	3.9

La salle était éclairée au gaz et contenait de dix-huit cents à quinze cents spectateurs; elle était sans doute ventilée avec soin, car on a souvent trouvé dans d'autres théâtres, aux étages les plus élevés, à la fin d'une représentation, des températures et des proportions d'acide carbonique bien supérieures à celles du tableau ci-dessus, à savoir + 32° de température, et 6 ou 8 millièmes, dit-on, d'acide carbonique.

Les règles qui président à la ventilation et au chauffage des salles de théâtre doivent être les suivantes :

1° Les orifices par lesquels l'air neuf arrive dans la salle sont très larges, très multipliés et placés le plus près possible de chaque spectateur, comme le recommandait d'Arcet. On les établit au-dessous de chacun des fauteuils ou sièges du parterre, de l'orchestre, des galeries, à la partie inférieure et latérale de chaque loge, sous les gradins des amphithéâtres. Ils sont disposés de manière à empêcher les poussières de tomber et de s'accumuler dans les conduits d'amenée de cet air, qui doit toujours être d'une pureté irréprochable. A cet effet, l'air destiné à renouveler incessamment l'atmosphère de la salle ne sera pas emprunté à des caves obscures et malpropres, à des cours intérieures malsaines par elles-mêmes, aux abords des théâtres que souille le voisinage des urinoirs, mais à une place ou à une large rue, par des orifices ménagés au-dessus du sol, loin de toute source de contamination; les conduits devront être fréquemments balayés, nettoyés et lavés, pour y prévenir l'accumulation de débris en voie de décomposition.

L'air doit être véritablement neuf, et ne pas provenir directement des couloirs qui précédent et desservent les divers étages du théâtre. Sans doute il est impossible que l'air des couloirs, déjà souillé par les nombreuses personnes qui y circulent dans les entr'actes, ne pénètre pas dans la salle par l'ouverture incessante des portes; mais, indépendamment de cette cause naturelle de renouvellement de l'atmosphère de la salle, de l'air neuf doit arriver aux orifices de ventilation, et émaner d'une chambre centrale et souterraine non accessible au public.

2° Pour que les bouches de ventilation situées ainsi au voisinage immédiat des spectateurs soient tolérées et ne soient pas volontairement obstruées, l'air qui en sort doit avoir une température neutre, sensiblement égale à celle qu'on désire avoir dans toute la salle. Le plus souvent, on y fait arriver de l'air chaud à une température de + 30 degrés à + 40 degrés destiné à se mélanger à l'air tout à fait froid de l'extérieur; la ventouse vous brûle d'un côté, pendant que les courants d'air vous glacent de l'autre. Le mélange doit être fait avant l'arrivée dans les conduits, dans ce qu'on appelle des chambres de mélange et ne pas dépasser + 18° à + 20° en hiver. En été, il sera refroidi par le passage à travers des galeries souterraines et des puits d'une propreté irréprochable, ou par des moyens artificiels, tels que la pulvérisation de l'eau; il existe aujourd'hui dans l'industrie des appareils de ce genre qui débitent, à peu de frais, des volumes énormes d'air refroidi.

3° La ventilation naturelle est absolument impossible dans une salle de théâtre, puisqu'il n'y a pas de fenêtres opposées; la ventilation naturelle par le haut des portes perforées n'introduirait que l'air impur des couloirs, des escaliers, du foyer du public, du vestibule. Il est impossible de ne pas utiliser l'action puissante qu'engendre la différence de densité des diverses couches de l'air, et l'appel par la cheminée qui surmonte le dôme central. Au cas même où l'on viendrait à supprimer partout l'éclairage par le lustre, l'appel par cette voie ne semble pas pouvoir être abandonné, quel que soit le bénéfice qu'on en pourrait retirer au point de vue de l'acoustique de la salle. Souvent même, comme au Nouvel Opéra de Paris et à l'Opéra de Vienne, on active le tirage de la cheminée du lustre par l'établissement d'un cordon de becs de gaz courant à la partie inférieure de cette cheminée. Mais, au lieu d'une large baie supérieure où vient s'engouffrer l'air de la scène et la masse centrale de l'atmosphère de la salle où ne sont pas plongés les spectateurs, il est possible de faire converger, dans une haute cheminée que surmonte la coupole, une série de gaines ventilatrices ou cheminées d'appel de large dimension, descendant le long des murs latéraux de la salle, se terminant en bas par des ventouses d'expulsion au voisinage des loges, des galeries, des gradins des amphithéâtres. Cette disposition a été réalisée au théâtre de la Monnaie, à Bruxelles, et au Nouvel Opéra de Paris, où l'on a utilisé en outre, pour chauffer ces gaines, la chaleur perdue des tuyaux à fumée des calorifères.

Les bouches d'émission de l'air neuf, situées à la partie inférieure et latérale des loges, peuvent être assez éloignées des bouches d'évacuation de l'air usé, ouvertes au-devant de la partie supérieure de la même rangée de loges, pour que la communication des unes aux autres ne soit pas trop directe, et que l'effet utile des premières ne soit pas annihilé. Dans ces conditions, il ne semble pas que le son ou la voix des acteurs puisse être entraîné vers l'orifice central d'évacuation, comme il l'est véritablement quand toute la masse d'air venant de la scène forme un courant ascendant au centre de la salle. Depuis longtemps, l'existence de ces gaines secondaires d'appel, débouchant dans la cheminée du lustre, a été utilisée pour ventiler la dernière galerie supérieure, qui se trouve dans un angle mort, et qui échappe à la ventilation directe par l'appel du lustre. Cette disposition existe à l'Opéra de Vienne, au théâtre de Genève et à la Monnaie de Bruxelles.

4° De la même manière, les galeries et les loges de tous les étages sont placées en retrait des grands courants qui vont des portes latérales à l'orifice central : le plancher de ces loges ou galeries constitue un écran qui empêche le renouvellement de l'air autour des spectateurs placés dans ces galeries, à plus forte raison dans les loges fermées qui sont en arrière de celles-ci.

Pour ventiler tous ces points morts, pour y porter de l'air neuf par des orifices assez étroits et très multipliés, les appareils de pulsion à force centrifuge sont indispensables : leur nécessité est reconnue même par les partisans les plus décidés de la ventilation naturelle pour les autres habitations publiques ou privées. On y a eu recours dans tous les théâtres construits en ces vingt dernières années, à l'imitation de l'Opéra de Vienne (1866), qui reste un des types classiques d'un bon aménagement du chauffage et de la ventilation des théâtres. Nous figurons ici la ventilation établie par MM. Geneste et Herscher au théâtre de Genève : dans une loge, par exemple, on reçoit sous ses pieds de l'air chauffé insufflé à l'aide d'un ventilateur placé dans les caves; dans le fond de la loge, près du plafond, s'ouvre une ventouse par où l'air vicié est aspiré de ce point mort, à travers une gaine qui débouche dans la cheminée du lustre. D'ordinaire, l'air froid du dehors arrive dans les galeries du sous-sol par de larges baies ouvrant directement sur la voie publique. Des ventilateurs à force centrifuge, parfois des injecteurs à air

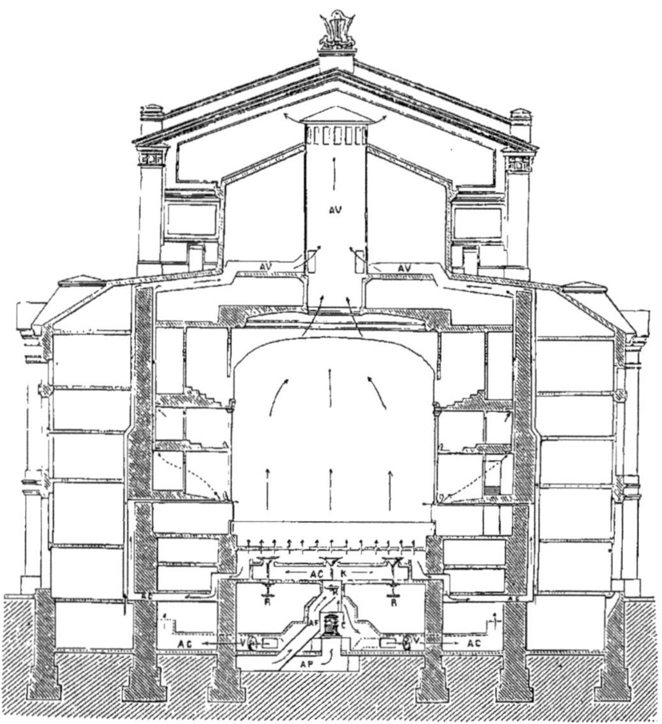

Fig. 97. — Ventilation et chauffage du théâtre de Genève.

AP, arrivée de l'air pur et frais, qui s'échauffe au contact du calorifère C. — V, ventilateurs qui refoulent soit l'air frais, AP, soit l'air chaud, AC, dans la chambre de mélange K. Les écluses mobiles R permettent d'augmenter ou diminuer l'arrivée du mélange sous les fauteuils de l'orchestre et du reste de la salle. L'air vicié, AV, aspiré dans les gaines, qui débouchent dans la cheminée du lustre, s'écoule au dehors au-dessus de ce dernier.

comprimé, placés dans ces galeries, refoulent cet air vers des surfaces de chauffe, et l'accumulent dans des chambres de mélange où l'on mesure exactement la température qu'il atteindra aux ventouses d'arrivée dans la salle. Nous avons vu que cette température devait toujours être réduite au minimun nécessaire et ne pas dépasser + 20 degrés.

Les pressions doivent être également faibles, suffisantes pour élever l'air aux orifices d'arrivée, mais avec une vitesse qui ne puisse déterminer des courants d'air chaud désagréables au voisinage immédiat des spectateurs. Il est toutefois nécessaire qu'il existe dans la salle une surpression à peine appréciable mais réelle, afin d'éviter les courants d'air désagréables, qui viennent des couloirs par l'ouverture des portes ou de la scène quand la toile se lève. Dans les *chambres dites de mélange*, la pression est déjà sensible au baromètre; on y élève ou l'on y diminue à volonté la température, en y laissant ou non arriver directement du dehors de l'air froid qui n'a pas passé sur les surfaces de chauffe. Un appareil de réglage et des avertisseurs électriques permettent au mécanicien placé dans cette chambre d'envoyer dans telle loge ou telle partie du théâtre de l'air plus froid ou plus chaud suivant la demande.

A l'Opéra de Vienne, l'air sort du ventilateur avec une pression de 1 centimètre 2 dixièmes; le débit maximum est de 140 000 mètres cubes par heure, au minimum 90000 mètres cubes, ce qui, pour une salle qui contient 2 700 spectateurs, correspond à un minimum de 33 mètres cubes par personne; la vitesse de l'air injecté ne dépasse pas $0^{m},30$ par seconde. En général, il serait désirable qu'on pût donner 50 mètres cubes d'air neuf, par personne et par heure. A l'Opéra de Vienne, on fait arriver dans la salle, par les petites bouches d'alimentation, un volume d'air un peu supérieur à celui qui s'échappe par la cheminée du lustre. Il va de soi, d'ailleurs, que le volume d'air qui s'échappe par le lustre ne mesure nullement la ventilation utile de la salle. Beaucoup de courants *directs* s'établissent, partant des portes ouvertes et surtout de la scène, qui ne contribuent que très faiblement au renouvellement de l'air usé autour de chaque spectateur.

Quand la salle est chauffée par un lustre au gaz, l'appel de l'air de la scène vers la cheminée du lustre détermine des courants ascendants d'air froid qui tombent des ouvertures supérieures de la scène sur la tête et les épaules découvertes des acteurs. On a fort habilement remédié à cet inconvénient en faisant courir, dans la coupole qui surmonte la scène, des rubans de tubes en fer où circule de la vapeur surchauffée ou de l'eau chaude (microsiphons de Geneste et Herscher), de telle sorte que l'air froid, descendant des hauteurs de la scène, s'échauffe au contact de ces surfaces chauffantes avant d'atteindre les acteurs.

5° Pour la ventilation d'été, l'air frais du dehors est lancé par le ventilateur sans passer sur des surfaces de chauffe, dans une canalisation spéciale qui l'élève jusqu'au plafond de la salle et des galeries; là il s'échappe sous forme d'une douche d'air frais très divisé qui retombe en pluie sur la tête des assistants. A l'Opéra de Vienne, les dispositions sont telles qu'on n'éprouve qu'une agréable fraîcheur, sans aucune gêne pour les personnes susceptibles et nous en avons fait personnellement l'épreuve au commencement de septembre 1884; et cependant le volume d'air ainsi distribué est de 26000 mètres cubes par heure.

pour toute la salle. Dans nos pays tempérés, il est rare que la fraîcheur naturelle de l'air de la nuit ne soit pas suffisante et qu'il faille l'augmenter par des moyens artificiels. Au théâtre de Genève (1), à l'aide d'une pluie fine, projetée dans les hélices d'insufflation, on produit un abaissement de deux degrés au moins au-dessous de la température extérieure. On emploie le même moyen au *Deutsche Landestheater* de Prague, et dans un grand nombre d'autres salles.

6° En hiver, l'échauffement de l'air s'obtient en le faisant passer sur des surfaces chauffantes à feu nu (calorifères), à vapeur sous pression, ou à eau chaude. Les calorifères donnent le plus souvent un air trop chaud, brûlé et desséché, d'une odeur désagréable. Les appareils à eau chaude conviennent mal pour des vaisseaux d'aussi grande dimension. Le chauffage par la vapeur sous pression a ici tous les avantages. La vapeur doit d'abord gagner les points les plus élevés de la salle et c'est sur la colonne descendante, sur la circulation de retour où se fait la condensation, que sont établis les appareils de distribution; des régulateurs de température branchés sur la canalisation ont l'avantage d'entretenir dans tous le système une température constante, dont le réglage se fait automatiquement.

Nous rappelons que d'Arcet, dès 1829, réclamait le chauffage à la vapeur dans toutes les parties des théâtres : calorifères à vapeur au-dessous des parterres, dans les vestibules et les couloirs des divers étages des loges; poêles à vapeur dans les loges des acteurs, etc. C'était une demande audacieuse pour l'époque; dans la plupart des théâtres, qui se sont inspirés des règles posées par d'Arcet, on s'est borné à chauffer l'air à l'aide de simples calorifères à feu nu; on a élevé beaucoup trop la température de l'air ainsi chauffé et compromis le système, en général ingénieux et pratique, qu'il préconisait. Les calorifères à air chaud sont encore employés au théâtre de la Monnaie à Bruxelles, et au Nouvel Opéra de Paris pour le grand escalier, les vestibules et le foyer du premier étage : la salle, les couloirs qui la desservent, la scène et ses dépendances, sont chauffés au moyen de l'eau chaude.

La vapeur sous pression rend plus facile la distribution du chauffage dans les loges des acteurs et les services de la scène, qui sont très nombreux et dont le chauffage exige des précautions particulières. Chacun de ces locaux doit évacuer directement son air usé dans l'atmosphère extérieure, afin de ne pas augmenter la souillure du volume formidable d'air impur provenant de la scène proprement dite, et qu'il est bien difficile de ne pas laisser s'engouffrer vers le lustre dès que le rideau est levé.

En principe, les parois de la salle devraient être chauffées pendant une heure avant l'entrée des spectateurs, en interrompant la ventilation et

(1) Pouchet, *le Nouveau Théâtre de Genève, chauffage et ventilation mécaniques Génie civil*, septembre 188?, p. 505).

l'évacuation de l'air chaud qui n'a pu encore être souillé. La chaleur s'emmagasinerait dans toutes les parois des loges, des galeries, etc., d'où plus tard elle rayonnerait sur les spectateurs, auxquels il suffirait d'envoyer de l'air à une faible température, à + 15 ou + 16 degrés par exemple, pour compléter celle qu'ils fournissent eux-mêmes et que fournit l'éclairage. A vrai dire, cet échauffement des parois est plus facile et moins nécessaire dans une salle de théâtre que dans toute autre salle de réunion, parce que les parois des loges et des galeries sont en bois ou formées de cloisons très légères, et que leur surface extérieure, au lieu d'être en contact avec l'air de la rue, comme dans la plupart des édifices, est baignée par l'air des couloirs, aussi chaud que celui de la salle.

Dans les pays très froids, ce chauffage préalable de la salle est parfois nécessaire. A l'Opéra Métropolitain de New-York, où l'hiver est rigoureux, on fait lentement circuler de l'air chauffé à + 28 degrés dans la salle vide, avant l'entrée des spectateurs, afin d'accumuler du calorique dans les parois et les garnitures des loges ou galeries. Au moment de l'ouverture des portes, on injecte de l'air à + 20° seulement, de telle sorte que les épaules nues ou peu couvertes des spectatrices ne rayonnent pas leur calorique vers des murailles glaciales. L'air neuf est d'ailleurs aspiré par un ventilateur, et pris au haut d'une cheminée qui débouche à 75 pieds au-dessus du niveau du sol; il se réchauffe en passant sur des cylindres où circule de la vapeur surchauffée; il est refoulé par des appareils mécaniques, vers des plaques perforées au-dessous des fauteuils des galeries et de l'orchestre. L'air de la salle se renouvelle, dit-on, en 10 à 12 minutes par la cheminée de ventilation du lustre, et 2000 mètres cubes d'air neuf et tiède pénètrent dans le théâtre par minute.

Le renouvellement de l'air des couloirs doit se faire directement, par des gaines d'évacuation gagnant le haut de l'édifice et au contact des gaines de fumée des appareils de chauffage; trop souvent cet air, déjà souillé par l'affluence des promeneurs pendant les entr'actes, contribue pour une large part à la ventilation de la salle, par l'ouverture incessante des portes.

§ 2. — **Éclairage.**

Dans les salles de spectacle, le gaz a remplacé les chandelles : dans peu d'années, l'électricité aura partout remplacé l'éclairage au gaz, au grand bénéfice de l'hygiène et du bien-être des spectateurs. Le gaz éclaire assez bien, mais il échauffe l'air de la salle dans une proportion énorme, que nous avons déterminée plus haut en parlant de la ventila-

(1) *Ventilation and warming of the Metropolitan Opera House*, in *The New York Sanitary Engineer*, 6 décembre 1883, p. 10 (Analysé in *Revue d'hygiène*, 1885, p. 247).

tion des salles de théâtre. Il y déverse une grande quantité de produits nuisibles ou gênants : de l'acide carbonique, de la vapeur d'eau, des gaz toxiques résultant d'une combustion incomplète. Sans doute il concourt à la ventilation et la rend très active, mais il détermine au centre de la salle et sous la cheminée du lustre, des courants d'air violents, verticaux, qui ne pénètrent pas dans les recoins encaissés des loges etdes galeries. Sa lumière est gaie, mais oscillante, surtout quand les becs brûlent à nu, sous forme de papillon ou simplement masqués par un globe dépoli sans verre de tirage. Intercalés dans le lustre, ces papillons ont peu d'inconvénient, puisque les produits qu'ils dégagent sont rapidement entraînés vers le dôme central; mais quand ils constituent les bras de lumière appliqués aux rebords des galeries, ils blessent les yeux par leur éclat, ils répandent une chaleur intolérable et des produits de combustion dangereux pour les spectateurs assis immédiatement au-dessus.

Tous ces lampadaires devraient être munis de becs du système Argand, où le gaz, s'échappant par un grand nombre de trous percés sur une couronne en porcelaine, rencontre un courant d'air annulaire très vif qui active et complète la combustion ; en outre, le verre cylindrique ou conique qui surmonte le bec arrête une notable partie des rayons calorifiques. Ces bras de lumière fixés aux galeries sont, avec la rampe de la scène, une des causes principales de l'échauffement si gênant de l'atmosphère des théâtres. La couleur jaune de la lumière du gaz modifie complètement les nuances des costumes et des décors, et, bien que nous y soyons habitués par une longue expérience, c'est une cause incessante de gêne pour les décorateurs; enfin, le lustre masque la vue de la scène aux spectateurs des galeries élevées. C'est pour remédier à beaucoup de ces inconvénients, qu'on a imaginé, vers 1861, les plafonds lumineux dont l'essai a été tenté dans plusieurs théâtres de Paris, particulièrement au théâtre Lyrique, place du Châtelet : des rampes de gaz très nombreuses, avec réflecteurs, brûlaient au-dessus d'une série continue de glaces dépolies formant plafond et interposées entre l'œil du spectateur et les sources lumineuses.

Ces essais n'ont pas réussi, et actuellement ils sont à peu près abandonnés. Cet éclairage est en effet triste et dispendieux, parce que les foyers de lumière sont trop éloignés des spectateurs : les glaces dépolies interceptent 30 à 40 p. 100 de la lumière produite, à tel point qu'on est obligé de remplacer, avec ces plafonds, les 250 becs d'un lustre ordinaire par 1180 becs de même débit; la rapidité du courant d'air dans l'espace assez bas limité par le plafond déterminait des oscillations désagréables dans l'éclairage ; enfin, la salle perdait la gaieté et la vie que donne le jeu des lumières multipliées et étincelantes dans les prismes mobiles du lustre. Ces plafonds lumineux exigeaient d'ailleurs l'établissement de gaines nombreuses de ventilation et d'appel, aux différents étages et dans toutes les parties de la salle, ce qui constituait, au point de vue hygiénique, un réel avantage. Les plafonds lumineux au gaz sont aujourd'hui abandonnés, mais le principe est bon, et des essais sérieux mériteraient d'être faits de la sorte avec la lumière électrique.

De grands perfectionnements se sont produits, en ces dernières années, dans les appareils à éclairage ; les systèmes récupérateurs, dont le type est la lampe Siemens, ont utilisé la chaleur résultant de la combustion pour élever la température de l'air dans lequel brûle le gaz et pour rendre la combustion beaucoup plus complète. Il est possible qu'on arrive à pouvoir placer dans le lustre, ce soleil très éloigné des spectateurs, un grand nombre de ces lampes Wenham, Cromartie, Grégoire et Godde, etc., dont la flamme renversée rappelle un peu par sa fixité et son éclat la lumière électrique. On pourra remplacer les appliques des galeries par les becs à incandescence au zircone, par les brûleurs à la napthaline et à l'albocarbon ; on restreindra le rayonnement calorifique, par des verres tamiseurs gélatinisés et bien isolés, bien refroidis, etc. Mais il est probable que tous ces efforts intelligents et véritablement scientifiques, ne feront que retarder de quelques années la substitution définitive, dans les théâtres, de l'éclairage électrique, qui ne donne ni chaleur ni émanations, à l'emploi du gaz qui échauffe et vicie l'atmosphère. L'absence de protection du foyer lumineux et les fuites de gaz seront toujours une cause de danger d'incendie, et cette considération doit primer toutes les autres.

Des observations récentes, faites dans plusieurs théâtres, font voir les changements dans l'atmosphère de la salle qui résultent du remplacement du gaz par l'électricité. Pettenkofer (1) a expérimenté sur le Théâtre Royal (*Köniqlische Residenztheater*) de Munich, tandis que Renck (2) a fait ses analyses au Théâtre National de la même ville, au moment où, dans ces deux théâtres, on venait de substituer l'éclairage électrique à la canalisation du gaz qui pouvait encore fonctionner simultanément ou alternativement.

(1) Pettenkofer, *Beleuchtung des königl. Residenztheaters in München mit Gas und mit elektrischen Lichter*, in *Archiv für Hygiene*, 1883, p. 384. Analysé in *Revue d'hygiène*, 1884, p. 161.

(2) Renck, *Die elektrische Beleuchtung des königlische Hof-und National-Theaters in München, nebst Bemerkungen ueber den Glanz des elektrische Gluhlichtes*. Analysé in *Revue d'hygiène*, 1885, p. 500.

Voici les résultats obtenus en mai et juin 1883 par Pettenkofer :

Température de l'air et proportion d'acide carbonique suivant le mode d'éclairage au Théâtre Royal de Munich.

	ÉCLAIRAGE AU GAZ.						ÉCLAIRAGE ÉLECTRIQUE.					
	SALLE VIDE Temp. extér. 11°,8 2 mai 1883.			SALLE PLEINE Temp. ext. 11°,5 6 mai 1883.			SALLE VIDE Temp. ext. 17°,6 29 mai 1883.			SALLE PLEINE Temp. extér. 15° 10 juin 1883.		
	Parquet.	1re galerie.	3e galerie.	Parquet.	1re galerie.	3e galerie.	Parquet.	1re galerie.	3e galerie.	Parquet.	1re galerie.	3e galerie.
	Température en degrés centigrades.											
Maximum	+16.5	19.4	25.4	22.2	23.4	29.0	16.9	18.0	18.5	19.6	21.2	23.0
Minimum	+15.2	16.2	16.2	16.0	16.8	23.4	16.6	17.2	17.6	17.6	18.0	18.8
Différence	1.3	3.2	9.2	6.2	6.6	7.4	0.3	0.8	0.9	2.0	3.2	4.2
	Acide carbonique en volume pour 1000.											
Au commencement de la représentation	0.39	0.53	0.36	»	»	»	0.41	0.44	»	»	»	»
A la fin	0.63	1.01	2.02	»	»	»	0.50	0.50	0.66	»	»	»
Différence	0.24	0.48	1.66	»	»	»	0.09	0.03	»	»	»	»

On voit dans ce tableau que la température et la proportion d'acide carbonique s'élèvent beaucoup plus par le gaz que par l'électricité; il est regrettable toutefois que les proportions comparatives d'acide carbonique n'aient pas été relevées dans les deux salles pleines. Cette lacune a été comblée par Renck qui, dans la salle de l'autre théâtre, contenant de 1200 à 1500 personnes, éclairée par 224 bougies Edison, sans compter 610 sur la scène et 566 dans les dépendances du théâtre, a trouvé les chiffres suivants:

Salle du Théâtre National de Munich.

	ÉCLAIRAGE AU GAZ.				ÉCLAIRAGE ÉLECTRIQUE.			
	TEMPÉRATURE.		CO^2 POUR 1000.		TEMPÉRATURE.		CO^2 POUR 1000.	
	Parquet.	5e galerie.	Parquet.	5e galer.	Parquet.	5e galerie.	Parquet.	5e galer.
A 5 h. »	+15°	+16°	0.3	0.3	+15°	+16°	0.3	0.3
5 h. 30	+16	+17	0.1	1.4	+15.5	+16	0.6	0.8
6 h. »	+17	+20	1.7	2.7	+16	+17.5	1.1	1.4
6 h. 30	+19	+27.2	2.5	4.0	+17	+18.8	1.6	2.0
6 h. 45	+20	+29	2.8	3.9	+18	+19.5	2.0	2.5
7 h. »	+21.5	+28	3.1	3.8	+18.8	+19.8	1.8	2.4
7 h. 30	+24	+24.5	3.3	3.6	+20	+21	1.6	2.2
8 h. »	+25.6	+26.8	3.5	3.7	+21,2	+21.5	1.7	2.3
8 h. 30	+26.8	+25.8	3.6	3.8	+22	+22	1.9	2.5
9 h. »	+27	+26.5	3.7	3.9	+22.6	+22	2.1	2.6
9 h. 30	+26	+26.2	3.2	3.7	+23.2	+22.8	2.0	2.7
10 h. »	+25.5	+26.2	3.0	3.1	+22.7	+23	1.9	2.3
10 h. 30	+25	+26.2	2.7	3.0	+22.5	+23.5	1.7	2.2

Au milieu de la représentation, la salle éclairée au gaz marque + 29 degrés de température à l'étage supérieur, tandis qu'elle ne dépasse pas 20 degrés quand elle est éclairée à la lumière électrique; de même la proportion d'acide carbonique est de 4 à 3,5 p. 1000 avec le gaz, et de 2,5 à 2 p. 1000 avec l'électricité. La fraction de saturation par la vapeur d'eau est aussi notablement plus faible dans ce dernier cas.

Lorsque la salle était inoccupée, la température et la proportion d'acide carbonique restaient presque stationnaires avec l'électricité; elles augmentaient rapidement avec le gaz. Quand la salle est remplie, l'on voit que la proportion d'acide carbonique s'élève plus qu'on ne s'y attendrait avec l'éclairage électrique ; cela s'explique par ce fait que la ventilation et le renouvellement de l'air souillé par la respiration de 1500 personnes, ne se font plus aussi activement avec l'électricité qu'avec le lustre allumé au-dessous de la cheminée d'appel; la ventilation mécanique devient donc plus nécessaire avec l'éclairage électrique qu'avec le gaz. Au théâtre du Palais-Royal de Paris, qui est éclairé à l'électricité, on a trouvé un soir d'été, avec une température extérieure de + 19° à dix heures et demie, + 21° à l'orchestre, + 22° aux premières galeries, et + 24° aux troisièmes galeries. Un autre soir, + 23° à l'extérieur, + 24° à l'orchestre, et + 26° aux troisièmes galeries. L'année précédente, avec le gaz dans les mêmes conditions, on avait parfois des températures

(1) Dr G. Martin, *De l'éclairage électrique dans les théâtres* (*Revue sanitaire de Bordeaux*, 10 août 1887, p. 119).

de + 35 à + 40 degrés. En Angleterre, dans une salle contenant trois mille cent personnes, Crampton a trouvé que la température au plafond s'était élevée, au bout de trois heures, de + 15°, 5 à + 37° avec le gaz, et de un degré seulement au bout de sept heures avec l'électricité (Gariel.)

A Munich, Renck a calculé que la lumière d'une lampe électrique avait un pouvoir éclairant de 7 à 12 fois supérieur à celui d'un bec de gaz. Dans ce théâtre, on a signalé quelques cas où cet éclairage électrique avait déterminé des phosphènes et un peu d'irritation conjonctivale et rétinienne. Au Théâtre National, on a fait usage de globes très légèrement dépolis qui n'empêchent pas de distinguer la forme du fil de charbon incandescent; mais la déperdition de la lumière est encore de 23 p. 100; il est vrai qu'elle est de 60 p. 100 avec les globes complètement opaques.

Depuis l'incendie de l'Opéra-Comique en mai 1887, un très grand nombre de théâtres de Paris et de la province sont éclairés à l'électricité ; on en compte au moins 200 en Europe et ce nombre croît tous les jours. A l'Opéra en 1886, on a remplacé les 7500 becs de gaz par 6500 lampes Edison équivalant à 10 ou 16 bougies, et les perfectionnements s'y continuent sans cesse. On peut dire qu'en entrant dans une salle éclairée par l'électricité, la fraîcheur agréable de l'air en été comme en hiver, frappe autant sinon plus que l'intensité de l'éclairage.

Il va de soi que les arcs voltaïques, bougies Jablochkoff, etc., ne peuvent être admis pour l'éclairage intérieur des salles de théâtre. Des réflecteurs qui éclairent le plafond ne donnent qu'une lumière sépulcrale et lunaire à une salle dont la fonction est d'être essentiellement gaie: ces moyens puissants mais primitifs doivent être relégués à l'extérieur des théâtres, dans les places, les squares, ou les rues qui en facilitent l'abord.

Les lampes à incandescence, par la division extrême de la lumière, par la petitesse du foyer sur lequel le regard peut se poser accidentellement sans souffrance, par la gaieté et la douceur de leur éclat, par la présence d'un globe hermétique qui empêche tout dégagement nuisible et rend les incendies impossibles, les lampes à incandescence ont désormais remplacé toutes les autres sources lumineuses d'électricité. Ces lampes ont tous les avantages, quand elles sont disposées à la périphérie du lustre, parce que celui-ci, étant très élevé, est très éloigné des yeux des spectateurs, qui ne songent pas plus à lever la tête pour le regarder qu'on ne songe à regarder le soleil. C'est un principe, en effet, que l'œil ne doit jamais voir la source lumineuse qui l'éclaire ni recevoir de rayons directs. Il n'en est pas ainsi lorsque les girandoles, fixées à la paroi extérieure de chaque galerie, sont munies de lampes à incandescence dont l'ovoïde est dirigé vers les yeux des spectateurs assis dans la galerie inférieure. Quand ceux-ci lèvent simplement la tête, pour regarder en face d'eux ou un peu plus haut, leurs yeux reçoivent directement les rayons lumineux; l'éblouissement est tel qu'au bout d'une heure on est tenté de placer la main en écran au-devant du front, pour intercepter les rayons qui frappent ainsi d'en haut. Nous connaissons plusieurs théâtres, à Paris et en province, où ces girandoles électriques causent à la fin de la représentation une véritable souffrance; le théâtre n'est cependant pas un lieu où l'on puisse armer son front d'un abat-jour. Les lampes électriques, placées si près des yeux, devraient toujours être munies de globes très légèrement dépolis, au moins dans les segments qui font face aux loges ou aux galeries. La même précaution est encore nécessaires pour les lampes de la rampe, les acteurs regardant le plus souvent de haut en bas le centre des fauteuils d'orchestre.

Les plafonds lumineux au gaz sont désormais abandonnés, disions-nous. Il n'en est pas de même de ceux qui sont éclairés par l'électricité.

Il n'y a pas à songer dans ce cas aux lampes à incandescence qui coûtent cher et dont la lumière trop douce perd encore 40 à 50 p. 100 de son intensité, en traversant des écrans dépolis ou opaques. L'inconvénient n'existe presque plus quand l'éclairage de ces plafonds se fait à l'aide de l'arc voltaïque dont on peut presque impunément gaspiller la lumière. La situation extrêmement élevée de la source lumineuse, et surtout le tamisage de la lumière éblouissante des foyers Jablochkoff ou Picper à travers les verres dépolis du plafond, n'exposent pas les yeux à recevoir les rayons directs. La lumière vient de très haut, comme celle de la lune, dont elle rappelle un peu la tristesse, et c'est son principal inconvénient. A l'Hippodrome de Paris, l'immense plafond vitré laisse passer de la sorte une lumière douce et agréable, qui ne coûte que 250 francs par soirée, alors qu'on dépensait autrefois de 1000 à 1200 francs avec l'éclairage au gaz qui était beaucoup moins intense.

Une ordonnance du préfet de police, du 18 avril 1888, a d'ailleurs réglementé l'emploi de la lumière électrique dans les théâtres, cafés-concerts et autres spectacles publics. Cette ordonnance, préparée par le conseil d'hygiène de la Seine et la commission technique des théâtres, soumet l'emploi de l'électricité à la déclaration préalable et à l'autorisation du préfet, sur l'avis favorable de la commission technique. A partir du jour où l'installation a été acceptée, toute communication des théâtres avec la canalisation extérieure du gaz est supprimée.

Nous ne croyons pas devoir nous arrêter à décrire et à discuter le plan général des théâtres et les dispositions qu'il faut donner aux nombreux locaux qui les composent; nous serions trop exposés à rappeler les règles de l'hygiène auxquelles doivent satisfaire les habitations en général et particulièrement les habitations collectives. Une semblable étude ne pourrait trouver place que dans une monographie complète et spéciale.

Dans l'intéressant article Théatre, qu'il a fourni à la collection des rapports de Bœrner sur l'Exposition internationale d'hygiène de Berlin, en 1882, le Dr F.-O. Kuhn a publié et figuré les plans de théâtres présentés à un concours spécial ouvert à l'occasion de l'Exposition (1). Plusieurs de ces plans sont originaux, ingénieux et très bien étudiés, en particulier ceux de MM. Köpfner et Rösiche, de M. Arntz, de M. Kind, etc. C'est à MM. Schmidt et Nekelmann (de Hambourg), que le prix de 10000 francs a été décerné. Leur théâtre comporte 1700 places, avec une ventilation de 25 à 35 mètres cubes d'air par heure et par personne, assurée à l'aide de machines à pulsion d'air. Le théâtre est éclairé en partie au gaz, en partie par l'électricité. Des précautions très grandes sont prises contre l'incendie; elles consistent particulièrement dans l'établissement de huit réservoirs contenant 80 mètres cubes d'eau, placés sur le toit de la salle, à 23 mètres de hauteur, et desservis par une canalisation et de nombreux robinets qu'on peut ouvrir dans les corridors, les galeries, les diverses parties de la salle.

§ 3. — Dangers d'incendie.

L'incendie du théâtre de l'Opéra-Comique à Paris, survenu en 1887 dans des conditions très émouvantes, a été l'occasion d'études intéressantes sur les causes d'aussi terribles accidents et sur les moyens de les prévenir. « La destinée d'un théâtre a toujours été jusqu'ici de brûler », disait en 1889 M. Berthelot, ministre de l'instruction publique et des beaux-arts, à la tribune du Sénat. Sans doute on savait depuis longtemps que tous les ans il y a dans le monde un théâtre qui est détruit par le feu; mais le coup est d'ordinaire si brusque, si terrible, il frappe, en quelques minutes, tant d'êtres pleins de vie qui venaient chercher le plaisir, que ces incendies causent un immense émoi et font chercher immédiatement le moyen de les prévenir. Il ne faut pas cependant en exagérer la fréquence et la gravité, car M. Guimet (2) a montré, par ses statistiques, qu'on compte seulement un mort par incendie pour deux millions de présences au théâtre. Cela veut dire sans doute qu'un homme qui a assisté à 2000 représentations avec 1000 personnes, aurait à ce moment là seulement la chance d'être brûlé avec la salle. La statistique est parfois rassurante!

Les causes d'incendie dans un théâtre sont multiples : ce sont les fuites de gaz, qui amènent des explosions de gaz enflammé, quand on introduit une lumière dans le milieu vicié; ce sont les becs de la rampe qui enflamment le voile d'une danseuse ou la robe d'une actrice; c'est

(1) *Bericht ueber die Allgemeine deutsche Ausstellung auf dem Gebiete der Hygiene und des Rettungswesens*, Berlin, 1882-1883, herausgegeben von Dr Paul Börner et H. Albrecht. Breslau, 1885-1886, 3 vol. in-8. — *Theater*, von F.-O. Kuhn, t. II, p. 3 à 34, avec figures et plans.

(2) E. Guimet, *la Sécurité dans les théâtres*. Paris, 1887.

la poudre de lycopode qu'on brûle pour simuler des éclairs ou un incendie; c'est surtout un décor ou une frise, qui brûlent parce que la herse d'éclairage était à son voisinage immédiat et qu'un déplacement de quelques centimètres a suffi pour que la rampe de gaz mette le feu à une toile flottante déplacée par le vent. Parfois, c'est la cheminée ou un bec de gaz qui a mis le feu à la loge d'un artiste, dans un de ces nombreux recoins habités de la scène ; car, dans les neuf dixièmes des cas, c'est par la scène et sur la scène que débutent les incendies : c'est là aussi que ceux-ci sont le plus dangereux, parce que tout ce qui se trouve sur la scène est au plus haut degré combustible.

Dans le sous-sol de plusieurs théâtres, sont établies des cuisines de restaurants voisins, des manèges de chevaux avec les provisions de fourrages, des magasins de décors dont l'inflammabilité est presque aussi grande que celle d'un magasin de fourrages ou d'un atelier de menuiserie. Ces divers établissements doivent être sévèrement éloignés des théâtres, ainsi d'ailleurs que le prescrit l'article 61 de l'ordonnance de la préfecture de police du 18 mai 1881, qui est rédigée avec un soin et une intelligence des besoins tout à fait remarquables : malheureusement ses prescriptions restent trop souvent lettre morte. Il y a en effet certaines catégories de personnes et d'établissements qui semblent échapper aux lois qui régissent les autres citoyens : les religieux et les artistes, les couvents et les théâtres sont de ce nombre.

On a remédié au danger que causait la rampe de la scène, en couvrant celle-là d'un grillage en fil de fer à larges mailles, pour tenir écartés les robes des artistes ou les objets inflammables qui pourraient être poussés par le vent. Dans ces quinze dernières années, à l'instigation du général Morin et avec les perfectionnements de M. Charles Garnier, à l'Opéra, on avait disposé les becs de la rampe de telle façon que le gaz brûlait de haut en bas, la flamme renversée; l'extrémité terminale du verre servant d'issue aux gaz de la combustion était fixée sur un tuyau d'aspiration; le courant d'air alimentant la flamme arrivait près du bec, au haut du verre retourné, était entraîné vers la partie inférieure de celui-ci, et s'échappait, en raison de la chaleur produite par la combustion, à travers la gaine horizontale d'aspiration sur laquelle reposait l'extrémité renversée de chaque verre. La chaleur et les produits de la combustion ne sont plus dès lors versés sur la scène et un peu plus tard vers le lustre; les dangers d'accidents sont écartés. Ils le sont encore bien plus sûrement par la substitution, au gaz d'éclairage, des lampes électriques brûlant dans une ampoule de verre hermétique où l'on a fait le vide absolu.

L'électricité ne met pas absolument à l'abri d'incendies (1); et l'on a

(1) Le théâtre d'Islington (Angleterre) a brûlé dans les derniers jours de décembre 1887. Il était éclairé à la lumière électrique; mais il n'avait pas de rideau de fer dont les Anglais ne veulent pas. Ce sont les pompiers qui, en faisant leur ronde, à une heure

vu quelquefois le contact des fils qui rougissent, enflammer la cloison en bois sur laquelle ils sont fixés ; les machines à vapeur qui actionnent les appareils peuvent propager le feu. Pendant la première année d'éclairage par l'électricité à l'Opéra de Paris, il y a eu une douzaine de commencements d'incendie par le fait de l'électricité. Une expérience plus complète de la conduite des appareils fera disparaître progressivement tous ces minimes dangers.

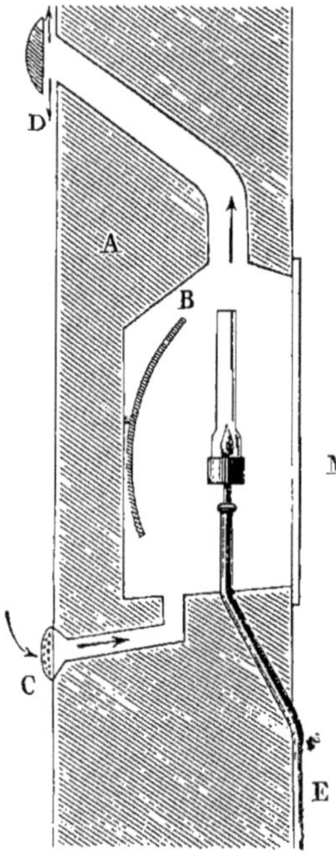

D'ailleurs les règlements de police, concernant l'éclairage électrique dans les théâtres, imposent des conditions rigoureuses d'installation, dont la négligence entraînerait le refus d'autorisation et de réception par la commission compétente.

Fig. 98. — Lanterne de sûreté du Dr Karajan (de Vienne).

A, mur de façade. — B, cavité creusée dans l'épaisseur de la muraille. — C, arrivée de l'air extérieur dans la lanterne. — D, conduit de sortie des produits de la combustion. — E, arrivée du gaz. — M, glace dormante éclairant le corridor ou l'escalier.

La première condition à remplir pour prévenir les incendies est donc d'isoler, sinon de supprimer les lumières incendiaires, particulièrement sur la scène et ses dépendances. Dans les couloirs et même dans la salle, le danger est beaucoup moindre. A la suite de l'incendie qui a détruit le Ringstheater à Vienne, le Dr Karajan a imaginé un système de lanternes fixes au gaz, à l'huile, ou à la bougie qui a l'avantage non seulement d'isoler ces lumières et de les rendre incapables de devenir l'origine d'incendies, mais d'assurer l'éclairage des corridors et des escaliers lorsque, en cas de sinistre, ces parties du théâtre sont envahies par des gaz incombustibles ; lorsque les lumières s'éteignent de la sorte, l'obscurité rend la fuite des spectateurs presque impossible et augmente les dangers effroyables de l'écrasement. Dans l'épaisseur d'un mur est ménagée une logette quadrangulaire, fermée du côté du couloir par une glace dormante. Le bec de gaz avec réflecteur enfermé dans cette cavité close est alimenté par un tuyau intérieur ouvrant sur la façade extérieure de la muraille ; les produits de la combustion se dégagent par un autre tuyau allant également du sommet de la baie à la façade extérieure. Quand il n'y a que des cloisons, la lanterne est représentée par une caisse à parois métalliques,

moins un quart du matin, ont aperçu le feu. Quelques instants après la scène et la salle étaient embrasées. On eut de la peine à sauver le directeur et sa famille qui habitaient le théâtre.

avec glace dormante; les tuyaux d'arrivée et de sortie débouchent, soit à face extérieure de la cloison qu'ils traversent, soit dans une large conduite métallique, ressemblant à une conduite des eaux pluviales, placée à l'intérieur des corridors, mais s'ouvrant en plein air à son extrémité supérieure au-dessus du toit, comme par son extrémité inférieure dans les caves (1).

La disposition est ingénieuse, mais quand les gaz irrespirables ont déjà envahi les corridors et les escaliers, le désastre est presque irrémédiable. De tels appareils peuvent cependant être utiles sur la scène, dans les corridors et les escaliers qui y aboutissent, dans les loges des acteurs, etc., où l'entassement des fuyards et l'encombrement sont moins à craindre.

Si l'électricité est le meilleur moyen de supprimer la capacité incendiaire de la lumière, pour employer l'expression de M. Émile Trélat (2), il n'est pas moins nécessaire de supprimer l'inflammabilité des objets qui remplissent la scène. Le feu au théâtre ne prend pas seulement parce que la scène comporte de nombreuses flammes incendiaires; mais aussi parce que ces flammes avoisinent des objets inflammables. On a proposé depuis longtemps de rendre incombustibles les bandes de ciels, les toiles, les portants, les ponts, le gril, les boiseries, voire les costumes et les mousselines des danseuses, en les imprégnant de certaines substances salines. Chevallier (3) a fait jadis la critique intéressante d'un grand nombre de ces enduits. On leur reproche de coûter cher, d'alourdir les toiles ou décors, de les rendre humides, poisseux, ce qui y fait adhérer la poussière et les crevasse: d'autres restent secs, mais deviennent rapidement pulvérulents; si on ne les remplace fréquemment, les objets cessent bientôt d'être incombustibles. Dans l'un et l'autre cas, la peinture décorative est moins adhérente et a moins de durée. L'objection perd de sa valeur, puisque l'on peut maroufler les décors, c'est-à-dire coller de la toile ou du papier à leur face postérieure pour leur donner de la solidité, et enduire cette face seulement de matières incombustibles.

Les principaux enduits préconisés sont le phosphate d'ammoniaque à 15 p. 100; le sulfate d'ammoniaque à 7 p. 100; le borate de soude; le tungstate de soude et d'ammoniaque; le silicate de potasse. M. Carles, de Bordeaux, préconisait récemment (4) la dissolution de sulfate d'ammoniaque à la dose de 100 grammes de sel pour 500 grammes d'eau; 100 grammes d'étoffe absorbent de 120 à 150 grammes du liquide, sui-

(1) F.-O. Kuhn, in *Bericht* von Dr Bœrner *uber die Hygiene Ausstellung*, 1882-1883, t. I, p. 31. — Voir aussi dans le même Recueil, t. III, p. 535, l'article de C. Strehl, intitulé : *Abwehr von Feuersgefahr*.

(2) Ém. Trélat, *Rapport sur les réformes à apporter dans les théâtres pour y établir la sécurité* (*Journal officiel*, 21 août 1887, p. 3871).

(3) Chevallier, *Annales d'hygiène et de médecine légale*, 2e série, t. XVI, p. 50.

(4) Carles, *Journal de pharmacie de Bordeaux*, 1890.

vant le nombre et la grosseur des fils. C'est à peu près la formule de A. Patera, de Vienne, qui en 1871 recommandait la composition suivante contre l'inflammabilité du bois : sulfate d'ammoniaque, 33,3 ; plâtre, 66,6 ; eau, 100 grammes. Patera conseillait aussi pour les tissus cette autre formule : borax, 3 ; sulfate de magnésie (sel amer) 2,5 ; eau chaude, 20. Les peintures à base d'amiante ont été introduites avec succès dans plusieurs théâtres en Angleterre, en Hollande, en Autriche et en Belgique, à tel point que les compagnies d'assurances anglaises consentent une réduction de 50 p. 100 sur la prime, pour les établissements où cette peinture est employée. L'industrie chimique fait chaque jour de tels progrès, qu'on arriverait facilement à découvrir un enduit réunissant la plupart des conditions désirables. C'est presque uniquement dans cette voie qu'on a des chances de rendre plus rares les incendies dans les théâtres : mais il faut reconnaître que, depuis 1887, les efforts dans cette direction ont été très insuffisants, si ce n'est à l'Opéra de Paris et au théâtre de Reims, soit par routine et par suite de préjugés, soit que la dépense et les difficultés d'application soient réellement considérables.

L'article 16 de l'instruction du 16 mai 1887 est d'ailleurs explicite, et, pas plus après qu'avant l'incendie de l'Opéra-Comique, ses prescriptions ne sont appliquées ; il dit textuellement :

« Tous les décors seront rendus ininflammables au moyen d'une préparation spéciale. Avant leur mise en service, ils seront essayés au point de vue de l'ininflammabilité devant la commission des théâtres ou devant un de ses membres délégué à cet effet. Les essais seront renouvelés tous les six mois au moins, et ils seront constatés chaque fois par l'apposition d'un cachet sur différents points. »

Nous craignons bien que, dans la plupart des théâtres, cette prescription ne continue à rester lettre morte.

Les décors ne doivent d'ailleurs jamais s'accumuler sur la scène ni dans les parties quelconques du théâtre. L'ordonnance de 1881 dit que le magasin de décorations et d'accessoires doit être établi *hors de l'enceinte* du théâtre ; il ne pourra être conservé dans cette enceinte que les décors indispensables au courant des représentations. Le lieu de dépôt devra être séparé du reste des bâtiments par un grand mur en maçonnerie et des portes en fer (art. 20). Les magasins de décors contiennent souvent des richesses artistiques, et c'est compromettre à la fois la sécurité du théâtre et les intérêts industriels de l'exploitation, que de les placer au voisinage de la scène ou de la salle. La plupart des théâtres de Paris ont leurs magasins de réserve dans la banlieue ; mais, en province, ces magasins sont trop souvent dans le théâtre lui-même.

Dans le choix des matériaux qui servent à la construction et à la décoration des théâtres, des engins de la scène, le fer devrait presque exclusivement être préféré au bois, à la toile, au papier.

On ne voit aucune raison qui pourrait empêcher de remplacer les charpentes en bois, les échafaudages de la scène, les portants, les herses, etc., par des armatures et des supports en fer, et même la toile et le marouflage des décors fixes, par des lames très minces et très légères de fer-blanc. La difficulté serait un peu plus grande pour les galeries, les avant-scènes, les banquettes, les planchers et les cloisons des loges réservées aux spectateurs; les questions de sonorité et de transmission du son jouent un si grand rôle dans une salle de théâtre et de concert, que des hésitations sont permises. L'on dit aussi que les charpentes en fer s'appuyant par leurs extrémités opposées sur les murailles d'enceinte peuvent, en se dilatant par la chaleur de l'incendie, refouler et renverser celles-ci, comme dans l'expérience classique du redressement d'un mur au Conservatoire des arts et métiers. Il y a donc une certaine exagération à vouloir employer le fer exclusivement dans la construction des théâtres; mais il n'est pas douteux que la profusion du bois et des planches légères, sur la scène et dans la salle, transforment l'une et l'autre en une sorte de boîte d'allumettes, qui n'attend qu'une étincelle pour flamber. Il en est d'un incendie comme d'une maladie; il vaut mieux prévenir que de guérir; la prophylaxie l'emportera toujours sur la thérapeutique dans l'un et dans l'autre cas.

Mais la flamme s'élance, le foyer est tout d'abord localisé; que faut-il faire? Jadis on considérait le pompier comme le sauveur, et tout l'effort consistait à tenir en réserve, sur le toit de la salle, de vastes réservoirs toujours pleins d'eau, avec un réseau de tuyaux et de robinets qu'il suffisait de tourner à chaque détour et à chaque étage de la scène. Parfois même on ne parlait de rien moins que d'inonder la salle et la scène d'une immense douche en pluie, lancée de la cheminée du lustre par une énorme pomme d'arrosoir s'ouvrant automatiquement par la combustion d'un cordon d'arrêt. L'expérience a montré combien il y a loin de la théorie à la réalisation. L'eau ne peut servir que pour l'extinction immédiate d'un incendie très local; c'est une ressource qu'il ne faut nullement dédaigner, des hommes actifs, courageux et exercés, étant indispensables pour aller éteindre, en des points parfois à peine accessibles, le foyer primitif qui en quelques minutes envahira de larges surfaces. Les extincteurs à gaz, sous forme de grenades en verre, de cylindres portatifs, etc., ne peuvent rendre que des services limités aux foyers très isolés.

« Le feu est à la scène, dit M. Émile Trélat; il l'envahit, on ne s'en est pas rendu maître. Elle brûlera malgré les pompes qui arrivent. Comment protéger les spectateurs? Tout le monde est aujourd'hui d'accord sur les dispositions suivantes : couper les voies du feu du côté de la salle, ouvrir les sommets de la scène pour y activer la combustion et mettre l'incendie en condition de dévorer au plus vite tout ce qui doit y brûler. »

Il ne suffit pas de faire tomber le rideau; le courant d'air extrêmement violent qui se produit dans ces cas de la scène vers le lustre soulève ou déchire la toile, et fait pénétrer les gaz toxiques d'abord, la flamme ensuite, vers les hauteurs de salle et les issues des portes. Il faut un rideau plein, massif, hermétique, en tôle de fer, actionné par un mécanisme puissant, de préférence par la force hydraulique permanente que fournit la pression du service d'eau. D'après l'article 9 (modifié) de l'ordonnance du 16 mai 1881, concernant les théâtres,etc., « ce rideau doit être de fer plein, d'une manœuvre facile et non bruyante. La manœuvre d'abaissement devra se faire de deux points différents, l'un à l'intérieur, l'autre à l'extérieur de la scène. »

Un grand nombre de théâtres ont adopté ce mode d'obturation du mur de scène, et font fonctionner le rideau en fer à chaque représentation, autant pour en assurer le jeu, que pour donner aux spectateurs une sécurité et une confiance qui préviendront les paniques.

Mais cette barrière entre la scène et la salle ne serait ni complète ni durable si l'on ne ménageait, dans les parties supérieures de la scène, de très larges baies, avec panneaux facilement mobiles, permettant d'évacuer rapidement vers l'extérieur les flammes et les produits toxiques de la combustion. L'article 9 (modifié) de l'ordonnance du 16 mai 1881, contient à ce sujet les prescriptions suivantes. « Il sera, établi au sommet de la coupole des théâtres, au-dessus de la scène, une baie dont la manœuvre se fera du dehors. La section de cette baie sera la millième partie du volume total de la scène, exprimé en mètres cubes. »

La destruction de la scène proprement dite par le feu doit être aussi rapide que possible, et se faire en quelque sorte à l'air libre, afin d'éviter la formation de l'oxyde de carbone qui constitue le principal danger dans les incendies de ce genre. Les corridors, les escaliers qui desservent les loges et le foyer des acteurs, les portes de sortie doivent être larges et très multipliés, afin de rendre la fuite prompte et facile pour les artistes et le personnel employé sur la scène. L'article 13 de l'ordonnance du 16 mai 1881 prescrit d'ailleurs que les trois murs qui circonscrivent la scène ne soient percés que d'un petit nombre d'ouvertures, garnies de portes en fer, battantes de manière à être constamment fermées. Quand ces murs donnent sur des cours d'isolement, il doit être établi, à la hauteur de chaque pont de service, un balcon extérieur avec garde-corps et échelle fixe en fer pour la circulation des pompiers.

Lorsque l'incendie a envahi la salle, le danger pour les spectateurs n'est pas seulement dans les brûlures et la mort par le feu : le nombre des personnes *vivantes* qui périssent par l'action directe des flammes est beaucoup plus rare qu'on ne croit. Les cadavres dont on retrouve les débris calcinés appartiennent le plus souvent à des personnes qui ont succombé à l'asphyxie par les gaz toxiques, par la compression dans les foules, et que le feu n'a dévorées que tardivement, quand la vie avait déjà cessé depuis un certain temps,

L'incendie de l'Opéra-Comique en a fourni un grand nombre de preuves évidentes. Des femmes ont été trouvées dans des loges, en toilettes légères que le feu n'avait pas altérées, avec une attitude et une expression de physionomie qui excluaient l'idée de souffrances cruelles. Comme dans les explosions des mines, où à l'action du grisou vient s'ajouter celle des gaz toxiques résultant de l'inflammation rapide et incomplète des poussières charbonneuses en suspension dans l'air, l'incendie de matières légères et inflammables, dans une salle de théâtre fermée, détermine la formation d'une grande quantité d'oxyde de carbone, parce que la quantité d'oxygène est toujours insuffisante pour brûler complètement d'aussi grandes quantité de carbone. L'asphyxie a lieu le plus souvent par l'oxyde de carbone, c'est-à-dire par une véritable intoxication; elle a lieu aussi par l'acide carbonique, et c'est celle-là presque seule qui absorbait l'attention jusqu'en ces dernières années, quoiqu'elle soit moins redoutable et moins irrémédiable que la première.

La peur affole, anéantit, rend stupide ou féroce; elle produit des syncopes, qui persistent parce qu'elles sont abandonnées à elles-mêmes, qui font perdre un temps précieux, alors que les minutes sont comptées; elles livrent leurs victimes à la brutalité d'une foule affolée qui se heurte et s'écrase pour chercher un passage.

Dans cet entassement dans les corridors et les escaliers trop étroits, dans cette lutte suprême pour la vie, les faibles sont renversés, foulés aux pieds, écrasés, étouffés. Et ce n'est pas le lieu de dire : « Ne vous pressez pas. » Celui qui s'attarde dans la salle est mort, surtout s'il en occupe les étages supérieurs; les gaz toxiques sont entraînés par leur température et par la vapeur d'eau sous la calotte du vaisseau, derrière les tympans et le pilastre; ils s'accumulent dans ces points; mais avant de gagner la cheminée d'appel du lustre, ils envahissent les couloirs et les escaliers de l'étage le plus élevé, aspirés par les portes largement ouvertes. Il n'y a de salut que dans la fuite.

Comme dernière ressource, il faut rendre l'évacuation de la salle facile, donner aux escaliers et aux couloirs des dimensions croissantes à mesure qu'augmente le nombre des étages qu'ils desservent; ils doivent figurer un cône à grosse extrémité dirigée vers la sortie, et non un conduit ayant le même calibre à la base et au sommet. Chaque étage devrait avoir ses escaliers indépendants, comme on le voit dans les arênes d'Arles, de Nîmes, du Colysée, et comme le prescrit l'ordonnance de 1881 (art. 25); ils doivent être en pierre, droits, et de largeur croissante à chaque étage (art. 22 et 23). Malgré cette prescription, dans combien de théâtres ne voyons-nous pas des escaliers en spirale, et de la même largeur au premier étage qu'au quatrième. Des clôtures légères qu'un coup d'épaule peut défoncer et servant seulement pendant la représentation à faciliter la police des couloirs, serviraient en cas de besoin à multiplier les issues terminales. Les balcons et les échelles fixes de sauvetage ne sont qu'une ressource très précaire.

L'ordonnance de 1881 a déterminé exactement les dimensions, le nombre des couloirs, des portes de sortie de la salle, des vestibules. La largeur des ouvertures communiquant du couloir au vestibule de sortie ne sera jamais inférieure à 6 mètres, pour les théâtres contenant 1000 places et au-dessous. Il en est de même de l'ouverture du vestibule sur l'extérieur; si elle est divisée en plusieurs portes séparées par des trumeaux, leur nombre ne pourra être inférieur à trois, et chacune d'elles devra avoir au minimum $2^{m},50$ de largeur, non compris les portes ouvrant sur les cafés, couloirs et dépendances. Lorsque la salle contiendra plus de 1000 places, ces ouvertures devront avoir la largeur réglementaire augmentée de $0^{m},60$ par 100 places. La salle sera circonscrite à chaque étage par un couloir d'une largeur uniforme dont le minimum sera de $2^{m},50$.

A l'intérieur, toutes les places établies sur le parquet du rez-de-chaussée et celles des amphithéâtres, doivent être desservies par deux chemins latéraux de circulation, ayant au minimum un mètre de largeur, à moins qu'ils ne soient partagés en leur milieu par un chemin unique de $1^{m},30$ aboutissant au couloir de sortie. Les rangs des fauteuils, stalles ou banquettes seront espacés de $0^{m},50$ mesurés du devant du siège au dossier qui lui fait face. Le siège des fauteuils ou stalles doit pouvoir être relevé contre le dossier (art. 33 et 34).

L'ensemble des portes de communication des places du rez-de-chaussée au couloir circonscrivant la salle présentera au minimum la largeur totale de 6 mètres. L'expérience a montré que les portes des loges doivent être à deux panneaux étroits et s'ouvrir en dedans de la loge, afin que les spectateurs n'y soient pas emprisonnés par la foule qui se presse dans les couloirs et qui empêche le développement extérieur de ces portes.

Personne ne peut contester la nécessité de dégagements suffisants; mais réduire le nombre des fauteuils et des strapontins pour agrandir les portes, les passages, les couloirs, n'est pas la meilleure manière d'écarter le danger des incendies. Même au lendemain d'un désastre, les directeurs de théâtres trouveront toujours la mesure irréalisable; une salle de spectacle est inévitablement un lieu d'encombrement; demander la dissémination des spectateurs, c'est dans une certaine mesure demander la ruine industrielle du théâtre. Quand la foule fuit et s'écrase à travers les issues, le mal est irrémédiable; la salle est détruite, il y aura de nombreuses vitimes. L'effort et la dépense d'argent doivent se concentrer non sur le dernier acte du drame, mais pour ainsi dire sur le prologue. La salle doit être complètement indépendante de la scène, qui est le point de départ et le foyer presque exclusif des incendies; la scène doit pouvoir brûler sans que la salle s'en ressente. En second lieu, la scène doit être incombustible ; en troisième lieu, les sources du feu doivent être réduites au minimum, par la suppression des flammes lumineuses, par la substitution au gaz d'un charbon électrique éclairant sans brûler, dans le vide fermé d'un ovoïde en cristal.

A vrai dire, c'est dans l'ordre inverse qu'il faut s'efforcer de réaliser les trois conditions précédentes : 1° suppression des sources du feu sur la scène ; 2° matériaux de la scène incombustible ; 3° séparation absolue de la salle et de la scène. Quand ces trois points seront obtenus, non sans grandes dépenses sans doute, il faudra rendre la sortie des spectateurs facile et rapide en tout temps, mais en espérant bien qu'on n'aura guère besoin de recourir à cette ressource, si le feu se déclare sur la scène. Les paniques, l'affolement, seront d'autant plus rares, que les spectateurs auront puisé une sécurité croissante dans la certitude de l'isolement de la salle, dans la vue journalière d'un rideau métallique en fonctionnement, dans la suppression des flammes incendiaires de la rampe, des décors et de la salle elle-même. Chaque soir d'ailleurs, à la fin de la représentation, on devrait ouvrir toutes les issues, sans exception, comme en cas d'incendie, afin de familiariser le public avec les voies d'évacuation rapide.

L'ouverture d'un théâtre ne peut avoir lieu qu'après réception par la commission supérieure des théâtres, présidée par le préfet de police, composée du secrétaire général de cette préfecture, du chef de cabinet, du chef de la police municipale, du chef du bureau des théâtres, du chef de laboratoire de chimie de la préfecture de police, du colonel et du capitaine ingénieur des sapeurs-pompiers, de l'architecte en chef de la préfecture de police, de l'architecte de la circonscription de service, du commissaire de police du quartier et de l'officier de paix de l'arrondissement. Il est regrettable qu'il n'existe dans la commission aucun membre médical pour représenter la compétence hygiénique et sanitaire ; il semble qu'au moment de la constitution de cette commission, on n'ait eu en vue que les questions de police et de sécurité contre le feu ; même en ce qui concerne la prévention des incendies, l'opinion d'un médecin hygiéniste nous semble indispensable.

Une sous-commission permanente composée de l'architecte de la circonscription, de l'officier de sapeurs-pompiers délégué, du commissaire de police du quartier et de l'officier de paix de l'arrondissement, doit visiter chaque théâtre à des époques rapprochées, et s'assurer de l'exécution rigoureuse des prescriptions de l'ordonnance du 16 mai 1881. Des commissions analogues existent dans toutes les grandes villes de province ; trop souvent elles n'existent que sur le papier et la surveillance est à peu près illusoire.

Nous souhaitons qu'aucun nouveau désastre ne vienne prouver une fois de plus que les règlements sont excellents, mais qu'ils ne sont jamais appliqués.

Les salles consacrées aux réunions publiques et les amphithéâtres de cours se rapprochent des théâtres par leur mode de fonctionnement. Ils se prêtent aux mêmes considérations en ce qui concerne la ventilation et le chauffage; mais la question d'éclairage offre moins d'intérêt, parce qu'ils reçoivent la lumière solaire; qu'ils sont le plus souvent occupés pendant le jour et que lors des séances de nuit, ils n'ont pas besoin de l'éclairage éclatant, prestigieux que réclament les théâtres. Pour les mêmes raisons, ils sont beaucoup moins exposés aux incendies.

Les édifices consacrés aux cultes sont au contraire tout à fait différents. Leur construction s'écarte complètement de toutes les autres. L'ampleur de leurs dimensions, la hauteur de leurs voûtes assurent un volume d'air considérable à tous ceux qui y sont réunis, et supplée à l'aération qui laisse toujours à désirer. Elle ne s'opère que par les portes et par quelques ouvertures situées très haut et très peu accessibles. Aussi l'air y est-il souvent vicié; mais comme le séjour des fidèles ne se prolonge jamais très longtemps, l'air s'engouffre par les portes pendant qu'ils sortent et la ventilation s'achève quand l'édifice est vide.

Le chauffage des églises est également imparfait. Il est presque inconnu en province, et, dans les églises où il a été introduit, il est assuré par des calorifères dont les bouches de chaleur s'ouvrent sous les pieds des assistants. Une colonne d'air chaud s'élève de chacun de ses orifices et va se perdre dans l'immensité du vaisseau, sans en élever notablement la température. Des douches d'air froid tombent sans cesse, des hauteurs de la voûte, sur les têtes nues des fidèles et il est impossible de s'en préserver. Dans certaines églises, au contraire, dont les dimensions sont plus petites et la voûte moins élevée, on est incommodé par la chaleur lourde et étouffante qu'offrent les calorifères à air chaud. Les églises chauffées à l'eau, sont de très rares exceptions.

L'éclairage s'obtient à l'aide des cierges, des bougies qui brûlent sur les autels, des lustres qui tombent des hauteurs de l'édifice et qui sont garnis de lampes ou alimentés par des becs de gaz. Quelques églises sont éclairées à la lumière électrique.

Les églises ne sont pas très exposées aux incendies. Cependant le plus formidable exemple d'accident de ce genre, dont on ait gardé le souvenir, est l'incendie de la cathédrale de Santiago (Chili). Toute la population de la ville était réunie le 8 décembre 1864, dans l'église de l'Immaculée-Conception. On avait fait des préparatifs extraordinaires; les fleurs artificielles, les tentures, les décorations en papiers peints étaient mêlés aux lumières de milliers de bougies allumées dans toutes les parties de l'édifice. Le feu prit à ces ornements et se répandit, en un instant, d'un bout de l'église à l'autre. Les portes ouvraient en dedans; les personnes qui en étaient le plus près, une quarantaine tout au plus, purent les ouvrir et se sauver. Tout le reste fut brûlé ou asphyxié. Pendant vingt minutes environ, en entendit des cris terribles auxquels succéda un silence de mort: deux mille quatre cents personnes succombèrent ainsi. La plupart étaient intactes; leurs vêtements mêmes n'étaient pas brûlés; on a trouvé plusieurs cadavres étouffés sous la cloche qui s'était détachée et était tombée dans la nef. Jamais ville n'avait subi un désastre pareil. Des familles entières furent éteintes et le souvenir de cet horrible événement est encore vivant dans la mémoire de tous les habitants du Chili.

ARTICLE II. — BAINS ET LAVOIRS PUBLICS.

Dans les chapitres précédents, on a prouvé que la salubrité des villes dépend avant tout de la propreté de la voie publique et des égouts, que la santé des habitants dépend également du soin avec lequel leurs maisons sont nettoyées; il s'agit maintenant de nous occuper de la propreté personnelle, de celle qu'on obtient à l'aide des lotions, des ablutions, des bains, et du changement fréquent de linge.

Cette question doit être, à notre époque, envisagée d'un tout autre point de vue qu'on ne le faisait autrefois. Il ne s'agit plus en effet de cette propreté apparente qui consiste à avoir les mains et le visage suffisament nettoyés, pour qu'on n'y aperçoive pas de crasse, et de porter du linge assez blanc, dans ses parties visibles, pour ne pas attirer l'attention. La propreté hygiénique, prophylactique, est bien autrement rigoureuse. Les découvertes de la bactériologie nous ont appris à la connaître. Elles nous ont montré les myriades de microbes qui siègent sous les ongles, entre les orteils, dans tous les replis de la peau et sur les muqueuses; elles nous ont fait connaître le rôle qu'ils jouent dans les maladies infectieuses; et la difficulté qu'on éprouve à les détruire. L'*antisepsie chrirurgicale* nous a pourtant prouvé qu'on pouvait y parvenir, mais au prix d'un ensemble de précautions tellement minutieuses, qu'il suffit de la moindre négligence pour compromettre le succès de l'opération la mieux réussie. Nous savons maintenant que, pour rendre les mains de l'opérateur *aseptiques*, il ne suffit pas de les laver à l'eau chaude, au savon et à la brosse; mais il faut encore faire intervenir l'alcool et l'acide phénique, pour détruire les derniers germes réfugiés dans les replis sous-unguéaux.

Assurément cette propreté radicale, indispensable au chirurgien qui va pratiquer une opération, n'est pas nécessaire dans la vie courante, mais les rigueurs de l'antisepsie et les merveilles qu'elle permet de réaliser en chirurgie, donne à l'hygiéniste la mesure de ce qu'il doit exiger.

Depuis que cette vive lumière a été projetée sur des questions jusqu'alors demeurées dans le vague, on se montre partout bien plus sévère pour la propreté corporelle. On attache beaucoup plus d'importance aux ablutions et aux bains, dans les lycées, les casernes, les prisons même, et on a déjà pu y constater une diminution notable dans le nombre des malades. Les progrès de la propreté sous toutes ses formes, sont destinés à nous affranchir un jour des maladies infectieuses et des affections parasitaires. C'est une affaire de temps et il dépend de nous de l'abréger.

Nous allons nous occuper, dans cet article, des deux principaux facteurs de la propreté corporelle : des bains et du blanchissage du linge.

§ 1er. — Bains publics.

1. **Historique.** — L'usage des bains remonte à la plus haute antiquité. Les hommes ont commencé tout naturellement par se baigner dans la mer ou dans l'eau des fleuves ; puis, la civilisation, se développant, ils ont construit, pour cet usage, des édifices particuliers, et élevé la température de l'eau, pour rendre son contact plus agréable et plus efficace au point de vue de la propreté.

Les bains étaient en honneur chez les Égyptiens, les Perses, et les Grecs. Il en est à chaque instant question dans les poèmes d'Homère, et le premier acte de l'hospitalité hellénique consistait alors à offrir un bain au voyageur qu'on abritait sous son toit. Cette coutume avait sa raison d'être sous un climat aussi chaud et parmi des populations qui ne connaissaient pas l'usage du linge de corps et qui ne changeaient que rarement de vêtement.

L'usage du bain, qui s'était transmis des grandes cités de l'Orient aux peuples de la Grèce, passa de ce peuple en Italie et atteignit son apogée à Rome. L'énorme volume d'eau qu'y apportaient ses vingt-deux aqueducs servait à alimenter une multitude de bains publics et particuliers. Les descriptions que Pline et Vitruve en ont laissées prouvent qu'aux simples ablutions, dans les piscines d'eau froide ou d'eau chaude, on faisait succéder les bains de vapeur, les onctions huileuses et le massage (1). Ces raffinements étaient l'apanage des classes élevées, mais le peuple était admis dans des établissements qui, par leur étendue et leurs dispositions, affectaient le caractère de monuments de premier ordre, ainsi que l'attestent les thermes d'Auguste, ceux d'Agrippa, son gendre, ceux dans lesquels Néron amena les eaux de la mer, les thermes de Caracalla, de Titus, de Trajan et de Dioclétien. Alberti (de Florence), dans son ouvrage sur l'architecture, donne cent mille pieds carrés (plus d'un hectare) à la superficie des thermes et cela se conçoit, lorsqu'on pense qu'indépendamment des nombreuses pièces consacrées à la balnéation, ces établissements contenaient, dans leur enceinte, un édifice pour l'en-

(1) Pour les bains chez les Romains, voyez l'article Bains publics du *Dictionnaire encyclopédique des sciences médicales*, par E. Beaugrand, t. VIII, 1re partie, p. 200.

seignement de la philosophie, et un autre pour les exercices gymnastiques.

On sait comment ces établissements essentiellement hygiéniques dégénérèrent en lieux de débauche sous les empereurs et devinrent le théâtre de désordres qui ne cessèrent que lors de la translation du siège de l'empire en Orient. Le premier usage que les évêques de Rome firent des pouvoirs que Constantin leur avait légués en partant, fut de fermer les thermes et les gymnases, pour mettre fin à un scandale dont les chrétiens s'étaient toujours indignés.

Les Romains, en étendant leurs conquêtes, communiquèrent aux peuples vaincus leurs usages et leurs mœurs. Ils ont fondé des thermes partout où leur domination s'est prolongée. Les aqueducs, dont les ruines sont encore debout dans la Gaule, servaient à l'alimentation des fontaines, des bains publics et de ceux qui faisaient partie de l'habitation du proconsul. Les thermes de Julien, le plus ancien des monuments de Paris, en sont un exemple. Ces établissements eurent le même sort que ceux de Rome et pour les mêmes raisons. D'un autre côté, les invasions des barbares, les luttes sanglantes qui suivirent la chute de l'empire, anéantirent toutes les formes de la civilisation pour y substituer la nuit obscure du moyen âge. Cependant les établissements thermaux ne périrent pas complètement. L'usage des bains reparut en France et en Italie, à l'époque des croisades. Il s'était conservé, en Orient, avec son luxe et ses raffinements; les pèlerins, armés pour la délivrance du Saint-Sépulcre, en contractèrent le goût et le rapportèrent en Europe. De là le grand nombre d'étuves qui existaient à Paris, dès le XIIe siècle et qui ont donné leur nom à tant de rues et d'impasses. Sous le règne de saint Louis, elles se multiplièrent assez pour qu'on réunît en corps de métier ceux qui sous le nom d'*estuveurs* ou d'*estuviers*, exploitaient ces établissements (1). L'hospitalité, comme au temps des républiques grecques, comportait l'offre d'un bain plus ou moins recherché. Il faut convenir toutefois que c'était là une habitude de grand seigneur, inconnue à la bourgeoisie et au peuple. Le moyen âge a été le règne de la malpropreté et de ses compagnes, les maladies de la peau, la lèpre et les épidémies de peste.

Il existait des étuves en Italie, en Allemagne et en Espagne et elles étaient soumises à peu près aux mêmes coutumes. Dans ce dernier pays, l'usage des bains avait été introduit par les Romains, après la seconde guerre punique. Les Arabes lui donnèrent du développement et le maintinrent dans tous les pays soumis à leur domination ; mais les désordres qui se commettaient dans ces établissements déterminèrent le roi Alphonse VI à les supprimer et cette déplorable proscription a porté ses fruits, il faut bien le reconnaître. Au dire des médecins espagnols, les bains ont disparu

(1) Michel Lévy, *Traité d'hygiène publique et privée*, t. II, p. 686.

des habitudes de la nation. « Il n'est pas rare, dit Monlau, de rencontrer des vieillards qui ne se sont jamais baignés, et, dans certaines localités, le nom de bain est inconnu (1). Il ne serait pas difficile de trouver, dans les autres pays de l'Europe, des localités dans lesquelles il en est ainsi; cependant l'Espagne est la contrée qui est le plus en retard, sous ce rapport, comme sous celui des amenées d'eau. Parmi les grandes villes du monde entier, Madrid est celle qui distribue le moins d'eau à ses habitants. Elle n'en fournit que 15 litres par jour et par tête, ainsi qu'on l'a vue au chapitre « De la Ville souterraine ». Barcelone vient après, avec 30 litres (2).

Un progrès sérieux s'est accompli dans le reste de l'Europe, sous le rapport de la balnéation, depuis le commencement du siècle.

En France, la liberté de l'industrie proclamée par la Révolution, l'abolition des maîtrises et des jurandes, eurent pour résultat d'encourager l'initiative individuelle et, sous son influence, de nombreux établissements de bains se créèrent dans les grandes villes. En 1789, il n'y avait dans Paris que 200 baignoires; on en comptait déjà 500 en 1816. La dérivation de l'Ourcq en permettant d'avoir de l'eau en plus grande abondance et à meilleur compte, fit augmenter le nombre des établissements de bains. Il y en avait, en 1831, 78 qui renfermaient 1374 baignoires.

Le service des bains à domicile s'organisa en même temps; 1059 baignoires mobiles vinrent s'ajouter aux autres, et en y joignant celles qui existaient sur les bateaux et qui étaient au nombre de 335, on arriva au chiffre de 3778 (3).

En 1849, Jean-Baptiste Dumas, alors ministre de l'agriculture et du commerce, nomma, le 6 novembre, une commission chargée de recueillir, en France et à l'étranger, tous les documents relatifs aux moyens de créer, dans les grands centres de population, des bains et des lavoirs publics. L'enquête, confiée pour la France à Darcy, constata qu'il y avait alors, à Paris, 126 maisons de bains, en y comprenant les quatre grands établissements sur bateaux; qu'ils renfermaient en tout 5958 baignoires dont 4064 sur place et 1894 mobiles, que le nombre des bains servis annuellement dans Paris était de 2 116 320, ce qui, pour une population de 950 000 habitants, donne un peu plus de deux bains par an et par tête.

L'enquête, étendue à l'Angleterre, y constata les bons résultats que les *bains-lavoirs* y produisaient depuis quelques années. Les premiers avaient été établis à Liverpool, en 1842, au moyen de souscriptions, et

(1) E. Beaugrand, article BAINS PUBLICS du *Dictionnaire encyclopédique des sciences médicales*, t. VIII, 1re partie, p. 208.

(2) *Encyclopédie d'hygiène et de médecine publiques*, t. II, p. 163.

(3) P. Girard, *Recherches sur les établissements de bains publics depuis le VIe siècle jusqu'à présent* (*Annales d'hygiène publique*, 1re série, t. VII, p. 175, 1832).

le succès avait été tel que la plupart des grandes villes anglaises avaient suivi l'exemple de Liverpool.

Lorsque ces faits furent connus en France, l'Assemblée nationale, par une loi en date du 3 février 1851, alloua un crédit de 600 000 francs pour encourager la création, par les communes, d'établissements de *bains-lavoirs* à prix réduits. Malheureusement aucune municipalité n'en profita. Aux termes de la loi précitée et de la circulaire ministérielle du 26 février 1851, les communes devaient pourvoir au tiers de la dépense; la subvention de l'État ne pouvait excéder 20 000 francs; elle ne devait s'appliquer qu'à un seul établissement dans une même localité. Un certain nombre de communes répondirent à l'appel du gouvernement; mais les demandes de subvention n'étaient pas conformes aux prescriptions de la loi. Les villes d'Angers, d'Albi, d'Épinal, de Foix, Guéret, Lille, Montpellier, Mulhouse, demandèrent des subsides, mais sans remplir les conditions exigées, et le crédit, demeuré sans emploi, fut reporté sur l'exercice 1852 (1). Lille fonda cependant l'établissement municipal de la Tour de Cysoing, qui donne 18 000 bains par an, à 30 centimes avec le linge. En 1867, une société de philanthropes, sous l'impulsion de Michel Durand, créa, à Rouen, les bains-lavoirs de Saint-Sever; mais le bain complet y revient encore à 85 centimes (2). A Paris, en 1853, l'empereur fit élever, rue Cafarelli, section du Temple, un modèle de bains et lavoirs à l'instar des établissements anglais; mais cette mesure n'a pas pu se généraliser.

II. **État actuel de la balnéation en Europe**. — La question s'est transformée depuis vingt ans, sous l'influence de l'impulsion donnée aux études d'hygiène et de la vulgarisation des connaissances qui s'y rapportent. On considérait autrefois la propreté corporelle comme une affaire de confortable et de bienséance, convenant aux classes supérieures, mais dont les travailleurs pouvaient à la rigueur se passer. Aujourd'hui tout le monde, sait au contraire, que c'est aux ouvriers que les bains sont le plus nécessaires, en raison même de la nature de leurs travaux, de la transpiration qui en résulte et de l'impossibilité dans laquelle ils se trouvent de changer de linge, aussi souvent qu'il le faudrait. « La plupart d'entre eux, dit Michel Lévy, vivent plongés dans une atmosphère chargée de poussières diverses et souillent leur peau des matières de manipulation professionnelle. C'est pourquoi l'une des plus désirables mesures d'hygiène publique consisterait à mettre, en hiver, à la disposition de la population ouvrière, un certain nombre de baignoires. Tous les établissements publics de quelque importance, collèges, pensionnats, casernes, fabriques, prisons, etc. devraient être pour-

(1) Circulaire ministérielle du 30 avril 1852 relative à l'établissement de bains et lavoirs publics.

(2) Arnould, art. Villes du *Dictionnaire encyclopédique des sciences médicales*, 5e série, t. III, p. 581.

vus d'un nombre de baignoires proportionnel à leur population, pour l'administration de bains tièdes en hiver. Combien il reste à faire sous ce rapport, dans les localités rurales, où la culture du corps est si négligée ! Combien la malpropreté des classes pauvres est invétérée et difficile à combattre ! L'omission continue des soins qu'exige la peau n'est pas la moindre des causes qui concourent à la viciation de leur sang, à la détérioration de leur constitution, à la fréquence et à la gravité de leurs maladies. La société moderne n'entoure la santé des peuples que d'une protection négative (1). » Une partie de ces desiderata ont disparu. L'usage du bain est devenu réglementaire dans les lycées et les collèges ; un grand nombre possèdent des salles de bains, et ceux qui en sont encore dépourvus envoient leurs élèves, à jour fixe, dans les établissements de la ville. Les prisonniers, comme on l'a vu plus haut prennent aussi des bains de temps en temps. Enfin, dans l'armée, l'usage des bains-douches, cette précieuse conquête de l'hygiène, sur laquelle nous reviendrons plus loin, est devenu réglementaire.

Le nombre des établissements de bains s'est multiplié dans la plupart des villes, ainsi que l'usage des bains à domicile, en même temps que les salles de bains sont devenues plus nombreuses dans les habitions privées. Il s'est également créé des piscines de natation dans quelques villes. La première a été fondée à Paris, en 1820, et n'a été fermée qu'en 1828, lorsque les terrains sur lesquels elle était installée devinrent nécessaires pour agrandir la Manufacture des tabacs (2).

Depuis cette époque, il ne s'en était pas établi de nouvelle, lorsqu'en 1883, le préfet de la Seine, à la suite d'une délibération du conseil municipal, en date du 21 mars de cette même année, concéda, par un arrêté en date du 15 juin, à un industriel, les eaux de condensation produites par les machines à vapeur des usines municipales du quai Debilly, de la Villette et du quai d'Austerlitz, à l'effet d'y établir des écoles de natation permanentes (3).

Cet arrêté, dont les clauses étaient un peu onéreuses, n'a pas reçu son entière exécution ; mais il s'est formé deux établissements de ce genre : l'un, rue Rochechouart, que de grandes affiches ont fait connaître à tout Paris ; l'autre, rue de Château-Landon, 31, qui porte le nom de Gymnase nautique.

(1) Voy. : Régime des prisons, *Encyclopédie d'hygiène et de médecine publique*, t. III, p. 479.

(2) Henri Napias, *les Établissements de bains froids à Paris* (*Bulletin de la Société de médecine publique et d'hygiène professionnelle*, 1877, t. I, p. 151).

(3) Aux termes de l'arrêté préfectoral, le concessionnaire devait creuser trois bassins de natation près de chacun de ces établissements. Ils devaient avoir 35 mètres de long, 12 à 14 mètres de large, 2 mètres de profondeur moyenne, être alimentée par de l'eau courante, chauffée, filtrée et convenablement renouvelée. La ville se réservait la jouissance de l'un des trois bassins, pour y envoyer les élèves des deux sexes de ses écoles, moyennant une rétribution de 15 centimes pour les garçons et de 20 centimes pour les filles, linge compris (*Revue d'hygiène et de police sanitaire*, 1883, t. V, p. 693).

Ce dernier, qui a été visité en 1885 par la commission de l'assainissement de Paris, est alimenté par l'usine de la Villette. Il présente la plus grande analogie avec un établissement de bains froids. Le bassin, entouré par les cabinets de toilette, a 42 mètres de long sur 12 de large, avec une profondeur de $2^{m},50$ à l'une des extrémités et de $0^{m},50$ à l'autre. L'eau s'y déverse en cascade, à la température moyenne de 23° et avec un débit de 60 mètres cubes à l'heure. Le trop-plein s'échappe sur toute la longueur des bords par des rigoles placées en contre-bas. Le renouvellement de l'eau est assuré par les mouvements des baigneurs et la chute de la cascade. Cet établissement rend de véritables services à la classe ouvrière.

Enfin il s'est fondé, à Paris, un établissement analogue aux bains maures et aux thermes de l'antiquité. C'est le Hamman. Pour les hygiénistes, comme le fait observer M. Arnould, ce n'est qu'une fantaisie luxueuse, accessible aux classes riches seulement.

Nous sommes encore bien en retard, en ce qui concerne la balnéation populaire et cela devient pénible à constater lorsqu'on jette, comme nous allons le faire, un coup d'œil sur ce qui se passe à l'étranger.

A Bruxelles, il existe deux bassins de natation qui sont l'un et l'autre des entreprises privées. Les bassins sont tous les deux convenablement installés, sous toiture vitrée, avec un promenoir planchéié et un grillage tout autour.

L'un, appelé, *bassin Léopold*, fonctionne depuis vingt-cinq ans. Il a 21 mètres de long sur 9 de large, le fond dallé et cimenté ménage des profondeurs de 75 centimètres à $2^{m},70$. L'eau est chauffée par une grande chaudière cubant 7 mètres. On a essayé, à un certain moment, d'y substituer des tuyaux de vapeur ; mais on a été forcé d'y renoncer, pour revenir au système primitif. La température ainsi obtenue oscille entre 18 et 20 degrés. Ce sont donc des bains frais qui ne sont supportables que grâce aux mouvements auxquels on se livre.

L'eau est stagnante. Le nettoyage du bassin se fait une fois par semaine. On le vide, on le balaye et on le remplit de nouveau. Les autres jours on se borne à laisser écouler le matin, à l'aide de robinets, les couches superficielles qui renferment les matières grasses montées à la surface pendant le repos de la nuit et à les remplacer par de l'eau chaude.

Le bassin Léopold est réservé aux dames, le matin jusqu'à dix heures et demie. L'autre bassin de natation, appelé *bassin Saint-Sauveur*, existe depuis 1854. Il est disposé à peu près comme l'autre. La température de l'eau y est maintenue à 18°, à l'aide d'un thermosiphon. Il est réservé aux hommes (1).

En Angleterre, depuis la loi de 1846, vingt-cinq villes ont suivi

(1) H. Napias, *les Établissements de bains froids à Paris*, *loc. cit.*, p, 163.

l'exemple de Liverpool. L'initiative privée a fait naître à Glasgow le *bain Occidental*, le *bain Victoria ;* à Southport et à Sheffield, des bains avec piscine qui coûtent un peu cher et sont une sorte de complément de la vie des clubs; mais c'est encore de l'hygiène urbaine, surtout par ce fait que la pratique de la natation procure un exercice salutaire à une classe qui a tant de causes de dépression (1).

Au rapport fait par Robertson et de Mayer (de Hambourg), à la réunion des hygiénistes allemands qui s'est tenue à Stuttgart, il existe, dans un grand nombre de villes d'Angleterre et d'Allemagne, des établissements dans lesquels sont réunies les installations nécessaires pour donner des bains de piscine, de baignoire, des bains de siège, des douches froides ou chaudes.

C'est en Allemagne que la balnéation populaire a fait le plus de progrès et provoqué le plus de travaux scientifiques depuis une dizaine d'années. On trouve des installations très complètes dans seize de ses principales villes, et il en est un certain nombre qui renferment à la fois des baignoires, des douches et des piscines de natation.

Le docteur Lassar mène, de l'autre côté du Rhin, une campagne très active pour mettre partout, à la disposition de la population, des établissements confortables sans être luxueux. Il a donné le modèle d'une installation qu'on peut établir à peu de frais à la ville comme à la campagne, sur les places publiques, dans les carrefours, les gares, les écoles, les lycées, les prisons.

M. Louis Masson, inspecteur de l'assainissement de Paris, a fait tout récemment, en Allemagne et en Autriche, un voyage dans lequel il a étudié, d'une manière spéciale, la question des bains publics. Il en a rapporté des notes très précises et des plans qui ne le sont pas moins. Il a rédigé, à l'aide de ces documents, un mémoire des plus intéressants dont il bien voulu nous donner la primeur et que nous sommes heureux d'insérer dans cet article.

« C'est à la municipalité de Vienne (Autriche) que revient l'honneur de la création du premier bain populaire (2). Une maison communale située dans un quartier ouvrier (Mondscheingasse, n° 9) fut aménagée à titre d'essai en 1887 (fig. 99). L'établissement a été mis en service à la fin de 1887; il se compose de deux parties distinctes, réservées l'une aux hommes, l'autre aux femmes, et comprenant chacune une salle d'attente, un vestiaire et la salle de bains proprement dite, avec cabinets

(1) Arnould, art. VILLES du *Dictionnaire encyclopédique des sciences médicales*, 5e série, t. III, p. 581.

(2) Il convient de signaler l'installation faite, en 1879, à la caserne du 2e régiment des grenadiers de la garde, à Berlin. Cette installation, faite sur les indications du médecin-major, Dr Munnich, par la maison David-Grove, permet de baigner, avec dix-huit cabines, trois cents hommes à l'heure; la durée du bain étant réduite à trois minutes et les hommes se déshabillant d'avance.

d'aisances. Les vestiaires sont garnis d'armoires fermant à clef, destinées à recevoir les vêtements des baigneurs.

Du côté des hommes, la salle de bains mesure 17m,70 de long sur 5m,20 de large et 3 mètres de haut. Elle est divisée en quarante-deux

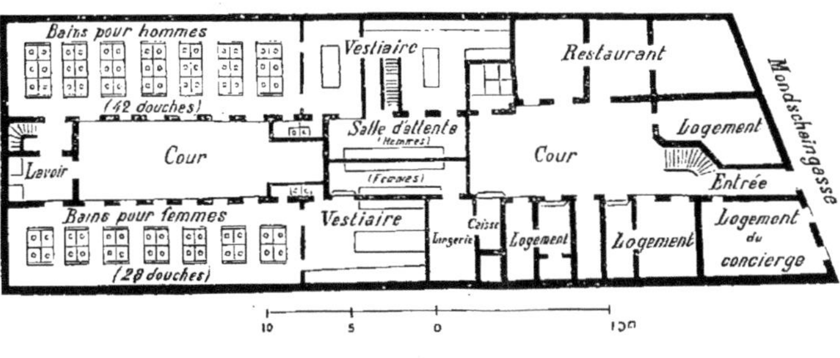

Fig. 99. — Plan.

cabines entourées sur trois côtés de cloisons en tôle ondulée de 2m,10 de hauteur (fig. 100). Chaque cabine, de 80 centimètres de profondeur et 1 mètre de large, est pourvue d'une pomme à douches que le baigneur fait fonctionner à volonté, en tirant sur un levier. Dans trente-six cabines, l'eau jaillit à la température de 30° à 35° centigrades, dans les six autres, sa température n'excède pas 12 à 16 degrés.

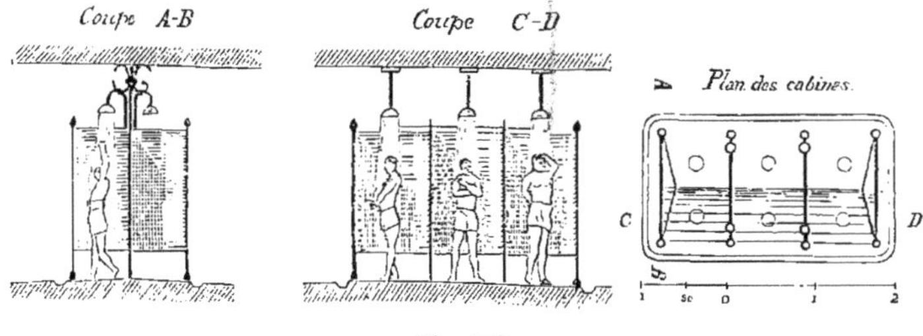

Fig. 100.

Le sol de la cabine est formé de carreaux de grès cérame, présentant les pentes suffisantes pour l'écoulement d'eau chaude qui se produit à chaque bain.

La salle de bains pour femmes est plus petite et ne comporte que vingt-huit cabines, semblables d'ailleurs à celles de la salle des hommes.

Le prix du bain est de 5 kreutzer (0f,125) et comprend le linge nécessaire; c'est-à-dire, pour les hommes, un tablier court et une serviette; pour les femmes, une sorte de blouse-tablier et un peignoir. L'Établissement délivre également, des morceaux de savon à 1 kreutzer (0f,025). La durée de chaque bain est en moyenne de vingt minutes.

Les appareils de chauffage de l'eau et des salles sont placés dans la cave; un réservoir à eau chaude de 13 mètres cubes de contenance est établi au grenier. L'établissement comprend, en outre, les installations nécessaires pour le lavage et le séchage du linge des bains.

Le graphique (fig. 101) donne la représentation du mouvement des visiteurs au cours de la première année d'exploitation 1888. On y voit que la fréquentation se relève surtout à l'époque des grandes fêtes, et que les visiteurs femmes ne forment qu'une assez faible partie du contingent total (25,7 p. 100) pour l'année entière. En ce qui concerne la

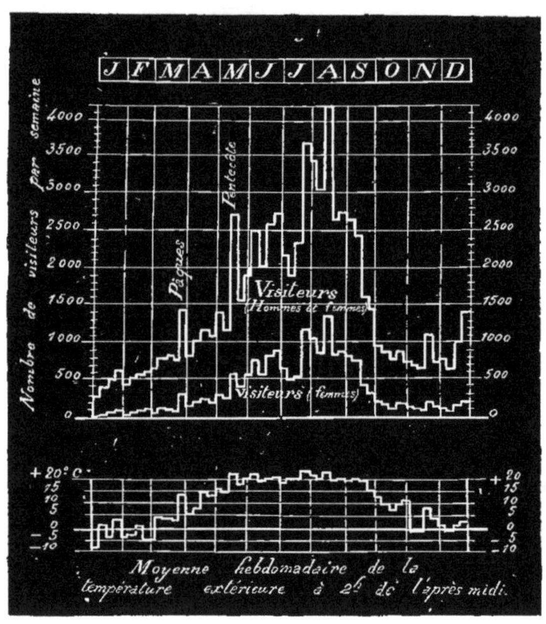

Fig. 101.

question capitale de la dépense d'eau, les constatations faites ont indiqué une consommation moyenne, par baigneur, en 1888, de 138 litres avec maximum de 394 litres en janvier et minimum de 84 litres en juin. Toutefois, grâce aux perfectionnements introduits dans l'exploitation, la consommation moyenne pour les trois derniers mois de cette même année 1888, n'excédait pas 139 litres.

Il faut ajouter que l'établissenent n'est ouvert que de deux heures de l'après-midi à huit heures du soir et qu'il est surtout fréquenté le samedi et le dimanche.

Il est difficile de se rendre compte des résultats financiers de l'installation en raison de l'utilisation d'un bâtiment communal; ils paraissent cependant avoir été assez favorables, puisque cette année la municipalité de Vienne a mis en service deux nouveaux bains populaires.

Ces deux établissements identiques sont établis dans des petits squares; l'un sur la Erlach-Platz, l'autre sur la Einsiedler-Platz; ils ont

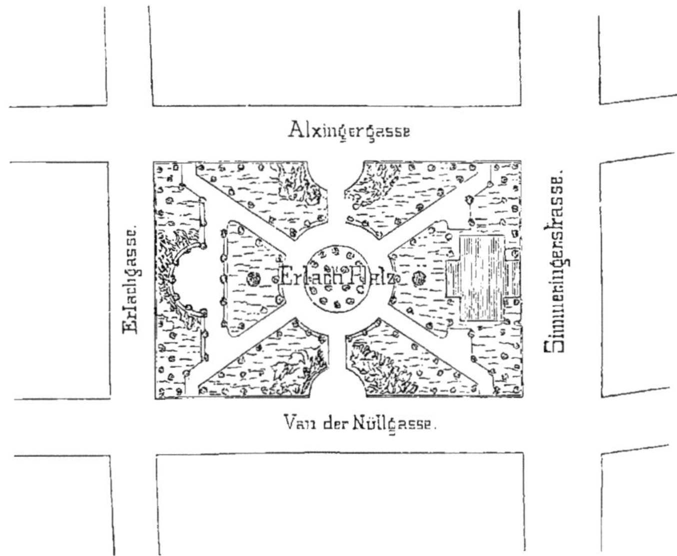

Fig. 102. — Plan général.

été ouverts au public en août dernier. Ce sont de petits pavillons affectant en plan la forme d'une croix et embrassant une superficie de 376 mètres carrés chacun (fig. 102).

Chaque pavillon comprend un bâtiment central à un étage sur rez-de-chaussée, mesurant $9^m,90 \times 20^m,80$, avec deux ailes à simple rez-de-chaussée formant les branches de la croix, de $12^m,80 \times 6^m,65$; le tout établi sur caves voûtées (fig. 103).

La différence de niveau entre le sol du square et celui du rez-de-chaussée est rachetée par un perron de huit marches placé dans un grand vestibule et conduisant à la caisse, où, moyennant 5 kreutzer, chaque baigneur reçoit sa carte de bain et le linge nécessaire. Les hommes se dirigent alors à gauche, les femmes à droite; la séparation entre les deux salles de bain étant complète comme dans le premier établissement.

La salle des hommes mesure 9 mètres sur $6^m,30$ et possède trente et une cabines formées par des cloisons en tôle ondulée de $2^m,10$ de haut; la salle des femmes n'a que $6^m,20$ sur $4^m,20$ et seulement quinze cabines. Les couloirs, séparent dans chaque salle les rangées de cabines,

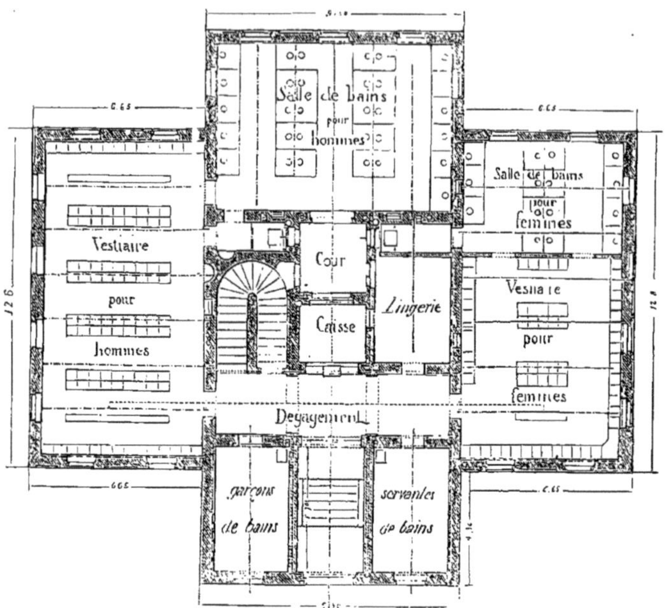

Fig. 103. — Plan du rez-de-chaussée.

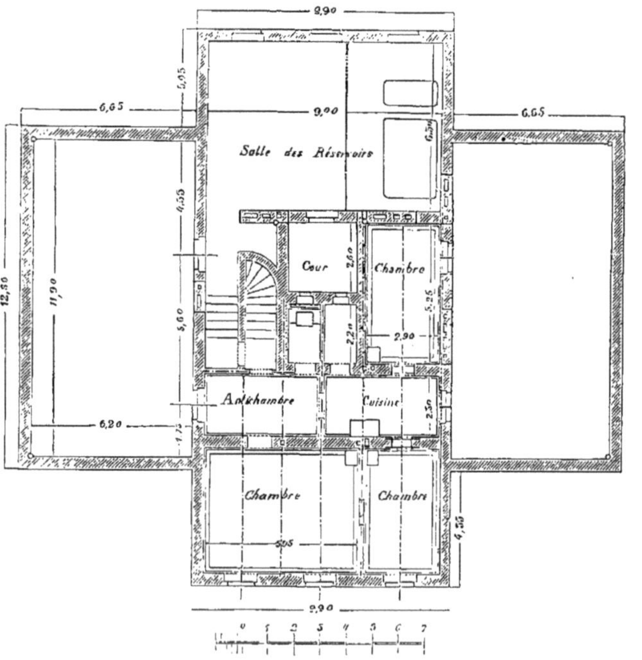

Fig. 104. — Premier étage. Logement du directeur.

présentant une largeur de $1^m,40$ à $1^m,50$, les parois des salles sont recouvertes d'un enduit en ciment s'élevant jusqu'à la hauteur des cloisons des cabines (fig. 104).

Le vestiaire des hommes de $11^m,90$ sur $6^m,20$, renferme quatre-vingt-dix-neuf petites armoires fermant à clef, de $1^m,60$ de hauteur

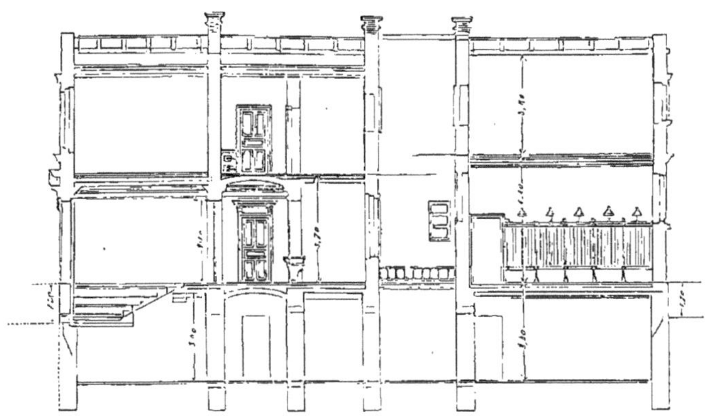

Fig. 105. — Coupe.

40 centimètres de largeur et 45 centimètres de profondeur, composées de deux parties, l'une pour les vêtements et l'autre pour les petits objets de toilette; du côté des femmes il mesure $7^m,55$ sur $6^m,20$ et contient

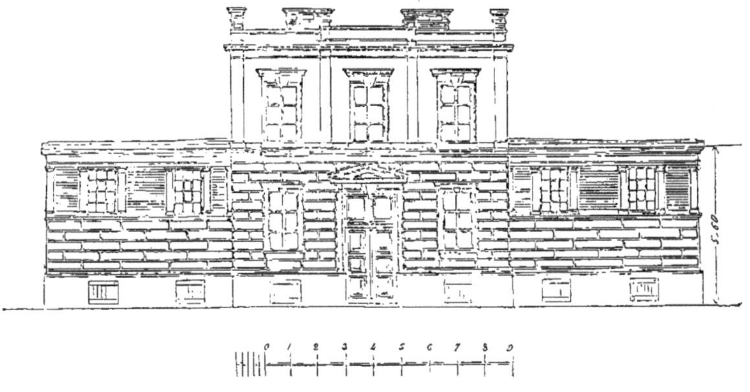

Fig. 106. — Vue de face.

soixante armoires semblables. Le sol est parqueté et pourvu de tapis dans les passages.

Au premier étage se trouvent le logement du directeur et le réservoir d'eau chaude; une salle est réservée au rez-de-chaussée pour le personnel de chaque sexe; — enfin la cave renferme la chaufferie et la lingerie (fig. 105).

La hauteur des salles de bains est de 4 mètres, celle de la cave est de 3 mètres; dans le logement du directeur elle est de 3^{m},30 (fig. 106).

La chaufferie (fig. 107) comprend trois systèmes indépendants dont deux assurent le chauffage des salles de bains, le troisième chauffe l'eau; celle-ci est prise directement sur la conduite d'eau de source et recueillie dans un grand réservoir de 5 mètres cubes dans lequel

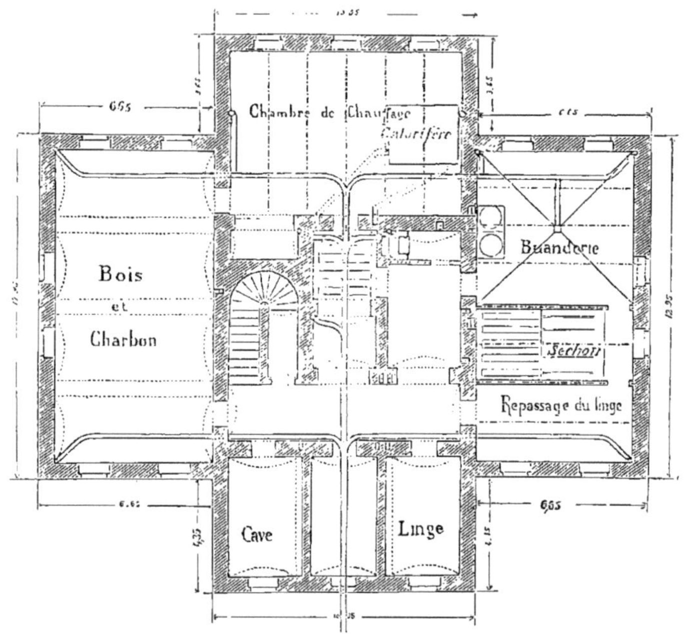

Fig. 107. — Plan du sous-sol.

un serpentin l'échauffe à la température de 30° centigrades en été et de 40° en hiver. Il existe un second réservoir de 1^{m3},500 environ dont l'eau peut-être portée à la température de 12° à 20° par mélange avec celle du grand réservoir; ce petit réservoir alimente cinq cabines, dont trois pour hommes et deux pour femmes; les autres cabines sont alimentées par l'eau à 30° ou 40° du grand réservoir.

L'eau ne coule par les pommes de douches qu'autant que le baigneur agit sur un levier spécial; l'écoulement est réglé à environ 6 litres par minute.

Toutes les salles sont éclairées au gaz, et dans chacune se trouve un robinet d'eau potable.

Les résultats d'exploitation font naturellement encore défaut.

A Berlin, les tentatives faites dans la même voie sont dues à l'initiative privée. Une société s'est donnée pour mission de mettre les bains à la portée des travailleurs. Dès 1873, elle avait établi dans la Höchste Strasse, 15, un établissement très modeste dans lequel elle avait pu donner, sans perte, mais aussi sans le moindre bénéfice, des bains en baignoire à 25 pfenning (0f,31), savon et serviette compris. Mais les expositions d'hygiène, et particulièrement celle tenue à Berlin en 1883, attirèrent l'attention de la municipalité qui n'hésita pas à accorder à la société en question, une subvention de 108000 marcs (135000 francs) avec don du terrain nécessaire. Cette libéralité permit à la Société berlinoise des bains populaires d'ouvrir au public, en mars 1888, deux établissements populaires à prix réduits.

Le société n'a pas cru devoir renoncer complètement aux baignoires et chaque établissement comprend pour les hommes :

4 baignoires de 1re classe;
12 — 2e classe;
9 cabines à douches de 1re classe, c'est-à-dire avec vestiaire séparé;
5 — — 2e —

Et pour les femmes :

4 baignoires de 1re classe;
— 2e —
4 cabines pour douches avec vestiaire séparé.

Le bain en baignoire coûte 50 pfenning (0f,625) pour la première classe et 25 pfenning pour la deuxième classe. La différence réside surtout dans l'aménagement. Dans les deux classes, les baignoires sont en fonte émaillée de 1m,82 de longueur à leur partie supérieure et de forme spéciale, étudiée de manière à dépenser le moins d'eau possible. Chaque baignoire est surmontée d'une pomme à douches donnant de l'eau froide à la volonté du baigneur.

Pour les douches, les tarifs sont de 25 pfenning (0f,31) pour la première classe et 10 pfenning (0f,125) pour la deuxième classe; ces prix comprenant le linge et un morceau de savon.

La figure 108 montre la disposition adoptée et la répartition des services au rez-de-chaussée.

La cave (fig. 109) renferme les chaudières, la buanderie, le séchoir, le combustible, le magasin, etc. Par économie, une partie seulement du bâtiment a été construite sur cave.

Chaque cabine à douches est pourvue d'un réservoir en fonte placé à sa partie supérieure et muni d'un robinet à flotteur. Ce réservoir est alimenté en eau chaude par un grand réservoir général de 3m3,500. Les petits réservoirs sont commandés par des leviers à la disposition des baigneurs et ils sont ajustés de telle sorte que l'écoulement ne dure que deux à trois minutes et ne peut reprendre qu'après quatre ou cinq minutes d'arrêt; on évite ainsi le gaspillage de l'eau chaude. Chaque cabine a d'ailleurs un robinet à eau froide auquel le baigneur peut puiser à volonté, soit pour tempérer sa douche, soit pour prendre une douche froide.

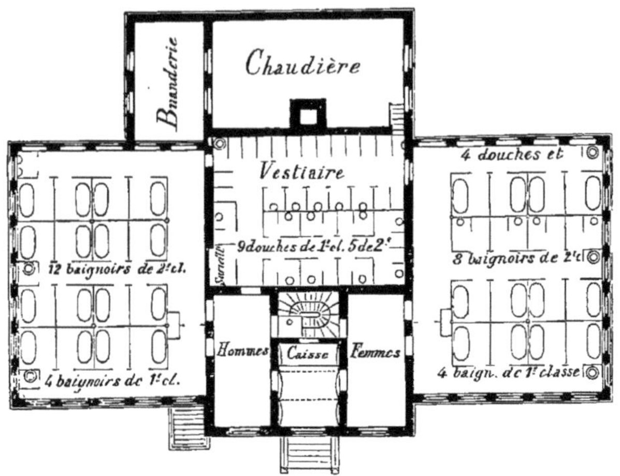

Fig. 108. — Rez-de-chaussée.

La chambre de chaudière renferme deux générateurs de chacun 28 mètres carrés de surface de chauffe ; un seul suffit pour le service

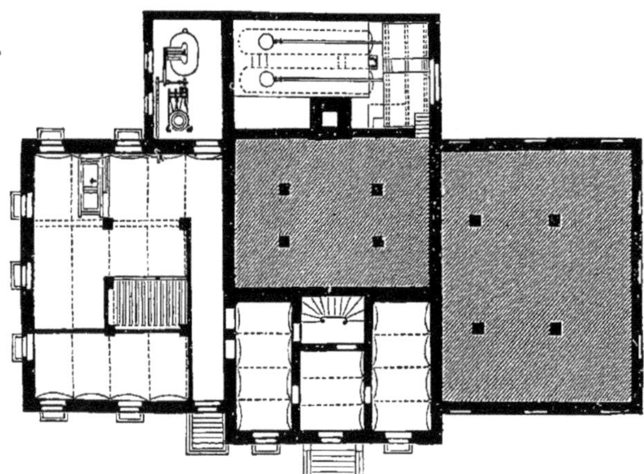

Fig. 109. — Caves.

ordinaire, le second est utilisé comme relai. La cheminée, de $0^{mq},50$ de section moyenne, mesure 22 mètres de hauteur.

Les salles sont chauffées au moyen de vapeur à haute pression empruntée aux chaudières et l'installation est disposée de manière à permettre de maintenir une température intérieure de + 20 degrés, avec une température extérieure de — 17 degrés. Un appareil spécial dans lequel l'air frais est échauffé par des serpentins à circulation de vapeur, peut donner, dans chaque cabine, pour un froid extérieur de — 10°, 40 mètres cubes environ d'air pur réchauffé. Cette quantité peut naturellement être augmentée, si la température extérieure est moins basse.

Avec un service de quatorze heures, chaque établissement est en état de fournir 840 bains en baignoires et plus de 1500 bains douches. Les dépenses d'installation, non compris la valeur du terrain, se sont

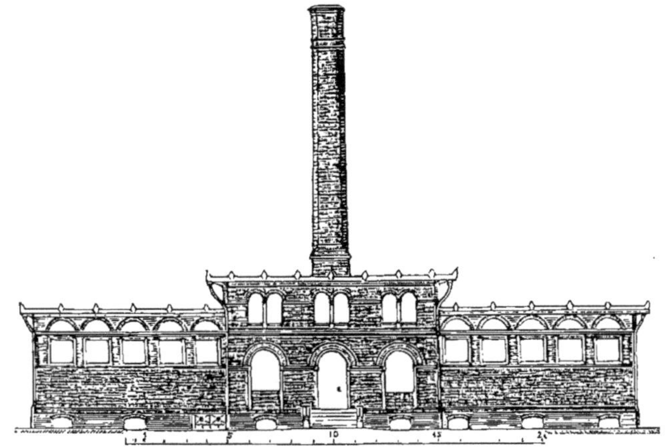

Fig. 110. — Vue extérieure.

élevées, pour les deux établissements, à 275 000 francs environ. Il est juste de remarquer que, en raison de leur situation dans des quartiers fréquentés, ces établissements ont dû être construits avec une certaine recherche (fig. 110).

Le personnel, placé sous la direction d'un administrateur de la société, comprend un maître de bain et sa femme, un mécanicien et deux préposées aux caisses. Tous sont assurés contre la maladie et les accidents ; en revanche il leur est formellement interdit de demander ou d'accepter aucun pourboire.

Malgré la saison d'été déplorable de 1888, ces deux établissements n'ont pas reçu moins de 103 000 baigneurs du 1er avril au 1er octobre 1888, et réalisé de ce chef une recette totale de 35 600 francs ; les bains douches entrent dans ce chiffre pour 28,50 p. 100. Il est évident que la population a besoin de se familiariser avec ce mode nouveau de bain et que beaucoup de personnes, en raison de la faible différence de prix, préfèrent avoir recours à la baignoire qui est plus dans les habitudes; il convient d'ajouter enfin que l'installation des bains douches de deuxième classe demande encore quelques améliorations.

Les résultats pour 1889-1890 sont déjà meilleurs; on a donné dans les deux établissements 222 000 bains dont 52 000 bains douches. Les recettes, qui se sont élevées à 73 000 francs, ont permis, tout en réservant 2500 francs pour le fonds d'amélioration, de distribuer 3 p. 100 aux actionnaires. Ces résultats sont donc du meilleur augure pour l'avenir.

A Francfort-sur-le-Mein (ville de 170 000 habitants) un établissement de bains populaires, avec usage exclusif des bains douches, a été également ouvert à la classe ouvrière, grâce à la libéralité du banquier M. Th. Stern, de cette ville.

Cet établissement, établi sur la Merian-Platz, près de Bornheim, faubourg ouvrier de Francfort, offre un aspect un peu différent de ceux que nous venons d'examiner, ainsi que le montrent les figures 111 et

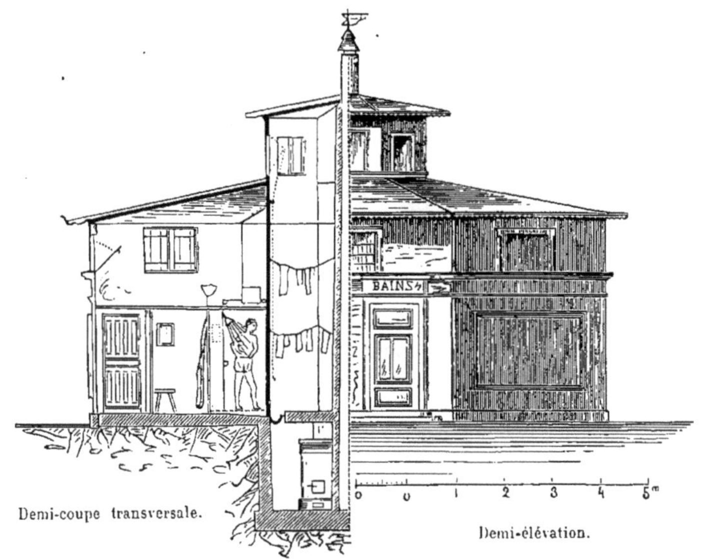

Fig. 111.

112. Il affecte en plan la forme d'un octogone régulier englobant une superficie de 83 mètres carrés seulement et présente cependant quatorze cabines dont dix pour les hommes.

Les femmes pénètrent dans l'établissement à gauche de la caisse et les hommes à droite. La laverie est située au rez-de-chaussée, derrière la caisse; à la suite et près de la cheminée se trouve un séchoir. Les chaudières sont en cave ainsi que le calorifère qui chauffe les salles ; un regard donne accès dans la cave.

Chaque cabine se compose d'un vestiaire et de l'emplacement pour la douche; ces deux parties sont séparés par un rideau imperméable et une porte pleine ferme le vestiaire du côté du couloir d'accès. L'agencement d'une cabine se compose d'un tabouret, d'un petit miroir et

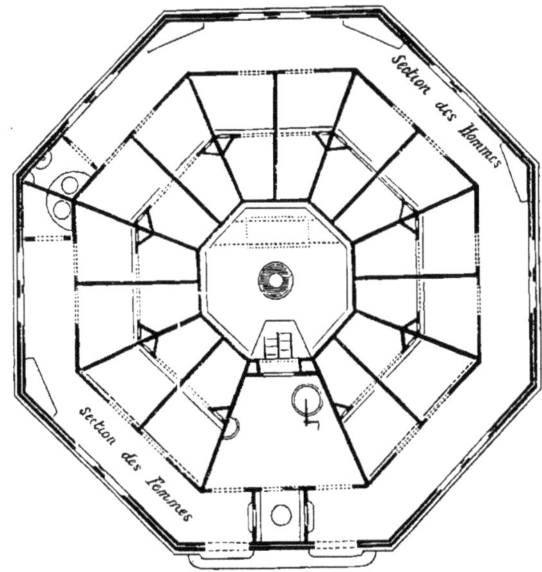

Fig. 112. — Plan.

de deux patères fixées à la porte. L'eau chaude est fournie par un petit récipient, alimenté par le grand réservoir central. Ce récipient, comme à Berlin, se vide en deux ou trois minutes, à l'aide d'un tirage mis à la disposition du baigneur et donne ainsi 30 à 40 litres d'eau chaude; la consommation d'eau froide n'est pas limitée.

L'installation ne présente d'ailleurs rien de spécial. Le personnel, placé sous la direction de l'agent principal chargé des égouts, ne comprend qu'un ménage ; l'homme cumule les fonctions de caissier, chauffeur et garçon de bain : la femme s'occupe des quatre cabines pour dames et du lavage du linge. Le prix du bain est de 10 pfenning, et le contrôle est assuré de la façon la plus simple : les cartes d'admission étant constituées par des morceaux de savon numérotés.

La fréquentation pour 1888, s'est maintenue dans les 150 à 200 bains par jour, elle a même atteint le chiffre de 305 bains pour le dimanche 1er octobre 1888. Les dépenses d'installation se sont élevées à 23 000 francs, plus 1800 francs de matériel.

A Magdebourg, les bains ouverts, en mai 1888, par la municipalité, sont situés dans une propriété dépendant d'un hôpital ; ils occupent la plus grande moitié d'un bâtiment dont l'autre partie est affectée à l'usine

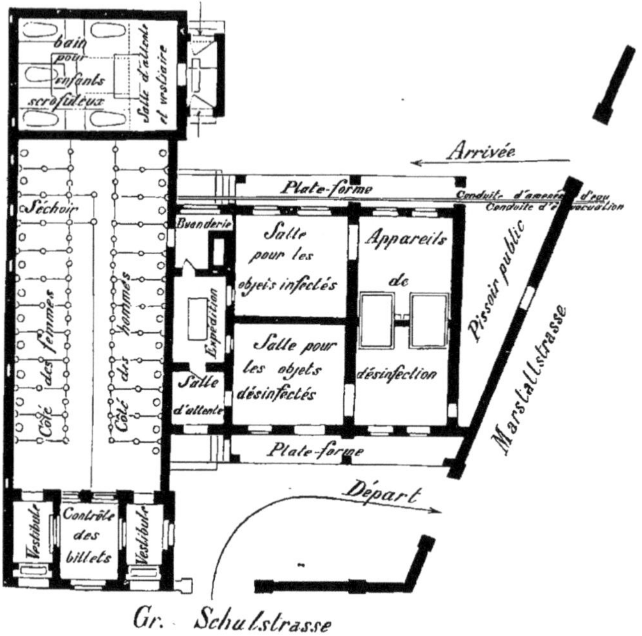

Fig. 113. — Gr. Schulstrasse.

municipale de désinfection (fig. 113). Il existe huit cabines pour femmes et douze pour hommes avec entrée séparée pour chacun des deux sexes. Les cabines mesurent 1^{m},25 sur 1^{m},60 de profondeur; elles sont entourées de cloisons en tôle ondulée.

Les bains douches sont ouverts de six heures du matin à neuf heures du soir et coûtent 10 pfenning. Le dimanche les bains ferment à midi et le tarif en est réduit à 5 pfenning. L'affluence est telle, surtout le samedi et le dimanche, que l'établissement est insuffisant et que la municipalité se préoccupe d'en ouvrir d'autres analogues.

La dépense d'installation est évaluée à environ 37 500 francs, mais l'établissement comprend, en outre, une salle spéciale de bains pour les enfants pauvres et malades, comportant six baignoires en tôle émaillée.

A Mayence, l'initiative des bains douches revient à la municipalité. Le premier établissement a été installé à l'angle de la Fürstenbergerhofstrasse et de Weisslilienstrasse, dans une maison d'école dont la situation topographique est telle que la cour de l'école se trouve à plus de 5 mètres au-dessus du niveau des rues. Les bains occupent le rez-de-chaussée sur ces rues et ne gênent nullement le service scolaire. Ils comprennent une salle pour hommes avec onze cabines, une salle pour femmes avec trois baignoires et quatre cabines pour bains douches et enfin une troisième salle, composée de six stalles de trois places chacune, exclusivement réservée aux enfants de l'école.

Signalons encore la ville d'Altona, qui a remplacé le caissier par un distributeur automatique. Cet appareil, moyennant l'introduction préalable d'une pièce de 10 pfenning, délivre à chaque visiteur un billet d'admission et un morceau de savon. En pénétrant dans la salle, les baigneurs remettent leur billet au garçon de bain et reçoivent en échange une serviette qu'ils déposent en sortant. La comparaison entre le nombre de morceaux de savon délivrés par le distributeur automatique et celui des serviettes employées, donne un moyen simple de contrôle.

L'établissement renferme quinze cabines et ne reçoit que les hommes. Il est ouvert en été à partir de six heures, et en hiver à partir de sept heures du matin, jusqu'à une heure, et de trois heures à neuf heures du soir ; le dimanche il ferme à midi. Il n'a donné lieu jusqu'ici à aucune observation particulière, sauf cependant la direction inclinée donnée à la pomme d'arrosoir pour que la douche vienne frapper obliquement le baigneur, l'expérience ayant montré que la douche verticale était insupportable pour beaucoup de personnes.

Nous terminons cette revue rapide des installations des bains douches par la reproduction (fig. 114), d'après le *Gesundheits Ingenieur*, d'un type idéal établi dans les conditions suivantes :

L'an dernier, à l'occasion de l'Exposition qui eut lieu à Berlin sur les moyens de préservation contre les accidents, l'Union des brasseurs allemands avait ouvert un concours avec prix de 1250 francs, pour la meilleure installation de bains pour les travailleurs (1). Le jury chargé de l'examen du concours crut devoir nommer une commission chargée d'établir les principes devant servir de base à une installation parfaite. Cette commission, composée de MM. le Dr Bunsen, président, le Baurat, Boeckmann, le conseiller Dr Koch, le conseiller Dr Kolher, directeur B. Knoblauch, présenta des conclusions qui furent adoptées par le jury. Les conclusions, réalisées dans un dessin que nous reproduisons figure 16, peuvent se résumer ainsi : utilisation la plus complète possible du terrain : frais d'installation et d'entretien aussi peu élevés que possible, nettoyage facile des bains et vestiaires ; exclusion du bois et autres matériaux poreux ; direction convenable (à 45°) de la

(1) Ce concours, auquel ont pris part vingt concurrents, a fait l'objet d'une brochure : *Bains pour travailleurs, vues et principes du jury pour le prix fondé par l'Union des brasseurs allemands*, par B. Knoblauch, directeur des brasseries de Bohême (chez Karl Heymann, Berlin W).

pomme à douches; dispositif spécial pour le lavage des pieds; exclusion des rentrées d'air froid, etc.

Ce qui précède montre quelle faveur rencontrent actuellement en Allemagne les bains-douches. Ces installations paraissent répondre aux espérances qu'elles avaient fait naître à leur apparition et semblent résoudre d'une façon satisfaisante la question si importante, à tous les

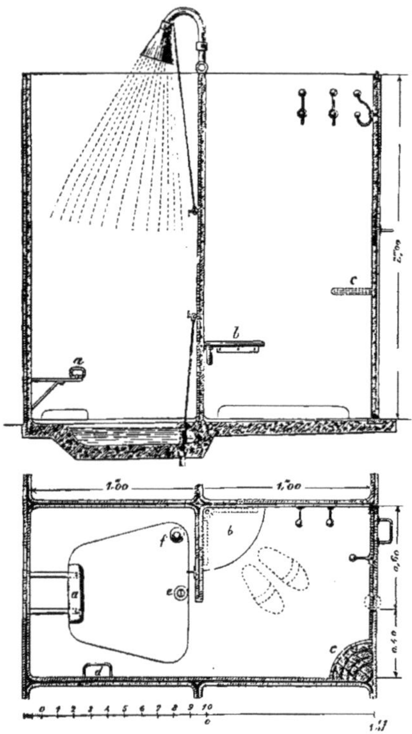

Fig. 114. — Bains douches type.

a, siège.
b, tablette.
c, id.
d, porte-savon.
e, décharge.
f, trop plein.

points de vue, de la propreté du travailleur. Nous serions heureux si la présente note pouvait attirer l'attention de nos hygiénistes et de nos industriels sur cette question, dont, il faut le reconnaître, on ne s'est pas assez préoccupé jusqu'ici dans notre pays. »

III. **Des différents systèmes de balnéation**. — Il s'agit maintenant d'étudier les différentes espèces de bains, dans leurs applications à l'hygiène populaire.

A. Bains en baignoires. — Ce sont les plus répandus et les seuls qui existent dans le plus grand nombre des villes. Ils laissent presque partout à désirer. M. Léon Colin, dans la remarquable étude sur la ville de Paris qu'il a fait paraître dans le *Dictionnaire encyclopédique des sciences médicales*, a montré que la plupart des établissements, même parmi les plus récents, présentaient de graves défectuosités, qu'il énumère de la façon suivante : « Insuffisance du cube de la pièce ; absence de vasistas faciles à manœuvrer pour l'échappement des buées ; réclusion forcée du baigneur dans sa cabine dont il ne peut pas ouvrir la porte ; d'où de sérieux dangers en cas de malaise et surtout en cas d'accidents extérieurs comme un incendie, le personnel affolé ou trop peu nombreux ne pouvant ouvrir à temps les portes de toutes les cabines. »

Pour parer à ces inconvénients, le préfet de police, sur l'avis du Conseil d'hygiène et de salubrité de la Seine, a rendu en 1885, une ordonnance qui prescrit les mesures suivantes : « Les bains chauds et médicinaux doivent avoir le générateur et les chaudières installés dans un local spécial fermé par des murs en maçonnerie et placés à une distance suffisante des locaux affectés aux baigneurs. Les cabines doivent s'ouvrir à l'intérieur aussi bien qu'à l'extérieur ; les robinets dits *cols de cygne* sont remplacés par des robinets se refermant automatiquement.

« Les cabines doivent avoir au moins 9 mètres cubes de capacité et être aérées par un vasistas s'ouvrant à soufflet et que le baigneur peut faire fonctionner de sa place. Les bains hydro-sulfureux sont donnés dans des cabines spéciales et les eaux ne sont rejetées de l'établissement qu'après avoir été désinfectées. Les étuves des bains de vapeur doivent avoir une capacité de 10 mètres cubes au moins par personne et ne pas être construites en bois. Leurs parois doivent être en plâtre, ciment, marbre ou stuc. Elles sont éclairées par le haut, avec des vasistas permettant une ventilation rapide, et les robinets de vapeur ne doivent pas être à la disposition du baigneur (1).

Une ordonnance plus récente dispose qu'il y aura, dans tous les établissements de bains, un côté distinct pour les hommes et pour les femmes ; que les portes des cabines seront disposées de manière à pouvoir s'ouvrir de l'intérieur, que les robinets d'eau chaude seront faciles à tourner et munis de poignées en bois, corne, ivoire, ou autre matière non conductrice de la chaleur et qu'une sonnette ou autre moyen d'appel sera placée à la portée du baigneur (2).

En Angleterre, dans beaucoup d'établissements, les cabines ne sont pas closes par en haut ; les baigneurs sont séparés par des cloisons qui s'élèvent jusqu'à $2^{m},14$ du sol, et qui sont, le plus souvent, formées par des plaques d'un schiste ardoisier très commun dans le pays.

Il est assurément facile de tenir la main à ce que les prescriptions

(1) Ordonnance de police du 25 novembre 1885.

(2) Ordonnance de police du 29 avril 1887 concernant la réglementation des établissements de bains.

de la préfecture de police soient exécutées et à faire disparaître ainsi les inconvénients signalés dans les établissements publics; mais on ne parviendra jamais à mettre le bain en baignoire à la disposition des classes inférieures. Il est trop dispendieux pour cela.

Il faut 200 litres d'eau tiède pour un grand bain en France, et 227 litres en Angleterre. Il est impossible de chauffer une semblable quantité d'eau, sans dépenser une notable quantité de combustible. Les baignoires se détériorent rapidement. Celles qui sont en cuivre étamé ont besoin qu'on renouvelle souvent la couche d'étain. Celles qu'on fait en fonte émaillée se fendillent et s'écaillent rapidement. Le zinc, le plomb étamé ou peint, sont d'un très mauvais usage. Quoi qu'on fasse, il faut réparer souvent ce matériel. Il en est de même des cabines. Leurs murs et leurs planchers se détériorent promptement, sous l'influence de la vapeur d'eau qui les imbibe sans cesse. Dans les hôpitaux, les salles de bains sont toujours en réparation. Enfin les dépenses d'installation, l'usure et le blanchissage du linge, les frais du personnel, font monter le prix du bain à un taux trop élevé. A Liverpool, dans le premier bain-lavoir fondé par souscription, les bains chauds de la première classe coûtent de 40 à 60 centimes, avec deux serviettes; ceux de la seconde, avec une seule serviette, ne coûtent que 2 pence (22 centimes). C'est un tour de force que nous n'avons pas pu parvenir à réaliser. En France, le bain chaud coûte au minimum de 30 à 40 centimes. C'était du moins le taux, à Lille et à Rouen, dans les bains publics dont nous avons parlé. A Paris, il est de 50 centimes.

Les bains chauds ont un autre inconvénient. Ils entraînent une perte de temps et cette macération prolongée de la peau dans l'eau tiède la rend très impressionnable au froid, ce qui force à prendre, à la suite du bain, des précautions qui sont une gêne et dont l'omission n'est pas sans danger. Ce séjour prolongé dans une grande quantité d'eau a sa raison d'être, lorsqu'on prend un bain de loin en loin et qu'il faut opérer un nettoyage à fond; il est inutile, lorsqu'on se baigne fréquemment et qu'on change souvent de linge. Il faut arriver à ce qu'on se lave tout le corps, comme le visage et les mains, et nous en indiquerons tout à l'heure les moyens.

En attendant, ce qu'il faut retenir, c'est que les bains en baignoire ne sont pas pratiques et que leur usage ne se vulgarisera pas. En 1850, M. Darcy, au cours de son enquête, a constaté qu'à Paris il se prenait par an 2 116 520 bains, ce qui, pour une population de 950 000 habitants, donnait deux bains et quart par an et par tête. En province c'est bien pis. Sauf dans quelques grandes villes, l'usage du bain habituel n'est pas connu. Il y a des villes de 10 à 15 000 âmes qui n'ont qu'un établissement de bain, donnant à peine une dizaine de bains par jour. Dans les petites localités, il n'y en a pas et, dans les campagnes, le bain de propreté est un mythe.

A diverses reprises, pour rendre le bain moins dispendieux et pour en faciliter l'emploi, on a songé à utiliser, pour le chauffage, les eaux chaudes des machines à vapeur, qui sont actuellement perdues. C'est Chevalier qui a eu le premier cette pensée. Fonssagrives, Darcy, et plusieurs autres physiologistes, l'ont exprimée après lui. Nous avons dit que la ville de Paris avait, en 1883, cédé à un industriel les eaux de condensation de ses usines élevatoires, pour construire des écoles de natation permanente et que cela n'avait pas réussi. Il est certain pourtant qu'il y a là une source d'économie véritable. Nous avons dit, à propos du chauffage, que l'eau pouvait être transmise à grande distance dans des tuyaux simplement posés en terre, sans se refroidir sensiblement. Les expériences faites, en 1849, au puits de Grenelle, ont prouvé qu'elle ne perdait que 1°,3 par 500 mètres de parcours. L'eau qui sort des chaudières des machines à vapeur n'est assurément pas un modèle de pureté; mais on pourrait utiliser sa température sans la mêler directement à l'eau du bain.

Dans certaines usines, on ne prend pas cette précaution. L'eau de condensation arrive directement dans des baignoires mises à la disposition des ouvriers qui n'y regardent pas de si près. On comprend le bénéfice qu'en retirent ceux qui travaillent le minium, la céruse et le massicot, les teinturiers, les étameurs de glace, les manipulateurs de noir animal, les mégissiers, les chapeliers, les plâtriers. Il est possible que cette mesure se généralise; mais, indépendamment de ce que son application est très bornée, puisqu'elle n'est possible qu'au voisinage des usines, le bain en baignoire ne parviendra pas à remplir le but que nous avons indiqué plus haut. La piscine de natation et le bain douche sont les véritables solutions du problème.

B. Piscines. — Les piscines de natation, comme on l'a vu précédemment commencent à se multiplier surtout en Angleterre. La plupart des villes de quelque importance ont leur piscine chauffée l'hiver, et l'enseignement de la natation est devenue obligatoire dans les écoles de filles et de garçons (1).

Elles sont moins répandues en Allemagne. On en trouve pourtant à Berlin, à Brême, à Hambourg, à Leipzig, et dans certaine autres grandes villes. Il y en a qui réunissent à la fois les baignoires, les douches et les piscines.

On ne saurait trop recommander cette utile innovation. Le bain froid l'été, le bain frais l'hiver, avec l'exercice de la natation en toute saison, sont des pratiques salutaires et hygiéniques à tous les points de vue. Comme moyen de propreté et comme exercice de corps, on devrait encourager, dans toutes les villes, la construction de piscines de

(1) *Ueber Reinhchkeit Hautpflege Bäder und die öffentliche Gesundheit*, par O. Kunste. Plauen, 1884. Cette brochure de 58 pages est analysée dans la *Deutsche Viertelj. f. off. Gesundhpflege*, t. XVIII, 1885.

natation couvertes et pourvues pendant l'hiver d'eau chaude suffisamment renouvelée. L'installation de semblables établissements ne coûte pas très cher, si l'on songe au nombre de personnes qui peuvent en profiter. Dans une piscine de moyenne dimension, on peut baigner 1000 personnes par jour, ce qui est impossible avec des baignoires, et ce qui est surtout infiniment moins dispendieux.

Il suffit, en effet, de renouveler l'eau deux fois par jour, pour éviter la production de cette pellicule de crasse qu'on voit se produire à la surface des piscines de Bruxelles. On peut d'ailleurs assurer le renouvellement de l'eau en la faisant arriver par le fond et s'écouler par des robinets placés près de la surface ou par un déversoir. La couche graisseuse dont nous venons de parler, ne se forme guère du reste que lorsqu'on se sert de savon et cet usage doit être formellement interdit dans une piscine bien tenue. Il doit y avoir, en aval du courant, un petit bassin, avec issue directe à l'égout, dans lequel on se savonne et se lave avant de passer dans le grand.

C'est dans ce dernier qu'on se livre au plaisir de la natation. Cet exercice a le plus grand attrait pour la jeunesse et on peut en juger par les ébats joyeux de ceux qui s'y livrent. Il est extrêmement hygiénique, parce qu'il exige des efforts soutenus, qu'il met en jeu des muscles qui sont habituellement au repos et qu'il développe la poitrine par les inspirations soutenues et profondes qu'il exige. Il fortifie l'organisme et produit un effet tonique lorsque l'eau est froide ou simplement fraîche ; enfin la natation est un art des plus utiles, puisqu'il permet de sauver sa vie et celle de ses semblables. Indispensable aux gens de mer, aux habitants du littoral, aux riverains des grands fleuves, il est utile à tout le monde, parce qu'il n'est personne qui ne puisse, à un moment donné, se trouver en présence de quelqu'un qui se noie. Il n'y a pas de pire supplice que de voir périr sous ses yeux un de ses semblables, sans pouvoir lui porter secours.

Les piscines de natation doivent donc être l'objet d'une faveur toute spéciale de la part de l'administration municipale, et cela dans toutes les villes assez importantes pour pouvoir en faire les frais ; mais toutes ne sont pas dans ce cas et il est un moyen plus simple, aussi économique et peut-être plus pratique d'assurer la propreté du corps tout entier. C'est le bain par aspersion.

C. Bains par aspersion. — Ce sont les seuls qui satisfassent à la fois aux conditions qu'imposent l'hygiène et l'économie.

La technique de la balnéation, dit M. E. Richard, dans un excellent travail auquel nous ferons plus d'un emprunt (1), consiste à fournir, à chaque personne, à un prix très bas, en toute saison et à portée de la main, un moyen de se laver complètement tout le corps à grande eau,

(1) E. Richard, *Précis d'hygiène appliquée. Propriété corporelle*, p. 312.

à l'aide de savon et de s'essuyer ensuite. Cela n'est possible qu'avec les bains-douches. Les bains de mer et de rivière ne se prennent que dans l'été et tout le monde ne peut pas en faire usage: les bains de baignoire sont trop chers, les bains de piscine sont trop rares, tandis que l'aspersion permet de nettoyer un très grand nombre de personnes en très peu de temps, à très peu de frais et n'exige pas d'installation coûteuse. Les bains par aspersion sont toniques, parce qu'on peut les faire suivre d'une affusion froide très favorable à la santé. Ils ne sont pas excitants, et exposent moins que les bains de baignoire aux refroidissements, parce qu'ils sont beaucoup plus courts. Ils lavent parfaitement toutes les parties du corps; les impuretés sont entraînées incessamment par le courant d'eau descendant, tandis que la peau reçoit de l'eau neuve : c'est la véritable solution du problème pour les classes de la société qu'il intéresse le plus fortement: les ouvriers, les paysans et les individus qui vivent réunis en grand nombre dans les habitations collectives comme les soldats, les lycéens, les prisonniers, etc.

Il est étrange qu'un procédé si simple et si naturel n'ait pas été employé de tout temps. Il ne remonte pourtant qu'à une vingtaine d'années et c'est à M. Merry Delabost que revient l'honneur de l'avoir imaginé (1). On a vu à l'article ÉTABLISSEMENTS PÉNITENTIAIRES (2) comment il avait installé son système, en 1872, à la prison de Rouen, et de quelle façon l'armée s'était emparée de cette excellente idée. Depuis cette époque, les bains douches sont devenus réglementaires dans les casernes et sont employés partout avec quelques variantes. C'est dans l'armée qu'on s'est ingénié pour trouver les moyens d'économiser le temps, le savon et l'eau chaude. Avec dix pommes d'arrosoir accouplées deux à deux, on peut, dans une salle de 7 mètres sur 5, laver aisément cent à cent cinquante hommes par heure et ne dépenser que 6 à 10 litres d'eau par homme, si on y met de l'adresse et de la bonne volonté.

C'est également dans l'armée qu'on a imaginé, pour ménager le combustible, de chauffer l'eau à l'aide de la chaleur que dégage le fumier de cheval. C'est naturellement à des officiers de cavalerie que cette idée est venue. L'essai en a été fait d'abord par le colonel du 4e régiment de chasseurs d'Afrique, à Mascara et, plus tard, par celui du 21e régiment de dragons, à Évreux.

Pour chauffer l'eau, on la renferme dans des bonbonnes de grès ou de verre qu'on plonge dans le fumier. Au 4e chasseurs d'Afrique on obtenait ainsi 1200 litres d'eau entre 35 et 70°; au 21e dragons, 500 litres à 40 degrés. Les baignoires étaient faites avec des fûts de rebut, sciés par

(1) Le premier mémoire de M. Merry-Delabost a paru dans les *Annales d'hygiène et de médecine légale*, 2e série, XLIII, 1875. Il en a publié un second, dans le même recueil, en 1889 et a fait une communication sur son système, au congrès d'hygiène et de démographie tenu à Paris en 1889.

(2) *Encyclopédie d'hygiène et de médecine publiques*, t. III, p. 480.

la moitié. Les hommes y entraient jusqu'au genou, pendant qu'on les aspergeait d'eau tiède. On en baignait ainsi de soixante-dix à quatre-vingt-dix par jour (1).

Cet expédient est plus ingénieux que pratique. C'est un tour de force auquel on était réduit par pénurie de ressources, avant que le ministre ait rendu réglementaires les bains par affusion et alloué les crédits nécessaires pour les installer. Aujourd'hui il ne peut plus être question d'y recourir. La dépense est trop minime pour qu'un grand département ministériel puisse en tenir compte.

Je ne m'étendrai pas davantage sur les bains par aspersion dans l'armée française, parce que la question sera traitée, avec les développements qu'elle comporte, dans le livre consacré à l'*Hygiène militaire*.

Les armées étrangères ont suivi l'exemple de la nôtre. Dans une caserne modèle, à Dresde, on a régularisé ce système par l'installation permanente, dans une salle appropriée, de tuyaux de douches courant à la fois sous le plafond et sur le sol et permettant de laver douze hommes ensemble. En hiver, seulement, l'eau est chauffée. W. Roth, médecin en chef de l'armée saxonne, a montré, avec une légitime satisfaction, cet outillage à l'Association allemande d'hygiène publique réunie à Dresde en 1878. On arrive, avec cet appareil, à laver chaque soldat une fois tous les huit jours. Quelques baignoires sont tenues en réserve pour décrasser d'abord les plus sales, tels que les recrues à l'arrivée. La consommation d'eau est de 2 à 3 litres par tête (2). D'autres casernes d'Allemagne ont adopté des systèmes analogues. Le ministre de la guerre prussien, par un arrêté en date du 3 décembre 1883, a réglé le mode d'installation et de fonctionnement de ces bains dans les casernes, a déterminé l'étendue de l'emplacement qu'ils doivent occuper, le nombre des pommes d'arrosoir, la disposition du vestiaire et fixé l'allocation de combustible. L'eau n'est chauffée qu'en hiver.

On a également introduit les bains par aspersion dans quelques écoles allemandes et notamment à Gœttingue. L'installation, faite dans le sous-sol, se compose de deux pièces : le vestiaire et la salle de douches. Quinze enfants peuvent être lavés à la fois. A cet effet, le vestiaire a un double rang de bains adossés, de quinze places chaque. Pendant qu'une série se douche, la série précédente s'habille et la suivante se déshabille. Le sol de la salle de bains est asphalté et couvert de claire-voies en lattes et de paillassons en coco, pour permettre l'écoulement de l'eau et pour empêcher les enfants de glisser. La salle renferme cinq douches. Au-dessous de chacune est placé un *tub* en zinc de 1^{m},20 de diamètre et de 0^{m},25 de hauteur. La douche consiste en un mélange d'eau chaude et d'eau froide à 27 ou 30 degrés et se manœuvre au moyen d'une pédale. Trois enfants prennent place dans chaque *tub* : ils sont aspergés ;

(1) *Revue d'hygiène*, 1879, t. I, p. 882.
(2) J. Arnould, *Nouveaux éléments d'hygiène*, *loc. cit.*, p. 701.

puis ils se savonnent mutuellement et se frottent avec énergie. Ils se lotionnent ensuite avec l'eau accumulée dans le *tub* et s'y lavent les pieds. Ils sont en dernier lieu, aspergés d'une douche d'eau chaude à laquelle succède une douche d'eau froide; après quoi ils s'essuient et se rhabillent. Les garçons sont douchés nus, les fillettes reçoivent de l'administration un bonnet imperméable et un tablier de toile cirée. Chaque série a besoin de quinze minutes : en une heure, quatre-vingt-dix enfants peuvent passer sous la douche. Celle-ci est donnée pendant les heures de classe. Elle est facultative; mais les enfants aiment à en faire usage. Les plus petits seuls en sont dispensés.

Les enfants sont conduits et surveillés par le baigneur qui est, en général, un domestique de l'établissement. Ils sont conduits à la douche et ramenés par séries. Le maître continue à faire la classe aux élèves restants et, en combinant bien le temps et les exercices, l'enseignement n'est pas interrompu. Cette pratique a rencontré une certaine opposition en Allemagne; mais, en dépit des cabales, elle s'est imposée et tend à se généraliser.

Il serait bien à désirer qu'on suivît cet exemple en France. L'installation de Gœttingue est excellente et pourrait être adoptée partout. Il est fortement question, du reste, au ministère de l'instruction publique, d'adopter l'usage des bains d'aspersion pour les collèges et les lycées. La direction de l'enseignement supérieur et l'inspection générale sont acquises à cette innovation hygiénique; mais, au ministère de l'instruction publique, il y a loin de la coupe aux lèvres.

L'administration pénitentiaire, après avoir montré peu d'enthousiasme pour l'excellente idée de M. Merry-Delabost, s'est décidée à l'appliquer dans quelques-unes de ses maisons centrales et notamment dans celle de Fontevrault.

Dans les asiles de nuit de la Société philanthropique, fondés en 1879, pour les femmes et les enfants, toute personne admise dans l'établissement est conduite à la salle de bains et reçoit une douche d'eau tiède; puis on lui donne une serviette ou un peignoir, pour s'essuyer et on lui prête des vêtements pendant qu'on lave ou qu'on désinfecte les siens. En un quart d'heure, avec un hectolitre d'eau tiède chauffée par le fourneau de la cuisine, on pratique le lavage complet de dix personnes. Les femmes malades ou récemment accouchées sont seules exemptées de cette ablution.

Dans les cuisines populaires italiennes, à Turin par exemple, où la cuisine est faite à la vapeur, on a eu l'heureuse idée d'annexer à la cuisine, une salle de bains par aspersion, avec douze cabines; l'eau est chauffée par le générateur même qui sert à la cuisson des aliments : l'eau est à 32°; chaque aspersion coûte 15 centimes, linge compris.

On a imaginé des appareils portatifs qui peuvent s'installer partout. Le Dr Barrois en a fait fabriquer un qui est transportable comme un poêle. Le réservoir repose sur quatre pieds dont deux sont des colonnes creuses pour la circulation de l'eau. La cheminée du foyer passe au centre du réservoir, pour utiliser la chaleur du gaz de la combustion. Cet appareil coûte environ 400 francs (1).

On le voit, l'invention de M. Merry-Delabost a fait du chemin depuis dix-huit ans ; elle en fera davantage encore, parce qu'elle est simple, pratique et qu'elle a fourni à l'hygiène la meilleure solution d'un de ses plus intéressants problèmes ; mais, pour que ce système produise tous ses bons résultats, il faut que le bain soit administré d'une manière méthodique ; aussi ne craindrons-nous pas d'entrer dans quelques détails au sujet de son fonctionnement.

Les bains par aspersion peuvent être donnés sans inconvénient, aux personnes bien portantes, à 18 degrés en hiver et à la température ordinaire en été ; mais, ainsi administrés, ils font éprouver une sensation de froid très pénible pour certaines personnes et même dangereuse pour les valétudinaires et pour les personnes très impressionnables. Ils sont à la limite des bains frais et des bains froids. Comme moyen de propreté et pour n'éloigner personne, il vaut mieux les administrer à 28 ou 30 degrés, veiller à ce que la température ne s'abaisse jamais au-dessous de 25 degrés et laisser chacun libre d'user à volonté de la douche.

Le bain-douche doit être donné d'une façon très expéditive. La personne qui le reçoit commence par laisser couler l'eau pendant quelques secondes, pour se mouiller tout le corps, puis elle se savonne et elle achève l'ablution en faisant de nouveau fonctionner la douche, de manière à enlever la mousse de savon. Elle se lave ensuite les pieds dans le *tub* et tout doit être terminé en trois ou quatre minutes, de façon que douze à vingt personnes puissent passer en une heure sous la même douche.

La quantité d'eau dépensée dépend de la catégorie de personnes auxquelles on a affaire. Dans les établissements où règne la discipline comme les casernes, les écoles, les prisons, la quantité nécessaire est de 8 à 10 litres; dans certaines casernes on n'en dépense par plus de 7 à 8 et on pourrait arriver à 6, en y mettant de la bonne volonté, de l'adresse et de l'intermittence. Dans les établissements ouverts au public, une pareille économie n'est pas possible et il faut compter sur une dépense de 20 à 30 litres par personne ; mais il faut que la quantité d'eau soit mesurée à chaque baigneur, pour éviter le gaspillage.

La quantité de savon dépensée est beaucoup plus faible qu'on ne croit; 5 à 10 grammes suffisent pour savonner tout le corps sous une douche. Celui qui convient le mieux est le savon de Marseille. Le savon noir est moins facilement soluble; il forme une pâte que l'eau entraîne

(1) E. Richard, *Précis d'hygiène appliquée*. Paris, 1891, p. 315.

sans effet utile et sans produire de mousse. Il est aussi plus irritant pour la peau.

L'ajutage le plus souvent employé est la pomme d'arrosoir. Celle-ci ne doit pas être conique, suivant la forme habituelle, parce qu'elle éparpillerait trop la gerbe et qu'il y aurait une certaine quantité d'eau perdue. Il vaut mieux lui donner une forme à peu près cylindrique, de façon que la gerbe soit bien ramassée. Du reste, l'écoulement par un simple tuyau suffirait.

La direction de la douche ne doit être ni horizontale ni verticale. Horizontale, elle arrive directement dans les yeux et aveugle la personne qu'on douche; verticale, elle tombe d'aplomb sur la tête, rejaillit tout autour et cause une sensation désagréable. Il vaut mieux faire arriver le jet obliquement de haut en bas. Il ne faut pas qu'il ait une grande force, qu'il soit percutant, attendu qu'il ne doit produire aucun effet thérapeutique. Le nettoyage doit s'effectuer par la friction aidée du savon et non par la force du jet.

La salle d'aspersion doit être maintenue à une température de 14 à 20 degrés et être pourvue d'une conduite pour l'évacuation des buées.

En mélangeant un volume d'eau à 100°, à deux volumes d'eau froide, on obtient de l'eau à 30 degrés environ.

Pour entretenir une propreté convenable, il faut prendre une douche par semaine. Une douche par mois constitue un minimum (1).

D. Bains froids. — Au point de vue de la propreté, les bains froids sont moins efficaces que les bains chauds; mais, en revanche, ils ont des propriétés physiologiques et thérapeutiques bien autrement importantes. Le bain froid est un des grands moyens de relever l'économie, de raffermir les constitutions languissantes, de calmer le système nerveux et d'apaiser les troubles fonctionnels dont il est le siège. C'est le correctif de l'existence factice qu'on mène dans les villes et l'un des éléments les plus précieux de l'hygiène, dans la période ascendante de la vie. C'est pour ce dernier motif que nous en renvoyons l'étude au livre consacré à l'hygiène scolaire; pour le moment nous n'avons à nous occuper que des établissements de bains froids.

Dans toutes les villes de quelque importance, que traverse une rivière d'une profondeur suffisante, on installe, sur ce cours d'eau, des radeaux surmontés de cabines ou de tentes, sous lesquelles les baigneurs se déshabillent, avant de se mettre à l'eau. Dans les grandes villes, on trouve des installations moins primitives. A Paris, les établissements de bains sont vastes, confortables, et en rapport avec le chiffre très élevé de la population.

Il n'en a pas toujours été ainsi. Dans un mémoire très intéressant que M. H. Napias a inséré, en 1877, dans le *Bulletin de la Société de*

(1) E. Richard, *Précis d'hygiène appliquée*. Paris, 1891, p. 324.

médecine publique et d'hygiène professionnelle (1), il nous fait connaître le passé de ces établissements balnéaires. Au XVIIIe siècle, ils consistaient en de grandes *toues* recouvertes de toile, sur les flancs desquelles étaient amarrées de petites échelles pour descendre dans la rivière, où l'on trouvait des pieux enfoncés d'espace en espace, pour soutenir les baigneurs. Il y avait deux de ces installations, l'une pour les hommes, l'autre pour les femmes, en aval du Pont-Neuf, devant l'hôtel de la Monnaie.

Ces bains existaient encore en 1820. Ils coûtaient 3 sols, plus un sol pour la serviette dans les bains d'hommes, et 3 sols pour une chemise dans les bains de femmes. La société y était nécessairement un peu mêlée, aussi le monde élégant ne les fréquentait-il pas. Il y avait pour son usage de petits batelets couverts de bannes, qu'on trouvait au port Saint-Paul, au Mail, à la Râpée, au pont de la Tournelle, au quai du Louvre et à la Grenouillère. On y embarquait, on se faisait conduire hors la ville et on se baignait en pleine rivière, à l'endroit qui semblait le plus séduisant.

Les bateliers avaient soin, à l'époque des bains, de planter, aux endroits les plus commodes, quatre pieux, surmontés d'une toile et servant d'abri. Au centre de cette sorte de cabane, on trouvait un autre pieu pour se soutenir. Les dames se faisaient conduire sous ces cabanes appelées *gores*, par les femmes des baigneurs, avec lesquels on traitait de gré à gré. Le loyer du bateau coûtait de 24 à 30 sols par heure.

Dans de telles conditions, le bain froid était tout une affaire. Il coûtait cher et entraînait une perte de temps considérable ; c'est pourquoi les amateurs accueillirent avec enthousiasme, la création des *Bains Chinois.*

Cette innovation fut l'œuvre d'un certain Barthélemy Turquin, qui obtint, en 1780, l'autorisation d'établir, dans un bateau couvert, placé en amont de l'estacade de l'île Louviers, un certain nombre de baignoires, qui, soutenues par un plancher solide à une certaine profondeur, avaient leurs parois percées de trous, de telle sorte que le courant pouvait les traverser Deux ou trois personnes pouvaient prendre place dans la même baignoire.

Cette singulière façon de se rafraîchir était aussi contraire à l'hygiène qu'à la décence. Le bain froid ne comporte pas l'immobilité et on ne pouvait se livrer, dans ces sortes de cuves, qu'à des mouvements trop restreints.

Turquin le reconnut sans peine et, en 1785, il réalisa une idée qu'il caressait depuis longtemps, en fondant son *école de natation*, qui fut le premier modèle des établissements actuels. Il l'installa à la *Grenouillère*, en bas du pont Royal, au bout de la rue du Bac. L'inauguration eut lieu les 7 et 9 juillet 1785, en présence des membres du corps municipal,

(1) H. Napias, *les Établissements de bains froids à Paris* (*Bulletin de la Société de médecine publique et d'hygiène professionnelle*, 1877, t. I, p. 151).

de l'Académie royale des sciences, de la Société royale de médecine, etc. ; enfin le 1er juillet 1787, le prévot et les échevins accordèrent à Barthélemy Turquin le privilège d'établir sur la Seine plusieurs écoles de natation, soit pour les hommes, soit pour les femmes, à la condition qu'on y donnerait gratuitement, chaque année, des leçons de natation à vingt-cinq jeunes mariniers désignés par la ville et qu'on laisserait, aux officiers et soldats invalides, la faculté de se baigner une fois par semaine.

L'amélioration apportée au régime des bains froids de rivière eut pour résultat d'augmenter le nombre des baigneurs. Cette habitude entra dans les mœurs de la population et les établissements se multiplièrent. En 1807, il y en avait dix-huit (dix pour les hommes et huit pour les femmes); en 1832, on en comptait vingt-deux (seize pour les hommes et six pour les femmes) : en 1877, le nombre de ces établissements pour Paris et les communes riveraines du département de la Seine, s'élevait à trente-cinq, d'après le relevé fait par le Dr H. Napias à la préfecture de police. Dans ce nombre, dix-neuf sont exclusivement réservés aux hommes et six aux femmes. Les dix autres, situés loin du centre de Paris, sont communs aux deux sexes qui vont s'y baigner à tour de rôle, suivant les heures du jour ou les jours de la semaine.

Le prix de ces bains s'est successivement abaissé. Les anciens bains sur *toues* du XVIIIe siècle coûtaient trois sols; ceux qu'on prenait avec les *gores* revenaient au moins à deux livres ; les bains Chinois à une livre quatre sols; aujourd'hui, avec des conditions bien supérieures d'installation et de confort, le prix varie, suivant les établissements, entre 10 et 75 centimes, ce qui met les bains froids à la portée de tout le monde et constitue une diminution considérable sur les prix du siècle dernier, si l'on tient compte surtout de la valeur différente du numéraire aux deux époques (1).

Les établissements de bains installés sur la Seine sont constitués par quatre grands bateaux plats, circonscrivant un espace rectangulaire autour duquel règne une sorte de quai formé par le pont de ces bateaux et situé devant les cabines qu'ils supportent. Aux deux extrémités du rectangle, se trouvent des escaliers ou des échelles qui permettent de descendre dans l'eau. Un pont léger traverse le bain vers son milieu.

Le fond est constitué par un plancher incliné et maintenu par des claies de bois qui empêchent le baigneur de passer sous les bateaux, ou par le fond même de la rivière et, dans ce cas, le bassin est bordé jusqu'au fond par un filet à mailles de fer tendu verticalement et assez long pour atteindre le fond, par les plus grandes crues. Certains établissements présentent ces deux dispositions à la fois.

L'espace occupé par le bassin est à ciel ouvert. L'administration

(1) Pour tous les détails relatifs à cet historique, voyez H. Napias, *les Établissements de bains froids à Paris*, *loc. cit.*

exige seulement que les baigneurs ne puissent être vus du dehors. Ce résultat s'obtient à l'aide de toiles soutenues par un fil de fer et tendues d'un côté à l'autre du bain, soit en long, soit en large, soit, lorsque l'emplacement l'exige, dans les deux sens à la fois.

Dans les établissements situés près d'un pont et dans ceux qui sont réservés aux femmes, ces cloisons en toile sont remplacées par une tente continue.

Les établissements de bains froids sont soumis à une réglementation spéciale qui remonte à près d'un siècle. Une sentence de police du prévôt des marchands, en date du 12 juin 1742, a prescrit les mesures à prendre pour sauvegarder la décence, la distance qui doit séparer les bains des deux sexes, l'interdiction de rester nu sur le bord de la grève et de se baigner aux endroits de la rivière où on vient puiser de l'eau, pour la distribuer dans la ville. Puis sont venus, dans l'ordre chronologique, la loi des 16-24 aout 1790, les arrêtés des consuls des 12 messidor an VIII et 3 brumaire an IX; la loi du 7 août 1850; les ordonnances de police des 25 novembre 1885, 29 avril 1887 et 28 mai 1890.

Aux termes de ces règlements, les bateaux doivent être maintenus en bon état et solidement amarés. Le fond de bois se compose d'un plancher en charpente solidement boulonné; il est maintenu au moyen de vis à tête ronde noyées dans le bois.

Le périmètre interne du bassin doit être garni, dans toute la hauteur, de herses en charpente, à claire-voie, de $0^m,15$ d'écartement, ou de filets métalliques à mailles de $0^m,15$ de côté.

Les cabines doivent être aérées, et leurs portes s'ouvrir de l'intérieur.

Avant l'ouverture de chaque établissement, un architecte de la ville constate le bon état du fond de bois, avant qu'il soit coulé. Il s'assure que les réparations prescrites l'année précédente ont été exécutées; que les herses ou les filets existent sur les quatre faces, qu'ils sont solides et bien fixés au fond de bois, ou qu'ils ont la hauteur nécessaire pour atteindre le lit de la rivière, quand il n'y a pas de fond artificiel.

L'architecte rend compte de tout cela dans son rapport et il fait aussi mention de la propreté des bateaux, de l'éclairage, de l'aération des cabines et des bonnes conditions hygiéniques de l'établissement tout entier. Ce dernier est visité de nouveau au moment de sa fermeture et le propriétaire est mis en demeure de faire, pour l'année suivante, les réparations jugées utiles.

Tous les établissements de bains sont munis d'une boîte de secours conforme au modèle adopté en 1872, par le conseil de salubrité. L'instruction du conseil d'hygiène et de salubrité sur les secours à donner aux noyés, asphyxiés, etc., est affichée dans les bureaux.

L'ordonnance du 28 mai 1890 indique quels sont les points de la Seine et de la Marne sur lesquels il est permis de se baigner, en dehors des établissements de bains et prescrit les précautions nécessaires pour les baignades en pleine eau.

Les bachots qui servent à ces baignades doivent être surmontés d'une tente, quand les baigneurs se déshabillent à bord. Un marche-pied de trois marches au moins doit être fixé à leur arrière ou sur leur flanc. Ils ne doivent pas s'approcher à plus de 20 mètres des bateaux à vapeur en cours de navigation, et les baigneurs en rivière doivent se tenir à la même distance.

Il est formellement interdit de se baigner dans les canaux de l'Ourcq, Saint-Denis, Saint-Martin et la Marne.

Ces prescriptions sont fort sages, et elles sont assez régulièrement suivies, aussi les accidents sont-ils fort rares. Il n'arrive presque jamais qu'un baigneur se noie dans les établissements. Il y a trop de monde pour qu'il puisse disparaître sans être vu et le maître nageur, qui a constamment l'œil au guet, est toujours prêt à porter secours aux nageurs défaillants. Quant aux syncopes, aux crampes, aux congestions, que détermine parfois l'immersion dans l'eau froide, on n'a presque jamais l'occasion de les observer, parce que la température de l'eau ne s'abaisse pas assez pour produire ces accidents, pendant les cinq mois que dure la saison officielle (1).

§ 2. — **Lavoirs et blanchissage.**

Le changement fréquent de linge est la seconde condition de la propreté corporelle et le complément nécessaire des ablutions et des bains; la question de blanchissage intéresse donc au plus haut point l'hygiène, et nous ne craindrons pas d'entrer, à son égard, dans des détails techniques qui sont à leur place dans un ouvrage comme celui-ci.

Autrefois le blanchissage du linge se faisait à domicile. En province, toutes les maisons aisées comportaient une buanderie; on faisait la lessive une couple de fois par an et, dans l'intervalle, le linge sale restait à fermenter dans les armoires. Les ménagères n'auraient, pour rien au monde, consenti à le faire lessiver dans une cuve banale. Cette promiscuité leur semblait pleine de dangers et leur inspirait un dégoût profond. Dans le courant de l'année, les servantes allaient nettoyer, aux lavoirs les plus voisins, les pièces de première nécessité et celles qui n'avaient pas besoin d'être lessivées. Les maisons importantes avaient leur lavoir et tout se faisait à domicile. Dans les familles pauvres, les femmes lavaient au cuvier tant bien que mal, dans leur petit logement et faisaient sécher comme elles pouvaient. Aussi l'établissement des

(1) Elle commence le 1er mai et finit le 30 septembre, et, pendant ces cinq mois, il ne faut pas compter, d'après les calculs du docteur Napias, sur plus de soixante jours de natation.

lavoirs publics a-t-il constitué une des plus heureuses innovations dont l'hygiène ait eu à se féliciter.

Cette institution est de date récente et nous vient d'Angleterre, ainsi que nous l'avons dit en parlant des *bains-lavoirs*. L'idée en était pourtant venue à Cadet de Gassicourt, dès 1819. Il avait conçu le projet de créer, dans Paris, plusieurs grandes buanderies, où auraient été exécutés les procédés de blanchissage à la vapeur et dans lesquels tout aurait été réglé d'après l'expérience; mais, à cette époque, on avait autre chose à faire que de s'occuper d'hygiène publique et cette conception fut écartée par l'autorité, *pour défaut d'opportunité* (1).

Trente ans plus tard, lorsqu'eut lieu en Angleterre, la création des bains-lavoirs, on tenta d'en établir chez nous. Nous avons raconté plus haut ce qu'il advint de cette entreprise et comment elle échoua. Depuis cette époque, il s'est installé un grand nombre de lavoirs publics, mais ce sont des entreprises particulières et ce n'est guère qu'en province que ces établissements sont l'œuvre des municipalités.

L'industrie du blanchissage a pris aujourd'hui de grands développements. On compte à Paris seulement 392 lavoirs sur terre répartis dans les quartiers excentriques, 22 bateaux-lavoirs amarrés sur la Seine près de l'île Saint-Louis et de la Cité, et 6 autres sur le canal Saint-Martin. Il y en a en tout 60, sur la Seine et la Marne, dans la traversée du département.

I. **Lavoirs sur terre**. — L'installation de ces établissements diffère suivant qu'ils font partie d'un immeuble servant à d'autres usages, à des bains par exemple, ou qu'ils sont construits dans le but seul de servir de lavoir. Dans tous les cas, il est des règles auxquels tous sont tenus de se conformer.

A. Dimension et disposition des batiments. — Les lavoirs publics, comme les buanderies ordinaires, ont des inconvénients nombreux lorsqu'ils ne sont pas hygiéniquement établis et suffisamment éloignés des maisons voisines; aussi ont-ils été rangés dans la troisième classe des établissements incommodes et insalubres.

Il existe, dans ces établissements, une buée continuelle qui pénètre et s'infiltre dans toutes les constructions adjacentes, les dégrade et y entretient une humidité qui rend certains logements inhabitables. Aussi, par suite des plaintes des voisins et de poursuites judiciaires, plusieurs propriétaires de lavoirs publics ont été forcés de les fermer et quelques-uns même ont été condamnés à des dommages-intérêts. Cette buée est tellement épaisse, dans certains établissements, que la lumière électrique elle-même ne la traverse pas. Il a été impossible jusqu'ici de s'en débarrasser. Tous les moyens de ventilation employés à la buanderie de Courcelles ont échoué. Les lavoirs sont également une cause

(1) Moléon, *Rapports généraux du conseil de salubrité*, 1819, t. I, p. 143, 197.

de dangers pour la santé publique, par les eaux impures qu'ils déversent sur le sol ou dans les cours d'eau et qui peuvent causer des maladies infectieuses, comme nous le dirons plus loin.

Le Comité consultatif d'hygiène publique de France, et le conseil d'hygiène et de salubrité de la Seine sont intervenus à diverses reprises pour réglementer cette industrie ; les arrêtés rendus par suite de leurs avis contiennent les dispositions suivantes :

Les lavoirs-buanderies, couleries, doivent être isolés des maisons voisines au moyen d'une cloison qui sépare le lavoir du mur mitoyen, avec un espace de 15 à 20 centimètres et qui doit régner sur toute la hauteur du mur mitoyen.

L'air circulant entre cette cloison et les maisons voisines doit être pris extérieurement. Le contre-mur sera construit en briques et chaux hydraulique. Dans le cas où cette opération ne peut être faite le long d'un gros mur de séparation, on construira, à la hauteur d'un mètre, une cloison en briques de 11 centimètres.

La cheminée de la machine à vapeur doit s'élever de 2 à 3 mètres au-dessus des maisons voisines, dans un rayon de 50 mètres, de manière que ces maisons ne soient pas incommodées par la fumée.

Le sol sera dallé ou bitumé avec une pente convenable pour l'écoulement des eaux.

Les eaux doivent être dirigées par un conduit souterrain jusqu'à l'égout le plus rapproché. Dans les localités où il n'existe pas d'égout, les eaux savonneuses et celles provenant de l'essangeage, doivent être traitées par la chaux, ou répandues en irrigation sur les terres, ou vendues pour l'extraction des matières grasses. On ne permettra jamais de les perdre dans des puisards, ni de les répandre dans des cours d'eau.

Des châssis mobiles seront établis sur les côtés opposés aux maisons voisines et la ventilation sera assurée par des cheminées d'aération de 40 centimètres de côté, montant jusqu'à la hauteur des toits et surmontées d'un lanterneau à lames, de persiennes ou de ventilateurs perfectionnés. Le tirage doit être activé, soit par des becs de gaz, soit par la cheminée de la machine. Toutes les précautions seront prises contre l'incendie.

On établira des lieux d'aisances convenablement ventilés, à l'usage des laveuses (1).

Indépendamment de ces dispositions réglementaires, qui concernent surtout le voisinage, il en est d'autres qui se rapportent aux établissements eux-mêmes et l'expérience en a démontré l'utilité. C'est ainsi qu'on préfère, pour les constructions, le fer et la brique à tous les autres matériaux. Les bâtiments n'ont habituellement qu'un rez-de-chaussée

(1) Trébuchet, *Rapport général sur les travaux du conseil d'hygiène*. Paris, 1861, p. 473. — Vernois, *Traité pratique d'hygiène industrielle et administrative*. Paris, 1860, t. II, p. 144.

et reçoivent l'air par une toiture en vitrage, dans laquelle sont pratiquées des fenêtres en tabatière.

En Angleterre, les lavoirs sont élevés au-dessus du sol. Le dallage, en schiste-ardoisier très commun dans le pays, est supporté par de petits murs en brique. Il en résulte un soubassement d'un mètre environ dans lequel passent les tuyaux pour les eaux de toute nature, et où l'air pénètre par de nombreuses ouvertures dont le socle est percé, tout autour du bâtiment. Cet air passe de là dans le rez-de-chaussée où sont les lavoirs; puis il se rend dans une cheminée d'aspiration qui enveloppe celle des chaudières et des foyers et se répand ensuite dans l'atmosphère. Ce mode de ventilation n'est utilisé que pendant l'hiver; l'été, la différence de température entre l'intérieur et le dehors n'est pas suffisante pour accélérer le mouvement ascensionnel de l'air échauffé et on se borne à ouvrir les fenêtres de la toiture et celles qui sont percées dans les murs, même des lavoirs (1).

La position des laveuses et leur attitude ne sont pas les mêmes partout. En Angleterre, où les femmes tiennent beaucoup à ne pas être vues pendant qu'elles lavent leur linge, elles sont isolées dans des compartiments ou stalles de 1^{m},50 de profondeur, formés par des montants en bois ou par des plaques d'ardoise de 2 mètres de hauteur. Devant elles est une auge en bois régnant dans toute la longueur des deux murailles parallèles qui forment les côtés du bâtiment. Cette auge est divisée, au niveau de chaque stalle, en deux compartiments. Le premier, de 27 centimètres de longueur, est muni d'un couvercle. Il sert à faire la lessive, dont la femme combine elle-même les éléments. Il est muni de deux robinets dont l'un fournit l'eau et l'autre la vapeur qui détermine l'ébullition. Une soupape sert à faire écouler l'eau de lessive. Le second a 62 centimètres de long. Il sert à l'essangeage, au savonnage, au rinçage, et est également muni de deux robinets, l'un pour l'eau froide, l'autre pour l'eau chaude et d'une soupape pour l'écoulement de l'eau qui a servi. Dans d'autres lavoirs, l'auge est remplacée par deux baquets inégaux destinés aux mêmes usages; mais partout, chaque femme a sa petite installation à part, dans le lavoir commun.

En France, où cette pruderie est inconnue, les femmes sont placées dans de petites stalles mobiles formées par des montants qui ne dépassent par la hauteur de la ceinture. Elles ont devant elles un grand baquet, dans lequel elles procèdent successivement au savonnage avec de l'eau chaude et au rinçage avec de l'eau froide. Le lessivage se paye à part, se fait dans un local particulier et en commun (2).

(1) De Saint-Léger, *Bains et lavoirs publics*. Rapport de la Commission instituée par le président de la République, au nom d'une commission composée de MM. Pinède, E. Trélat, Gilbert, Darcy, Wolcott; de Saint-Léger, rapporteur. Paris, 1856, in-4°.

(2) E. Beaugrand, article Lavoirs, *loc. cit.*, p. 98.

La place réservée à chaque laveuse doit être de $0^{m},80$, l'écartement des batteries de 3 mètres et le cube d'air total de 15 mètres par laveuse (1).

A Paris, la surface couverte varie, pour un lavoir de 100 places, entre 350 et 450 mètres carrés. La moyenne est exactement de 400 mètres.

Il en résulte que la surface est de 4 mètres carrés par place. La place de chaque laveuse est de $3^{m},10$ de longueur sur $0^{m},90$ de largeur; mais les batteries n'occupent que les 75/100 de la surface totale; il faut en réserver 25/100 pour le cuvier, le bureau, les machines et le service. La hauteur moyenne du *hall* où se fait le travail est de 4 mètres sur les côtés et 6 mètres au-dessus de l'allée du milieu (5 mètres en moyenne). Une toiture vitrée et inclinée règne de chaque côté et répand partout la lumière (2).

Les lavoirs, formés de vastes et profonds bassins, remplis d'eau chaude ou d'eau froide, doivent toujours avoir leur fond légèrement en pente, et avoir, à la partie déclive, une très large bonde, de 20 centimètres de diamètre au moins, facilement mobile le long d'une tige au moyen d'une chaîne, et permettant de vider un bassin de 10 à 15 mètres cubes, en moins d'une minute. On utilise ainsi l'eau sale, pour faire des chasses puissantes, dans les égouts d'une habitation collective (hôpital, casernes, lycée) ou d'un quartier. Il est surprenant qu'on n'ait pas, partout, et depuis longtemps, employé l'eau des lavoirs, des bains publics, de beaucoup d'industries, pour réaliser sans frais les réservoirs de chasse que la ville de Paris a établis, à grands frais, pour le lavage de ses égouts. Ce serait en outre le moyen d'entraîner rapidement les boues et les sédiments savonneux qui s'accumulent presque toujours au fond des lavoirs.

Mais la grande dimension donnée aux bondes détermine un courant d'une grande violence, qui amène rapidement l'obstruction des conduits par des pièces de linge emportées. Il devient nécessaire d'établir, autour de cette bonde, un cylindre un peu plus grand qu'elle, atteignant presque le niveau supérieur de l'eau, formé de barres en fer rapprochées de 3 centimètres, ou formé d'un grillage en cuivre ou en fer galvanisé à très larges mailles, pour retenir tous ces objets. On se figure malaisément la violence avec laquelle les objets sont ainsi entraînés; mais cela mesure aussi la puissance de nettoiement des égouts, produite par une telle trombe (3).

Il y aurait peut-être une modification plus radicale à apporter à la disposition des lavoirs publics et à ceux desservant les habitations collectives. Ils ont un inconvénient commun. Le premier qui lave son linge

(1) *Décisions du conseil d'hygiène et de salubrité de la Seine* du 25 février 1885 et septembre 1886.

(2) Girardin, *les Lavoirs publics à Paris*. Mémoire lu à la Société de médecine publique le 23 décembre 1885 (*Revue d'hygiène et de police sanitaire*, 1886, t. VIII, p. 18).

(3) E. Vallin, *Sur quelques points de l'assainissement des casernes* (*Revue d'hygiène et de police sanitaire*, 1888, t. X, p. 947).

dans ces vastes bassins, souille à lui seul plusieurs mètres cubes d'eau propre; les autres visiteurs lavent dans l'eau souillée par leurs voisins.

L'expérience faite dans l'armée, où l'eau est rare dans les casernes, a conduit à adopter un type excellent, qui tend à se généraliser, et qu'on ne saurait trop imiter dans les lavoirs publics, alimentés en eau chaude aussi bien qu'en eau froide. Le principe est que chaque opérateur doit laisser couler au dehors, à l'égout et non plus dans le bassin commun, l'eau savonneuse qui entraîne les souillures de ses vêtements; — et, d'autre part, qu'un assez mince filet d'eau pure se renouvelle incessamment devant lui, sans qu'il ait la possibilité de souiller l'eau qui servira à son voisin.

La figure ci-jointe fait comprendre le fonctionnement et les avantages de ce genre de lavoir (fig. 115).

Une augette en pierre A ayant moins de 20 centimètres de diamètre forme la partie supérieure du lavoir. L'eau claire y coule sans interruption, grâce à la pente ménagée de l'amont à l'aval. On prend l'eau à la main dans cette augette et on humecte l'objet à laver, étalé sur une dalle en pente, CC. L'eau salie descend le long de cette pente, passe par l'interstice qui se trouve entre le plan incliné et l'augette et tombe dans l'auge B, qui est cachée; mais qu'on peut nettoyer par l'espace laissé libre sous les dalles. Un léger rebord de ces dalles en D, et leur pente empêche l'eau de lavage de mouiller les jambes de l'opérateur. Cette dalle ne doit pas avoir plus de 60 centimètres de longueur, pour que l'opérateur puisse facilement, en allongeant le bras, puiser avec la main, de l'eau dans l'augette A. Cette augette est terminée en aval par un rebord saillant qui y retient l'eau, de manière qu'elle soit toujours pleine, mais sans jamais déborder latéralement. Le trop-plein s'écoule constamment par-dessus ce petit barrage et tombe dans la rigole inférieur B, dont la pente est en sens inverse, et qu'elle lave.

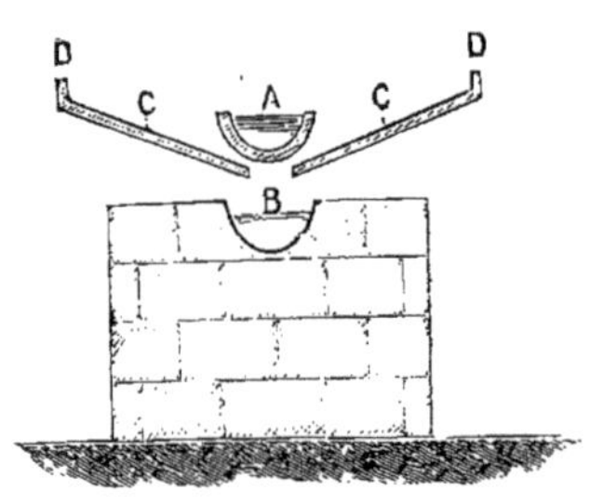

Fig. 115. — Lavoirs militaires de Lille (coupe transversale).

L'interstice entre les dalles du lavoir et le bloc dans lequel est creusée l'augette, n'est que d'un centimètre. Il suffit pour laisser passer les résidus du savonnage; mais les pièces de linge ne peuvent s'y introduire.

Le robinet placé en tête de la rigole supérieure, doit être réglé de façon qu'elle soit toujours pleine, tout en évitant le gaspillage de l'eau. On arrive ainsi à en dépenser très peu comparativement à ce qui se consomme dans les grands lavoirs ordinaires, et cette question a son importance, comme nous allons le voir tout à l'heure.

La dépense de construction est moindre que celle des bassins profonds où tout le monde lave à la fois. Le nombre des places d'accès est plus grand, les personnes qui lavent ne se mouillent pas, ne marchent pas dans la boue et se servent toujours d'eau parfaitement propre.

Ces avantages nous paraissent assez grands pour légitimer l'étendue des détails dans lesquels nous venons d'entrer au sujet de ce type de lavoirs que nous voudrions voir se généraliser.

B. Quantité d'eau nécessaire. — C'est la question qui importe le plus dans l'industrie du blanchissage et c'est la plus difficile à resoudre. Il faut de l'eau en abondance et en toute saison ; or la plus grande activité du blanchissage coïncide avec les grandes chaleurs et c'est aussi l'époque où les sources ont leur moindre débit. C'est une difficulté dans beaucoup de villes.

A Paris, tous les lavoirs publics ont une concession de la ville et la plupart ont un puits dont l'eau est élevée au moyen d'une pompe à vapeur. L'eau des conduites de la ville est réservée pour le générateur, le cuvier et la vente de l'eau chaude destinée au savonnage, ainsi qu'à la mise en blanc par l'eau de Javel. L'eau de puits sert à l'essangeage, au rinçage et à la mise au bleu.

La quantité d'eau consommée varie dans des limites considérables. S'il n'y a pas de puits, le lavoir de 100 places consomme 50 mètres cubes d'eau par jour, c'est-à-dire 500 litres par jour et par place. S'il y a un puits, la quantité totale peut s'élever jusqu'à 200 mètres cubes, c'est-à-dire 2 mètres cubes par place et par jour. Le lavoir qui possède ces deux sources d'alimentation consomme, en moyenne chaque jour, 10 mètres cubes d'eau de la ville et 100 mètres cubes d'eau de puits, soit 110 mètres cubes qui vont au ruisseau à la sortie ; mais ce débit moyen est assez éloigné des extrêmes.

M. Gérardin, au travail duquel nous avons emprunté les évaluations qui précèdent, a calculé qu'un lavoir de 100 places expédiait environ 5 mètres cubes de linge par jour. Il en résulte que le volume de l'eau employée représente 22 fois celui du linge. Cette quantité est nécessaire et suffisante. On s'en assure, en examinant l'eau chassée par l'essoreuse. Elle est trouble et savonneuse, quand on n'a employé que 20 fois le volume d'eau; elle est claire avec 22 fois le volume, et ne l'est pas davantage lorsqu'on augmente ce chiffre (1).

II. **Bateaux-lavoirs.** — Il est évident que les premiers lavoirs publics ont été le bord des rivières, des ruisseaux et des étangs et c'est encore là qu'on lave dans les campagnes. Quand il s'agit de ruisseaux, on établit un barrage pour retenir l'eau et former une sorte de bassin. On dispose sur ses bords des pierres plates et inclinées, devant lesquelles les femmes s'agenouillent pour savonner, battre et laver leur linge. Une retenue moins considérable et placée en amont de ce bassin,

(1) Gérardin, *les Lavoirs publics à Paris*, *loc. cit.*, p. 20.

sert à l'opération du rinçage. Ces lavoirs primitifs ne coûtent rien comme établissement et sont à la disposition de tout le monde.

Autrefois à Paris, on lavait sur les grèves, dans la rivière même et des ordonnances de police régularisaient cette industrie. Delamarre en cite une du 1er juin 1666 qui « défend aux lavandières de laver leur linge, dans le canal de la rivière qui coule le long de la place Maubert, rue de la Bûcherie, du pont de l'Hôtel-Dieu, Petit-Pont, pont Saint-Michel et Pont-Neuf, depuis Pâques jusqu'à la Saint-Martin, à cause de l'infection et de l'impureté des eaux qui y croupissent et sont capables de causer de graves maladies, *à peine du fouet;* mais seulement dans le courant où les eaux sont pures et salutaires (1) ».

Au commencement du XVIIIe siècle, les mêmes ordonnances reparurent, seulement la peine du fouet était remplacée par l'amende et la prison (2).

Le système des bateaux-lavoirs a été organisé par une ordonnance de police en date du 9 mai 1805. Elle exigeait l'autorisation préalable, et disposait que les permissions de tenir bateaux à lessive ne seraient accordées qu'à la condition d'y réserver des places où les indigents pourraient laver leur linge, sans payer aucune rétribution. Le préfet se réservait de fixer le nombre de ces places, en proportion de la grandeur et du produit présumé du bateau. Il était défendu d'étendre le linge sur les berges. L'ordonnance du 25 octobre 1840 ajouta à ces prescriptions l'obligation d'établir des chemins solides, avec des gardes-fous, à hauteur d'appui, pour faciliter l'accès de ces bateaux, de munir ceux-ci de crocs, de cordes, de perches, pour porter secours en cas de besoin, ainsi que d'un bachot muni de ses agrès et d'une boîte de secours en bon état. Un gardien, bon nageur, devait constamment se tenir à bord de ces établissements. Aujourd'hui, les bateaux sont organisés comme les lavoirs sur terre. Les procédés et les prix sont les mêmes, seulement le rinçage se fait à l'eau courante. La plupart de ces bateaux appartiennent à des compagnies qui les font tenir par des gérants.

Les bateaux-lavoirs ont leur clientèle spéciale. On peut modifier leur point d'amarrage, sans changer le chiffre d'affaires, tandis qu'un lavoir sur terre qui se déplace est obligé de se faire une nouvelle clientèle.

Le nombre total des places à bord des 22 bateaux de le Seine est de 2300. Il faut y joindre les 6 bateaux du canal Saint-Martin qui doivent en fournir environ 660. Il y a donc près de 3000 places sur les lavoirs flottants de la ville de Paris. Chose étrange, il y a plus d'espace à bord de ces bateaux qu'à terre : un bateau de 100 places mesure 600 mètres carrés de surface, tandis qu'un lavoir à terre n'en a que 400. L'espace attribué aux laveuses est de 350 mètres au lieu de 300; le service est

(1) Delamarre, *Traité de police*, t. II, p. 490, 3e édition. Paris, 1727.

(2) E. Beaugrand, article LAVOIRS du *Dictionnaire encyclopédique des sciences médicales*, 2e série, t. II, p. 104.

mieux doté, les dégagements plus faciles. Il en résulte que le travail augmente, ainsi que le prouve l'augmentation de la quantité de linge nettoyé par places.

Sur les bateaux-lavoirs, lés séchoirs ne peuvent suffire aux demandes; les essoreuses sont toujours en activité et cela se conçoit. Comme le fait observer M. Gérardin, les laveuses, qui demeurent pour la plupart assez loin des quais, ne peuvent pas porter leur linge à domicile, sans l'avoir préalablement soumis au séchoir ou à l'essoreuse.

Malgré les services incontestables qu'ils rendent à la population, il a été sérieusement question en 1886 de supprimer les bateaux-lavoirs, parce qu'ils contribuent puissamment à souiller les eaux de la Seine. Nous reviendrons plus tard sur ce sujet.

III. **Opérations du blanchissage**. — Le linge sale doit être renfermé avec soin, depuis l'instant où on le quitte, jusqu'au moment de son transport au lavoir. Dans les habitations privées, on se borne habituellement à le renfermer dans un coffre qui, le plus souvent, n'est pas fermé. Comme il est transporté au lavoir toutes les semaines, cela n'a pas d'inconvénients graves, lorsqu'il n'y a pas de malades dans la maison.

Il serait préférable cependant de se servir, comme le conseille le docteur Richard, de caisses étanches en métal munies d'un couvercle, faciles à nettoyer et à désinfecter. On peut adopter, par exemple, des caisses en tôle galvanisée ou mieux en tôle émaillée (1). Dans les hôpitaux modernes, le linge des salles est jeté dans des trémies par lesquelles il tombe dans une caisse placée dans le sous-sol, au fond d'une niche fermée. Cette pratique a l'avantage de le faire disparaître immédiatement du voisinage des malades; mais elle expose à disséminer dans l'air un certain nombre de germes pathogènes.

A. TRIAGE ET TRANSPORT. — Le linge doit séjourner le moins possible dans les appareils récepteurs. Il serait à désirer qu'on pût le transporter à la buanderie dans les caisses qui le contiennent. C'est là ce qui se fait dans les hôpitaux et dans tous les établissements qui possèdent une buanderie; mais cela n'est pas possible dans les habitations privées. Il faut trier et compter le linge de la famille avant de le remettre au blanchisseur; cela se fait dans l'appartement même. Il en résulte une dissémination des poussières qui n'est pas sans danger, lorsqu'il y a dans la famille des tuberculeux, des cholériques, des personnes atteintes de fièvre typhoïde ou de diphthérie. Dans ce cas, la prudence exige impérieusement qu'on désinfecte le linge, au moment même où le malade vient de le quitter. Dans les habitations collectives, où le transport a lieu directement à la buanderie, on peut prendre d'autres précautions contre les poussières et ne pratiquer le triage que sous

(1) Richard, *Précis d'hygiène appliquée*. Paris, 1891.

une hotte qui les aspire avant qu'elles puissent se répandre dans le local (1).

Dans les maisons particulières, on enveloppe le linge après qu'il est compté, dans une forte toile et il est déposé dans la voiture du blanchisseur qui le transporte à son établissement, habituellement situé en dehors de la ville. On pourrait assurément trouver quelque chose de plus hygiénique, cependant nous n'irons pas jusqu'à réclamer, comme le docteur Coustan, le transport en voitures hermétiquement fermées, l'enveloppement du linge dans des sacs imperméables, plongés dans l'eau bouillante et désinfectés à chaque voyage, l'installation d'un liquide désinfectant dans la voiture, les ablutions désinfectantes des mains des blanchisseuses et la désinfection de leurs vêtements (2). De pareilles pratiques conviennent aux effets des varioleux, des pestiférés ou des cholériques ; mais si on les appliquait, d'une manière générale et en dehors de toute épidémie, au linge à peine sali des familles qui se respectent, ce serait à faire prendre en horreur l'hygiène et ceux qui imposent en son nom des mesures semblables.

Une fois arrivé au lavoir, le linge est soumis à une série d'opérations qui ont pour but de le débarrasser, sans attaquer ses fibres, des matières organiques solubles et insolubles, des germes dont il est imprégné, ainsi que des substances minérales et des matières colorantes qui ne sont pas fixées dans le tissu.

Ces opérations sont l'essangeage, le lessivage, le savonnage, le rinçage et le séchage.

B. Essangeage. — Il a pour but de débarrasser le linge de tous les éléments solubles dans l'eau et d'ouvrir ses fibres pour le préparer à recevoir l'action de la lessive. Il se fait dans l'eau froide ou à peine tiède. Si on plongeait le linge dans de l'eau chaude, on coagulerait les substances albuminoïdes comme le sang et le pus ; elles formeraient un coagulum qui ne se dissoudrait plus que dans les solutions alcalines caustiques. L'essangeage peut se faire dans de simples cuviers et alors l'opération dure quatre ou cinq heures, mais dans des tonneaux laveurs elle peut se faire en dix minutes (3).

Après ce premier lavage, le linge est débarrassé de la majeure partie de ses impuretés. L'eau s'en est chargée ; nous verrons plus loin à quel degré de contamination elle est arrivée et le danger qu'il y a à l'épancher dans les cours d'eau.

C. Lessivage. — Cette opération a pour but de saponifier les matières grasses, de décolorer les taches faites par les matières fécales, le sang, les urines, de détruire les œufs d'insectes et les microbes exis-

(1) E. Richard, *Précis d'hygiène appliquée*, *loc. cit.*, p. 335.

(2) Coustan, *les Chances de transmission des maladies infectieuses par le linge sale transporté par les blanchisseuses* (*Revue sanitaire de Bordeaux*, 1884, nos 16 et 17).

(3) E. Richard, *Précis d'hygiène appliquée*, *loc. cit.*, p. 336.

tant dans le tissu. C'est tout à la fois un nettoyage et une désinfection et c'est de cette opération que dépendent la blancheur et la pureté du linge. Toutes les pièces passent au cuvier. Il n'y a d'exception que pour les menus objets, tels que cols, manchettes, bonnets, qui sont seulement soumis au savonnage, et pour les lainages, dont nous parlerons plus loin.

Le lessivage se fait à l'aide d'une dissolution alcaline de cendres, de carbonate de soude ou de potasse, qu'on porte à une température de 100 à 110°. Si on chauffait davantage, le tissu serait attaqué. Il en serait de même si la solution était portée à 6 ou 7 degrés du pèse-lessive. Elle ne doit pas dépasser 3 degrés ou 3 degrés et demi.

Pour faire la lessive, on mettait autrefois le linge dans un grand cuvier, le plus fin en dessus, le plus gros et le plus sale en dessous. On le tassait fortement et on le couvrait d'une grosse toile nommée *charrier*, par-dessus laquelle on étalait une couche de cendres de bois, d'épaisseur variable suivant la quantité de linge à blanchir. On mettait un autre *charrier* par-dessus la cendre et on versait sur celui-ci de l'eau bouillante à plein chaudron. L'eau traversait le lit de cendres, en se chargeant de principes alcalins, humectait le linge en passant au travers et ressortait par un robinet placé à la partie inférieure du cuvier. Ce liquide alcalin recueilli et porté de nouveau à l'ébullition était versé une seconde fois sur le linge, puis une troisième et on continuait ainsi pendant dix à douze heures (1).

On a beaucoup simplifié ce procédé, d'abord en mettant les cendres sur le feu dans le chaudron avec l'eau en ébullition, au lieu de les mettre dans le cuvier avec le linge ; puis en remplaçant les cendres par une solution de carbonate de soude. On continue à faire passer la solution alcaline à travers le linge comme auparavant.

On avait imaginé, il y a une trentaine d'années, de faire passer de la vapeur d'eau à travers le linge préalablement imprégné de lessive. Cette façon d'opérer le coulage a d'abord séduit tout le monde. Elle fut même approuvée par une commission spéciale nommée en 1853, par l'empereur, pour examiner la valeur du système de lessivage employé à l'hôpital militaire de Nancy. La commission déclara que le blanchissage à la vapeur nettoyait parfaitement le linge, ne le brûlait aucunement et en assurait la conservation, en rendant inutile l'action de la brosse et du battoir et réalisait une économie en permettant de faire le coulage en six ou huit heures. C'est à la suite de ce rapport que fut rendu le décret du 10 décembre 1853. On s'est ravisé depuis. Même dans l'armée, on a reconnu que le contact brusque de la vapeur crispait le tissu et hâtait l'usure et on en est revenu au coulage à l'eau bouillante additionnée de carbonate de soude ou de cendres. Cependant M. Chau-

(1) E. Beaugrand, article Lavoirs du *Dictionnaire encyclopédique des sciences médicales*, 2e série, t. II, p. 94.

veau a imaginé une lessiveuse à l'aide de laquelle on peut faire arriver la vapeur au centre même de la masse du linge, à une température progressivement croissante et qu'on peut régler (fig. 116).

Cet appareil se compose : 1° d'un cuvier en tôle galvanisée dont le fond est perforé et mobile ; 2° d'un réservoir d'eau pour la production de la vapeur ; 3° d'un foyer situé au milieu du réservoir d'eau.

Du centre de la plaque perforée qui constitue le fond du cuvier, s'élève un tuyau distributeur vertical 1, muni, de distance en distance, de branchements horizontaux. Le tuyau et les branches sont en cuivre étamé et percés de trous nombreux. L'appareil distributeur est divisé en trois pièces 2, 3, 4, pour faciliter la manœuvre du chargement. Le linge, préalablement trempé dans la lessive et modérement tordu, est empilé dans le cuvier. Au fur et à mesure du chargement, on place les trois pièces du distributeur et quand le cuvier est plein, on le ferme avec un couvercle.

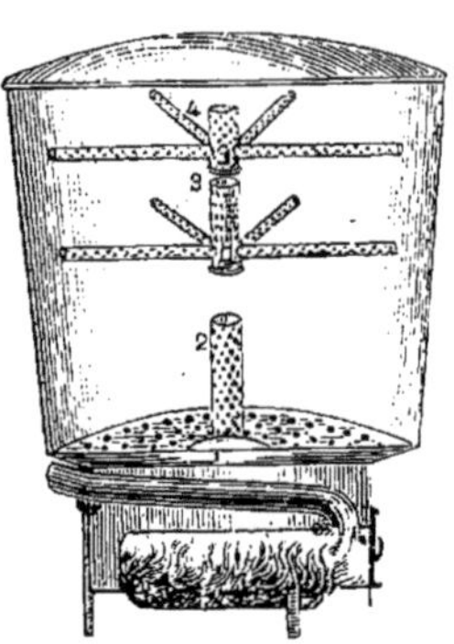

Fig. 116. — Lessiveuse Chauveau.

Pour faire l'opération du coulage, il suffit d'allumer le foyer. Il échauffe l'eau qui l'entoure; la vapeur se produit ; elle monte dans les différentes branches du distributeur avec une température progressivement croissante. Elle atteint son maximum au bout d'une heure et on laisse l'opération se prolonger deux heures encore. Pendant tout ce temps, la vapeur pénètre la masse du linge par tout ses points, dilue la lessive, l'entraîne et la ramène dans le réservoir d'eau où on peut la prendre ensuite pour l'employer à d'autres usages. Cet appareil est économique. Avec 15 kilogrammes de houille on peut lessiver 250 kilogrammes de linge sec.

Le docteur Burlureaux, professeur agrégé à l'école du Val-de-Grâce et auteur d'un très bon travail sur le blanchissage, a vu fonctionner la lessiveuse Chauveau, dans la buanderie de ce grand hôpital et a été très satisfait du résultat.

Les cendres ne sont guère employées aujourd'hui que dans les localités où le chauffage au bois est seul en usage. On compte pour 100 kilogrammes de linge, 25 kilogrammes de cendres ou 6 kilogrammes de carbonate de soude, quand il s'agit de linge de corps et 7 kilogrammes quand il s'agit de torchons, de tabliers. Il est essentiel de faire complètement dissoudre les cristaux alcalins avant de verser la solution, parce qu'ils détérioreraient les parties du tissu avec lesquelles ils seraient en contact.

Cette façon de procéder exige beaucoup de main-d'œuvre ; elle entraîne une grande déperdition de chaleur et produit des buées abondantes. De nombreux appareils ont été imaginés pour remédier à ces inconvénients. Le plus répandu est l'appareil Decoudun qui fonctionne automatiquement. Il se compose : 1° d'une chaudière en tôle hermétiquement fermée munie d'un robinet de vidange et placée sur un fourneau en métal; 2° d'un cuvier muni d'un large couvercle et surmonté d'une

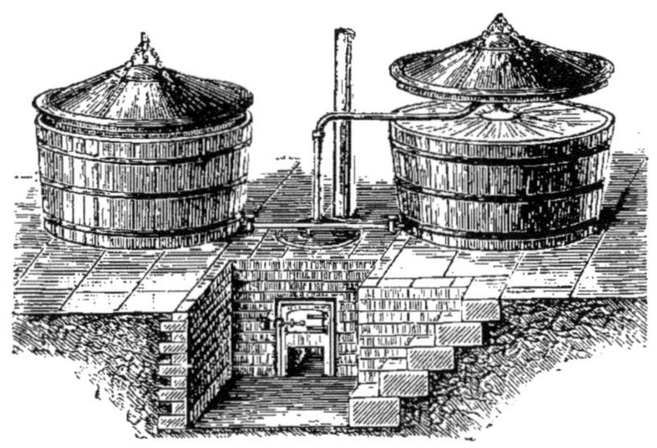

Fig. 117. — Appareil à lessiver par ébullition (système Decoudun).

hotte. Ce cuvier peut être en bois, en cuivre,ou en fonte. On a prétendu que ces derniers tachaient le linge; mais cela n'arrive pas lorsqu'ils fonctionnent tous les jours. La communication entre la chaudière et le cuvier est établie par le haut, au moyen d'un tuyau en cuivre terminé par un champignon d'arrosage ou par un tourniquet à branches. Elle est établie par en bas, à l'aide d'un second tuyau qui va du cuvier à la chaudière, qui ferme le cercle et complète cette circulation (fig. 117).

Le fonctionnement en est très simple.

Lorsque la lessive arrive à l'ébullition dans la chaudière, la vapeur qui se forme presse sur le liquide alcalin et le fait monter dans le tuyau de cuivre, qui le répand en pluie sur le linge. Ce liquide traverse ensuite toutes les couches superposées dans le cuvier; arrivé au fond, il retourne à la chaudière où il passe de nouveau à l'ébullition et recommence ce circuit automatique qu'on fait durer dix ou douze heures.

Dans les usines qui disposent de la vapeur, l'installation est plus simple. On adapte au générateur, à l'aide d'un tuyau, un injecteur spécial placé de manière à recevoir constamment la lessive qui revient du fond du cuvier et à la refouler dans le tube ascensionnel qui la répand en pluie à la surface du linge. La vapeur en lui imprimant ce mouvement circulaire la chauffe à chaque jetée. La première se fait d'habitude à 20°; mais le liquide arrive bientôt à la température de l'ébullition. Celle-ci est maintenue assez longtemps pour détruire tous les germes qui sont dissous par la liqueur alcaline bouillante (fig. 118). Les lainages, tels que les gilets et les chemises de flanelle, les ceintures, les chaussettes et les bas ne peuvent pas être mis dans la lessive qui les attaque et les rétrécit. On est obligé de se borner à les savonner à

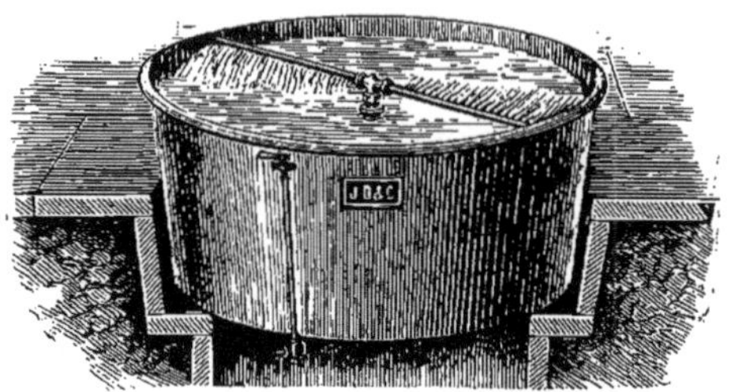

Fig. 118. — Lessiveuse à jet continu et à température graduée (système Decoudun).

l'eau froide ou tiède qui dépasse rarement 45 degrés. Il ne faut donc jamais compter sur le blanchissage pour purifier ces objets, et chaque fois qu'ils sont suspects, il est prudent de les plonger dans une solution désinfectante (1).

Il importe que le couvercle ferme bien exactement pour concentrer

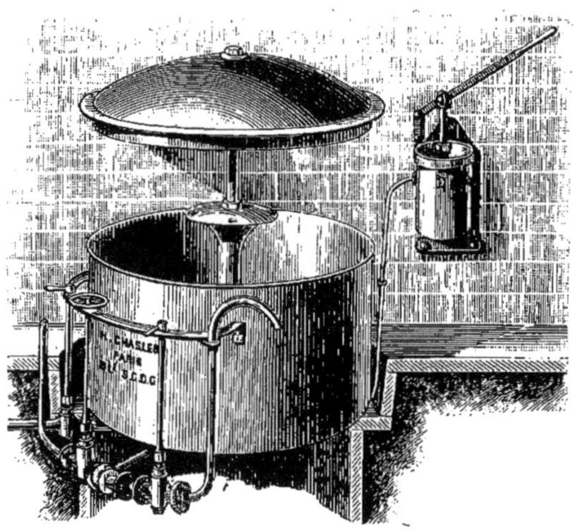

Fig. 119. — Lessiveuse avec monte-couvercle hydraulique.

la chaleur et éviter que les buées se répandent au dehors. La manœuvre d'un couvercle à l'aide de poulies, de chaînes, de contrepoids est

(1) E. Richard, *Précis d'hygiène appliquée*, *loc. cit.*, p. 339.

difficile, M. Chasles, pour y obvier, a inventé un *monte-couvercle hydraulique* dont nous donnons ci-dessus le dessin (fig. 119).

Cet appareil fonctionne à l'hospice des vieillards à Clamart.

D. Savonnage. — Pour compléter l'action de la lessive, on lave le linge dans un baquet plein d'une eau chaude et savonneuse, en le frottant à la main, en le soumettant à l'action du battoir et de la brosse en chiendent.

Dans les établissements où le blanchissage s'opère en grand, on a remplacé cette opération fatigante par le lavage mécanique opéré dans des *tonneaux-laveurs* mobiles autour d'un axe horizontal (fig. 120). A mesure que la rotation s'opère, le linge est ramené au sommet de l'appareil d'où il retombe sur la paroi opposée, en se frottant contre lui-même, au milieu du remous du liquide savonneux. Il faut de trois à huit minutes, suivant la nature du linge, pour que celui-ci soit lavé régulièrement dans toutes ses parties et sans aucune détérioration; mais le tonneau doit faire au moins dix-huit tours à la minute. Sans cela le linge ne fait que rouler sur lui-même et n'est pas projeté contre les parois avec assez de force pour que le lavage soit complet.

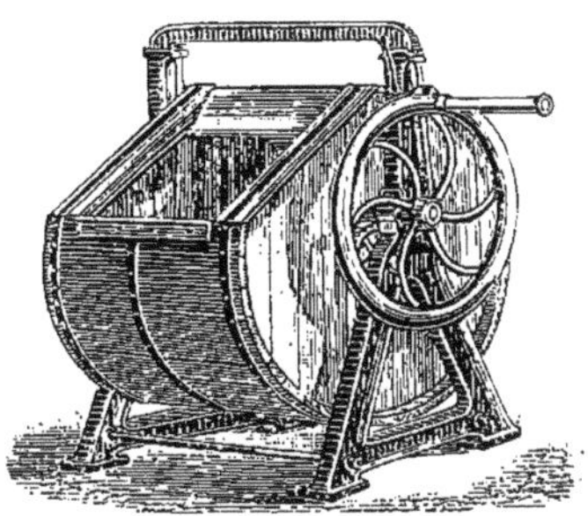

Fig. 120. — Tonneau-laveur (système Decoudun)

Pour éviter la perte de temps que nécessitent l'ouverture et la fermeture des portes dont sont munis ces *tonneaux-laveurs*, M. l'ingénieur Chasles a imaginé une modification très ingénieuse, en remplaçant les portes par une ouverture libre et incomplètement bouchée à l'aide d'une demi-cloison (fig. 121).

Lorsque le linge est introduit, avec le liquide laveur, dans ce tambour et qu'on fait tourner celui-ci dans un sens, le contenu se met en mouvement sans qu'une goutte de liquide soit projetée au dehors; quand on le fait tourner en sens inverse, tout le contenu s'en échappe.

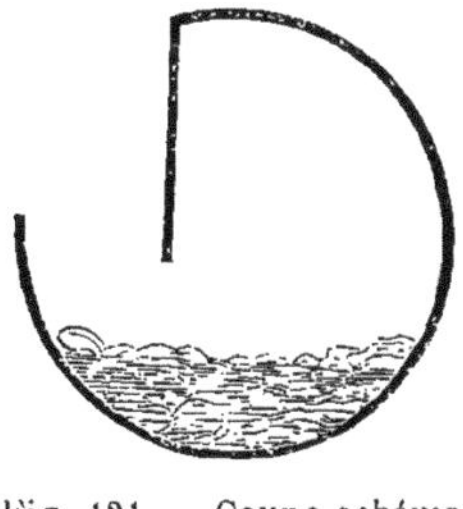

Fig. 121. — Coupe schématique d'un tonneau-laveur montrant l'ouverture libre et la cloison.

Le lavage mécanique réalise une grande économie de main-d'œuvre. Avec un tonneau mû par une manivelle, un ouvrier fait trois fois plus de besogne qu'en lavant à la main, dans le même espace de temps.

De plus le nettoyage se fait régulièrement dans toutes les parties et l'usure est bien moins grande que quand on se sert de la brosse et du battoir. Au point de vue de l'hygiène, les tonneaux-laveurs constituent un grand progrès en ce qu'ils réduisent considérablement la manipulation du linge par les ouvriers et que celle-ci n'est pas sans danger.

La maison Decoudun construit aussi des machines à laver, à double enveloppe, pour le blanchissage rapide. Elles se composent d'une vasque fixe en tôle, à axe horizontal, portée par un bâti en fonte et à l'in-

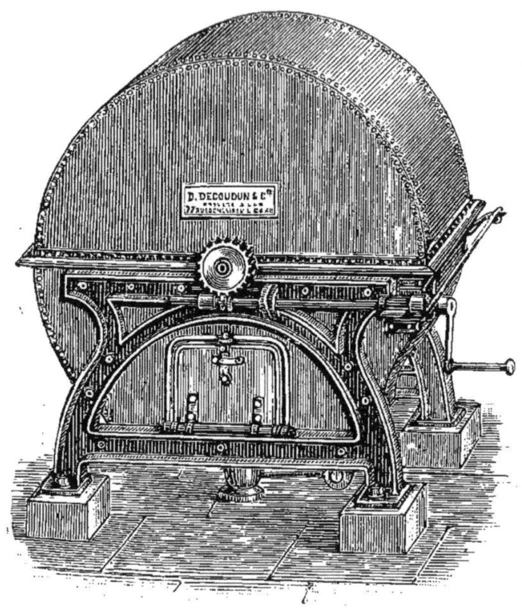

Fig. 122. — Machine à laver pour le blanchissage rapide.

térieur de laquelle se meut un autre tambour concentrique tournant autour de l'axe commun. Ce tambour intérieur, en cuivre ou en tôle galvanisée, est divisé en compartiments rayonnés, par des cloisons (fig. 122).

Le linge est mis dans ces compartiments ; on remplit la vasque de lessive et d'eau savonneuse que l'on maintient chaude par un foyer ou un jet de vapeur. Le tambour intérieur est mis en mouvement, au moyen d'une manivelle ou d'une courroie sans fin. A chaque rotation, chacun des compartiments puise dans la vasque une certaine quantité du liquide qui y retombe quand il redescend.

Dans ce système, le linge est plus intimement en contact avec la lessive et l'opération est rapidement terminée. En une heure, un appareil peut laver 40 kilogrammes de linge pesé à l'état sec.

Ces machines sont utiles pour les cas où il faut laver très rapidement le linge, comme dans les épidémies, dans les asiles de nuit, dans les bains publics par aspersion et dans les établissements de désinfection, où des groupes de personnes passent rapidement et où il faut laver et sécher leur linge, pendant qu'on fait passer leurs vêtements de laine à l'étuve (1).

Ces moyens mécaniques de faciliter et d'abréger le travail ne se rencontrent que dans les établissements où on fait le blanchissage en grand; il ne sont pas répandus dans la pratique courante, et, dans presque tous les lavoirs publics, on lave et on savonne à la main, à la brosse et au battoir. L'opération est longue et fatigante ; aussi les blanchisseuses ont-elles souvent recours à des substances autres que celles que nous avons indiquées plus haut, pour nettoyer le linge et enlever les taches plus rapidement. Mais cela ne se fait qu'après l'opération du rinçage.

E. Rinçage. — Il a pour but d'enlever toutes les parties solubles savonneuses ou alcalines qui ont été laissées dans le linge par les opérations précédentes, en le passant à l'eau pure.

Il exige beaucoup d'eau. Tantôt il se fait dans le courant même, comme à bord des *bateaux-lavoirs*, parfois dans un réservoir spécial, placé au-dessus du bassin dans lequel s'opère le savonnage. On peut également réserver pour cela des appareils rotatifs semblables, aux tonnaux laveurs.

Le *rinçage* se complète par l'enlèvement des taches et le passage au bleu. Pour enlever les taches, on se sert habituellement des chlorures alcalins. Le chlorure de potasse ou *eau de Javel*, est le plus habituellement employé. Quant au chlorure de chaux, une ordonnance de police en date du 26 septembre 1887 a dû intervenir pour interdire, dans les lavoirs publics, son emploi à l'état solide. Sous cette forme, il détériore très rapidement le linge et laisse après lui, dans les mailles du tissu, une poussière blanche qui s'en échappe lorsqu'on le secoue et qui n'est autre que de la chaux très divisée.

On pourrait employer, avec moins d'inconvenient, les substances qui renferment de la saponine, telles que le *bois de Panama*, la *saponaire d'Égypte* et la *saponaire indigène*.

Bouchardat pensait même qu'on pourrait, dans bien des cas, recourir avec avantage au *sulfure de carbone*, pour enlever les corps gras du linge et autres étoffes qui en sont exceptionnellement imprégnées, comme cela arrive dans quelques services hospitaliers. Il faudrait pour cela un dispositif d'appareils qui défendrait les travailleurs contre les vapeurs de ce produit et qui permettrait de le recueillir presque en totalité pour l'employer à de nouvelles opérations (2).

(1) E. Richard, *Précis d'hygiène*, *loc. cit.*, p. 343.
(2) A. Bouchardat, *Traité d'hygiène publique et privée*. Pairs, 1883, p. 458.

Certaines taches exigent l'emploi d'autres réactifs. La rouille, l'encre, sont enlevées avec le *sel d'oseille* (oxalate acide de potasse). Les taches de nitrate d'argent s'enlèvent à l'aide des cyanures ; mais ces substances sont très dangereuses à manier.

Enfin le linge fin, subit le *passage au bleu* qui lui donne un aspect plus agréable.

F. Séchage. — C'est la condition la plus difficile à remplir, dans les grands centres de population. A la campagne, rien n'est plus facile : Après avoir lavé le linge dans le ruisseau ou le bassin primitif dont nous avons parlé plus haut, on l'étend sur l'herbe, sur les buissons ou sur les haies et il sèche ainsi au vent et au soleil.

C'est le meilleur procédé de séchage. La lumière du soleil et l'oxygène de l'air rendent le linge plus blanc et ont de plus l'avantage de détruire les germes infectieux qui pourraient y rester adhérents. Arloing a montré combien l'action du soleil sur les germes et sur les spores était puissante pour en anéantir les effets.

Dans les petites villes, il y a près de tous les lavoirs, des séchoirs en plein vent où on étend le linge; mais dans les grandes localités, où l'espace fait défaut, les femmes ne savent où l'exposer.

Elles l'emportent à peine tordu, essoré, sur leurs épaules encore moites de la sueur du travail fatigant auquel elles viennent de se livrer, et s'en vont le tendre dans leur petit logement qu'il remplit d'humidité.

« Que l'on se représente, dit Tardieu, l'étroite demeure d'un ménage d'artisans où la famille la plus nombreuse se presse souvent dans une seule pièce, on comprendra que l'atmosphère déjà viciée par tant de causes diverses, doit encore se charger de la vapeur d'eau qui s'exhale du linge que fait sécher la ménagère. Ce linge mouillé retient une quantité d'eau égale à son poids et, en évaluant seulement à 10 kilogrammes le linge rapporté au foyer domestique, il ne faudrait pas moins de plusieurs centaines de mètres cubes d'air, pour enlever les 10 litres d'eau dont le linge est imprégné.

« C'est dire que jamais le renouvellement de l'air, dans le plus vaste logement que puisse occuper une famille d'artisans, ne pourra suffire à faire disparaître l'eau que verse dans l'atmosphère le linge mouillé. Il en résulte que cette eau, qui s'évapore plus ou moins lentement, n'abandonne le linge mal séché que pour s'imprégner dans tous les coins de l'habitation, dans chaque partie de l'humble mobilier, jusque dans la paillasse du lit, jusque dans l'enduit qui recouvre les murs. Il en résulte une humidité constante, dont la source, loin de se tarir, va sans cesse s'augmentant et dont on ne saurait calculer les effets désastreux non seulement sur quelques individus, mais sur des générations tout entières. On peut dire, sans exagération, qu'il n'est pas une cause plus active de ces maladies constitutionnelles qui sont la plaie vive des populations pauvres de nos grandes villes (1). »

Grâce aux lavoirs publics, ces dangers ont en partie disparu. A Paris les laveuses des quartiers excentriques emportent presque tout leur linge chez elle. Leurs logements sont plus vastes, les propriétaires accordent souvent un petit espace, dans la cour ou dans un jardin, pour étendre le linge de leurs locataires. Celles-ci font ainsi l'économie du séchoir public et il n'y en a que 20 p. 100 à y recourir. Dans les quartiers du centre, où les propriétaires défendent d'étendre le linge dans la cour, où les logements sont plus petits, il y a 70 p. 100 des laveuses à recourir au séchoir du lavoir public (2).

Les habitations ouvrières élevées, dans les grandes villes de France, depuis quelques années, par les sociétés de construction et notamment celles de la Société philanthropique dont il a été question plus haut, ont de petits séchoirs dans leurs cours, c'est-à-dire que les ménagères peuvent étendre leur linge sur des tringles que supportent des poteaux disposés à cet effet (3).

L'opération du séchage comprend deux temps distincts : l'essorage et le séchage proprement dit.

L'*essorage* peut se faire à la main par torsion ou pression : mais ces manœuvres sont fatigantes, détériorent le linge et y laissent de grandes quantités d'eau. Dans tous les lavoirs publics on se sert d'essoreuses mécaniques. Il serait à désirer que leur usage se répandît partout et surtout dans les hôpitaux où elles ne sont pas assez employées et dans lesquels le séchage à l'air libre présente des inconvénients que nous indiquerons bientôt.

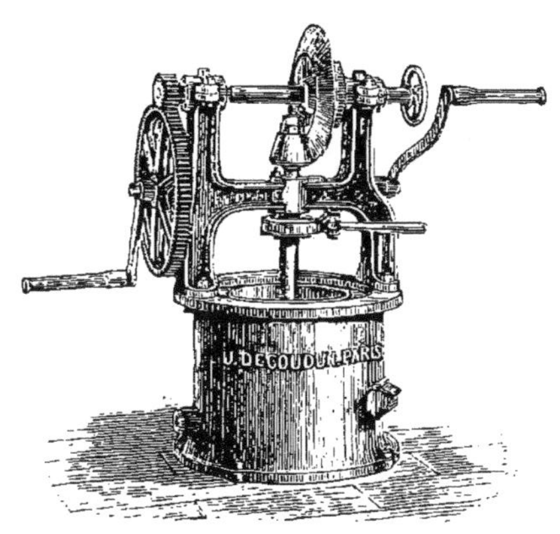

Fig. 123. — Essoreuse centrifuge.

Ces appareils si utiles sont basés sur le principe de la force centrifuge. Ils se composent d'un panier perforé, en tôle, traversé par un axe vertical qui le fait tourner très rapidement dans un cylindre en fonte. Celui-ci recueille l'eau projetée (fig. 123).

L'appareil est mis en mouvement par une machine ou simplement à bras. L'opération dure quinze minutes, sur lesquelles dix sont employées pour le chargement et le

(1) A. Tardieu, *Dictionnaire d'hygiène publique et de salubrité*, 2e édition, t. II, p. 536.
(2) Gérardin, *les Lavoirs publics à Paris*, *loc. cit.*, p. 21.
(3) *Encyclopédie d'hygiène*, t. III, p. 446.

déchargement. En sortant de l'essoreuse, le linge a perdu les deux tiers de l'eau qui l'imbibait : le reste doit être éliminé par le séchage à l'air chaud ou à l'air libre. L'eau coûte dix fois moins cher à enlever avec l'essoreuse qu'avec l'air chaud. Aussi, lorsqu'on peut achever le séchage à l'air libre, on réalise une grande économie (1).

Le terrain d'un séchoir à l'air libre doit être exposé aux vents régnants, et sablé pour réverbérer la chaleur. On y dresse des poteaux, en séries parallèles, distantes d'un à deux mètres. Sur ces montants sont tendus des fils de fer galvanisés. On en dispose deux pour chaque pile, en les écartant de quelques centimètres, afin que les deux moitiés des pièces de linge qui sont placées à cheval sur ces traverses, ne se collent pas et que l'air puisse passer entre elles. Pour sécher 1000 kilogrammes de linge, par jour, il faut que la surface du séchoir soit de 1000 mètres carrés. On peut également avoir recours à des séchoirs couverts, protégés contre la pluie par des persiennes.

Dans les hôpitaux, les séchoirs sont parfois établis au voisinage des dépôts de linge sale, dans lesquels on compte celui des contagieux comme l'autre. On remue là les draps et les chemises qui ont été souillés par les selles des typhoïques, le pus des varioleux, les lochies puerpérales, etc. Le linge humide est exposé aux poussières des fumiers, du balayage. Il y a là un danger sérieux de transmission des maladies infectieuses.

Dans nos climats, le séchage à l'air libre est souvent empêché par le mauvais temps et, pour ne pas être à la merci des vicissitudes atmosphériques, les buanderies importantes ont toutes un séchoir à air chaud. Le principe sur lequel ces installations reposent consiste à faire passer sur le linge humide de l'air aussi sec que possible, avec une vitesse aussi grande qu'on peut l'obtenir et cela sans roussir le linge. Le linge humide, introduit dans une chambre chaude, dégage de la vapeur d'eau en abondance et celle-ci étant plus lourde que l'air, tend à descendre et à s'accumuler à la partie inférieure. De là le précepte de placer toujours, à la partie inférieure du séchoir, l'orifice d'évacuation de la buée. Pour activer le tirage, on fait passer, par le centre de la cheminée d'évacuation, le tuyau de fumée de la machine, on bien on dispose, dans cette cheminée, soit une source de chaleur, soit une roue à hélice actionnée par l'arbre de couche, ou par une machine dynamo (2).

Pour chauffer l'air destiné au séchage du linge, on peut recourir à des calorifères à air chaud ou à un système de tuyaux à ailettes chauffés par la vapeur. L'air, comme on l'a vu à propos du chauffage des habitations, peut contenir d'autant plus de vapeur que sa température est plus élevée. Théoriquement, il y aurait donc avantage à chauffer le plus possible l'air du séchoir. Dans le principe, par économie, pour gagner

(1) E. Richard, *Précis d'hygiène*, *loc. cit.*, p. 344.
(2) Id., *Ibid.*, p. 345.

du temps, pour donner une grande blancheur au linge, on élevait la température à 100 et même à 110 degrés. Depuis on a reconnu qu'au-dessus de 90° le linge devient rude au toucher, jaunit et se détériore rapidement. La meilleure température est celle de 60 à 70 degrés.

Les premiers séchoirs à air chaud ont été installés en Angleterre. Ceux d'Euston-Square et de Gouldston-Square ont été longtemps cités

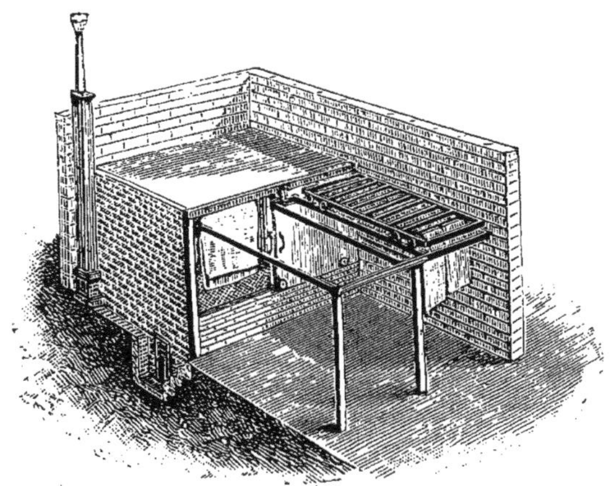

Fig. 124. — Séchoir à air chaud (système Chasles).

comme des modèles (1). Aujourd'hui, en France, ceux du système Chasles sont considérés comme les meilleurs (fig. 124).

Dans ce système, chaque étuve est à deux compartiments, dont chacun est desservi par un châssis en fer à roulettes, ayant une série de tringles en bois ou en fer disposées parallèlement aux portes de l'étuve. Ces portes glissent l'une sur l'autre, de façon qu'on n'ouvre jamais que la moitié de l'étuve. Supposons qu'il s'agisse du côté droit, et que le séchage y soit terminé. On ouvre la porte de ce côté, pour faire sortir le chariot à roulettes et on la referme pour éviter la perte de chaleur; on retire le linge sec des tringles, on le remplace par du linge humide et on repousse le chariot dans l'étuve. Puis on opère de la même façon pour le compartiment de gauche. Le travail est donc continu. Un seul homme suffit pour assurer le service. Le linge demande, pour se sécher, vingt minutes de séjour dans l'étuve. La surveillance doit être constante, car le feu peut se communiquer à un chargement. Le meilleur moyen de l'éteindre consiste à dégager de la vapeur d'eau, dans l'étuve, à l'aide d'un tuyau disposé à cet effet.

Le séchage à air chaud est dispendieux. Pour extraire 4 kilo-

(1) E. Beaugrand, article LAVOIRS du *Dictionnaire encyclopédique*, *loc. cit.*, p. 98.

grammes d'eau, les meilleurs calorifères consomment un kilogramme de houille; mais il est expéditif et permet d'apprêter en peu de temps de grandes quantité de linge. Dans les établissements publics (lycées, hôpitaux, casernes) il faut compter, en moyenne, sur 6 kilogrammes de linge sec à fournir par semaine et par personne. Il faut tenir compte de ce facteur, dans l'installation des buanderies; mais il faut surtout se préoccuper de l'intervalle à mettre entre chaque blanchissage. Dans l'intérêt de l'hygiène et de l'économie, il faut que les intervalles soient aussi courts que possible, pour ne pas laisser s'accumuler le linge sale. Le docteur Richard, que nous avons déjà cité maintes fois dans cet article, estime qu'il faut deux opérations par semaine ou une tout au moins. Plus elles sont fréquentes et plus on peut réduire le nombre et la dimension des appareils et partant les frais d'installation.

G. Repassage. — Après le séchage, le linge est soumis à une dernière opération qu'on appelle le repassage et qui consiste à faire passer, sur les pièces de linge encore humides, ou humectées à cet effet, des plaques de fer supportées par un manche et chauffées.

Dans certains pays on se sert d'ustensiles plus compliqués. La plaque de fer est plus large et surmontée d'une petite caisse en tôle ajourée, renfermant du charbon de bois incandescent. C'est le fer à repasser. Le repassage a pour but de rendre le tissu plus serré, de lui donner plus de fermeté, principalement dans les parties qu'on a préalablement empesées. Dans les grandes buanderies, il y a des fourneaux spéciaux pour chauffer les plaques. A Euston-Square, c'est une sorte de poêle en briques dont le dessus, recouvrant immédiatement le foyer, est formé de plaques de fonte horizontales sur lesquelles on met les fers à chauffer. Le tout est recouvert d'un couvercle en tôle qui se meut très facilement à l'aide d'une chaîne en fer et de contrepoids. On le soulève, chaque fois qu'il faut placer ou ôter un fer. C'est l'appareil qu'on préfère presque partout (1).

IV. **Hygiène du blanchissage**. — Cette industrie intéresse l'hygiène à deux points de vue : la santé des personnes qui l'exercent et la salubrité publique. Le second est le plus important de beaucoup et nous commencerons par lui.

A. Contamination des cours d'eau. — Les eaux qui proviennent des lavoirs, celles qui sont produites par l'essangeage en particulier, sont troubles, épaisses, chargées de toutes les impuretés que le linge y a laissées et du savon qu'il a fallu employer pour le nettoyer.

De plus, elles renferment des millions de germes de bactéries dont un certain nombre ne sont pas inoffensifs.

Dans cet état, elles sont une cause de dangers sérieux sur lesquels

(1) Beaugrand, article Lavoirs, *loc. cit.*, p. 100.

l'attention des hygiénistes a de tout temps été éveillée. Les vieilles ordonnances de police interdisaient, comme nous l'avons vu, de laver dans la Seine sur certains points de son parcours. Les lois et règlements parus depuis cette époque, contiennent des dispositions relatives à l'écoulement des eaux savonneuses et, dans des temps plus rapprochés de nous, le Comité consultatif d'hygiène publique de France et le conseil d'hygiène et de salubrité de la Seine ont été, à diverses reprises, appelés à se prononcer sur des questions de ce genre.

En 1881, le docteur Levieux (de Bordeaux) signala, au préfet de la Gironde, les dangers d'infection causés par les petits lavoirs si répandus dans les campagnes et qui ne sont soumis à aucune autorisation, à aucune surveillance. Dans la commune de Mérignac seulement, il en existait déjà 279 en 1886. Les uns sont alimentés par des puits ou par les eaux pluviales, et n'ont pas de moyens d'écoulement. Ils déversent leurs eaux sur le sol qu'ils transforment en un marais savonneux, ou dans des fossés sans issue, ou dans des citernes sans fond et souillent ainsi la nappe d'eau souterraine qui fournit la boisson des habitants. Ceux-là, le docteur Levieux en demande la suppression complète. Les autres sont placés sur des cours d'eau comme la Devèze, le Pengue et le ruisseau de Cadéran, qui traversent ensuite Bordeaux à l'état d'égouts et constituent une cause d'insalubrité pendant la saison sèche. Ces derniers, disait le docteur Levieux, sont alimentés par des sources ou par des puits abondants dont les eaux ont un écoulement assuré; ils peuvent être maintenus, à certaines conditions, dont la principale est le curage annuel des ruisseaux où ils se déversent.

Le docteur Levieux insistait surtout sur la nécessité de remplacer la plupart de ces petits lavoirs privés, par de grands lavoirs publics bien installés, bien surveillés, en exigeant de chaque lavandière une redevance très minime qui serait un revenu pour la commune. Dans ces établissements, il serait, disait-il, plus facile de prendre les mesures nécessaires pour prévenir l'insalubrité qui s'attache aux eaux savonneuses et à leurs dépôts (1).

L'empoisonnement des petits cours d'eau est en effet le mode de propagation le plus actif des maladies infectieuses, et lors de la dernière épidémie de choléra, on a reconnu qu'il s'était très souvent propagé de cette façon. La maladie suivait le cours des ruisseaux qui transportaient, de village en village, les germes provenant des déjections des cholériques dont le linge y avait été lavé.

Les lavoirs collectifs avec buanderie ont aussi leurs dangers provenant également du déversement de leurs eaux. En 1878, le conseil

(1) Rapport au Comité consultatif d'hygiène publique de France sur les travaux des conseils d'hygiène et de salubrité en 1878, par une commission composée de MM. Legouest, Gavarret, Bergeron; Vallin, rapporteur (*Recueil des travaux du comité consultatif*, 1881, t. X, p. 13).

d'hygiène du Havre dut intervenir pour apprécier les inconvénients d'un établissement de ce genre servant au blanchissage du linge d'une partie de la population du Havre et desservi par cinquante ouvrières. L'établissement fonctionnait depuis un certain temps; il s'était établi, sans se préoccuper d'aucune autorisation ; il était bien installé, bien tenu, mais les eaux de lavage allaient souiller un ruisseau voisin, qui traversait la partie la plus peuplée du village de Rouelles dans lequel le lavoir était situé.

Il se formait, sur ses rives, des dépôts de savon souvent en pleine putréfaction, dont les émanations incommodaient fortement les habitants des maisons voisines et, comme le faisait observer M. Marchand, rapporteur de la question au conseil d'hygiène, le Havre est en relation incessante avec des contrées insalubres d'où peuvent être apportés des germes de maladies redoutables. Le linge provenant des navires qui en arrivent ou des hôtels dans lesquels descendent les passagers, est donc suspect au point de vue de l'introduction des épidémies et demande un redoublement de précautions.

Pour ces motifs, le conseil d'hygiène du Havre proposait d'obliger le propriétaire à conduire ses eaux de lavage directement dans le lit de la Seine, en dehors du village, par un canal complètement fermé, ou à les traiter par la chaux vive, dans un réservoir étanche, avant de les jeter au ruisseau, et, dans tous les cas, à nettoyer celui-ci deux fois par mois, pour prévenir la décomposition des dépôts formés par les produits du lavage. Ces demandes furent approuvées par le Comité consultatif d'hygiène publique.

Ce même Comité a été appelé, à deux reprises, à émettre son avis sur les buanderies du faubourg de Lafond, à la Rochelle. Ces buanderies, remontant au commencement du siècle, ont répandu jusqu'en 1871, leurs eaux dans le ruisseau qui passe dans ce quartier. A cette époque, l'autorité défendit de contaminer ce ruisseau et les buandiers furent réduits à répandre leurs eaux savonneuses sur les champs ou dans des puisards non étanches. Ces eaux, en s'infiltrant dans les couches profondes du sol, menaçaient de souiller les eaux potables du voisinage et entre autres celles de l'aqueduc du Champ de Mars. Le docteur Drouineau proposa alors de construire un drainage imperméable, conduisant à la mer toutes ces eaux savonneuses, ou bien d'obliger les industriels à réunir leurs eaux impures, dans des puisards étanches et à les soumettre au traitement par le lait de chaux avant de les répandre sur le sol (1).

Le conseil d'hygiène de la Charente adopta cet avis; mais les buanderies Lafond étant antérieures au décret du 15 octobre 1810, qui classe et régit les établissements insalubres, l'administration préfectorale se

(1) Rapport au Comité consultatif d'hygiène publique de France, *loc. cit.* (*Recueil des travaux du comité*, 1881, t. X, p. 75).

crut désarmée, en vertu du principe de la non-rétroactivité. La question fut portée devant le Comité consultatif des arts et manufactures qui, à la suite d'un long rapport de MM. Aimé Girard et de Lavenay, en date du 10 octobre 1879, émit l'avis que l'administration avait le droit de prendre les mesures nécessaires pour faire cesser l'infection causée par les eaux des buanderies de Lafond (1).

On voit par là de quelle importance est, en hygiène publique, cette question de la contamination des eaux et la difficulté qu'on éprouve à s'en débarrasser.

Nous l'avons déjà constatée en parlant des eaux d'égout, on la retrouvera de nouveau au livre de l'hygiène industrielle, à propos des eaux résiduaires provenant des usines.

Les eaux des fleuves eux-mêmes peuvent être sérieusement contaminées par les eaux de lavage, lorsque des établissements considérables sont situés sur leurs bords ou à leur surface. Nous avons dit qu'il avait été question de supprimer, pour cette raison, les bateaux-lavoirs qui flottent sur la Seine.

La question fut portée en 1886, devant le conseil d'hygiène et y donna lieu à une enquête des plus importantes. Le conseil chargea l'un de ses membres, M. Jungfleisch, de lui adresser un rapport sur ce sujet. Ce dernier pria le docteur Miquel de l'aider dans son travail et d'examiner, au triple point de vue du nombre, de la nature et de la nocivité, les organismes envoyés à la Seine par l'essangeage.

M. Miquel fit ses recherches, au mois de février 1886, dans trois lavoirs publics des quartiers de la Sorbonne et de Saint-Victor. Ses expériences portèrent sur des eaux d'essangeage, au moment où les laveuses venaient d'en retirer le linge et allaient les jeter à l'égout. Il y trouva en moyenne, 26 millions de bactéries par centimètre cube; or, en supposant que, dans un lavoir de cent places, on use, par baquet, un hectolitre d'eau dans chaque opération d'essangeage, le total des germes de bacteries lancés chaque soir à l'égout public ou à la Seine s'élève à 260 milliards par lavoir public ou par bateau-lavoir. « Pour choisir une comparaison facile à saisir, dit M. Miquel, le nombre des germes sortant chaque jour dans cent lavoirs publics, suffirait à rendre aussi impure que l'eau de la Seine titrant 3000 bactéries par centimètre cube, 10 milliards de mètres cubes d'eau microscopiquement pure. »

L'eau d'essangeage est, sous le rapport bactériologique, la plus impure de toutes celles qui traversent les villes. Elle l'est près de cinq fois plus que les eaux d'égout.

Le tableau suivant, dressé par M. Miquel, permet d'apprécier ces différences :

(1) Voyez le texte de ce rapport dans le *Recueil des travaux du Comite consultatif d'hygiène publique de France*, 1883, t. XI, p. 141.

Nature des eaux analysées.	Bactéries par centimètre cube.
Vapeur d'eau atmosphérique (parc de Montsouris)...	1.4
Eau de pluie, Montsouris (période pluvieuse).........	4.3
Eau des drains de la presqu'île de Gennevilliers.....	12.0
Eau de pluie, caserne Lobau (période pluvieuse).....	18.7
Eau de la Vanne à Montrouge......................	120.0
Eau de la Seine à Choisy..........................	300.0
Eau de la Seine à Bercy...........................	1.400.0
Eau de la Seine à Saint-Denis.....................	200.000.0
Eau d'égout à Clichy..............................	6.000.000.0
Eau d'essangeage des lavoirs de Paris..............	26.000.000.0

En ce qui a trait à leur nocuité, les eaux d'essangeage se sont montrées, sous un très faible volume, capables d'engendrer une putréfaction intense dans le bouillon de bœuf.

Les microbes que le docteur Miquel y a trouvé appartiennent aux genres les plus variés. Toute la série des bactéries vulgaires y est représentée et la nocuité de quelques-unes n'est pas contestable; 18 de ces organismes ont été inoculés à des cobayes et deux se sont montrés pathogènes. Le premier, un *bacterium* très grêle, a produit un phlegmon de la paroi thoracique qui a évolué rapidement, sans compromettre profondément la santé de l'animal. Le second organisme, un *bacterium* plus gros et à articles courts, a été plus meurtrier. Inoculé à une femelle de cobaye pleine, il a provoqué l'avortement d'un fœtus mort d'une vingtaine de jours et, quelques semaines plus tard, la mort de la mère qui a succombé à la septicémie chronique. En résumé, dit le docteur Miquel, il y a par centimètre cube d'eau d'essangeage, de un à deux millions de germes dont la virulence n'est pas à dédaigner (1).

A la suite de ce mémoire et de son enquête personnelle, M. Jungfleisch se prononça contre les bateaux-lavoirs et le conseil d'hygiène, après une discussion importante, émit l'avis qu'ils devaient être supprimés dans l'intérêt de l'hygiène et de la salubrité publiques. La mesure devait s'appliquer à tous les lavoirs flottants du département de la Seine.

La chambre syndicale des maîtres de bateaux-lavoirs s'émut de cette délibération et proposa de faire à l'avenir le mouillage et l'essangeage dans d'autres conditions. Le linge sec serait mis, par les employés, directement dans les cuviers; il y baignerait dans de l'eau froide additionnée de sel de soude, et ce serait cette même eau qui, portée à l'ébullition servirait au coulage. Cette opération aurait pour effet de détruire tous les microorganismes (2).

L'avis du conseil d'hygiène et de salubrité fut transmis à la pré-

(1) Miquel, *De la richesse en bactéries des eaux d'essangeage*. Mémoire lu à la Société de médecine publique, le 28 avril 1386 (*Revue d'hygiène et de police sanitaire*, t. VIII, p. 388).

(2) *Revue d'hygiène et de police sanitaire*, 1886, t. VIII, p. 452.

fecture de la Seine, mais il n'y fut donné aucune suite et cela se comprend. Les bateaux-lavoirs ne sont pas les seuls à souiller les eaux de la Seine; les lavoirs établis à terre envoient aussi leurs eaux dans les égouts, ceux-ci aboutissent au grand collecteur qui déverse son contenu dans le fleuve en aval de la ville. Celui-ci n'y gagne donc rien. Lorsque la totalité des eaux d'égout sera versée sur les terrains d'épandage, que tous les déversements directs de matières fécales à la Seine seront supprimés, ce sera le moment de prendre des mesures contre la pollution de cette rivière par les eaux des lavoirs flottants. En attendant il est prudent de n'en pas laisser augmenter le nombre.

Le conseil d'hygiène et de salubrité de la Seine s'est tout récemment prononcé dans ce sens.

B. Maladies professionnelles. — Quoi qu'en ait dit Ramazini, qui en a tracé le plus sombre tableau, la profession de blanchisseuse ne peut pas être considérée comme insalubre; mais parmi celles qui sont dévolues aux femmes, il n'en est guère de plus pénible. Dans les campagnes où ce métier s'exerce sur le bord des ruisseaux ou des mares, dans les petites villes où on ne connaît que les lavoirs en plein air, c'est un métier bien rude en hiver et c'est pitié de voir ces pauvres femmes, pendant de longues heures, agenouillées sur le sol humide ou dans des caisses en bois, les mains et les avant-bras plongés dans l'eau froide, frottant, savonnant et battant le linge à tour de bras.

Dans les lavoirs des grandes villes, c'est autre chose. Elle séjournent dans une atmosphère humide et tiède qui n'a rien de bien hygiénique. Le travail fatigant auquel elles se livrent les met bientôt en sueur et, lorsqu'elles sortent du lavoir, emportant leur linge mouillé sur leurs épaules, elles sont exposées à contracter des bronchites, des rhumatismes. Elles sont surtout sujettes à cette dernière affectation; Gamberini a même décrit une névralgie rhumatismale des avant-bras, s'étendant du bout des doigts au pli du coude et ayant pour caractère particulier de s'exaspérer pendant la nuit.

Le séjour continuel des mains dans des eaux chaudes et chargées de principes alcalins, cause souvent des gerçures et des éraillures douloureuses, à la face dorsale et dans les plis interdigitaux.

On a accusé le chlorure de chaux d'en être la cause, mais c'est à tort. On l'emploie en dissolution trop étendue pour cela. Il en est de même du chlore qui s'en dégage et qui ne peut guère irriter les bronches. Il est en somme aussi inoffensif que l'eau de Javel.

Le jeu du battoir détermine à la longue un épaississement prononcé de l'épiderme de la main droite. Le mouvement de la main gauche, pour serrer et retenir le linge, cause parfois la rétraction de l'aponévrose palmaire, la flexion de la main dans l'articulation métacarpo phalangienne et la formation d'un bourrelet calleux transversal, surtout marqué à la base des deux derniers doigts (1), mais ces déformations, de même que les callosités de l'avant-bras que produit la pression habituelle sur le bord du baquet, sont surtout du ressort de l'hygiène industrielle et de la médecine légale.

La profession de repasseuse, qui est distincte de l'autre, a aussi ses inconvénients spéciaux. Le séjour dans une atmosphère chaude, saturée d'humidité, n'est pas salubre et, dans les pays où on se sert des fers à repasser qui portent avec eux un foyer de charbon de bois incandescent, les femmes qui s'en servent sont sujettes à la céphalalgie, aux vertiges, aux nausées, à tous les accidents en un mot que cause l'oxyde de carbone, aux vapeurs duquel elles sont incessamment exposées. Il paraît démontré que les repasseuses paient à la tuberculose un tribut exagéré. M. Chasles a inventé des machines qui repassent et chassent l'humidité au dehors. Il serait à désirer que cette invention réussît.

ARTICLE III. — ABATTOIRS, HALLES ET MARCHÉS.

§ 1er. — Abattoirs.

I. **Historique**. — La création des abattoirs publics a réalisé une grande amélioration dans l'hygiène urbaine : elle a permis de centraliser et de surveiller un grand nombre d'industries incommodes et insalubres. Jadis et jusqu'au comncement de ce siècle, dans la plupart des villes, le bétail destiné à l'alimentation était sacrifié dans la cour ou même dans la boutique des bouchers. Bien que Charles IX, par une ordonnance du 4 février 1567, eût ordonné que les tueries ou écorcheries fussent transportées en dehors de l'enceinte actuelle de la ville de Paris ; bien que Henri III eût renouvelé cette prescription le 21 novembre 1577, les boucheries continuaient encore, au milieu du XVIIIe siècle, à présenter, au milieu de la ville, le hideux spectacle de bêtes abattues devant leurs portes. Mercier, qui publiait en 1781 son *Tableau de Paris*, trace, à ce point de vue, une image déplorable de ce qu'il a vu dans sa jeunesse. Sans doute il faut faire la part de son emphase habituelle, mais voici comment il décrit le voisinage d'une boucherie au milieu même de la ville : « Le sang, dit-il, ruisselle dans les rues ; il se caille sous vos pieds et vos souliers en sont rougis. En passant, vous êtes tout à coup frappé de rugissements plaintifs. Un bœuf est terrassé, et sa tête est liée avec des cordes contre la terre ; une lourde massue lui brise le crâne ; un large couteau lui fait au gosier une plaie profonde ; son sang, qui fume, coule à gros bouillons avec sa vie. Mais ses douloureux gémissements, ses muscles qui tremblent et s'agitent par de terribles convulsions, ses

(1) Tardieu, *Annales d'hygiène et de médecine légale*, 1re série, t. XLII, p. 198, 1349.

abois, les derniers efforts qu'il fait pour s'arracher à une mort inévitable, tout annonce la violence de ses angoisses et les souffrances de son agonie. Quelquefois, le bœuf étourdi du coup et non terrassé, brise ses liens et, furieux, s'échappe de l'antre du trépas ; il fuit ses bourreaux et frappe tous ceux qu'il rencontre, comme les ministres et les complices de sa mort ; il répand la terreur et l'on fuit devant l'animal qui, la veille, était venu à la boucherie d'un pas docile et lent. Des femmes, des enfants qui se trouvent sur son passage sont blessés, et les bouchers qui courent après leur victime échappée, sont aussi dangereux dans leur course brutale, que l'animal que guident la douleur et la rage. »

Sous ce style ampoulé et apprêté, il est dificile de ne pas reconnaître une impression vraie. Il se passait alors à Paris ce que l'on peut voir de nos jours, en **1891**, dans un grand nombre de villages et même de bourgs, où les tueries particulières sont une cause de dangers de toute sorte. Ces tueries se multiplient au voisinage des grandes villes et permettent, à l'abri de tout contrôle, un commerce équivoque et clandestin. C'est là que l'on conduit, de toute la région voisine, les bêtes malades qui seraient saisies et dénaturées comme impropres à l'alimentation ; c'est là souvent qu'on apporte les cadavres d'animaux qui viennent de succomber à des maladies aiguës et de courte durée. Lorsqu'une bête est gravement atteinte, parfois d'une maladie infectieuse ou contagieuse, on l'abat clandestinement dans une de ces tueries, quelques heures avant que la mort naturelle vienne donner à la viande des caractères qui rendraient la vente impossible.

La plupart des moutons de la Beauce qui meurent de sang de rate, sont expédiés sous forme de viandes dépecées dites *foraines*, pour servir à la consommation des villes ; elles réussissent parfois même à être vendues à la criée aux halles de Paris, malgré une surveillance très rigoureuse. Ce sont surtout les charcutiers et les fabricants de charcuterie en grand qui sollicitent l'autorisation d'ouvrir ces tueries au voisinage des villes : trop souvent, ils ne demandent aucune autorisation et l'indifférence publique ou administrative tolère ces tueries interlopes et clandestines, par où s'écoulent toutes les viandes provenant des bêtes malades de la région, parfois même les chairs des animaux livrés aux équarrisseurs. La cour, située derrière la boutique du boucher, transformée ainsi en tuerie, devient un foyer pestilentiel pour toutes les maisons qui l'entourent ; le plus souvent elle est au centre même du village. Le sang s'écoule librement sur le sol, les issues sont jetées sur le fumier, les eaux infectes, chargées de débris, s'écoulent dans le ruisseau qui longe les maisons du village et vont contaminer le cours d'eau où un peu plus bas s'abreuvent les habitants de la localité d'aval. Ces tueries sont tellement nombreuses, que toute surveillance est impossible ; le maire ferme les yeux, même quand il n'est pas l'ami du boucher ; les voisins se plaignent, mais personne ne les écoute et le pays est infecté.

La création d'un abattoir, au contraire, c'est la concentration et la surveillance d'un grand nombre d'opérations dangereuses et incommodes. c'est le contrôle rigoureux, par des agents spéciaux compétents et bien rémunérés, de ce qui entre dans l'établissement et de ce qui en sort; on arrête et on saisit les bêtes malades ou suspectes qu'on prétend faire servir à l'alimentation; l'examen des viscères est fait par un vétérinaire après l'occision; on ne livre à la consommation que les viandes dont l'intégrité a été reconnue; les parties et les tissus qui contiennent les germes de maladies transmissibles sont détruits sur place, et ne souillent ni l'air, ni le sol, ni les eaux du voisinage. L'abattoir public est donc la meilleure garantie contre des causes nombreuses d'insalubrité et de maladies.

Ces avantages sont tellement évidents qu'au commencement du siècle, un certain nombre de grandes villes, Lyon, Nantes, Toulouse, Tours, Moulins possédaient depuis longtemps des abattoirs publics, dont quelques-uns remontent à l'ordonnance de Henri III, en 1577. Le décret impérial du 9 février 1810 fit créer à Paris cinq abattoirs situés hors de l'enceinte : au Roule, à Montmartre, à Popincourt, à Villejuif et à Grenelle ; les travaux furent terminés en 1818 et, de ce jour, les tueries particulières durent disparaître de l'intérieur de la ville. Lors de l'annexion des communes suburbaines comprises dans l'enceinte fortifiée, en 1859, les tueries particulières, existant dans cette nouvelle zone, furent supprimées ; les abattoirs publics de Batignolles, de Belleville et de la Villette (rue Curial) furent provisoirement maintenus, quoique situés dans l'enceinte. Ils furent définitivement supprimés de 1867 à 1873, et remplacés par les nouveaux abattoirs généraux de la Villette, dont la construction fut achevée en 1867. Déjà l'on avait fermé ceux du Roule en 1863 et de Montmartre en 1866. Actuellement, il ne reste plus à Paris, en dehors des abattoirs généraux de la Villette, que ceux de Grenelle et de Villejuif; la tuerie des Fourneaux continue à être affectée exclusivement à l'abatage des porcs (1).

Aujourd'hui, presque toutes les villes un peu importantes de notre pays possèdent un abattoir public. Il y a quelques années, une Société dite des abattoirs de France, dont le siège est à Paris, s'est constituée pour favoriser la création de ces établissements dans les villes qui en seraient encore dépourvues. L'hygiène ne peut qu'applaudir à de telles tentatives, qui auront pour résultat de faire disparaître partout les tueries particulières, autorisées ou clandestines, et d'améliorer la qualité des viandes livrées à l'alimentation.

Un abattoir coûte d'autant moins cher qu'il sert à un plus grand nombre de bouchers et qu'on y tue un plus grand nombre de têtes de bétail. Aussi la tendance est-elle d'établir des abattoirs cantonaux ou

(1) Baillet, *Traité de l'inspection des viandes de boucherie*, 2e édition, 1880, p. 531. — Villain et Bascou, *Manuel de l'inspecteur des viandes*, 2e édition, Paris, 1890, p. 17.

régionaux, desservant chacun plusieurs communes voisines (1). Dans un grand département comme celui du Rhône, on compte encore aujourd'hui 1200 à 1500 tueries particulières, plus ou moins clandestines; il serait bien plus facile, moins dispendieux et plus sûr, de surveiller 70 à 80 abattoirs communaux ou régionaux. La taxe exigée pour l'entrée d'une bête à l'abattoir public ne dépasse pas sensiblement la dépense de location et d'entretien des emplacements occupés par une tuerie particulière bien tenue. La taxe devrait d'ailleurs être toujours imposée par tête de bétail et non par kilogramme (1 à 2 centimes par kilogramme net de l'animal abattu), car la taxe étant la même pour une bête de rebut que pour une bête de choix, le boucher a plus d'avantage à présenter cette dernière et par conséquent est conduit à livrer de la viande de qualité supérieure.

La création, dans une commune, d'un abattoir public et commun, légalement établi, entraîne de plein droit la suppression des tueries particulières situées dans la localité (article 2 de l'ordonnance royale du 15 avril 1838). Une décision de la cour de cassation du 12 septembre 1851 a rendu obligatoire l'usage exclusif de l'abattoir public, même pour les bouchers de la commune habitant en dehors de l'octroi. Toutefois le Conseil d'État par une décision du 7 mars 1890, a singulièrement restreint la signification de l'article 2 de l'Ordonnance du 15 avril 1838, en spécifiant que, par le terme de localité, il ne fallait entendre ni une commune, ni une ville, mais simplement toute agglomération dont ferait partie la tuerie située auprès de l'abattoir commun ou tout au moins n'en serait distante que d'un espace convenable pour en rendre l'usage possible, sans trop de frais pour l'exploitation. Les intérêts de l'hygiène ont été ainsi sacrifiés à ceux de la spéculation (*Revue d'hygiène*, 1891, p. 348). La cour de cassation, jugeant au criminel, par un arrêt du 10 avril 1879, a maintenu aux aubergistes et propriétaires, dans une commune munie d'un abattoir public, le droit d'abattre des porcs chez eux, pour leur propre consommation.

En janvier 1881, le Comité consultatif d'hygiène de France a voté les conclusions de notre rapport général sur les travaux des conseils d'hygiène en 1878, où nous demandions une surveillance plus rigoureuse des tueries particulières et suburbaines. Une circulaire ministérielle du 22 mars 1881 (2) prescrivit aux préfets, d'engager les communes à créer des abattoirs publics partout où cela était possible; de n'accorder qu'en cas de garanties sérieuses, l'autorisation d'ouvrir de nouvelles tueries, et de faire dresser la liste de toutes celles qui n'avaient pas d'au-

(1) Trasbot, *les Abattoirs particuliers dans la boucherie de Paris* (*Annales d'hygiène et de médecine légales*, 1883, t. IX, p. 497). — Hettet, *Sur la suppression des tueries particulières* (*Revue d'hygiène*, 1891, p. 164). — Du Mesnil, *même sujet* (*Revue d'hygiène*, 1891, p. 346).

(2) *Recueil des travaux du Comité consultatif d'hygiène publique*, t. XIII, p. 427.

torisation régulière ou qui ne fonctionnaient pas dans de bonnes conditions de salubrité. L'enquête faite par les préfets a montré qu'un nombre considérable de ces tueries fonctionnaient depuis de longues années, dans chaque département, sans aucune autorisation, ou ne remplissaient aucune des conditions prescrites dans l'arrêté d'autorisation. C'est surtout en ces dernières années que la création des abattoirs publics a pris de l'extension et s'est généralisée dans les grandes villes de tous les pays. La France a l'un des meilleurs rangs à ce point de vue, parmi les pays de l'Europe. Les abattoirs centraux de la Villette, terminés en 1867, ont réalisé un grand nombre des perfectionnements que réclame l'hygiène ; ils étaient considérés, il y a vingt ans, comme un modèle sur lequel on a construit un certain nombre de ceux qui existent aujourd'hui dans beaucoup de grandes villes. En Allemagne, les abattoirs de Munich (1878), de Berlin (1883), de Hanovre (1881), qui ont coûté le premier 12 340 000 francs, le second 5 972 768 francs et le troisième 2 983 075 francs laissent peu à désirer et ont entraîné la suppression de toutes les tueries dans l'enceinte de ces villes (1). En Suisse, en Belgique, en Autriche, à Pétersbourg (1882), en Espagne, en Italie à Bucarest, les abattoirs publics se sont multipliés depuis vingt ans et servent à l'ornement de la plupart des capitales. En Angleterre, notamment à Londres, les tueries ou abattoirs particuliers existent presque exclusivement. A Londres, les bouchers continuent à abattre dans des locaux qui leur appartiennent en propre. L'on a construit à Depfort (Londres), un abattoir gouvernemental et un abattoir international où l'on garde pendant onze jours tout le bétail qui arrive de l'étranger. A New-York, non plus, il n'y a pas d'abattoir public : chaque boucher a sa tuerie. Mais un grand nombre d'entre eux se sont associés pour construire à frais communs de grands abattoirs privés, concentrés dans un des quartiers de la ville, où ils forment ce que les Américains du Nord appellent un block. L'intérêt, l'économie et la commodité les ont conduits à imiter ce que font les municipalités dans la plupart des villes de l'Europe. Les pays du Nord, la Suède, la Norvège, le Danemark, qui sont d'ordinaire à la tête du progrès en ce qui concerne l'hygiène, ne possèdent presque nulle part d'abattoirs, et subissent encore le joug et l'incommodité des tueries particulières.

II. **Emplacement des abattoirs.** — Les abattoirs doivent être placés en dehors et au voisinage de l'enceinte des villes et des communes. Ils sont rangés dans la première classe des établissements incommodes et insalubres : ils sont donc une cause de gêne et de dangers, par les

(1) On trouvera une excellente description, avec plans et dessins, des abattoirs de la plupart des grandes villes d'Allemagne et d'Autriche, dans le chapitre que MM. Hausburg et Kuhn ont consacré aux abattoirs dans le *Bericht von P. Börner ueber die Allgemeine dentsche Austellung auf dem Gebiets der Hygiene*. Berlin 1882-1883, t. II, page 36.

mauvaises odeurs qui s'en dégagent presque inévitablement. De plus, ils entraînent la création dans leur voisinage d'un grand nombre d'industries gênantes et insalubres qu'on ne saurait assez éloigner des agglomérations : fonderies de suif, cuisson des triperies, séchage des peaux, fabriques de cordes à boyaux et de colle-forte, dépôts de fumiers et de gadoues, etc. Ils ne doivent pas être trop écartés des agglomérations, car les bouchers cesseraient de les fréquenter et le transport de la viande deviendrait trop onéreux. D'autre part, on n'oubliera pas que les villes tendent constamment à s'agrandir, et qu'un abattoir construit à la barrière de l'octroi a beaucoup de chances de se trouver, vingt ans après, dans l'enceinte même de la ville. Il faut les placer de préférence dans la direction où la ville tend le moins à s'étendre, et où le terrain a le moins de valeur. Au bout de quelques années, les abattoirs se sentent d'ordinaire trop à l'étroit dans leur enceinte primitive, soit par l'accroissement de la population et des besoins d'approvisionnement, soit par la création de services nouveaux que l'on rattache à ces établissements; il faut prévoir la nécessité de leur agrandissement.

Ils doivent être d'un accès facile pour les bestiaux, être situés au voisinage des routes, des chemins de fer, des canaux, afin d'éviter les dangers résultant de la circulation d'animaux excités au milieu de la population agglomérée. C'est pour la même cause qu'on les établit d'ordinaire au voisinage immédiat des marchés aux bestiaux, comme on l'a fait à la Villette, à Paris, et dans un grand nombre de villes.

En choisissant un lieu élevé, on a l'avantage d'assurer la dispersion des mauvaises odeurs par les vents, en ayant soin que l'abattoir ne soit pas placé sur le trajet des vents dominants qui soufflent vers la ville. Des murs très hauts et des rideaux d'arbres faciliteront d'ailleurs la dissémination de ces mauvaises odeurs dans l'atmosphère. En outre, cette position élevée rend plus facile l'écoulement des eaux vannes, qui doit avoir lieu de préférence en aval de la ville ou dans une direction divergente. On s'assurera qu'il n'existe pas, sur le trajet de ces eaux résiduelles, des puits, des nappes d'eaux souterraines alimentant des sources, ou des cours d'eau servant à abreuver les populations.

Le voisinage d'une rivière ou d'un fleuve est réputée une condition favorable, par suite de la tendance trop répandue à considérer les fleuves et les rivières comme de grands émonctoires, comme d'immenses égouts destinés à recevoir toutes les matières usées. Bien que les eaux résiduelles qui sortent des abattoirs doivent toujours être décantées et grossièrement clarifiées, elles ne peuvent manquer de produire cette pollution des cours d'eau que l'hygiène s'efforce de prévenir. Le danger est assurément réduit quand il s'agit d'un fleuve à cours rapide et roulant un grand volume d'eau ; mais il est sérieux si l'abattoir envoie ses résidus dans un cours d'eau de faible débit. Il serait préférable, dans ce cas, de rechercher une disposition telle du terrain, qu'une zone de prairies descendant légèrement vers la rivière permît d'assurer l'épuration des eaux résiduelles par le sol. Le voisinage d'un fleuve, d'une rivière ou d'un canal, facilite le transport des bestiaux, de la viande et de tous les produits qui sortent de l'abattoir ; en tout cas, celui-ci doit toujours être placé en aval par rapport à la ville.

Un abattoir ne saurait fonctionner dans de bonnes conditions de salubrité, s'il n'est pas alimenté par une énorme quantité d'eau destinée aux lavages, aux irrigations, aux chasses dans les égouts et dans les bassins de décantation. L'emplacement doit donc être choisi de telle sorte que l'eau du service public, à défaut de sources ou de ruisseaux, y arrive facilement et en abondance. Les puits intérieurs, à moins qu'ils ne soient artésiens, sont une source absolument insuffisante, l'absence ou la pénurie d'eau est une cause d'exclusion pour l'emplacement projeté d'un abattoir.

Dans une même ville, faut-il multiplier les abattoirs, ou un seul suffit-il ?

La question a été très discutée jadis à l'occasion de la construction des abattoirs centraux de la Villette ; elle s'est présentée de nouveau et est en ce moment pendante en ce qui concerne la ville de Lyon (1). Nous avons surtout à nous occuper ici des arguments qui militent en faveur de l'hygiène. Sans doute la centralisation, dans un abattoir unique, rend plus facile la surveillance des viandes abattues, au point de vue de la qualité de la viande et des maladies dont elles pourraient contenir les germes ; sans doute les inconvénients inévitables resultant, pour l'hygiène publique, du voisinage d'un établissement appartenant, comme les abattoirs, à la première classe des établissements incommodes et insalubres, ces inconvénients sont diminués par la réunion en un seul point de tous les services qui s'y rattachent. Cela est vrai pour une ville de 100 000 ou de 200 000 habitants ; un seul abattoir suffit. Il n'en est plus de même pour une ville de 2 500 000 habitants comme Paris. Comme le dit très bien M. Baillet, dans un abattoir aussi vaste que celui de la Villette, la surveillance est rendue fort difficile, si ce n'est même impossible, à moins d'avoir recours à un personnel excessivement nombreux. L'unité de direction est presque irréalisable, parce qu'elle s'exerce sur un champ trop vaste. A Paris, le transport des viandes entassées dans les voitures des meneurs, se fait parfois à dix kilomètres de distance de l'abattoir aux points opposés de la ville et, pendant l'été, la conservation de la viande peut-être compromise. Il y a enfin à craindre le danger de mettre une grande capitale, au point de vue de son approvisionnement en viande, à la merci de l'énorme population employée dans un abattoir unique ; un renchérissement de la viande

(1) Billemain, Rapport sur l'abattoir unique à Lyon (*Compte rendu des travaux du conseil d'hygiène publique du Rhône*; IIe partie, par le docteur A. Lacassagne 1888, p. 41).

pourrait en être la conséquence. En résumé, pour une ville qui ne ne dépasse pas 300 000 ou 400 000 habitants au maximum, un abattoir unique nous paraît préférable. Pour une immense ville comme Paris, au contraire, deux ou trois établissements semblent nécessaires, et de fait il y en a toujours eu plusieurs; jamais on n'a compris la possibilité d'en avoir moins de deux, un pour chaque rive.

En ce moment Paris en a quatre comme nous l'avons dit plus haut : celui de la Villette, celui de Grenelle, celui de Villejuif et celui des Fourneaux.

L'abattoir de la Villette est le plus considérable : c'est l'abattoir général ; on y tue des animaux de toute espèce; dans ceux de Grenelle et de Villejuif, on ne tue que des bœufs, des taureaux, des vaches et des moutons et dans celui des Fourneaux, on ne tue que des porcs. Le tableau suivant que nous empruntons au *Rapport sur les consommations de Paris et sur la gestion des halles, marchés et abattoirs en* 1889, permettra d'apprécier l'importance relative de ces abattoires et les considérations que de pareilles hécatombes soulèvent.

ESPÈCES DE BESTIAUX.	NOMBRE de bestiaux sacrifiés.	QUANTITÉS totales des viandes provenant des abatages.	QUANTITÉS DE VIANDES sorties des abattoirs.	
			Pour l'extérieur.	Pour Paris.
	Têtes.	kil.	kil.	kil.
Bœufs, taureaux, vaches...	289.854			
Veaux....................	261.401	147.674.953	19.434.921	128.240.032
Moutons, chèvres.........	1.615.833			
Porcs....................	292.957	21.420.692	235.782	21.184.910
TOTAUX...........	2.460.045	169.095.645	19.670.703	149.424.942

L'abattoir de la Villette figure a lui seul pour les quatre cinquièmes dans le nombre total des animaux sacrifiés et, pour ceux de l'espèce bovine, il représente 87 pour 100 des abattages.

En 1888, il fut question de créer, sur la rive gauche de la Seine, un abattoir unique, pour remplacer les trois petits. La question fut portée devant le conseil d'hygiène et de salubrité de la Seine. Le projet et les plans avaient été faits par M. Moreau, architecte des abattoirs de la Villette. Ils furent soumis à une commission qui prit pour son rapporteur M. Bunel, architecte en chef de la préfecture de police. La commission se montra favorable au projet. L'avis du conseil fut renvoyé à la préfecture de la Seine ; mais il n'y a pas été donné de suite. Il est question aujourd'hui de reprendre le projet.

III. **Parties constiutives d'un abattoir.** — Nous n'avons pas à donner ici la description complète d'un abattoir; nous devons nous borner à indiquer les causes d'insalubrité qu'on y rencontre et les moyens d'y remédier. Pour cela, il importe de connaître les parties et les services qui composent l'un de ces éatblissements.

Les éléments essentiels sont :

L'*échaudoir* ;

La *triperie* ;

Les *voiries* ou *coches* ;

L'*éloignement des immondices*.

Il faut y joindre les *porcheries*.

Les éléments surajoutés ou accessoires sont :

Les *écuries*, *bouveries*, etc.;

Les *fonderies de suif*;

Les *dépôts de cuirs verts*, etc.

A. ÉCHAUDOIR. — L'*Échaudoir* est à la fois la tuerie et le lieu de vente de chaque boucher ; il y en a toujours un nombre considérable : 280 à l'abattoir de la Villette. On distingue les échaudoirs particuliers, dits encore *cases d'abat*, où chaque boucher est chez lui et dont il emporte le clef, et les *halles d'abat*, qui servent à plusieurs bouchers à la fois. La surveillance de la viande par les inspecteurs est beaucoup plus facile dans les dernières, mais le commerce se plaint du préjudice que causent les vols commis pendant la nuit et de la concurrence que s'y font les vendeurs. Les échaudoirs sont de petites salles alignées autour d'une vaste cour de 60 mètres superficiels, où le boucher et ses aides amènent successivement de l'étable les bêtes qui doivent être sacrifiées; un anneau est fixé au sol; on abaisse avec une corde et l'on fixe la tête du bœuf; on le tue par *énervation*, en coupant le bulbe, comme les toréadors, à l'aide d'un stylet spécial introduit dans l'articulation occipito-atloïdienne, le plus souvent on l'assomme en le frappant au milieu du front avec le merlin anglais ou bouterolle, dont le marteau est creusé d'une légère cupule. On tend en France à remplacer cet instrument, dont le maniement demande une certaine adresse, par l'appareil Bruneau, dans lequel un masque en cuir, fixé sur le front, maintient une tige évidée ou bouton qu'un coup d'une large masse fait pénétrer sûrement au bon endroit. L'animal est d'ordinaire foudroyé; quand il s'agite encore on introduit par la plaie dans la cavité crânienne et le canal rachidien une baguette de jonc, qui dissocie la moelle et fait cesser rapidement les mouvements. C'est ainsi qu'on procède aujourd'hui à l'abattoir de la Villette. Les veaux et les moutons sont simplement égorgés par une large entaille à la gorge. Le porc est égorgé et saigné après avoir été assommé.

L'article 10 de l'ordonnance de police du 10 août 1879, *sur la police des abattoirs de Paris*, dit qu'il est défendu de laisser couler, dans les ruisseaux et égouts de l'abattoir, le sang des animaux abattus. Celui-ci a d'ailleurs une valeur commerciale qui conduit à le recueillir avec soin dans des plateaux en zinc ou en bois, où on le laisse se coaguler. L'albumine est utilisée pour le raffinage du sucre et pour la fixation des couleurs dans l'impression des étoffes ; le caillot est transformé en engrais. Les articles 10 et 15 de l'ordonnance de 1879 disent que les récipients où l'on recueille le sang doivent être immédiatement transportés aux *coches* ou à tout autre endroit affecté à ce dépôt. Après l'enlèvement des fûts, les emplacements sur lesquels ils auront séjourné devront être lavés à grande eau, ainsi que les points sur lesquels il auraient pu laisser des traces. Un atelier particulier existe dans la plupart des abattoirs, où le sang est soumis à des préparations diverses, à l'*acidulation*, pour en extraire l'albumine et empêcher sa prompte altération. Mais, dès la fin de la journée où il a été recueilli, le sang est d'ordinaire porté dans des usines spéciales pour subir la dessication dans des étuves. Le sang difibriné, resté liquide, sert en outre à la clarification des sirops et des vins et est emporté avant d'être altéré.

On enlève les panses, intestins, mésentères, épiploons, qu'on transporte à la triperie, et l'on procède à l'*habillage* des bêtes abattues : le brochage consiste à injecter avec un soufflet de l'air dans le tissu cellulaire sous-cutané pour faciliter le dépouillement ou enlèvement du cuir; on détache les déchets de suif, les viscères, et l'on aligne les animaux, pour attendre la vente qui a lieu sur place le jour même.

On comprend quels amas effrayants de sang, de matières de déjections, de débris de toute sorte doivent résulter de toutes ces opérations. Les échaudoirs, les cours de travail et les passages y donnant accès doivent être lavés à grande eau à la fin des abattages et les puisards sont vidés (article 23 de l'ordonnance de 1879).

Voyons maintenant quelles conditions doivent remplir ces échaudoirs pour ne pas être insalubres. Ce sont celles que l'on impose d'ordinaire aux tueries particulières, en dehors des abattoirs.

Les murs doivent être lisses et imperméables, jusqu'à la hauteur de 2 mètres, de manière à pouvoir être journellement lavés à grande eau, et à empêcher la pénétration des matières organiques dans l'épaisseur de la muraille. Le ciment remplit le mieux cette condition; l'enduit de coaltar fréquemment renouvelé atteindrait le même but, mais absorberait sans doute trop de lumière et rendrait les échaudoirs obscurs.

Le sol doit être fortement incliné, des deux côtés, vers une rigole centrale cimentée qui conduit les eaux de lavage dans une auge ou puisard étanche où elles ne doivent pas séjourner plus de quelques heures. Le sol est cimenté ou dallé ; les dalles, rejointoyées en ciment, doivent être en pierre très dure, de 25 centimètres d'épaisseur; autrement elles se dégradent, deviennent raboteuses, inégales; les débris solides et les liquides restent stagnants dans les dépressions; le ciment de Portland est peut-être préférable.

Un robinet de lavage donnant l'eau sous pression, doit toujours être placé dans un point de l'échaudoir, pour en assurer le nettoyage à la lance, immédiat et à fond. Bien que l'entraînement mécanique de toutes les particules et solutions organiques soit le plus sur moyen d'assurer la désinfection, il peut être utile, surtout pendant les chaleurs, de faire disparaître les odeurs désagréables qui imprègnent les parois et tous les objets renfermés dans les échaudoirs. Un moyen excellent paraît être la pulvérisation, à l'aide d'un vaporisateur mécanique du système Geneste et Herscher, d'une solution de crésyl ou créoline à 1 p. 100. Ce moyen, employé depuis 1888 au marché aux bestiaux de la Villette, paraît avoir donné les meilleurs résultats (1).

Une aération libérale et une fraîcheur constante sont nécessaires pour empêcher, dans ce milieu incessamment souillé, les décompositions organiques, les mauvaises odeurs et la détérioration ultérieure de la viande. Pour atteindre ce but, on remplace la partie supérieure des deux parois opposées par des clairevoies fixes, ou persiennes en bois, en métal ou en verre, comme dans la plupart des halles et marchés. Chaque échaudoir doit être surmonté d'un faux toit, transformé en grenier ou *séchoir*, qui sert ordinairement de vestiaire aux gens de service. On empêche ainsi l'échauffement par le toit pendant la saison chaude.

La fraîcheur, entretenue par une ventilation libérale, réussit le plus souvent à écarter les mouches, qui sont non seulement une gêne, mais une source de corruption des viandes et à la rigueur un mode de propagation de certaines maladies virulentes du bétail vivant ou abattu. Parent-Duchâtelet en France, Huzard père en Alsace et en Suisse, ont insisté sur la nécessité d'éloiguer les mouches pour assurer la conversation de la viande. « Il n'est pas, dit Parent-Duchâtelet, de canevas ou de toile métallique que l'on puisse mettre en parallèle avec une température inférieure de quelques degrés à celle de l'atmosphère environnante, pour empêcher l'accès des mouches. »

Les échaudoirs sont toujours encombrés; la place y est insuffisante; les dimensions ordinaires (10 mètres de long sur 5 ou 6 de large) devraient être augmentees et portées à 80 mètres superficiels. Des wagonnets métalliques, étanches, roulant sur rails et longeant les bâtiments dans la cour de travail, porteraient rapidement aux voiries et aux triperies les débris alimentaires provenant des grands réservoirs digestifs, ainsi que les viscères qui nécessitent des préparations et des nettoyages. Le toit des bâtiments ferait, sur la cour, une saillie assez grande pour que le travail extérieur pût être fait en partie à l'abri de la pluie. Les cours de travail et les passages ou corridors intérieurs doivent être

(1) *Note sur le service de désinfection du marché aux bestiaux de la Villette* (*Bulletin municipal officiel de la ville de Paris*, n° du 4 novembre 1889).

pavés, dallés ou mieux cimentés, avec des rigoles et des pentes bien ménagées.

B. TRIPERIES. — Dès que l'abatage est terminé, les abats, issues, fressures des animaux, sont transportés dans les ateliers de triperie, où ils sont soumis à des nettoyages de différentes sortes et parfois à la cuisson. Les abats comprennent les panses et les intestins, le foie, le poumon, la rate, la tête, les pieds, la langue et la cervelle, suivant le pays. Les entrepreneurs de cuisson, disent les articles 3 et 35 de l'ordonnance de 1879, sont tenus d'enlever des cours et ateliers de travail, au fur et à mesure des abatages, les issues qu'ils sont chargés de préparer. Les panses et intestins sont d'abord transportés aux coches ou voiries pour y être vidés et lavés. Les issues des bestiaux sont cuites et préparées dans les ateliers de triperie installés à cet effet dans les abattoirs, avant de pouvoir être transportées au dehors. Sont exceptées de ces dispositions les issues qui, après avoir été lavées et grattées, sont enlevées par les tripiers pourvus d'un atelier de cuisson régulièrement autorisé. Les ateliers d'échaudage et de cuisson doivent être lavés tous les jours avec le plus grand soin; pendant les chaleurs, l'eau employée est additionnée de chlorure de chaux dans la proportion de 1 kilogramme pour 200 litres d'eau. Il est interdit aux cuiseurs de laisser couler aucune matière animale dans les eaux de lavage.

Pour que toutes ces opérations se fassent dans des conditions convenables de propreté et de salubrité, les locaux doivent être dallés avec pentes suffisantes, à parois cimentées, bien ventilés, munis de rigoles, de robinets avec eau sous pression, comme dans les échaudoirs. Les fourneaux à fort tirage sont munis de hottes pour l'entraînement des buées, et d'une haute cheminée dépassant de beaucoup les toits des maison voisines. Les chaudiéres, placées au-dessous de ces hottes, sont en cuivre étamé ou en fonte, entretenues dans un état irréprochable de propreté; des robinets d'eau alimentent à la fois les chaudières et les auges en bois ou en pierre dans lesquelles se font les derniers lavages et la manipulation des issues. Aucun logement ne doit être occupé, surtout la nuit, dans les ateliers de triperie, dont la propreté sera surveillée d'une façon particulière. Les triperies sont le lieu de refuge où l'on cache, pour les soustraire aux yeux des inspecteurs, les viscères altérés qui pourraient révéler l'existence de la tuberculose, du charbon et de plusieurs autres affections dangereuses chez les animaux abattus dans les échaudoirs.

C. COCHES OU VOIRIES. — On désigne sous ce nom les cours destinées à recevoir les fumiers, les détritus d'abats, les déjections et le contenu des organes digestifs. Ces cours sont dallées et entourées de murs; les voitures y pénétrent chaque jour, pour déposer ou enlever les énormes amas de détritus qui s'y renouvellent incessamment. L'on comprend avec quelle facilité, surtout pendant la saison chaude, les décompositions putrides et les fermentations envahissent ces dépôts demi-fluides, où les matières en pleine digestion contenues dans les panses et l'intestin des animaux récemment abattus, tiennent une grande place. Aussi les prescriptions de l'ordonnance du 20 août 1879 sur la police des abattoirs sont explicites et rigoureuses.

Nous avons déjà vu qu'avant d'être manipulés aux triperies, les intestins des animaux (panses, feuillets, franches-mules, baudruches et caillettes) doivent être vidés de leur contenu et lavés aux coches (art. 35).

Lorsque les opérations d'abatage sont terminées, les ateliers de travail sont immédiatement débarrassés des résidus, voiries et autres matières provenant des animaux. Le tout devra être transporté aux coches ou fosses à ce destinées, au moyen de véhicules garnis intérieurement de zinc et complètement étanches, pour que les parties liquides ne puissent se répandre dans le parcours ou éclabousser les passants. Il est défendu d'en rien jeter aux égouts (art. 23).

Les vidanges et voiries des coches devront être enlevées, sauf le cas de force majeure dûment constaté, tous les deux jours au moins. Les coches devront être lavées après chaque opération (art. 24).

Les fumiers des bouveries, bergeries, écuries, cours, étables et porcheries, ne pourront être relevés et amoncelés qu'en vue du transport aux emplacements destinés à les recevoir, d'où ils devront être enlevés, au moins une fois par semaine et plus souvent s'il est jugé nécessaire (art. 25).

Le voisinage des coches est incommode et dangereux pour les autres parties de l'abattoir, comme pour les habitations situées à distance. Non seulement des odeurs putrides s'en dégagent trop souvent, mais les mouches que ces amas de matière organique attirent et font pulluler, peuvent aller porter au loin le germe de maladies redoutables pour l'homme et pour le bétail. L'enlèvement doit se faire avec une régularité parfaite, dans des tombereaux couverts. Il serait désirable même de séparer plus complètement les matières alimentaires demi-liquides des fumiers d'étables, et de faire le transport des premières dans des tonneaux hermétiquement fermés et étanches, comme le prescrit l'arrêté ministériel du 14 janvier 1884, relatif au transport par chemins de fer des gadoues, résidus de fonte de suif, boyaux et cuirs verts, résidus de boucherie et d'équarissage.

Il ne suffit pas en effet de conseiller et de prescrire d'enlever chaque jour ou fréquemment les vidanges des coches dans les abattoirs; il faut savoir ce que l'on fera de ces énormes amas de matière organique. Le meilleur mode de destruction, qui est aussi le meilleur mode d'utilisation, c'est l'enfouissement et la transformation spontanée en engrais, sous la réserve des mesures prescrites dans l'ordonnance du préfet de

(1) Docteur Richard, *Revue d'hygiène*, 1886, p. 40.

police de la Seine du 24 décembre 1881 concernant les dépôts d'immondices. Le transport de ces gadoues et fumiers par tombereaux découverts est une cause de gêne considérable, par les odeurs et les liquides qu'ils répandent sur leur trajet.

A l'abattoir de Munich, au lieu de transporter les boyaux aux coches, pour en vider le contenu, avant de les soumettre aux opérations de la triperie, on les charge, au sortir de l'échaudoir, sur des chariots en forme de caisse étanche qui sont poussés sur un plan incliné jusqu'au premier étage d'un pavillon spécial; là, on vide ces panses ou boyaux, on les lave grossièrement, et les résidus alimentaires tombent immédiatement par des trémies dans des tombereaux en tôle hermétiques, placés au rez-de-chaussée et qu'on emporte aussitôt. Cette opération se fait aisément, sans transvasements pénibles, et l'on écarte de la sorte la cause la plus sérieuse de la malpropreté des coches, nous voulons dire le mélange des fumiers et des boues demi-liquides dans une voirie centrale.

IV. **Assainissement des abattoirs.** — A. ENLÈVEMENT DES IMMONDICES ET LAVAGES. — L'enlèvement direct des débris et immondices à l'état solide, les lavages à grande eau pour entraîner les liquides, voilà les deux principaux moyens d'assainissement des abattoirs. Il faut pour cela une quantité d'eau considérable. Cette eau doit être amenée sous forte pression par le service public, afin que son action mécanique aide à détacher, avec la lance, les parcelles organiques adhérentes aux surfaces et pour permettre des chasses puissantes dans les bassins de décantation et les égouts. Les puits ne sont que d'un faible secours, à moins qu'ils ne soient artésiens, ou qu'une machine à vapeur ne puisse élever l'eau sur place dans de vastes réservoirs ou dans un château-d'eau. Nous n'avons trouvé aucune évaluation permettant d'indiquer la quantité d'eau nécessaire par jour, pour un abattoir. Pour assurer largement tous les besoins, nous pensons qu'il ne faudrait pas moins de un litre par jour, par habitant de la population que dessert l'abattoir, soit 100 mètres cubes par jour pour une ville de 100 000 habitants. Ce chiffre serait toutefois insuffisant, si on le prenait pour base de la capacité à donner aux réservoirs qui alimentent l'abattoir. Il est évident que tel jour de marché ou d'abatage, surtout en été, un réservoir qui ne contiendrait que 100 mètres cubes pour l'abattoir d'une ville de 100 000 habitants serait exposé à être mis à sec en quelques heures ; la prudence exige que le volume d'eau, dont on puisse accidentellement disposer dans une journée, soit au moins double de celle-là. Le calibre des tuyaux d'amenée dans les divers locaux de l'abattoir, ainsi que la pression, doivent être calculés de manière à pouvoir au besoin fournir deux litres par habitants, A moins de gaspillage, il est probable que la moyenne annuelle de la consommation ne dépassera pas la moitié de ce chiffre.

Les réservoirs intérieurs sont d'ailleurs nécessaires. M. Veyssière, directeur de l'abattoir municipal de Rouen, à qui nous avions demandé de nous dire si l'expérience de son service confirmait les chiffres un peu théoriques que nous indiquons plus haut, pense que notre évaluation se rapproche beaucoup de la vérité ; mais il insiste sur la nécessité de ces réservoirs. A Rouen, la canalisation du service public débouche directement dans les différents points de l'abattoir. En été, les prises faites incessamment dans la ville, sur le long parcours qui sépare le château-d'eau de cet établissement, déterminent des fluctuations et des abaissements de pression tels (arrosage des rues, alimentation des usines très nombreuses dans le quartier de Saint-Séver) que l'eau est très souvent insuffisante dans l'abattoir, aux époques où l'on en a le plus besoin. « Nous possédons, nous écrit-il, pour remédier à cet état de choses, une réserve d'eau dans deux bassins cubant ensemble environ 180 mètres cubes ; les deux bassins s'épuisent parfois en quatre heures de temps, alors cependant que la canalisation générale continue à en fournir en outre une quantité très appréciable. » Nous trouvons donc, dans cette appréciation, la confirmation des chiffres que nous indiquions plus haut, puisque la population de la ville de Rouen est actuellement de 170 000 habitants.

Des robinets, des prises d'eau et des lances doivent être installés et prêts à fonctionner à toute heure dans les ateliers de travail, les cours, les dégagements qui les desservent.

B. Égouts et bassins de décantation. — Des égouts à pentes bien ménagées, à parois lisses et imperméables, sont destinés à recevoir et à conduire au dehors les eaux de lavage et tous les liquides qu'amènent les rigoles. Sans doute, il est enjoint à tous les ouvriers ou employés de prendre les précautions nécessaires pour ne laisser aucune matière animale compacte passer avec les eaux de lavage (art. 41 de l'ordonnance de police du 12 avril 1841 concernant l'abattoir de Belleville) ; mais il faut compter avec les accidents, avec les négligences, avec la masse énorme des matières solides ou pâteuses qui inondent des dalles, et qui forment rapidement dans les égouts des dépôts et des obstructions.

Des grilles à barreaux très rapprochés doivent être placées dans les ateliers et les cours au-dessus de toutes les bouches d'égout ; c'est en même temps une défense contre l'envahissement par les rats. En outre, les bassins de décantation sont indispensables ; ils doivent être de grande dimension, afin que les matières lourdes aient le temps de se précipiter par le repos. A l'abattoir de Munich, on leur a donné une disposition qui paraît simple et ingénieuse, et qu'un schéma fera mieux comprendre qu'une description. Notre ami, M. Richard (1), qui a visité cet abattoir en 1885, a constaté les bons résultats qu'on obtient à Munich par le mécanisme suivant (fig. 125) :

(1) Richard, *l'Hygiène à Munich* (*Revue d'hygiène et de police sanitaire*, 1886, p. 41).

Tous les canaux de l'abattoir aboutissent à un vaste bassin de décantation C. Les eaux chargées de détritus arrivent des deux côtés du bassin en A et en A'; les matières lourdes se déposent en B et B', puis ensuite en C, où les cloisons ont arrêté l'effort du courant et rendu en quelque sorte l'eau dormante. Celle-ci, après s'être clarifiée par décantation, s'écoule librement par le trop-plein D; il est prudent de placer en ce point, sur le déversoir, quelques pointes de fer rapprochées pour retenir les objets flottants qui pourraient être entraînés dans l'égout. A Munich, le bassin est régulièrement curé tous les mois; il nous semblerait utile de le curer beaucoup plus souvent, sinon tous les jours ou toutes les nuits. Il y aurait peut-être avantage, dans un grand abattoir, à créer deux bassins de décantation analogues, l'un à proximité des échaudoirs, l'autre près des triperies.

Même avec ces chambres de dépôt, les égouts doivent s'encrasser à la fois sur les parois latérales et sur le radier; pour éviter les stagnations et les mauvaises odeurs, des chasses sont nécessaires à l'aide de réservoirs de retenue, qui débitent une grande masse d'eau dans le

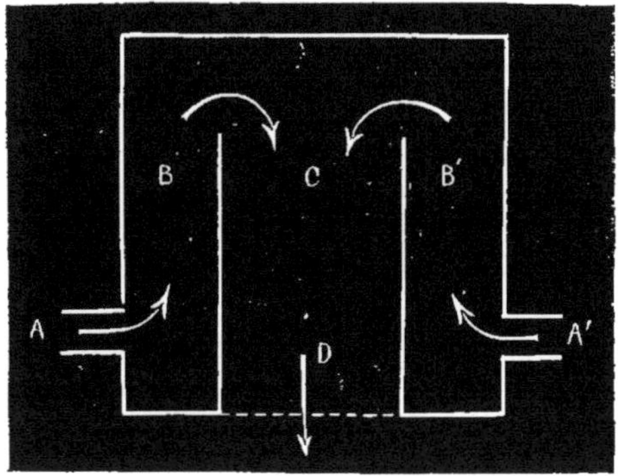

Fig. 125. — Bassin de décantation de l'abattoir de Munich.

temps le plus court, de manière à laver toute la section de l'égout, qui doit être d'une dimension plutôt restreinte qu'exagérée. La tendance aux obstructions impose le choix de siphons dont l'inspection soit très facile; les regards avec chambres de visite dans les cours sont indispensables.

La question se pose de savoir où l'on doit diriger l'émonctoire terminal et les eaux résiduelles qu'il charrie. Trop souvent on les conduit à la rivière ou au fleuve voisin, dont la pollution est inévitable, quand le débit et la rapidité du cours d'eau ne sont pas énormes. En tout cas, il faut conduire l'extrémité inférieure de l'émonctoire, non pas près de la rive, mais au fond et au milieu du lit du fleuve, afin que la dilution soit assurée. Cette précaution est trop souvent négligée.

L'épuration préalable par les procédés chimiques est une maigre ressource, parce qu'elle est trop lente, incomplète, et qu'on ne sait comment se débarrasser des dépôts encombrants qui se produisent. L'épuration par le sol ne semble pas *à priori* plus difficile que pour les eaux vannes de certaines industries, non moins abondantes ni moins chargées de détritus organiques (féculeries, vinasses, eau de désuintage) et qu'on a réussi à épurer de la sorte, sans inconvénient pour la santé publique.

Parfois la ressource ultime de l'écoulement à la rivière, avec ou sans épandage, fait défaut, par l'absence de tout cours d'eau au voisinage. La plupart des traités classiques répètent qu'à Rouen, l'éloignement relatif de l'abattoir, sur la rive gauche de la Seine, conduisit à déverser ses eaux résiduelles dans un immense puisard, garni de pierres filtrantes ; peu à peu ces pierres s'obstruèrent et l'absorption cessa. On tenta vainement de conduire les eaux à la Seine par un simple ruisseau découvert; l'infection fut bientôt telle qu'il fallut y renoncer. On se décida alors à forer à une grande profondeur (190 mètres), un puits artésien absorbant, dans lequel on put faire écouler 100 muids (26 800 litres) par quart d'heure, des eaux rouges et sales des abattoirs. M. Girardin déclarait, en 1840, que ce puits fonctionnait parfaitement, qu'aucune odeur ne se faisait sentir soit au dehors, soit au dedans de l'établissement. Au cas même où un tel exemple aurait parfaitement réussi, il ne serait pas à imiter ; on s'expose à souiller irrémédiablement à la longue de vastes nappes d'eau souterraines auxquelles s'abreuvent des populations parfois très éloignées ; les hygiénistes sont unanimes dans leur réprobation contre ces dangereux puisards absorbants.

Nous avons plusieurs fois visité les abattoirs de Rouen, pendant notre séjour en cette ville en 1886 et en 1887, et nous n'avions jamais entendu parler de ces fameux puisards, dont il est question dans la plupart des traités d'hygiène ; il nous a semblé très curieux de savoir ce qu'il en était advenu en 1890. Nous avouons qu'au lieu de rechercher le mémoire de Girardin, écrit en 1840, nous avons préféré demander au directeur actuel de l'abattoir de Rouen si ce puisard fonctionnait encore et si par hasard il fonctionnait bien. Voici ce que nous écrivait M. Veyssière au mois de mai 1890 : « Le puits absorbant n'existe plus, si jamais il a existé. Je n'ai trouvé à Rouen qu'une personne *croyant se rappeler* l'avoir vu; et encore ce puits n'aurait point été absorbant, puisque les eaux qui s'y accumulaient le jour étaient pendant la nuit déversées au moyen de pompes dans des fossés qui les conduisaient à la Seine. D'un autre côté je sais qu'au point indiqué par mon interlocuteur, se trouvait un puits artésien alimentant d'eau l'abattoir. N'y a-t-il pas confusion dans son esprit? Je n'ai pu trouver à la mairie aucun docu-

(1) J. Girardin, *Sur l'écoulement des eaux fournies par les abattoirs de la ville de Rouen* (*Annales d'hygiène et de médecine légales*, 1840, t. XXIV, p. 84).

ment susceptible de nous éclairer à ce sujet. Quoi qu'il en soit, la disparition du puisard remonterait au moins à trente-cinq ans. Actuellement nos eaux résiduelles sont recueillies dans un collecteur qui traverse la gare de Saint-Sever pour aboutir à la Seine. »

Il n'y a donc plus lieu de parler des puisards absorbants, que pour les rejeter et les blâmer d'une façon systématique. Mais, avant de choisir l'emplacement d'un abattoir, il faut s'assurer qu'on possède les moyens naturels de se débarrasser des eaux de rebut : large fleuve à cours rapide, surtout prairies descendant en pente douce vers un cours d'eau, etc. Il n'y a de salubrité et de sécurité qu'à ce prix.

V. **Annexes des abattoirs.** — A. Tueries a porcs. — Dans la plupart des abattoirs, les porcs sont saignés et préparés dans un bâtiment spécial. Les locaux qu'il renferme sont la tuerie, le brûloir ou l'échaudoir, le dégraissoir ou le pendoir. Le porc est amené dans la tuerie, on l'étourdit d'un coup de massue, on le saigne, en coupant les vaisseaux d'un des côtés du cou, on recueille le sang avec soin dans des bassins. On arrache les longues soies, puis on détruit les autres, soit par le grillage, soit par l'échaudage. Le grillage se fait en flambant la peau avec des pailles sèches ou du gaz à éclairage; le grilloir est une vaste rotonde divisée en compartiments, surmontée d'une haute cheminée qui entraîne les gaz résultant du grillage des poils; il prévient chez les hommes le danger de l'asphyxie, ou de l'irritation des bronches par les produits de la torréfaction. Quand les porcs doivent être échaudés, on les porte à l'échaudoir, dans une auge en bois et on les arrose avec de l'eau très chaude mais non bouillante, puis on râcle la peau jusqu'à ce qu'elle soit lisse, nette de soies et de graisse. L'animal est ensuite porté dans le dégraisssoir, où l'on gratte toutes les graisses adhérentes aux intestins; enfin au pendoir, où l'on achève de le vider et de le nettoyer, avant de le pendre aux chevilles de traverses.

Au point de vue de l'hygiène, il y a peu de différence entre ces opérations, ces installations locales et celles que nous avons déjà décrites. Le brûloir expose au danger d'incendie et répand des odeurs insupportables de corne brûlée dans le voisinage; l'incommodité est grande, et le dégoût que produisent ces fumées peut troubler réellement les fonctions digestives. L'élévation et le fort tirage des cheminées qui surmontent le brûloir sont les seuls moyens d'atténuer ces odeurs. Si l'échaudage ne diminuait pas, dans une faible mesure, la conservation des porcs ainsi dépouillés, il y aurait grand avantage à supprimer complètement l'opération barbare du grillage; mais les gens du métier ne sont pas encore d'accord sur la valeur relative de l'une et de l'autre opération : il y a là sans doute de vieux préjugés à combattre.

Les services qui nous restent à décrire ne sont pas des organes essentiels des abattoirs et n'ont pas, au point de vue hygiénique, une importance aussi considérable que ceux dont il vient d'être parlé.

B. ÉCURIES, BOUVERIES, PORCHERIES, BERGERIES, FONDERIES DE SUIF. — Il faut toutefois placer au premier rang les *écuries*, *bouveries*, *bergeries* et *porcheries*. Elles prennent une très grande place dans les abattoirs, surtout dans les grandes villes, parce que les animaux achetés sur le marché ne sont tués que successivement suivant les besoins de la consommation journalière. Le séjour du bétail dans ces étables est assez court pour que le danger de transmission des maladies contagieuses ne soit pas grandement à redouter pour les animaux destinés à être abattus au bout de trois ou quatre jours. Les bouveries, bergeries, etc., ne présentent d'ailleurs rien qui soit particulier à l'abattoir, et prêtent à toutes les considérations hygiéniques que suscitent les écuries et les fumiers des fermes. Il en est autrement des *fonderies de suif*. Une ordonnance royale du 14 mai 1828 a décidé que dans toutes les villes où seraient établis des abattoirs municipaux, organisés de manière à y opérer la fonte des suifs, il serait interdit à l'avenir de fondre, en dehors des abattoirs, les suifs en tranches, graisses ou dégras provenant des abats des bestiaux. Exception n'est faite qu'en faveur des établissements particuliers qui existaient antérieurement au décret du 15 octobre 1810, lequel a classé les établissements dangereux, insalubres et incommodes, ou bien qui auraient été régulièrement autorisés depuis cette époque. L'ordonnance de police qui rend la fonte des suifs obligatoire dans les abattoirs de Paris date du 25 mars 1830.

Assurément la fonte du suif en branches est une opération très incommode, sinon dangereuse ; le voisinage de ces établissements, rangés dans la première classe au point de vue de l'insalubrité et du danger, est insupportable quand ils ne sont pas parfaitement tenus et qu'on n'emploie pas les procédés perfectionnés en vases clos et à la vapeur. Le danger d'incendie est en outre sérieux pour la fonderie et pour son voisinage. C'est donc pour rendre possible le fonctionnement de cette industrie dans les grandes villes, qu'on l'a introduite dans les abattoirs; on a augmenté ainsi le danger d'incendie, les causes d'insalubrité et les difficultés de surveillance de ces derniers établissements; mais, d'un autre côté, on a supprimé de la sorte les anciens procédés de fonte naturelle du suif, à feu nu, en vases découverts, qui répandaient des buées et des odeurs intolérables, surtout quand les tissus s'attachaient au fond des cuves et que la graisse brûlait par l'excès de chaleur. On n'emploie plus, dans les abattoirs surveillés, que des fonderies où le mélange de suif en branche et d'eau acidulée ou alcalinisée est chauffé à + 100°, par le dégagement de vapeur sous pression amenée par un serpentin. Les chaudières sont munies de couvercles bien ajustés, et placées sous des hottes que surmontent de hautes cheminées de 30 mètres au moins d'élévation. Les vapeurs sont conduites, soit dans un condensateur débouchant dans une cheminée d'appel (appareil Fouché), soit dans un tuyau vertical recourbé où est lancé un jet d'eau froide pulvérisée (appareil Price).

Les suifs en branches, très peu flexibles, les crétons ou débris cellulaires résultant de la fonte, ne doivent jamais séjourner dans les locaux de la fonderie; les eaux résiduelles doivent être refroidies et désinfectées avant d'être envoyées aux égouts. L'ordonnance de police du 20 août 1879 défend expressément aux fondeurs, dans les abattoirs, de faire usage de lumière à l'air libre. Toutes les lumières doivent être renfermées dans des lanternes closes et à réseau métallique; on ne doit pas appliquer des chandelles allumées aux murs, portes ou poutres, etc., intérieurement ou extérieurement, ni fumer dans ces locaux, même avec des pipes couvertes. Il est enjoint aux fondeurs de faire gratter, laver et nettoyer, une fois au moins par semaine, le mur et le sol des fondoirs et les rampes et marches des escaliers qui y conduisent. Les cheminées des fondoirs doivent être ramonées tous les quinze jours. Après chaque opération de fonte et avant de quitter l'atelier, les fondeurs doivent s'assurer de l'extinction complète du feu et de la fermeture de l'étouffoir. Il leur est défendu de sortir du fondoir le bois en partie consumé pour l'éteindre au dehors (articles 28 à 53 de l'ordonnance du 20 août 1879).

Ces mesures contre l'incendie ne sont pas moins nécessaires dans les fonderies que dans les bouveries, les greniers, où de grandes quantités de foin et de matières inflammables sont accumulées.

C'est presque exclusivement dans un bâtiment municipal, classé, bien surveillé, qu'on peut trouver tant de conditions réunies. L'installation des fonderies dans l'abattoir est donc une garantie contre l'insalubrité et surtout contre l'incommodité presque inséparables de ces opérations. Il faut pour cela que les administrations locales s'imposent l'obligation d'y introduire toutes les améliorations qu'indique la science industrielle. Si les voisins se plaignent, c'est le plus souvent qu'ils sont venus tardivement se fixer au voisinage d'un établissement créé, depuis de longues années, dans un quartier primitivement éloigné de toute habitation, et qu'ils y sont attirés par le peu de valeur qu'avait le terrain à cause même de cette proximité. La création d'un fondoir, dans tout abattoir public, entraîne de droit la suppression de toutes les fonderies particulières de la localité (ordonnance royale du 15 avril 1838).

§ 2. — **Halles et marchés.**

Ce sont les établissements publics dans lesquels se vendent toutes les denrées nécessaires à la consommation d'une ville. C'est là que se fournissent les marchands qui revendent au détail. Les halles et les marchés intéressent au plus haut point l'hygiène publique. Les villes, comme le fait observer le docteur Arnould, ont le plus grand intérêt à favoriser cette réunion dans un même lieu de toutes les denrées alimentaires ; d'abord, parce que leur contrôle régulier attire les produits de bonne qualité et écarte les autres qui craignent la lumière et ensuite parce que la poursuite et la saisie des substances avariées, falsifiées, dangereuses, ne peuvent s'exercer complètement que là. Ces établissements sont donc une nécessité ; mais il ne faut pas se dissimuler que la réunion de quantités considérables, sur un même point, de matières éminemment putrescibles, l'odeur qu'elles dégagent, les liquides qui s'en écoulent, constituent un danger permanent pour les quartiers nécessairement centraux où ces grands dépôts sont installés.

Ce danger ne peut être écarté qu'à l'aide de précautions minutieuses et d'une surveillance continuelle. Cette nécessité explique le grand nombre de règlements qui existent sur la matière et dont nous aurons à nous occuper.

L'histoire des halles et des marchés se rattache à celle des communes qui ont obtenu l'autorisation d'en établir au fur et à mesure des privilèges qui leur ont été concédés. Leur début a été bien modeste, mais aujourd'hui toutes les villes ont leur marché ; la plupart ont des halles couvertes destinées à l'emmagasinement et à la vente des denrées alimentaires ; mais dans beaucoup de petites localités, elles ne sont pas fermées.

Les halles sont, comme on le sait, le type des habitations ouvertes à tous les vents. Elles occupent souvent de vieux bâtiments construits pour d'autres usages et ne reçoivent que certaines denrées telles que la viande, le poisson, tandis que le commerce des grains, des légumes, des bestiaux, des volailles, se fait sur des marchés en plein air ; mais, dans les grandes villes, on a consacré à cet usage de grands bâtiments, appropriés à leur service spécial et réunissant le confortable à la salubrité et à l'élégance.

I. **Historique**. — L'importance des halles et des marchés s'est de tout temps réglée sur la population des villes et s'est accrue avec elles. Ce mouvement n'a été nulle part aussi sensible qu'à Paris. Dans cette grande ville, les halles ont offert pendant bien des siècles l'aspect le plus repoussant. Toutes les denrées étaient entassées pêle-mêle dans des établissements petits et resserrés, dans des hangars mal construits et insuffisants pour mettre les marchandises à l'abri des intempéries des saisons. Les poissonneries répandaient des odeurs infectes; les petites rues adjacentes étaient remplies d'immondices de toutes sortes, traversées par des ruisseaux bourbeux et sanguinolents. Les règlements qui concernaient alors ces établissements, n'avaient par d'autre but que de réprimer la cupidité des marchands qui compromettait souvent le service de l'approvisionnement. Quant à la tenue du marché, sous le rapport de la propreté et du bon état des comestibles, elle était complètement négligée (1).

(1) A. Tardieu, *Dictionnaire d'hygiène publique et de salubrité*, 2e édit., t. II, p. 421.

Le plus anciennement connu des marchés de Paris, lorsque la ville n'occupait encore que l'île de la Cité, est le marché Palu qui prit plus tard, le nom de marché Neuf. Il a conservé, jusqu'à nos jours, le même nom, et à peu près le même emplacement, sur le quai de la rive droite, entre le pont Saint-Michel et le Petit-Pont. L'extension de la ville au delà de ses premières limites amena bientôt, sur la place de Grève, la création d'un nouveau marché qui subsista jusqu'au règne de Louis VI (1108). L'emplacement où il se trouvait étant devenu insuffisant, il fut transporté sur un territoire nommé les *Champeaux* ou *Petits Champs* (Campelli) au point où sont actuellement les halles centrales et où s'est constitué peu à peu le centre d'approvisionnement de Paris.

Les halles n'étaient, sous le règne de Louis VII, qu'une grande place vague sans limites et sans abris ; mais Philippe-Auguste, dès son avènement au trône, s'occupa d'embellir Paris ; il se préoccupa des halles et le marché central se forma de la réunion du marché de la Grève et de celui de Saint-Ladre ou Saint-Lazare, qu'on fit rentrer dans la nouvelle enceinte bâtie par Philippe-Auguste.

Les halles reçurent de nouveaux accroissements sous le règne de Louis IX (1236) et sous les règnes suivants. Tous les genres de commerce étaient venus s'y installer. C'était un bazar immense qui renfermait tout ce que la nature et l'industrie pouvaient produire à cette époque. Ces marchandises s'installaient dans les rues voisines auxquelles chaque industrie donnait son nom.

Sous Louis XV, le nombre des marchés était déjà considérable et l'approvisionnement de la capitale constituait un service très important. L'administration, à cette époque, adopta pour les halles, les marchés et l'approvisionnement de Paris, un système d'ordre et de prévoyance qui assurait l'arrivage des denrées et maintenait chaque branche de commerce dans ses statuts et privilèges. Ces derniers furent supprimés en 1791, avec les corporations auxquelles ils étaient attachés ; la liberté illimitée du commerce fut proclamée et il en résulta un désordre si complet que la subsistance de Paris fut compromise, et qu'il survint une disette. Pour ramener la confiance sur les marchés et pour relever le commerce des approvisionnements, il fallut faire revivre les anciens règlements qui furent de nouveaux proclamés en 1801, sous le consulat.

A cette époque, l'agrandissement des halles et leur réorganisation étaient d'une impérieuse nécessité. En 1810, Napoléon Ier conçut la pensée de leur consacrer l'immense parallélogramme qu'elles occupent aujourd'hui et qui s'étend de la rue Saint-Denis à l'ancien emplacement de la halle au blé. Le 14 février 1811, il parut un décret relatif aux embellissements de Paris et l'accroissement des halles était compris dans le projet ; mais les événements de 1812, les catastrophes qui signalèrent les années suivantes ne permirent pas d'y donner suite.

La question fut reprise en 1842. Une commission fut nommée, des rapports furent faits, des projets furent discutés et l'affaire suivit la marche lente et tortueuse des formalités administratives (1).

Cependant, on avait confié le soin de rédiger un avant-projet à l'architecte qui devait illustrer son nom par la construction de cet établissement modèle, à Victor Baltard. Un arrêté du 4 août 1845 lui adjoignit Félix Cattet et, le 11 juin 1851, le conseil municipal se prononça pour l'adoption du projet présenté par ces deux architectes (2).

II. **Les grandes halles de Paris.** — Les travaux furent mis en adjudication, au mois d'août 1851 et, le 15 septembre suivant, la première pierre des halles centrales fut posée. Le corps de l'Est fut entrepris au mois de mars 1854 et terminé dans le courant de 1857.

Lorsqu'il fut question d'entreprendre le second corps de bâtiments, Victor Baltard, resté seul à la tête des travaux, depuis la mort de son collègue survenue en 1855, proposa d'étendre le périmètre des halles jusqu'à la halle au blé, de manière à constituer un second ensemble de six pavillons, semblable au premier, sans compter la halle au blé considérée comme la tête du système et formant à elle seule une œuvre à part. Les douze pavillons réunis devaient couvrir une surface de 40 309 mètres carrés.

Dans ce projet, qui fut adopté en principe, les douze pavillons étaient numérotés à partir du Nord-Ouest et avaient chacun sa destination spéciale ; mais l'exécution de ce plan n'a pas été complète. On n'a bâti que quatre des six pavillons du groupe de l'Ouest et la halle au blé est demeurée à l'écart, séparée de ces pavillons par un groupe de maisons qui existent encore. Elle a disparu lors de la construction de la Bourse du commerce bâtie sur son emplacement en 1889 (3).

Les fondations des halles ont présenté de grandes difficultés. Le sol, anciennement occupé par des maisons de cinq ou six étages, était criblé de doubles caves, de puits abandonnés, de fosses sans fond dont les matières avaient imprégné le terrain. Les fouilles durent être poussées à une profondeur variant de 5^{m},20 à 7^{m},70 et on rencontra, à cette profondeur, la nappe d'eau souterraine et des sources jaillissantes. Toutes ces difficultés ont été vaincues et les caves des grandes halles en sont peut être la partie la plus remarquable.

Les pavillons forment, dans leur ensemble, un rectangle de 325 mètres de long sur 140 de large, coupé dans son milieu par une rue de 30 mètres

(1) Pour les détails de cet historique, voyez la *Monographie des Halles centrales*, par M. Victor Baltard, membre de l'Institut, architecte en chef du service municipal de la ville de Paris. Grand in-folio de 33 pages avec 35 planches gravées. Paris, 1864.

(2) Pour le texte de la délibération de la commission municipale, voyez Victor Baltard, *Monographie des Halles centrales*, *loc. cit.*, p. 15.

(3) La numération primitive a été conservée, de telle sorte que, dans tous les documents administratifs, on voit figurer les pavillons 11 et 12, mais les numéros 1 et 2 font défaut.

de largeur avec ses trottoirs, la rue Baltard, et traversée dans le sens de sa longueur par une grande voie à toiture vitrée semblable à une nef de cathédrale et d'une douzaine de mètres de largeur. Trois voies semblables, parallèles à la rue Baltard, séparent les pavillons entre eux.

Des deux groupes de pavillons, celui de l'Ouest en contient quatre, comme nous l'avons vu. Ils sont consacrés aux viandes, à la charcuterie et à la triperie. Le second groupe est formé des six autres qui sont destinés au commerce des volailles et du gibier, du poisson, des crustacés et des huîtres, des fruits et des légumes, du beurre, du fromage, des œufs, des grains et des farines.

La construction des grandes halles a fait une révolution en architecture, par la substitution du fer et des vitrages, aux pierres de taille et aux moellons. La pierre n'y entre en effet que pour une très faible part. Elle ne figure que dans les murs du pourtour des caves. La brique elle-même n'est visible qu'à l'intrados des voûtes des caves et comme soubassement dans le mur ou la cloison d'enceinte de 11 centimètres d'épaisseur, entre les colonnes extérieures.

Le plan du rez de chaussée est d'une grande simplicité. Les six grands pavillons sont carrés, les quatre petits sont rectangulaires. Ils représentent, dans leur ensemble, un vaste échiquier et c'est la seule forme qui convienne à un marché qui doit être divisible en compartiments de 2 mètres. Il faut 2 mètres sur 2 mètres pour les boutiques et 2 mètres pour les passages, de sorte que les formes courbes y sont inapplicables. C'est cette considération qui a conduit à l'espacement de 6 mètres entre les colonnes, de manière à former deux rangs de boutiques et un passage intermédiaire.

En outre, suivant l'expression de Victor Baltard, une halle est un immense parapluie ; le problème consiste donc à couvrir le plus grand espace possible avec des supports aussi légers et aussi peu nombreux que possible. Il faut de plus, pour l'hygiène, que l'air et la lumière puissent pénétrer largement sous ces vastes abris.

L'air doit entrer par le pourtour et sortir par le milieu. Le jour doit pénétrer par des baies verticales, à l'exclusion des châssis rampant sur les toits : autrement, le soleil dardant sur les châssis des combles, échaufferait rapidement l'air intérieur et transformerait les abris en serres chaudes. On ne saurait prendre trop de précautions, dans les constructions comme celles des halles, pour éviter les extrêmes de température, en raison de la minceur de leurs parois. Les murs de pierre sont plus avantageux sous ce rapport, ainsi qu'on l'a montré au chapitre des habitations et les données de la théorie ont été confirmées par l'expérience. Dans les étés très chauds de 1858 et de 1859, on a eu constamment un degré de température de plus, dans les pavillons en métal, que dans le pavillon primitif bâti en pierre qui n'existe plus aujourd'hui (1).

(1) Voyez le tableau des observations thermométriques dans la *Monographie des Halles* de Victor Baltard, *loc. cit.*, p. 25.

La ventilation des pavillons ne se fait qu'au-dessus des murs de brique de 2m,60 de hauteur, qui forment l'enceinte générale, entre les colonnes du pourtour. Cette disposition a été prise, afin que les courants d'air ne viennent pas gêner les marchandes qui stationnent ou les chalands qui circulent dans les pavillons.

L'air et la lumière entrent de tous côtés par les baies ouvertes autour de l'édifice. Seulement, pour rendre le courant moins rapide et ne pas permettre à la lumière de jouer avec trop d'intensité dans l'intérieur, ces baies ont été à demi fermées, par des lames de persiennes en cristal dépoli, posées dans de petits coulisseaux en fonte. Il y en a 20000 dans tout l'établissement. Pour éviter les ruptures provoquées par la dilatation ou par les vibrations, ces lames sont maintenues dans les rainures par de petites lamelles en caoutchouc.

Ce genre de persiennes a le double avantage d'adoucir les rayons solaires et de ne point intercepter la lumière.

Une vaste lanterne, à un seul étage d'arcades au-dessus des pavillons les plus petits, à deux étages au-dessus des plus grands, sert d'issue à l'air tamisé entre les lames des persiennes inférieures.

La toiture est en zinc, de tous les genres de couverture le plus simple et le plus économique, puisque l'entretien est presque nul ; mais il a l'inconvénient d'absorber et de conserver longtemps la chaleur. Afin de diminuer l'action du calorique extérieur, au travers de cette toiture en zinc, les feuilles en ont été posées sur une double épaisseur de plancher, séparées l'une de l'autre par une couche d'air.

Les colonnes de fonte du pourtour servent, en même temps que de supports, à l'écoulement des eaux pluviales, jusque dans un petit égout de ceinture, porté sur des arceaux dépendant des murs en fondation, lequel pourtourne tous les pavillons et conduit les eaux à des branchements débouchant sur l'égout public. Les colonnes sont réunies entre elles, à leur partie supérieure, par des arceaux en fonte percés à jour et formant entretoises.

L'aménagement intérieur des pavillons diffère suivant la nature des denrées qu'ils contiennent.

Les boutiques des bouchers, en raison du volume de la marchandise et de la manutention qu'elle nécessite, sont par exception plus grandes que toutes les autres. Elles ont 3 mètres sur 3 mètres. Elles sont garnies de billots massifs en bois, d'étaux formés de planches épaisses, de tables-comptoirs et de balances. La vente en gros de la viande de boucherie se fait entre deux rangs de poteaux et de traverses auxquelles la marchandise est suspendue par des crochets ou dents de loup à doubles rangs, sur une longueur de 1312 mètres et, comme cette marchandise n'est pas facilement transportable, les bureaux ou bancs de vente sont mobiles et circulent, avec leur matériel et leur personnel, d'une station à l'autre, sur des rails entaillés dans le sol. Chaque corps de halle où se fait la vente en gros, comprend un bureau officiel du poids public pour la garantie des transactions. Dans le pavillon où la viande se vend au détail, elle est étalée sur de petites tables en marbre inclinées vers l'acheteur.

Les boutiques des marchandes de légumes, sont entourées seulement d'une cloison en bois enchâssée dans des bâtis en fer, avec adossements à claires-voies et tablettes, afin de laisser aux marchandes la facilité de faire leurs étalages, suivant les produits des diverses saisons, très variés de forme, de pesanteur et d'aspect.

A la halle aux poissons, les dispositions ne sont plus les mêmes. Quarante-deux groupes de tables de marbre blanc sont disposés symétriquement et comprennent chacun quatre places. Chacune de ces tables, posée en pente pour l'exposition du poisson et l'écoulement des eaux, est munie d'un robinet versant l'eau à volonté et permettant de tenir l'étalage dans un état constant de fraîcheur et de propreté. Le bord inférieur de ces tables est légèrement relevé pour retenir les eaux et les diriger vers un trou central par lequel elles tombent dans un conduit qui les mène au caniveau passant le long de toutes les halles et de là à l'égout.

Chaque place de vente, pour le poisson d'eau douce, est pourvue de bassins alimentés d'eau courante, où le poisson séjourne vivant, jusqu'au moment de la vente. Quelques places munies de tables en marbre gris, fortes et épaisses sont disposés pour la vente de la saline. Près de ces places est une pompe donnant de l'eau de puits nécessaire à cette denrée. En outre, on trouve, dans la cave de ce pavillon, une vaste cuve d'eau courante, divisée en compartiments fermés par des grillages, laquelle sert soit aux provisions de poisson, soit au dépôt des arrivages, en dehors des heures de vente.

La vente au détail du poisson est précédée chaque matin de la vente à la criée : huit bancs de vente pour la marée sont répartis autour du marché; un neuvième, accompagné d'un bassin annulaire, divisé en compartiments, est réservé au poisson d'eau douce. Grâce à toutes ces précautions, la plus grande propreté règne dans la halle aux poissons et on n'y sent aucune mauvaise odeur.

Les boutiques pour la volaille et le gibier se composent de quatre colonnettes reliées sur trois faces, par une partie pleine, en bois, d'un mètre de hauteur à la partie inférieure et par des traverses formant couronnement dans le haut. Au-dessus des parties pleines sont des panneaux de treillages en fer galvanisé, à larges mailles, pour les séparations entre les places. Des tablettes, des crochets à différentes hauteurs et un comptoir, recouvert en marbre sur le devant, complètent l'aménagement des places. Ce comptoir forme en même temps un cageot à deux étages pour les lapins et les pigeons vivants.

Les fruits et les légumes sont disposés avec goût sur des étagères qui les font valoir. L'ordre et la propreté règnent dans toutes les parties de cet immense édifice, malgré le grand mouvement de choses et de personnes que s'y produit incessamment.

Les caves sont les parties les plus curieuses de l'édifice. Elles ont la même étendue que les pavillons, sont profondes, voûtées, bien aérées et on y accède par de grands escaliers de pierre. Elles sont divisées en compartiments et, au centre, se trouve un grand espace vide dans lequel sont installées les machines qui produisent l'électricité à l'aide de laquelle l'édifice est éclairé depuis le 24 novembre 1889. Il y en a deux, l'une de 140, l'autre de 160 chevaux.

L'eau joue un grand rôle dans l'aménagement des halles centrales. L'expérience a depuis longtemps démontré les inconvénients nombreux des fontaines jaillissantes au milieu des marchés. Elles y entretiennent l'humidité et ne sont pas commodes pour le service. Pour les remplacer, on a établi huit fontaines à robinet, dans chacun des pavillons d'angles et quelques autres, suivant les besoins, dans les autres pavillons des deux corps des halles. En outre, des boîtes en fonte contenant des robinets avec amorces de tuyaux munis d'un pas de vis, pour recevoir les douilles taraudées des tuyaux d'arrosage, sont établies en tête de chaque ligne de places. Enfin, comme l'eau de puits est nécessaire à certaines opérations, telles que la malaxation du beurre, le dessalage de la saline, le lavage des triperies et issues de veau, trois puits munis de pompes sont établis sur des points convenables.

Les canaux qui répandent l'eau dans les halles sont branchés directement sur les conduites de la ville. Afin de prévenir toute interruption dans le service des fontaines et des robinets des boutiques de poissons, on a établi un réservoir central, lequel est assez vaste pour fournir de l'eau à tous les jets distributeurs des halles, pendant plusieurs jours, pour le cas où des réparations entraîneraient le chômage momentané des conduites principales. La réparation et l'entretien de ces canaux ne présentent du reste aucune difficulté, la canalisation générale ayant lieu par une longue série de tuyaux suspendus aux voûtes des caves, d'une manière apparente et facilement accessibles (1).

Malgré leurs grandes dimensions, les halles centrales commencent à devenir insuffisantes. Une commission du conseil municipal, nommée au mois de janvier 1891, a reconnu l'encombrement de certains pavillons, encombrement qui, en raison des grands arrivages, empêche toute surveillance, tout contrôle de s'exercer. Les halles, dit le rapport de la commission, sont manifestement insuffisantes, avec leur organisation actuelle. Destinées dans le principe à être le grand marché d'approvisionnement de Paris, elles ont été peu à peu envahies par le commerce de détail. On ne peut pas le proscrire ; il y a des produits que

(1) Victor Baltard, *Monographie des Halles centrales de Paris*, *loc. cit.*, p. 28.

les consommateurs ne peuvent pas trouver à acheter, dans des conditions avantageuses, dans les marchés de quartier, en raison de leur clientèle restreinte et qu'il faut qu'ils trouvent aux halles; mais la vente du pain, des arlequins, des couronnes funéraires, par exemple, n'a rien à voir avec l'intérêt général, et la place que ces produits occupent est indispensable aujourd'hui au grand marché d'approvisionnement.

« La vente en gros du poisson, dit le rapport, est en ce moment très mal organisée. Le matin, on voit la plus grande masse des transactions s'effectuer au milieu d'un réel désordre, dans les pavillons de l'Est. Un remaniement des pavillons est devenu nécessaire, et, lorsqu'il sera effectué, le nouveau règlement qui s'élabore en ce moment, pourra être voté par le conseil municipal et mis à exécution. »

L'encombrement de ces grands édifices a fait refluer au dehors le commerce des légumes de fruits et de fleurs, qui se fait sur le carreau des halles. On désigne sous ce nom : 1° les espaces découverts, tels que rues, places, carrefours, etc., situés autour de l'édifice, dans un rayon d'un kilomètre environ; 2° les voies couvertes séparant les pavillons. Ce marché est approvisionné par les jardiniers-maraîchers, les horticulteurs de Paris et de la banlieue qui y apportent, les premiers leurs primeurs, les seconds leurs roses, leurs lilas et les autres plantes de serre chaude. Viennent ensuite les cultivateurs de la Seine, de Seine-et-Oise et même d'un rayon plus étendu, qui alimentent le marché de gros légumes, choux, carottes, etc.; de fruits rouges, fraises, cerises, groseilles, et surtout des produits spéciaux de chaque pays.

Indépendamment des halles centrales, on trouve, dans Paris, douze marchés alimentaires régis par la ville, dix marchés aux fleurs, cinq marchés spéciaux, vingt marchés concédés et trois marchés particuliers. Nous laissons de côté les marchés aux bestiaux, dont nous parlerons plus loin.

Cette énumération ne saurait donner une idée de l'importance du commerce qui se fait dans tous ces marchés et qui a pour objet de fournir à l'alimentation d'une population de 2 344 550 habitants, laquelle, en 1889, a donné lieu aux consommations suivantes :

Viandes	197.170.252	kilogrammes.
Volailles et gibiers	27.639.480	—
Poisson	25.802.406	—
Moules	6.372.280	—
Beurre	19.960.241	—
Œufs	22.780.072	—
Fromages	5.997.954	—
Huîtres	9.509.246	— (1)

III. **Les Halles à l'étranger.** — A Londres, les halles n'ont pas un aspect aussi monumental qu'à Paris. Les nombreux petits marchés qui

(1) Rapport sur les consommations alimentaires de Paris en 1889. Imprimerie municipale, 1890.

y existaient, il y a quarante ans, ont cependant disparu et le commerce a pris l'habitude de se restreindre à un marché unique qui lui offre un approvisionnement plus large, un choix plus complet et meilleur pour les achats qu'il veut faire.

Les marchés actuels de Londres ont été institués par lettres patentes ou par actes du parlement. Quelques-uns ont une existence immémoriale et l'origine n'en est pas exactement connue. Tous ces marchés appartiennent, soit à la corporation de Londres, soit à des compagnies régulièrement autorisées, soit à des particuliers, soit à des paroisses.

La plus grande halle de Londres, celle de la viande, occupe un hectare et demi. L'édifice est long de 192 mètres, large de 75, haut de 9. Il est coupé par une avenue carrossable de 15 mètres et par une autre voie centrale de 8 mètres, avec trois passages de 5 mètres. La halle se trouve ainsi divisée en seize quartiers. Chacun d'eux renferme des boutiques pour les bouchers, des locaux pour l'administration, des restaurants avec escaliers et ascenseurs, des lavoirs, des water-closets.

La ventilation repose sur la circulation de l'air. Les portes ouvertes le jour sont fermées la nuit; mais ajourées pour laisser passer l'air. La partie supérieure des fenêtres est toujours ouverte et munies de persiennes. La voie centrale et la route carrossable ont un surtoit reposant sur des parois en vitres dépolies, encastrées dans des chassis de fer et pouvant s'ouvrir à volonté.

Au-dessus de chacun des quatre coins de la halle, s'élève une tour haute de 27 mètres pour l'évacuation de l'air vicié.

Le sol est pavé avec des dalles en ciment. Au sud de la halle au poisson, sur une petite place, se trouve une haute cheminée par laquelle s'échappe l'air vicié des caves. Il y arrive par des conduits dans lesquels le mouvement de l'air est provoqué par des foyers d'appel.

C'est également dans les caves que se trouvent les chambres de réfrigération. C'est une innovation qui remonte à quelques années, à l'époque où l'Australie, la Nouvelle-Zélande et la Plata ont commencé à envoyer en Angleterre leurs viandes, sur des navires munis d'appareils de réfrigération. Ces viandes une fois débarquées se putréfiaient rapidement, ce qui en rendait le débit très difficile et, pour les conserver, il a fallu installer à terre des chambres de froid semblables à celle des navires qui les avaient apportées. A Londres, où la consommation de ces viandes est considérable, on a créé des docks pourvus de ces salles de réfrigération à *Victoria Dock*, *East India Dock*, *South West India Dock*, dans les galeries situées sous la gare de *Cannon-Street*, et enfin, comme nous venons de le dire, les grands établissements pour le débit de la viande au détail, tels que *Smithfield Market*, *Leadenhall Market*, ont également transformé leurs caves en chambres réfrigérantes, avec annexes pour suspendre les viandes et les dégeler graduellement, avant de les livrer à la consommation.

Glasgow a suivi l'exemple de Londres; des installations semblables ont été faites à Mulhouse et à Anvers et on se propose de faire de même à Paris. Déjà, lorsqu'on a construit la Bourse du commerce, la Compagnie parisienne de l'air comprimé a disposé, à côté des ventilateurs, dans le sous-sol, des chambres refroidies par ce même air comprimé lorsqu'il se détend, et dans lesquelles les commerçants peuvent déposer leurs viandes non vendues. Ces salles de réfrigération peuvent être considérées comme des annexes des grandes halles, qui touchent presque à la Bourse du commerce.

Le conseil municipal a, d'un autre côté, décidé l'établissement à Paris, de deux sortes de *dépôts frigorifiques*. Les uns destinés au service ordinaire, mesurant en tout 30000 mètres cubes, seront répartis entre les halles centrales et les marchés de quartier; les autres, dits de service extraordinaire, auront une capacité plus considérable et seront réservés pour le ravitaillement de la place, en cas de siège.

Pour en revenir aux halles de Londres, la viande n'y est pas examinée avant sa mise en vente. Aucun service d'inspection n'a été établi pour les porcs, au point de vue de la recherche de la trichine. Les Anglais n'ont pas eu à s'en repentir. Il est vrai qu'ils mangent comme nous le porc très cuit (1).

Les règlements qui régissent la police des halles en Angleterre, sont de date très ancienne; mais ils ont été codifiés par un acte du Parlement en date de 1847, lequel a prescrit des dispositions générales pour la création et la tenue des marchés, non seulement à Londres, mais encore dans tout le Royaume-Uni.

Les propriétaires des marchés sont autorisés à faire des règlements dont les dispositions peuvent être sanctionnées par des amendes plus ou moins élevées. Le statut général de 1847 a indiqué, de la manière suivante, les points sur lesquelles ces règlements pouvaient porter : régler la destination et l'usage des marchés et des bâtiments et emplacements qui les composent; prévenir tout encombrement ou embarras sur les marchés ou dans les places y attenantes; régler l'inspection des abattoirs; prendre les dispositions nécessaires pour les maintenir constamment en état de propreté; prescrire l'enlèvement, au moins une fois par vingt-quatre heures, de tous les débris et ordures; ordonner que ces établissements soient pourvus d'une quantité d'eau suffisante et empêcher qu'il y soit commis aucun acte de cruauté; interdire la vente ou l'exposition en vente, sur le marché, de denrées gâtées ou malsaines.

En dehors des règlements spéciaux afférents aux marchés, il existe des dispositions générales applicables à la vente des denrées alimentaires avariées. La vente de ces marchandises est sévèrement défendue et punie d'amendes qui peuvent aller jusqu'à 10 livres sterling, pour

(1) Albert Palmberg, *Traité d'hygiène publique d'après ses applications dans les différents pays d'Europe*. Traduit du suédois par M. A. Hamon. Paris, 1891.

chaque délit. Les marchandises saisies sont en outre détruites. La surveillance des denrées alimentaires, en dehors de la circonscription de la Cité, est confiée à des inspecteurs désignés sous le nom de *inspectors of nuisances*, nommés par les autorités locales, paroisses ou districts (1).

IV. **Construction et aménagement des halles.** — Toutes les villes n'ont pas, comme Paris, le moyen de dépenser vingt millions d'un coup, pour se construire des halles; mais on peut s'en tirer à beaucoup moins de frais, en s'inspirant des principes de l'architecture moderne, qui permettent d'unir l'élégance et le confortable à l'économie et en se réglant pour l'hygiène sur les mesures adoptées aux halles centrales. C'est surtout dans ces grands édifices, qui ne sont pas destinés à être habités en permanence et qu'on n'est pas obligé de chauffer, qu'on peut élever, à peu de frais, des édifices légers, gracieux, bien aérés et remplissant bien leur office.

En général, on choisit pour l'emplacement des halles, une place ou tout au moins un endroit bien dégagé et accessible de tous les côtés. Il ne faut pas que des édifices de ce genre fassent partie d'un groupe de bâtiments. On doit pouvoir y entrer, par chacun de leurs quatre côtés et les ventiler par toutes leur faces. Le voisinage immédiat d'un large égout est indispensable. Cette condition n'est pas toujours facile à réaliser, dans les petites villes qui sont loin d'avoir un réseau complet; elle est pourtant de première nécessité, et il est impossible de laisser circuler, à ciel ouvert et dans un ruisseau, les eaux sanguignolentes et infectes qui sortent des halles.

Les édifices doivent être aussi simples que possible dans leur construction. Leurs dimensions doivent être en rapport avec l'importance de la localité, mais ils doivent être spacieux et hauts d'étage. Des murs en briques peu épais, supportant une charpente en fer, pour que les appuis intérieurs tiennent moins de place; des cloisons en briques, ou mobiles en tôle ondulée, un toit en zinc, ou en ardoise, suivant le pays; de larges portes fermées par des grilles et pouvant laisser passer les voitures; de larges baies, avec persiennes servant de fenêtres, sont les principales conditions que l'hygiène impose dans la construction des halles. Les ouvertures aératoires doivent être placées à une hauteur suffisante au-dessus du sol, pour ne pas incommoder les marchands et les acheteurs par des courants d'air qui ne sont déjà que trop libéralement répandus par les portes toujours ouvertes qui y donnent accès.

L'éclairage peut être obtenu à l'aide de pignons vitrés, d'un double vitrage avec courant d'air entre les deux surfaces de verre pour éviter la chaleur, ou au moyen de lanternes à verres verticaux (Magne).

Le sol doit être dallé, asphalté, ou cimenté; mais, dans tous les cas,

(1) A. Tardieu, *Dictionnaire d'hygiène publique et de salubrité*, *loc. cit.*, p. 422.

il doit avoir une pente suffisante pour que les eaux de lavage puissent s'écouler facilement, vers une conduite siphonnée qui les amène directement dans l'égout.

Il faut, dans toute halle, une ou plusieurs bouches d'eau à large ouverture placées à une certaine hauteur, au-dessus d'une grande vasque en pierre dans laquelle on puisse faire les lavages et qu'une ouverture placée à sa partie inférieure permette de vider en un instant.

Les tables et étaux, sur lesquels les viandes, les gibiers et surtout le poisson sont exposés aux regards, méritent aussi l'attention. On sait quelle odeur infecte exhale le poisson pourri. Autrefois, les tables sur lesquelles on le plaçait étaient en bois ; elles s'imprégnaient des liquides de décomposition ; on avait beau les laver, les gratter, rien ne pouvait dissiper l'insigne puanteur qui s'en échappait et qui remplissait toute la poissonnerie. A diverses reprises, le conseil de salubrité de la Seine a été conduit à s'en occuper. Après avoir écarté tous les procédés de désinfection pour les tables en bois, condamné les tables métalliques à cause de leur altération trop facile, il s'est rattaché aux tables en pierre ou en marbre et, par le fait, aujourd'hui, dans toutes les halles, même celles des petites villes, on trouve des tables en marbre disposées à peu peu près comme celles de Paris.

V. **Police des halles et marchés.** — Le danger créé par l'accumulation des denrées alimentaires sur un même point est en raison directe de l'importance de ces dépôts. Dans les petites villes, on peut se contenter d'une propreté sommaire, sans porter atteinte à leur salubrité ; mais dans les grands centres, où des millions de kilogrammes de matières putrescibles sont amassés dans un même établissement, celui-ci deviendrait promptement un foyer d'infection redoutable, si on n'y avait pas recours à des mesures sévères, à des soins rigoureux de propreté, à une surveillance active. A Paris, où les halles centrales représentent peut-être le marché de comestibles le plus considérable du globe, il y a été pourvu par l'ordonnance du 30 décembre 1865 concernant la police des marchés publics. Ce document considérable, qui n'a pas moins de huit chapitres et de soixante-neuf articles, peut servir de modèle.

Il dispose d'abord que les ventes d'aliments ne peuvent avoir lieu que dans les établissements régulièrement constitués. Il faut une autorisation de l'autorité municipale, pour y occuper une place et cette place est désignée par une plaque vernissée contenant les noms et prénoms du locataire.

Les étalages ne doivent pas être faits hors de la place occupée. Les titulaires de places peuvent puiser de l'eau aux fontaines ; mais il leur est interdit d'y laver et d'y faire boire les animaux.

Le chapitre III concerne les mesures de salubrité et, vu son importance, nous allons le reproduire textuellement.

ART. 19. — Il est défendu de jeter, dans les passages réservés à la circulation, des pailles, papiers, détritus, de laisser séjourner, sur le sol des places, des marchandises avariées, débris de viande, de volaille, gibier, poisson ou autre résidu insalubre. Tous ces résidus seront recueillis dans des seaux en zinc, des caisses garnies de feuilles desséchées ou des terrines vernissées. Ces réceptacles, dissimulés à la vue, seront vidés une fois par jour, à la fermeture du marché et immédiatement lavés avec soin.

ART. 20. — Dans les étaux affectés à la boucherie, à la viande de porc triperie, viande cuite, les occupants feront enlever, une fois par jour, les os, graisses, épluchures et viandes de rebut.

ART. 21. — Tout le matériel des tripiers, des marchands de poisson, de saline, de viandes cuites, sera gratté et lavé tous les soirs et lavé une fois par semaine, au chlorure de chaux.

ART. 22. — Tous les mois, les occupants nettoieront à fond, le sol de leur place, après avoir enlevé ou déplacé leur matériel.

ART. 23. — Il est défendu d'abattre des agneaux, chevreaux, cochons de lait, marcassins, etc., de saigner et de plumer les volailles, y compris les pigeons, dans les marchés où il n'existe pas de local affecté à ce service.

ART. 24. — Dans les établissements pourvus d'abattoirs, les fumiers en provenant, seront, après chaque travail, portés dans un lieu destiné à les recevoir et le sol sera lavé à grande eau. Le sang et les vidanges ne seront pas mêlés aux fumiers.

ART. 25. — Les cabanes à lapins seront garnies d'un double fond en zinc, pourvues de cuvettes en zinc, vidées fréquemment et lavées avec soin. Les fumiers seront enlevés tous les jours.

ART. 26. — Les occupants des annexes à beurre et à volaille, devront en laver chaque jour le sol et les passages, en brosser et laver les grillages au moins une fois par semaine et en opérer le nettoiement général, au moyen du chlorure de chaux, quand l'inspecteur l'ordonnera.

ART. 27. — Les déblais provenant des places, resserres et abattoirs seront déposés dans des endroits affectés à cet usage, ou livrés aux tombereaux de nettoiement à leur passage.

ART. 28. — Les tripiers, marchands d'abats et de saline, devront renouveler au moins toutes les six heures, l'eau des bassins ou baquets dans lesquels ils font tremper leurs marchandises.

Ils doivent faire écouler entièrement cette eau, nettoyer et rincer les récipients, et laver ensuite convenablement la partie du sol où s'est fait l'écoulement.

ART. 29. — Les marchands ne pourront ni faire tremper du linge ou autres objets dans les bassins ou baquets affectés, soit au trempage des marchandises, soit à la conservation du poisson vivant, ni en salir l'eau d'aucune manière.

ART. 30. — Les articles de saline altérés et rendus impropres à la consommation par un trop long séjour dans l'eau, seront retirés de l'étalage et jetés au rebut.

ART. 31. — L'emploi de goupillons est interdit, pour l'aspersion des marchandises, laquelle ne pourra se faire qu'au moyen d'éponges ou de petits arrosoirs.

Art. 32. — Les marchandises sanguinolentes et généralement toutes les denrées de consistance molle, pâteuse, grasse ou humide, ne devront se trouver en contact, soit dans l'étalage, soit dans les resserres, avec aucune matière perméable, non plus qu'avec aucune partie du matériel ou ustensiles en cuivre, plomb, zinc ou fer galvanisé. Elles ne pourront pas être enveloppées dans des papiers peints, quelles qu'en soient les nuances.

Art. 33. — Les marchands de viande cuite ne peuvent vendre, ni des denrées crues, ni des pièces de pâtisseries coloriées.

Les marchandises qu'ils conserveront d'un jour à l'autre, seront renfermées dans des coffres établis de telle façon que l'air y circule facilement.

Art. 34. — Il est défendu expressément d'uriner et de jeter de l'urine ou d'autres liquides pouvant produire des émanations insalubres, dans les marchés, leurs dépendances et leurs abords, partout ailleurs qu'aux endroits affectés à cet usage.

De nouvelles mesures ont été prises récemment, à l'occasion d'une épidémie de *fièvre aphtheuse* qui sévissait dans les pays d'outre-Rhin. Un décret en date du 20 novembre 1888 avait prohibé l'entrée en France des animaux vivants et, pendant de longs mois, on ne vit plus entrer en France que des viandes abattues. L'opinion publique s'en émut. On se demanda si ces viandes provenant d'animaux malades constituaient une nourriture bien saine et le préfet de police dut prendre des précautions. Par une ordonnance en date du 2 avril 1890, il décida qu'à l'avenir aucune viande de boucherie ou de charcuterie ne pourrait être introduite à Paris, avant d'avoir subi l'examen du service d'inspection de la boucherie et sans avoir été estampillé par lui. Quant aux viandes provenant des animaux sacrifiés dans les abattoirs de Paris, il était défendu de les en faire sortir sans qu'ils fussent également revêtus d'une marque spéciale.

VI. **Marchés aux bestiaux**. — Dans les petites villes, les marchés aux bestiaux se tiennent sur les grandes places et plus particulièrement sur celles qui sont éloignées du centre de la ville. Les animaux y sont amenés à certaines époques fixes où se font les achats, et il n'y a pas là d'établissement public. Il n'en est pas de même dans les grands centres où les arrivages et les achats se font en permanence. Dans ce cas, il y a un avantage sérieux, au point de vue de la sécurité, à les établir au voisinage des abattoirs et comme une dépendance de ceux-ci. C'est la disposition qui a été adoptée à Paris et, comme elle peut servir de modèle, nous allons la faire connaître avec quelques détails.

Le marché général de la Villette est situé dans la région nord-est de Paris, près des fortifications. Il remplit tout l'espace compris entre le boulevard Serrurier, la rue de Flandre, la rue d'Allemagne et le canal Saint-Denis. Il est séparé des abattoirs généraux par le canal de l'Ourcq. Les deux établissements réunis couvrent un espace de 213 000 mètres carrés. C'est une véritable ville, avec ses quartiers, ses places, ses rues et ses carrefours. Sa construction a coûté vingt-quatre millions.

Le marché proprement dit comprend les deux grands pavillons d'administration, situés à droite et à gauche de la porte d'entrée, des deux côtés d'une très grande place pavée, dont l'ancienne fontaine du Château d'Eau occupe le milieu. Dans le fond, s'élèvent trois immenses hangars sous lesquels s'abritent les bestiaux. Le plus grand est situé au milieu. Il a environ 250 mètres de long sur 100 de large. Il est destiné à recevoir les bœufs, les vaches et les taureaux ; ces derniers sont mis à part et placés sur les bas côtés. Les deux hangars latéraux sont plus petits et réservés, celui de droite aux porcs et aux veaux, celui de gauche aux moutons.

Les trois hangars réunis renferment 112 préaux numérotés. Ce sont des emplacements limités par des traverses en fer supportées par des montants de même métal.

Ces trois hangars sont des constructions élégantes et légères supportées par des piliers en fonte, et dont la toiture, couverte en zinc, présente de nombreux tambours aux persiennes de verre et est surmontée d'un surtoit en vitrage. Les parois des deux extrémités sont également formées, dans leur partie supérieure, par des persiennes à lames de verre. Des séries de bâtiments alignés le long de la rue d'Allemagne, servent de bouverie et de bergerie. Le marché peut contenir six mille têtes de bétail. Le *Sanatorium*, créé en 1890, et dont nous parlerons bientôt, est situé dans le marché. C'est une bouverie comme les autres. Il est fermé depuis que les provenances de l'étranger ne sont plus suspectes.

L'abattoir est situé de l'autre côté du canal de l'Ourcq. Il se compose de quatre séries de bâtiments géminés dont les uns sont des bouveries et les autres des abattoirs. Les abattoirs sont constitués par une cour où se font les tueries et par deux échaudoirs situés sur les côtés.

L'abattoir des porcs est tout spécial. Il se compose d'abord d'un grand pavillon octogone qui sert de brûloir. Les porcs y sont abattus d'un coup de masse, saignés et le sang est recueilli ; puis on les couvre d'une mince couche de paille à laquelle on met le feu. Quand ils sont roussis d'un côté on les retourne, et on fait de même pour l'autre côté. Puis on les porte dans une immense échaudoir, où ils sont grattés, vidés et parés pour la vente.

Les animaux arrivent au marché de la Villette, tantôt par les grandes routes et ils entrent alors par la porte d'Allemagne, tantôt par le chemin de fer spécial qui part de la ceinture, fait le tour de l'établissement en longeant le boulevard Serrurier, et vient finir près du boulevard Macdonald. En débarquant sur le quai à niveau, les animaux se rendent, en suivant de larges voies, dans les différents quartiers qui leur sont assignés. Ce sont des troupeaux entiers qui s'engouffrent, par toutes les portes, dans cet immense marché qui a les dimensions d'une petite ville. Presque tous les départements de la France, l'Algérie et la plupart des

États de l'Europe contribuent à l'alimenter, L'Amérique du Sud elle-même commence à y envoyer du bétail. Tout le centre de la France vient s'y approvisionner; les départements des frontières du Nord et de l'Est font de même.

Les marchés ont lieu le lundi et le jeudi et on peut se faire une idée de leur importance, par les chiffres suivants :

En 1889, les introductions sur le marché de la Villette, ont été de :

Bœufs, taureaux, vaches	325.057 têtes.
Veaux	201.086 —
Moutons	1.602.633 —
Porcs	409.563 —
Total	2.538.339 têtes.

Une concentration semblable d'animaux nécessitait un ensemble de mesures d'hygiène très complet et très rigoureusement exécuté. Il y a été pourvu par un arrêté ministériel de 1883 et par l'ordonnance du 2 février 1886. Cette dernière a déterminé les mesures de désinfection rendues obligatoires dans ces marchés. Les plaintes occasionnées par les mauvaises odeurs qui se répandaient dans le voisinage, ont obligé l'administration à y créer, au mois de mai 1888, un service spécial de désinfection, qui a acquis, en ces derniers temps, un haut degré de perfectionnement.

Après chaque tenue de marché, les clôtures et le sol des halles et bouveries qui dégageaient des émanations ammoniacales intolérables, sont aspergés et lavés avec la solution de chlorure de zinc titrée à 45° Baumé, étendue d'eau dans la proportion de 3 p. 100. On l'aromatise avec de l'essence de thym qui répand dans les bouveries une odeur d'herbage agréable. On fait encore usage d'un liquide breveté, dit antibactérien Raymond, qui contient du sulfate de zinc, de l'acide borique, de l'hyposulfite de soude et du sulfate de soude ; ce liquide est, paraît-il, efficace pour neutraliser les dégagements de sulfhydrate d'ammoniaque. Le lavage est facilité par la projection de ces liquides sous pression à l'aide de pompes rotatives, et complété par la pulvérisation de puissants antiseptiques à l'aide d'un vaporisateur ingénieux à air comprimé construit par MM. Geneste et Herscher. La plupart des liquides désinfectants employés jusqu'ici pour ces opérations tendent à être remplacés par les solutions à 1/2 et à 1 p. 100 de crésyl, produit complexe riche surtout en acide crésylique 50 p. 100 et en naphtaline, s'émulsionnant parfaitement avec l'eau. Ce produit se rapproche beaucoup de la créoline et se confond même avec elle.

Pour nettoyer et désinfecter, après chaque marché, les 3600 claies de séparation en bois placées sous la halle aux moutons, on emploie

(1) Note sur le service de désinfection du marché aux bestiaux de la Villette (*Bulletin municipal* du 4 novembre 1889 et *Revue d'hygiène*, 1889, p. 1035).

aujourd'hui une machine à vapeur spéciale construite par la maison Herscher ; la vapeur sous pression rencontre et disperse, sous forme de poussière d'eau, une solution d'acide thymique ou de crésyl placée dans un récipient particulier. Le mélange de vapeur surchauffée et de liquide désinfectant s'échappe de l'orifice de la lance avec une température de + 111° qu'il perd immédiatement à quelques centimètres de distance. Mais l'action mécanique détache en quelques instants les déjections, les fumiers et toutes les matières organiques qui adhèrent aux parois des claies ; la destruction des germes est assurée par l'élévation de la température et par l'agent désinfectant. L'opération se fait rapidement, avec une dépense assez minime et d'une façon efficace. La désinfection des wagons ayant servi à transporter des animaux atteints de maladies contagieuses, se fait par des procédés analogues.

Les immondices déposées sur les différents parties du sol des halles places et voies de circulation sont enlevées à l'aide de balayeuses mécaniques ; puis des tonneaux d'arrosage répandent partout une pluie de liquide désinfectant. Le résultat paraît jusqu'ici satisfaisant et l'infection proverbiale du marché de la Villette a considérablement diminué. La désinfection se fait régulièrement deux fois par semaine et c'est un travail considérable, car la surface à désinfecter est de 213 000 mètres carrés.

On s'est également préoccupé l'an dernier de soustraire à la contagion les grandes réserves de bétail réunies dans le marché de la Villette. Ces mesures ont été prises, lorsqu'on a levé le décret du 26 novembre 1889 qui interdisait l'entrée en France du bétail étranger, interdiction motivée par l'épidémie de fièvre aphtheuse qui régnait alors dans les pays d'outre-Rhin.

Le ministère de l'agriculture fit établir à cette époque le *Sanatorium* dont il a été question plus haut pour recevoir les moutons de provenance étrangères admis à l'importation (1).

Tous les animaux de l'espèce ovine provenant de la Russie, expédiés de l'un des ports russes de la mer Noire, à destination de Marseille, devaient être placés, après leur mise à terre et leur visite sanitaire, dans des wagons plombés et transportés dans cet état au *Sanatorium* des abattoirs de la Vilette (2). Ces wagons ne pouvaient être ouverts que sur le quai du *Sanatorium* et les moutons, débarqués et inspectés par le service sanitaire, étaient tous abattus, vendus ou non, avant l'arrivée du nouveau convoi destiné au marché suivant, sans qu'il fût permis de les faire sortir de la bergerie, autrement que pour aller aux échaudoirs.

(1) Voir les instructions du ministre de l'agriculture en date du 24 novembre et 11 décembre 1890, concernant le *sanatorium* annexe du marché aux bestiaux de la Villette.

(2) Arrêté du ministre de l'agriculture en date du 15 décembre 1890.

Après chaque arrivage, il devait être procédé à la désinfection complète des wagons, du quai de débarquement, des chemins parcourus par le bétail pour se rendre à la bergerie du *Sanatorium* et de là aux échaudoirs, ainsi que des locaux où ces animaux avaient séjourné et avaient été abattus. La bergerie du *Sanatorium* devait être désinfectée, immédiatement après évacuation complète de tous les animaux (1).

Aux termes de l'ordonnance du préfet de police du 12 décembre 1890, en cas de maladie contagieuse, les animaux contanimés devaient être conduits directement à l'échaudoir spécial du service sanitaire et abattus immédiatement. Leurs cadavres et eleursp aux devaient être dénaturés à l'aide de liquides désinfectants et livrés à l'équarrissage. Quant aux animaux simplement suspects, ils devaient être conduits au lazaret et abattus dans les vingt-quatre heures, à l'échaudoir spécial du service sanitaire. Leur viande, après avoir été examimée et reconnue bonne par les inspecteurs sanitaires, devait être estampillée ; les peaux dont la vente serait permise devaient être immergées dans une solution de sulfate de zinc à 2 p. 100, renouvelée aussi souvent que le service sanitaire le jugerait convenable (2).

Enfin l'ordonnance de police du 3 décembre 1890 interdisait la sortie des animaux de boucherie et de charcutèrie introduits dans les abattoirs, autrement qu'à l'état de bête abattue.

Aucun cas de fièvre aphtheuse n'ayant été signalé par le service d'inspection de la boucherie, la plupart de ces mesures sont tombées en désuétude, et le *Sanatorium* est maintenant fermé.

§ 3. — Inspection des viandes et législation sanitaire.

L'un des principaux avantages de la création des abattoirs publics, avons-nous dit, c'est le contrôle par un inspecteur compétent, de l'état sanitaire des animaux qui y entrent et de la qualité de la viande qui en sort.

I. **Historique**. — Dès 1825 une ordonnance de police du 5 décembre instituait trois inspecteurs chargés de surveiller les travaux de la boucherie, dans les abattoirs et la conduite des bestiaux ; malheureusement, pas plus dans cette ordonnance que dans celle du 25 mars 1830, il n'était spécifié que les inspecteurs seraient pris parmi les vétérinaires ; il était même dit (art. 10) que ces inspecteurs seraient choisis parmi d'anciens bouchers ou fils d'anciens bouchers, qui posséderaient l'estime du commerce. L'article 7 de cette dernière ordonnance dit qu'il y aura au moins six inspecteurs de la boucherie à Paris, proposés par le syndic de

(1) Ordonnance du préfet de police en date dn 12 décembre 1890, concernant le sanatorium du marché aux bestiaux de la Villette.

(2) Ordonnance du préfet de police du 24 décembre 1890, concernant l'échaudoir spécial du service d'inspection sanitaire du marché aux bestiaux de la Villette.

la boucherie au préfet qui les nomme ; dans chaque abattoir devait être logé l'un de ces inspecteurs. Leur nombre fut porté de huit à quinze par l'ordonnance du 31 décembre 1855, portant réorganisation des inspecteurs de la boucherie, et ils furent placés sous les ordres directs et immédiats de l'inspecteur général des halles et marchés. Leurs fonctions consistaient entre autres à vérifier la qualité, la nature et l'espèce des viandes abattues dans les abattoirs généraux, dans les marchés publics et établissements particuliers, etc. Ces inspecteurs devaient faire parvenir d'urgence, à l'administration, des rapports sur les maladies contagieuses qu'ils constateraient dans les abattoirs. Ces prescriptions, dont plusieurs remontaient au décret du 22 juin 1832, étaient incompatibles avec le maintien, dans ces fonctions, de bouchers, d'éleveurs, d'agriculteurs, par fois même d'anciens maçons, et autres personnes, complètement étrangères à la science vétérinaire. En 1875, il n'y avait pas encore, à l'abattoir de la Villette, un seul inspecteur appartenant à la profession vétérinaire. Toutefois, dès 1872, à Bordeaux, un vétérinaire fut nommé, après concours, vétérinaire de la ville, inspecteur général des services des viandes. Il était tenu de demeurer à l'abattoir et l'exercice de toute clientèle lui était formellement interdit. Ses attributions étaient de visiter les animaux vivants amenés sur le marché et à l'abattoir, pour s'assurer qu'ils étaient sains et capables d'être livrés à la consommation. Il devait en outre visiter les animaux abattus et s'assurer de l'état des chairs et des viscères ; enfin, inspecter les viandes foraines ou colportées, celles qui se trouvaient chez les bouchers et charcutiers, celles destinées à la troupe, aux hospices, etc. ; ses décisions étaient sans appel. Le titulaire de cet emploi fut M. Baillet, dont l'excellent livre : *Traité de l'inspection des viandes de boucherie*, publié en 1875, et les nombreux travaux ultérieurs, ont puissamment contribué à faire choisir exclusivement des vétérinaires pour ces emplois.

Le service de l'inspection des viandes à Paris a été réorganisé en 1878 et en 1876 ; il vient de l'être, d'une manière plus complète, par l'arrêté du 21 juillet 1890 (1).

II. **Inspection des viandes à Paris et dans les communes du ressort de la préfecture de police.** — Aux termes de l'arrêté du 21 juillet 1890, le service de l'inspection est chargé de veiller à la salubrité des viandes mises en vente à Paris, ainsi que dans les communes du ressort de la préfecture de police et de poursuivre la répression des infractions aux lois et ordonnances qui régissent la matière.

A. Personnel. — Le nombre des inspecteurs a été considérablement augmenté. En 1879, il avait été déjà porté à 57. Ils avaient à leur tête M. Villain, l'auteur du *Manuel de l'inspecteur des viandes*, dont la deuxième

(1) Arrêté réglementaire du 21 juillet 1890 concernant l'inspection des viandes à Paris et dans les communes du ressort de la préfecture de police (2e division, 1er bureau, 1re section, n° 19).

édition, publiée en 1890, nous a fourni d'utiles renseignements. Aujourd'hui ce personnel comprend :

1 chef de service au traitement de	6000	fr.
4 contrôleurs au traitement de	5000	
11 inspecteurs principaux au traitement de	4500	
17 — de 1re classe au traitement de	4000	
37 — de 2e classe au traitement de	3500	
1 homme de peine au traitement de	1800	

Les candidats à l'emploi d'inspecteur de 2e classe doivent être Français, âgés de moins de quarante-cinq ans et produire le diplôme de vétérinaire délivré par une des écoles d'Alfort, de Lyon ou de Toulouse. Ils doivent de plus subir un examen par écrit et une épreuve pratique, devant un jury de huit membres, présidé par le secrétaire général de la préfecture de police; les épreuves embrassent toutes les connaissances nécessaires à leurs fonctions.

Les emplois d'inspecteur de 1re classe sont obtenus à la suite d'un concours entre les inspecteurs de 2e classe. Il se passe devant le même jury et se compose de trois épreuves, l'une écrite, l'autre orale, la troisième pratique (1). Si nous sommes entrés dans ces détails, c'est pour faire apprécier l'importance du chemin parcouru. Il ne s'agit plus d'anciens bouchers, de maçons, nommés par le préfet; les inspecteurs d'aujourd'hui sont choisis parmi les vétérinaires diplômés et après un concours sérieux. C'est encore une conquête de l'hygiène. C'est elle qui, en démontrant le danger que font courir les viandes avariées ou provenant d'animaux malades, a décidé l'administration à organiser le service de l'inspection sur ces bases solides, au prix d'une dépense annuelle de 274 800 francs.

B. Fonctions. — La surveillance du service d'inspection des viandes s'exerce à Paris dans les endroits ci-après :

1° Portes d'octroi ;

2° Gares de chemins de fer;

3° Abattoirs ;

4° Halles centrales (ventes en gros des viandes et de la triperie, pavillons de détails similaires) ;

5° Marchés de quartier ;

6° Étaux de boucherie et de charcuterie,

7° Débits de triperie.

L'inspection s'étend également à la vente des viandes en ambulance.

Le chef du service de l'inspection en est responsable et en rend compte au préfet de police. Les attributions des contrôleurs, et des

(1) Les épreuves pratiques comportent pour l'emploi d'inspecteur de 2e classe l'examen micrographique des lésions pathologiques et des maladies parasitaires; pour l'emploi d'inspecteur de 1re classe, une préparation micrographique.

inspecteurs sont minutieusement déterminées par l'arrêté réglementaire du 20 juillet 1890.

1° *Gares et portes d'octroi.* — Les inspecteurs doivent assurer l'exécution de l'ordonnance de police du 13 octobre 1879, sur l'inspection, et celle du 2 avril 1890 sur l'estampillage des viandes de boucherie et de charcuterie, veiller à ce que les importateurs se conforment aux conditions imposées par le décret du 26 mai 1888 et qui prescrivent à ceux qui font entrer des viandes de l'espèce bovine et porcine de n'introduire que des animaux complets, soit entiers, soit par moitié ou par quartiers, mais avec la possibilité de reconstituer l'animal par juxtaposition des morceaux.

2° *Abattoirs.* — Le service de l'inspection y constate la mise à mort des animaux contagieux envoyés par le service sanitaire, et délivrent aux intéressés les certificats d'usage. S'il s'agit d'animaux non adressés par ce service et reconnus contagieux après l'abatage, les inspecteurs rendent compte de cette constatation, par un rapport très détaillé et en double expédition, dont l'une et adressée au chef de service et dont l'autre est transmise le jour même à l'administration.

A l'abattoir de la Villette le service comprend :

1° La vente des animaux sur pied dans les bouveries, bergeries, porcheries, etc. ;

2° L'examen des animaux abattus dans les cours de travail ;

3° L'inspection et la marque des viandes, dans les échaudoirs, pendoirs, etc. ;

4° La surveillance de la destruction et de l'enlèvement des viandes saisies et des animaux morts.

A l'abattoir hippophagique de Villejuif, un inspecteur vétérinaire est chargé de faire exécuter les prescriptions de l'ordonnance du 9 juin 1866, concernant la viande de cheval pour l'alimentation. Ces prescriptions sont à peu près les mêmes que celles qui concernent les animaux des espèces bovine, ovine et porcine. Elle prescrit de plus de ne pas laisser mettre en vente la viande des chevaux morts naturellement, ou abattus en état de fièvre, par suite de blessure, des chevaux malades ou porteurs de plaies purulentes ou d'abcès même du sabot, ou parvenus à un état d'extrême amaigrissement. Quant aux chevaux morveux, si la maladie est constatée de leur vivant, l'inspecteur doit en informer télégraphiquement son collègue du service sanitaire, auquel il appartient de prendre les mesures nécessaires. Si la maladie n'est constatée qu'après l'abatage, il se borne à rédiger le rapport en double expédition dont nous avons parlé plus haut.

3° *Halles centrales.* — L'inspection, aux grandes halles, comprend :

1° La surveillance de la vente en gros des viandes (pavillon 3 et 5) ;

2° La surveillance de la vente en gros de la triperie (pavillon 6) ;

3° La surveillance des marchés de détail similaires (pavillon 3 et 5) ;

4° La surveillance des boucheries en gros et des ateliers de découpage situés aux abords des halles ;

5° L'inscription ou relevé des saisies opérées et la délivrance des certificats aux facteurs et commissionnaires ;

6° La permanence (inspection des viandes amenées sous escorte de l'octroi, réclamations, etc.) ;

7° Pendant les mois de mars, avril, mai, la vente des chevreaux mis en vente sur le marché du gros de la volaille et du gibier (pavillon 4) ;

8° L'examen microscopique des viandes suspectes.

Ce service important est fait par dix inspecteurs au moins, sous la direction d'un contrôleur.

Les inspecteurs font immédiatement transporter les viandes suspectes ou impropres à la consommation, soit à l'atelier de découpage, soit au local affecté au dépôt des viandes saisies.

Lorsqu'après le découpage, il est reconnu que les viandes peuvent être consommées, elles sont rendues au commerce ; dans le cas contraire, leur saisie est prononcée.

Les viandes saisies sont détruites aux frais du propriétaire, conformément à l'article 5 de l'ordonnance du 13 octobre 1879, ou envoyées au Jardin des Plantes pour la nourriture des animaux carnassiers.

Quand l'examen d'une viande saisie permet de constater ou de laisser suspecter l'existence d'une maladie contagieuse, elle est envoyée au laboratoire de micrographie et soumise aux observations nécessaires pour compléter le diagnostic. Ce laboratoire est installé à la vente en gros des viandes et placé sous l'autorité directe du chef de service. Il est destiné à l'examen des pièces pathologiques et à la recherche des maladies contagieuses, soit par l'examen microscopique, soit par des inoculations expérimentales. Il est ouvert aux inspecteurs, pendant la matinée, lorsque les arrivages en gros sont terminés. Toute pièce pathologique trouvée par les inspecteurs, dans les différents postes de Paris ou de la banlieue, est envoyée au laboratoire avec une note détaillée. Ces pièces, préparées et réunies par les soins du contrôleur-préparateur, servent à constituer des collections destinées au perfectionnement de l'instruction scientifique des inspecteurs. S'il s'agit de charbon, les inspecteurs doivent envoyer au laboratoire soit du sang, soit un organe quelconque à fin d'analyse.

4° *Marchés de quartiers.* — Les quarante-deux marchés de quartiers sont divisés en six groupes et un inspecteur des viandes est attaché à chacun d'eux. Indépendamment des viandes de boucherie et de charcuterie, il doit examiner la volaille, le gibier et le poisson. Lorsqu'il juge qu'il y a lieu de procéder à une saisie, il inscrit cette opération sur le registre de présence, délivre les certificats qui sont demandés par les intéressés et requiert l'inspecteur de police de faire transporter, aux endroits du marché affectés aux dépôts des immondices, les denrées saisies dont l'enlèvement est opéré par le service du nettoiement.

5° *Étaux de boucherie et de charcuterie; débits de triperie.* — Les inspecteurs attachés aux six groupes de marchés de quartier visitent, au cours de leurs tournées, les étaux de boucherie et de charcuterie, ainsi que les débits de triperie. Ils opèrent les saisies nécessaires et signalent à l'administration les établissements qui ne remplissent par les conditions exigées par les règlements. Ils surveillent également le commerce de la viande de cheval et s'assurent de la salubrité des viandes colportées et vendues, sur la voie publique, par les marchands des quatre saisons.

Les denrées insalubres saisies aux marchands ambulants sont détruites sur place.

Chaque année, l'administration désigne un certain nombre d'inspecteurs des viandes, dirigés par le chef de service ou par un contrôleur, pour examiner les marchandises de charcuterie exposées à la foire aux jambons.

6° *Service de la banlieue.* — Les communes suburbaines du ressort de la préfecture de police sont groupées en seize circonscriptions, à chacune desquelles est attaché un inspecteur des viandes.

Leur service est exactement le même que celui de leurs collègues de Paris. L'exercice de la clientèle leur est également interdit.

Ces dispositions sont très rationnelles et donnent toute satisfaction à l'hygiène; aussi les grandes villes ont-elles suivi l'exemple de Paris, en nommant, à la suite de concours publics, des vétérinaires, chargés de l'inspection des viandes et des abattoirs municipaux, avec des émoluments qui varient de 2000 à 5400 francs. Le Havre, Dijon, Troyes, Saint-Étienne, Nantes, et, au premier rang, Bordeaux et Lyon, ont, à ce point de vue, des services parfaitement organisés, au grand bénéfice de l'hygiène publique. A Paris, six de ces inspecteurs sont domiciliés dans les bâtiments de l'abattoir de la Villette, et font tour à tour un service de nuit. Dans plusieurs villes, le directeur de l'abattoir est un vétérinaire. On discute pour savoir s'il est avantageux de confondre ainsi, dans les mêmes mains, les services administratifs et les services techniques. A côté de ces inspecteurs vétérinaires doivent se trouver des adjoints ou praticiens, choisis parmi des bouchers expérimentés ayant un excellent coup d'œil pour juger la qualité des bêtes sur pied ou dépecées, des surveillants, chargés des détails de la police intérieure.

A l'abattoir de Berlin on a rattaché le service de la récolte du vaccin animal et l'institut désigné sous le nom de *Koenigliches Impfung Lymphe Erzeugungs-Institut* (Tempelhofer Ufer, 29) (1). Mais nous

(1) *British medical Journal*, 23 août 1890, p. 473 et *Revue d'hygiène*, décembre 1890.

nous demandons s'il n'y a pas quelque inconvénient à placer, dans le voisinage immédiat d'un foyer possible de maladies et de fermentations, la source et la récolte d'une matière à inoculation qui doit être à l'abri de tout soupçon.

III. **Législation sanitaire**. — Il nous reste à dire quelques mots en ce qui concerne la législation sanitaire des abattoirs. Ceux-ci ont été rangés, par le décret du 15 octobre 1810 et maintenus depuis cette époque, dans la première classe des établissements dangereux, insalubres ou incommodes. Leur création implique donc une demande en autorisation au préfet, avec l'indication détaillée et deux plans de l'établissement projeté, l'un faisant connaître l'état des propriétés voisines, dans un rayon de 500 mètres, l'autre représentant les dispositions intérieures, à l'échelle de 5 millimètres par mètre. La demande doit être affichée, par ordre du préfet, dans un rayon de 5 kilomètres, et est soumise à l'enquête *de commodo et incommodo*. Le préfet statue, après avoir pris connaissance des oppositions et consulté le conseil d'hygiène. L'éloignement imposé de toute habitation est d'au moins 50 mètres; il doit être plus grand s'il s'agit d'établissements publics, écoles, casernes, etc. La cheminée du fondoir doit être haute de 20 à 40 mètres suivant le cas. L'arrêté d'autorisation énumère les conditions d'installation imposées, pour que l'abattoir ne soit ni dangereux, ni incommode pour le voisinage. La suppression d'un abattoir ne peut être imposée qu'après avis du conseil d'État.

Des réglements analogues existent à l'étranger. En Italie, d'après l'article 102 du règlement général pour l'application de la loi *Sulla tutela della igiene et della sanita publica*, comme aussi d'après l'article 7 du *Regolamento interno per la vigilanza igienica* du 3 août 1890, les bœufs, les moutons, les porcs et les chevaux ne peuvent être abattus dans les communes de plus de 6000 habitants, que dans l'abattoir dont ces communes doivent être pourvues. Dans les communes d'une population inférieure à 6000 habitants, mais pourvues d'un abattoir, les bêtes ne peuvent être abattues ailleurs que dans ce dernier. L'inspection de ces abattoirs est confiée à des vétérinaires diplomés. Le règlement du 3 août 1890 règle les conditions de construction et de fonctionnement de ces abattoirs, de la façon la plus judicieuse et la plus précise. La viande des animaux atteints de maladies non transmissibles à l'homme, mais simplement suspectes, est vendue dans des chauffoirs spéciaux dits *basse macellerie*, comme viande de qualité inférieure. L'article 25 dit : « On admettra cependant à la consommation, les viandes provenant des animaux trouvés atteints de tubercules, pourvu que la maladie soit à son premier stade, n'intéresse qu'un seul organe ou viscère, et pourvu qu'il n'y ait pas encore infection secondaire du système glandulaire lymphatique. Ces viandes seront vendues dans la *basse macellerie*, avec un écriteau indiquant qu' « elles ne doivent être consommées que cuites ». Toutes ces viandes de qualité inférieure doivent être timbrées en lettres rouges ou de préférence au fer rouge, des lettres : C. B. M. (*carne bassa macelleria*).

Ces débits de viande de qualité inférieure (*Freibank*), qui existent également dans beaucoup de villes de l'Allemagne et des pays du Nord, ne sont pas encore entrés dans nos mœurs; il ne faut pas le regretter.

A Berlin, au *Central-Schlachsthof* (1), le bureau d'examen (*Schauamt*) se compose de cinq sections, ayant chacune un président ou *Ober-revisor*, une vingtaine d'examinateurs (*Beschauer*) hommes ou femmes, et de huit reviseurs (*Probenehmer* ou *Revisoren*). Chaque inspecteur est muni d'une série de petites boîtes à pilules en étain, numérotées; il excise sur les viandes qui lui sont présentées quatre petits fragments de muscle, empruntés au diaphragme, aux muscles laryngés, abdominaux; sur chaque bête abattue qui les a fournis, il applique un cachet humide. En outre, il inscrit une note sur un registre spécial, afin de permettre de remonter à l'origine de chaque fragment où l'on trouverait au microscope des parasites (trichine, cysticerque, charbon, etc.). On procède ensuite à l'examen détaillé du péritoine, de la plèvre, des viscères. Chacun des vingt-cinq ou trente experts vétérinaires, réunis aux laboratoires, examine les spécimens renfermés dans les boîtes qu'on leur transmet; quinze à vingt minutes suffisent pour un animal abattu. Les fibres musculaires sont comprimés, à l'aide d'une vis, entre deux plaques épaisses de verre qui rendent l'examen facile et rapide : les pièces déclarées suspectes sont renvoyées à un examen de contrôle ou au reviseur en chef (*Revisoren* ou *Ober-revisor*). A Paris cette inspection se fait, comme nous l'avons vu, dans un petit laboratoire attenant aux halles centrales et non à l'abattoir.

(1) Dr Hestwig, *Der Central-Schlachsthof zum Berlin, und der Betrieb auf demselben* (*Deutsche Jahresbericht fur Off. Gesundheitspflege*, 1887, t. III, p. 390-410 et *British medical Journal*, 23 août 1890, p. 473).

FIN DU TOME TROISIÈME.

TABLE DES MATIÈRES

CONTENUES DANS LE TROISIÈME VOLUME

LIVRE III

HYGIÈNE URBAINE

CHAPITRE PREMIER

LES VILLES EN GÉNÉRAL, PAR M. JULES ARNOULD.

CHAPITRE II

LA VOIE PUBLIQUE, PAR M. J. ARNOULD.

CHAPITRE III

La ville souterraine, par M. Jules Rochard.

CHAPITRE IV

LES HABITATIONS, PAR MM. LÉON FAUCHER ET RICHARD.

CHAPITRE V

Établissements publics, par MM. Jules Rochard et E. Vallin.

FIN DE LA TABLE DES MATIÈRES DU TROISIÈME VOLUME.

2496-88. — CORBEIL. Imprimerie CRÉTÉ.

ENCYCLOPÉDIE

D'HYGIÈNE

ET DE

MÉDECINE PUBLIQUE

Directeur : Dr JULES ROCHARD

COLLABORATEURS : MM. ARNOULD, BERGERON, BERTILLON, BROUARDEL, Léon COLIN
DROUINEAU, Léon FAUCHER, GARIEL, Armand GAUTIER
GRANCHER, LAYET, LE ROY DE MÉRICOURT, A.-J. MARTIN, Henri MONOD
NAPIAS, NOCARD, POUCHET, PROUST
DE QUATREFAGES, RICHARD, RICHE, Eugène ROCHARD, STRAUS, VALLIN VIRY

TOME TROISIÈME

Avec figures intercalées dans le texte

LIVRE III

Hygiène urbaine. — Chap. I. *Villes en général*, par M. Arnould. — Chap. II. *Voie publique*, par M. Arnould. — Chap. III. *La Ville souterraine*, par M. Jules Rochard. — Chap. IV. *Habitations*, par MM. Léon Foucher et Richard. — Chap. V. *Etablissements publics*, par MM. Jules Rochard et Vallin.

PARIS
LECROSNIER ET BABÉ, LIBRAIRES-ÉDITEURS
PLACE DE L'ÉCOLE-DE-MÉDECINE

1891

ENCYCLOPÉDIE D'HYGIÈNE

ET DE

MÉDECINE PUBLIQUE

Directeur : Dr Jules ROCHARD

COLLABORATEURS

MM. ARNOULD, BERGERON, BERTILLON, BROUARDEL, Léon COLIN, DROUINEAU
Léon FAUCHER, GARIEL, Armand GAUTIER, GRANCHER
LAYET, LE ROY DE MÉRICOURT, A.-J. MARTIN, Henri MONOD,
NAPIAS, NOCARD, POUCHET, PROUST, DE QUATREFAGES, RICHARD, RICHE
Eugène ROCHARD, STRAUS, VALLIN, VIRY

L'hygiène a pris, depuis quelques années, une importance et une extension considérables. Ce n'est plus une annexe de l'art de guérir, c'est une science à part, qui a pour objet tout ce qui intéresse la santé publique et pour représentants tous ceux qui sont chargés de la sauvegarder. En élargissant son terrain, elle a développé ses moyens d'action. Elle a maintenant ses sociétés et ses congrès, ses journaux et ses revues. Chacune de ses branches a été l'objet de traités spéciaux; mais nous n'avons pas de livre embrassant l'hygiène, dans son ensemble, avec tous les développements qu'elle comporte aujourd'hui. Un pareil ouvrage ne peut guère être rédigé par un seul homme. Le sujet est trop vaste et le terrain trop changeant. Le travail collectif et simultané permet seul de présenter un tableau complet de l'hygiène contemporaine, dans un temps assez court pour que les différentes parties concordent entre elles. Ce sont là les raisons qui nous ont décidés à publier l'ouvrage que nous offrons au public.

Les nations étrangères nous ont devancés. Les États-Unis, l'Angleterre, l'Allemagne, ont depuis longtemps des Encyclopédies d'hygiène qui traduisent fidèlement l'état de la science sanitaire dans leurs pays. Ces publications ne sont toutefois que des collections de monographies qui n'ont aucun lien entre elles, qui manquent d'harmonie et d'unité. Celle que nous publions sera rédigée d'après un plan tracé à l'avance et accepté par tous les collaborateurs qui ont bien voulu s'associer à cette œuvre, et dont la compétence

et le mérite sont également reconnus. De cette façon, l'ouvrage présentera, dans son ensemble, la méthode, l'homogénéité indispensables à toute œuvre didactique, et chacune des parties sera traitée par l'auteur qui s'en sera le plus spécialement occupé.

L'*Encyclopédie d'hygiène et de médecine publique* se composera de dix livres distribués de la façon suivante :

TOME PREMIER

LIVRE I. **Hygiène générale.** — Chap. I. *Introduction anthropologique*, par M. DE QUATREFAGES. — Chap. II. *Démographie*, par M. J. BERTILLON. — Chap. III. *Climatologie*, par MM. LEROY DE MÉRICOURT et EUGÈNE ROCHARD. — Chap. IV. *Pathogénie*, par M. JULES ROCHARD. — Chap. V. *Epidémiologie*, par M. LÉON COLIN. 1 vol. in-8, avec 45 figures intercalées dans le texte et 1 planche (fascicule 1 à 5), 1890........ 17 fr. 50

TOME DEUXIÈME

LIVRE I. Chap. V. *Epidémiologie*, par M. LÉON COLIN. — Chap. VI. *Epizooties* (maladies des animaux transmissibles à l'homme), par MM. NOCARD et LECLAINCHE.

LIVRE II. **Hygiène alimentaire.** — Chap. I. *Aliments*, par M. GABRIEL POUCHET. — Chap. II. *Eaux potables*, par M. ARMAND GAUTIER. — Chap. III. *Boissons*, par M. RICHE. — Chap. IV. Art. II. *Théorie de l'alimentation*, par M. GABRIEL POUCHET. 1 vol. in-8, avec 45 figures intercalées dans le texte (fascicule 6 à 11), 1890........ 20 fr.

TOME TROISIÈME

LIVRE III. **Hygiène urbaine.** — Chap. I. *Villes en général*, par M. ARNOULD. — Chap. II. *Voie publique*, par M. ARNOULD. — Chap. III. *La ville souterraine*, par M. JULES ROCHARD. — Chap. IV. *Habitations*, par MM. LÉON FAUCHER, RICHARD. — Chap. V. *Etablissements publics*, par JULES ROCHARD, VALLIN, GARIEL. 1 vol. in-8, avec 125 fig. intercalées dans le texte. 1891. (fascicule 12 à 16)........ 17 fr. 50

TOME QUATRIÈME

LIVRE III. Chap. V. *Etablissements publics*, par MM. JULES ROCHARD, VALLIN, GARIEL.

LIVRE IV. **Hygiène rurale**, par M. DROUINEAU. 1 vol. in-8, avec fig. intercalées dans le texte. 1891.

LIVRE V. **Hygiène hospitalière et assistance publique**, par MM. NAPIAS et A.-G. MARTIN.

LIVRE VI. **Hygiène industrielle**, par M. LAYET.

LIVRE VII. **Hygiène militaire**, par M. VIRY.

LIVRE VIII. **Hygiène navale**, par M. JULES ROCHARD.

LIVRE IX. **Hygiène infantile**, par M. BERGERON.

LIVRE X. **Hygiène internationale et administrative.** — 1re partie, par MM. BROUARDEL et PROUST. — 2e partie, par M. HENRI MONOD.

L'*Encyclopédie d'hygiène et de médecine publique* a pour but de donner aux médecins les connaissances qui leur sont indispensables pour s'acquitter de leurs fonctions. Elle est également destinée à servir de guide aux administrations, aux conseils d'hygiène et de salubrité et à les éclairer sur toutes les questions qui sont de leur ressort. Elle paraîtra par fascicules de dix feuilles et dans un laps de trois ans. Elle comprendra environ huit volumes in-octavo raisin de 800 pages en moyenne. Indépendamment de la table alphabétique qui sera annexée à chaque volume, une table alphabétique très détaillée sera placée à la fin de l'ouvrage, pour faciliter les recherches.

AVIS. — *Depuis le 1er juillet 1889, il paraît chaque mois un fascicule de dix feuilles avec figures et planches ; les fascicules 1 à 16 sont en vente.*

Prix de chaque fascicule (1 à 10)........ **3 fr. 50**
Prix du fascicule 11........ **2 fr. 50**
Prix de chaque fascicule (12 à 16)........ **3 fr. 50**
Souscription à forfait à l'ouvrage complet........ **150 fr. »**

9593-91 — Corbeil Imprimerie Crété.

ENCYCLOPÉDIE D'HYGIÈNE

ET DE

MÉDECINE PUBLIQUE

Directeur : Dr JULES ROCHARD

COLLABORATEURS : MM. ARNOULD, BERGERON, BERTILLON, BROUARDEL, Léon COLIN
DROUINEAU, Léon FAUCHER, GARIEL, Armand GAUTIER
GRANCHER, LAYET, LE ROY DE MÉRICOURT, A.-J. MARTIN, Henri MONOD
NAPIAS, NOCARD, POUCHET, PROUST
DE QUATREFAGES, RICHARD, RICHE, Eugène ROCHARD, STRAUS, VALLIN VIRY

TOME TROISIÈME

Avec figures intercalées dans le texte

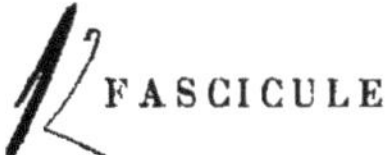

FASCICULE

PARIS
LECROSNIER ET BABÉ, LIBRAIRES-ÉDITEURS
PLACE DE L'ÉCOLE-DE-MÉDECINE
1890

ENCYCLOPÉDIE D'HYGIÈNE

ET DE

MÉDECINE PUBLIQUE

Directeur : Dr Jules ROCHARD

COLLABORATEURS

MM. ARNOULD, BERGERON, BERTILLON, BROUARDEL, Léon COLIN, DROUINEAU
Léon FAUCHER, GARIEL, Armand GAUTIER, GRANCHER
LAYET, LE ROY DE MÉRICOURT, A.-J. MARTIN, Henri MONOD,
NAPIAS, NOCARD, POUCHET, PROUST, DE QUATREFAGES, RICHARD, RICHE
Eugène ROCHARD, STRAUS, VALLIN, VIRY

L'hygiène a pris, depuis quelques années, une importance et une extension considérables. Ce n'est plus une annexe de l'art de guérir, c'est une science à part, qui a pour objet tout ce qui intéresse la santé publique et pour représentants tous ceux qui sont chargés de la sauvegarder. En élargissant son terrain, elle a développé ses moyens d'action. Elle a maintenant ses sociétés et ses congrès, ses journaux et ses revues. Chacune de ses branches a été l'objet de traités spéciaux ; mais nous n'avons pas de livre embrassant l'hygiène, dans son ensemble, avec tous les développements qu'elle comporte aujourd'hui. Un pareil ouvrage ne peut guère être rédigé par un seul homme. Le sujet est trop vaste et le terrain trop changeant. Le travail collectif et simultané permet seul de présenter un tableau complet de l'hygiène contemporaine, dans un temps assez court pour que les différentes parties concordent entre elles. Ce sont là les raisons qui nous ont décidés à publier l'ouvrage que nous offrons au public.

Les nations étrangères nous ont devancés. Les États-Unis, l'Angleterre, l'Allemagne, ont depuis longtemps des Encyclopédies d'hygiène qui traduisent fidèlement l'état de la science sanitaire dans leurs pays. Ces publications ne sont toutefois que des collections de monographies qui n'ont aucun lien entre elles, qui manquent d'harmonie et d'unité. Celle que nous publions sera rédigée d'après un plan tracé à l'avance et accepté par tous les collaborateurs qui ont bien voulu s'associer à cette œuvre, et dont la compétence

et le mérite sont également reconnus. De cette façon, l'ouvrage présentera, dans son ensemble, la méthode, l'homogénéité indispensables à toute œuvre didactique, et chacune des parties sera traitée par l'auteur qui s'en sera le plus spécialement occupé.

L'*Encyclopédie d'hygiène et de médecine publique* se composera de dix livres distribués de la façon suivante :

TOME PREMIER

LIVRE I. **Hygiène générale.** — Chap. I. *Introduction anthropologique*, par M. DE QUATREFAGES. — Chap. II. *Démographie*, par M. J. BERTILLON. — Chap. III. *Climatologie*, par MM. LEROY DE MÉRICOURT et EUGÈNE ROCHARD. — Chap. IV. *Pathogénie*, par M. JULES ROCHARD. — Chap. V. *Epidémiologie*, par M. LÉON COLIN. 1 vol. in-8, avec 45 figures intercalées dans le texte et 1 planche (fascicule 1 à 5), 1890.. 17 fr. 50

TOME DEUXIÈME

LIVRE I. Chap. V. *Epidémiologie*, par M. LÉON COLIN. — Chap. VI. *Epizooties* (maladies des animaux transmissibles à l'homme), par MM. NOCARD et LECLAINCHE.

LIVRE II. **Hygiène alimentaire.** — Chap. I. *Aliments*, par M. GABRIEL POUCHET. — Chap. II. *Eaux potables*, par M. ARMAND GAUTIER. — Chap. III. *Boissons*, par M. RICHE. — Chap. IV. Art. II. *Théorie de l'alimentation*, par M. GABRIEL POUCHET. 1 vol. in-8, avec 45 figures intercalées dans le texte (fascicule 16 à 11), 1890.. 20 fr.

TOME TROISIÈME

LIVRE III. **Hygiène urbaine** — Chap. I. *Villes en général*, par M. ARNOULD. — Chap. II. *Voie publique*, par M. ARNOULD. — Chap. III. *La ville souterraine*, par M. JULES ROCHARD. — Chap. IV. *Habitations*, par MM. LÉON FAUCHER, RICHARD, VALLIN, GARIEL. 1 vol. in-8, avec fig. intercalées dans le texte. 1890.

TOME QUATRIÈME

LIVRE IV. **Hygiène rurale,** par M. DROUINEAU. 1 vol. in-8, avec fig. intercalées dans le texte. 1890.

LIVRE V. **Hygiène hospitalière et assistance publique,** par MM. NAPIAS et A.-G. MARTIN.

LIVRE VI. **Hygiène industrielle,** par M. LAYET.

LIVRE VII. **Hygiène militaire,** par M. VIRY.

LIVRE VIII. **Hygiène navale,** par M. JULES ROCHARD.

LIVRE IX. **Hygiène infantile,** par M. BERGERON.

LIVRE X. **Hygiène internationale et administrative.** — 1re partie, par MM. BROUARDEL et PROUST. — 2e partie, par M. HENRI MONOD.

L'*Encyclopédie d'hygiène et de médecine publique* a pour but de donner aux médecins les connaissances qui leur sont indispensables pour s'acquitter de leurs fonctions. Elle est également destinée à servir de guide aux administrations, aux conseils d'hygiène et de salubrité et à les éclairer sur toutes les questions qui sont de leur ressort. Elle paraîtra par fascicules de dix feuilles et dans un laps de trois ans. Elle comprendra environ huit volumes in-octavo raisin de 800 pages en moyenne. Indépendamment de la table alphabétique qui sera annexée à chaque volume, une table alphabétique très détaillée sera placée à la fin de l'ouvrage, pour faciliter les recherches.

AVIS. — *Depuis le* 1er *juillet* 1889, *il paraît chaque mois un fascicule de dix feuilles avec figures et planches ; les fascicules* 1 *à* 10 *sont en vente.*

Prix de chaque fascicule (1 à 10).......................... **3 fr. 50**
Prix du fascicule 11.. **2 fr. 50**
Souscription à forfait à l'ouvrage complet................. **150** »

6624-90 — Corbeil. Imprimerie Crété.

ENCYCLOPÉDIE
D'HYGIÈNE
ET DE
MÉDECINE PUBLIQUE

Directeur : Dr JULES ROCHARD

COLLABORATEURS : MM. ARNOULD, BERGERON, BERTILLON, BROUARDEL, LÉON COLIN
DROUINEAU, LÉON FAUCHER, GARIEL, ARMAND GAUTIER
GRANCHER, LAYET, LE ROY DE MÉRICOURT, A.-J. MARTIN, HENRI MONOD
NAPIAS, NOCARD, POUCHET, PROUST
DE QUATREFAGES, RICHARD, RICHE, EUGÈNE ROCHARD, STRAUS, VALLIN, VIRY

TOME TROISIÈME

Avec figures intercalées dans le texte

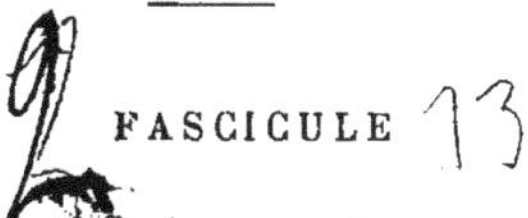

FASCICULE 13

PARIS
LECROSNIER ET BABÉ, LIBRAIRES-ÉDITEURS
PLACE DE L'ÉCOLE-DE-MÉDECINE

1890

ENCYCLOPÉDIE D'HYGIÈNE

ET DE

MÉDECINE PUBLIQUE

Directeur : Dr Jules ROCHARD

COLLABORATEURS

MM. ARNOULD, BERGERON, BERTILLON, BROUARDEL, Léon COLIN, DROUINEAU
Léon FAUCHER, GARIEL, Armand GAUTIER, GRANCHER
LAYET, LE ROY DE MÉRICOURT, A.-J. MARTIN, Henri MONOD,
NAPIAS, NOCARD, POUCHET, PROUST, DE QUATREFAGES, RICHARD, RICHE
Eugène ROCHARD, STRAUS, VALLIN, VIRY

L'hygiène a pris, depuis quelques années, une importance et une extension considérables. Ce n'est plus une annexe de l'art de guérir, c'est une science à part, qui a pour objet tout ce qui intéresse la santé publique et pour représentants tous ceux qui sont chargés de la sauvegarder. En élargissant son terrain, elle a développé ses moyens d'action. Elle a maintenant ses sociétés et ses congrès, ses journaux et ses revues. Chacune de ses branches a été l'objet de traités spéciaux; mais nous n'avons pas de livre embrassant l'hygiène, dans son ensemble, avec tous les développements qu'elle comporte aujourd'hui. Un pareil ouvrage ne peut guère être rédigé par un seul homme. Le sujet est trop vaste et le terrain trop changeant. Le travail collectif et simultané permet seul de présenter un tableau complet de l'hygiène contemporaine, dans un temps assez court pour que les différentes parties concordent entre elles. Ce sont là les raisons qui nous ont décidés à publier l'ouvrage que nous offrons au public.

Les nations étrangères nous ont devancés. Les États-Unis, l'Angleterre, l'Allemagne, ont depuis longtemps des Encyclopédies d'hygiène qui traduisent fidèlement l'état de la science sanitaire dans leurs pays. Ces publications ne sont toutefois que des collections de monographies qui n'ont aucun lien entre elles, qui manquent d'harmonie et d'unité. Celle que nous publions sera rédigée d'après un plan tracé à l'avance et accepté par tous les collaborateurs qui ont bien voulu s'associer à cette œuvre, et dont la compétence

et le mérite sont également reconnus. De cette façon, l'ouvrage présentera, dans son ensemble, la méthode, l'homogénéité indispensables à toute œuvre didactique, et chacune des parties sera traitée par l'auteur qui s'en sera le plus spécialement occupé.

L'*Encyclopédie d'hygiène et de médecine publique* se composera de dix livres distribués de la façon suivante :

TOME PREMIER

LIVRE I. **Hygiène générale.** — Chap. I. *Introduction anthropologique*, par M. DE QUATREFAGES. — Chap. II. *Démographie*, par M. J. BERTILLON. — Chap. III. *Climatologie*, par MM. LEROY DE MÉRICOURT et EUGÈNE ROCHARD. — Chap. IV. *Pathogénie*, par M. JULES ROCHARD. — Chap. V. *Epidémiologie*, par M. LÉON COLIN. 1 vol. in-8, avec 45 figures intercalées dans le texte et 1 planche (fascicule 1 à 5), 1890.................................. 17 fr. 50

TOME DEUXIÈME

LIVRE I. Chap. V. *Epidémiologie*, par M. LÉON COLIN. — Chap. VI. *Epizooties* (maladies des animaux transmissibles à l'homme), par MM. NOCARD et LECLAINCHE.

LIVRE II. **Hygiène alimentaire**. — Chap. I. *Aliments*, par M. GABRIEL POUCHET. — Chap. II. *Eaux potables*, par M. ARMAND GAUTIER. — Chap. III. *Boissons*, par M. RICHE. — Chap. IV. Art. II. *Théorie de l'alimentation*, par M. GABRIEL POUCHET. 1 vol. in-8, avec 45 figures intercalées dans le texte (fascicule 16 à 11), 1890.................................. 20 fr.

TOME TROISIÈME

LIVRE III. **Hygiène urbaine** — Chap. I. *Villes en général*, par M. ARNOULD. — Chap. II. *Voie publique*, par M. ARNOULD. — Chap. III. *La ville souterraine*, par M. JULES ROCHARD. — Chap. IV. *Habitations*, par MM. LÉON FAUCHER, RICHARD, VALLIN, GARIEL. 1 vol. in-8, avec fig. intercalées dans le texte. 1890.

TOME QUATRIÈME

LIVRE IV. **Hygiène rurale**, par M. DROUINEAU. 1 vol. in-8, avec fig. intercalées dans le texte. 1890.

LIVRE V. **Hygiène hospitalière et assistance publique**, par MM. NAPIAS et A.-G. MARTIN.

LIVRE VI. **Hygiène industrielle**, par M. LAYET.

LIVRE VII. **Hygiène militaire**, par M. VIRY.

LIVRE VIII. **Hygiène navale**, par M. JULES ROCHARD.

LIVRE IX. **Hygiène infantile**, par M. BERGERON.

LIVRE X. **Hygiène internationale et administrative**. — 1re partie, par MM. BROUARDEL et PROUST. — 2e partie, par M. HENRI MONOD.

L'*Encyclopédie d'hygiène et de médecine publique* a pour but de donner aux médecins les connaissances qui leur sont indispensables pour s'acquitter de leurs fonctions. Elle est également destinée à servir de guide aux administrations, aux conseils d'hygiène et de salubrité et à les éclairer sur toutes les questions qui sont de leur ressort. Elle paraîtra par fascicules de dix feuilles et dans un laps de trois ans. Elle comprendra environ huit volumes in-octavo raisin de 800 pages en moyenne. Indépendamment de la table alphabétique qui sera annexée à chaque volume, une table alphabétique très détaillée sera placée à la fin de l'ouvrage, pour faciliter les recherches.

AVIS. — *Depuis le 1er juillet 1889, il paraît chaque mois un fascicule de dix feuilles avec figures et planches ; les fascicules* **1** *à* **10** *sont en vente.*

Prix de chaque fascicule (1 à 10).......................... **3** fr. **50**
Prix du fascicule 11.. **2** fr. **50**
Prix du fascicule 12.. **3** fr. **50**
Souscription à forfait à l'ouvrage complet..................... **150** »

7505-90 — Corbeil. Imprimerie Crété.

ENCYCLOPÉDIE D'HYGIÈNE ET DE MÉDECINE PUBLIQUE

Directeur : Dr JULES ROCHARD

COLLABORATEURS : MM. ARNOULD, BERGERON, BERTILLON, BROUARDEL, LÉON COLIN
DROUINEAU, LÉON FAUCHER, GARIEL, ARMAND GAUTIER
GRANCHER, LAYET, LE ROY DE MÉRICOURT, A.-J. MARTIN, HENRI MONOD
NAPIAS, NOCARD, POUCHET, PROUST
DE QUATREFAGES, RICHARD, RICHE, EUGÈNE ROCHARD, STRAUS, VALLIN, VIRY

TOME TROISIÈME

Avec figures intercalées dans le texte

2e FASCICULE 14

PARIS
LECROSNIER ET BABÉ, LIBRAIRES-ÉDITEURS
PLACE DE L'ÉCOLE-DE-MÉDECINE
1891

ENCYCLOPÉDIE D'HYGIÈNE

ET DE

MÉDECINE PUBLIQUE

Directeur : Dr Jules ROCHARD

COLLABORATEURS

MM. ARNOULD, BERGERON, BERTILLON, BROUARDEL, Léon COLIN, DROUINEAU
Léon FAUCHER, GARIEL, Armand GAUTIER, GRANCHER
LAYET, LE ROY DE MÉRICOURT, A.-J. MARTIN, Henri MONOD,
NAPIAS, NOCARD, POUCHET, PROUST, DE QUATREFAGES, RICHARD, RICHE
Eugène ROCHARD, STRAUS, VALLIN, VIRY

L'hygiène a pris, depuis quelques années, une importance et une extension considérables. Ce n'est plus une annexe de l'art de guérir, c'est une science à part, qui a pour objet tout ce qui intéresse la santé publique et pour représentants tous ceux qui sont chargés de la sauvegarder. En élargissant son terrain, elle a développé ses moyens d'action. Elle a maintenant ses sociétés et ses congrès, ses journaux et ses revues. Chacune de ses branches a été l'objet de traités spéciaux; mais nous n'avons pas de livre embrassant l'hygiène, dans son ensemble, avec tous les développements qu'elle comporte aujourd'hui. Un pareil ouvrage ne peut guère être rédigé par un seul homme. Le sujet est trop vaste et le terrain trop changeant. Le travail collectif et simultané permet seul de présenter un tableau complet de l'hygiène contemporaine, dans un temps assez court pour que les différentes parties concordent entre elles. Ce sont là les raisons qui nous ont décidés à publier l'ouvrage que nous offrons au public.

Les nations étrangères nous ont devancés. Les États-Unis, l'Angleterre, l'Allemagne, ont depuis longtemps des Encyclopédies d'hygiène qui traduisent fidèlement l'état de la science sanitaire dans leurs pays. Ces publications ne sont toutefois que des collections de monographies qui n'ont aucun lien entre elles, qui manquent d'harmonie et d'unité. Celle que nous publions sera rédigée d'après un plan tracé à l'avance et accepté par tous les collaborateurs qui ont bien voulu s'associer à cette œuvre, et dont la compétence

et le mérite sont également reconnus. De cette façon, l'ouvrage présentera, dans son ensemble, la méthode, l'homogénéité indispensables à toute œuvre didactique, et chacune des parties sera traitée par l'auteur qui s'en sera le plus spécialement occupé.

L'*Encyclopédie d'hygiène et de médecine publique* se composera de dix livres distribués de la façon suivante :

TOME PREMIER

LIVRE I. **Hygiène générale**. — Chap. I. *Introduction anthropologique*, par M. DE QUATREFAGES. — Chap. II. *Démographie*, par M. J. BERTILLON. — Chap. III. *Climatologie*, par MM. LEROY DE MÉRICOURT et EUGÈNE ROCHARD. — Chap. IV. *Pathogénie*, par M. JULES ROCHARD. — Chap. V. *Epidémiologie*, par M. LÉON COLIN. 1 vol. in-8, avec 45 figures intercalées dans le texte et 1 planche (fascicule 1 à 5), 1890 .... 17 fr. 50

TOME DEUXIÈME

LIVRE I. Chap. V. *Epidémiologie*, par M. LÉON COLIN. — Chap. VI. *Epizooties* (maladies des animaux transmissibles à l'homme), par MM. NOCARD et LECLAINCHE.

LIVRE II. **Hygiène alimentaire**. — Chap. I. *Aliments*, par M. GABRIEL POUCHET. — Chap. II. *Eaux potables*, par M. ARMAND GAUTIER. — Chap. III. *Boissons*, par M. RICHE. — Chap. IV. Art. II. *Théorie de l'alimentation*, par M. GABRIEL POUCHET. 1 vol. in-8, avec 45 figures intercalées dans le texte (fascicule 16 à 11), 1890 .... 20 fr.

TOME TROISIÈME

LIVRE III. **Hygiène urbaine** — Chap. I. *Villes en général*, par M. ARNOULD. — Chap. II. *Voie publique*, par M. ARNOULD. — Chap. III. *La ville souterraine*, par M. JULES ROCHARD. — Chap. IV. *Habitations*, par MM. LÉON FAUCHER, RICHARD, VALLIN, GARIEL. 1 vol. in-8, avec fig. intercalées dans le texte. 1890.

TOME QUATRIÈME

LIVRE IV. **Hygiène rurale**, par M. DROUINEAU. 1 vol. in-8, avec fig. intercalées dans le texte. 1890.

LIVRE V. **Hygiène hospitalière et assistance publique**, par MM. NAPIAS et A.-G. MARTIN.

LIVRE VI. **Hygiène industrielle**, par M. LAYET.

LIVRE VII. **Hygiène militaire**, par M. VIRY.

LIVRE VIII. **Hygiène navale**, par M. JULES ROCHARD.

LIVRE IX. **Hygiène infantile**, par M. BERGERON.

LIVRE X. **Hygiène internationale et administrative**. — 1re partie, par MM. BROUARDEL et PROUST. — 2e partie, par M. HENRI MONOD.

L'*Encyclopédie d'hygiène et de médecine publique* a pour but de donner aux médecins les connaissances qui leur sont indispensables pour s'acquitter de leurs fonctions. Elle est également destinée à servir de guide aux administrations, aux conseils d'hygiène et de salubrité et à les éclairer sur toutes les questions qui sont de leur ressort. Elle paraîtra par fascicules de dix feuilles et dans un laps de trois ans. Elle comprendra environ huit volumes in-octavo raisin de 800 pages en moyenne. Indépendamment de la table alphabétique qui sera annexée à chaque volume, une table alphabétique très détaillée sera placée à la fin de l'ouvrage, pour faciliter les recherches.

AVIS. — *Depuis le 1er juillet 1889, il paraît chaque mois un fascicule de dix feuilles avec figures et planches ; les fascicules 1 à 10 sont en vente.*

Prix de chaque fascicule (1 à 10) .... **3 fr. 50**
Prix du fascicule 11 .... **2 fr. 50**
Prix de chaque fascicule (12 à 14) .... **3 fr. 50**
Souscription à forfait à l'ouvrage complet .... **150 fr. »**

8411-91 — Corbeil. Imprimerie Crété.

ENCYCLOPÉDIE
D'HYGIÈNE
ET DE
MÉDECINE PUBLIQUE

Directeur : Dr JULES ROCHARD

COLLABORATEURS : MM. ARNOULD, BERGERON, BERTILLON, BROUARDEL, LÉON COLIN
DROUINEAU, LÉON FAUCHER, GARIEL, ARMAND GAUTIER
GRANCHER, LAYET, LE ROY DE MÉRICOURT, A.-J. MARTIN, HENRI MONOD
NAPIAS, NOCARD, POUCHET, PROUST
DE QUATREFAGES, RICHARD, RICHE, EUGÈNE ROCHARD, STRAUS, VALLIN, VIRY

TOME TROISIÈME
Avec figures intercalées dans le texte

4e FASCICULE (15)

PARIS
LECROSNIER ET BABÉ, LIBRAIRES-ÉDITEURS
PLACE DE L'ÉCOLE-DE-MÉDECINE

1891

ENCYCLOPÉDIE D'HYGIÈNE

ET DE

MÉDECINE PUBLIQUE

Directeur : Dr Jules ROCHARD

COLLABORATEURS

MM. ARNOULD, BERGERON, BERTILLON, BROUARDEL, Léon COLIN, DROUINEAU
Léon FAUCHER, GARIEL, Armand GAUTIER, GRANCHER
LAYET, LE ROY DE MÉRICOURT, A.-J. MARTIN, Henri MONOD,
NAPIAS, NOCARD, POUCHET, PROUST, DE QUATREFAGES, RICHARD, RICHE
Eugène ROCHARD, STRAUS, VALLIN, VIRY

L'hygiène a pris, depuis quelques années, une importance et une extension considérables. Ce n'est plus une annexe de l'art de guérir, c'est une science à part, qui a pour objet tout ce qui intéresse la santé publique et pour représentants tous ceux qui sont chargés de la sauvegarder. En élargissant son terrain, elle a développé ses moyens d'action. Elle a maintenant ses sociétés et ses congrès, ses journaux et ses revues. Chacune de ses branches a été l'objet de traités spéciaux; mais nous n'avons pas de livre embrassant l'hygiène, dans son ensemble, avec tous les développements qu'elle comporte aujourd'hui. Un pareil ouvrage ne peut guère être rédigé par un seul homme. Le sujet est trop vaste et le terrain trop changeant. Le travail collectif et simultané permet seul de présenter un tableau complet de l'hygiène contemporaine, dans un temps assez court pour que les différentes parties concordent entre elles. Ce sont là les raisons qui nous ont décidés à publier l'ouvrage que nous offrons au public.

Les nations étrangères nous ont devancés. Les États-Unis, l'Angleterre, l'Allemagne, ont depuis longtemps des Encyclopédies d'hygiène qui traduisent fidèlement l'état de la science sanitaire dans leurs pays. Ces publications ne sont toutefois que des collections de monographies qui n'ont aucun lien entre elles, qui manquent d'harmonie et d'unité. Celle que nous publions sera rédigée d'après un plan tracé à l'avance et accepté par tous les collaborateurs qui ont bien voulu s'associer à cette œuvre, et dont la compétence

et le mérite sont également reconnus. De cette façon, l'ouvrage présentera, dans son ensemble, la méthode, l'homogénéité indispensables à toute œuvre didactique, et chacune des parties sera traitée par l'auteur qui s'en sera le plus spécialement occupé.

L'*Encyclopédie d'hygiène et de médecine publique* se composera de dix livres distribués de la façon suivante :

TOME PREMIER

LIVRE I. **Hygiène générale.** — Chap. I. *Introduction anthropologique*, par M. DE QUATREFAGES. — Chap. II. *Démographie*, par M. J. BERTILLON. — Chap. III. *Climatologie*, par MM. LEROY DE MÉRICOURT et EUGÈNE ROCHARD. — Chap. IV. *Pathogénie*, par M. JULES ROCHARD. — Chap. V. *Epidémiologie*, par M. LÉON COLIN. 1 vol. in-8, avec 45 figures intercalées dans le texte et 1 planche (fascicule 1 à 5), 1890 .... 17 fr. 50

TOME DEUXIÈME

LIVRE I. Chap. V. *Epidémiologie*, par M. LÉON COLIN. — Chap. VI. *Epizooties* (maladies des animaux transmissibles à l'homme), par MM. NOCARD et LECLAINCHE.

LIVRE II. **Hygiène alimentaire**. — Chap. I. *Aliments*, par M. GABRIEL POUCHET. — Chap. II. *Eaux potables*, par M. ARMAND GAUTIER. — Chap. III. *Boissons*, par M. RICHE. — Chap. IV. Art. II. *Théorie de l'alimentation*, par M. GABRIEL POUCHET. 1 vol. in-8, avec 45 figures intercalées dans le texte (fascicule 6 à 11), 1890 .... 20 fr.

TOME TROISIÈME

LIVRE III. **Hygiène urbaine**. — Chap. I. *Villes en général*, par M. ARNOULD. — Chap. II. *Voie publique*, par M. ARNOULD. — Chap. III. *La ville souterraine*, par M. JULES ROCHARD. — Chap. IV. *Habitations*, par MM. LÉON FAUCHER, RICHARD, VALLIN, GARIEL. 1 vol. in-8, avec fig. intercalées dans le texte. 1891 (fascicule 12 à 15), prix de chaque fascicule .... 3 fr. 50

TOME QUATRIÈME

LIVRE IV. **Hygiène rurale**, par M. DROUINEAU. 1 vol. in-8, avec fig. intercalées dans le texte. 1891.

LIVRE V. **Hygiène hospitalière et assistance publique**, par MM. NAPIAS et A.-G. MARTIN.

LIVRE VI. **Hygiène industrielle**, par M. LAYET.

LIVRE VII. **Hygiène militaire**, par M. VIRY.

LIVRE VIII. **Hygiène navale**, par M. JULES ROCHARD.

LIVRE IX. **Hygiène infantile**, par M. BERGERON.

LIVRE X. **Hygiène internationale et administrative**. — 1re partie, par MM. BROUARDEL et PROUST. — 2e partie, par M. HENRI MONOD.

L'*Encyclopédie d'hygiène et de médecine publique* a pour but de donner aux médecins les connaissances qui leur sont indispensables pour s'acquitter de leurs fonctions. Elle est également destinée à servir de guide aux administrations, aux conseils d'hygiène et de salubrité et à les éclairer sur toutes les questions qui sont de leur ressort. Elle paraîtra par fascicules de dix feuilles et dans un laps de trois ans. Elle comprendra environ huit volumes in-octavo raisin de 800 pages en moyenne. Indépendamment de la table alphabétique qui sera annexée à chaque volume, une table alphabétique très détaillée sera placée à la fin de l'ouvrage, pour faciliter les recherches.

AVIS. — *Depuis le 1er juillet 1889, il paraît chaque mois un fascicule de dix feuilles avec figures et planches ; les fascicules 1 à 15 sont en vente.*

Prix de chaque fascicule (1 à 10) .... **3 fr. 50**
Prix du fascicule 11 .... **2 fr. 50**
Prix de chaque fascicule (12 à 15) .... **3 fr. 50**
Souscription à forfait à l'ouvrage complet .... **150 fr. »**

8441-91 — Corbeil. Imprimerie Crété.

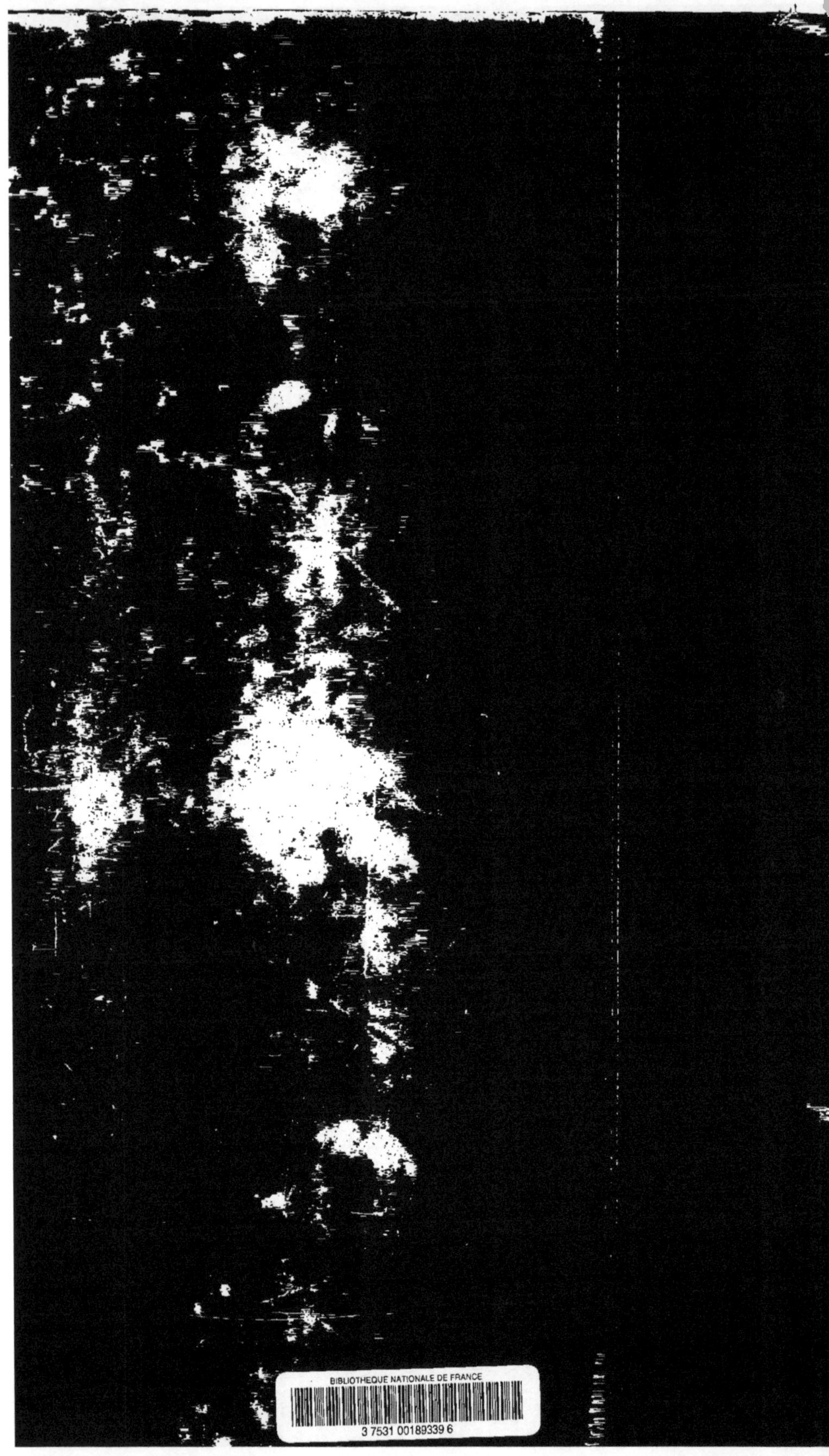
BIBLIOTHEQUE NATIONALE DE FRANCE
3 7531 00189339 6

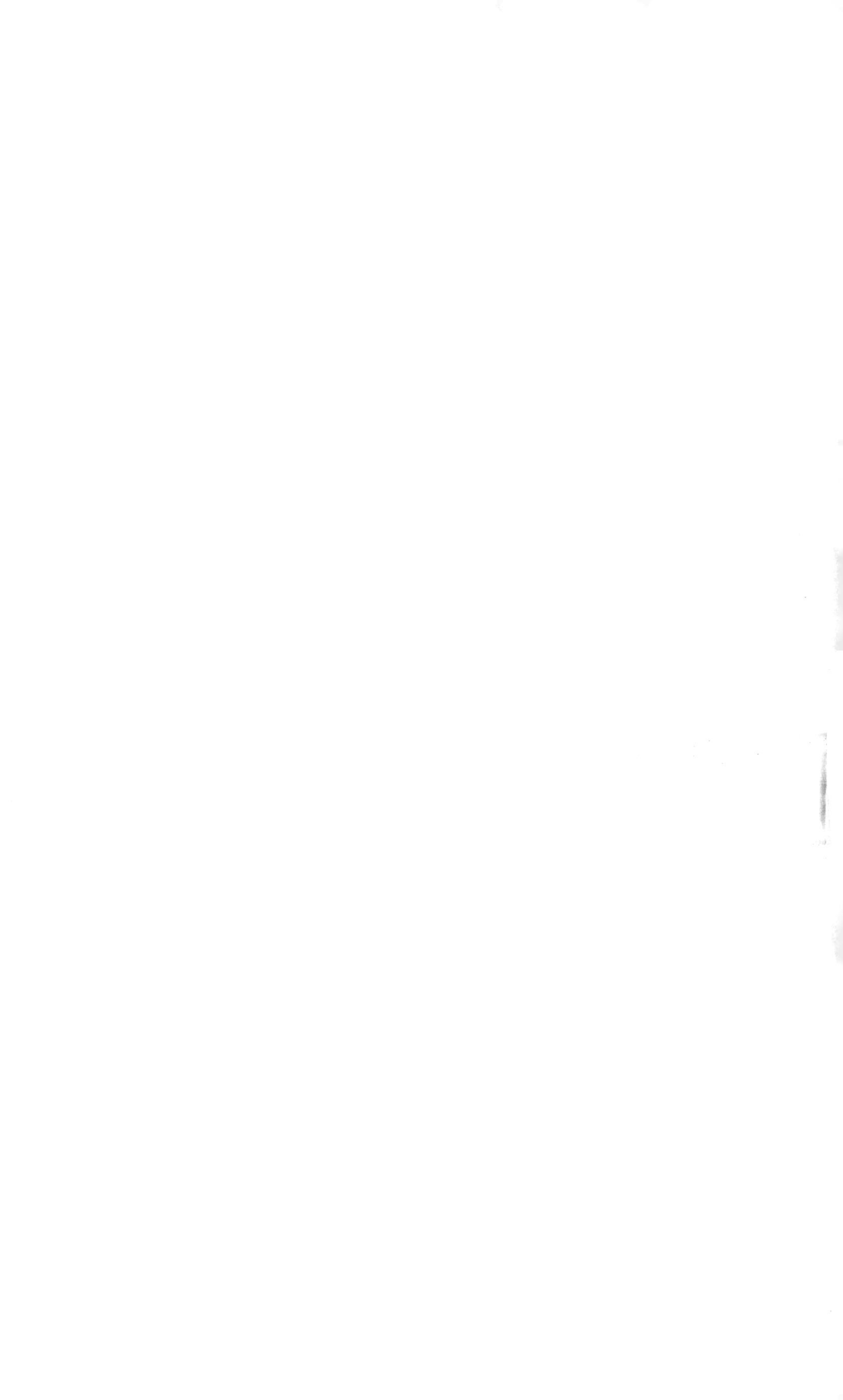

www.ingramcontent.com/pod-product-compliance
Ingram Content Group UK Ltd.
Pitfield, Milton Keynes, MK11 3LW, UK
UKHW021859260726
13966UKWH00006B/28

9 782012 48853